U0595175

儿科疾病临床诊治与进展

（上）

胡　英等◎编著

吉林科学技术出版社

图书在版编目（ＣＩＰ）数据

儿科疾病临床诊治与进展／ 胡英等编著. -- 长春 ：
吉林科学技术出版社，2016.6
ISBN 978-7-5578-0735-1

Ⅰ．①儿… Ⅱ．①胡… Ⅲ．①小儿疾病—诊疗Ⅳ．
①R72

中国版本图书馆CIP数据核字(2016) 第133461号

儿科疾病临床诊治与进展

Er'ke jibing linchuang zhenzhi yu jinzhan

编　　著　胡　英等
出 版 人　李　梁
责任编辑　隋云平　端金香
封面设计　长春创意广告图文制作有限责任公司
制　　版　长春创意广告图文制作有限责任公司
开　　本　787mm×1092mm　1/16
字　　数　1080千字
印　　张　45.5
版　　次　2016年7月第1版
印　　次　2017年6月第1版第2次印刷

出　　版　吉林科学技术出版社
发　　行　吉林科学技术出版社
地　　址　长春市人民大街4646号
邮　　编　130021
发行部电话/传真　0431-85635177　85651759　85651628
　　　　　　　　　　85652585　85635176
储运部电话　0431-86059116
编辑部电话　0431-86037565
网　　址　www.jlstp.net
印　　刷　虎彩印艺股份有限公司

书　　号　ISBN 978-7-5578-0735-1
定　　价　180.00元

编　委　会

主　编

胡　英　　章丘市中医医院

耿瑞花　　垦利县人民医院

顾　涛　　东营鸿港医院

吕　静　　滨州市第二人民医院

方素芹　　垦利县人民医院

柏燕东　　山东省新汶矿业集团华丰矿医院

副主编

赵雪莲　　胜利石油管理局孤岛医院

包　华　　中国石化集团胜利石油管理局胜利医院

董琳琳　　山东大学齐鲁儿童医院（济南市儿童医院）

任立中　　曲阜市中医院

樊　青　　济南市妇幼保健院

编　委（按姓氏拼音字母排序）

柏燕东　　包　华　　董琳琳　　樊　青

方素芹　　耿瑞花　　顾　涛　　胡　英

李　贝　　刘丽平　　吕　静　　任立中

任树萍　　王洪伟　　王　磊　　吴海燕

张　鑫　　张秀芳　　赵雪莲

前　言

　　现代医学和生命科学的快速发展使越来越多的新理论和新技术广泛应用于儿科临床;卫生事业的改革和发展也使得儿科医生和社会的距离越来越近;疾病、病人和社会对儿科医生的要求越来越高。儿科医生不但要有医学知识,还要有社会学知识;不但要有临床医学方面的知识,还要了解基础医学和预防医学的知识;不但要有系统疾病的知识,还要有心理疾病的知识。当然,优秀的临床儿科医生既要了解儿科学的经典,也要了解儿科学的进展。因此,随着时代的发展,临床儿科医生应不断学习,掌握新的医学知识和诊疗技术。

　　本书从小儿一般症状讲起,简明扼要地介绍了新生儿疾病的临床表现、处置;详细阐述了儿科常见病、多发病的病因、病理、临床表现、诊断与鉴别诊断;重点叙述了国内外最新的流行病学;着重反映了诊断、治疗、预防及预后的最新动态。本书在选择参考文献时,注重文献的权威性、真实性和全面性;在内部结构中,以贴近临床为特色;在诊断和治疗方法上以求新、求全为目的。总体而言,本书内容新颖、结构清晰、层次鲜明,是一本极具参考价值的专业书籍。

　　由于编者经验有限,书中若存在疏漏和不足之处,恳请广大读者批评指正,以期再版时更加完善。

目　　　　录

第一章　一般症状

第一节　发热

　　发热是指体温异常升高,当体温超过基础体温 1℃时,可认为发热。儿童时期正常体温较成人稍高,且昼夜正常体温波动较大,但范围不超过 1℃。正常小儿的肛温波动于 36.9～37.5℃,舌下温度比肛温低 0.3～0.5℃,腋下温度为 36～37℃。一般肛温超过 37.8℃,舌下温度超过 37.5℃,腋下温度超过 37.4℃,可认为发热。肛温在 37.8～38.5℃称为低热,超过 39℃为高热,超过 41.5℃为超高热。个体的正常体温略有差异,同时,儿童随时因体内、体外诸多因素容易引起体温升高。临床上常将发热持续超过 2周或以上称为长期发热。

【诊断要点】

　　1.症状鉴别　对于发热患儿,应明确发热的持续时间,分清是急性发热还是长期发热。急性发热者,应首先考虑临床上常见疾病。长期发热者,首先应从常见疾病不寻常表现考虑,然后考虑少见或罕见病。并仔细检查患儿其他系统的伴随表现,尤其应注意是否伴有皮疹,根据皮疹的出现时间、出现部位及皮疹特征对某些急性传染病做出及时诊断。对长期低热患儿必须做长期动态观察与全面反复检查。每日定时测量体温 2～4 次,连续 2周,记录体温曲线及其变化情况,以确定患者是否发热。如果怀疑患者是假热,则应检测直肠温度,来自牧区或与动物有密切接触史的患儿应想到结核病与布氏杆菌病。

　　2.实验室检查　应包括血常规检查、血沉、抗链球菌溶血素"O"、肝功能试验、尿常规检查、胸部 X 线检查、结核菌素试验等,从而初步鉴别器质性与功能性低热。必要时可进一步进行氮蓝四唑试验、中性粒细胞碱性磷酸酶反应或 C 反应蛋白测定,用于明确细菌(或病毒)感染以指导治疗。

　　3.治疗性试验　必要时才考虑,因为,对大多数发热病例来说,治疗性试验并无诊断价值。甲硝唑或氯喹用于早期肝阿米巴病可取得良好疗效。怀疑结核病患者,一般需用充足剂量的抗结核治疗 2～3 周方能决定其疗效。应考虑到滥用抗生素、肾上腺皮质激素与解热药,不但扰乱体温曲线,掩盖病情,耽误诊断与治疗,而且尤其激素可能产生不良作用,增加病情的复杂性。

【检查项目】

　　1.体格检查　应尽可能在自然光线下进行。

　　(1)注意患儿精神状态,营养发育情况,反应情况,体位姿态,有无慢性消耗性病态表现,有无急性、慢性感染中毒症状等。检查体温、脉搏、呼吸、血压、体重、面色。

（2）检查皮肤、黏膜有无皮疹、出血、黄疸、瘀点、瘀斑、疮、疖以及各部位有无浅表淋巴结肿大。

（3）认真检查患儿各系统、各器官有无明确阳性体征。特别要注意容易隐蔽病灶的地方，如乳突、鼻孔、口腔、牙龈、咽后壁、咽侧壁、腋下、腹股沟、腋窝、耳道、脊椎、会阴部、肛门。对于小婴儿发热病例，还应注意患儿哭啼声音、姿态、吸吮状态、前囟、后囟骨缝是否闭合、裂开，前囟张力如何以及各种生理反射是否异常。

2.血、尿、便常规检查

（1）血常规检查：注意红细胞形态、大小、染色有无异常，有无寄生虫。注意白细胞有无形态异常，有无感染中毒颗粒，注意各白细胞之间的比例，嗜酸粒细胞数，有无变异淋巴细胞等。

（2）大便常规检查：检查外观形状、性质、颜色。镜检有无红细胞、白细胞、脓细胞和吞噬细胞。有无寄生虫卵，有无隐血。

（3）尿常规检查：检查除常规外，同时应注意尿二胆（尿胆红素、尿胆原）是否阳性。有无隐血。

3.细菌学检查　根据临床病史及体格检查考虑感染性疾病者，应尽可能做相关病原学检查，病原学检查应包括：

（1）细菌学涂片：取分泌物、渗出液、病灶处拭子涂片，包括瘀点涂片，做革兰染色寻找有无病原菌及为何种病原菌。

（2）细菌学培养：取血液、骨髓、各种浆膜渗出液、病灶处分泌物、冲洗液、脑脊液、关节液、各种穿刺液，选择不同培养基，使用相应培养方法对各种相关细菌进行培养检查，包括特殊要求的机会菌、厌氧菌、L型菌、结核杆菌、真菌等培养检查。

4.血清学（包括免疫学）检查　根据病情需要采用相应的血清学方法检查以协助发热性疾病的鉴别诊断。

（1）诊断伤寒、副伤寒的肥达反应；确定是否为梅毒螺旋体感染的外裴和华康反应；查钩端螺旋体病的凝集溶解试验，查EB病毒感染的嗜异性凝集试验等。

（2）检查各种相关病毒及其他病原体感染的血清免疫学检查，如确定是否为先天性TORcH感染检查弓形虫，风疹病毒，巨细胞病毒，疱疹病毒特异性 IgM、IgG 抗体测定以及对EB病毒，麻疹病毒，呼吸道合胞病毒，肠道病毒某些血清型特异性 IgM、IgG 抗体检测。

（3）其他：如血清自身相关抗体测定、血浆蛋白电泳、肌酶谱、肝功能、肾功能、甲胎蛋白、癌胚抗原等。

5.组织学检查　组织学检查是一种较为有效的检查诊断手段。对于长期发热原因不明、难以诊断和鉴别诊断的患儿，在条件允许和可能范围内进行组织学检查。组织学检查包括：

（1）各种穿刺活检：如肝穿、肾穿、肺穿、心肌活检、淋巴结穿刺活检、骨髓穿刺检查等。

（2）手术活检：对病灶部位较深或穿刺困难，以及不能穿刺者，可考虑在适当范围内用手术方法直接取活组织检查，甚至剖腹、开胸取活检。

6.皮肤试验　包括 OT（或 PPD）、肺吸虫皮试、血吸虫皮试等。

7.影像学检查

(1)X 线检查:包括 X 线摄片和各种相应的造影摄片检查。

(2)B 超检查:包括彩超检查。

(3)CT、MRI 检查以及各种放射性核素扫描检查。

【临床思维】

1.急性发热伴皮疹

(1)麻疹:常有接触史,前驱期 3～5 天,患儿常有发热、上呼吸道卡他症状、结膜炎、鼻炎、咳嗽。发热最初 2～3 天,于口腔颊黏膜出现小的白色的麻疹黏膜斑(Koplik 斑)发热第 4 天,出现玫瑰色斑丘疹,自耳后、发际及颈部开始,渐及前额与颊部。然后自上而下,急速蔓延全身,最后到四肢。皮疹有不同程度融合,疹间可见正常皮肤。

(2)风疹:前驱期 0.5～1 天,患儿可表现为低热或无热,耳后和枕部淋巴结肿大、压痛。发热第 1～2 天即出现淡红色小斑丘疹。出现迅速,由面、颈部延及躯干和四肢,24 小时即布满全身。皮疹通常呈浅红色,稍稍隆起,可融合成片,与麻疹有相似之处。风疹的症状极不一致,确诊比较困难,尤其是散发病例和非典型病例,风疹的形态介于麻疹和猩红热之间。

(3)水痘:无前驱期,低热、全身不适常与皮疹同时出现。皮疹分批出现,最初表现为丘疹,数小时后转为疱疹,2 天后变成脓疱疹,第 4 天结痂。可同时见到丘疹、疱疹、脓疱疹或结痂。皮疹呈向心性分布,以躯干、头皮、颜面及腰部为常见,四肢远端较稀少,但足底、手掌仍可出现皮疹。黏膜也可出现水痘,如口、咽、结膜、外生殖器也可出现皮疹。

(4)幼儿急疹:发病急骤,体温突然升高,多在 39℃ 以上,一般持续 3～5 天后体温骤降,皮疹多出现于体温骤降之后形态类似麻疹与风疹,呈玫瑰色细小斑丘疹,多呈分散性,很快波及全身。腰部臀部较多,面、肘、膝以下则少。颈周围淋巴结肿大较普遍,尤以枕骨下及颈后淋巴结为明显。1～2 天消退,不脱屑,不留色素沉着。血白细胞计数明显减少,分类计数淋巴细胞明显增高。

(5)猩红热:起病急骤,可表现为高热、头痛、呕吐、咽痛,体温一般在 38～39℃。皮疹一般于发热 24 小时左右迅速出现,24 小时可遍及全身。皮疹为弥漫性猩红色约针头大小的丘疹,疹间皮肤潮红,压后可暂时转白。面颊部潮红,无丘疹,而口周皮肤苍白,为口周苍白圈。皮肤皱褶处,皮疹密集,色深红,间有针尖大出血点,形成深红色横行帕氏征。此外,咽、扁桃体显著充血,亦可见脓性渗出物。舌质很红,呈杨梅舌。病程 1 周后皮肤开始脱屑,可显手套袜套状脱屑。

(6)流行性脑脊髓膜炎:前驱期 1～2 天,患儿可有发热、呕吐、激惹、头痛,起病急骤,突然高热,伴有恶心呕吐及中枢神经症状与体征。起病数小时后皮肤黏膜出现皮疹或出血点,分布不均、大小不等,急速增多、扩大,相互融合数小时内波及全身,并形成大片瘀斑。皮疹常见于肩、肘、臀等处。瘀斑穿刺涂片,腰椎穿刺脑脊液涂片和培养可查见脑膜炎双球菌。

(7)伤寒:体温渐升,第 5 天达高峰,部分病儿起病后 4～15 天,腹、胸、腰、背出现散在的斑丘疹。经血培养或肥达反应确诊。

(8)流行性出血热:发热期患儿颜面潮红呈醉酒貌,腋窝部出现点状或线条状出血性皮疹,具有诊断价值。

（9）肠病毒感染：最常见的是埃可病毒和柯萨奇病毒感染，前驱期3～4天，表现为发热、头痛、咽痛、肌痛、结膜炎，出疹时体温不降，皮疹类似风疹，呈全身散在分布的红色小斑丘疹，疹退后无脱屑，无色素沉着。大便、咽拭子、血液、脑脊液病毒分离，血清中和试验可确定诊断。

（10）皮肤念珠菌病：表现为皱褶处皮肤糜烂，会阴、肛门、腋窝、指（趾）间潮红并糜烂；甲沟发炎，红肿但不化脓，皮肤出现扁平丘疹，米粒大小，散在分布于颈、背、会阴部皮肤。其表面常有薄层鳞屑。广泛皮肤念珠菌病，皮疹先为分散的浅水疱、水疱性脓疱，破裂后留剥离的表皮，蔓延融合成大片皮脂溢性皮炎样皮损。局部检查有大量菌丝和芽孢，培养有白色念珠菌生长。

2.急性发热伴肺部症状或体征

（1）肺炎性传染性单核细胞增多症：该症以发冷发热，软弱，淋巴结肿大，咽充血，肌酸痛，头痛，食欲缺乏等最为常见。患儿常有咳嗽、胸痛，部分病例有血丝痰或铁锈色痰。X线检查以薄纱状阴影最具特征性。

（2）立克次体感染：以Q热为例。潜伏期平均16～18天。患儿多以恶寒、高热而急骤发病，呈弛张热型，一般持续5～10天。剧烈的持续性头痛通常是此病的特征，肌痛与关节痛也常见。确诊靠病原体分离与补体结合试验。

（3）急性血吸虫病：患儿有发热及其他毒血症状等，伴有肝大压痛与血嗜酸粒细胞增多。常咳嗽，偶尔咯血，可有干、湿性啰音。X线示弥散性浸润。吡喹酮治疗有良好疗效。

（4）过敏性肺炎：本病主要特点短暂而易消散的肺部浸润性阴影，伴以短暂的血中嗜酸粒细胞增多，有短暂的发热、咳嗽、咳痰等症状与体征。X线示肺部有短暂浸润性阴影。

（5）系统性红斑狼疮：可有间质性或小叶性肺炎等肺部表现，常并发胸膜炎。抗生素治疗无效，激素治疗肺炎迅速消散。

（6）Wegener肉芽肿：本病男性多于女性。绝大多数病例有鼻咽部表现，包括流涕、鼻塞、鼻出血、鼻窦炎、咽痛、音哑、中耳炎等，不少病例有口腔、鼻腔、咽喉等处的坏死性肉芽肿。约45%病例有深部症状，包括结膜炎、肉芽肿性角膜炎、巩膜和色素膜炎、破坏性巩膜软化穿孔、眼球突出等。约60%有下呼吸道症状，如咳嗽、咳痰、胸膜炎性胸痛、咯血、呼吸困难等。部分病例可完全没有症状，仅在胸部X线检查时发现肺部病变。肾脏受累时有蛋白尿、血尿和肾衰竭。本病有发热、体重下降、乏力。累及多器官。胸部X线表现多种多样；典型表现为肺内结节性病变，境界清晰锐利，以多发和双侧性居多，部分表现为双侧浸润影；有些病例表现为肺叶浸润或肺段实变；少数患者可有胸腔积液，心包积液，胸膜增厚，肺不张等。病人血沉增快，贫血，白细胞增多为常见表现。

（7）药物变态反应性肺损伤：引起变态反应性肺损伤的药物有呋喃坦啶、新霉素、卡那霉素、庆大霉素等氨基糖苷类抗生素及青霉素、磺胺类药物等。患儿发病急，表现为发热、全身皮疹、双肺湿啰音，X线胸片呈斑片状阴影。

3.长期发热伴中毒症状

（1）结核病：小儿结核病主要类型为原发性肺结核。病儿肺部出现原发灶及肺门淋巴结肿大，临床表现较轻或无症状，有时出现结核中毒症状，如长期不规则发热（低热）、轻咳、食欲缺乏、疲乏、盗汗、消瘦等。年龄小、感染菌量多，抵抗力薄弱的患儿，病变可以恶化，形成原发灶周围炎或淋巴结周围炎、胸腔积液、支气管结核。经过支气管播散可发生干酪性肺结核；经血行播散可致粟粒型结核,此时全身结核中毒症状明显,高热经久不退,全身衰竭;血行播散可致结核性脑膜炎,病儿有明显结核中毒症状,发热、食欲减退、消瘦、睡眠不安、性情及精神状态改变,出现脑膜刺激征、脑神经损害症状、脑实质刺激性或损坏性病状、颅内压增高病状、脊髓障碍症状。卡介苗接种史、接触史、临床症状、体格检查、胸部X线检查病变的发现及结核杆菌素试验阳性对诊断有重要意义。痰液或胃液进行直接涂片抗酸染色找结核杆菌或进行结核杆菌培养或动物接种可以得到确诊。

(2)败血症:本症表现为起病急、突然发热,有时先发冷兼有寒战。体温多持续高热或弛张热,有明显全身中毒症状。皮肤、黏膜常出现瘀点、红斑或其他皮疹。肝脾大,偶见黄疸。可有进行性贫血,尿可出现蛋白尿,亦可见少许白细胞及管型。细菌培养(血、病灶部位、病变体液培养)可分离出病原菌。

(3)感染性心内膜炎:病儿绝大多数均有原发性心脏病变,临床表现为全身感染症状、心脏症状和栓塞及血管症状。一般起病缓慢,开始时仅有不规则发热,患儿逐渐感觉乏力,食欲减退,体重减轻,关节痛及肤色苍白(贫血)。数日或数周后出现栓塞征象,瘀点见于皮肤与黏膜,指甲亦偶见线状出血,偶尔指、趾、腹部皮下组织发生小动脉栓塞。心脏病变的表现有心脏的杂音并多变,出现心力衰竭。栓塞的表现有脾大、腹痛、便血、血尿,肺栓塞时出现胸痛、咳嗽、咯血、呼吸困难,大脑中动脉栓塞时出现偏瘫。常见进行性贫血;白细胞增多,中性粒细胞数升高,血沉增快,C反应蛋白阳性。免疫球蛋白数量升高,类风湿因子阳性。尿中有红细胞。血培养阳性,多次取足量血做培养或骨髓培养阳性率较高。血液培养阳性是确诊的关键。

(4)细菌性肝脓肿:临床可出现寒战、发热、胃肠症状、肝区疼痛、肝大、肝区击痛、肝功能损害、白细胞增多、核左移、贫血、衰竭等。蛔虫引起的肝脓肿,往往持续不规则高热,可经数月不退。阿米巴所致的巨大肝脓肿肝前区表现隆起。有时肝脓肿向上方增大,刺激膈肌引起咳嗽、胸痛及呼吸困难。感染也可直接累及右侧胸膜及肺。肝区B超检查显示脓肿。

(5)膈下脓肿:本病多继发于肝脓肿破裂、急性阑尾炎或因败血症、脓毒血症所致,表现为高热及感染中毒症状。由于胸部或右上腹部疼痛或不适,该部呼吸运动减弱,肿胀及压痛或叩击痛。X线检查和超声波检查及同位素肝扫描、肺扫描有助于诊断。

(6)伤寒:发病多在夏秋两季,一般有接触史及不洁食物史。临床表现为年龄愈幼,表现愈不典型,随年龄增长,症状也愈接近成人。其典型临床经过分为4周,即初期、极期、缓解期和恢复期婴幼儿伤寒常不典型,起病较急,常伴有上呼吸道症状或呕吐,腹胀、腹泻等消化道症状,可有惊厥。体温上升较快,于发病后2~3天可达高峰。热型不规则。玫瑰疹及缓脉少见,肝脾大较为明显,并发支气管炎、肺炎者较多。伤寒血清凝集反应对本病有辅助诊断价值。

(7)副伤寒:本病以夏秋季多见。有与家禽、家畜、鼠类、飞鸟等接触史;有不洁饮食史,有胃肠症状、腹泻、发热史。确诊主要依靠血及粪便培养,可获得相应的病原菌。

(8)鼠伤寒:可发生于各年龄组以婴幼儿多见。以夏秋季为发病高峰。潜伏期为8~48小时。有带菌的污物污染食物和水,经口感染的可能以及医院感染通过食具、医疗用具、医护人员的手传播的可能。临床表现胃肠炎型和败血症型。前者大便次多,可为脓血便,黏液便,水样便或血便,有腥臭味。除腹泻外常见有发热、腹痛、恶心、呕吐,不同程度的水、电解质紊乱。常有脱水和酸中毒。患儿可持续高热(也可有低热)1~2周;后者以全身中毒状表现。热型多为弛张热,可持续高热 1 个月左右。病儿神萎,面色灰黄,伴有丘疹样皮疹,多少不定,可融合成片。可伴有其他部位的化脓性病灶。部分肝功能受累,可见黄疸。

(9)斑疹伤寒:发病季节冬春较多,起病急骤,多以寒战开始,体温大多达 39～41℃,持续高热 2 周左右。发病第 5 天出疹,先于胸背,继之延至颈、腹、四肢及掌跖,但面部少见。初为鲜红色斑丘疹,至第 8 天为暗红色或出血性斑丘疹,2 周消退留色素沉着。神经系统症状较明显,有剧烈头痛、头晕、失眠,严重者烦躁、谵妄及脑膜刺激征。心血管受累时可有心率加快,血压下降,中毒症状严重者,可合并支气管肺炎,心力衰竭。多数有脾大。

(10)血吸虫病:早期,尾蚴侵入皮肤后数小时至 2～3 天局部出现红色点状丘疹,甚至水疱,有痒感,数小时或数日消退。表现为过敏性肺炎时患者常有咳嗽、胸痛、痰中带血,荨麻疹等。急性血吸虫病患者起病急,有发热,热型不定,可呈弛张热,间歇热或不规则发热,体温多达 39℃ 以上,晨低,夜高,开始有寒冷感。平均热程 1 个月左右。多数病人有腹痛、腹泻、大便黏液带血。一般中毒症状不重。肝大以左叶为主,脾亦肿大,黄疸偶见。主要发生于夏秋季节。

(11)播散性念珠菌病:一般由白色念珠菌引起。多见于儿童,常继发于鹅口疮或口角炎。经消化道或呼吸道直接蔓延,引起食管炎、肠炎、肺炎等内脏感染或经血播散而发生念珠菌性败血症。有时可见于长期多次静脉滴注高渗葡萄糖、高营养液、各种氨基酸溶液或输血后的患者。临床上出现长期发热者,可见于念珠菌肺炎和念珠菌败血症。与一般婴幼儿重症肺炎基本相似,但咳嗽剧烈,高热不退,痰呈脓稠的黏液样,偶可带血丝,X 线所见病变为融合性大片状实质阴影。

4.长期发热伴结缔组织疾病特征

(1)系统性红斑狼疮:为全身结缔组织炎症性疾病。表现为不规则发热,发热高低与起病急缓有关。发热同时或先后出现其他临床症状或体征。绝大多数可见皮肤症状。皮疹位于两颊和鼻梁,为鲜红色,边缘清晰的红斑,轻度水肿,可波及下眼睑。有时边缘不规则,其他皮肤表现有斑丘疹、红斑疹等。血中可检查到红斑狼疮细胞。

(2)幼年型类风湿病全身型(Still 病):多见于 2～4 岁,男性多见。起病急,全身症状显著,以反复发热、皮疹、关节痛、淋巴结肿大、抗生素治疗无效、糖皮质激素应用有效为主要特征。

(3)结节性多动脉炎:临床表现多样化,随着被侵犯脏器的不同而表现各种不同的症状。可表现为发热皮疹、皮下结节、关节痛和关节炎,累及消化道者可有腹痛、呕吐、腹泻,重者可有胃肠道出血、溃疡和肠梗阻。此外,多有肾损害表现为腰痛、血压增高、尿改变、严重的急性肾衰竭。此外还有肺炎、睾丸炎及副睾丸炎、充血性心力衰竭,可出现相应神经系统病变。

(4)皮肌炎:本病常侵犯多个系统,主要特征为横纹肌发生非化脓性炎症及退行性变形,同时合并皮肤病变。皮肤表现以红斑和水肿为主。最初通常为上部或上、下眼睑、鼻梁及上颌部的紫红斑与水肿或硬结,有时可呈蝶形,逐渐蔓延到其他部位的皮肤。病变通常先侵犯四肢肌肉,大都两侧对称,病儿诉说肌痛及无力。肩部、髋部肌痛常较明显。病肌先有肿胀、压痛,逐渐僵硬而失去随意性活动。头部血管肌肉亦可受累,以致发生眼睑下垂、斜视、吞咽困难、声弱等。

(5)过敏性紫癜:可有不规则低热或高度发热。皮疹多见于下肢远端,踝关节周围密集。

躯干部罕见。初起为小型荨麻疹或斑丘疹,压之退色,继而色泽加深,形成斑,斑中心点状出血,颜色变为暗紫色,形成紫癜。紫癜可融合成片。患儿常有关节痛、位置不固定急性腹痛及尿液改变

(6)渗出性多形性红斑:多发生于过敏体质患儿。临床特征为皮肤及黏膜同时受损;眼及口唇、生殖器和肛门最易受累;多种形态皮疹,以疱疹为主,重症可发生中毒性休克及内脏损害。皮疹可出现于全身任何部位,但以手足背、臀及下肢伸侧、颜面颈部为多见,大都左右对称。病程一般2~4周。

5.长期发热伴血液系统疾病特征

(1)急性白血病:小儿白血病绝大多数为急性,又以急性淋巴细胞白血病为多见。临床表现为发热、贫血、出血;肝脾大、淋巴结肿大,可有骨痛、关节痛、腮腺、皮肤黏膜浸润和睾丸肿大等。

(2)恶性淋巴瘤:淋巴结肿大为本病最常见症状表浅淋巴:好发于颈后三角区,其次为腋下和腹股沟。深部淋巴常累及纵隔、腹膜后或腹腔内淋巴结而引起不同的压迫症状。

(3)朗格汉斯细胞组织细胞增生症:本症常分为三种类型,即骨嗜酸肉芽肿、韩薛柯综合征和勒雪综合征。骨嗜酸肉芽肿在成人多侵犯长骨,而在儿童则多见于颅骨、脊柱、肋骨和骨盆骨。韩薛柯综合征多见于幼儿和学龄前儿童,以膜性骨的溶骨性改变、突眼和尿崩症为常见症状。勒雪病多发生在婴幼儿时期,病情重,以内脏、皮肤、肺和骨骼等多脏器浸润为主。病人常有不明原因的长期发热或不规则发热;在病程早期出现皮疹,主要分布于躯干、头皮和耳后,也可见于会阴部。肝脾淋巴结增大,肺部浸润症状。常有耳溢。

(4)传染性单核细胞增多症:发病急,重症者通常有恶寒或寒战,高热,全身不适。咽部出现斑状或膜状黄灰色苔膜,少数有白喉样假膜形成;扁桃体可肿大,其上披盖的苔膜可保持较久,且有时可再发。颈部淋巴结肿大有压痛。肝、脾也常肿大。有时出现斑疹或疱疹。

6.周期性发热

(1)波状热(布氏杆菌病):人畜共患传染病。患儿除典型的热型外,还有多汗、关节痛、肝脾淋巴结肿大。

(2)局灶性细菌感染:肾盂肾炎、支气管扩张合并感染、血栓性静脉炎、胆囊炎等局灶性细菌性感染,都可引起反复的发热或寒热发作,但间歇期并不规则。

(3)回归热:骤然起病,严重全身肌肉关节酸痛,腓肠肌剧痛拒按,剧烈头痛,鼻出血,肝脾大,皮疹或黄疸,发热呈回归热型,并发现带虱或曾与此病人有密切接触史。

(4)间日疟:夏秋季节发病,有周期性发冷、发热、多汗是隔日发作兼有脾大与贫血。如患儿在疟区居住或最近曾去过疟区,间日疟的临床诊断大致可以成立。有的病例出现口唇疱疹。

(5)黑热病:患儿常有被白蛉叮咬史,病程中复发与间歇交替出现,随病期进展出现长期不规则发热、乏力、消瘦、贫血、鼻出血或齿龈出血,脾进行性肿大和全血细胞减少症等。

(6)丝虫病:患儿曾在流行区旅居,有反复发作的淋巴结炎、逆行性淋巴管炎、乳糜尿、精索炎、象皮肿等临床表现。

(7)结节性脂膜炎:是较少见的一种变态反应性疾病,任何年龄都可罹患。此病的临床与病理学特点是呈弛张型、间歇或不规则高热(40℃),非化脓性倾向的皮下结节形成,全身淋巴

结压痛、口腔黏膜糜烂与出血等。

（8）周期热：原因不明，病人自幼儿即可发病，每隔数天、数周或数月发作一次，间歇期病人一切正常。发病时除发热外，伴有关节酸痛、皮疹、白细胞增多、血沉加快等表现，反复周期热，各项检查均无特殊发现，无特殊治疗，不予任何治疗发热亦可自行停止。本病极为罕见，诊断本病时宜慎重。

（9）湿热：最近有溶血性链球菌感染的证据。临床表现以心脏炎与关节炎为主，可伴有发热、皮疹、皮下小结、舞蹈症等。

（10）恶性淋巴瘤：恶性淋巴瘤经常有发热、多汗、疲乏、消瘦、软弱等症状，心率加快，病程中出现贫血，腹部阵痛。

7.长期低热而无阳性体征

（1）暑热症：多见于3岁以下的小儿，临床以长期发热、口渴、多饮多尿、汗闭或汗少为特征。大多数病儿在盛夏时节渐起发热，体温在38～40℃，热型不定，持续不退，天气越热体温越高而且大多不出汗。发热期可长达1～3个月，待气候凉爽时自然下降。病儿口渴多饮，尿液不含蛋白质，尿比重正常。病初起一般情况良好，无病容貌。高热时少有惊厥，嗜睡，少见神经系统症状。

（2）家族性无汗无痛症：为常染色体隐性遗传症，首发症状为不明原因的反复发热，与无汗有关。从新生儿时期起对注射无痛感，出牙以后常咬破唇、舌、手指，引致局部感染，溃疡或残损。由于行动笨拙，容易发生四肢骨折。虽汗腺发育正常，但不能以刺痛、热感及其他方法刺激发汗。

（3）无汗性外胚叶发育不良：这是一种性联隐性遗传性综合征男性患者较多。皮脂腺和汗腺、毛发（包括眉毛和睫毛）、牙齿及指甲都显示畸形或缺如，软骨，角膜也可表现营养障碍。患儿容易发热，尤其在夏季无故高热、无汗。头发稀软且干燥枯萎，眉毛稀少或无毛，常合并智力低下。

【处置原则】

生理性体温升高一般不会超过37.4℃，且持续时间短，小儿精神好、进食好，无其他异常的症状和体征。对此可不予退热处理，解开衣被、降低室温、使其安静，体温很快就会降至正常。对病理性发热可采用以下处理方法。

1.病因治疗

（1）抗生素治疗：上呼吸道感染一般用中成药治疗，3～5天不要滥用抗生素。敏感葡萄球菌选青霉素G、加苯唑西林；耐药性金黄色葡萄球菌选用氯唑西林、第1代头孢霉素、万古霉素等；溶血性链球菌选用青霉素、阿奇霉素等；肺炎链球菌选用青霉素、阿奇霉素；大肠埃希菌、铜绿假单胞菌选用美洛西林、阿洛西林、第3代头孢霉素类；伤寒及副伤寒杆菌选用氯霉素、氨苄西林、磺胺；厌氧菌选用甲硝唑、替硝唑、奥硝唑，严重感染时可选用两种或两种以上抗生素联合应用，或伊米配能/西司他丁钠。

（2）抗结核治疗：首选异烟肼、乙胺丁醇、利福平、吡嗪酰胺。常多种抗结核药联合应用，必要时选用乙硫异烟胺、链霉素、对氨水杨酸钠。

（3）真菌病治疗：制霉菌素、两性霉素B、氟康唑、伊曲康唑。

（4）寄生虫病治疗。①抗疟疾：氯喹用于控制症状，伯氨喹宁用于控制复发，乙胺嘧啶用于预防；②抗血吸虫病：选用吡喹酮；③抗黑热病：常用葡萄糖酸锑钠，无效时选用戊烷咪。

（5）抗病毒治疗：利巴韦林、更昔洛韦、阿昔洛韦、干扰素、转移因子。

2.对症处理　主要针对高热的处理，并同时积极治疗原发病灶。

（1）物理降温：用冷水、冰水或冰块敷头部、颈、腹股沟、腋窝等大血管处，或用物理降温的疗法（例如贴凉）。

（2）药物降温：如对乙酰氨基芬，布洛芬，萘普生，双氯芬酸，尼美舒利，阿西美辛等。阿司匹林仅用于风湿热。

3.肾上腺皮质激素　此类激素具有非特异性退热作用，并有抗炎、抗毒、抗过敏等作用，常应与抗生素联合使用控制严重感染。常用皮质激素类药物如泼尼松，地塞米松，氢化可的松、甲基泼尼松龙，可大剂量，短疗程。

4.免疫抑制药　用于结缔组织疾病和肿瘤性疾病，如环磷酰胺。

5.免疫调节药　用于免疫缺陷者及反复上呼吸道感染者。常用左旋咪唑、甘露聚糖肽、胸腺肽、干扰素、牛初乳、卡介苗多糖核酸。

【中医辨证施治】

1.外感发热

（1）外感风寒：发热严寒，无汗，头痛身痛，鼻塞不通，喷嚏，鼻流清涕，咳嗽痰清，口不渴，二便自调，脉浮，指纹浮红。治则辛温解表，方药选用荆防败毒饮加减：荆芥10g，防风10g，羌活10g，薄荷6g，前胡10g，柴胡10g，桔梗10g，枳壳10g，甘草3克，生姜5克。咳嗽甚者，加杏仁10g；舌尖红有化热趋势者，加黄芩10g；食欲减退者，加炒谷麦芽10g，焦神曲10g，焦山楂10g。

（2）外感风热：发热有汗，鼻流浊涕，面红目赤，口干微渴，咳嗽或咽喉肿痛，唇红，舌红，苔薄黄，脉浮数，指纹青紫。治则辛凉解表，方药选用银翘散加减：金银花10g，连翘10g，淡竹叶10g，荆芥10g，牛蒡子10g，薄荷6g，淡豆豉10g，甘草3g。口渴甚者，加天花粉10g；胸膈胀满者，加郁金10g；鼻衄者，去荆芥、淡豆豉，加侧柏叶10g，白茅根10g。栀子10g；咽喉肿痛者，加马勃6g，玄参10g；咳甚者，加杏仁10g，或改用桑菊饮。

（3）外感暑热：壮热心烦，蒸蒸自汗，口渴引饮，头晕，躁扰不寐，或大便秘结，小便短少，面赤唇红，舌红少津，脉洪数，指纹青紫。治则清热解暑，方药选用清凉涤暑汤加减：连翘10g，青蒿10g，扁豆10g，茯苓10g，滑石10g，甘草3g，西瓜翠衣。加减热盛渴甚者，加生石膏10g，人参6g；呕吐者，加薏苡仁10g，佩兰10g；纳呆者，加炒谷芽10g，麦芽10g，焦神曲10g，焦山楂10g。

（4）外感湿热：身热不扬，日晡热甚，胸闷纳呆，口渴不欲饮，困倦思睡，大便黏稠，小便短赤，舌淡红，苔厚腻，脉濡数，指纹沉滞。治则清热祛湿，芳香化浊，方药选用甘露消毒丹加减：白豆蔻10g，藿香10g，茵陈10g，滑石10g，石菖蒲10g，连翘10g。热重湿轻者，去石菖蒲，加黄芩10g；湿重热轻者，用达原饮。

2.温疫发热

（1）邪在卫分：身热，微恶风寒，头痛无汗或少汗，口渴或兼咳嗽，舌边尖红，苔薄白，脉浮数。治则辛凉发表，方药选用银翘散加减：金银花10g，连翘10g，甘草3g，淡竹叶10g，荆芥

10g,牛蒡子 10g,薄荷 6g,淡豆豉 10g,鲜芦根 10g。

（2）邪在气分

①邪热犯肺：发热,咳嗽喘促,胸痛,舌红,苔薄黄,脉数。治则清热平喘,方药选用麻杏石甘汤加味：麻黄 5g,杏仁 10g,生石膏 20g,生甘草 3g,桑白皮 10g,鱼腥草 10g。

②邪热犯胃：壮热,汗多,口渴引饮,舌红,脉大而数。治则清胃解热,方药选用白虎汤加减：生石膏 20g,生甘草 3g,知母 10g,粳米 10g。

③热结胃肠：发热,烦躁,腹胀痛,便秘或热结旁流,口干,舌红或有芒刺,苔黄腻,脉数。治则通腑泻热,方药选用大承气汤加减：大黄 5g,枳实 10g,厚朴 10g,朴硝 5g。

（3）邪在营分：发热夜甚,口干唇燥,烦躁嗜睡,或神昏谵语,舌红绛而干,无苔,脉细数。治则清营透热,方药选用清营汤加减：水牛角 15g,生地黄 10g,玄参 10g,淡竹叶 10g,金银花 10g,连翘 10g,黄连 3g,丹参 10g,麦冬 10g。神昏谵语,热入心包者,用清宫汤；神昏惊厥,为肝风内动者,加服紫雪散；舌绛而苔黄者,用加减玉女煎；斑疹隐隐,用化斑汤加减。

（4）热入营血：高热不退,昼静夜躁,神昏谵语,斑疹透露,舌紫绛,甚则紫黯而干,或痉挛抽搐,吐血、衄血、便血。治则凉血止血,方药选用犀角地黄汤加减：水牛角 15g,生地黄 10g,玄参 10g,牡丹皮 10g,白芍 10g,大青叶 10g,紫草 10g,甘草 3g。加减斑疹透露者,合化斑汤；神昏谵语者,加至宝丹；痉挛抽搐者,加钩藤 10g,地龙 10g,羚羊角粉 0.5g(吞服)。

3.内伤发热

（1）伤食发热：发热以夜暮为甚,腹壁、手心发热,两颧红赤,夜卧不安,纳呆,嗳腐吞酸,胸腹胀满,疼痛拒按,便秘或泻下酸臭,唇红,苔白腻或黄腻,脉沉滑,指纹紫滞。治则消食导滞,方药选用保和丸加减：山楂 10g,神曲 10g,法半夏 10g,茯苓 10g,陈皮 10g,连翘 10g,莱菔子 10g,青蒿 10g,胡黄连 10g。呕吐者,加藿香 10g；泄泻者,去莱菔子,加炮姜 5g,黄连 5g；胸腹胀满疼痛者,加厚朴 6g,木香 6g；大便秘结者,合用小承气汤。

（2）阴虚发热：午后发热,五心烦热,两颧潮红,盗汗,咽干,身体消瘦,口唇干燥,舌红,苔少或无苔,脉细数。治养阴清热,方药选用秦艽鳖甲散加减：秦艽 10g,鳖甲 10g,当归 10g,银柴胡 10g,地骨皮 10g,乌梅 10g,知母 10g,青蒿 10g,白芍 10g,甘草 3g。咽喉干燥疼痛者,加玄参 10g,麦冬 10g,桔梗 10g；汗多者,加浮小麦 15g。

（3）瘀血发热：入暮潮热或自觉发热,头或胸肋刺痛,心胸满闷,夜寐不安,甚至皮肤甲错,面色晦暗,脱发,口干不多饮,舌紫黯边有瘀点,脉涩,指纹紫滞。治则活血祛瘀,方药选用血府逐瘀汤加减：当归 10g,赤芍 10g,王不留行 10g,桃仁 10g,红花 10g,柴胡 10g,枳壳 10g,甘草 3g。因寒而瘀血者,加桂枝 10g,羌活 10g；瘀血伴气虚者,加党参 10g,白术 10g。

（4）营卫不和：发热,乍寒,或热势时高时低,恶风自汗,汗出而热不解,身倦乏力,或有反复鼻塞流涕等表证,舌淡红,苔薄白,脉浮弱,指纹淡。治则调和营卫,方药选用柴胡桂枝汤加减：桂枝 10g,白芍 10g,法半夏 10g,柴胡 10g,太子参 10g,生姜 5g,甘草 3g,大枣 10g。汗多者,加黄芪 10g,煅牡蛎 10g,煅龙骨 10g,五味子 5g,浮小麦 15g；便干者,加当归 10g,肉苁蓉 10g。

（胡　英）

第二节　呕吐

呕吐是由于食管、胃肠道呈逆蠕动,胃内容物经食管、口腔而排出体外。它是一种保护性反射,但严重呕吐可导致婴儿呼吸暂停、发绀,频繁呕吐常因大量胃液丢失导致水、电解质和酸碱平衡紊乱,新生儿和婴儿易因引入呕吐物而发生吸入性肺炎,长期呕吐可导致营养障碍。

【诊断要点】

1.明确呕吐类型

(1)溢乳:常见于小婴儿,是由于此期小儿胃部肌肉发育不完善所致,一般不影响健康。

(2)普通呕吐:在呕吐前常有恶心,多见于饮食不当引起的消化不良,胃肠道感染或全身感染引起的症状性呕吐。

(3)反复呕吐:在小婴儿多见于胃食管反流症,学龄前或学龄儿童多见于再发性呕吐;喷射性呕吐表现为大量胃内容物突然经口腔或同时自鼻孔喷出。可见于小婴儿吞咽大量空气、胃扭转、幽门梗阻,更多见于颅内压增高等情况。

2.询问病史　询问时要注意呕吐的时间,进食一刻钟内发生的呕吐,多为食管病变引起;进食半小时内出现的呕吐,病变多在胃及幽门部位;下胃肠道梗阻和肾衰竭则在较晚期出现呕吐。

3.注意观察呕吐物性质　贲门以上病变引起的呕吐,多为未经消化的奶或食物;幽门及胃部病变呕吐为奶或食物,奶凝成块、食物带酸味;十二指肠以下病变则吐胆汁;下部肠道梗阻的后期呕吐物可有粪便;出血性疾病或鼻出血后,吐物可带血;反复剧烈呕吐物可带血或咖啡样物质。吐出胃内容物时多带酸味,胃内食物潴留时,吐物可有酸腐味,带粪便时可有粪味。

【检查项目】

1.体格检查　包括视、触、叩、听四个方面。仔细观察患儿的精神、面色和神志以及体重、身高、体温、脉搏和呼吸频率、头围和前囟。腹部检查注意腹部外观,有无肠型、胃型,腹部是否对称,有无局部隆起。必要时应做肛门指诊。注意检查时手要温暖,动作应轻柔、迅速,重点明确并顺序合理。不适的检查理应放在后面进行。

2.实验室检查　应根据病史、症状和体检后的初步印象有选择地进行。首选血、尿和粪便常规检查。其他的则围绕炎症、外伤、肿瘤、畸形或内分泌代谢紊乱方面和各系统疾病的各有关实验室项目中筛选。

3.影像学检查　X线检查最常用,包括不同部位和体位的透视和平片及各种方式的造影。B超和彩超检查尤其适于小儿,已日益广泛应用于临床。近年来在大、中城市逐渐将 CT 和 MRI 检查作为儿科重要的检查手段。其他如放射性核素检查、内镜检查、聚合酶链反应(PCR)和某些基因诊断等需酌情在有必要、有条件时选用。

【临床思维】

1.单纯呕吐　呕吐物不含胆汁,吐后食欲正常,腹部无阳性体征

（1）喂养不当：是新生儿呕吐最常见的原因，呕吐物为带有酸臭味的乳凝块，与进奶量及喂养后时间有关，奶量大且时间短可无乳凝块呕出。多见于喂乳次数过频、喂乳量过多、乳头孔过大或过小、母乳头凹陷、改变配方或浓度不合适、配方奶过热或过凉、喂乳后立即平卧或过早过多地翻动小儿及奶前剧哭吞咽过多空气，都可能导致呕吐。

（2）胃扭转：多见于新生儿，系新生儿特殊生理解剖因素所致。呕吐早晚及轻重不一，多与进奶时的体位有关，以乳凝块为主，不含胆汁，轻度上腹胀，一般无胃型及逆蠕动，呕吐前多无哭闹症状，吐后食欲强烈。

（3）幽门痉挛：为新生儿幽门功能暂时性失调。生后数日开始呕吐，呈间歇性，吃奶后短时内吐出，呈喷射状，呕吐物为奶汁或奶凝块，无胆汁。婴儿营养状况及体重增长一般不受影响。

（4）神经官能性呕吐：见于学龄儿童。呕吐与情绪波动有密切关系。突然发生，食后立即吐，吐出量不多，吐后又可再食。长期反复发作，营养状况影响不大。

（5）晕动病：多发生于乘坐汽车、飞机、船时发病。呈恶心、呕吐，可伴有眩晕、面色苍白、出冷汗、全身乏力等症状。当停止运动刺激后症状可逐渐缓解消失。

（6）食物、药物等中毒：食入各种不洁食物或刺激性药物（如吐根碱、水杨酸类药物）及其他有毒物质均可导致反射性呕吐。

2.呕吐伴腹胀或腹部肿块

（1）先天性食管闭锁和食管气管瘘：出生后口腔及咽部有大量黏稠泡沫，频吐喂食后。即吐，并同时出现发绀、呛咳、呼吸困难及肺部啰音；并发气管瘘时可误吸入气管造成吸入性肺炎或肺不张。插胃管受阻并见反折。

（2）食管裂孔疝：本病为先天性膈肌发育缺陷，呕吐多见于平卧位，立位或进食稠厚食物好转，呕吐物多为奶汁，可含棕色或咖啡色液体；部分重症患儿由于胃食管反流可有反复发作性肺炎、蛋白丢失性肠病。患儿体重常不增加。

（3）先天性肥厚性幽门狭窄：以进行性喷射性呕吐、胃型及蠕动波和右上腹包块为特征。出生后2～3周出现，逐渐加重。呕吐物为乳凝块或乳汁，呕出物量大，带酸臭味。呕吐加重时常可见到上腹饱满及明显的胃型及胃蠕动波，空腹时在幽门管相应部位（右上腹部肋下腹直肌外侧）可触及枣核或橄榄核大小的肿块，为肥厚的幽门，患儿可较早出现水、电解质紊乱和营养不良。

（4）先天性肠闭锁或肠狭窄：闭锁部位可发生于十二指肠、空肠、结肠段，其中空肠闭锁最常见。临床表现为完全性或不完全性梗阻。患儿常有持续性反复呕吐、便秘、腹胀、肠型、蠕动波、肠鸣音亢进、气过水声，部位愈高，呕吐愈早同时有进行性腹胀，可见肠型、蠕动波。排便（胎便）延迟（＞24～36小时），量少，X线检查及钡餐或钡剂灌肠大多可确诊。

（5）先天性肠旋转不良：主要表现为十二指肠不全梗阻症状。症状呈间歇性，时轻时重。如发生肠扭转症状，以呕吐含胆汁的胃内容物为突出表现；呕吐呈间歇性反复发作。有正常胎粪排出。腹胀不明显或仅限于上腹部。钡剂灌肠显示大部分结肠位于左腹部，盲肠位于左上腹、中腹或右上腹，或显示结肠及升结肠游动，即可确诊。

（6）环状胰腺：本病为胰腺先天性发育性畸形，临床症状出现时间及轻重视环状胰腺压迫十二指肠程度而定。主要表现为呕吐，生后即出现频繁，含胆汁症状类似十二指肠狭窄。患儿上腹部饱满,有时可见胃型及蠕动波。全身消瘦,体重不增。钡剂可见十二指肠降部有外力压迫所致的狭窄带。

(7)先天性巨结肠:临床表现为功能性结肠梗阻的疾病。凡新生儿在出生后胎粪排出的时间较晚(24小时后),量较少,或经指检、灌肠等才能排出粪便,并伴有腹胀和呕吐,均应怀疑为先天性巨结肠。

(8)肛门和直肠畸形:常表现为低位肠梗阻症状,呕吐、腹胀,X线检查有助于诊断。

(9)肠系膜上动脉综合征:本病发病率低,多见于儿童。主要表现为十二指肠梗阻征,患儿食后上腹部饱胀痛,顽固性餐后呕吐,呕吐物含胆汁,发病时采取俯卧位、左侧位或膝胸位可缓解症状;腹部可见蠕动波,有时扪及下垂的肾和肝;平卧位腹部听诊可闻及血管杂音,俯卧位时杂音消失;长期反复发作可并发消化不良、贫血、消瘦及电解质紊乱;X线钡剂检查可见十二指肠上段扩张,钡剂淤滞,胃、十二指肠排空延迟。十二指肠在脊柱偏右呈刀切样中断影,即所谓"切断"征。选择性腹腔动脉造影显示肠系膜上动脉与腹主动脉的角度缩小。

(10)胃黏膜脱垂症:大多病例无任何症状,仅在上消化道钡剂检查时偶然发现。有的患儿可有无周期性、无节律性的间歇性上腹部或脐周围不适、疼痛;有的则感上腹饱满,进食时加重,呕吐后减轻;还有的以恶心,呕吐为主要症状,并伴有嗳气、烧灼感、乏力、消瘦等。情绪紧张时往往加重。当其脱垂的黏膜阻塞幽门,发生嵌顿或绞窄引起糜烂或溃疡时,可产生幽门梗阻征象及上消化道出血,出血前常有恶心、呕吐。典型X线征象为十二指肠球部呈"蕈状"或"降落伞"状变形,球基底部呈残缺阴影,幽门管加宽,并可见胃黏膜向球部突出。

(11)胎粪性便秘:表现为胎粪排出延迟,腹胀、拒奶,继而呕吐,经肛门指检或灌肠后胎粪排出,症状缓解不复发。

(12)肠套叠:患儿常表现为阵发性哭闹(腹痛)、便血、呕吐、腹部腊肠样包块四大症状。

(13)麻痹性肠梗阻:本病多因重症腹腔内、外感染引起中毒性肠麻痹或神经性损伤,低钾血症或腹膜刺激等所致。多具原发病表现,同时出现腹胀伴肠鸣音消失。腹胀出现早,进展快并严重,可伴呕吐或无呕吐,进食可出现反流、呕吐加重。X线片可见不同程度、不同高度的肠梗阻现象,但具有液平面大小及数量与扩张肠管程度不相称特点。

(14)嵌顿性腹股沟斜疝:有腹股沟斜疝史,腹股沟肿物不能还纳,有低位肠梗阻症状,如呕吐、腹胀等。

(15)蛔虫性肠梗阻:主要表现为呕吐,部分患儿可吐出蛔虫,伴阵发性肠绞痛。可扪及条索状肿块,按压可变形。粪便中可查蛔虫卵,X线检查和B超可协助诊断。

3.呕吐伴腹痛、腹泻

(1)急性胃肠炎:本病起病急,多因暴饮暴食或进食刺激性、不清食物引起,常于进食后数小时至24小时发病,伴恶心、呕吐,呕吐物为食入物,吐后感上腹部轻松舒适。上腹或脐周疼痛,并伴压痛。常伴发肠炎,粪便呈水样,次数多,听诊肠鸣音亢进。可查粪常规协助确诊。

(2)急性感染性腹泻:本病儿科最为常见,其病因可以为细菌、病毒、原虫等引起。患儿常有不同程度发热、恶心、呕吐、腹痛、腹泻以及水、电解质和酸碱平衡紊乱等症状。大便病原学检查可确诊。

(3)细菌性痢疾:患儿起病急骤,畏冷发热,体温常在38℃以上,腹痛,腹泻,粪便带黏液、脓血,里急后重明显。粪培养检出致病菌可明确诊断。

(4)病毒性肝炎:主要有消化道症状,如呕吐、纳差及黄疸、嗜睡、肝大、肝功异常。诊断儿童肝炎病原主要依靠血清学抗体或抗原检查。

(5)胆道蛔虫:发生上腹部阵发性绞痛,常伴呕吐,有时可呕吐胆汁及虫体,而间歇期患儿安静。剑突下或稍偏右侧可有压痛。B超胆道示"双轨征"或虫体。

(6)阑尾炎:表现为转移性右下腹痛,右下腹固定压痛,伴腹壁紧张。恶心、呕吐常见,一般发生较早,随腹痛出现。而幼儿在腹痛之前常先出现恶心、呕吐等症状,但一般不严重可做血常规协助诊断。

(7)膜淋巴结炎:本病多见于7岁以下的小儿。典型表现为腹痛、发热、呕吐,有时有便秘或腹泻;腹痛为右下腹或脐周持续性或间歇性钝痛;少数可扪及肿大淋巴结;多伴有急性上呼吸道感染或扁桃体炎。

(8)细菌性腹膜炎:主要症状是腹痛,小儿常表现哭闹不安、强迫体位等。腹部压痛、反跳痛,常遍及全腹,以原发病灶最显著,伴腹肌紧张患儿可伴恶心呕吐。起初多为反射性,后为溢出性,提示出现肠呕吐物可以为胃内容物或粪样物。有全身中毒症状,伴有高热、大汗、脉速、呼吸或(和)休克体征。腹部X线平片见肠胀气及液平等;诊断性腹穿刺并培养,有助于病原菌诊断。

(9)消化性溃疡:本病表现在年龄越小患儿,症状越不典型。新生儿和小婴儿溃疡起病多急骤,早期出现哭闹、拒食,很快发生呕吐、呕血及便血;幼儿表现为反复的脐周疼痛,上腹部不适、饱胀,时间不固定,不愿进食,进食后症状加重,或伴反复呕吐、纳差、消瘦、便血等;年龄越大,症状越接近成人,临床上逐渐出现上腹部不适、饱胀,或反复的脐周疼痛,伴反酸、恶心、呕吐、便血等症状。X线检查有助于诊断,胃镜检查可明确诊断。

(10)急性胰腺炎:患儿常诉上腹部疼痛,多呈持续性,伴有恶心、呕吐、呕吐物为食物与胃及十二指肠分泌液。严重者除急性病容外,还可有脱水及早期出现休克症状,并因肠麻痹而致腹胀。可查血清淀粉酶,早期血清淀粉酶增加,可高达500 Somogyi(苏氏)单位以上。

(11)胃食管反流:本病在1岁之内常见。多数病儿于出生后1周内出现不明原因的频繁呕吐,多发生在进食后不久,日久病儿消瘦和营养不良。呕吐为最常见症状,在婴儿期为溢奶、呕吐乳汁含奶块,严重者影响生长发育,常合并吸入性肺炎及反流性食管炎,较大儿童可诉述胸骨后烧灼感。食管炎可致溃烂、出血及失血性贫血,后期可使食管狭窄,引起咽下困难。多数病儿2岁后症状可自然减轻。口服钡剂X线透视、同位素食管内扫描、食管下段pII测定可明确诊断。

4.呕吐伴代谢异常

(1)苯丙酮尿症:本病为先天性氨基酸代谢异常疾病,系由苯丙氨酸代谢障碍引起。患儿出生时正常,通常在3~6个月时出现症状,表现为喂养困难、呕吐等。智能发育落后、行为异常、癫痫发作等;患儿在出生数月后因黑色素合成不足,毛发、皮肤和虹膜色泽变浅,常有皮肤湿疹,尿和汗液有鼠尿臭味。血浆苯丙氨酸浓度高于正常。

(2)糖尿病酮症酸中毒:患儿可有胃肠道症状,如食少、恶心、呕吐、腹痛。脱水、酸中毒为突出表现,严重者可出现神智委靡、昏迷。昏迷病人常面色潮红,皮肤干燥。尿糖、尿酮体强阳性,血糖显著升高。

5.呕吐伴头痛

(1)中枢神经系统感染:各种病原体引起急、慢性脑脊髓膜炎、脑炎、脑脓肿、脑寄生虫病引起颅内压增高,呈弥漫性头痛,伴喷射性呕吐、发热、颈抵抗及神经系统阳性体征等。可行腰椎穿刺、脑脊液检查及颅脑 CT、MRI、脑电图等帮助明确及定位诊断。

(2)颅内出血:临床以蛛网膜下腔出血较常见。急骤起病、剧烈头痛、呕吐,脑膜刺激征明显,可伴意识障碍、视网膜出血、偏瘫等神经定位体征;腰椎穿刺见血性脑脊液,CT 可明确出血部位。

(3)颅脑外伤:颅脑外伤后出现恶心、呕吐、头痛、意识障碍,呈持续性,脑脊液检查正常或呈血性,头颅 CT 或 MRI 检查有助于诊断。

(4)颅内肿瘤:头痛、呕吐、视盘水肿为三大特征性表现。呕吐最常见,在早期常为唯一症状,清晨较重,与饮食无关。头痛可为阵发性或持续性,有时在呕吐后减轻或消失,与体位有关。常伴有精神行为异常、意识的改变和神经受累等表现。行颅脑 CT、MRI 影像学检查可明确诊断。

(5)中毒性脑病:多见于急性传染病(如百日咳、白喉、伤寒、菌痢、疟疾等)和急性感染性疾病(如肺炎、脓毒血症等)的极期和恢复早期。患儿突然出现高热、头痛、呕吐、烦躁或嗜睡、惊厥、昏迷。脑脊液压力增高,常规和生化检查正常。

【处置原则】

1.病因治疗　根据不同病因给予相应治疗,如喂养不当,指导合理喂养;吞入羊水则用 1%碳酸氢钠或生理盐水洗胃;药物反应则及时停药;感染性疾病则控制感染;反流性食管炎可用西咪替丁每次 4mg/kg,12 小时 1 次;幽门痉挛者于喂奶前给予阿托品滴入口服。颅内高压则给脱水药;先天畸形则及早手术;对胃扭转患者的治疗一般首先选用体位喂养法,喂奶前防止小儿哭闹吞入大量气体,喂奶时取头高右侧前倾位,加拍背,喂奶后保持原位,维持 30~60 分钟方可平卧。体位疗法无效且症状严重者或急性胃扭转者,行胃固定术。

2.对症治疗

(1)禁食:诊断未明确前,尤其考虑有外科性疾病,或有中度以上脱水时,应禁食,静脉补液并供给适当热卡。

(2)体位:采用上半身抬高向右侧卧位,防止呕吐物呛入气道引起窒息或吸入性肺炎。

(3)胃肠减压:呕吐频繁伴严重腹胀者,可持续进行。

(4)解痉止吐药:诊断未明确前禁用。幽门或贲门括约肌痉挛者可使用阿托品、苯巴比妥、吗丁林、普瑞博斯等。

(5)纠正水、电解质紊乱。

(王　磊)

第三节　休克

休克是一种以急性微循环障碍为主的复杂的临床综合征。虽然其类型不一,病因各异,临床表现也不尽相同,但本质相同。即休克发生后体内重要器官微循环处于低灌流状态,导致细胞缺氧,营养物质缺乏,或细胞不能正常代谢其营养物质,最终导致细胞损害,无法维持正常的代谢功能。由于休克后果严重,临床常见且与临床各科有着广泛而密切的联系,因此了解休克分型,判定休克的危害程度以及对治疗的反应,严密监测组织灌注和细胞代谢功能状态,采取综合防治措施,提高休克救治成功率,防止并发多器官功能不全综合征(MODS)具有非常重大的意义。

一、病因

1.感染性休克

感染性休克是临床最常见的休克类型之一,凡由各种病原微生物导致的感染,当感染达到一定程度造成微循环障碍时被称为感染性休克。临床上以细菌感染,尤其是革兰阴性杆菌感染最为多见。

2.失血性休克

指因大量失血,迅速导致有效循环血量锐减而引起周围循环衰竭的一种综合征,也称低血容量性休克。严重创伤以及各种原因导致的上消化道出血是常见原因。

3.心源性休克

当心脏损害达到一定程度时,心输出量锐减,静脉回流障碍,出现微循环障碍时被称为心源性休克。常继发于急性心肌梗死、心包填塞、心肌病变等,是儿科常见休克之一。

4.过敏性休克

因致敏机体对抗原物质发生强烈的变态反应,导致弥散性的肺纤维蛋白血栓及多脏器受累,发生急性微循环功能障碍时被称为过敏性休克。药物过敏是常见原因。

5.神经源性休克

通常因损伤或药物阻滞交感神经系统引起。受损部位小动脉扩张,血管容量增加,造成相对性低血容量和低血压。脊髓麻醉或损伤为常见原因。

二、感染性休克

感染性休克是发生在严重感染的基础上,由致病微生物及其产物所引起的急性微循环障碍,有效循环血容量减少,组织血液灌流不足而致的复杂综合病症,由于小儿心血管的解剖生理特点,以及机体免疫力低下,使感染性休克在儿科较为多见,且病死率较高。

小儿心肌组织发育尚未成熟,收缩力较弱,故用心肌收缩力来增加心输出量的能力比成人差,因此常以增加心率来代偿心输出量的不足。此外小儿冠状动脉的灌注压较低,一旦发生血管扩张,血容量减少,常影响心肌供血供氧,造成心肌损害。小儿免疫功能低下,抵抗力较低,易招致多种致病微生物的感染,如细菌、病毒、真菌、原虫、立克次体等。因此感染性休克常发生在这些致病微生物所致严重感染时,如流行性脑脊髓膜炎、中毒型痢疾、重症肺炎、败血症、急性坏死性小肠炎、急性胆道感染等。急性感染性疾患,与感染性休克常互相影响,增加了临床诊治的复杂性。

1.临床表现

(1)休克的临床表现:主要是由微循环功能障碍、组织缺血缺氧以及脏器功能衰竭所表现出的临床症状。患儿常有面色苍白、四肢厥冷、呼吸急促、脉搏细弱、血压下降、尿量减少、精神委靡或烦躁不安等,1980 年全国小儿感染性休克会议修订诊断标准,根据其病情轻重分为两型(表 1-1)。轻型症状常不典型,为了争取时间及早诊断,及时治疗防止其恶化发展,因此对早期症状应予重视,并密切观察其变化。较小的婴幼儿在感染的基础上,有发热或体温不升、面色苍白、四肢厥冷、厌食、嗜睡,或烦躁不安、双眼凝视对周围无反应、呼吸不匀、心率＞160/min 等,应考虑为休克。较大儿童如反复寒颤后出现高热,或肛指(趾)温差＞6℃以上,且精神不振,在无明显体液丢失时,眼窝下陷、脉搏与体温不成比例、大汗淋漓、脉压差缩小等,亦应考虑存在休克。

表 1-1　轻、重型休克临床表现

症状	轻型	重型
神智	尚清楚、但有烦躁或委靡	意识不清、昏迷或惊厥
面色、肤色	面色苍白、皮肤干冷、轻度花纹	面色青灰、皮肤湿冷、明显花纹
肢温	手足发凉、甲床轻度发绀	四肢冷近膝、肘关节,甲床明显发绀
毛细血管再充盈时间	1～3s	＞3s
心、脉率	心率快、脉细数	心音弱钝,脉微弱或摸不到
血压	正常或偏低 2.66～4kPa(20～30mmHg)	降低或测不到＜2.66kPa(20mmHg)
呼吸	增快	深快,呼吸困难或节律不齐
尿量	稍减少(婴儿 5～10ml/h,儿童 10～20ml/h)	少尿或无尿(婴儿＜5ml/h,儿童＜10ml/h)
眼底检查	小动脉痉挛,动脉:静脉为 1：2 或 1：3(正常为 2：3)	小动脉痉挛,小静脉淤张,部分病例视神经乳头水肿显示
甲皱微循环	小动脉痉挛,管袢数目减少	小静脉淤张、血色变紫、血流变慢、血流断续、红细胞凝集

休克病情发展迅猛,短时间内即可演变成重型休克,表现为呼吸节律不整,皮肤黏膜发绀,四肢厥冷,周身出现花纹、脉细数或摸不到,血压降低或测不出,神志不清或惊厥等,且常伴有器官功能衰竭。

(2)多系统器官衰竭:正常情况下循环的血液都必须经肺滤过清洁后,进入左心。肺的此种作用称为肺非呼吸功能。休克时由于肺毛细血管内皮细胞损伤,使肺的清除滤过功能下降,各种引起休克的体液物质、血栓、有害颗粒等,不能先经肺过滤清除,而直接进入左心;同时休克时毛细血管通透性增加,使组织器官水肿,氧弥散障碍,常连贯性地发生两个或两个以上器官的功能衰竭,成为休克病情发展的一部分。临床称为多系统器官功能衰竭,常发生的器官是肺、心、脑、肝、胰、胃、肾等。

肺功能不全,又称休克肺或成人型呼吸窘迫综合征(ARDS),表现为严重的低氧血症及高碳酸血症,常发生于循环好转后 12~24h,多有肺水肿的表现。主要原因是 PMN 被激活后陷落于肺,损伤肺毛细血管内皮细胞,使通透性增加引起肺水肿,以及 Ⅱ 型肺泡细胞破坏,张力活性物质减少;引起肺泡萎陷及肺血管舒缩反应异常。

生理情况下,脑的氧耗量及能量消耗均大于其他组织,且脑对缺氧的耐受性低,休克时脑血流量下降,氧及能量供给不足,脑因缺氧而高度抑制引起脑功能不全。临床出现精神淡漠,甚至昏迷。如累及延脑可致心搏、呼吸骤停而死亡。脑血流量减少的程度不同,可引起不同的临床表现。脑血流量减少 20%~30%时出现焦虑等症状,减少 35%~40%时出现忧郁,减少 40%~50%时可致半昏迷。

心肌收缩力减弱,可使心输出量减少、冠状动脉供血不足,引起心内膜缺血坏死,影响心脏功能,而致心力衰竭,进一步成为休克发生不可逆变化的重要因素。

胃肠道内有大量细菌滋生,健康条件下由于肠黏膜起着屏障功能,可阻止细菌及其毒素侵入血液及组织中,故不引起疾病。胃肠黏膜又是毛细血管最丰富的部位,有充足的血液灌流,以维持肠黏膜的屏障功能,当发生休克后,由于微循环障碍,全身血液重新分配,胃肠道最先遭受缺血缺氧损害,使胃肠黏膜屏障功能破坏,致肠道内细菌移动侵入组织及血液中而致病。同时胃肠蠕动减慢,常表现有腹胀、肠鸣音减弱或消失、口吐咖啡色样液体或有消化道出血倾向,一旦腹胀持续加重常表示病情加重,预后不良。

肝衰竭时可出现黄疸、肝脏大,血清胆红素>341μmol/L,转氨酶、乳酸脱氢酶均高于正常 2 倍,白蛋白降低,累及肠胃者可致腹胀、吐咖啡色液体或大便隐血试验阳性,提示有胃肠循环淤滞,胃肠出血亦可为 DIC 的表现,或应激性溃疡所致。

器质性肾衰竭常发生在休克时间持续较长之后,主要是肾小管变性坏死,致使尿量减少或无尿,血清肌酐>176.8μmol/L。血清尿素增加,尿中有红白细胞,蛋白管型,在无尿期经补液、利尿、脱水等治疗后仍无尿,提示有肾衰竭。

(3)难治性休克:难治性休克或称不可逆性休克,是指休克由于基础疾病的加重,或内外因素的影响,用常规的抗休克综合治疗措施难以纠正者,或反复发作,最后休克难以回逆而死亡者。由于一般感染性休克抢救成功率不断提高,难治性休克即成为当前突出的棘手问题。发展成难治性休克的常见原因为:①年龄越小机会越多,尤以新生儿及小婴儿多见;②原发感染病严重或继续恶化,使休克难以控制;③抢救不及时,治疗不恰当,常因延误诊断影响治疗,或转院就诊耽误了抢救时间;④伴有难以纠正的酸中毒和多系统器官功能衰竭。顽固性酸中毒,多系统器官功能衰竭,以及再灌流损伤所致的广泛细胞损害,成为发展成难治性休克的重要关键,也是治疗困难的突出环节。

休克持续时间过长,组织缺血缺氧无氧代谢增加,乳酸生成过多,而清除又发生障碍,因而发生酸中毒,酸中毒可使心肌收缩力减弱,心输出量减少,也削弱血管活性药物抗休克的治疗效应,因此酸中毒的持续存在,可使休克病情发展,促使其成为难治性休克。

休克时因低血压导致组织缺血缺氧。当血液灌流恢复后,经自由基的作用可引起广泛的细胞损害,即再灌流损伤,如细胞膜的结构破坏,功能损害,通透性增加,进一步细胞功能丧失而引起器官衰竭。

正常的炎症反应,是机体完整防御系统的一部分,是机体修复和生成所必需的。在休克持续状态下,机体过多的释放炎性介质,包括各种细胞因子如肿瘤坏死因子、血小板激活因子、白细胞介素等,可使炎症反应继续扩大,成为失控性炎症反应,即形成全身炎症反应综合征,如未能终止其发展,可致多器官功能障碍综合征甚至多器官衰竭。不仅加重了休克的临床过程,也影响了抗休克的治疗效果。

多器官衰竭指有两个以上器官功能衰竭。器官衰竭的顺序一般是肺、胃肠、脑、肾等,其中胃肠道黏膜最先遭受缺血缺氧损害,而使肠黏膜屏障功能破坏,肠道内细菌及毒素移位进入血液循环,成为休克发生并发症的重要因素,其中的"肠因子",可导致不可逆性休克。

2.监护

做好监护可为指导治疗、判断预后提供依据,必要的监护项目包括神志、心率、脉搏、呼吸、血压、中心静脉压、心输出量、血气分析、血红蛋白浓度、尿量、血乳酸含量等。

(1)常规监测:对危重休克患儿,除密切观察病情变化外,应常规的监测心率、脉搏、呼吸、血压,视病情每15～30min监测1次,病情稳定后改为1～2h监测1次,直到休克纠正。血压和心率是休克监测的重要指标,可根据血压下降及心率加快的程度,判断休克病情的轻重。但血压开始下降已不是休克的早期表现,此时心输出量已经减少,微循环已有障碍。而脉压差对监测心输出量很有价值,当脉压差<2.6kPa(20mmHg)时,显示心输出量不足,因此在不能测定心输出量的条件下,监测脉压差非常重要。脉搏与血压密切相关,若脉搏规则有力,血压也大致正常,脉搏细弱或摸不到,血压也多降低或测不出。当血管严重收缩,心输出量和脉压差显著减少时,袖带法测定的血压值偏低,最好用动脉插管法直接监测。

(2)中心静脉压(CVP):测定CVP有助于鉴别心功能不全或血容量不足所致的休克,能反映右心的充盈压,对决定输液的质、量和速度,以及是否需要强心剂提供依据,CVP正常值为0.49～1.18kPa(6～12cmH$_2$O),若<5cmH$_2$O,表示血容量不足,>15cmH$_2$O,提示心力衰竭,在输液过程中常结合血压的测定结果,作为判断输液量是否已达到标准的依据(表1-2)。

表 1-2　中心静脉压、血压与血容量、心功能的关系

中心静脉压(CVP)	血压(BP)	血容量或心功能	处理
下降	下降	血容量不足	宜大量输液
	正常	轻度血容量不足	适当补液

中心静脉压(CVP)	血压(BP)	血容量或心功能	处理
上升	下降	血容量相对过多,心搏功能差	强心、吸氧,停止输液
正常	下降	血容量正常,心搏功能差	强心、扩张血管

(3)肺动脉楔压(PAWP):是用尖端带有气囊的 Swan-Ganz 导管通过外周静脉插入,经右心房、右心室到达肺动脉分支。充气后,气囊随血流漂浮进入肺动脉分支,当气囊嵌入肺小动脉内不能再前进时,测定其压力即为 PAWP。一般仅限于急性心肌梗死所致心源性休克患儿使用,能较好地反映左心室的功能,PAWP 正常值为 $1.07\sim1.60$ kPa($8\sim12$ mmHg),$<$ 1.07 kPa(8 mmHg)时,表示血容量不足。>2.67 kPa(20 mmHg)时,表示左心功能不全,$3.47\sim$ 4.0 kPa($26\sim30$ mmHg)时,显示有重度肺充血。>4.0 kPa(30 mmHg)时,常发生肺水肿。

(4)心输出量:常用热稀释法测定,经 Swan-Ganz 导管注入一定温度的液体,利用导管顶端的热敏电阻记录温度变化,连接心输出量计算机,测定心脏每分钟排血量,即心输出量,然后再与心率、平均动脉压、肺毛细血管嵌入压、体表面积等换算出总外周阻力、心脏指数、左心功能指数等指标。心输出量下降对监测休克有重要意义。

(5)血气分析:用来监测体内酸碱平衡状态、监测体内氧的运送情况及肺功能状态,因此血气分析是休克必不可少的监测指标。

(6)血乳酸测定:乳酸盐的含量反映休克时微循环和代谢的状况,正常含量为 $0.1\sim$ 1 mmol/L,休克时血乳酸的含量常>2 mmol/L。乳酸浓度升高,既反映乳酸生成过多,也反映清除障碍。升高的程度与病死率密切相关,因此血乳酸值对判断预后有重要意义。血乳酸升高不单纯在血流障碍时出现,也可为其他原因所致,所以测乳酸盐/丙酮酸的比值,比单测乳酸盐更为可靠,是监测休克时细胞与器官氧供需是否平衡的重要指标。

(7)尿量:是监测循环状况的重要指标。方法简单易行,且能反映休克时肾脏毛细血管的灌注量,同时也可推测其他脏器的血液灌注状况,以及判断肾脏功能损害的性质。24h 尿量$<$ 240 ml/m²[或<10 ml/(m² · h)]即称为少尿,尿量因年龄而异,一般学龄儿童<400 ml/d,学龄前儿童<300 ml/d,婴幼儿<200 ml/d,即为少尿。24h 内尿总量 $30\sim50$ ml,即称无尿。当少尿或无尿出现后,可给予 20%甘露醇 $0.5\sim1$ g/kg,于 0.5h 内静脉输入,若输入后尿量增加,则表示血容量不足,应予补液,若输入后 $1\sim2$h 内仍无尿,则显示已有肾实质性损害,不宜再用,以免扩容而增加心脏负担。

由于受条件的限制,多数临床工作者,在没有监护系统设备时,往往根据自己的实践经验来初步判断休克。本着简单易行的原则,下面提供一些简单监测项目,作为判断休克时严重程度及预后的参考:①体温急剧变化,体温高于 40℃或体温不升,或肛指(趾)温差>6℃;②神志改变,排除了中枢神经系统疾患,而有淡漠、烦躁不安或半昏迷、昏迷等;③血压比原来下降超过 4kPa(30 mmHg);④尿量减少或无尿;⑤不好解释的水肿,通常伴有血蛋白浓度下降;⑥气促伴有低氧血症及代谢性酸中毒;⑦血乳酸浓度升高;⑧血糖急剧升高;⑨中性粒细胞降低;⑩血小板进行性下降。

有学者通过动物实验研究,从 18 项指标中筛选出:①血糖(开始升高、以后降低);②血小板(降低);③动脉压(降低);④血浆游离血红蛋白(升高);⑤血浆 Fn(降低);⑥红细胞内钠含量(增高)。认为此 6 项与实验动物的存活时间有关。

高血糖是危重患儿应激状态下,最常见的代谢紊乱,病情越危急,应激越强,血糖升高越明显,预后也越差。高血糖对神经功能有损害作用,在急性缺血缺氧情况下,更为严重。

PMN 降低表示预后不佳,是补体被激活后释放出溶酶体酶,引起 PMN 自身溶解破坏的结果,血小板进行性减少,提示发生 DIC 及休克加重。

上述监测指标可为预后提供参考。但休克的预后取决于患者原来的健康状况、基础疾病发生休克的时间、有无并发症及治疗是否及时。

3.治疗

感染性休克病情复杂,变化迅速,在不同阶段有不同的矛盾特点,因此治疗应及时。在综合治疗的基础上,针对主要矛盾予以纠治。休克早期的矛盾是微循环障碍,有效循环血量减少,治疗亦应补充血容量,调整血管的舒缩功能;休克晚期则以细胞损害、代谢紊乱和器官功能衰竭为主,因此治疗措施也应以减轻细胞损害,纠正代谢紊乱,维护重要器官功能为重点。治疗措施应迅速有效,使在 1～4h 内能起到改善微循环,增加心输出量的效果。尽可能在 12～24h 内终止休克的发展,以免发生多系统器官功能衰竭。常用的治疗措施有以下几个方面。

(1)补充血容量:是抗休克治疗的基本措施之一,休克早期微循环障碍,有效循环血量减少,必须及早补充血容量,保证组织和器官的有效血液灌注,改善微循环,阻止休克的进一步发展。补液应遵循一早、二快、三足量的原则,迅速补足血容量,但以不引起肺水肿为宜,最好根据 CVP 监测的结果,决定输液的量与速度,输液的顺序应先输碱性溶液和低分子右旋糖酐,继之用等张或低张含钠溶液,葡萄糖溶液一般在维持输液时用。输液常分三步进行:①快速输液:在开始的 30～60min 内按 10～15ml/kg,静脉推注或快速滴入,常选用 5% 碳酸氢钠,2∶1 溶液或低分子右旋糖酐;②继续输液:在快速输液后的 6～8h 内,以 2∶1 等张含钠溶液,按 30～50ml/kg,继续静脉滴注;③维持输液:休克纠正后的 24h 内,按 50～80ml/kg 输液,选择的溶液以 10% 葡萄糖为主,与等张含钠溶液之比为(3～4)∶1。

关于补充含钠溶液量的多少,一般认为应根据原发病病情、患儿年龄而异。原发病为中毒型痢疾,可用等张含钠溶液;如是流脑,为避免加重脑水肿可用 1/3～1/2 张含钠溶液;病情重者可用等张或 2/3 张含钠溶液。一般认为高渗性碳酸氢钠溶液,快速输入后易引起高渗透压血症,对改善循环不利,因此多主张用等张碳酸氢钠溶液滴注,但在病程早期,脏器功能尚无明显障碍,紧急情况下,仍可慎重使用高渗溶液。是否需要输全血或血浆,可根据红细胞容积与血液胶体渗透压的测定结果而定,如红细胞容积低于 30%,或胶体渗透压<307mmol/L 时,应给输全血或血浆制品。

在应激状态下,糖代谢紊乱使血糖浓度急剧升高,此时不宜再输高渗葡萄糖液,以免使高血糖加剧。病情越危急,应激性越强,血糖升高越明显,预后也越差。

(2)纠正酸中毒:休克时因组织缺血缺氧,无氧代谢增加,血乳酸堆集,多发生代谢性酸中毒,临床观察到重症感染性休克均有酸中毒存在,且酸中毒出现的较早,随休克时间的延长,酸中毒也逐渐加重,酸中毒的存在不仅可加重休克病情,并且削弱抗休克药物的治疗效应,因此必须积极纠正,应在心、肺、脑、肾等重要器官功能尚能负荷的前提下,以较快的速度纠正酸中毒,以便为其他抢救措施争取时间。但在年龄较小的婴儿或病程较长,已有脏器受累的体质衰弱患儿,则应慎重。碳酸氢钠溶液,可提供 HCO_3^- 使血浆中的 HCO_3^- 升高,血 pH 值上升,以降低酸血症。在病程短,尚无器官受累的年长儿,为争取抢救时机,可用 5% 碳酸氢钠高渗溶液静脉滴注,剂量可根据血气测定 BE 值计算,或 CO_2 结合力测定的结果,按公式计算量的 1/2 给予,在紧急情况下,如暂无法获知 CO_2 结合力结果,可按提高 CO_2 结合力 10 容积的量给予,以后再根据测定的结果计算用量;对病程较长,已有脏器受累或年龄较小的婴儿,宜用 1.4% 碳酸氢钠等渗溶液静脉滴注。

纠正酸中毒是当前大家共同关注的问题,也认识到使用碱性溶液仅能起暂时缓解酸血症的作用,而不能从根本上纠正产生酸血症的原因。因此治疗时既要用碱性溶液缓解酸血症,又要从根本上纠正乳酸的产生和加快乳酸的清除。两者兼顾才能获得满意效果。为避免矫枉过正,一般不主张大剂量快速静脉滴注高渗碳酸氢钠,以免引起高渗血症及碱中毒。

在补液纠酸的过程中,既要有统一的治疗方案便于遵循,又不能过分受传统方案的限制,因患儿病情不同,机体条件各有差异,治疗措施也不能完全一样,为避免医源性疾病的发生,应加强监测,根据机体反应病情变化,注意调整输液的种类、剂量、速度,既达到扩容纠酸的目的,又不至于过量。监测的指标有:红细胞压积是作为是否需要输胶体溶液的依据,监测血气、CO_2 结合力用以计算碳酸氢钠的用量。监测血浆钠、钾、钙、镁电解质的含量,监测胶体渗透压与 PAWP 的梯度,以决定能否继续输液。如梯度下降至 (0.16 ± 0.17) kPa $(1.2 \pm 1.3$mmHg),则显示有肺水肿发生,不宜再输液,并及时观察心、肺、脑、肾等重要器官功能的变化。

(3)调整血管舒缩功能的药物:包括缩血管与扩血管功能的药。应在积极纠正缺氧及酸中毒的基础上使用,才能发挥其应有的效能,目前主张使用扩血管功能的药物,以缓解微血管的痉挛,改善微循环灌流。

α 受体阻滞剂,如酚妥拉明,可解除儿茶酚胺的缩血管作用,扩张血管降低外周阻力,使回心血量增加,并有加强心肌收缩力、增加心输出量的功能,从而改善微循环灌流,用药前应先补足血容量。用法为肌肉或静脉注射,剂量每次 $0.1 \sim 0.2$mg/kg,以 $1 \sim 4\mu g/$(kg·min)速度静脉滴注,最大量每次不超过 10mg。如紧急需要,可稀释成 $10 \sim 50$ml 静脉推注,该药作用时间较短,故 $10 \sim 15$min 后可重复使用,为避免血压骤降,每次可与适量间羟胺 $0.02 \sim 0.2$mg/kg 合用。

β 受体兴奋剂有异丙肾上腺素、多巴胺等。异丙肾上腺素有扩张全身血管,增强心肌收缩力、加速心率的作用,也增加心肌耗氧量,易发生心律失常,故心率>120/min,或已有心律紊乱者不宜使用,以免引起室颤,剂量 $0.5 \sim 1$mg 加入 5%~10% 葡萄糖液 $100 \sim 200$ml 中,以 $0.05 \sim 0.5\mu g/$(kg·min)的速度静脉滴注,根据心率及疗效调整滴速。多巴胺具有 α 和 β 受体的兴奋作用,但 β 受体的作用较强,部分还有多巴胺能效应,可使心肌收缩力加强,血压升高,选择性的扩张心、脑、肾等重要脏器的血管,有利于血液灌流,但因用药剂量不同,可出现不同的临床反应,中、小剂量时可使心排出量增加,外周阻力不变或降低;大剂量时可使外周阻力增高。常用量为 $10 \sim 20$mg,溶于 10% 葡萄糖 100ml 中静脉滴注,滴速不同反应亦不一致。$2 \sim 5\mu g/$(kg·min)时,可使内脏血管扩张,全身血管阻力降低;$6 \sim 10\mu g/$(kg·min)时,有轻度增加心肌收缩力的作用,并使全身血管扩张;>20$\mu g/$(kg·min)时,作用类似去甲肾上腺素,有明显缩血管作用。

抗胆碱能药物有阿托品、东莨菪碱、山莨菪碱(654-2)等,具有阻滞胆碱能受体、拮抗乙酰胆碱、解除血管平滑肌痉挛、降低外周阻力、使回心血量、心率和心输出量增加,改善微循环的作用。654-2 为首选药,一般剂量为每次 0.3~0.5mg/kg,重者可用至 0.5~2mg/kg 静脉推注,每 10~15min 给药 1 次,可连用数次至十数次,待面色转红,肢体转温,血压回升,尿量增加,即减量并逐渐延长给药时间。东莨菪碱剂量每次 0.02~0.04mg/kg。用法同 654-2,适用于有惊厥、呼吸衰竭、脑水肿的患儿。阿托品不良反应较多,对心率过快、高热或惊厥者宜尽量避免使用,而用 654-2 代替。

(2)缩血管药:有间羟胺、去甲肾上腺素等,以兴奋 α 受体为主,可使全身血管收缩,提高血压,但心脏后负荷增加,抵消了加强心肌收缩的作用,并不增加心输出量。可暂时用于血容量尚未补足而血压过低的患儿。以提高动脉压、加快心率、增加心排血量。或用于血容量已补足,但用扩血管药物后,血压仍未回升者。如与 α 受体阻断剂酚妥拉明合用,可阻断其血管的收缩作用,保留其增加心输出量的效果。间羟胺 10mg 溶于 10% 葡萄糖液 100ml 中静脉滴注,开始 10~15 滴/min,根据血压调整滴速。去甲肾上腺素 0.5~1mg,加入 10% 葡萄糖液 100ml 中,一般以 0.05~0.5μg/(kg·min)速度静脉滴注。

(4)控制感染:及时选用足量有效抗生素积极控制感染,是决定治疗成败的关键,一般选用 2 种以上抗生素,联合使用。病原菌尚未明确前,首选对革兰阴性菌和革兰阴性菌均有效的广谱抗生素,联合使用。待病原菌明确后,再根据药敏调整抗生素。用药要及时,剂量要充足,以静脉途径给药为主,首剂给全日量的 1/2,以便迅速达到有效浓度,当肾功能不全时,对肾脏有毒害的药物要慎用。如必须使用,则应根据肾损害的程度,适当减少用药剂量及延长用药间隔时间,轻度肾损害,可用原量的 1/2;中度损害用 1/5~1/2 量;重度损害只能用 1/10~1/5 量。

革兰阳性杆菌感染,如大肠杆菌、肺炎杆菌、产气杆菌、变形杆菌、绿脓杆菌等,如肾功能尚好,可选用氨基糖苷类抗生素与广谱青霉素联合用药。因氨基糖苷类抗生素有耳、肾毒性,为慎重起见近年来对 6 岁以内小儿尽量避免使用。如庆大霉素、卡那霉素对新生儿已很少使用。丁胺卡那霉素仍慎重用于院内感染对其他抗生素高度耐药者,或有致命危险的革兰阴性杆菌感染及重症金黄色葡萄球菌感染等。可与氨苄、羧苄,或第一代头孢菌素中的一种联用,以提高疗效。如伴有肾功能不全,可选用第三代头孢菌素类,如头孢氧哌唑(CPZ)、头孢磺吡苄(CFS)、头孢噻甲羧肟(CAZ)等。

革兰阳性球菌感染,如肺炎双球菌、金黄色葡萄球菌、链球菌等。仍以大剂量青霉素为首选,常与氨基糖苷类抗生素联合应用,亦可选用头孢菌素类代替青霉素。然而近年越来越多的菌株出现耐药,且是多重耐药菌株,给治疗带来困难。据报告肺炎链球菌耐青霉素菌株达 10%~20%,耐红霉素菌株达 60%~70%,金黄色葡萄球菌中耐甲氧苯青霉素的金黄色葡萄球菌株逐年升高,甚至达 30%~40%。因此选用抗生素时一般二联甚至三联应用,以后根据药敏结果调整抗生素。

厌氧菌感染,近年来厌氧菌败血症和厌氧菌所致的感染性休克有增加趋势,且常与需氧菌构成混合感染。甲硝唑为厌氧菌的首选药,疗效稳定不良反应少,可与其他抗生素配伍,剂量每次 7.5mg/kg,3/d,口服,7d 为 1 疗程。

(5)肾上腺皮质激素:学术界对休克时是否应用肾上腺皮质激素有争议,一般认为早期大剂量使用有临床价值,主要作用为:①稳定血管壁和细胞膜,使溶酶体膜不易破裂;②抑制PMN与血小板的黏附性,减少溶酶体酶及AA的释放;③抑制内啡肽释放,拮抗内毒素,减轻毒血症状;④抑制抗原抗体结合,干扰内毒素激活补体,减少胺类及过敏毒素的破坏作用;⑤有扩张血管、兴奋心肌、改善肺、肾功能,保护肝脏、线粒体等作用。国外主张大剂量、短疗程,及早使用。甲基泼尼松龙每次10~30mg/kg或地塞米松2~6mg/kg,每4~6h给药1次,可用1~2d,总疗程不超过3d,用1~2剂如无效不再使用。国内用量偏小,仍采用一般剂量。

(6)自由基清除剂:凡能干扰自由基链锁反应,或抑制自由基反应进程的物质,均为自由基清除剂。主要有超氧化物歧化酶(SOD),是氧自由基($-O_2$)的清除剂。过氧化氢酶(CAT)虽然不直接清除自由基,但是能使H_2O_2灭能的酶,使之转化为H_2O,而不产生羟自由基($-OH$)。SOD与CAT二者联用效果更好。自由基清除剂应早期使用,以防组织损伤。如已致组织损伤,使用清除剂也无益,别嘌呤醇具有抑制黄嘌呤氧化酶的作用,可抑制自由基产生。维生素E、维生素C都是抗氧化剂,能够消灭自由基,二者合用有协同作用。其他如二甲亚砜、甘露醇,都有清除羟自由基的作用。

(7)钙拮抗剂(CA):能选择性的阻滞Ca^{2+}经细胞膜上的慢通道流入细胞内,常用的CA有异搏定、硝苯吡啶等。

异搏定为Ca^{2+}拮抗剂,有抑制房室传导、减慢心率、扩张冠状动脉作用,对心脏抑制作用较强,心功能不全者慎用。成人剂量40~80mg,3/d,小儿10~20mg,2~3/d。

硝苯吡啶(心痛定,尼非的平)为Ca^{2+}拮抗剂,有较强的扩血管作用。口服或舌下含服均有效。成人剂量5~10mg,3/d;小儿可咽部喷药每次1~1.5mg(喷2~3下)。

(8)花生四烯酸抑制剂:有吲哚美辛、布洛芬等,能逆转和防止休克时血液动力学的改变,改善肺血氧交换功能,以防止ARDS发生、抑制血小板聚集及稳定溶酶体膜。吲哚美辛每日0.5~1mg/kg,分3~4次,饭后口服。布洛芬每日10mg/kg,分3~4次,饭后口服。

(9)内啡肽拮抗剂——纳洛酮:在感染性休克过程中,由于应激反应的结果,由脑组织、脑垂体或肾上腺髓质释放出内啡肽,可作用于吗啡受体,纳洛酮是特异性吗啡受体阻滞剂,能有效地逆转低血压,恢复意识状态,为有效抗休克治疗方法之一。纳洛酮抗休克的作用,主要是改善血流动力学,使平均动脉压升高,心输出量增加,心肌收缩力加强,并可减少血小板在肺内聚集,抑制PMN释放自由基,稳定溶酶体膜,抑制AA代谢等,能早给药更好。美国第五届休克学术年会已将纳洛酮列为抗休克治疗的主要措施之一。

(10)冷沉淀物治疗:将正常血浆置于4℃时,形成的血浆沉淀物,其成分除纤维蛋白原、Ⅷ因子外,纤维连结蛋白(Fn)是主要成分,使用后可提高血浆Fn的浓度,促进网状内皮系统的吞噬功能,增强心输出量,保护微血管的通透性,减轻肺水肿、组织水肿等。

(11)免疫治疗:内毒素抗血清治疗是一种免疫治疗方法。革兰阴性细菌细胞壁外层的脂多糖(LPS),通称为内毒素,被认为是引起感染性休克的重要物质。现已制成大肠杆菌脂多糖抗体,即抗LPS抗体,能特异性地与LPS结合,中和LPS的毒性,并促进其清除。有报告用以治疗顽固性休克,可使病死率从76%下降至46%。

补体被内毒素激活,引起C_{5a}释放,释放的C_{5a}激活肥大细胞,释出组胺,使周围血管阻力降低、血压下降,并使 PMN 被激活聚集,损伤血管内皮细胞,使通透性增加。抗 C_{5a} 抗体可对抗这些作用,进而防止休克时的血液动力学变化。

静脉注射丙种球蛋白(IVIG)可调节严重感染或感染性休克时的免疫机制及改善其预后。经 IVIC 治疗后,体液、细胞免疫均明显增高,故应尽早使用。用法为 IVIG(静丙)400mg/kg,先用注射用水 50ml 溶解,再用 5%~10% 葡萄糖稀释至 3% 浓度,静脉滴注,1/d,可连用 2~3 次。

(12)抗炎症介质治疗:炎症介质的释放是呈连锁反应进行的,治疗时应针对不同阶段有所侧重。为了便于治疗,可将反应的过程分为三个阶段:①启动阶段:内毒素是启动炎性细胞释放炎症介质的重要因素,因此该阶段治疗的重点应是积极控制内毒素和中和内毒素,可用抗内毒素抗体(抗 LPS 抗体)中和内毒素;②细胞因子生成阶段:可用阻断细胞因子产生的药物,凡能抑制前列腺素 E_2 的药物,都有抑制炎性介质释放的作用,如糖皮质激素、地塞米松等,可大剂量短疗程应用,非激素类抗炎药物如阿司匹林、多巴酚丁胺、布洛芬等;③炎症介质连锁反应阶段:可使用炎症介质抗体治疗,如抗肿瘤坏死因子抗体、抗儿茶酚胺抗体等,及早治疗效果较好,亦有报告单用一种抗炎症介质抗体治疗效果并不理想,因为危重症的发展过程中是由多种炎症介质所致。

(13)维护重要脏器功能:包括肺脏,心脏,脑等组织器方的保护。

休克时毛细血管通透性增加,血浆外渗,肺间质及肺泡水肿,以及肺表面活性物质减少,肺泡萎陷,产生广泛性灶性肺不张,临床称为成人型呼吸窘迫综合征(ARDS),常发生在经抢救后的 72h 内,患儿表现为突然进行性呼吸急促,吸气困难,心率增快,是呼吸窘迫和低氧血症的综合表现。用一般输氧疗法并不能缓解缺氧症状,目前病死率依然很高。除部分死于呼吸衰竭外,大部分仍死于多器官功能衰竭,而合并感染是致死的主要原因。治疗:①积极供氧,纠正低氧血症,经吸氧后如 PaO_2 达不到 8~9.3kPa(60~70mmHg)时,应用持续正压给氧(CPAP)。如 PaO_2 仍达不到 8kPa(60mmHg),则采用呼气末正压呼吸(PEEP);②严格限制输液量及速度,必要时输给白蛋白,以提高血浆渗透压;③肺表面活性物质,目前正在试用中,动物试验研究结果证明效果满意。

休克时持续低血压使冠状动脉供血不足,心肌缺血缺氧,乳酸堆集,以及内毒素、心肌抑制因子的损害,影响心肌收缩力。同时在治疗过程中由于大量输液又增加了心脏的负荷,因此易引起心力衰竭,应及时使用强心剂。常用西地兰,<2 岁 0.03mg/kg,>2 岁按 0.02mg/kg 计算饱和量,先用半量,余量分 2 次每 6h 给药 1 次,静脉滴注。

发生脑水肿时,常有颅内压增高,可选用 20% 甘露醇治疗,剂量为每次 0.25~1g/kg,30min 左右注射完毕,4~8h 可重复使用,如合并脑疝,而心肾功能尚无明显障碍者,剂量可加大至每次 1.5~2g/kg。

出现 DIC 时,用肝素阻断凝血过程的发展,剂量每次 100U/kg,溶于 10% 葡萄糖 50~100ml 中,缓慢静脉滴注,每 4~6h 给药 1 次,要求凝血时间延长至 20~30min。若达不到此值可加大肝素用量。如出现出血现象,即停用肝素,静滴等量鱼精蛋白,以中和肝素作用。如继发纤维蛋白溶解亢进,引起严重出血时,则用 6-氨基己酸(EACA)治疗,每次 0.1~0.2g/kg,静脉滴注,每 4~6h 给药 1 次。

(14)营养支持疗法:营养治疗已成为危重症患者康复的重要条件,应给予高度重视。据报道在ICU抢救的病例中,常因蛋白质缺乏而增加治疗的困难,使病死率升高。因此在抢救的同时注意营养补充。常用静脉途径供给营养,以保证热量的来源,葡萄糖溶液可以供给热卡,但浓度不宜太高,用氨基酸注射液供给蛋白质,浓度从0.5%~1%开始,最高不超过2%,通常新生儿2~2.5g/kg,婴儿2.5~3.0g/kg,年长儿1.5~2.5g/kg。10%脂肪乳剂常用的有Liposyn,由红花油制成。Intralipid用大豆油制成,首日可用5~10ml/kg,以后每日增加5ml/kg。最大量新生儿40ml/(kg·d),年长儿20ml/(kg·d)。

三、心源性休克

心源性休克是由于急性心脏排血功能障碍,引起组织器官血液灌流不足而致的休克,常发生在有原发病的基础上,心肌梗死是成人心源性休克的常见原因,引起小儿期心源性休克的原因一般为先天性心脏病、心肌炎、心包填塞症、心动过速、充血性心力衰竭、急性肺梗死及新生儿重症窒息、低体温等,这些疾病均可引起心排血量降低而发生休克。

心输出量降低、微循环障碍、重要脏器血液灌流量不足,是心源性休克的病理生理基础,休克早期由于代偿机制、周围血管收缩、心脏负荷增加,使心排血量进一步减少,待病情发展,则因乳酸堆集,组胺释放,使毛细血管扩张,大量的血液淤滞在毛细血管内,导致组织器官血液灌流更为减少,影响器官功能和代谢紊乱,甚至引起死亡。

1.临床表现

主要表现为原发疾病症状和休克表现。前者视不同疾病而异,如室上性阵发性心动过速,患儿心率可达250~300/min,且经常有阵发性发作的历史及心电图改变。由急性心包填塞所致者,常先有急性心包炎症状,继而出现心包填塞症状,临床表现有颈静脉怒张、奇脉、心音遥远等体征。休克症状与感染性休克时症状基本相同,因此监测指标也大致一致,尤其应密切观察肺部及肝脏体征的变化。如肺部出现哮鸣音及湿啰音,应考虑急性左心衰竭;肝脏急剧肿大可考虑合并充血性心力衰竭,心电图检查可监测心律失常是否存在。中心静脉压(CVP)升高,则表示血循环量正常而心功能不全。血液动力学监测对协助诊断、判断预后有积极意义,常用的指标为心脏指数(CI)<2.0L/(min·m^2),肺动脉楔压(PAWP)>2.4kPa(18mmHg),中心静脉压(CVP)>1.18kPa(12cmH$_2$O)等。

2.治疗

治疗原则是积极抢救休克,同时对原发疾病给予相应治疗。如急性心包填塞症所致休克,应立即心包穿刺抽出积液,以缓解填塞症状。如因室上性心动过速所致休克,应使用快速作用的洋地黄制剂,并控制心率。心源性休克在小儿虽不如感染性休克多见,但病情危重,发展迅猛,必须及时抢救。给予吸氧、保持安静、心电监护与血液动力学监测、建立静脉给药通路与输液等。

关于血管活性药物的选择,一般首选多巴胺或多巴酚丁胺加间羟胺,多巴胺和间羟胺的剂量各为10~20mg,加入5%~10%葡萄糖100ml内静脉滴注。多巴胺剂量不同,作用也不一样,小剂量2~5μg/(kg·min),可使内脏血管扩张,全身阻力降低;中等剂量6~10μg/(kg·

min），可增加心肌收缩力；大剂量＞20μg/（kg•min），有明显缩血管作用。多巴酚丁胺按 1～10μg/（kg•min）静脉滴注，再根据血液动力学特点，采用相应治疗措施：①有肺充血而心排出量减少不显著者，可用硝酸甘油或消心痛；②低心排出量而无明显肺充血者宜选用酚妥拉明；③既有肺水肿又有心排出量降低者，可用硝普钠 10～20mg，置于 10％葡萄糖溶液 100ml 中，按 1～2μg/（kg•min）静脉滴注，注意要新鲜配制，避光使用。或联合使用酚妥拉明 1～20μg/（kg•min）与硝酸甘油，以减轻心脏前后负荷。血管扩张药仅在常规治疗无效时采用，如在使用过程中出现血压下降，应减慢药物滴速，或加用小剂量缩血管药，如间羟胺、去甲肾上腺素等。酚妥拉明与去甲肾上腺素按（5～10）：1 的比例合用，有阻断仅受体，加强心脏正性肌力的作用。有学者主张用多巴胺加多巴酚丁胺治疗心源性休克，不仅能增加心排血量，降低全身动脉阻力，提高动脉压，还能降低 PAWP，增加肾血流量，且不增加心率，剂量各为 7.5～10μg/（kg•min），静脉滴注。

当心源性休克合并充血性心力衰竭、室上性心动过速或心房颤动时，应给予洋地黄制剂。心源性休克经用多巴胺、异丙肾上腺素治疗无效时，可加用洋地黄制剂。一般情况下不主张使用洋地黄，以免引起中毒。莨菪类药物不宜首选，因有加快心率及增加心肌耗氧量的不良反应。但周围血管痉挛明显，且有心动过缓时，也可试用小量，分次静脉注射。

抗休克的治疗措施如扩容纠酸等，基本上与感染性休克相同，但心源性休克血容量减少并不显著，如输液量过大，可引起急性充血性心力衰竭或肺水肿，故输入液体的量及速度均应控制，全日量以不超过 50ml/kg 为宜。如有低血容量，可给予右旋糖酐或晶体液扩容，但须密切监测心、肺功能，最好用 CVP 指导输液，并注意纠正酸中毒。

四、低血容量性休克

由于大量失血、失液、血浆丧失等原因，引起血容量急剧减少，而出现循环衰竭的现象，称为低血容量性休克。此时静脉压降低，回心血量减少，心排血量降低，周围血管呈收缩状态。由于大量出血所致的休克，又称出血性休克，常见于消化道出血、大咳血、凝血机制障碍所引起的出血性疾病等，在儿科后者较多见。频繁吐、泻、大量水分丢失引起的低血容量性休克，也是儿科常见的原因之一，多发生于重度以上脱水的患儿，大面积烧伤、血浆大量渗出亦可使血容量锐减而致休克。

1.临床表现

原发病不同，临床表现亦不一致。出血性休克的严重程度与出血量多少以及出血速度有关，在同等量出血情况下，出血速度越快，休克也越严重。失血量在总血容量的 10％～15％时，一般无明显临床症状，称为轻度失血；失血量达 20％时，除表现眩晕、口渴、烦躁、少尿外，血压下降，脉搏增快，血红蛋白降至 70～100g/L，称为中度失血；失血量达总血容量的 30％以上时，出现四肢厥冷，出冷汗，少尿或无尿，神智恍惚，血压下降至 10kPa 以下，脉搏＞120/min，血红蛋白＜70g/L，为重度失血。若患儿已出现上述症状，并已进入休克状态，但未发现明显出血部位，应进一步检查排除体腔内出血的可能。重症腹泻患儿，水样稀便，日达数十次，常伴有重度以上脱水，体液丢失量占体重 10％～15％以上，可出现四肢厥冷、皮肤黏膜干燥、尿量减少、脉搏细弱、血压降低等循环衰竭征象,也属低血容量性休克。

2.治疗

(1)止血治疗:根据不同病因采用不同治疗措施,如出血所致休克则应立即给予止血治疗,可用药物止血,紧急情况下也可考虑手术止血。

肺源性大咳血可先用垂体后叶素5U加入10%葡萄糖溶液20~40ml中静脉滴注,或应用纤维支气管镜局部注药。如保守治疗无效,仍反复大咳血,对已明确病变部位者,可考虑肺叶或肺段手术治疗。

溃疡病或胃黏膜病变所致上消化道出血可用西咪替丁抑制胃酸,对上消化道出血有显著疗效,常用于应激性溃疡病患者。用法:①口服法:<5岁每次0.05~0.1g,>5岁每次0.1~0.15g,每日3次;②静脉法:0.05~0.1g溶于5%~10%葡萄糖液100ml中,静脉滴注。如止血效果不满意,必要时可在纤维胃镜观察下向病变部位喷洒止血药物,如去甲肾上腺素等,如为下消化道出血,可先用垂体后叶素静脉滴注,剂量为0.2U/min。

外伤所致出血首先应压迫止血,并积极做好手术准备。临床常用止血药作为辅助性治疗措施,常用:①安络血:<5岁,每次1.25~2.5mg口服,>5岁,每次2.5~5mg口服,2~3/d,<5岁,肌注每次2.5~5mg,>5岁,肌注每次5~10mg,2~3/d;②6-氨基己酸(EACA):静脉每次0.1g/kg,加于5%~10%葡萄糖50~100ml中,滴注;③抗血纤溶芳酸(PAMBA):每次50~100mg,加于5%~10%葡萄糖液40ml中静脉滴注,每日2~3次。

(2)补充血容量:应先给予林格溶液或平衡盐溶液,病情重者可选用羟甲基淀粉代血浆(403代血浆)或淀粉代血浆(706代血浆)。对中度以上失血者应补液与输血同时进行,因重度失血发生休克时,也可将部分血从动脉输入,待血容量基本恢复正常不再继续出血,而收缩压仍低于正常者,可酌用间羟胺静脉滴注。如因失水所致,则应积极补液,并防治酸中毒。

五、过敏性休克

过敏性休克是由对人体无害的特异性过敏原作用于过敏体质患者,导致以急性周围循环灌注不足为主要表现的全身性速发变态反应,除引起休克的表现外,常伴有喉头水肿、气管痉挛、肺水肿等,如不紧急处理,常导致死亡。

1.病因与发病机制

引起过敏性休克的病因或诱因以药物与生物制品常见,其中最常见者为青霉素过敏。青霉素不论肌内注射、皮下注射、皮内注射、划痕试验、滴眼(耳、鼻)、阴道子宫颈上药、牙龈黏膜注射以及婴幼儿注射青霉素后的眼泪或尿液污染母体皮肤等均可发生过敏性休克,其他尚有昆虫蜇伤、食物、吸入物及接触物等,个别患者由某些非常特殊的因素造成,如蟑螂的粪便、飞蛾的鳞毛、动物的皮屑、喷涂油漆等。

2.诊断

患者接触过敏变应原后迅速发病,按症状出现距变应原进入的时间不同,可分为两型。

(1)急发型过敏性休克:休克出现于变应原接触后0.5h之内,占80%~90%,多见于药物注射、昆虫蜇伤或抗原吸入等途径。此型往往病情紧急,来势凶猛,预后较差。如青霉素过敏性休克常呈闪电样发作,出现在给药后即刻或 5min 内。

(2)迟发型过敏性休克:休克出现于变应原接触后 0.5h 以上,长者可达 24h 以上,占 10%～20%,多见于服药过敏、食物或接触物过敏。此型病情相对较轻,预后亦较好。

病情轻重有个体差异。重者,起病急骤,变化迅猛,常危及生命,临床表现主要是组织器官广泛充血、水肿和渗出所致的症状,如喉或支气管水肿,可致呼吸困难、气促、胸闷、发绀,甚至窒息。其循环衰竭症状,表现为面色苍白、四肢厥冷、脉搏细弱、血压下降等,甚至因脑缺氧,出现脑水肿致意识丧失、昏迷抽搐。

青霉素引起过敏性休克较多见,半数患儿用药 5min 内出现症状,约 10% 在用药 0.5h 后发生。多数患儿是在开始用药时出现过敏,但也有连续用药数日后才发生过敏反应的,甚至做皮肤试验时也可发生。因此使用青霉素一定要严格遵照说明,并在用药后密切观察,一旦出现症状立即抢救。

3.治疗

抢救成败的关键,在于及早发现并给予有效的治疗措施,以免贻误抢救时机。如注射青霉素后,患儿出现精神委靡、面色苍白、皮肤瘙痒等症状时,就应考虑过敏的可能,立即给予积极治疗。

(1)立即终止使用并清除可能引起过敏反应的物质。

(2)立即静脉注射 0.1% 肾上腺素(1ml＝1mg)每次 0.01～0.03mg/kg,继之皮下或肌内注射等量,必要时 1～2h 后可重复注射。

(3)肌内注射异丙嗪,每次 0.5～1mg/kg,以对抗组胺的作用。

(4)静脉滴注或推注肾上腺皮质激素,剂量要比一般剂量大,如地塞米松每次 0.1～0.25mg/kg 或氢化可的松每次 8～10mg/kg 加于 5% 葡萄糖溶液 20～40ml 内,静脉注射或滴注,每 4～6h 给药 1 次,可重复使用。

(5)保持呼吸道通畅,给氧,如有喉梗阻,吸气困难应立即做气管切开。

(6)使用血管活性药物,一般选用缩血管药,如间羟胺每次 0.02～0.2mg/kg,加于 5% 葡萄糖液 100ml 中,静脉滴注。开始 10～15 滴/min,根据血压调整滴速。

(7)补充血容量,纠正酸中毒措施,同感染性休克处理。

(8)10% 葡萄糖酸钙 5～10ml 稀释于 10% 葡萄糖液 20ml 中,缓慢静脉注射。

(9)青霉素过敏者,可在原注射部位肌注青霉素酶 800kU。

六、神经源性休克

神经源性休克是由于剧烈疼痛等因素所致休克,此时神经受强烈刺激,引起血管活性物质,如缓激肽、5-羟色胺等释放,而致血管扩张、微循环淤血、有效循环血量减少。创伤过程中该型休克多见,故又称为创伤性休克。治疗如下。

1.皮下或肌内注射 0.1% 肾上腺素,每次 0.01～0.03mg/kg。必要时 10～15min 后可重复使用。

2.补充血容量,纠正酸中毒,见感染性休克。

3.血管活性药物,选用以缩血管药为主,如间羟胺或去甲肾上腺素等。间羟胺每次 0.02～0.2mg/kg,静脉滴注;去甲肾上腺素 0.5～1mg 加于 5％～10％葡萄糖溶液 100ml,按 0.004～0.008mg/min 的速度,静脉滴注,并根据血压调整滴速。

4.静脉滴注肾上腺皮质激素,用法同前。

5.使用止痛剂,并积极去除病因。

(刘丽平)

第四节　哭闹

婴儿不能用语言表达或语言表达能力尚不成熟,常以哭闹来表达要求或痛苦。因此,啼哭是婴儿时期的一种本能反应。多为生理性,常因饥饿、排尿或排便感等可引起婴儿哭闹,疼痛或疾病造成的其他不适亦可引起。

【诊断要点】

诊断小儿啼哭时,首先应区别生理性与病理性啼哭。若小儿一般状态良好,食欲、大小便无特殊,不发热,不吐,面色红润,应考虑为生理性啼哭。常见原因如饥饿、口渴、便尿感以及不习惯的体位、冷、热、湿、痒、鼻塞、孤独或紊乱的生活周期等。几乎所有的疾病都能引起婴儿啼哭,如新生儿脱水热、活动性佝偻病、婴儿手足搐搦病、营养不良等。当患儿啼哭伴有明显的烦躁不安,甚至有十分痛苦的表情则应考虑有疾病存在的可能,应进行仔细检查咽、耳、口腔、胸、腹部有无病灶存在。对伴有明显烦躁的慢性啼哭则应追查心、肾、内分泌代谢性疾病及某些中毒。

【检查项目】

1.体格检查

(1)一般检查:应仔细认真和全面,首先应将患儿置于检查台上,观察患儿的一般情况,面色是否红润,体位和四肢活动是否自如,手足是否温暖,呼吸是否平稳而规则。在室温较高时,最好除去衣被,以便全面检查,温度不够高时,也应解开衣被,分部检查,检查患儿全身,观察皮肤有无黄疸、瘀斑、出血及肿胀,有无明显的触痛。然后应做全身详细的检查。

(2)腹部检查:年龄较小、检查不合作的小儿可口服水合氯醛,待入睡后再做检查,应检查全腹是否平坦柔软,有无固定压痛及肌紧张,有无包块,肠鸣音是否正常。

(3)肛门指征:检查有无肛裂、脱肛,有无臀部红肿和破溃。

2.影像学检查

(1)疑诊肠套叠应进行腹部 B 超检查、钡剂灌肠或空气灌肠。

(2)疑诊儿童受虐待应进行相应部位骨骼 X 线检查。

【临床思维】

1.腹痛　一个营养良好而健康的小儿,突然出现过度的、无法解释的、阵发性哭闹,哭声尖锐嚎叫且无法提示腹痛存在,若两手捧腹或两腿蜷曲,则提示腹痛极为严重。对腹痛的患儿应根据起病的缓急、伴随症状、腹痛部位、年龄来判断为内科性腹痛或外科性腹痛。先腹痛后伴发热，则应疑有炎症如阑尾炎、胆结石感染或出血性小肠炎；先腹痛后频繁呕吐，但无腹泻，伴便秘、不排气、有腹胀、肌紧张，有蠕动波，无包块则疑有肠梗阻；有压痛及腹肌紧张（此为很重要的体征），摸到肿块，有果酱样大便，阵发性哭闹，则应疑为肠套叠；有排尿异常，如尿急、尿频、尿痛、血尿，应考虑泌尿系统炎症或外伤。

2.头痛　头痛也是引起小儿哭闹的常见原因之一。头痛可由颅内病变引起，也可由颅外疾病引起，如新生儿缺氧缺血性脑病、颅内出血、脑膜炎、颅内占位性病变等，其哭声多尖锐高调。故尖声啼哭应考虑颅内疾病引起。

3.维生素 D 缺乏性佝偻病　本病是由于维生素 D 不足引起全身性钙、磷代谢失常和骨骼改变的一种慢性营养缺乏病。疾病早期仅出现神经精神症状，如兴奋、烦躁、哭闹、易激惹、惊吓、多汗、枕秃。随年龄不同出现相应的骨骼系统表现，如方颅、前囟闭合延迟、出牙迟、奇数出牙、肋外翻、鸡胸、漏斗胸、"O"形腿、"X"形腿等，腹肌松弛，可见"蛙腹"。实验室检查可见血钙、血磷降低，碱性磷酸酶升高；X 线检查（右手腕骨片）典型病例可见尺、桡骨远端杯口变形，临时钙化带下初级骨小梁结构模糊，呈毛刷征及骨皮质疏松。本病应与维生素依赖性佝偻病、低血磷性抗维生素 D 佝偻病、远端肾小管性酸中毒、肾性佝偻病、克汀病、软骨营养不良、先天性骨骼发育不全、先天性脑积水等相鉴别。

4.维生素 D 中毒　本病是由于患儿摄入过量维生素 D 引起，每日摄入 $500\sim1250mg$（2 万～5 万 U），连续几周或几个月即可出现维生素 D 中毒现象。早期表现为易激惹、烦躁、哭闹、厌食、恶心、倦怠，继而表现为呕吐、夜尿、烦渴、尿频、便秘、消瘦、肌张力低下、苍白等。重症则可出现惊厥、血压升高、头痛、心律不齐、视神经变化、角膜及结膜混浊，甚至可出现脱水、酸中毒、肾小管坏死和肾钙化。尿中出现蛋白、红细胞及管型，进而发生慢性肾衰竭。实验室检查血钙增高，血磷可正常、升高或降低，碱性磷酸酶多数降低，血清 25(OH)D$_3$ 增高，尿钙增高，可出现氮质血症、脱水及电解质紊乱，X 线示骨骼异常钙化，长骨干骺端临时钙化带致密，增深、增宽＞1mm，骨干皮质增厚，骨质疏松或骨硬化，颅骨增厚，显现环状密度增深带。重症病例可见大脑，血管，心、肾、四肢有钙化灶。

5.维生素 A 中毒　急性中毒者以颅内压增高症状为主，出现烦躁或者嗜睡、呕吐、头痛、前囟隆起、眼球震颤、复视、视盘水肿等。慢性中毒时，症状出现较缓慢，表现多样，早期不易引起注意，可出现易激惹、烦躁、食欲缺乏、消化紊乱，可有低热。常伴有颅内压增高引起呕吐、嗜睡、头痛、前囟隆起皮肤干燥、薄而发亮，可出现斑丘疹、瘙痒、脱皮和色素沉着。口角皲裂，容易出血。毛发稀少，干脆易落。有骨痛，呈转移性，伴软组织肿胀，表面无发红，不发热。四肢骨及肋骨均可侵犯。头骨中颞枕部颅骨可因骨膜新骨形成发生隆起。较小婴儿则可出现颅骨软化。偶有肝、脾增大及出血倾向，血浆凝血酶原活性降低。实验室检查血中维生素 A 的测定常达 $100\sim600\mu g/dl$ 以上。

6.中耳炎　小儿耳咽管相对短而粗，呈水平位，且患上呼吸道感染的机会较多，故易患中耳炎。有的小儿中耳炎的其他表现不明显，仅因疼痛引起反复哭闹，尤以夜间为甚，若不注意常鼓膜穿孔，脓液流出后方得确诊。对反复哭闹小儿，应注意检查耳鼓膜，若为中耳炎，应及时治疗，以免影响听力。

(1)渗出性中耳炎:又称卡他性中耳炎,常发生在上呼吸道感染、腺样体增殖、扁桃体炎,尤其有病毒感染时。患儿感耳内闷胀、听力减退、自声过响,自诉吞咽时耳内作响,耳鸣如吹风样,擤鼻时耳内有气过水声,可有轻度耳痛。

(2)急性化脓性中耳炎:化脓性细菌多经咽鼓管侵入中耳,引起急性化脓性病变,多发生在上呼吸道感染急性传染病时,尤其在体弱、免疫力缺乏、贫血、糖尿病患儿。致病菌为溶血性链球菌、肺炎双球菌、流感杆菌以及金黄色葡萄球菌等。鼓室黏膜极度充血、水肿,渗出增加,继而化脓,感染扩及咽鼓管、鼓窦及乳突。

(3)慢性化脓性中耳炎:致病菌以金黄色葡萄球菌、铜绿假单胞菌居多,有时有变形杆菌等混合感染。患耳常因在急性期未能彻底治愈,局部破坏较重,或病理改变特殊,感染反复发作,持续流脓,听力减退。此型中耳炎由于呈慢性经过,无痛感,所以患儿一般无哭闹。

7.外耳道疖　常发生在外耳道软骨部毛囊和皮脂腺耵聍腺,多为葡萄球菌感染,成为局限性炎症。局部红肿疼痛,牵拉耳廓和张口时加重,小儿哭闹,体温升高。患处浸润,渐隆起,疖肿成熟后,隆起处露出脓头,耳周淋巴结肿大、压痛。

8.尿布疹　主要发生于尿布使用不当,主要表现为患处出现红斑、丘疹,一旦发生炎症容易破损并引起感染。

9.口腔疾病　由病毒、细菌、真菌所致的卡他性口腔炎、溃疡性口腔炎、疱疹性口腔炎、舌炎和咽炎等均可因疼痛引起婴儿哭闹,吸乳时疼痛抓咬,甚至因此而拒食。检查可见口腔溃疡、流涎多。黏膜表面有不易擦掉的白膜者多为鹅口疮。小儿萌牙时也常有流涎多。牙萌出通过骨膜时也可引起疼痛。

【处置原则】

1.病因治疗　尽力查明病因,彻底纠正或及时治疗。避免延误诊治而影响预后。

2.对症治疗　根据不同病因适当给予对症治疗,肠痉挛腹痛者可给颠茄合剂或阿托品,昼眠夜哭者,睡前给镇静药,并使白天睡眠时间减少。

3.一般治疗

①保持室内阳光充足,空气新鲜,通风良好,温湿度适宜,使患儿舒适。

②给患儿提供舒适的护理,按需喂奶,及时更换尿布,保证充足的睡眠,养成良好的生活习惯。

③密切观察患儿哭闹的声调、表情、哭闹持续时间,以及伴随的症状。发现异常及时诊断和处理。

(李　贝)

第五节　厌食

【诱因】

诱因较复杂,可归纳为以下几类。

1.器质性疾病

(1)感染性疾病:如结核病,急、慢性肝炎,急、慢性胃肠炎,肠道寄生虫,幽门杆菌感染,神经系统感染,败血症等。

(2)消化道疾病:消化性溃疡、胃食管反流、肝衰竭、原发性肠吸收不良综合征、长期便秘等都可引起厌食。

(3)代谢与内分泌疾病:如甲状腺功能减退、肾上腺皮质功能减退、各种酸中毒、乳糖吸收不良和乳糖不耐受等。

(4)肾的疾病:急、慢性肾炎,肾病综合征,肾衰竭,尿毒症等,尤其是长期低盐饮食时,可导致食欲缺乏。

(5)食物过敏:部分对食物过敏的婴幼儿仅表现为厌食,可伴有腹泻。

(6)其他:如中枢神经系统疾病、心功能不全、贫血、长期口腔科疾病等。

2.营养性疾病 微量元素缺乏或过量、多种维生素缺乏等是引起厌食的常见原因。

(1)微量元素缺乏

①锌:缺锌可导致多种酶的活性下降,引起口腔黏膜增生及角化不全,半衰期缩短,易于脱落,大量脱落的上皮细胞掩盖和阻塞舌乳头中的味蕾小孔,出现味觉迟钝,食欲减退甚至厌食。

②硒:硒缺乏可引起味觉异常导致厌食。

③铁:铁缺乏除会引起缺铁性贫血外,还导致含铁的细胞素酶和其他含铁酶的活性下降,从而引起代谢障碍,出现食欲缺乏、舌乳头萎缩、胃酸分泌减少及小肠黏膜功能紊乱。

④其他:钙是构成骨骼、牙齿的重要成分,对保持肌肉和神经系统的兴奋性有重要作用。而铜主要参与机体氧化还原反应,对儿童智力及内分泌功能都有重要意义。

(2)微量元素过量:如高血铅使胃肠道功能紊乱而致食欲下降,且厌食程度的高低与血铅水平存在一定关系。

(3)B族维生素缺乏:B族维生素是食物释放能量的关键,参与体内糖、蛋白质和脂肪的代谢。B族维生素缺乏可导致肠蠕动减慢,食欲降低。

3.神经性厌食 是以患儿主动拒食,致体重明显减轻,常引起严重的营养不良、代谢和内分泌障碍,可伴有间歇性发作性多食。对"肥胖"的强烈恐惧和对体形、体重过度关注是此类患儿临床症状的核心。神经性厌食症主要发生于青少年女性,其病因较复杂,涉及遗传、社会与文化、下丘脑功能、家庭与心理等因素。

4.药物影响 明显抑制食物摄取的药物如:①治疗儿童多动症的苯丙胺、哌甲酯(利他林),可使儿童食欲缺乏,纳食呆滞。②亚硝脲类、氮芥类抗肿瘤药可引起患者严重恶心、呕吐、厌食。③一些抗生素如红霉素、氯霉素、林可霉素、磺胺类药物容易引起恶心、呕吐,导致厌食。④某些中草药如石膏、知母、大黄、黄柏、黄芩苦寒败胃,熟地黄滋腻碍胃,都可抑制食欲。广东地区长期给小儿服用"凉茶"可导致小儿胃肠功能减退出现厌食。⑤服用过多的钙剂、维生素A或维生素D,也可出现食欲减退和厌食现象。

5.喂养不当 喂养不当是目前儿童厌食最突出、最常见的原因。

(1)泥糊状食物添加不合理:包括添加时机不合理,如添加过早或添加过晚、添加方法或方式不合理等均可导致后期的厌食及影响儿童生长发育。

(2)营养行为不当:包括暴饮暴食、饭前吃零食、饮食无规律、大量高营养品(高蛋白和高糖)、过量冷饮或饮料、边吃边玩或边吃边看电视、强迫进食等。

(3)营养气氛不好:包括家庭就餐环境压抑、紧张、焦虑、吵闹甚至有些家长经常在就餐时打骂训斥孩子。

6.气候因素　天气过热或湿度过大,可影响胃肠功能,降低消化液分泌、消化酶活性降低、胃酸减少等,致消化功能下降引起厌食。

【病史】

需详细询问病史,特别强调喂养史、过去史、个人史及家族史,包括出生胎龄、出生体重和身长、母乳喂养情况、配方奶粉喂养情况、何时转换食物、出牙月龄、疾病及治疗情况、家族有无遗传性疾病等。

【临床表现】

1.症状　有无发热、恶心、呕吐、腹痛、腹泻、便秘、盗汗、睡眠不安、夜惊、易醒、注意力不集中、烦躁、疲倦乏力等不适。

2.主要体征　包括体重、身长(或身高)、皮褶厚度,生命体征,皮肤颜色,毛发,口腔、心肺腹、四肢及神经系统等检查。

3.膳食调查　可通过询问法或食物频率法等对患儿进行膳食调查,了解每日所摄入营养素的质与量,并调查营养素的摄入方式与方法、喂养环境、营养行为等。

4.营养评估　通过人体测量、人体成分测定、各种营养素的状况评价及临床检查等结果,综合判定营养状况,并明确是否存在营养不良以及营养不良的类型及程度。

【辅助检查】

1.血、尿、粪常规:明确是否存在血尿或蛋白尿、便血以及贫血等。如胃肠道出血时胃管内抽出咖啡样物质及粪便隐血试验阳性,血红蛋白水平降低。

2.血清电解质、血糖、血气分析、血浆渗透压反映机体内环境是否平衡。

3.肝肾功能、血清心肌酶谱等监测全身各脏器功能损伤程度,免疫球蛋白和补体检测评价免疫功能。

4.营养生化指标:如总蛋白、白蛋白、前白蛋白、视黄醇结合蛋白、微量元素检测(明确是否存在缺锌、缺铁、高铅等)、维生素 D、骨碱性磷酸酶等。

5.内分泌检查:如甲状腺功能、血浆皮质醇、尿 17-羟类固醇、生长激素、生长抑素、胰高血糖素、瘦素、神经肽 γ 等。

6.营养代谢组学检测:通过代谢组学研究平台检测小分子的营养物质如氨基酸、类脂、维生素等,从整体的角度评估个体的饮食习惯、营养状况及不同的食物成分等与慢性疾病的发生之间的关系,研究探索体内代谢途径的改变。

7.特殊检查:如骨龄检测、骨矿物化程度检测(包括超声骨密度、双能 X 线吸收测定、定量 CT 测定等)、纤维胃镜检查是早期确诊应激性溃疡的主要方法、腹胀伴或不伴腹痛者可行 X 线片(腹腔内有游离气体时提示溃疡穿孔)、超声图像等。

【鉴别诊断】

1.慢性器质性疾病　包括慢性肠炎、慢性胃炎、消化性溃疡病、结核病、慢性肝炎等,通过询问病史、体格检查以及相应的实验室检查,鉴别诊断不难。

2.肠吸收不良综合征　包括原发病和吸收不良两方面的症状。临床表现有腹泻、消瘦、维生素和矿物质缺乏。实验室检查示贫血,总蛋白、白蛋白减低,血清铁、维生素 B_{12}、叶酸等减低,胃肠 X 线透视示小肠吸收不良表现,小肠吸收功能检查包括脂肪吸收试验、糖类吸收实验、蛋白质和维生素 B_{12} 吸收试验等阳性结果,D-木糖试验检测黏膜的完整性以及小肠黏膜活检提供病因学诊断。

3.缺铁性贫血　任何年龄均可发病,以 6 个月至 2 岁最多见。发病缓慢,常见临床表现有皮肤、黏膜苍白,易疲乏或烦躁不安,年长儿可诉头晕,少数患儿有异食癖(如嗜食泥土、墙皮、煤渣等),肝、脾可轻度增大,明显贫血时心率增快等。根据病史特别是喂养史、临床表现和血象呈小细胞低色素性贫血的特点,一般可作出初步诊断。进一步做有关铁代谢的生化检查(血清铁蛋白、血清铁、总铁结合力)有确诊意义。必要时可做骨髓检查。用铁剂治疗有效。

4.锌缺乏　主要表现为食欲缺乏、厌食、异嗜癖,生长发育迟缓、体格矮小、免疫功能降低、皮肤粗糙、皮炎、地图舌、反复口腔溃疡、伤口愈合延迟、视黄醛结合蛋白减少而出现夜盲、贫血等。实验室检查提示血清锌降低。

5.高铅血症　铅中毒的症状在任何血铅水平都可以发生,其症状多为非特异性。高铅血症的临床表现有神经系统症状如易激惹、多动、注意力缺陷、攻击行为、反应迟钝、嗜睡、运动失调,严重者有狂躁、谵妄、视觉障碍,甚至出现头痛、呕吐、惊厥、昏迷等铅性脑病的表现;免疫功能下降易致感染;消化系统症状如腹痛、便秘、腹泻、恶心、呕吐等;血液系统如小细胞低色素性贫血等。亚临床性铅中毒主要影响儿童的智能行为发育和体格生长。实验室检测提示高血铅。

6.甲状腺功能减退症　甲状腺功能减退症的症状出现的早晚及轻重程度与残留甲状腺组织的多少及甲状腺功能减退的程度有关。先天性无甲状腺或酶缺陷患儿在婴儿早期即可出现症状,甲状腺发育不良者常在生后 3～6 个月时出现症状,亦偶有数年之后才出现症状。主要临床特征包括智能落后、生长发育迟缓和生理功能低下。甲状腺功能减退症包括先天性甲状腺功能减退症和地方性甲状腺功能减退症。根据典型的临床表现和甲状腺功能测定,诊断不困难。但在新生儿期不易确诊,应对新生儿进行群体筛查。

7.肠道寄生虫病　肠道寄生虫病是儿童时期最常见的一类疾病,包括蛔虫病、蛲虫病、钩虫病和绦虫病等。常见临床表现有贫血、消化不良、营养不良、胃肠功能失调、生长发育障碍、异食癖等。根据病史、临床表现以及实验室检查(如血常规示嗜酸性粒细胞增多、粪便中查到虫卵)便可确诊。

8.喂养不当　包括泥糊状食物添加不合理,添加时机过早或过晚、添加方法或方式不合理;营养行为不当如暴饮暴食、饭前吃零食、饮食无规律、大量高营养补品、过量冷饮或饮料、边吃边玩或边吃边看电视、强迫进食;营养气氛不好如家庭就餐环境压抑、紧张、焦虑、吵闹或家长经常在就餐时打骂、训斥孩子等。

【治疗】

小儿进食过程是一个复杂的行为,受到生理、心理、社会各种因素的影响,与家长素质、观点、行为有着密切关系。因此,对儿童厌食应采取预防为主、防治结合、中西医并举的综合治疗措施。

1.明确病因、治疗原发病:包括是否存在慢性病,根据缺锌、缺铁或高铅给予补锌、补铁或驱铅治疗。

2.膳食指导:①结合生理成熟度,及时、科学、合理地添加泥糊状食物;②坚持"八字"原则:自然食物+均衡膳食(不偏食、不挑食,节制零食和甜食,不随意进补,少喝饮料等);③创造良好的营养气氛:如轻松愉快的就餐环境,不要打骂、威胁、恐吓、强迫进食。

3.行为矫正:包括饭前不要吃零食,不要边吃边玩、边吃边看电视,吃饭时间控制在 15～20min,不要超过 30min。

4.中医治疗:中医学称厌食为纳呆,主因脾胃功能失调。

(1)辨证论治

①实证:因停食、停乳引起脾胃失调,食欲减退,恶心呕吐,手足心热,睡眠不安,腹胀或腹泻。舌苔黄白腻,脉滑数。治以消食化滞法,常用保和丸方加减。

②虚证:体质虚弱或久病元气耗伤,致使脾胃消化无力,食欲缺乏,面黄肌瘦,精神倦怠,乏力,或大便溏稀。唇舌较淡,舌无苔或少苔,脉细弱无力。治以健脾益胃法,常用理中汤加减。

(2)针灸疗法:可灸足三里、合谷、中脘、梁门穴。

(3)捏脊疗法:对儿童厌食效果好,特别是对虚证。

(4)按摩疗法:①用拇指顺时针按摩患儿手掌 300 次。②用手掌轻轻顺时针按摩患儿腹部 100 次。③按摩足三里 300 次。每天 1 次,1 周为 1 个疗程。

5.其他措施:包括适当运动(尤其是有氧运动,如游泳、跑步、骑自行车等)和保证充足的睡眠(包括睡眠时间与睡眠质量)。

(樊　青)

第二章　新生儿疾病

第一节　高危新生儿

高危妊娠包括高危孕产妇和高危婴儿两个方面,高危因素有可能是固定或者是动态的。存在高危因素的胎儿和新生儿不是所有都出现疾病,只有一部分出现相应的疾病,但是,高危儿的发病率和死亡率远远高于正常新生儿。另外,高危因素的出现,可能生后立即表现出来,而某些疾病在出生之后数日方能表现出来,故对高危儿的监测不仅在产前和生产之中进行检测,生后仍应继续监测,及时发现问题,采取适当的措施。

一、病因

孕妇年龄>40岁或<16岁;出生时Apgar评分1min评分小于3分,5min小于7分;既往有异常分娩史,死胎、死产、流产史;孕期有异常情况;孕母妊娠早期有出血;母亲有妊娠高血压、心脏病、肾功能不全、糖尿病等疾病;母亲有不良嗜好,抽烟或者酗酒,有吸毒史;出生体重<2.5kg或者>4kg;孕周<37周或者>40周。

1.胎儿方面的问题

低出生体重儿,小于胎龄儿,宫内发育迟缓,过期产,胎心频率和节律异常;小儿脐带脱垂、脐带绕颈、打结;出生体重与妊娠周龄有偏离者;多胎妊娠,两次妊娠间隔小于半年者;有剖宫产者,前置胎盘或胎盘早剥,新生儿有贫血或窒息。

2.新生儿方面的问题

持续性或者进行性的呼吸窘迫、紫绀、呼吸节律不整、反复呼吸暂停;心率异常;全身苍白水肿,出生24h内出现黄疸;神志异常伴有反应差,惊厥;体温不升,面色发灰,不吸吮;严重先天畸形,例如先天性心脏病、食道气管瘘、膈疝等疾病。

3.分娩过程中的问题

剖宫产儿,先露异常,臀位,横位,胎头吸引术,产钳助产术,宫缩无力滞产。羊水过多或过少,胎盘脐带有畸形者。孕产妇有感染,胎膜早破超过24h者,新生儿有感染的可能性大大提高;生产过程中的高危因素,如胎儿宫内窘迫、脐带脱垂、产程异常。

既往史有异常妊娠史,胎儿畸形、新生儿死亡和血型不合者;异常生产史,难产史,阴道难产史,臀位分娩史。

孕产妇本人及亲属中有遗传病史,孕产妇暴露于物理化学因素或者服用致畸药物。具体原因如表 2-1。

表 2-1　高危新生儿常见原因

	孕母高危因素	对胎儿(新生儿)的危害
社会因素	重体力劳动、营养不良等	早产、宫内生长迟缓
	抽烟	宫内生长迟缓,肺发育不良
	酗酒	胎儿酒精中毒综合征
	吸毒	早产、窒息、撤药综合征
疾病	妊高征、高血压、心脏病	窒息、早产、宫内生长迟缓
	哮喘、肺部疾患	窒息、早产、宫内生长迟缓
	慢性肾炎	同上
	多囊肾	多囊肾
	血型不合(RH、ABO)	胎儿水肿、贫血、高胆红素血症
	贫血	胎盘早剥、早产、宫内生长迟缓
	糖尿病	巨大儿、肺透明膜病、低血糖
	甲状腺功能低下	甲低、流产
	甲状腺功能亢进	甲状腺功能亢进
	癫痫	窒息
	重症肌无力	重症肌无力
	病毒感染(巨细胞包涵体、风疹、疱疹、水痘、乙型肝炎等病毒)	相应病毒感染、先天性心脏病
	梅毒螺旋体	先天性梅毒
孕产期用药	分娩时麻醉剂过量	呼吸抑制、中枢神经系统抑制
	镇痛剂	呼吸抑制、撤药综合征
	镇静安眠剂	中枢神经系统抑制、致畸
	抗癫痫药	致畸
	硫酸镁	高镁血症、呼吸抑制
	硫酸盐、抗凝剂	新生儿出血
	性激素	性征异常、致畸
	缩宫素	窒息
	氯霉素	灰婴综合征、诱发 G-6-PD
	磺胺类、呋喃类	诱发 G-6-PD、胆红素脑病
	化学毒品接触	致畸

孕母高危因素		对胎儿（新生儿）的危害
孕产期情况	孕妇＞35 岁或＜16 岁	流产、早产、畸形
早产	窒息、低体重、早产儿易感性疾病	
	过期产	窒息、胎粪吸入综合征
	先兆子痫、子痫	早产、窒息
	双胎妊娠	早产、低体重、窒息、胎-胎输血
	多胎妊娠	流产、早产、低体重、窒息
	胎儿过小	小于胎龄儿、低血糖、低血钙
	胎儿过大	巨大儿、产伤、窒息
	绒膜细胞染色体异常	染色体病
	羊水过多	脐带脱垂、食道闭锁、神经管缺陷
	羊水过少	过期产、多囊肾、尿道梗阻
	胎盘（前置、早剥、帆状、多叶）	宫内失血、流产、窒息
	脐带（脱垂、扭结、绕颈、过短）	窒息
	先露异常（臀位、横位、肩先露）	窒息、产伤、颅内出血
	宫缩异常（无力、强直、破裂）	滞产、窒息
	器械助产（产钳、吸引器）	窒息、产伤、颅内出血
	剖宫产	湿肺
	不洁分娩	破伤风

二、临床表现

1.围生期窒息，1min 及 5minApgar 评分＜7 分。

2.呼吸急促，＞60/min，伴有呼吸困难，三凹征阳性，呼吸节律不规则伴有呼吸暂停，皮肤紫绀者。

3.新生儿淡漠、激惹甚至惊厥，前囟平紧或隆起者。

4.存在低血压者，伴有出血失血表现。

5.先天性畸形需要急症手术者如食管气管瘘，膈疝，大血管错位。

6.出生之后 24h 内出现黄疸，母子血型不合者。

7.频繁呕吐，出生之后 24h 未排便者。

8.体温不升或者高热者。

9.早产儿，小于胎龄儿，大于胎龄儿，过期产儿。

10.不同类型的婴儿由于生理基础不同，所产生的高危病症也是不同的。

11.早产儿常并发新生儿呼吸窘迫综合征、颅内出血、卵圆孔开放、动脉导管开放、持续胎儿循环、早发性和晚发性呼吸暂停、新生儿坏死性小肠结肠炎、代谢紊乱（低血糖、高血糖）、新生儿寒冷损伤综合征。

三、监护

1.先天畸形产前诊断

出生缺陷是指胎儿在母亲的子宫内出现了发育异常,轻微畸形对身体影响不大,严重畸形可致新生儿死亡或者留下终身残疾。据统计,我国每年有 30 万～40 万新生儿有严重出生缺陷,给社会和家庭带来了严重的问题。

2.产前诊断的指征

在胎儿发育的过程中通过直接和间接的方法了解胎儿的健康发育情况,有无遗传代谢疾病或者先天畸形,确定后可采取早期干预措施。

3.有创的监测手段

羊水细胞监测,孕 16～20 周时行羊膜腔穿刺术抽 20ml 羊水,进行染色体核型检查。

孕早期采用绒毛活检术,进行细胞培养和染色体核型分析。还可以经皮采脐血 2ml,检测胎儿血友病、血红蛋白异常。目前,孕中期可使用胎儿镜采皮肤标本,诊断遗传性皮肤病。

4.无创监测手段

B 型超声诊断的特点一是安全,二是可以重复进行,例如先天性神经管缺陷的筛查、先天性心脏病的筛查。核磁共振用于脑瘤的筛查。

目前有关胎儿的监测正在逐步开展,如胎儿生长发育监测、胎儿宫内储备力测定、胎儿胎盘功能测定。

(任立中)

第二节　新生儿窒息

新生儿窒息是指由于产前、产时或产后的各种病因,在生后 1 分钟内无自主呼吸或未能建立规律呼吸,导致低氧血症和高碳酸血症,若持续存在,可出现代谢性酸中毒。在分娩过程中,胎儿的呼吸和循环系统经历剧烈变化,绝大多数胎儿能够顺利完成这种从子宫内到子宫外环境的转变,从而建立有效的呼吸和循环,保证机体新陈代谢和各器官功能的正常,仅有少数患儿发生窒息。国外文献报道活产婴儿的围生期窒息发生率约为 1‰～1.5‰,而胎龄大于 36 周仅为 5‰。我国多数报道活产婴儿窒息发生率约为 5‰～10‰。

【病因】

窒息的本质是缺氧,凡能造成胎儿或新生儿血氧浓度降低的因素均可引起窒息,一种病因可通过不同途经影响机体,也可多种病因同时作用。新生儿窒息多为产前或产时因素所致,产后因素较少。常见病因如下:

1.孕母因素　①缺氧性疾病:如呼吸衰竭、青紫型先天性心脏病、严重贫血及 CO 中毒等;②障碍胎盘循环的疾病:如充血性心力衰竭、妊娠高血压综合征、慢性肾炎、失血、休克、糖尿病和感染性疾病等;③其他:孕母吸毒、吸烟或被动吸烟、孕母年龄≥35 岁或<16 岁、多胎妊娠

等,其胎儿窒息发生率增高。

2.胎盘异常　如前置胎盘、胎盘早剥和胎盘功能不全等。

3.脐带异常　如脐带受压、过短、过长致绕颈或绕体、脱垂、扭转或打结等。

4.分娩因素　如难产、高位产钳、臀位、胎头吸引不顺利;产程中麻醉药、镇痛药及催产药使用不当等。

5.胎儿因素　①早产儿、小于胎龄儿、巨大儿等;②各种畸形如后鼻孔闭锁、喉蹼、肺膨胀不全、先天性心脏病及宫内感染所致神经系统受损等;③胎粪吸入致使呼吸道阻塞等。

【病理生理】

大多数新生儿生后2秒钟开始呼吸,约5秒钟啼哭,10秒钟～1分钟出现规律呼吸。若由于上述各种病因导致窒息,则出现一系列病理生理变化。

(一)窒息后细胞损伤

缺氧可导致细胞代谢及功能障碍和结构异常甚至死亡,是细胞损伤从可逆到不可逆的演变过程。不同细胞对缺氧的易感性各异,其中脑细胞最敏感,其次是心肌、肝和肾上腺细胞,而纤维、上皮及骨骼肌细胞对缺氧的耐受性较强。

1.可逆性细胞损伤　细胞所需能量主要由线粒体生成的 ATP 供给。缺氧首先是细胞有氧代谢即线粒体内氧化磷酸化发生障碍,使 ATP 产生减少甚至停止。由于能源缺乏,加之缺氧,导致细胞代谢及功能异常:①葡萄糖无氧酵解增强:无氧酵解使葡萄糖和糖原消耗增加,易出现低血糖;同时也使乳酸增多,引起代谢性酸中毒。②细胞水肿:由于 ATP 缺乏,钠泵主动转运障碍,使钠、水潴留。③钙离子内流增加:由于钙泵主动转运的障碍,使钙向细胞内流动增多。④核蛋白脱落:由于核蛋白从粗面内质网脱落,使蛋白和酶等物质的合成减少。本阶段如能恢复血流灌注和供氧,上述变化可恢复,一般不留后遗症。

2.不可逆性细胞损伤　若窒息持续存在或严重缺氧,将导致不可逆性细胞损伤:①严重的线粒体形态和功能异常:不能进行氧化磷酸化、ATP 产生障碍、线粒体产能过程中断;②细胞膜严重损伤:丧失其屏障和转运功能;③溶酶体破裂:由于溶酶体膜损伤,溶酶体酶扩散到细胞质中,消化细胞内各种成分(自溶)。此阶段即使恢复血流灌注和供氧,上述变化亦不可完全恢复。存活者多遗留不同程度的后遗症。

3.血流再灌注损伤　复苏后,由于血流再灌注可导致细胞内钙超载和氧自由基增加,从而引起细胞的进一步损伤。

(二)窒息发展过程

1.原发性呼吸暂停　当胎儿或新生儿发生低氧血症、高碳酸血症和代谢性酸中毒时,由于儿茶酚胺分泌增加,呼吸和心率增快,机体血流重新分布即选择性血管收缩,使次要的组织和器官(如肺、肠、肾、肌肉、皮肤等)血流量减少,而主要的生命器官(如脑、心肌、肾上腺)的血流量增多,血压增高,心输出量增加。如低氧血症和酸中毒持续存在则出现呼吸停止,称为原发性呼吸暂停。此时肌张力存在,血压仍高,循环尚好,但发绀加重,伴有心率减慢。在此阶段若病因解除,经过清理呼吸道和物理刺激即可恢复自主呼吸。

2.继发性呼吸暂停　若病因未解除,低氧血症持续存在,肺、肠、肾、肌肉和皮肤等血流量严重减少,脑、心肌和肾上腺的血流量也减少,可导致机体各器官功能和形态损伤,如脑和心肌损伤、休克、应激性溃疡等。在原发性呼吸暂停后出现几次喘息样呼吸,继而出现呼吸停止,即所谓的继发性呼吸暂停。此时肌张力消失,苍白,心率和血压持续下降,出现心力衰竭及休克等。此阶段对清理呼吸道和物理刺激无反应,需正压通气方可恢复自主呼吸。否则将死亡,存活者可留有后遗症。

窒息是从原发性呼吸暂停到继发性呼吸暂停的发展过程,但两种呼吸暂停的表现均为无呼吸和心率低于 100 次/分,故临床上难以鉴别,为了不延误抢救时机,对生后无呼吸者都应按继发性呼吸暂停进行处理。

(三)窒息后血液生化和代谢改变

在窒息应激状态时,儿茶酚胺及胰高血糖素释放增加,使早期血糖正常或增高;当缺氧持续,动用糖增加、糖原贮存空虚,出现低血糖症。血游离脂肪酸增加,促进钙离子与蛋白结合而致低钙血症。此外,酸中毒抑制胆红素与清蛋白结合,降低肝内酶的活力而致高间接胆红素血症;由于左心房心钠素分泌增加,造成低钠血症等。

【临床表现】

(一)胎儿缺氧表现

先出现胎动增加、胎心增快,胎心率≥160 次/分;晚期则胎动减少(<20 次/12 小时),甚至消失,胎心减慢,胎心率<100 次/分,严重时甚至心脏停搏;窒息可导致肛门括约肌松弛,排出胎便,使羊水呈黄绿色。

(二)窒息程度判定

Apgar 评分是临床评价出生窒息程度的经典而简易的方法。

1.时间　分别于生后 1 分钟和 5 分钟进行常规评分。1 分钟评分与动脉血 pH 相关,但不完全一致,如母亲分娩时用麻醉药或止痛药使新生儿生后呼吸抑制,Apgar 评分虽低,但无宫内缺氧,血气改变相对较轻。若 5 分钟评分低于 8 分,应每 5 分钟评分一次,直到连续 2 次评分大于或等于 8 分为止;或继续进行 Apgar 评分直至生后 20 分钟。

2.Apgar 评分内容　包括皮肤颜色、心率、对刺激的反应、肌张力和呼吸。这样,Apgar 也与上述 5 个英文单词的字头对应。评估标准:每项 0~2 分,总共 10 分。

3.评估标准　每项 0~2 分,总共 10 分。1 分钟 Apgar 评分 8~10 为正常,4~7 分应密切注意窒息的可能性,0~3 分为窒息。

4.评估的意义　1 分钟评分反映窒息严重程度;5 分钟及 10 分钟评分除反映窒息的严重程度外,还可反映复苏抢救的效果。

5.注意事项　应客观、快速及准确地进行评估;胎龄小的早产儿成熟度低,虽无窒息,但评分较低;单凭 Apgar 评分不应作为评估低氧或产时窒息以及神经系统预后的唯一指标。

(三)并发症

由于窒息程度不同,发生器官损害的种类及严重程度各异。常见并发症有如下几种:①中枢神经系统:缺氧缺血性脑病和颅内出血;②呼吸系统:胎粪吸入综合征、呼吸窘迫综合征及肺出血;③心血管系统:缺氧缺血性心肌损害(三尖瓣闭锁不全、心力衰竭、心源性休克);④泌尿系统:肾功能不全或衰竭及肾静脉血栓形成等;⑤代谢方面:低血糖、低钙及低钠血症等;⑥消化系统:应激性溃疡和坏死性小肠结肠炎等。

【辅助检查】

对宫内缺氧胎儿,可通过羊膜镜了解胎粪污染羊水的程度,或在胎头露出宫口时取胎儿头皮血进行血气分析,以估计宫内缺氧程度;生后应检测动脉血气、血糖、电解质、血尿素氮和肌酐等生化指标。

【诊断】

目前,我国新生儿窒息的诊断及程度判定仍依赖单独 Apgar 评分,但由于 Apgar 评分受多种因素的影响,单凭 Apgar 评分并不能准确诊断窒息及预测神经发育结局。因此,1996 年,美国儿科学会(AAP)和妇产科学会(ACOC)将围生期窒息定义为:①严重的代谢性酸中毒(pH<7);②5 分钟后 Apgar 评分仍≤3 分;③有新生儿脑病表现;④伴有多器官功能障碍。

【治疗与预防】

复苏必须分秒必争,由儿科医生和助产士(师)合作进行。

(一)复苏方案

采用国际公认的 ABCDE 复苏方案:①A(airway):清理呼吸道;②B(breathing):建立呼吸;③C(cirmilation):恢复循环;④D(drugs):药物治疗;⑤E(evaluation and environment):评估和环境(保温)。其中评估和保温(E)贯穿于整个复苏过程中。

执行 ABCD 每一步骤的前后,应对评价指标即呼吸、心率(计数 6 秒钟心率然后乘 10)和皮肤颜色进行评估。根据评估结果作出决定,执行下一步复苏措施。即应遵循:评估→决定→操作→再评估→再决定→再操作,如此循环往复,直到完成复苏。

严格按照 A→B→C→D 步骤进行复苏,其顺序不能颠倒。大多数经过 A 和 B 步骤即可复苏,少数则需要 A、B 及 C 步骤,仅极少数需要 A、B、C 及 D 步骤才可复苏。复苏初期建议用纯氧(目前证据尚不足以证明空气复苏的有效性),以后通过监测动脉血气值或经皮血氧饱和度,逐步调整吸入气的氧浓度。

随着复苏理论和实践的进步,已证实一些复苏方法存在很多弊端,临床复苏时应予注意:①气道未清理干净前(尤其是胎粪污染儿),切忌刺激新生儿使其大哭,以免将气道内吸入物进一步吸入肺内。清理呼吸道和触觉刺激后 30 秒钟仍无自主呼吸,应视为继发性呼吸暂停,即刻改用正压通气。②复苏过程中禁用呼吸兴奋剂。③复苏过程中禁用高张葡萄糖,因为应激时血糖已升高,给予高张葡萄糖可增加颅内出血发生的机会,同时糖的无氧酵解增加,加重代谢性酸中毒。

(二)复苏步骤

将出生新生儿置于预热的自控式开放式抢救台上,设置腹壁温度为 36.5℃。用温热毛巾揩干头部及全身,以减少散热;摆好体位,肩部以布卷垫高 2～3cm,使颈部轻微伸仰,然后进行复苏。

1.清理呼吸道(A)　新生儿娩出后,应立即吸净口和鼻腔的黏液,因鼻腔较敏感,受刺激后易触发呼吸,故应先吸口腔,后吸鼻腔;如羊水混有胎粪,无论胎粪是稠是稀,胎儿一经娩出后,立刻进行有无活力评估,有活力的新生儿继续初步复苏,无活力者应立即气管插管,吸净气道内的胎粪,然后再建立呼吸(有活力的定义是呼吸规则、肌张力好及心率>100 次/分,以上三项中有一项不好即为无活力）。

2.建立呼吸（B）　包括触觉刺激和正压通气：①触觉刺激：清理呼吸道后拍打或弹足底1～2次或沿长轴快速摩擦腰背皮肤1～2次（切忌不要超过2次或粗暴拍打），如出现正常呼吸，心率＞100次/分，肤色红润可继续观察。②正压通气：触觉刺激后仍呼吸暂停或抽泣样呼吸，或心率＜100次/分，或持续的中心性发绀，需用面罩正压通气。通气频率40～60次/分，吸呼比1∶2，压力20～40cmH$_2$O，即可见胸廓扩张和听诊呼吸音正常为宜。气囊面罩正压通气30秒后，如自主呼吸不充分或心率＜100次/分，需继续气囊面罩或气管插管正压通气。

3.恢复循环（C）　即胸外心脏按压。如气管插管正压通气30秒后，心率＜60次/分或心率在60～80次/分不再增加，应在继续正压通气的同时，进行胸外心脏按压。方法是：采用双拇指或中食指按压胸骨体下1/3处，频率为90次/分，胸外按压和正压通气的比例为3∶1（每按压3次，正压通气1次），按压深度为胸廓前后径的1/3。按压或抬起过程中，双拇指或中食指指端不能离开胸骨按压部位，也不宜用力过大以免损伤。

4.药物治疗（D）　目的是改善心脏功能、增加组织灌流和恢复酸碱平衡。

（1）肾上腺素：①作用：可直接兴奋心肌起搏组织和传导系统的β受体，使心率加快，心输出量增加，同时兴奋血管α受体，使血管收缩，血压增高；②指征：心率为0或胸外心脏按压30秒后，心率仍持续＜60次/分；③方法：给予1∶10000肾上腺素，0.1～0.3ml/kg静脉注入，或0.3～1ml/kg气管内注入，3～5分钟重复一次；④疗效评价：给药30秒后，有效者心率≥100次/分；无效者应考虑是否存在代谢性酸中毒和有效血容量减少等。

（2）扩容剂：①作用：增加血容量，改善循环。②指征：有急性失血的病史，疑似失血或休克（伴有血容量减少表现）。③方法：可给予等渗透晶体液，如生理盐水，对大量失血者可选用红细胞悬液。剂量为每次10ml/kg，静脉输注，对早产儿扩容速度不要太快。④疗效：有效者脉搏有力、血压上升、皮肤转红及代谢性酸中毒减轻。

（3）纳洛酮：①作用：是半合成吗啡拮抗剂，阻断吗啡样物质与其受体结合，从而拮抗所有吗啡类镇痛药的呼吸抑制、缩瞳、胆总管痉挛及致幻作用，并降低镇痛效应。半衰期为1～1.5小时，无习惯性和成瘾性，无明显不良反应。②指征：生后有呼吸抑制表现，其母亲产前4小时内用过吗啡类麻醉镇痛药者。③方法：应给予纳洛酮，每次0.1mg/kg，静脉或肌肉注射或气管内注入，均应快速输入。④疗效：有效者自主呼吸恢复，如呼吸抑制重复出现，可反复给药。但应注意，纳洛酮不选择作为产房有呼吸抑制新生儿开始复苏的措施，应在保证通气情况下，使用该药物。

（三）复苏后的监护与转运

复苏后需监测肤色、体温、呼吸、心率、血压、尿量、血气、血糖和电解质等。如并发症严重，需转运到NICU治疗，转运中需注意保温、监护生命指标和予以必要的治疗。

【预防】

①加强围生期保健，及时处理高危妊娠；②加强胎儿监护，避免和及时纠正宫内缺氧；③密切监测临产孕妇，避免难产；④培训接产人员熟练掌握复苏技术；⑤医院产房内需配备复苏设备，高危妊娠分娩时必须有掌握复苏技术的人员在场。

（任立中）

第三节　　新生儿坏死性小肠结肠炎

【病因】

尚未完全明了。

1.各种原因使肠壁缺血缺氧被认为是发病的直接因素。

2.感染及炎症:病原菌多为大肠埃希杆菌、克雷伯杆菌、铜绿假单胞菌和一些其他致病力不强的细菌。

3.早产:多发生在 1500g 以下的极低体重儿。

4.再灌注损伤。

【临床表现】

1.症状

(1)腹胀:常为首发症状,先有胃排空延迟、胃潴留,随后全腹胀,出现肠型或腹胀如鼓,肠鸣音减弱或消失。

(2)呕吐:呕吐物可呈咖啡样或带胆汁,无呕吐者可从胃管内抽出含胆汁或咖啡渣样内容物。

(3)腹泻、血便:一般先有腹泻,排水样便,一日 5～10 次,起病 1～2d 或数日后可排血便,可为鲜血、果酱样,大便中带血丝或黑粪。

(4)其他:早产儿易有呼吸暂停、心动过缓。

2.体征　感染中毒表现严重,常有精神萎靡、反应差、体温不稳定、发绀、黄疸、硬肿、酸中毒,严重者可有 DIC 表现,四肢厥冷,苍白甚至面色青灰。伴有腹膜炎时,腹胀严重,腹壁发红、发硬或发亮,水肿,肠穿孔者有气腹。

【辅助检查】

1.实验室检查

(1)大便常规:可见数量不等的红细胞、白细胞,隐血试验阳性。

(2)大便培养:可阳性,以大肠埃希菌、克雷伯杆菌、铜绿假单胞菌多见。

(3)血常规:白细胞常增高,分类左移。严重者白细胞、血小板均减低。

(4)血培养:如阳性大多为革兰阴性杆菌,与大便培养可得一致细菌。

(5)腹腔穿刺:腹水者,穿刺液涂片及培养大多为杆菌。

(6)血气分析:可有酸中毒和电解质失衡。

2.腹部 X 线片　诊断价值极大。如一次腹部 X 线片无阳性发现,应多次摄片连续观察其动态变化。X 线表现如下:①小肠排列紊乱,肠道胀气,肠腔内可有多个小液平。②肠壁增宽、积气,表现为局部密集的小泡沫状透亮区,称肠壁囊样积气。有时可见门静脉积气影,自肝门向肝内呈树枝状,可于 4h 内消失。③腹腔内可见僵直扩张的肠襻,位置固定,提示有肠坏死的可能。④肠穿孔者可有气腹,X 线片上不易显示,可取侧位片,在前腹壁与肠曲向出现小三角形透亮区可帮助诊断。⑤腹膜炎时腹腔内有积液,立位腹部 X 线片可见下腹部密度较深。

3.腹部 B 超检查　有时可见肝实质及门静脉内间歇出现气体栓塞,还有助于发现腹水和炎性团块。

【诊断】

依据临床表现和辅助检查,可分为三期诊断。

1.Ⅰ 期　有临床症状和体征,腹部 X 线片无特征性改变。

2.Ⅱ 期　Ⅰ期表现加 X 线片有肠积气及全身中毒症状。

3.Ⅲ 期　Ⅱ期表现合并即将发生肠穿孔或已被证实肠穿孔。

【鉴别诊断】

1.中毒性肠麻痹　此病无便血,X 线片上无肠壁积气。

2.机械性小肠梗阻　X 线片上液面的跨度较大,肠壁较薄,无肠间隙增宽模糊,无肠壁积气,再结合临床表现则易区别。

3.先天性巨结肠　以腹胀、排便困难为主,无便血,动态观察腹部 X 线片无肠壁积气,结合临床表现较易鉴别。

4.胎粪性腹膜炎　腹部 X 线片可见典型的异常钙化影。

【治疗】

1.一般治疗

(1)护理:注意腹胀、呕吐、大便、胃肠减压管情况,严密监测生命体征和腹围。

(2)由护士对患儿的疼痛进行初始评估,存在风险时,应及时报告医师并进行相应的处理和请会诊。

(3)心理治疗:针对监护人的焦虑和(或)抑郁情绪做好安抚工作,取得监护人的信任和配合甚为重要。

2.对症治疗

(1)禁食:可疑新生儿坏死性小肠结肠炎患儿禁食 1~2d,观察病情发展。确诊后给予胃肠减压,轻症者禁食 5~6d,重症者禁食 10~15d 或更长。

(2)静脉补液、维持营养:静脉补液保证电解质及酸碱平衡,同时尽量提供足够热量。

(3)抗感染:广谱覆盖需氧菌、厌氧菌的抗生素应持续应用 10~14d。待大便培养或血培养结果出来后再调整抗生素。

3.外科治疗指征

(1)发生气腹时,除个别小量气腹且病情好转者,均应立即手术治疗。

(2)广泛肠壁积气、门静脉积气者。

(3)肠管僵直固定、肠梗阻加重者。

(4)腹腔渗液增多、腹膜炎症状及体征明显、腹部肌肉和腹壁有明显红肿者。

(5)内科非手术治疗后病情恶化,休克、酸中毒不能纠正或出现 DIC 时。

【并发症及处理】

1.腹膜炎　静脉使用广谱抗生素,禁食,胃肠减压,维持水、电解质平衡,改善循环状况,输血浆或输血及对症处理。

2.肠穿孔　紧急行剖腹探查术。

3.短肠综合征　属远期并发症,定期外科、营养科随诊。

（任树萍）

第四节　新生儿肺炎

一、疾病概述

新生儿肺炎是新生儿时期的常见病,以弥漫性肺部病变及不典型的临床表现为特点。本病虽为呼吸道疾病,但呼吸道症状表现并不突出,多表现为拒食,嗜睡或激惹,面色差,多无咳嗽,很快出现呼吸衰竭症状。因本病的临床表现不典型且容易出现呼吸衰竭,故应特别注意早期诊断和及时治疗。

二、病历书写要点

（一）临床特点

1.病史

(1)感染病史:母亲妊娠晚期有感染史;分娩时有胎膜早破、分娩过程中有吸入母亲产道分泌物史;与新生儿密切接触的人有呼吸道感染史;或新生儿有败血症,经血行播散而致肺炎的病史;或在抢救时有器械消毒不严史。

(2)引起吸入的病史:在宫内、出生时有窒息史;孕母有羊水过多、胎膜早破史;吞咽功能不协调(尤以早产儿多见)、食管反流或腭裂引起吸入史。

2.症状与体征

(1)感染性肺炎:呼吸急促、困难,出现发绀,口吐泡沫,反应差。少数病儿有咳嗽、低热。早产儿肺炎症状不典型,常表现为呼吸暂停,不哭、不吃、体温不升。可发生在宫内、娩出过程或生后,由细菌、病毒、衣原体、原虫等引起。

(2)吸入性肺炎:羊水吸入者窒息复苏后出现呼吸增快、呼吸困难,12～36h达高峰,48～72h可逐渐恢复,发绀不常见,如吸入最少,可无症状或轻度气急。胎粪吸入者症状常较重,生后不久即出现呼吸困难或呼吸浅表急促,伴呻吟、发绀,少数病例发展至呼吸衰竭。大量乳汁吸入时,常发生呛咳、窒息、发绀、气促、呼吸暂停。小量但长期多次乳汁吸入者,表现为支气管炎或间质性肺炎的症状,反复咳嗽、气喘,迁延不愈。

3.症状加重及缓解因素

加重因素:胎儿宫内窘迫、胎膜早破、产前出血、羊水胎粪污染、母妊高征、剖宫产、胎儿吸引产、产钳助产、臀助产。

缓解因素:积极治疗其母原发病、及时有效地清除呼吸道、防治胎粪吸入综合征、有感染因素时,及时应用抗生素。

4.并发症

(1)感染性肺炎,肺部可以出现大片的感染,甚至形成脓肿、坏死,严重影响患儿的呼吸功能。病菌还可能播散到全身引起败血症、脑膜炎等更严重的并发症。

(2)吸入性肺炎,如果吸入的胎粪量很多,阻塞了孩子的呼吸道和肺,致面色苍白或发绀、体温不升、口吐泡沫、吸奶减少或拒奶、呼吸增快、鼻翼扇动和呼吸困难,甚者可有呼吸衰竭和死亡。

(二)拟诊讨论策略

本病需与下列疾病鉴别(表 2-2)。

表 2-2　新生儿肺炎的鉴别

误诊征象	疾病	病因或诱因	误诊征象特征	伴随症状与体征	相关检查
呼吸急促,唇周发绀	肺透明膜病	早产、肺表面活性物质缺乏	生后不久 6h 内即出现呼吸困难、进行性气促、呼气性呻吟、唇周发绀	此病多见于早产儿,常有宫内窒迫史,病情呈进行性发展,双肺呼吸音减弱,可闻及捻发音及细湿啰音	X 线胸片可见典型网状颗粒阴影,星弥漫性分布;常伴有支气管充气征,重者心膈阴影模糊不清。血气分析可有 pH、PO_2 下降,PCO_2 上升
呼吸困难	湿肺	多见于足月儿、过期产儿或剖宫产儿	生后不久即出现呼吸困难	病程短,数小时后病情自行缓解	X 线胸片表现为肺泡积液征、间质积液征或肺气肿征

三、规范诊断

(一)诊断术语

新生儿肺炎有吸入性肺炎与感染性肺炎之分。吸入性肺炎有羊水吸入性肺炎、胎粪吸入性肺炎和乳汁吸入性肺炎之分。感染性肺炎有宫内感染和产后感染之分。

(二)诊断标准

1.诊断标准

(1)吸入性肺炎:有羊水、乳汁或分泌物吸入史。有下列表现①吸入时有呛咳或窒息史;②口腔或鼻腔中可有液体或泡沫流出;③咳嗽、气促、发绀、呼吸不规则;④肺部闻及粗湿啰音。X 线胸片检查,可见肺门阴影增深,肺纹理增粗,肺内斑片状阴影,可伴有肺气肿或肺不张。

(2)感染性肺炎:有产前、产时或产后感染等致病因素。有下列表现①一般情况差、反应低下;②拒奶、呛奶及口吐白沫;③体温不升或有发热;④口周、肢端发绀或苍白;⑤点头呼吸或三凹征;⑥双肺呼吸音粗糙、湿啰音或捻发音;⑦心率增快、肝脾大、严重腹胀。

X线胸片检查可见双肺纹理增粗、肺纹周围散布点片状浸润阴影,代偿性肺气肿时肺野外侧带透亮度增强。

2.疗效判定　治愈:症状、体征消失,X线胸片炎症吸收。好转:症状、体征好转,体温基本正常,两肺尚有干啰音或呼吸音粗,X线胸片炎症好转。未愈:症状加重,体征未改善或出现并发症。

四、医嘱处理

(一)接诊检查

1.胸片检查　①感染性肺炎:两肺内可见不规则条索状及斑片状模糊阴影,部分可有肺气肿,金黄色葡萄球菌肺炎常出现肺大疱、脓胸。②吸入性肺炎:常见肺气肿。肺不张及斑片状阴影,以两肺内侧带和肺底部明显,

2.实验室检查　血白细胞总数可增高,杆状核增多,血沉增快。咽部分泌物或血培养有时可检得致病菌。

(二)规范处理

1.一般治疗　注意保暖,保持呼吸道通畅,供给足够的热量和液体,加强监护。

2.病因治疗

(1)感染性肺炎:对宫内感染一般选用对革兰阴性杆菌有效的抗生素,如氨苄西林、阿米卡星、庆大霉素,或第二、第三代头孢菌素。对生后感染宜选用对革兰阳性球菌有效的抗生素,如疑为金黄色葡萄球菌,可选用苯唑西林、氯唑西林,或双氯西林及第一代头孢菌素。若可能系B族β溶血性链球菌者选用大剂量青霉素每日20万～25万U/kg。对病原菌不明者,宜选用两种抗生素联合应用。对已知病原菌者可根据药敏试验结果选用合适的抗生素。对支原体肺炎可选用红霉素。对卡氏肺囊虫肺炎可用复方磺胺甲噁唑。

(2)吸入性肺炎

①清理呼吸道:清理呼吸道对胎粪吸入综合征是关键。胎粪污染羊水时,应在胎儿刚娩出而肩尚未娩出之前,迅速吸尽口腔、鼻咽分泌物,胎儿在娩出后行气管插管,吸尽气管内分泌物。

②肺灌洗及肺泡表面活性物质的应用:大量胎粪吸入到下呼吸道时,难以吸出,导致下呼吸道广泛阻塞,在机械通气的基础上,可用生理盐水肺灌洗,将胎粪洗出,然后用肺泡表面活性物质治疗,剂量80～120mg/kg,间隔12h用1次,可用3d。

3.对症治疗

(1)吸氧:有气急或发绀患儿应早期给氧,氧浓度为40%,氧气需要湿化加温(31～33℃),氧流量1～2L/min,缺氧明显者2～4L/min,用鼻导管、头罩给氧或雾化给氧,必要时持续气道正压给氧或高频喷射鼻导管法给氧与普通鼻导管给氧交替进行。

(2)机械通气:一旦吸氧不能纠正病儿的低氧血症,应考虑使用人工通气。高频振荡通气治疗既能降低常频通气所具有的气压伤危险性,又能减少病儿对高浓度氧气的依赖性。高频振荡通气的具体参数:频率6～15Hz,平均气道压1.18～1.47kPa(12～15cmH$_2$O),振幅应根

据不同呼吸机类型进行调节,以环状软骨和胸廓的振动和瞬间吸气峰压≤2.45kPa(25cmH₂O)为宜,并根据血气分析中二氧化碳分压值进行调节。

(3)雾化吸入:超声雾化吸入,可在溶液中加入抗生素和α-糜蛋白酶,以利分泌物的排出,保持呼吸道的通畅。

(4)液体疗法:有代谢性酸中毒时,用5%碳酸氢钠纠正酸中毒。肺炎时呼吸增快,蒸发液体量多,若液体量摄入不够时,应注意补充生理需要量。

(5)并发脓胸及脓气胸:要立即排脓抽气,必要时行胸腔闭式引流。

(三)注意事项

新生儿肺炎是可以预防的。与胎儿宫内缺氧有关的羊水或胎粪吸入性肺炎,预防的关键是防止胎儿发生宫内缺氧。母亲在怀孕期间定期做产前检查是非常必要的,尤其是在怀孕末期,可以及时发现胎儿宫内缺氧的问题,产科医师会采取相应的监护和治疗措施,以尽量减少吸入性肺炎的发生及减轻疾病的严重程度。

对于感染引起的新生儿肺炎,从母亲怀孕期间就应该开始预防。怀孕的母亲要做好孕期保健,保持生活环境的清洁卫生,更要注意个人卫生,防止感染性疾病的发生。孩子出生后,要给孩子布置一个洁净舒适的生活空间,孩子所用的衣被、尿布应柔软、干净,哺乳用的用具应消毒。父母和其他接触孩子的亲属在护理新生儿时注意洗手。

五、诊治进展

新生儿肺炎的临床特点:①新生儿肺炎临床表现不特异,突出症状、体征是咳嗽、口周发绀、痰鸣音,而肺部水泡音、喘鸣音较少见。②呼吸道合胞病毒(RSV)肺炎及腺病毒(ADV)肺炎均无特异性临床表现,RSV肺炎患儿咳嗽、烦躁、喘鸣症状较突出。ADV肺炎无高热、感染中毒症状、缺氧重等特点。临床很难与其他肺炎相鉴别。总之,新生儿肺炎表现不典型,难以依靠临床表现作出病原学诊断。新生儿肺炎的病原学特点:①新生儿肺炎发病率较高,特别在冬春季节;②生后社区感染是新生儿肺炎最主要的途径;③病毒是新生儿肺炎的常见病原体,特别是呼吸道合胞病毒。

(任树萍)

第五节　新生儿缺氧缺血性脑病

一、疾病概述

新生儿缺氧缺血性脑病(HIE)是指在围生期窒息而导致的脑缺氧缺血性损伤。本病多发生在窒息的足月儿,但早产儿也可发生。以脑组织水肿、软化、坏死和出血为主要病变。病情重,病死率及残废率高,可产生永久性神经功能缺陷,如智力低下、癫痫和脑瘫等。

二、病历书写要点

(一)临床特点

1.症状　意识障碍表现为中枢神经系统兴奋或抑制状态,或两者交替出现。前者表现为烦躁不安,易激惹、吐奶、尖叫;后者表现为嗜睡、反应迟钝、昏迷。

病情较重时可有惊厥,新生儿惊厥多表现在面部、肢体不规则或不固定的节律性抽动,如反复眨眼、眼球偏斜、震颤、凝视;口舌做吸吮、咀嚼、咂嘴等阵发性活动,上肢或下肢做类似划船或踩自行车样周期性活动以及阵发性呼吸暂停等。

重症病例出现中枢性呼吸衰竭、瞳孔改变、间隙性肌张力增高等脑损伤表现。

2.体征

肌张力改变:增高、降低甚至松软,轻症病人肌张力正常。

原始反射异常:拥抱反射、握持反射过分活跃、减弱或消失,吸吮反射减弱或消失。

部分病人出现前囟饱满、紧张。

3.根据病情不同分轻、中、重三度

(1)轻度:过度觉醒状态、易激惹、兴奋和高度激动性(抖动,震颤),拥抱反射活跃。

(2)中度:抑制状态、嗜睡或浅昏迷、肌张力低下,50%病例有惊厥发作、呼吸暂停和拥抱、吸吮反射减弱。

(3)重度:昏迷状态、反射消失、肌张力减弱或消失,生后数小时至12h出现惊厥且呈持续状态,或为去大脑僵直状态。

本病分度见表2-3。

表 2-3　新生儿缺氧缺血性脑病分度表

项目	轻度	中度	重度
意识	过度兴奋	嗜睡、迟钝	昏迷
肌张力	正常	减低	松软
原始反射			
拥抱反射	稍活跃	减弱	消失
吸吮反射	正常	减弱	消失
惊厥	无	通常伴有	多见或持续
中枢性呼吸衰竭	无	无或轻度	常有
瞳孔改变	无	缩小	不对称、扩大或光反应消失
前囟张力	正常	正常或稍饱满	饱满、紧张
病程及预后	症状持续 24h 左右,预后好	大多数患儿 1 周后症状消失;不消失者如存活可能有后遗症	病死率高,多数在 1 周内死亡,存活者症状可持续数周,多有后遗症

4.症状加重及缓解因素

加重因素:缺氧。

缓解因素:吸氧、高压氧。

5.并发症　并发症中以吸入性肺炎最多见。后遗症常见的有发育迟缓、智力低下、痉挛性瘫痪、癫痫等。

(二)拟诊讨论策略

本病需与下列疾病鉴别(表 2-4)。

表 2-4　新生儿缺氧缺血性脑病的鉴别

误诊征象	疾病	病因或诱因	误诊征象特征	伴随症状与体征	相关检查
兴奋、激惹	产伤性颅内出血	有臀位引产、产钳助产、胎头吸引、巨大儿、头盆比例不对称和高龄初产等产科病史	临床上神经系统症状出现较晚,常以兴奋、激惹为主,持续时间较长	伴有产伤	结合 CT 或颅脑 B 超可鉴别
抽搐、昏迷	宫内感染性脑炎	母孕期有感染史,常为极低出生体重儿	抽搐、昏迷、小头畸形、脑积水	可有肝脾大等	弓形体、风疹、巨细胞病毒等病原体检查,头颅 CT 有助鉴别

三、规范诊断

1.诊断标准　诊断根据临床表现,同时具备以下 4 条者可确诊,第 4 条暂时不能确定者可作为拟诊病例:①有明确可导致胎儿宫内窘迫的异常产科病史,以及严重的胎儿宫内窘迫表现[胎心＜100/min,持续 5min 以上;和(或)羊水Ⅲ度污染],或者在分娩过程中有明显窒息史;②出生时有重度窒息,指 Apgar 评分 1min≤3 分,并延续至 5min 时仍≤5 分;或者出生时脐动脉血气 pH≤7;③出生后不久出现神经系统症状、并持续至 24h 以上;④排除电解质紊乱、颅内出血和产伤等原因引起的抽搐,以及宫内感染、遗传代谢性疾病和其他先天性疾病所引起的脑损伤。本诊断标准仅适用于足月新生儿 HIE 的诊断。

2.疗效判定　治愈:症状、体征消失,无并发症或并发症已治愈。好转:生命体征稳定,但有部分异常神经症状、体征。未愈:症状、体征无改善或加重。

四、医嘱处理

(一)接诊检查

1.颅脑超声检查　①普遍回声增强、脑室变窄或消失,提示有脑水肿。②脑室周围高回声区,多见于侧脑室外角的后方,提示可能有脑室周围白质软化。③散在高回声区,由广泛散布的脑实质缺血所致。④局限性高回声区,表明某一主要脑血管分布的区域有缺血性损害。

2.CT所见　①轻度:散在、局灶低密度分布2个脑叶。②中度:低密度影超过2个脑叶,白质灰质对比模糊。③重度:弥漫性低密度影、灰质白质界限丧失,但基底节、小脑尚有正常密度,侧脑室狭窄受压。中重度常伴有蛛网膜下腔充血、脑室内出血或脑实质出血。

3.脑干听觉诱发电位　需动态观察V波振幅及V/I振幅比值,若持续偏低提示神经系统损害。

4.血清磷酸肌酸激酶　此酶是脑组织损伤程度的特异性酶。

(二)规范处理

1.一般治疗　保持室内安静,禁止不必要的刺激,及时清除痰液,保持呼吸道通畅。

2.病因治疗

(1)纠正低氧血症和高碳酸血症:可用多种方式供氧,使血二氧化碳分压小于5.32kPa(40mmHg),氧分压大于9.31kPa(70mmHg),必要时使用人工呼吸器。

(2)改善脑血流:常用多巴胺每分钟5～10μg/kg,静脉滴注。

3.对症治疗

(1)纠正代谢性酸中毒:碳酸氢钠3～5ml/kg,用10%葡萄糖稀释后缓慢静脉滴注。

(2)控制惊厥

代谢性惊厥。①低血糖:静注25%葡萄糖2～3ml/kg。②低血钙:用10%葡萄糖酸钙每次0.5～2ml/kg,加10%葡萄糖液稀释1倍后,静脉缓注(每分钟1ml)。③低血镁:用2.5%硫酸镁每次2～4ml/kg,静脉缓慢滴注。

非代谢紊乱引起的惊厥:首选苯巴比妥钠,首次剂量给15～20mg/kg,如未止惊可按每次5mg/kg追加1～2次,间隔5～10min,总负荷量为25～30mg/kg。第2天开始维持量每日4～5mg/kg(1次或分2次静注)。最好能监测血药浓度,惊厥停止后1周停用。如惊厥频繁发作可加用地西泮(安定)或水合氯醛。

(3)脑水肿的治疗:选用地塞米松0.5mg/kg,呋塞米1mg/kg静注,4～6h后重复应用。连用2～3次后若颅压仍高,改用甘露醇0.25～0.5g/kg静注,间歇4～6h。力争在48～72h内使颅压明显下降。适当限制液体入量,每日量50～60ml/kg,输液速度在4ml/(kg·h)以内。

(4)维持脑代谢治疗:可用细胞色素C、三磷腺苷、辅酶A等,每日静脉滴注,直至症状明显好转;胞磷胆碱对中度缺氧缺血性脑病疗效较好,胞磷胆碱100～125mg/d,稀释后静滴,生后第2天开始每日一次静脉滴注;脑活素5ml以生理盐水稀释后静脉滴注,均可改善脑组织代谢。

(三)注意事项

缺氧缺血性脑病多见于胎儿宫内缺氧、胎盘功能异常、脐带脱垂、受压及绕颈;异常分娩如急产、滞产、胎位异常;胎儿发育异常如早产、过期产及宫内发育迟缓,新生儿有严重肺部感染也可致此病。因此,预防本病首先应在怀孕后定期到医院进行产前检查并在医院分娩。

五、诊治进展

综合治疗(支持治疗)治疗原则:强调三维持、三对症及脑细胞代谢激活药神经保护药物的作用。亚低温作为一种治疗已在高危新生儿应用研究中取得初步成果,今后需要加强在神经保护策略方面的研究。神经干细胞(NSCs)广泛存在于胚胎及成人神经系统内,并且在体内或体外能分裂、繁殖、成熟、分化形成神经元、星形胶质细胞和少突胶质细胞,对损伤的脑组织表现出较大的修复作用,给临床治疗神经系统退行性疾病带来了新的生机,无疑给新生儿 HIE 治疗带来了新的希望。

(任树萍)

第六节　新生儿低血糖症与高血糖症

新生儿糖代谢具有其本身的许多特点,包括对奶与乳制品中糖类物质的吸收,血中葡萄糖的稳定性差,容易产生低血糖症与高血糖症。

一、新生儿糖代谢特点

1.胎儿与新生儿肠吸收糖的特点

(1)胎儿肠吸收糖的特点包括:①淀粉酶:22 孕周时羊水中可找到唾液淀粉酶和胰淀粉酶,但起作用不大。②双糖酶:在 10～14 孕周时,空肠与回肠发育达相等程度,以后空肠继续生长而超过回肠(回肠则停止生长)。双糖酶中的乳糖酶、蔗糖酶、麦芽糖酶、异麦芽糖酶此时即出现于肠黏膜细胞的纤毛边缘,蔗糖酶先于乳糖酶出现,且于 pH 5～7 时活性更强。麦芽糖酶在 12 孕周已很活跃。③对牛奶与母奶中乳糖的消化吸收很完备。葡萄糖的吸收在 9 孕周即已开始,葡萄糖和半乳糖的吸收在同一个吸收点上,两者有竞争作用且需耗能。果糖容易吸收,并可以很快变为葡萄糖。

(2)早产儿:无论对乳糖、蔗糖、麦芽糖或葡萄糖都能很好处理;细菌入侵十二指肠易引起乳糖不耐受,因此而引发胃肠道症状。

2.胎儿与新生儿的糖代谢特点　葡萄糖是胎儿能量代谢中最主要的营养物质,和其他单糖(如果糖、半乳糖)一样能从母体通过胎盘而简单地弥散。而蔗糖、乳糖等双糖则不能通过胎盘屏障而不能为胎儿所利用。近年来,对营养物质在母胎之间转输过程的大量研究证实,母体通过胎盘供应单糖之外的其他营养素极其有限,仅包括适量的氨基酸、某些肽类及不饱和脂肪酸,因而葡萄糖在其中具有重要的意义。

正常情况下,胎儿通过胎盘获得的葡萄糖供应极为恒定,足以满足其全部能量需要。胎儿血糖水平约为孕妇血糖的 $60\%～75\%$,胎儿从母体摄取并达到这一比率的机制尚不明了。从脐动脉、脐静脉测得血糖浓度的差异约为 3～10mg/dl(平均差异为 5～6mg/dl)。

　　胎盘和胎儿均可进行一定量的糖原储存而调节胎儿的血糖,在 20~24 孕周时,肝脏的糖原合成酶较少,糖原储量还不足以调节血糖浓度,而胎盘中糖原合成酶较多,此时主要依靠胎盘释出糖原调节血糖。以后胎盘糖原量逐渐降低直至足月妊娠最后几周时,由于糖原合成酶在各个脏器中迅速增高,肝糖原储存量显著增加,足月时可达 80~100mg/g(湿组织),为正常成人值的 2 倍;同样,心肌糖原量可高达成人值的 10 倍;骨骼肌的糖原量可高达成人值的 3~5 倍;至于肺的糖原量则在妊娠中期达最高峰,至足月时已降低至成人值。营养不良伴宫内生长迟缓的胎儿其糖原储存常消耗殆尽,这种短缺现象也可见于糖尿病母亲伴有妊娠高血压综合征以及伴有胎盘血管功能不足的胎儿中。此外,储存的糖原在生后即被明显消耗。有研究显示,发生低血糖时间 24 小时内占 52.17%,1~3 天占 34.78%,>3 天占 13.04%。正常情况下,胎儿直至足月分娩时都有充裕的糖原供应;在即将分娩前几个小时因处于应激状态,且氧供低下,糖原为分娩提供了足够的能量;而在出生后一段时间内,由于婴儿摄入能量极少,由糖原供能显得更为必要。由于在这段时期内对糖原的利用迅速增高,使肝糖原量降至最初值的 10%,到生后 2~3 周时才达到成人值;而骨骼肌及心肌内糖原的递降则较为缓慢,但如有窒息存在时心肌糖原量亦可迅速降低。

　　在出生后糖原量迅速下降的同时,未开奶婴儿的呼吸商(二氧化碳生成量/氧耗量)可由出生时的 1.0 下降至第 2~3 天的 0.75。在建立足够的喂养后才回升至 0.8~0.85;表明此时的能量代谢首先依赖于脂肪而非葡萄糖,加上糖原储备已被很快地耗尽,因此必须保持必要的储备,作为脑和红细胞代谢中不可缺少的葡萄糖来源。

　　血糖浓度由进入血液的葡萄糖量及组织利用率之间的平衡所决定。前者又取决于糖原储存量、喂养后进入血中的葡萄糖量、糖原的分解作用以及由肾上腺素、17-羟类固醇等所激发的糖原异生作用;后者则取决于肌肉活动程度、代谢活跃的组织总量、氧的利用和消耗、pH 以及胰岛素分泌量。如前所述,出生第一天的胰岛素分泌极为迟钝,故上述平衡的任何失常都能导致低血糖和高血糖。

　　有大量研究资料表明了激素对葡萄糖代谢的影响。胎儿在第 14~20 周时开始分泌胰岛素,对体内的血糖稳定并不起作用;但能影响血中精氨酸的浓度。提示在胎儿期胰岛素的分泌可作用于蛋白质代谢;孕妇的胰岛素因不能通过胎盘而对胎儿无作用;胎儿直至分娩时胰岛 β 细胞分泌胰岛素的功能还不充足,调节血糖浓度的效应极为迟钝。在低胎龄儿中更为显著,往往需在生后开始喂养后方能起到调节糖代谢的作用。除胰岛素以外,能调节胎儿糖代谢的激素还有垂体激素及肾上腺皮质激素。这些激素均为糖原积聚所必需,以上两种激素缺乏时,二磷酸尿苷葡萄糖转移酶(使葡萄糖最终形成糖原)的活性及肝糖原含量显著降低;而糖原裂解为葡萄糖时,可能需要胰高血糖素及肾上腺素的参与。

　　中枢神经系统的唯一能量来源是糖,能量需要极大,而糖原储存量却极少。如血糖过低,必然影响脑细胞的代谢活动。由于中枢神经系统各部位对低血糖的敏感度不同,受损部位及相应症状出现的顺序也不同。最先是大脑皮层和小脑,其次为皮层下中枢如丘脑下部、运动、感觉中枢及自主神经等低级中枢和基底节等部位,严重时可出现延脑生命中枢功能障碍的症状。

　　近年的研究表明,新生动物与人类新生儿将葡萄糖从血液转运至脑的载体不成熟;动物实验也表明,新生鼠从血液中渗入脑中葡萄糖的比率仅为成年鼠的 1/5;另外,与成年动物相比,未成熟脑对葡萄糖的利用率较低,在正常供氧情况下,生后 7 天,脑的能量消耗约为成年脑的 1/10;另外,在缺氧状况下,无氧酵解的增加可能也不显著。

二、新生儿低血糖症

【诊断标准】

新生儿低血糖指血糖值低于正常同年龄婴儿的最低血糖值。以全血标本检测,足月儿最初 3 天内的血糖低于 1.7mmol/L(30mg/dl),3 天后血糖低于 2.2mmol/L(40mg/dl);小于胎龄儿和早产儿生后 3 天内血糖低于 1.1mmol/L(20mg/dl),3 天后血糖低于 2.2mmol/L,均称为新生儿低血糖症。但目前认为上述低血糖的诊断界限值偏低,事实上,血糖在 1.7～2.2mmol/L 时常出现低血糖症状,给葡萄糖后症状即消失。低出生体重儿的低血糖标准是从血糖均值减 2 个标准差得来的,但不能代表正常值,因为该值本身来源于非正常群体。有的资料提出足月儿生后 3 天内血糖均值为 2.8～3.4mmol/L(50～60mg/dl)。也有人报道生后即喂母乳的早产儿其 36 小时内的平均血糖值为 3mmol/L(54mg/dl)。

【病因】

新生儿低血糖的病因是多方面的,主要包括以下几方面(表 2-5):

表 2-5　新生儿低血糖的病因

(一)高胰岛素血症	(1)半乳糖血症
1.糖尿病母亲的婴儿	(2)糖原累积症
2.新生儿溶血病	(3)果糖不耐受
3.Beckwith 综合征	2.氨基酸代谢障碍
4.巨大儿	(1)枫糖尿症
5.功能性胰岛 β 细胞增生	(2)丙酸血症
6.胰岛 β 细胞瘤	(3)四基丙二酸血症
7.胰岛细胞增殖症	(4)遗传性酪氨酸血症
8.亮氨酸敏感	(四)伴随其他疾病
9.母亲用药	1.医源性
(二)内分泌疾病	(1)骤停静滴糖液
1.全垂体功能低下	(2)交换输血后
2.生长激素缺乏	2.其他
3.肾上腺皮质增生症	(1)新生儿感染
(1)对 ACTH 无反应	(2)先天性心脏病
(2)糖皮质激素缺乏	(3)低体温
(3)母亲用过类固醇	(4)血黏度过高
(4)肾上腺出血	(5)慢性腹泻
(5)胰高糖素缺乏	(6)抗胰岛素抗体
(三)遗传代谢病	(7)中枢神经系统异常
1.糖代谢障碍	

1.糖原和脂肪贮存不足 胎儿肝糖原的贮备主要发生在胎龄最后的4～8周,胎儿棕色脂肪的分化从胎龄26～30周开始,一直延续至生后2～3周。一方面,低出生体重儿[包括早产儿和小于胎龄(SGA)儿]的糖原和脂肪贮存量少;另一方面,生后代谢所需的能量相对又高,因而易发生低血糖症。有资料证实SGA儿的糖原合成酶活性较低,因而糖原合成较少,且糖异生的限速酶磷酸烯醇丙酮酸羧激酶发育延迟,摄取糖异生所需的特殊氨基酸的能力低下,导致糖异生障碍而引发低血糖,而一些重要器官组织代谢的需糖量却相对较大。SGA儿的脑对葡萄糖需要量和利用率明显增高,其脑重与肝重之比由正常的3∶1增大至7∶1,脑对糖的利用为肝脏的2倍。尤其要指出的是,双胎儿多同时具早产、低出生体重、低于胎龄等高危因素,因此发生低血糖的危险特别高,有报道高达40%。

2.耗糖过多 新生儿患严重疾病(如窒息、RDS、硬肿症等)均容易发生血糖低下。这些应激状态常伴有代谢率增加、缺氧、体温和摄入减少。缺氧可促使低血糖症发生。缺氧对足月儿和早产儿糖代谢的影响不同,在Apgar评分1～3分的新生儿中发生低血糖症的都是足月儿,因为应激状态下足月儿利用葡萄糖迅速,而早产儿利用葡萄糖的能力差。国内学者证实处于寒冷或低体温状态下的新生儿低血糖发生率高,与低体温儿的产热能力不能满足体温调节的需要有关。新生儿感染时糖代谢率增加,平均葡萄糖消耗率比正常儿增加3倍左右。新生儿糖原异生酶活性低,而感染则加重了糖原异生功能的不足,氨基酸不易转化成葡萄糖。新生儿糖原异生主要靠棕色脂肪释出甘油进行,感染严重时,棕色脂肪耗竭,糖原异生的来源中断,从而使血糖低下。此外,感染时患者的摄入减少、消化吸收功能减弱,也容易导致低血糖症。

3.高胰岛素血症 暂时性高胰岛素血症常见于母亲患糖尿病的婴儿。因孕妇血糖高,胎儿血糖也随之增高,胎儿胰岛β细胞代偿性增生;出生后来自母亲的葡萄糖中断而发生低血糖。新生儿低血糖主要见于妊娠期血糖控制不理想的患者,这些产妇即使产程中血糖维持在正常范围内,新生儿的低血糖发生率仍较高,可能与胎儿在孕期高血糖的刺激下β细胞已发生增生,出生后胎儿体内高胰岛素血症导致低血糖有关。产程中血糖的波动与妊娠期糖尿病的病情及妊娠期的血糖控制有关,妊娠期仅需饮食控制就能使血糖维持正常水平的产妇,临产后一般也不需要胰岛素,而病情较重、妊娠期胰岛素用量较大的患者,产程中血糖波动较大、变化快、胰岛素用量不易控制,所以,即使孕期血糖控制良好,但分娩期血糖波动较大也易导致新生儿的低血糖。严重溶血病的胎儿由于红细胞破坏,红细胞内谷胱甘肽游离在血浆中可对抗胰岛素的作用,也可使胎儿的胰岛β细胞代偿性增生而发生高胰岛素血症。红细胞增多症患儿经用枸橼酸葡萄糖作保养液的血换血后可出现低血糖,因保养液中葡萄糖浓度较高,刺激胰岛素分泌,换血后短时间血中胰岛素水平仍较高。持续性的高胰岛素血症包括胰岛细胞腺瘤、胰岛细胞增殖症和Beckwith综合征(特征是体重大、舌大、脐疝和某些畸形伴高胰岛素血症)。

4.内分泌和代谢性疾病 患半乳糖血症的新生儿因血中半乳糖增加,葡萄糖相应减少。糖原累积病的患儿糖原分解减少,致血中葡萄糖量低。患亮氨酸过敏症的新生儿,母乳中的亮氨酸可使其胰岛素分泌增加。其他如脑垂体、甲状腺或肾上腺等先天性功能不全也可影响血糖含量。

5.遗传代谢病 偶可见到。

6.剖宫产新生儿低血糖发生率明显高于阴道顺产者 考虑原因如下:试产失败紧急剖宫

产结束分娩者;试产过程应用催产素,产程延长使胎儿在宫内消耗能量过多;择期剖宫产术前常规禁食者,剖宫产产妇开奶及下奶较阴道顺产者延迟;静脉输液影响哺乳。

【临床表现】

新生儿低血糖常缺乏症状,同样血糖水平对患儿的症状轻重差异很大,原因尚不明。无症状性低血糖较症状性低血糖多 10～20 倍。症状和体征常为非特异性,多出现在生后数小时至 1 周内,或因伴发其他疾病过程而被掩盖。主要表现为反应差、阵发性发绀、震颤、眼球不正常转动、惊厥、呼吸暂停、嗜睡、不吃等,有的出现多汗、苍白及反应低下等。

新生儿低血糖可引起低血糖脑病,低血糖易引起脑损伤的时机和机制未明;低血糖对脑组织的损伤取决于低血糖的严重程度及持续时间,多数作者认为症状性低血糖预后较差,但无症状的低血糖持续时间过长,也会导致中枢神经系统损伤。神经系统后遗症,包括精神发育迟滞、癫痫发作、小头畸形和注意力缺陷障碍等。低血糖所致的神经损害类似于缺氧性脑损伤;低血糖影响脑的供能系统,Na^+-K^+ ATP 酶功能首先受到影响,造成细胞内钾外流,细胞外钠进入细胞,引起细胞的肿胀、变性和坏死。另有报道低血糖可减少脑血流灌注而致脑组织损伤。葡萄糖再灌注引起中枢 NADPH 氧化酶的激活,导致了超氧化物产生和神经元死亡。病理表现主要是大脑皮质广泛的神经细胞变性和坏死;胶质细胞增生,以枕部及基底节最严重,有时可损伤视觉中枢。

【实验室检查】

血糖测定及其他检查:血糖测定是确诊和早期发现本症的主要方法。生后 1 小时内应监测血糖。对有可能发生低血糖者(如 SGA 儿),应于生后第 3、6、12、24 小时监测血糖。诊断不明确者根据需要查血型、血红蛋白、血钙、血镁、尿常规与酮体,必要时做脑脊液、X 线胸片、心电图或超声心动图等检查。MRI 的检查发现具有特征性的改变:脑室周围白质 T_2 加权象异常高强度成像和(或)邻近的大脑皮质萎缩伴顶枕叶和枕区灰质白质分化缺陷。部分患者有多囊性脑软化。血糖低于 30mg/dl 的患者更易出现严重 MRI 改变。

【治疗及预防】

预防比治疗更为重要,对可能发生低血糖者,生后 1 小时即开始喂(或鼻饲)10％葡萄糖液,每次 5～10ml/kg,每小时 1 次,连续 3～4 次。生后 2～3 小时开始喂奶,24 小时内每 2 小时喂 1 次。体重低于 2kg、窒息儿复苏困难或时间长者,应尽快给予 5％～10％葡萄糖液 2～6ml/kg。此时输注葡萄糖液浓度不应太高,以防止高渗血症和高血糖症。出现低血糖症状时,应立即静脉注入 25％葡萄糖液 2～4ml/kg(早产儿可用 10％葡萄糖液 2ml/kg),速度为 1ml/min。随后继续滴入 10％葡萄糖液,速度为 3～5ml/(kg·h);葡萄糖液滴入速度为 5～8mg/(kg·min),以维持正常血糖水平。如为糖原贮备不足引起的低血糖(如 SGA 儿),或血糖不能维持正常水平时,可将继续滴入的葡萄糖液改为 12.5％～15％葡萄糖液,以 8～10ml/(kg·min)的速度输注。24～48 小时后,输入的溶液中应含生理需要量的氯化钠和氯化钾。症状好转后及时喂奶,同时逐渐减少葡萄糖的输入。在血糖>2.2mmol/L 达 1～2 天后,可改为 5％葡萄糖液滴注后渐停。在血糖稳定以前,每天至少测血糖 1 次。如用上述方法补充葡萄糖仍不能维持血糖水平,可加用氢化可的松 5～10mg/(kg·d),致症状消失、血糖恢复正常后 24～48 小时停止。激素疗法可应用数天至 1 周。高血糖素 0.1～0.3mg/kg 肌注,必要时 6 小时后重复应用。肾上腺素和生长激素仅用于治疗慢性难治性低血糖症。此外,应积极治疗原发病,如半乳糖血症应完全停止乳制品,代以不含乳糖的食品;亮氨酸过敏的婴儿,应限制蛋白质;糖原累积症应昼夜喂奶;先天性果糖不耐受症则应限制蔗糖及水果汁等。治疗期间还需保持一定环境温度以降低热能消耗,并监测血糖变化。

三、新生儿高血糖症

【诊断标准及意义】

新生儿高血糖症的诊断标准目前尚未统一。学者们分别以血糖高于 7、7.8、8.0mmol/L(即 125、140、145mg/dl)作为高血糖的标准。由于新生儿肾糖阈低,当血糖>6.7mmol/L (120mg/dl)时常出现糖尿。国内学者多以全血血糖>7mmol/L(125mg/dl)为诊断标准。

在缺血缺氧的状态下,新生动物与成年动物的实验结果相反,高血糖非但不会加重脑损伤,而且可能具有一定的保护作用。

【病因】

1.医源性高血糖症 较其他病因发生为高。常见于早产儿,多由于输注葡萄糖溶液的速度过快或不能耐受所致。引起高血糖的静脉用糖剂量个体差异很大,与新生儿出生体重、胎龄及应激状态有关。医源性引起血糖增高的因素较多,主要为:

(1)血糖调节功能不成熟:对糖耐受差的新生儿,尤其是早产儿和 SGA 儿,缺乏成人所具有的 Staub-Traugott 效应(即重复输糖后血糖水平递降和葡萄糖的消失率加快),此与胰岛 β 细胞功能不完善、对输入葡萄糖反应不灵敏和胰岛素活性较差有关。胎龄小、体重低和日龄越小则越明显。生后第 1 天对糖的耐受力最低。体重<1kg 者甚至不能耐受 5～6mg/(kg·min)的葡萄糖输注速度。某些新生儿在持续的外源性葡萄糖输入时,尽管胰岛素水平提高,但内源性肝糖异生并未受到抑制,提示体内胰岛素相对不足,静脉输入脂类可导致新生儿高血糖。需要限制液体治疗的婴儿,脂肪乳剂的使用增加了婴儿的营养,但脂类的输入使脂肪酸氧化增加,通过糖异生作用使血糖升高。

(2)疾病影响:在应激状态下,如处于窒息、感染或寒冷的新生儿易发生高血糖。如硬肿症低体温组新生儿与正常体温组和恢复期组的新生儿比较,前者葡萄糖的清除率更为低下,糖耐量下降,组织葡萄糖的利用减少。此与胰岛反应差、胰岛素分泌减少或受体对胰岛素的敏感性下降有关。也可能与儿茶酚胺分泌增加使糖原分解加快,或与血中高血糖素、皮质醇类物质水平增高使糖原异生的作用增强有关。有报道患严重低体温、感染、硬肿症的新生儿血浆中的皮质醇水平显著增高,易合并新生儿高血糖症。

(3)其他:补液时输糖量过多、速度过快,母亲分娩前短时间用过葡萄糖和糖皮质激素,婴儿在产房复苏时应用过高渗葡萄糖、肾上腺素及长期应用糖皮质激素等药,对血糖水平均有影响。甲基黄嘌呤类药物(氨茶碱)广泛应用于早产儿呼吸暂停,但会使小儿血糖升高。其作用机制可能与抑制磷酸二酯酶有关,使 cAMP 升高,抑制糖原合成,促进糖原分解。

2.新生儿暂时性糖尿病 又称新生儿假性糖尿病。其病因和发病机制尚不十分清楚,可

能与胰岛 β 细胞功能暂时性低下有关。有人报道暂时性糖尿病时血中胰岛素水平低下,恢复后则上升。约 1/3 患儿中有糖尿病家族史。多见于 SGA 儿,多数在生后 6 周内发病,病程呈暂时性,血糖常高于 14mmol/L(250mg/dl),出现消瘦、脱水和尿糖阳性。尿糖一般 1～2 周内消失,很少超过 18 个月,尿酮体常为阴性或弱阳性,很少有酮症酸中毒。大多数只需口服补液,无需静脉补液,对胰岛素反应良好,小剂量间隔使用胰岛素(1～2U/kg)皮下注射,症状消失后不再复发。有暂时性糖尿病发展成永久性糖尿病的报道,因此新生儿暂时性糖尿病需长期随访。本病病因可能与胰岛 β 细胞发育不够成熟有关,亦有人认为与染色体异常有关。

3.真性糖尿病　新生儿少见。

【临床表现与诊断】

高血糖不重者无临床症状,血糖增高显著或持续时间长的患儿可发生高渗血症、高渗性利尿,出现脱水、烦渴、多尿等。呈特有面貌,眼闭合不严,伴惊恐状。体重下降,血浆渗透压增高。新生儿因颅内血管壁发育较差,出现严重高渗血症时,颅内血管扩张,甚至发生颅内出血。有人报道早产儿血糖＞33.6mmol/L(600mg/dl)时易发生脑室内出血。

血糖增高时,常出现糖尿。医源性高血糖,糖尿多为暂时性和轻度。暂时性糖尿病患儿的尿糖可持续数周或数月。除真性糖尿病外,医源性高血糖症或暂时性糖尿病时,尿酮体常为阴性或弱阳性。伴发酮症酸中毒者较少见。

由于新生儿高血糖症常无特异临床表现,诊断主要依据血糖和尿糖检测,但应及时查清原因,以利治疗。

【预防】

预防的主要措施是控制葡萄糖输入的速度,临床上应注意以下几点:

1.对母分娩前短时间内和新生儿在产房复苏时用过葡萄糖者,入病房后先查血糖(用试纸法或微量血糖法),然后决定所需输糖速度。

2.在新生儿窒息复苏时及低体温等情况下,应慎用 25％高渗葡萄糖,稀释药物以 5％葡萄糖为宜,应考虑在应激状态下血糖往往不低,且易有高血糖的可能。

3.对早产儿、SGA,尤其在有中枢神经系统损害时,输葡萄糖速度勿＞5～6mg/(kg·min),应监测血糖、尿糖,以调整输糖速度和浓度。

4.进行肠道外营养的新生儿,补充热卡不能单靠提高葡萄糖浓度来解决,应加用多种氨基酸液和类脂质以达全静脉营养的目的。如同时静脉点滴含精氨酸的氨基酸溶液,则可刺激胰岛素的分泌。既增加能量摄入,又不致高血糖。为避免高血糖的发生,美国儿童营养协会建议,脂肪乳剂输入时间延长到 24 小时,以 0.2～0.25g/(kg·h)速度输入。肠道外营养及限制液体的婴儿持续静滴胰岛素可以增加糖耐量,提供热量营养。

【治疗】

1.医源性高血糖症应根据病情暂时停用或减少葡萄糖输入量,严格控制输液速度,并监测血糖加以调整。肠道外营养应从葡萄糖的基础量开始,逐步增加。

2.重症高血糖症伴有明显脱水表现时,应及时补充电解质溶液,以迅速纠正血浆电解质紊乱状况,并降低血糖浓度和减少糖尿。

3.对空腹血糖浓度＞14mmol/L(250mg/dl)伴尿糖阳性或高血糖且持续不见好转者,可试用胰岛素每次 0.1～0.3U/kg,6～12 小时一次,密切监测血糖和尿糖改变,以防止低血糖的发生。在血糖正常后仍需密切监测血糖,最好每 2 小时 1 次,根据血糖值及时调整葡萄糖输注速度,直至血糖稳定 12 小时后再适当延长监测时间。

4.高血糖持续,尿酮体阳性,应作血气监测,并及时纠正酮症酸中毒。

5.去除病因,治疗原发病,如停用激素、纠正缺氧、恢复体温、控制感染、抗休克等。

(方素芹)

第七节　新生儿贫血

新生儿期血红蛋白和红细胞在正常情况下因日龄及其他因素而变化,但一般认为静脉血血红蛋白＜130g/L 或毛细血管血＜145g/L 可诊断为新生儿贫血。新生儿贫血根据病因分为失血性、溶血性和红细胞生成障碍性三类,本节根据贫血发生的时间分为新生儿早期贫血和后期贫血。

一、新生儿早期贫血

新生儿早期贫血主要是指出生时已经发生或生后 1 周内发生的贫血。引起新生儿早期贫血的原因非常多,出生时已发生的贫血主要是指产前发生的失血,包括胎母输血、双胎输血综合征和胎儿胎盘失血。出生后 1 周内发生的贫血主要包括产时发生的内脏出血、消化道出血、溶血性贫血等。新生儿早期贫血临床表现比较重、比较急,需及时诊断和紧急处理。

(一)胎母输血

胎母输血又称经胎盘失血,是指胎儿血通过胎盘进入母血循环,发生率占妊娠的 10%,但多数失血量少,仅 10 胎儿经胎盘失血量超过 50ml。本病是胎儿失血的常见形式。

【临床表现】

轻度失血者出生时症状不明显。分娩时发生的急性经胎盘失血,出生时贫血不明显,但可引起低血容量性休克,随着细胞外液不断进入血液循环以代偿低血容量,24 小时后患儿可出现贫血,但无肝、脾大。宫内慢性失血者,出生时即有显著贫血,除苍白外,其他症状常不明显,甚至血红蛋白低至 40～60g/L 时症状仍较轻微,但可有肝、脾大。严重病例可发生充血性心力衰竭、胎儿水肿。表现为小细胞低色素性贫血,网织红细胞增高,血清铁减少。

【诊断】

1.病史和临床表现　患儿在出生时即有贫血。

2.母血甲胎蛋白测定　怀疑本病者应尽早取母血测甲胎蛋白(AFP),APF 多显著升高,分娩 1 周后,母血 AFP 水平逐渐降低。

3.母血酸洗脱试验　取母血涂片,先用酸性缓冲液浸泡后冲洗,再用乙醇固定后嗜伊红染色。由于胎儿血红蛋白(HbF)具有抗酸能力不被破坏,而成人血红蛋白(HbA)可被酸洗脱,故母血涂片时,母亲红细胞呈空影,而胎儿红细胞仍为正常红色,母血涂片中找到胎儿红细胞提示存在胎,母失血,如胎儿红细胞占母血红细胞1%时,估计胎儿失血已达50ml。本试验应在分娩后数小时内进行,因遇母子血型不合时,胎儿红细胞进入母血循环后易被破坏而呈假阴性。

4.母血 HbF 定量测定　正常成人血中 HbF<3%,妊娠妇女可有生理性增高达5.7%,如母血 HbF>6%提示存在胎母输血。β海洋性贫血的患者 HbF 也可明显增高,但该病母有溶血性贫血,可与胎母输血鉴别,并且在洗脱试验时海洋性贫血含 HbF 的红细胞被染成淡红色,胎儿红细胞则染成鲜红色,也可鉴别。

(二)双胎输血综合征

双胎输血综合征(TTs)绝大多数发生在单卵双胎,单绒毛膜双胎的胎盘中有丰富的吻合血管。正常时,在单位时间内两个胎儿通过吻合血管流向对方的血液量相等,保持动态平衡。若一个胎儿(供血者)流向对方的血液多于另一胎儿(受血者),即可引起本病。

【临床表现】

本病在单绒毛膜双胎妊娠的发生率约为5%~30%。多数为慢性失血过程,供血者表现苍白,血红蛋白可比受血者低50g/L以上,发育迟缓,体重可比受血儿轻20%。重者可出现水肿、肝脾大、尿少及羊水少。贫血严重时可表现呼吸急促等心力衰竭症状,甚至死胎。如在分娩时发生或转为急性输血,供血者表现为急性失血性休克。受血者则表现为红细胞增多、血黏度增高等。

【诊断】

单卵双胎儿之间,血红蛋白相差在50g/L以上,但妊娠中期发生的双胎输血,其血红蛋白相差也可不超过50g/L。

(三)胎儿胎盘失血

胎儿胎盘失血是指脐带绕颈时,脐静脉受压,可影响血液流向胎儿,而由于脐动脉压较高,不易受压,这样血液仍可流向胎盘,导致胎儿胎盘间失血,严重时失血量可达血容量的20%。另外,剖宫产结扎脐带前,婴儿位置若高于胎盘,静力压可影响胎盘血经脐静脉流向婴儿,使其血容量低于经产道分娩的婴儿。

(四)出生时发生的失血性贫血

是指出生过程中发生的失血,主要包括胎盘出血和脐带出血,严重者很快发生贫血甚至急性失血性休克。

【病因】

1.胎盘出血　前置胎盘、胎盘早期剥离、多叶胎盘的叶间交通支在分娩时极易破裂及剖宫产时误伤胎盘均可引起胎盘出血,导致新生儿失血。

2.脐带出血　出生时脐带损伤、包扎不紧可发生严重失血。

【临床表现】

出血量一般较多,患儿出生时即发生贫血,面色苍白,严重者发生急性失血性休克,病情急。有些急性失血患儿在应激情况下,开始时血红蛋白可以正常,6~12小时后,由于体液重新调节,血容量恢复,血液稀释,血红蛋白降低,须密切观察病情变化,随访血常规。

（五）出生后发生的贫血

出生后不久发生的贫血主要是指各种失血性贫血,其中肝、脾破裂出血,肾上腺出血病情非常严重,需及时诊断和紧急处理。

【病因和临床表现】

1.头颅血肿和帽状腱膜下血肿　为胎儿头颅在产道受压、牵拉、器械助产等所致。出血量较少者贫血不明显,出血量较多时可发生贫血。少数帽状腱膜下血肿者出血量较多,可发生严重贫血或低血容量休克,若不及时治疗可引起死亡。

2.颅内出血　颅内出血量较多时可发生贫血,面色苍白,患儿同时表现为惊厥、两眼凝视、呼吸暂停、四肢肌张力增高或降低、前囟隆起等。

3.消化道出血　新生儿出血症、应激性胃黏膜出血、坏死性小肠结肠炎等可导致消化道出血。表现为面色苍白、呕血、便血。

4.肝、脾破裂出血　出生后不久患儿出现贫血、面色苍白,病情常呈进行性加重,严重者出现失血性休克。肝脏出血约 1/2 为包膜下出血,其余则包膜破裂致腹腔出血,此时病情突然恶化,出现腹胀、腹部叩诊有移动性浊音。

5.肾上腺出血　患儿常有难产和缺氧病史,突然出现贫血、面色苍白、循环衰竭、青紫、呼吸不规则、黄疸、四肢肌张力降低。侧腹部触及包块。

6.弥散性血管内凝血　弥散性血管内凝血(DIC)是许多疾病严重阶段的并发症,新生儿由于易患感染、缺氧、寒冷损伤等严重疾病,DIC 发生率较高。患儿出现广泛的出血,很快发生贫血,同时出现休克、溶血、栓塞等表现。

【诊断】

1.病史和临床表现　对有异常分娩史者,出生后要严密观察面色、四肢循环、心率、呼吸及腹部体征。

2.影像学检查　怀疑内脏出血者应及时做影像学检查。颅内出血行头颅 B 超或 CT 检查。怀疑肝脾破裂或肾上腺出血,应立即查腹部 B 超或腹部平片。

3.判断出血量及是否发生失血性休克　根据生命体征、血压、血红蛋白动态变化,及时作出判断。

4.判断出血部位　对出生后发生严重贫血者,要根据临床表现判断是否发生内脏出血,根据影像学检查判断出血部位。

（六）溶血性贫血

新生儿早期出现的溶血性贫血主要包括血型不合溶血病、红细胞膜缺陷疾病、红细胞酶缺陷等,主要特点是几乎都伴有黄疸,黄疸通常最早出现。

【病因】

1.血型不合溶血病　主要包括 Rh 和 ABO 血型不合溶血病及一些少见的血型不合溶血病。

2.红细胞膜疾病　主要包括遗传性球形红细胞增多症、遗传性椭圆形红细胞增多症和遗传性口形红细胞增多症。

3.红细胞酶缺陷　以葡萄糖-6-磷酸脱氢酶缺陷症(G-6-PD)较为常见,在我国长江以南的地区,尤其是两广地区,G-6-PD 是最为常见的溶血病。

4.其他　如地中海贫血。

【临床表现】

新生儿溶血性贫血几乎都伴有黄疸,尤其在新生儿早期,黄疸通常最早出现。新生儿血型不合溶血病常在生后 24 小时内出现黄疸,呈进行性发展,Rh 血型不合溶血病病情重,患儿可出现水肿,肝、脾大,ABO 血型不合溶血病临床表现相对较轻。

【诊断】

黄疸同时伴有贫血要考虑溶血性贫血,但新生儿早期出现的溶血性疾病,黄疸成为主要体征,而贫血可以不明显或通常被掩盖。要随访胆红素和血常规,观察血红蛋白和网织红细胞变化。如考虑血型不合溶血病,要定血型,做 Coombs 试验。如考虑 G-6-PD,要查葡萄糖-6-磷酸脱氢酶活性。新生儿期观察红细胞形态较为困难,红细胞形态异常疾病常在 2～3 个月后才能诊断。

二、新生儿后期贫血

新生儿后期贫血主要是指出生 1 周以后发生的贫血,一般多为慢性贫血,主要有以下几种类型:

(一)新生儿生理性贫血

新生儿生理性贫血是指足月儿生后 6～12 周时血红蛋白下降至 95～110g/L,主要原因有:在宫内,胎儿血氧饱和度约 50%,相对缺氧状态使促红细胞生成素含量较高,红细胞较多,出生后血氧饱和度显著增高,促红细胞生成素分泌明显减少,红细胞产生减少。新生儿红细胞寿命较短。

(二)早产儿贫血

早产儿贫血是早产儿(尤其是极低出生体重儿)的常见现象,严重者影响早产儿的生长发育,因此早产儿贫血并非生理性。

早产儿贫血的病因仍未明确,可能与下列因素有关:①早产儿红细胞寿命 40～60 天,比足月儿(70～90 天)更短;②促红细胞生成素(EPO)水平低下,由于早产儿发育未成熟,生后前几周产生 EPO 的部位主要在肝脏,而肝脏对缺氧的敏感性不如肾脏,因此产生 EPO 较少;③早产儿生长迅速,血液稀释;④疾病因素:早产儿易患许多疾病,加重贫血;⑤医源性失血:早产儿病情重,需取血做各种检查;⑥营养因素。

早产儿贫血的主要临床表现为苍白、气急、心率增快、烦躁不安或淡漠、食欲下降、喂养困难、体重不增。胎龄越小,出生体重越低,贫血出现越早,程度越严重,持续时间越长。

(三)新生儿晚期贫血

晚期贫血是指部分 Rh 血型不合溶血病患儿在生后 2～6 周发生明显贫血。这是由于部分 Rh 血型不合溶血病患儿早期症状不严重,不需换血治疗,但 Rh 血型抗体却在体内持续存在较长时间(超过 1～2 个月),继续溶血而导致晚期贫血。

三、新生儿贫血的治疗

应根据新生儿贫血的不同类型、严重程度,给予相应治疗。对无症状的轻、中度贫血,以病因治疗为主,并补充维生素 E 和铁剂等,尽量减少输血。对重度贫血、急性失血性贫血,应进行输血治疗。

(一)失血性贫血的治疗

1.纠正低血容量性休克　急性失血可导致休克,须紧急处理,应先给生理盐水扩容,20ml/kg,快速静脉滴注。如血压仍不稳定,可适当增加扩容量。如血压稳定,给维持量补液。

2.纠正贫血　经过扩容,血压稳定后,如贫血较明显者,考虑输血,以纠正贫血。

(二)早产儿贫血的治疗

1.使用重组人促红细胞生成素(rhEPO)

(1)预防:对出生体重小于 1500g 的早产儿,生后 7 天,给 rhEPO 200U/kg,每周 3 次,皮下注射或静脉滴注,疗程 4 周。

(2)治疗:对已发生贫血者,给 rhEPO 300U/kg,每周 3 次,疗程 4 周。使用 rhEPO 可缓解贫血严重程度,减少输血次数,但不能避免输血。

2.补充维生素 E 和铁剂　在使用 rhEPO 的同时给维生素 E 10mg/d,分 2 次口服,1 周后给 3% 硫酸亚铁 3mg/(kg·d),分 2 次口服,每周增加 2mg/(kg·d),至 7mg/(kg·d)维持。

3.输血　如血红蛋白低于 80g/L 并出现以下情况者需输血:胎龄小于 30 周,安静时呼吸增快>50 次/分、心率加快>160 次/分,进食易疲劳,每天体重增加<25g,血乳酸>1.8mmol/L。输血量每次 10~15ml/kg。

(三)输血疗法

1.输血量　根据贫血类型及轻重缓急而不同,也可根据公式计算,所需全血量(ml)=体重(kg)×(预期达到 Hb-实际 Hb)×6(6ml 血提高 1g Hb),如输压缩红细胞,为全血量的 1/2。

2.注意事项　重度贫血输血速度应缓慢。充血性心力衰竭患儿,为防止输血引起血容量进一步增加,输血前可静脉注射呋塞米 0.5mg/kg。还要注意其他输血不良反应。

(四)其他治疗

要积极治疗原发病及并发症。

(任树萍)

第八节　新生儿出血性疾病

新生儿出血性疾病按发病的不同时间可分为产前失血、产时出血和出生后出血。

以下介绍几种常见的新生儿出血。

一、产前失血

产前出血主要是经胎盘失血,这类出血为隐匿出血,出血量不等,临床表现多样,主要有三种,即胎母输血、双胎输血综合征和胎儿-胎盘失血。

【病因与分类】

1.胎-母输血　是胎儿血通过胎盘进入母体血循环,但发病机制尚不明确。本病是胎儿失血的常见形式,发生率占妊娠的 10%,但多数失血量少。

2.双胎输血综合征　主要发生在单卵单绒毛膜双胎。单绒毛膜双胎的胎盘中有丰富的血管吻合通路,正常情况下,在单位时间内,两个胎儿通过吻合的血管通路流向对方的血液量相等而保持动态平衡。若其中一个胎儿(供血者)流向对方的血液多于另一胎儿(受血者),即可引起本病。

3.胎儿-胎盘失血　是指胎儿出血至胎盘,主要与脐带绕颈和剖宫产有关。脐带绕颈时,脐静脉容易受压而影响血液流向胎儿,脐动脉因压力较高而不易受压,血液仍可流向胎盘,导致胎儿-胎盘间失血,严重时失血量可达血容量的 20%。剖宫产结扎脐带前,如婴儿位置高于胎盘,由于静力压可阻碍胎盘血经脐静脉流向婴儿,而通过脐动脉的血继续回流到胎盘,导致婴儿失血,使其血容量低于经产道分娩的婴儿。此外,前置胎盘、胎盘早剥、多叶胎盘的叶间交通支在分娩时极易破裂及剖宫产时误伤胎盘均可引起胎盘出血导致胎儿失血。

【临床表现】

患儿出生时即有贫血表现,皮肤苍白、心率增快,贫血严重时可表现为充血性心力衰竭、胎儿水肿、肝脾大、尿少及羊水少。多数患儿为慢性失血过程,如出生前急性失血,可引起低血容量性休克。双胎输血综合征的供血者出现贫血,受血者则表现为:多血,红细胞增多,血黏度增高,心、肝、肾、胰及肾上腺增大,羊水多,高胆红素血症,充血性心力衰竭等。

【诊断】

诊断主要依据病史,出生时即出现贫血,胎母输血者母血中找到胎儿红细胞和甲胎蛋白增高。双胎输血综合征的供血者血红蛋白比受血者低 50g/L 以上。要根据血红蛋白和血细胞比容判断贫血的严重程度,根据血压、心率、尿量等判断是否发生低血容量性休克。

【治疗】

对轻症病例、贫血较轻、症状不明显者,需观察病情变化,不需特殊治疗。对贫血较重者,需输血。对分娩时急性胎母大量失血所致的低血容量休克,需立即给生理盐水扩充血容量,纠正休克,同时准备紧急输血,纠正贫血。

二、产时出血

(一)头颅血肿和帽状腱膜下出血

为胎儿头颅在产道受压、牵拉、器械助产等所致,随着产前诊断、产程监护、手术方式的改进,本病发生率已明显减少。

【临床表现】

1.头颅血肿　又称骨膜下血肿,常位于一侧或两侧顶骨部,局部皮肤不肿、不变色。由于骨膜下出血缓慢,血肿多在生后数小时或 2~3 天才明显,1 周内达最大范围,以后渐吸收缩小。血肿界限清楚,不越过骨缝,有波动感,局部皮肤颜色无改变,此可与头皮水肿及帽状腱膜下血肿鉴别,后两者的范围均可超越骨缝,头皮水肿出生时即发现,界限不分明,压之柔软且可凹,无波动感,局部皮肤可呈红或紫色。头颅血肿位于枕骨部位者,需与脑膜膨出鉴别,后者随呼吸有起伏感,头颅 X 线片可见局部颅骨有缺损,而头颅血肿颅骨完整,偶见颅骨有线样骨折。巨大头颅血肿可致失血性贫血及高胆红素血症。头颅血肿吸收较慢,因大小不同可在 2 周~3 个月左右消退。吸收时先在血肿边缘形成隆起的骨化的硬边,中央凹陷,呈火山口样改变。

2.帽状腱膜下血肿　生后不久即见头皮局限性肿胀,出血可通过软组织扩散,出血量较少时,血肿范围较局限;出血量多时,肿胀范围逐渐扩大,可累及整个头皮,甚至波及额、眼周、枕或颈背部。血肿有波动感,常使前囟不易扪清,所覆皮肤可呈青紫色。出血严重时可致贫血或低血容量休克,若不及时治疗可引起死亡。

【治疗】

头颅血肿多可自行吸收,无需特殊治疗,出血较多引起贫血时,可适量输血;引起高胆红素血症时,需进行光疗。为避免感染不应抽吸血肿,若 2 个月后头颅血肿仍巨大,可手术清除之。可用维生素 K₁ 治疗,以防止因发生新生儿出血症而引起出血加重。

（二）内脏出血

新生儿内脏出血主要发生在产时,常由产伤引起,生后 1~3 天即发生贫血、失血性休克等严重临床表现,有时内脏出血不容易及时发现,导致死亡,应予以重视。

【临床表现】

1.颅内出血　颅内出血是新生儿期常见的临床问题,出血部位包括硬膜下出血、蛛网膜下腔出血、脑室周围-脑室内出血、小脑出血和脑实质出血。产伤所致的出血主要为硬膜下出血和蛛网膜下腔出血,早产儿缺氧所致的出血主要为脑室周围-脑室内出血。颅内出血主要临床表现为惊厥、两眼凝视、呼吸暂停、四肢肌张力增高或降低、前囟隆起、贫血等。

2.肝脾破裂　生后患儿出现贫血、面色苍白,病情呈进行性加重,严重者出现失血性休克。肝脏出血约 1/2 为包膜下出血,其余则包膜破裂至腹腔出血,此时病情突然恶化,出现腹胀、腹部叩诊有移动性浊音。

3.肾上腺出血　患儿突然出现贫血、面色苍白、循环衰竭、青紫、呼吸不规则、黄疸、四肢肌张力降低,侧腹部触及包块。

【诊断】

1.病史　多有异常分娩史,出生后要严密观察面色、四肢循环、心率、呼吸及腹部体征。

2.影像学检查　怀疑内脏出血者应及时做影像学检查。颅内出血进行头颅 B 超或 CT 检查。怀疑肝、脾破裂或肾上腺出血,应立即查腹部 B 超或腹部 X 线平片。

3.判断出血部位　对出生后发生严重贫血者,要根据临床表现判断是否发生内脏出血,根据影像学检查判断出血部位。

4.判断出血量及是否发生失血性休克 根据生命体征、血压、血红蛋白动态变化,及时作出判断。

【治疗】

1.止血 可用维生素 K_1、酚磺乙胺、氨甲苯酸(PAMBA)等。

2.纠正低血容量 如发生失血性休克,应立即给生理盐水,先快速静脉滴注 $10\sim20ml/kg$,然后根据病情继续维持。

3.输血 出现严重贫血或失血性休克,应及时输血,每次 $10\sim20ml/kg$,病情严重者需多次输血。

4.手术 对肝脾破裂者应立即手术治疗。

5.肾上腺出血者应给糖皮质激素治疗,用氢化可的松,每天 $5\sim10mg/kg$,静脉滴注。

三、新生儿出血症

新生儿出血症(HDN)为维生素 K 依赖的凝血因子 Ⅱ、Ⅶ、Ⅸ、Ⅹ 减少而引起的出血,又称新生儿自然出血症、维生素 K 依赖性出血症、新生儿低凝血酶原血症。

【病因与发病机制】

病因为维生素 K 缺乏。维生素 K 缺乏的原因有:①摄入不足:孕母维生素 K 只有 10% 可通过胎盘达到胎儿,胎儿维生素 K 贮量少,母乳中维生素 K 的含量($15\mu g/L$)仅为牛奶($60\mu g/L$)的 $1/4$,初生母乳量又不足,母乳喂养者发病率较牛奶喂养者高 $15\sim20$ 倍。②合成不足:维生素 K 主要由正常肠道菌群合成,初生新生儿肠道菌群尚未建立,影响维生素 K 的合成。抗生素抑制肠道菌群,使维生素 K 合成不足。

凝血因子 Ⅱ、Ⅶ、Ⅸ、Ⅹ 的谷氨酸残基需要羧化为 γ-羧基谷氨酸,增加钙结合位点,才具有凝血活性。这一羧化过程需要维生素 K 的参与,如发生维生素 K 缺乏,这 4 种凝血因子就没有活性,发生凝血功能障碍,导致出血。

【临床表现】

主要特点是患儿突然发生出血,而其他情况并不严重,注射维生素 K_1 后出血可很快停止。根据发病日龄及并发症的不同,可分为三种类型:

1.早发性出血 比较少见,生后 24 小时内发病,与孕母用药有关,如抗凝药(双香豆素)、抗癫痫药(苯妥英钠、苯巴比妥)及抗结核药(利福平、异烟肼)等,这些药物可干扰胎儿维生素 K 的功能。出血程度轻重不一,出血部位除皮肤外,也可有颅内、胸腔或腹腔出血。

2.典型的新生儿出血症 近年已较少见,生后 $2\sim7$ 天发病,早产儿可迟至 2 周。多见于母乳喂养儿,出血部位以胃肠道(便血和呕血)最常见,其他有脐带残端、皮肤、帽状腱膜下、颅内、注射部位或手术伤口的渗血等,早产儿可发生颅内出血。出血程度轻重不等,但有些轻度出血可为严重致命出血(如颅内出血)的前驱症状,少数病例可发生消化道或脐端大出血导致休克。

3.晚发性维生素 K 缺乏出血 生后 2 周~3 个月发病,发生率约为 1/1 万~10/1 万活产儿。多见于母乳喂养儿,母亲饮食中缺乏维生素 K,如绿色蔬菜、豆类、肝及蛋等。此外,与肝胆疾病、腹泻、使用广谱抗生素(抑制肠道菌群)、长期禁食或静脉营养时未补充维生素 K 有关。出血部位主要为颅内出血,约占 60%～80%。患儿出现惊厥、嗜睡、昏迷、前囟隆起,严重者出现脑疝、瞳孔固定、不等大、病死率高、后遗症多。

【诊断与鉴别诊断】

健康新生儿生后 2～5 天发生自然出血现象,血小板和出血时间正常,可考虑本病,若凝血酶原时间和部分凝血活酶时间延长、凝血时间正常或轻度延长,但出血时间正常,则可确诊。注射维生素 K_1 或输新鲜血浆等治疗有效,可为辅助诊断。应与新生儿生后 1 周内其他原因所致的出血相鉴别。

1.胃肠道出血　应与咽下综合征、应激性溃疡、消化道畸形和感染引起的消化道出血鉴别,这些患儿无凝血障碍。咽下综合征是新生儿出生时咽下母亲产道的血液或带血的羊水等,于生后不久即发生呕吐,呕吐物呈棕色,也可有血便,但血量均微,洗胃后可止吐。另外,碱变性试验(Apt 试验)有助于鉴别母血及儿血,取 1 份呕吐物加水 5 份,混匀后离心,取上清液 5 份加 1%氢氧化钠(0.25N)1 份,混匀后静置 2 分钟,上清液仍为粉红色,说明血中含较多胎儿血红蛋白(HbF),出血来自新生儿;如上清液转变为棕黄色,则是吞入的母血。因为新生儿 Hb 的 80%～90%为 FHb,成人的 Hb97%为成人血红蛋白(HbA),HbF 具有抗碱作用。

2.产伤性出血　多发生于分娩的先露部位,生后即出现。但需注意产伤偶可与本病同时并存,使出血加重。

3.其他　如脐部出血应与脐带接扎不紧、脐部感染或肉芽肿等所致出血鉴别。阴道出血应与"假月经"鉴别。遗传性毛细血管扩张症可在新生儿早期发生消化道出血。

【预防】

出生后常规给维生素 K_1 1mg 肌注 1 次,可有效防止本病的发生。母乳喂养者,哺乳母亲应多进食含维生素 K 丰富的食物,在生后 2～3 周再给新生儿注射维生素 K_1 5mg,以预防晚发性出血。孕母接受抗惊厥药物治疗者,应在妊娠末期 3 个月每天口服维生素 K_1 5mg,可防止婴儿生后发生本病。前几年曾认为注射维生素 K 会增加致癌几率,但经过临床对照研究这种观点已被否定。

【治疗】

一旦怀疑本病,应立即给维生素 K_1 治疗,治疗量为每次 1～5mg 缓慢静脉注射(1mg/min),注射速度过快可引起面色潮红、支气管痉挛、心动过速及血压下降等不良反应,静脉注射奏效最快,一般在注射后 4 小时内凝血酶原时间即可趋于正常。应避免采用肌内注射,因易引起注射部位大量出血。也可采用皮下注射,药物能被较快吸收,注射后可采用压迫止血。

出血量较多的患儿,会导致急性失血性贫血和失血性休克,应立即给生理盐水纠正休克,同时根据患儿血红蛋白水平,给予输血,每次输新鲜血 10～20ml/kg。轻者可输库存血浆以补充凝血因子。早产儿肝功能不成熟,肝脏不能合成凝血因子,虽用维生素 K_1 治疗,常不能迅速奏效,最好同时输新鲜血治疗。

对消化道出血者,要暂时禁食,从肠道外补充营养。脐部出血要做好包扎。穿刺部位出血要压迫止血。

【预后】

与出血部位、程度及治疗是否及时有关。一般预后良好,多于生后 10 天内止血,不再复发。出血过多、治疗延误者可导致死亡,颅内出血者预后差,重者死亡,幸存者常留后遗症。

四、血小板减少性紫癜

血小板减少($<100\times10^9/L$)是新生儿出血的主要原因之一,新生儿血小板减少的病因很多,发病机制较复杂,临床表现多样。

【病因与发病机制】

根据病因和发病机制不同,新生儿血小板减少性紫癜可分为以下几种:

1.同族免疫性血小板减少性紫癜　发病机制与新生儿 Rh 或 ABO 血型不合溶血病相似,为母婴血小板抗原性不合所致。

2.先天性被动免疫性血小板减少性紫癜　因母亲患特发性血小板减少性紫癜,其血中抗血小板抗体通过胎盘进入胎儿血循环,破坏胎儿血小板,如母亲患系统性红斑狼疮,也可产生血小板抗体,通过胎盘,破坏胎儿血小板。

3.新生儿溶血病合并血小板减少性紫癜　患儿同时存在红细胞和血小板同族免疫抗体。

4.药物性血小板减少性紫癜　分为两种:①先天性:孕母多为过敏体质,在孕后期用过某种药物而被致敏,当再用同一药物时,会产生大量 IgG 抗体,通过胎盘进入胎儿,破坏血小板;②后天性:出生后新生儿用某些药物,如磺胺、地高辛、吲哚美辛等,产生抗血小板抗体,破坏血小板。

5.感染性血小板减少性紫癜　宫内感染以巨细胞病毒、弓形体、风疹、疱疹病毒较为常见,生后感染以细菌感染为主,如败血症、肺炎、细菌性脑膜炎、尿路感染等。感染导致血小板减少的机制比较复杂,感染可产生血小板抗体、抑制骨髓产生血小板、毒素破坏等。

6.先天性巨核细胞增生不良　骨髓巨核细胞减少或缺如,导致血小板减少。

7.遗传性血小板减少性紫癜　主要是 Wiskott-Aldrich 综合征,是一种 X 连锁隐性遗传病。

【临床表现】

全身皮肤可出现出血点、瘀点、瘀斑、血肿,严重病例出现内脏出血,如颅内出血、消化道出血。由于病因不同,症状出现的时间和严重程度各不相同。

【治疗】

根据导致血小板减少的病因,进行病因治疗。如血小板严重减少,应输新鲜血小板。

五、弥散性血管内凝血

弥散性血管内凝血(DIC)是许多疾病严重阶段的并发症,机体在某些致病因素作用下,凝血系统被激活,凝血过程加速,微循环内发生纤维蛋白沉积和血小板凝集,导致血管内广泛微血栓形成,由于凝血因子被消耗,发生广泛出血。新生儿由于易患严重疾病,DIC 的发生率较高。

【病因与发病机制】

1.感染　严重感染是导致新生儿 DIC 的主要原因。

2.缺氧　缺氧导致酸中毒、血黏度增高。

3.寒冷损伤　由于寒冷及皮下脂肪变硬,微循环灌流不足,毛细血管损伤。

4.溶血　由于红细胞破坏,释放大量磷脂类凝血活酶物质,促发 DIC。

5.其他　早产儿因易发生各种疾病及凝血机制不完善,DIC 发生率较高。某些产科因素,如胎盘早期剥离、前置胎盘、严重妊娠高血压等,由于胎盘损伤释放组织凝血活酶进入胎儿循环,促发 DIC。

【临床表现】

1.出血　因凝血因子大量被消耗、血小板减少及继发纤溶亢进,发生出血。常见皮肤瘀点、瘀斑、脐部渗血、穿刺点渗血,严重者出现消化道、泌尿道、肺出血等全身广泛出血。

2.休克　由于微循环广泛血栓形成,通路受阻,发生循环障碍,出现休克。

3.栓塞　由于微循环广泛血栓形成,受累脏器发生缺氧缺血损伤,出现多脏器功能衰竭。

4.溶血　因红细胞变形受损,发生微血管病性溶血,出现血红蛋白尿、黄疸、发热。

【诊断】

1.病史　观察原发病的发展变化,观察出血倾向的变化。

2.DIC 的主要指标　监测 D-二聚体、血小板、凝血时间、凝血酶原时间、3P 试验等项目的动态变化。

【治疗】

1.积极治疗原发病。

2.及时纠正酸中毒:对重危患儿出现的酸中毒应及时予以纠正。

3.使用肝素:早期使用小剂量肝素,20U/kg,皮下注射,每天 2～3 次。

4.改善微循环:低分子右旋糖酐,10～20ml/kg,静脉滴注。

（任树萍）

第九节　新生儿颅内出血

【病因】

1.早产　主要是因为室管膜下生发层基质发育不完善所致。

2.缺氧缺血性脑损伤　缺氧缺血性脑损伤不仅可直接作用于血管内皮细胞造成破坏,也可通过形成"压力被动性脑血流"间接造成出血。

3.外伤　以产伤为主。

4.其他　凝血功能障碍或不适当输注高渗溶液可导致颅内出血。

【临床表现】

头颅影像学检查是诊断新生儿颅内出血的唯一途径。以下因素可帮助临床医师及时安排患者进行检查。

1.有缺氧或产伤史,前者常见于早产儿,后者多见于足月儿及异常分娩的新生儿。常见于生后24h内发病,部分在2~3d出现症状。个别维生素K缺乏导致的亦可迟至生后1~2个月发病。

2.中枢神经系统兴奋或抑制表现,或两者交替出现。前者表现为烦躁不安,易激惹,吐奶、尖叫、局部或全身性痉挛;后者表现为全身状态极差,面色青灰、拒奶、嗜睡或昏迷、呼吸不规则或暂停伴发绀。一般由兴奋转向抑制。面色苍白或青灰,前囟隆起,颅缝裂开,眼球震颤或双眼凝视,全身肌张力增高或低下,拥抱反射减弱或消失,严重者双侧瞳孔不等大,对光反应减弱或消失。

3.本病临床表现可以相差悬殊。轻症或脑室周围脑实质少量出血的症状出现偏晚,可以兴奋与抑制交替,呈时呆滞、时激惹的跳跃型,易被疏忽。另有一些被称为寂静型的症状更少、往往仅有活动少,肌张力低和血细胞比容下降等表现而引起注意。个别不典型病例的神经系统症状常被呼吸功能紊乱、呼吸不规则所遮盖。

4.不同部位的颅内出血可有不同表现。小脑幕下出血表现为脑干受压,呼吸循环障碍;大脑出血表现为兴奋尖叫、激惹和惊厥;硬脑膜下出血轻症可无症状,重者可有偏瘫、局限性抽搐;颅窝下血肿或小脑出血表现为延髓受压,病情进展很快。

【辅助检查】

1.实验室检查　不具有特异性,部分患者可能完全正常。可能出现的异常有:①血常规示血红蛋白、血小板、血细胞比容下降;②凝血四项异常;③血气分析呈代谢性及呼吸性酸中毒,低氧血症;④在蛛网膜下腔及脑室内出血时,脑脊液呈血性,镜检可见皱缩红细胞。

2.影像学检查　是诊断该病的必备措施。头颅B超操作简单,不需搬动患儿及不接触放射线,并能短期复查病变进展,是早期诊断的主要方法。头颅CT或MRI可精确了解病变类型、部位、出血程度,对预后做出估价,但要等患者适合搬动时才能进行。根据出血部位新生儿颅内出血分为5型:第1型,脑室周围-脑室内出血;第2型,原发性蛛网膜下腔出血;第3型,脑实质出血;第4型,硬膜下出血;第5型,小脑出血。其中第1、3、5型的发生多与早产-缺氧有关,其他两型多与产伤有关。为了协助判断预后,脑室周围-脑室内出血又分为以下4级:Ⅰ级:脑室管膜下出血;Ⅱ级:脑室出血不伴脑室扩张,以上90%存活;Ⅲ级:脑室出血伴脑室扩张;Ⅳ级:脑室出血伴脑实质出血,其病死率50%。

3.视频脑电图　有助于发现临床难以分辨的惊厥发作及提供定位信息。动态的脑电图检查能帮助判断治疗效果和转归。

4.透照试验　对诊断硬脑膜下出血、脑穿通畸形或脑积水有一定的意义。

【诊断】

根据临床表现和辅助检查便可确认。

【鉴别诊断】

1.其他的神经系统疾病 由于颅内出血的神经系统表现缺乏特异性,在进行影像学检查前难以同其他的神经系统疾病明确区分。

2.呼吸系统疾病 部分颅内出血的神经系统表现不突出但可能会影响患者的呼吸功能,易与呼吸系统疾病混淆。脑性缺氧一般以呼吸浅表不规则或暂停为多见;而肺性缺氧以气急、鼻扇和三凹征为主,给氧和啼哭后发绀改善;心性缺氧往往呼吸深度增加,吸氧后发绀好转不明显。

【治疗】

1.一般治疗

(1)护理:注意保暖,温箱内要有足够的湿度。制动并维持内环境稳定,尽量减少搬动和刺激性的操作,维持生命体征和血的化验结果正常。

(2)由护士对患儿的疼痛进行初始评估,存在风险时,应及时报告医师并进行相应的处理和请会诊。

(3)心理治疗:针对监护人的焦虑和(或)抑郁情绪做好安抚工作,取得监护人的信任和配合甚为重要。

2.对症治疗

(1)维持血压正常:过高的血压容易导致颅内出血,而过低的血压可造成缺氧性脑损伤。因此,要设法维持患者的血液在正常范围,在处理高血压或低血压时要避免矫枉过正和患者血容量的急剧变化,尤其对早产儿的扩容、利尿和使用高渗药物时要格外谨慎。

(2)呼吸支持:低氧血症会进一步损伤患者的血管内皮细胞,使颅内出血加重。因此,应采取措施维持患者的正常血气分析指标。具体措施包括吸氧和机械通气。

(3)对有凝血功能障碍者使用止血药或新鲜冷冻血浆。

(4)及时发现和控制惊厥:惊厥会进一步导致脑损伤,但在临床上尤其对早产儿的惊厥难以准确辨认。所以,有条件的机构最好对所有怀疑病例进行有视频功能的床边脑电图检查。而所有的"电惊厥"均应给予止惊治疗。

(5)谨慎的降低颅内压治疗:可使用呋塞米或甘露醇,但应避免剂量过大。

(6)连续的腰椎穿刺,放出脑脊液:适用于脑室内出血或蛛网膜下腔出血。在病情稳定时进行,每1~2天腰椎穿刺放出脑脊液,直至其清澈透明为止。可有效防止粘连和脑积水。

(7)外科治疗:当连续腰椎穿刺及药物治疗均无效,脑室仍呈进行性扩张时,需转外科处理。对于局灶的病变和严重脑积水,外科手术效果较好。传统外科手术包括外引流和内引流两种方法。新方法包括神经内镜三脑室造口术和储液囊头皮下埋植引流脑脊液。

3.对因治疗 由于本病的病因繁多,难以确定一个通用的对因疗法。

【并发症及处理】

1.贫血和失血性休克 应根据情况输注浓缩红细胞。

2.惊厥持续状态 应在实时脑电图监测下选用敏感的抗惊厥药物,首选苯巴比妥20mg/kg快速静脉输注。

（任树萍）

第十节　新生儿黄疸

新生儿黄疸又称新生儿高胆红素血症,临床上以皮肤、黏膜及巩膜发黄为主要特征。由于新生儿期胆红素代谢特点以及引起胆红素代谢紊乱的原因较多,因此,黄疸是新生儿期最常见的现象之一,严重者可引起核黄疸,又称胆红素脑病。

中医学称之为"胎黄"或"胎疸",是指新生儿以全身皮肤、双目、小便出现黄色为特征的一种病证。中医认为多与胎禀因素有关。《诸病源候论》指出:"小儿在胎,其母脏气有热,熏蒸于胎,至生下小儿体皆黄,谓之胎疸也。"《幼科铁镜》曰:"胎黄由妊母感受湿热,传于胞胎,故儿生下,面目通身皆如金黄色,壮热便秘溺赤者是也。"

【生理病理】

1.生理性黄疸　生理性黄疸的主要原因是综合性的。主要与新生儿胆红素代谢特点有关。

(1)胆红素产生过多:按每千克体重计算,新生儿循环的红细胞比成人多,红细胞生存时间较成人短(70～90d),故衰老破坏的红细胞多,胆红素产生过多。

(2)肝细胞摄取胆红素能力差:未结合胆红素(或称间接胆红素)输送到肝脏后,需要肝细胞内的 Y、Z 蛋白质参与进行摄取。但刚出生时不少新生儿 Y,Z 蛋白很少甚至缺乏,故肝细胞摄取能力受限。Y,Z 蛋白从出生后 5d 起浓度明显升高。

(3)肝酶系统发育不完善:由于葡萄糖醛酰转换酶和尿嘧啶核苷二磷酸葡萄糖脱氢酶的量或活性不足,间接胆红素不能有效地转变为结合胆红素(或称直接胆红素)从肝脏排泄。此类酶在生后 1 周左右增多,早产儿更晚。

(4)胆红素的肠肝循环增加:由于新生儿刚出生时肠道的正常菌群尚未建立,进入肠道的大部分结合胆红素尚不能像年长婴儿或成人那样被细菌还原成粪胆原、尿胆原排出。而新生儿肠道中 β-葡萄糖醛酸苷酶活性较高,此酶将结合胆红素水解成未结合胆红素和葡萄糖醛酸,未结合胆红素又可被肠黏膜吸收,进入血循环而到达肝脏,构成新生儿特殊的肠肝循环。

2.病理性黄疸　病理性黄疸的发病原因很多,可分两类。

(1)未结合胆红素增高原因

①胆红素产生过多:系红细胞破坏过多所致。由此引起的黄疸又称溶血性黄疸。如新生儿母婴血型不合引起的同族免疫性溶血(ABO,Rh 血型不合),红细胞膜缺陷(先天性球形红细胞增多症),红细胞酶缺乏(红细胞 6-磷酸葡萄糖脱氢酶缺陷,即 G-6-PD 缺陷)。血红蛋白异常(地中海贫血),红细胞数量过多(红细胞增多症),感染因素(新生儿败血症及其他感染),缺氧因素(新生儿窒息缺氧),理化因素(头颅血肿或其他部位出血、接触樟脑丸)等。

②肝细胞摄取和结合胆红素能力低下:主要是葡萄糖醛酰转换酶活性不足而引起。如酶缺乏引起的先天性非溶血性高胆红素血症(Crigler-Najjar 综合征),酶活性受抑制或活性低下引起的母乳性黄疸、暂时性新生儿高胆红素血症(Lucey-Driscoll 综合征),先天性甲状腺功能减退、半乳糖血症以及新生儿感染性疾病早期细菌毒素抑制了酶的活性等出现的黄疸。

③肠肝循环再吸收增加：如胎粪排出延迟，母乳性黄疸，先天性巨结肠等。

(2)结合胆红素增高原因

①肝细胞排泄胆红素功能障碍：如由多种病毒、亦可由细菌感染引起的新生儿肝炎，某些代谢和遗传性疾病(半乳糖血症，果糖不耐受及 α_1 抗胰蛋白酶缺乏症)等。

②胆管排泄胆红素障碍：此类黄疸多指阻塞性黄疸。如先天性胆道畸形，可有胆总管、肝管或肝内胆管发育不全、狭窄或闭锁等情况，胆汁淤积综合征，可由胆汁黏稠阻塞于胆管内引起。

【临床及实验室检查特点】

1.生理性黄疸　大部分新生儿生后 2～3d(早产儿 3～4d)出现黄疸，于 4～6d 最重，足月儿在生后 10～14d 自行消退，早产儿可持续 3～4 周才消退，此期间小儿一般情况良好，不伴有其他临床症状，称生理性黄疸。无须治疗，预后良好。生理性黄疸血清胆红素值足月儿一般<205.2 μmol/L(12mg/dl)，早产儿<256.5 μmol/L(15mg/dl)。血清胆红素以未结合胆红素为主，结合胆红素不超过 25.6 μmol/L(1.5mg/dl)。

2.病理性黄疸　若黄疸时间出现过早或过晚，一般在生后 24h 内出现或生后 1 周或数周出现；黄疸程度重，血清胆红素值>205.5～265.5 μmol/L，结合胆红素超过 25.6 μmol/L(1.5mg/dl)；黄疸进展快，血清胆红素每日上升超过 85.5 μmol/L(5mg/dl)，或呈进行性加重；黄疸持续时间长，足月儿生后 10～14d、早产儿生后 3～4 周仍可见黄疸，或黄疸退而复现；伴有其他临床症状者，均应考虑为病理性黄疸。须及时诊断和治疗，预后随原发病的性质和程度而定。

【诊断与鉴别诊断】

1.诊断

(1)临床诊断：依据临床及实验室检查特点，即可作出生理性与病理性黄疸的诊断。

(2)新生儿高胆红素血症的早期诊断：新生儿血清胆红素浓度超过以下标准时，应按高胆红素血症及早治疗。

足月儿：脐血>51.3 μmol/L(3mg/dl)，24h 内>102.6 μmol/L(6mg/dl)，48h 内>153.9 μmol/L(9mg/dl)，72h 及以上>205.2 μmol/L(12mg/dl)。

早产儿：脐血 24h>136.8 μmol/L(8mg/dl)，48h>205.2 μmol/L(12mg/dl)，72h 及以上>256.5 μmol/L(15mg/dl)。

(3)病因诊断：对诊断为病理性黄疸的患儿，首先依胆红素的性质与浓度初步分为高未结合胆红素血症与高结合胆红素血症，然后进一步依临床表现及各项特殊检查确定病因。

2.鉴别诊断　若为病理性黄疸，可从以下几方面考虑：

(1)黄疸出现的时间：若生后 24h 内出现黄疸者，首先应考虑新生儿溶血症。若第 2～3 天出现黄疸，黄疸程度超过生理性黄疸者，仍应考虑为溶血症，并应寻找有无使黄疸加重的其他因素，如窒息、缺氧、感染等因素。若生理性黄疸持续不退或逐步加深，可考虑感染引起。若生后数周出现黄疸或黄疸逐渐加重者，应考虑为新生儿肝炎、先天性胆道畸形。

(2)临床表现：新生儿溶血症有明显贫血及黄疸，肝脾大，水肿，心力衰竭等表现，重者可出现核黄疸症状。新生儿败血症及其他感染，伴有感染中毒症状，并可能找到感染病灶。新生儿肝炎有食欲减退,恶心呕吐,大便不调等消化道症状,病前大便正常,经综合治疗后肝炎多数痊愈。而先天性胆道畸形可于生后不久即排灰色大便,黄疸逐渐加重,皮肤呈深黄绿色,肝脏明显大且质地较硬,若病程超过3～4个月,可发展成胆汁性肝硬化,药物治疗无效。若黄疸时轻时重,粪便可间断性呈灰白色,经治疗后多痊愈,应考虑胆汁淤积综合征。

(3)实验室检查:新生儿溶血症时,未结合胆红素升高,血涂片可见有核红细胞,抗红细胞抗体阳性,母婴血型检查有不合存在。新生儿早期感染以未结合胆红素升高为主,而后期感染未结合与结合胆红素均升高,或以结合胆红素增高为主,血培养可阳性,控制感染后黄疸可消退。新生儿肝炎多为混合性胆红素升高。先天性胆道畸形则为结合胆红素升高。碘玫瑰红排泄试验可帮助新生儿肝炎及胆道畸形的鉴别。

【治疗】

1.病因治疗　针对确定的不同病因进行治疗。

2.药物疗法

(1)酶诱导剂:苯巴比妥和尼可刹米均能诱导肝细胞酶增强,增加未结合胆红素与葡萄糖醛酸的结合能力,苯巴比妥尚可增加肝细胞膜的通透性,增加Y蛋白含量。两者合用可增强疗效。苯巴比妥5mg/(kg·d),分2～3次服。尼可刹米10mg/(kg·d),分3次服。因用药2～3d才显现疗效,故应早用。

(2)白蛋白或血浆:白蛋白能与游离的胆红素结合而增加未结合胆红素的转运能力,减少核黄疸的发生。白蛋白1g/kg加葡萄糖注射液10～20ml静脉滴注。无白蛋白时可用血浆25ml/次,1～2/d。白蛋白或血浆注入后,可增加血容量,对有心力衰竭、严重贫血者慎用或不用。

(3)肾上腺皮质激素:有助于阻止抗原抗体反应,抑制溶血病的溶血过程,且能活跃肝细胞酶的活性。常用泼尼松2mg/(kg·d),或氢化可的松10～20mg/(kg·d)。亦有人认为加用激素未能提高疗效,主张不需常规使用。

(4)药用炭:能吸收肠内胆红素,减少肠壁对未结合胆红素的吸收。可用10%水溶液,每次5ml,每2h1次内服。

(5)血红素加氧酶抑制药:能阻止血红素氧化成胆绿素,从而减少胆红素的形成。目前常选锡原卟啉。

3.光照疗法　未结合胆红素在光照作用下,由脂溶性的Z型变为水溶性的E型,可经胆汁和尿排出体外。可用蓝光、绿光或白光。胆红素的最佳吸收光波长为450～460nm,蓝光波长与此接近,故采用蓝光最有效。凡新生儿血清胆红素水平达到前述新生儿高胆红素血症早期诊断标准者,均可开始光疗。若产前已知胎儿为Rh溶血病,生后一旦出现黄疸即可使用。一般间断照射6～12h,休息2～4h再照射,时间为24～48h。重者可连续照射或延长照射时间,缩短间隔时间。光疗时不显性失水增加,每日应增加液体量20～30ml/kg。常见的副作用有发热、腹泻、皮疹、维生素B₂缺乏、"青铜症",停止光疗后可自行消退。两眼用不透光纸片或布遮盖。光疗适用于未结合胆红素增高,它比药物疗法迅速而显著,二者可同时应用。

4.换血疗法　本疗法能移去过多的胆红素,防止核黄疸的发生;能移去附着有抗体的红细胞及存于血液中的游离抗体,减少继续溶血;同时能纠正贫血,改善带氧,防止严重缺氧及心力衰竭。其换血指征如下：①产前已明确诊断为溶血病，生后脐血血红蛋白<120g/L，脐血胆红素>68.4μmol/L(4mg/dl)。伴有水肿、肝脾大及心力衰竭者。②生后 12h 内胆红素上升每小时>12μmol/L(0.7mg/dl)。或任何时间超过 342μmol/L(20mg/dl)，且主要是未结合胆红素者。③不论胆红素浓度，凡有胆红素脑病者。④早产儿合并明显缺氧，酸中毒或上一胎溶血严重者，可适当放宽换血指征。

5.其他疗法

(1)保暖：低体温时易发生低血糖及酸中毒，故应注意保温措施。

(2)葡萄糖输注：输注葡萄糖除可促进葡萄糖醛酸合成外，还可减少代谢性酸中毒与低血糖。低血糖时，体内高血糖素及肾上腺素分泌增加，二者均可使血红素加氧酶活性增加，从而胆红素形成增多。

(3)供氧：缺氧可抑制肝内葡萄糖醛酰转换酶的活力，故有缺氧表现时应常规给氧。

(4)纠正酸中毒：酸中毒可使游离的未结合胆红素浓度升高，故应及时纠正，临床常用碳酸氢钠。

(5)尽早开奶：可促使肠蠕动排出胎粪，以减少胆红素经肠壁吸收，如胎粪延迟排出者，必要时可施以灌肠，以排出胎粪。

(三)其他疗法

1.茵栀黄注射液　用等量 10%葡萄糖注射液稀释后静脉滴注，每次 10～20ml，每日 1～2 次。

2.外洗　大黄、硝石、黄柏、栀子各 10g 煎水 1000ml，搽洗全身，2/d，3d 为 1 个疗程。

3.单方验方

(1)茵陈 15g，羚羊角(先煎)1g，竹叶 5g，水煎服。

(2)黄疸茵陈汤：茵陈 15g，黄芩 9g，制大黄 3g，甘草 1.5g。制成颗粒剂或用生药煎剂内服。可同时加用光照疗法。两者同用，既可防止单用中药后胆红素在 24h 内可能连续上升，又可减少停止光疗后的反跳现象。

【预防及护理】

预防应针对引起黄疸的不同病因，采取不同的预防措施。对临床常见的 ABO 血型不合溶血症，可于产前确诊后令孕母用前述的黄疸茵陈汤，每日 1 剂，直到分娩为止。经临床观察对减轻新生儿黄疸有一定的预防作用。控制感染治疗时，不宜使用磺胺、氯霉素、无味红霉素、利福平、新生霉素等，以避免对肝酶活性有抑制等。禁用与胆红素争夺白蛋白结合的药物，如磺胺异噁唑、苯甲酸钠、水杨酸类、吲哚美辛等。

(任树萍)

第十一节　新生儿硬肿症

新生儿硬肿症为一综合征，主要由寒冷损伤引起，故又称寒冷损伤综合征，简称新生儿冷伤。多发生在寒冷季节，也可发生在严重的败血症过程中，以皮肤、皮下脂肪组织硬化、水肿为特征,以早产、窒息、感染的新生儿为常见,重症可出现多器官功能损害。

【临床流行病学】

(一)发病率

在发达国家少见,国内报道发病率为 6.7%~24%,本病病死率很高,在落后地区达 30% 以上。

(二)病因

1.内因　新生儿,尤其早产儿,体温调节功能尚未发育完全,体表面积相对较大,皮肤薄,血管分布较多,易于散热。皮下脂肪少(<1500g 极低体重儿皮下脂肪极少),缺少使饱和脂肪酸变为不饱和脂肪酸的酶,皮下脂肪组织中饱和脂肪酸含量高,软脂酸占 29%,硬脂酸占 3%,稍低温度极易发生凝固。早产儿主要从棕色脂肪代谢产热,但此脂肪储存不足,容易耗尽。

2.外因

(1)寒冷环境:寒冷使末梢血管收缩,去甲肾上腺素分泌增多,致棕色脂肪分解,增加产热以维持体温。寒冷时间长,则棕色脂肪耗竭,化学产热能力剧降,导致新生儿寒冷损伤,发生心肺功能抑制的恶性循环。胎儿娩出后体温随室温下降;窒息、麻醉、母用镇静剂、感染及产伤等因素,均可影响体温调节,更易发生低体温。

(2)摄入量不足:新生儿,特别是早产儿,热量摄入不足,加之新生儿糖原和棕色脂肪储备少,产热来源受限。

(3)疾病:肺炎、败血症、腹泻、窒息、严重先天性心脏病或畸形影响新生儿代谢和循环功能,特别是严重感染时,可导致微循环障碍和 DIC。缺氧、酸中毒、休克可抑制神经反射调节及棕色脂肪产热。

【发病机制和病理生理】

近年来,对低温引起的病理生理的改变有了进一步的了解。国外学者提出,多数细胞受到寒冷时,细胞及细胞内膜的结构发生严重变化。脂质首先凝固并与膜的成分分离,使膜结构失去通透屏障作用。因此,寒冷损伤对机体影响广泛,国内学者提出硬肿症存在微循环障碍、休克和 DIC 病理过程,使全身主要脏器的代谢和功能发生改变。

(一)体温调节的障碍

体温降至 25~20℃后抑制了中枢神经系统。

(二)心血管系统

寒冷使窦房结抑制,心率缓慢,体温<28℃时易出现心率失常;血管收缩,血黏度增高,肺循环和体循环阻力增高,中心静脉压上升;肢体血流图显示患处血流波幅下降,血流减少。

(三)呼吸系统

呼吸频率、每分通气量和潮气量与体温成比例下降,体温 20~16℃时出现呼吸暂停;体温<25℃肺血管紧张度下降,肺血容量增多,肺血管床随体温降低而扩张,出现肺水肿和肺出血。

(四)中枢神经系统

低体温使脑血管收缩、血流量下降,逐渐出现感觉和运动障碍、瞳孔散大、昏迷,体温降至 20~18℃时脑电图波形消失。

（五）血液系统

随体温降低,血细胞比容逐渐增高,血浆容量下降,血小板和白细胞减少,红细胞变形,破碎红细胞增多,红细胞表面电荷减少,易发生凝聚。血氧离曲线左移。体温<29℃时凝血酶原时间延长,AT-Ⅲ和Ⅶ因子浓度减少、纤溶活性增加发生凝血障碍和弥散性血管内凝血。

（六）肾功能

随体温降低,肾血流量减少,导致少尿、无尿、血肌酐增高。

（七）胃肠道

肠蠕动减弱,肝脏解毒功能及星状细胞吞噬活性降低、白细胞趋化、吞噬及过氧化酶产物的功能明显降低容易发生感染,过氧化氢酶浓度下降,肾、心 LDH 同工酶活性相对增加。

（八）代谢

摄氧和耗氧随核心温度平行下降,呼吸商低于正常,核心体温 30℃时呼吸商降至 0.65;葡萄糖代谢率下降,利用减少,易发生低血糖;组织血流量减少,缺氧致乳酸堆积,产生代谢性酸中毒;呼吸中枢的抑制,使 CO_2 排出减少,出现呼吸性酸中毒。

【临床表现】

（一）病史

多发生在寒冷季节;生后一周内发病者更常见;有早产、窒息、产伤、感染、热量供给不足等病史。

（二）症状

1.低体温　体温常在 35℃以下,重症<30℃,仅 26℃左右。

2.一般表现　反应低下,哭声弱或低下,吸吮困难,全身及四肢冰冷,呼吸浅表,脉搏微弱。

3.硬肿　全身皮下脂肪聚集的部位均可出现硬肿、水肿或硬而不肿,触及呈橡皮样。常见于大腿两侧、臀部、小腿外侧、肩部,可波及背、胸、腹部及颊部,严重者手足心也可发硬。开始皮肤发红似熟蟹色,若伴有缺氧可呈紫红色,出血、循环障碍呈苍灰色,伴黄疸则苍黄似蜡样。

4.感染并存者常并发肺炎、败血症。

5.休克及弥散性血管内凝血(DIC)　多见于重度硬肿,血压低、心音低钝、少尿甚至无尿,严重者有 DIC,临终前常有肺、消化道出血。

【实验室检查】

1.血小板减少　占 67.3%。

2.凝血障碍　重症凝血酶原时间延长,伴 DIC 时凝血活酶时间延长,3P 试验阳性,纤维蛋白原降低。

3.血糖　低温时因拒乳,糖原及能量消耗增加,出现低血糖。

4.血气分析　以酸中毒为主要表现。

5.心电图　主要表现 Q-T 时间延长、低电压、T 波低平或倒置、ST 段下降。

【诊断及鉴别诊断】

根据病史、临床表现及实验室可作出诊断,但本症需要与新生儿水肿鉴别,后者在先天性心脏病、心功能不全、新生儿溶血、低蛋白血症、低血钙及维生素 B_1、E 缺乏者易发生。新生女婴可有暂时性局部阴唇水肿。有时,正常新生儿(特别是早产儿)可发生足背、头皮、眼睑体位性水肿,与钠、氯排泄功能不足有关。还需与皮下坏疽、皮下脂肪坏死鉴别。

【预防】

1.做好围生期保健(尤其是农村)和宣教,加强产前检查,防止妊娠并发症,避免早产、低出生体重儿及产伤。

2.冬季做好保暖,使新生儿体温稳定,特别对高危儿做好体温监护,保证供给足够热量。

3.积极治疗引起硬肿症的基础疾病,如感染、颅内出血、畸形、窒息、产伤等。

【治疗】

(一)复温

是治疗新生儿硬肿症低体温的重要措施。

1.轻症可用缓慢复温法,温水浴后将新生儿用预暖衣被包裹,置 $24\sim25℃$ 室温中,同时加热水袋(瓶)促使体温上升,待体温上升至 $35℃$ 时移至 $26℃$ 暖箱内,以后每小时提高箱温 $1℃$,视情况调至 $30\sim32℃$,合理控制温度范围,有条件者可加用伺服控温至 $36℃$,以期在 $12\sim24$ 小时内体温恢复正常。

2.重症缓慢复温效果差,多主张快速复温,可将患儿送入预热至 $27℃$ 以上暖箱中,每小时升高 $1℃$ 箱温,直至体温恢复,亦可配合加热输液、加温供氧等措施。若用远红外辐射保暖床复温,先使床温预热至高于体温 $1℃$,约 30 分钟提高体温 $1℃$,待体温升至 $35℃$ 再移至暖箱保温,控制在适中温度。微波复温更快,平均每 7 分钟提高体温 $1℃$,但快速复温中耗氧量增加,易发生脑缺氧、抽搐,随循环改善淤积在末梢内的酸性产物进入大循环,在快速复温的同时必须给氧,做好呼吸管理及供氧、检测酸中毒、低血糖和凝血等。

(二)供给足够热能

硬肿症在做好生命体征监护的同时,必须补足能量,保证热能来源,从 $209.2kJ/(kg\cdot d)$ $[50kcal/(kg\cdot d)]$ 开始,随体温上升增至 $418.4kJ/(kg\cdot d)[100\sim120kcal/(kg\cdot d)]$。在消化功能未恢复时,早期喂乳要防腹胀、呕吐,可先用静脉高营养,待消化功能正常后再喂奶。

(三)纠正器官功能紊乱

1.DIC 治疗　重症硬肿常伴有 DIC 是硬肿症死亡的重要原因,抓紧高凝期治疗是关键。

(1)肝素应慎用,掌握好指征:①出现重度微循环障碍;②肛温 $\leqslant34℃$,收缩压 $\leqslant5.3kPa$ $(40mmHg)$;③红细胞变形及红细胞碎片;④出血倾向,血小板 $\leqslant6\times10^9/L$(6 万 $/mm^3$),纤维蛋白原 $\leqslant1.5g/L$($\leqslant150mg/ml$),纤维蛋白裂解产物 $\geqslant10\mu g/ml$。亦有主张血小板 $\leqslant10\times10^9/L$ 时,DIC 高凝阶段及早应用肝素,常用量首次 $0.5\sim1mg/kg$,以后 $6\sim8$ 小时 1 次,每次 $0.5mg/kg$,随病情好转延长时间和减少用量,直至凝血恢复正常逐渐停止。为补充凝血因子可少量输鲜血或血浆。

(2)双嘧达莫有抑制血小板凝集、降低血黏度作用,常用量 $1\sim2mg/(kg\cdot d)$,加入葡萄糖液中静滴,注意不与其他药物混合,以免发生沉淀。

2.抗休克、改善微循环　应用血管活性药物。

(1)莨菪碱类药物能改善微循环,抑制血小板凝集,调节副交感神经功能。

(2)多巴胺能增加心脏收缩力,增快心率,选择性扩张肾血管,$5\sim10mg/$次加入 10% 葡萄糖液内静滴,速度 $5\sim10\mu g/(kg\cdot min)$。

(3)酚妥拉明(单用或加多巴胺)有抗休克、改善微循环、解除肺血管痉挛的作用,开始剂量按每次 $0.1\sim1mg/kg$,常用 1mg 试验治疗后以 $1\sim2\mu g/(kg\cdot min)$ 维持,应用中注意血压。

3.肾衰竭 可用呋塞米每次 1mg/kg 静注,严格控制液体量,无效者加用多巴胺或氨茶碱。

4.肺出血 早期使用机械正压通气治疗。

(四)控制感染

针对病原菌选用相应的抗生素,肾毒性抗生素慎用或不用。

(五)中药

复方丹参注射液 2ml 加入葡萄糖液中静滴;红花油、消肿膏等外用可能有一定疗效。

(任树萍)

第十二节 新生儿呼吸窘迫综合征

新生儿呼吸窘迫综合征(RDS),也称为肺透明膜病(HMD)。主要发生在早产儿,尤其是胎龄小于 $32\sim33$ 周。其基本特点为肺发育不成熟、肺表面活性物质缺乏而导致的肺泡不张、肺液转运障碍、肺毛细血管-肺泡间高通透性渗出性病变。以机械通气和肺表面活性物质替代疗法治疗为主的呼吸治疗和危重监护技术,已经能够使 90% 以上的 RDS 患儿存活。

【临床流行病学】

RDS 主要发生在早产儿,其发生率和严重程度与胎龄及出生体重呈反比。2006 年,Euro-NeoStat 的数据显示 RDS 发病率在胎龄 $23\sim25$ 周早产儿为 91%,$26\sim27$ 周 88%,$28\sim29$ 周 74%,$30\sim31$ 周 52%。RDS 发病率占所有新生儿的 1%,尤其多见于胎龄 32 周以下的早产儿。美国资料显示,在胎龄 29 周内出生的早产儿中 RDS 的发病率可以高达 60%,但在胎龄 40 周时基本不发生。发生 RDS 的高危因素包括男性、双胎、前一胎有 RDS 病史、母亲患糖尿病、剖宫产且无产程发动等。低龄怀孕、孕期吸烟、吸毒、药物、妊娠高血压等也与 RDS 发生相关。羊膜早破(分娩前 $24\sim48$ 小时)则会降低 RDS 发生的危险性,可能为胎儿处于应激下,肾上腺激素分泌,促进了肺成熟;但一般认为胎儿宫内窘迫与 RDS 的发生没有直接关系,但会影响到早产儿生后早期的呼吸适应,如呼吸费力和肺液清除延缓等,其发生可以达 50%。肺表面活性物质可以降低 RDS 病死率。Curosurf(固尔苏)临床研究中对照组病死率为 50%,治疗组为 30%,使 RDS 净存活率提高 20%。20 世纪 90 年代初的临床研究表明,肺表面活性物质治疗使 RDS 的生存率提高到 75%,在多剂量治疗时可以提高到 80%~90%。美国在 20 世纪 80 年代末开始常规应用肺表面活性物质治疗 RDS,在 1989~1990 年间 1 岁以下婴儿病死率由 8.5% 下降为 6.3%,主要为 RDS 死亡率的下降。

【病因及发病机制】

1.因肺发育不成熟,过低的表面活性物质使肺泡气液界面表面张力升高,肺泡萎陷,使功能余气量下降,肺顺应性曲线下移,顺应性下降,无效腔通气,呼吸做功显著增加,能量耗竭,导致全身脏器功能衰竭。

2.不成熟肺的肺泡数量和通气面积太少,肺泡间隔宽,气体弥散和交换严重不足。

3.呼气末肺泡萎陷,通气困难,出现低氧血症,使肺泡上皮细胞合成表面活性物质能力下降。

4.持续低氧导致肺血管痉挛,出现肺动脉高压,肺血流减少,肺外右向左分流,肺内动静脉分流,使通气-灌流比例失调,影响气血交换。

5.持续低氧和酸中毒可以造成心肌损害,心输出量下降,全身性低血压、低灌流,最后出现以呼吸衰竭为主的多脏器衰竭。

【病理组织学】

大体解剖时,肺多为实变,外观显暗红色,水中下沉。机械通气后的肺泡可以局部扩张,未经机械通气的 RDS 患儿肺主要表现为不张、充血和水肿。显微镜下肺泡萎陷,上皮细胞多立方状、少扁平状,肺泡间隔宽、充气少,细小支气管、肺泡导管和肺泡扩张,上皮细胞脱落坏死,有呈嗜伊红色膜内衬,为透明膜形成。已经通过气的肺则主要为小气道损伤,为肺泡不张的继发性改变。肺微血管和毛细血管中可以有血栓形成、出血。

【病理生理】

由于肺表面活性物质的分泌合成作用下降,肺表面活性物质再循环途径的阻断,或者因肺泡腔内液体过多(转运障碍、高渗出),均可以使肺表面活性物质不足。病理性渗出液含大量血浆蛋白,在肺泡腔内干扰和抑制肺表面活性物质功能。出生时吸入、肺炎、肺发育不良、肺出血以及窒息缺氧性损害等出生早期病况均可与上述病理生理相关。早产儿肺内肺表面活性物质的磷脂总量只有足月儿的 $10\%\sim30\%$ 或更低,且缺乏 SP-A、B、C 等主要肺表面活性物质蛋白,因而在数量和质量上均劣于足月儿,是发生 RDS 的主要原因。应用外源性肺表面活性物质制剂可以迅速提高肺内的肺表面活性物质含量。将肺表面活性物质经气道滴入 RDS 患儿肺内后,肺表面活性物质磷脂会立即被肺泡上皮细胞摄取,并逐渐强化内源性肺表面活性物质的功能活性,特别是促使 SP-A、B、C 的合成分泌。这一过程与用药后的临床反应和转归密切相关。

【临床表现】

RDS 主要发生在早产儿,尤其在胎龄小于 32 周、出生体重低于 2000g 的早产儿。可以是刚一出生即出现症状或出生后 6 小时内发病,表现为呼吸困难症状,如呼吸频率加快(>60次/分)或呼吸浅弱,鼻翼扇动,呼气呻吟,锁骨上、肋间和胸骨下吸气性凹陷("三凹征"),青紫。这类症状呈进行性加重,并可发生呼吸暂停。典型的 X 线胸片显示 RDS 早期的肺部网状细颗粒影和后期的毛玻璃状("白肺")征象以及相对增强的支气管充气征,伴早产儿胸廓和肺容积偏小特征。血气分析显示酸中毒、低氧血症和高碳酸血症。如果持续低氧血症和酸中毒不能纠正,患儿可以并发肺动脉高压、呼吸与心力衰竭,可在 48~72 小时内死亡。尤其多见于出生体重低于 1500g 的早产儿。经辅助或强制通气的患儿在 3~5 天后,随内源性肺表面活性物质增多,症状会好转,表现为自限性恢复的特点。

【实验室检查】

1.卵磷脂/鞘磷脂比(L/S) 羊水中 us 比值<1,胎儿发生 RDS 危险性可达 100%;L/S>2,发生 RDS 的危险性<1%。同一胎龄小儿的 L/S 可以变化很大,因此单纯用 L/S 不能判断是否发生 RDS,但可以作为预防的指征。羊水中磷脂酰甘油(PG)和 SP-A 也可以作为判断肺成熟的辅助指标,两者在接近出生前偏低,提示肺不成熟。在肺不成熟的胎儿,如果 US、PG、SP-A 均很低,发生 RDS 的危险性非常高。测定气道吸出液或出生后早期胃液的以上指标,也可以辅助判断 RDS 治疗效果及转归。也有研究应用显微镜微泡计数法,检测气道清洗液或胃液中微小气泡与大气泡比例,间接判断内源性肺表面活性物质含量与活性,可有助于床旁快速判断 RDS 疾病程度和治疗效果。

2.血气分析 为最主要实验室检查。患儿呼吸治疗时必须测定动脉血氧分压(PaO_2)、二氧化碳分压($PaCO_2$)和 pH。发病早期,$PaO_2 < 6.5kPa$(50mmHg),$PaCO_2 > 8kPa$(60mmHg),pH<7.20,BE<−5.0mmol/L,应考虑低氧血症、高碳酸血症、代谢性酸中毒,经吸氧或辅助通气治疗无改善,可转为气道插管和呼吸机治疗,避免发生严重呼吸衰竭。一般在开始机械通气后 1～3 小时以及随后 2～3 天的每 12～24 小时,需要检查动脉血气值,以判断病情转归和调节呼吸机参数,以保持合适的通气量和氧供。

【诊断与鉴别诊断】

根据上述临床表现及胸部 X 线的表现,诊断不难。需要鉴别诊断的疾病有:

1.新生儿湿肺 又称暂时性呼吸困难或肺液转运障碍。多见于接近足月儿和足月儿,有剖宫产、羊水吸入、母亲产前应用大量镇静剂等病史。临床症状类似早产儿 RDS,一般主要表现为气促,60～100 次/分,可以出现吸气性凹陷征,肺内有湿啰音。X 线胸片特征为:肺门纹理增强,肺泡、叶间、间质积液,肺血管充血,肺气肿等。如果经吸氧临床症状没有改善或更加重时,宜采用持续气道正压通气(CPAP)或气道插管机械通气治疗,一般 24～72 小时 X 线检查见肺液快速吸收和呼吸急促症状的缓解。

2.B 族溶血性链球菌(GBS)肺炎 可见于早产、近足月和足月新生儿,母亲妊娠后期有感染及羊膜早破史,临床发病特点同早产儿 RDS,可以有细菌培养阳性。胸部 X 线检查表现为肺叶或节段炎症特征及肺泡萎陷征,临床有感染征象,病程 1～2 周。治疗以出生后最初 3 天采用联合广谱抗生素,如氨苄西林加庆大霉素,随后应用 7～10 天氨苄西林或青霉素,剂量要求参考最小抑菌浓度,避免因剂量偏低导致失去作用。

3.遗传性 SP-B 缺乏症 又称为"先天性肺表面活性物质蛋白缺乏症",于 1993 年在美国发现,目前全世界有 100 多例经分子生物学技术诊断明确的患儿。发病原因为调控 SP-B 合成的 DNA 序列碱基突变。临床上表现为足月出生的小儿出现进行性呼吸困难,经任何治疗干预无效。可以有家族发病倾向。肺病理表现类似早产儿 RDS,肺活检发现 SP-B 蛋白和 SP-BmRNA 缺乏,并可以伴前 SP-C 合成与表达的异常,其肺组织病理类似肺泡蛋白沉积症。外源性肺表面活性物质治疗仅能暂时缓解症状,患儿多依赖肺移植,否则多在 1 岁内死亡。

【预防】

预防 RDS 的主要手段包括预期产程并及时做好接生和早产儿复苏急救准备,还可以通过产前评估、产前母体糖皮质激素以及出生后肺表面活性物质的预防性给药,达到预防 RDS 发生的目的。肺表面活性物质在妊娠 22～24 周胎儿肺中出现,25 周左右已可在羊水中检测出,在 32～35 周大量合成。肺表面活性物质在足月出生的新生儿肺内非常丰富,且具有很高的表面活性,但在 32 周以下出生的早产儿,特别是 28 周以下出生、体重低于 1000g 的超低出生体重儿,60%～80% 可以发生呼吸窘迫。

产前给予糖皮质激素治疗,一般产前使用激素的最佳时间为分娩前 24 小时～7 天,给予地塞米松每次 6mg,2～4 次,每次间隔 12～24 小时;或倍他米松,每次 12mg,每天 1 次,共 2 次,可以显著降低 24～34 周早产新生儿 RDS 发生率和新生儿死亡接近 50%,并可以减少新生儿脑室内出血。对于早产儿出生后立即预防性气道内给予肺表面活性物质可以减少 RDS 发生。临床研究亦显示产前给予糖皮质激素和出生后给予肺表面活性物质可以产生增强效果,更有利于预防 RDS。

【治疗】

(一)辅助呼吸治疗

1.氧疗　可以部分改善低氧血症,其作用原理为提高局部通气-灌流差的肺泡内氧分压,使局部痉挛血管舒张,减少右向左分流,提高动脉氧饱和度。持续高氧(FiO_2>0.5)24 小时以上可以导致肺水肿和炎症,严重者出现支气管发育不良(BPD)和眼球后视神经血管损害。

2.经鼻持续气道正压通气(CPAP)　简易水封瓶 CPAP 装置,或带有湿化器的专用 CPAP 装置产品,比较简单,使用方便,但存在氧浓度无法控制和调节、压力不稳定、易诱发气胸等并发症的缺点。CPAP 装置供氧浓度连续可调(21%～100%),气流流量可变(0～12L/min),并具有供气压力上限报警和安全卸压(11cmH_2O)阀门装置,在治疗中可以保持供气压力稳定,显著提高使用的安全性和有效性,减少气胸等并发症,尤其适用于<1500g 体重的早产儿和极低出生体重儿。治疗中一般通过调节流量保持供气压力水平。治疗中供氧浓度在 25%～50%、流量 4～12L/min 可以保持 PEEP 在 4～7cmH_2O,SpO_2 保持在 88%～93% 之间。经 1～3 天治疗后,如果 PEEP 可以下调至 0～1cmH_2O 以下,供氧浓度在 25% 以下,仍可维持 SpO_2 达到 88%～93%,可以转为短时间头罩吸氧至停止呼吸治疗。

3.气道插管和呼吸机治疗　应用指征一般考虑经头罩或 CPAP 治疗 6～12 小时以上病情无改善,且继续加重,可以考虑气道插管和机械通气。临床采用机械通气的一般原则为:FiO_2>0.5,呼吸机参数设定为吸气时间(Ti)最初在 0.3～0.4 秒,呼气末正压(PEEP)在 3～6cmH_2O,通气频率(f)为 50～60 次/分,气道峰压(PIP)在 20～30cmH_2O,以可见胸廓运动为适宜,潮气量(V_T)通气 6～8ml/kg 体重,达到 PaO_2 在 50～70mmHg,$PaCO_2$ 在 45～55mmHg。如果出现呼吸对抗,可以考虑采用镇静剂和肌肉松弛剂,或调节同步触发通气。一般宜控制吸气时间参数上限为 Ti<0.5 秒,PIP<35cmH_2O,PEEP<10cmH_2O,f<70 次/分,同时保持每分通气量(VE)在 250～400ml/kg。严重呼吸衰竭时伴有肺动脉高压者,可以吸入一氧化氮(NO),高频振荡通气(HFOV)也可以治疗早产儿 RDS,在缺乏肺表面活性物质制剂或常频机械通气效果不良时选用 HFOV,可能迅速改善通气障碍,缩短呼吸机治疗时间,并降低 CLD 发生危险性。治疗时初调参数为:振荡频率 7～12Hz,平均气道压 1.0～1.8kPa(10～18cmH_2O),振幅达到 3～4kPa;待 SpO_2 上升到>85%、PaO_2>7kPa、$PaCO_2$<7kPa,可

以将平均气道压和振幅下调到能够维持上述参数在适当水平。参数调节原则上以动脉 $PaCO_2$ 不出现急剧变化为适宜,避免导致脑血流迅速下降,诱发继发性缺血缺氧性脑损伤。

(二)液体治疗

由于 RDS 早期有肺液转运障碍和肺血管高通透性水肿,出生后最初 3 天进液量可以控制在 $50\sim70ml/(kg\cdot d)$,然后逐渐提高到 $80\sim100ml/(kg\cdot d)$。密切监测血电解质,酌情给予钠盐,避免因皮肤薄、非显性失水等原因导致高钠血症和脑损害。在用补液治疗高钠血症时,可能会导致高血糖,可以视情况经胃管输入液体。补充胶体液亦应谨慎,因由于高血管通透性会使输入蛋白沉着于肺间质,使间质胶体渗透压增加,加重间质肺液滞留。碳酸氢钠液可以稀释后缓慢静脉推注,不主张持续滴注。RDS 患儿会因低氧血症使细胞钠-钾 ATP 酶功能低下和肾功能不全,出现高钾血症,因此出生早期不必补钾。出生后会出现短时间甲状旁腺功能低下,可以适当补充钙剂。

(三)血压维持

早产儿外周血压低于 30mmHg 时,脑血流低灌注可以导致脑损伤。低血压可能与血容量过低有关。可以按 $10\sim20ml/kg$ 输入血浆等液体以提高血压,同时给予多巴胺和多巴酚丁胺 $5\sim15\mu g/(kg\cdot min)$。纠正低血压要避免剧烈血压波动,否则会诱发脑出血。在有肺动脉高压时,目前不主张用全身性扩张血管药物,因可造成全身血管舒张导致低血压。可以考虑应用关闭动脉导管药物和吸入 NO 等治疗方式。

(四)护理

对极低体重新生儿 RDS,可通过伺服控制方式,调节环境温度在 $36.5\sim37℃$,控制肛温在 $37℃$。在此条件下保持能量消耗在 $55kcal/(kg\cdot d)$,为出生早期进液量控制时所必需。环境相对湿度保持在 70% 以上。不主张反复气道吸引、改变体位等护理,以减少因过多刺激带来脑血流剧烈波动导致颅内出血。动脉留置导管主要在发病早期,待病儿稳定后应该及时拔掉,避免医源性损害。俯卧位可以应用于机械通气时,可以促进背部肺泡扩张,改善局部肺泡的通气灌流失调。

(五)营养

在 RDS 急性期不给予脂肪乳剂,因脂肪乳剂会对于低氧性肺血流下降产生不利影响。在 RDS 恢复阶段,可以考虑补充氨基酸、脂肪乳剂等。对于贫血者,可以输血和补充红细胞成分等,保持红细胞压积在 40%～50%。

(六)抗生素应用

如果考虑为 GBS 感染,在做血培养后,即可应用氨苄西林和庆大霉素预防性治疗。如果血培养阴性,外周白细胞计数为正常范围,可以停用抗生素。一般应用抗生素为 1 周。如果母亲在分娩前已经应用过抗生素,对血培养阴性者必须根据临床状况处理。对于呼吸机治疗过程中出现气道清洗液培养细菌阳性,可以根据是否为致病菌和药敏试验结果来决定抗生素是否应用。

(七)肺表面活性物质治疗

20 世纪 80～90 年代,国际儿科新生儿医学最突出成果是应用外源性肺表面活性物质对 RDS 的研究在临床预防和治疗的成功。1959 年,美国 MaryEllenAvery 医师首次提出 HMD

的病因是肺表面活性物质缺乏。1980年,日本藤原泽郎医师首次报道了应用牛肺表面活性物质制剂治疗10例HMD成功。1990年以来,发达国家和地区已普遍应用肺表面活性物质预防和治疗RDS。

1.肺表面活性物质制剂　目前国外常规应用的肺表面活性物质制剂为牛和猪肺提取物,富含磷脂和一定量的SP-B和C,不含SP-A,其中以Survanta(牛肺,美国)、Infasurf(小牛肺,美国)、Curosurf(猪肺,意大利)为代表。或者为人工制备的磷脂-醇复合物,不含任何动物源蛋白,如Exosurf(美国,目前已基本不生产)。肺表面活性物质制剂应用指征仅限于新生儿RDS,但也有应用于新生儿和婴幼儿肺部炎症、吸入性损伤等的报道,有一定疗效。外源性肺表面活性物质的代谢主要为肺泡Ⅱ型上皮细胞的摄取和再利用。动物研究显示治疗剂量的肺表面活性物质磷脂的生物半衰期为30～40小时,肺内清除速率为每小时2%～4%。应用稳定同位素的人体研究发现,新生儿肺通过摄取原料合成肺表面活性物质磷脂(磷脂酰胆碱)的速率为每天肺内总量的2%～4%,或4.2mg/(kg·d),但半衰期长达5～6天。

2.肺表面活性物质预防性治疗RDS的指征　出生体重1000克以下常规应用,一般在出生后15～30分钟气道插管后滴入100mg/kg,以防止RDS的发生。临床试验的结论表明对于部分婴儿是有利的,但从经济上看,可能对相当一部分原本不发生RDS的婴儿做了不必要的治疗,因而不主张广泛使用,而局限于对小胎龄极低出生体重儿和珍贵儿有选择地使用。对于胎龄在30～35周、中度呼吸困难的RDS患儿,即使单纯呼吸机治疗,也可以在3～4天后恢复,而不需要依赖外源性表面活性物质治疗。

3.表面活性物质救治性治疗RDS的指征　对于已经出现RDS临床征象的早产儿,可以在机械通气下气道滴入100～200mg/kg,并调节呼吸机参数,保持合适的通气压力,避免出现气漏等并发症。肺表面活性物质治疗的疗效首先为用药后短时期内氧合状况的改善。可以表现为血氧分压的迅速提高,一般给药后几分钟到1～2小时内可以使动脉氧分压提高50%以上,吸入氧浓度下调10%～20%以上。相应的可以将机械通气的吸气峰压减少3～4cmH_2O。50%以上的患儿经单剂量治疗可以在12～24小时显著改善临床状况。反应差者可以占10%～20%,部分给予反复治疗1～2次,可以使临床症状进一步改善。治疗时机宜早,在出生后1～12小时内给药效果较出生后12～24小时以后给药的即刻疗效要显著。疗效不佳的原因,除了表面活性物质制剂本身外,主要与RDS肺内有肺表面活性物质耗竭,缺氧对肺泡组织细胞合成肺表面活性物质的抑制,肺泡毛细血管高通透性致大量血浆蛋白渗出,抑制内源性肺表面活性物质活性有关。

【临床并发症】

1.支气管肺发育不良(BPD)　为继发性慢性肺部病变,早产儿特别是经较长时间氧疗和机械通气可诱发,表现为生后2～3周对机械通气和吸入氧的依赖,严重病例肺部有放射学上纤维化的表现。应用肺表面活性物质治疗RDS可以减少BPD的发生,主要在于肺表面活性物质可以显著减少患儿对机械通气和氧疗的依赖时间,并降低机械通气压力和吸入氧浓度。预防性给药针对极低体重儿和极小胎龄儿可能有预防作用。呋塞米,静脉1mg/kg,一天2次,口服2mg/(kg·d);氢氯噻嗪,2mg/kg,一天2次,与氯化钾同时服用;氨茶碱剂量控制以血浓度保持为12～15mg/L为安全有效。地塞米松治疗在出生后第4周开始,0.25mg/kg,一天2次,每1～2天剂量减半至0.01～0.02mg/kg,一天2次,总疗程在5～7天,以尽量减少皮质激素的不良反应,如高血糖、消化道出血、肾上腺皮质功能抑制、败血症、生长迟缓等。如果皮质激素治疗7天无效,应放弃该疗法。治疗效果以小儿依赖呼吸机和高氧治疗的状况缓解、体重增加、没有感染等并发症来判断。

2.气胸及纵隔气漏 气胸和气漏(纵隔气肿、间质气肿)是RDS的主要并发症,一般需要行胸腔插管闭式引流。主要预防手段为柔和的复苏手法和小潮气量机械通气,或采用新型CPAP装置,可以通过稳定通气压力降低其发生率。目前,经肺表面活性物质治疗后的发生率可以减到10%以下。

3.肺出血 肺出血为严重临床并发症,一般止血药物往往难以奏效。约有2%～7%的经肺表面活性物质治疗的新生儿可以并发肺出血。有报道应用肺表面活性物质制剂治疗肺出血有效,但对于早产极低出生体重儿预后差。

4.持续动脉导管开放 持续动脉导管开放(PDA)多见于经肺表面活性物质治疗后的RDS患儿。20世纪90年代普遍应用后仍在35%～60%。为使关闭动脉导管,可以在出生后第3天起,静脉给予吲哚美辛或布洛芬治疗。如果无效,可以手术结扎使之关闭。

【足月儿RDS】

1.足月儿原发性RDS 一般见于窒息后有肺水肿的足月儿。大部分没有胎粪污染羊水,而无早产儿发生RDS的情况,但可以有产前和产时窒息史,使肺泡上皮细胞的肺液清除功能下降。同时,可以有胸片肺野渗出似炎症、心影大、二尖瓣和三尖瓣关闭不全、低血压、肝脏增大、少尿等症状。彩超检查可以发现心脏收缩力和心输出量下降等。但一般在机械通气和纠正低氧、酸中毒后,会在24小时恢复。

2.足月儿获得性RDS 随着年龄的增加,发生RDS的比例逐渐降低,但是由于非医学适应证剖宫产比例的增高,即使达37周,发生RDS的比例仍可达4%左右。此类患儿与早产儿RDS在临床症状和放射学检查上相似,而不同于窒息后肺水肿,其没有窒息史及心功能低下。可能为表面活性物质相对缺乏,可以考虑用外源性表面活性物质治疗,如果效果不好,则可以用高频震荡通气(HFOV)等治疗手段。

3.先天性肺泡蛋白沉积症和表面活性物质蛋白B缺乏 发病原因为调控SP-B合成的DNA序列碱基突变。临床上表现为足月出生小儿进行性呼吸困难,经任何治疗干预无效。可以有家族发病倾向。肺病理表现类似早产儿RDS,肺活检发现SP-B蛋白和SP-B mRNA缺乏,而前SP-C(proSP-C)基因表达提高。肺组织病理类似肺泡蛋白沉积症。外源性肺表面活性物质治疗仅能暂时缓解症状,不能治愈,患儿多在1岁内死亡,或者依赖肺移植。

(任树萍)

第十三节　胎粪吸入综合征

胎粪吸入综合征(MAS)也称为胎粪吸入性肺炎,多见于足月儿和过期产儿。胎粪最早可见于32周早产儿,但一般在38周后出生的新生儿为明显;自出生后第一天排泄出,胎粪为墨绿色、无味、黏稠的肠道排泄物,由胎儿消化道和皮肤脱落细胞、分泌物、胎脂等组成,不含细菌。在胎儿接近成熟时,胎粪可以受肠道蠕动作用,在副交感神经和肠动素影响下,排出到羊水中。胎儿在宫内的呼吸运动,在促使肺液分泌时,也可以将胎粪污染的羊水吸入气道和肺内。在脐带受压、胎儿窘迫、低氧血症、分娩时窒息等病理条件下,胎儿出现肛门括约肌松弛及强烈呼吸运动,可以将胎粪污染的羊水大量吸入。

【临床流行病学】

胎粪污染羊水可见于 1/10~1/4 的活产足月和过期产新生婴儿,其中约 1/3 可以出现临床呼吸困难的症状。发生严重呼吸衰竭、依赖气道插管和机械通气者仅占小部分。中国香港资料显示胎粪污染羊水占 13% 的活产婴儿,其中 12% 诊断为 MAS,依赖气道插管和机械通气者占 MAS 的 15%,或者为胎粪污染羊水活产婴儿的 1.4%。发生 MAS 危险性随胎龄而增大,在胎龄 37 周为 2%,但到 42 周时可以高达 44%。

【病因和病理生理学】

大量羊水胎粪吸入可以在产程未发动时、产程启动和分娩阶段。一般认为 MAS 与胎儿宫内窘迫相关,但目前资料并不完全支持。胎儿心率变化、Apgar 评分、胎儿头皮血 pH 等指标与羊水胎粪污染并不相关。但根据 MAS 随胎龄危险性增高看,提示宫内胎粪排出与胎儿副交感神经发育成熟及对于脐带受压迫后的反射性调节有关,而且胎粪排出也反映了胎儿消化道的发育成熟带来的自然现象。在胎儿受到刺激时(受挤压、脐带纽结、窒息、酸中毒等),胎儿肛门括约肌松弛并排出胎粪入羊水中,同时反射性开始深呼吸,将污染的羊水及胎粪吸入气道和肺内。由于正常情况下,肺内分泌液保持肺液向羊膜囊流动,胎儿宫内呼吸运动的实际幅度非常小,即使出现少量胎粪进入羊水并不会被大量吸入肺内。但在妊娠后期随羊水减少、产程发动开始刺激胎儿等因素,可能表现为胎儿出现窘迫的征象。

进入气道的胎粪颗粒可以完全阻塞支气管,导致肺叶或肺段不张。当气道部分阻塞时,因气道压力高,使气体进入外周肺泡较容易,而排出气体压力较低,使气道部分阻塞成为完全阻塞,外周肺泡气体滞留导致肺气肿。肺组织过度膨胀时表现为肋间饱满、下压横膈等征象。在大小气道内的胎粪,可以刺激黏膜,产生炎症反应和化学性肺炎。出生后复苏抢救时,如果气道内的胎粪没有及时吸引清除,会逐渐向小气道及外周肺组织内移动,进入肺泡的胎粪则可以抑制肺表面活性物质,导致局部肺泡萎陷。肺部在以上原因的综合影响下,通气和换气功能出现障碍,表现为持续低氧血症、高二氧化碳血症和酸中毒等,严重时出现肺动脉高压。进入肺泡的胎粪颗粒可以立即被肺泡巨噬细胞吞噬和消化。

由于 MAS 往往伴有产前、产时和产后的缺氧,可能在生后早期肺部的病理损伤方面起更大的影响。气道和肺泡上皮细胞可以因缺氧而变性、坏死、脱落,肺泡内有大量渗出和透明膜形成。

【临床表现及诊断】

对 MAS 临床诊断主要有以下方面:

1.宫内窘迫史　有宫内窘迫或产时窒息者,可以在出生后 1、5、10 分钟进行 Apgar 评分,低于 3 分,为严重窒息可能。但严重 MAS 者,Apgar 评分可能在 3~6 分,与临床呼吸窘迫程度不成比例相关。

2.分娩时有胎粪污染羊水　此为发生呼吸窘迫的重要临床诊断依据。如果在分娩时有大量胎粪在婴儿皮肤、指甲、脐带污染,或从口腔、气道吸引出胎粪,则对于呼吸窘迫的病因基本可以确定。

3.临床出现呼吸困难症状　一般表现为进行性呼吸困难,有肋间凹陷征。在出生后 12~24 小时,随胎粪进入外周肺而表现出呼吸困难加重,气道吸引出胎粪污染的液体。呼吸困难的原因可以是气道阻塞使肺泡扩张困难,但更由于窒息导致胎儿肺液不能排出和低氧性肺内血管痉挛。体格检查可以发现胸廓较饱满等,系肺气肿的缘故。

4.放射学检查　有胎粪颗粒影、肺不张和肺气肿等征象。

5.重症 MAS 血气检查　表现为低氧血症和高碳酸血症,可以有严重混合性酸中毒,必须依赖经气道插管和机械通气。

【并发症】

1.气漏和气胸　由于胎粪阻塞小气道导致气陷,使肺泡破裂,变成肺大疱,如果胸膜脏层破裂,可以出现气胸。如果气体沿肺泡间质小血管鞘漏出,可以造成纵隔气肿和心包积气。治疗上可以采用胸腔闭式引流治疗气胸,同时使用肌松剂等抑制患儿过强烈的自主呼吸活动。

2.持续肺动脉高压　一般采用吸入一氧化氮治疗。

【治疗】

1.清除胎粪和气道吸引　分娩时遇到胎粪污染的新生儿应作如下抉择:如果出生患儿为有活力儿(即有自主呼吸,肌张力基本正常,心率达到 100 次/分),则只需要用冲洗球或大口径吸引管清理口腔和鼻腔分泌物以及胎粪。如果患儿为无活力儿(即无自主呼吸,肌张力低,心率小于 100 次/分),立即进行气管插管,吸出声门下气道内胎粪,每次吸引时间不要超过 5 秒钟。反复气道吸引可能降低 MAS 临床危重程度,但是经反复吸引的 MAS 发展为依赖呼吸机治疗的情况仍比较普遍。由于胎粪污染羊水可以被吞咽,因此在胎儿出生后趋稳定时,可以经胃管吸引,以防止胃内容物反流,再吸入肺内。

2.氧疗　对于有呼吸困难者可以吸氧,并可以给予持续气道正压通气(CPAP),3~7cmH$_2$O,以保持扩张中小气道,改善通气和灌流。如果吸入 100% 氧时,动脉氧分压仍然低于 50mmHg,应给予气道插管和机械通气。

3.常规机械通气　常规机械通气(CMV)应用原则为适当加快通气频率,降低 PEEP,保持分钟通气量足够,避免过大潮气量通气。因此,可以采用的参数为:通气模式采用定容或定压 A/C 或 SIMV,供气时间<0.5 秒,通气频率 40~60 次/分,PEEP 在 2~3cmH$_2$O,潮气量在 6ml/kg,分钟通气量为 240~360ml/kg,PIP 在 20~25cmH$_2$O。如果出现呼吸机对抗现象,可以先采用触发敏感度调节,获得相对合适的实际通气频率,如 50~60 次/分,尽量控制少用或不用镇静剂和肌松剂。对抗可能造成颅内血压和血流的剧烈波动,但抑制自主呼吸会降低气道内纤毛黏液系统借助咳嗽运动将气道内容物排出。如果自主呼吸比较强烈,有烦躁不安,也可以用 SIMV+PSV 或 PSV 模式通气,可以降低平均气道压(MAP),可以减少肺泡压力差剧烈变化导致的气胸。呼气时间宜适当延长,以避免内源性 PEEP 形成带来肺泡破裂和气漏。

4.高频通气　高频通气(HFOV)是目前治疗 MAS 普遍采用的通气方式,其优点为持续扩张气道,增加肺泡通气量,有助于改善通气-灌流比例。对于足月新生儿,HFOV 的参数一般采用 10Hz(600 次/分),振荡幅度一般在 30～40cmH$_2$O,达到肉眼可视小儿胸廓振动,通过调节 PEEP 使 MAP 较 CMV 时高 2～3cmH$_2$O,一般在 15～25cmH$_2$O。HFOV 进行 1～2 小时后,会使深部气道和肺泡内的吸入物逐渐排出,氧合状况会有所改善,二氧化碳排出效率提高。

5.肺表面活性物质 由于胎粪可以抑制肺表面活性物质功能,同时窒息缺氧也导致肺泡Ⅱ型上皮细胞合成分泌表面活性物质障碍。因此,外源性表面活性物质治疗成为一种可以选择的方法。一般用表面活性物质治疗后 3 小时,氧和指数(OI＝FiO$_2$×MAP×100/PaO$_2$)由给药前的平均 36 下降到 24,给药后 12～24 小时,FiO$_2$ 由 1.0 下降到 0.73,提示肺表面活性物质治疗 MAS 后短期内可以显著提高气血交换及氧合水平,改善通气效率。临床研究采用多剂量表面活性物质可以显著改善低氧血症。Findlay 等应用牛肺肺表面活性物质制剂随机对照治疗 40 例 MAS 得到显著临床效果。在给药组 20 例中,作者采用气道插管侧孔连续注入技术,将每千克体重 150mg 肺表面活性物质制剂在 20 分钟内给入,同时保持机械通气不停。给药后使 a/A 比值由 0.09 升高到 0.30 以上,OI 由 24 下降到 10 以下,多数患儿需在随后的 6～12 小时内再给予 1～2 剂(首剂的 1/2 量),方可使疗效稳定。此种治疗使得机械通气时间和住院天数减少,并对氧疗依赖程度较低。

6.吸入一氧化氮 由于窒息导致的持续肺血管痉挛,可以发展成持续肺动脉高压症,表现为机械通气依赖＞60％氧供,动脉导管和卵圆孔出现右向左分流、三尖瓣反流等,可以经床旁彩超测定出。应用带吸入一氧化氮(NO)供气装置的呼吸机(如西门子 300 型),可将 NO 气体以低流量接入供气回路。如 NO 钢瓶供气浓度为 1×10^{-3}(1000ppm,1ppm＝1/1000000 体积),目标浓度为 10ppm,可以将 NO 供气流量调节到供气管道通气流量的 1％获得。应用电化学或光化学技术的 NO/NO$_2$ 浓度测定仪,从三通接口连续抽样,测定出实际进入患儿肺部的 NO 浓度。常用的起始浓度为 10～20ppm,在有效时逐渐下调到 5～10ppm,治疗时间为 1～3 天。治疗有效者,可以在吸入 NO 后数分钟至数小时内,动脉氧分压提高 10mmHg,吸入气氧浓度下降 10％～20％,同时可以经彩超检查发现右向左分流转变为双向分流或左向右分流,提示肺动脉压开始下降。

7.体外膜肺(ECMO) 为生命支持技术中挽救肺功能丧失的主要手段。系采用颈外静脉引流出血液,经膜氧和器完成气血交换、加温、抗凝等步骤后,再将含氧血经颈总动脉输回体内,供应全身脏器。此时肺处于休息和修复状态。在数天至数周后,如果肺得到修复,可以恢复功能活动,则将体外循环关闭,使体内肺循环重新工作。MAS 是新生儿中进行 ECMO 治疗的主要对象,约占 40％～50％。目前,由于 HFOV 和吸入 NO 治疗的开展,新生儿中依赖ECMO 治疗的患者数显著下降到以往的 20％左右。由于存在结扎颈总动脉导致脑血供减少以及抗凝控制上的困难,产生微血栓,有脑栓塞的危险;加上人力和消耗品费用上的巨大开支,因此对此技术的应用存在局限性。中国尚未见新生儿常规开展此项技术。

(任树萍)

第十四节　新生儿呕吐

呕吐是新生儿期常见症状,是一系列复杂的神经反射活动。新生儿胃容量小、胃呈横位、贲门括约肌发育不完善、幽门括约肌发育较好、肠道蠕动的神经调节功能较差,由于这些解剖生理特点,新生儿容易发生呕吐。

【病因】

(一)消化系统疾病

各种消化系统疾病都可引起呕吐,主要有消化道先天畸形、梗阻、炎症、感染、出血、功能失调等。

1.消化系统功能紊乱　如吞咽功能不协调、胃食管反流、贲门失弛缓症、幽门痉挛、胎粪性便秘、胎粪排出延迟等。

2.消化道黏膜受刺激　如咽下综合征、胃出血、应激性溃疡、牛奶过敏等。

3.消化系统感染及炎症　如急性胃炎、急性肠炎、坏死性小肠结肠炎、腹膜炎等。

4.消化道梗阻　多数为先天畸形所致。①上消化道梗阻:食管气管瘘、食管闭锁、食管裂孔疝、胃扭转、幽门肥厚性狭窄、环状胰腺、先天性膈疝等;②下消化道梗阻:如肠旋转不良、小肠重复畸形、肠狭窄、肠闭锁、先天性巨结肠、肛门闭锁等。少见疾病有嵌顿疝、肠套叠等。

(二)全身性疾病

许多全身性疾病可引起呕吐,常见的有以下几方面:

1.感染　新生儿感染常引起呕吐,如败血症、呼吸道感染、泌尿系统感染等。

2.颅内压增高　引起颅内压增高的疾病多会导致呕吐,如中枢神经系统感染、脑水肿、脑积水、颅内出血、颅内肿瘤等。

3.先天性代谢性疾病　一些先天性代谢性疾病由于代谢紊乱而导致呕吐,如氨基酸代谢疾病(高氨血症、苯丙酮尿症、甘氨酸血症)、糖代谢疾病(半乳糖血症、枫糖尿症)、肾上腺皮质增生症等。

(三)其他因素

一些疾病因素也可引起新生儿呕吐。

1.喂养不当　是引起新生儿呕吐的常见原因。

2.药物　许多药物可引起消化道反应,发生呕吐,如红霉素、两性霉素B等。

【临床特点】

(一)溢乳和喂养不当

1.溢乳　新生儿溢乳比较常见,但溢乳没有神经反射参与,不属于真正的呕吐。溢乳的原因与食管弹力组织和肌肉发育不完善有关。溢乳多发生在喂奶后不久,乳汁从口角边溢出,喂奶后体位改变可引起溢乳。

2.喂养不当　新生儿喂养不当非常多见,主要原因有:喂奶次数过于频繁,喂奶量太多,浓度不适合,牛乳太热或太凉,配方乳多变;奶嘴孔过大或过小,乳母乳头下陷;喂奶后平卧,体位多动。喂养不当呕吐时,新生儿一般情况较好,改进喂养方法后呕吐可停止。

(二)与内科疾病有关的呕吐

1.吞咽功能不协调　喂奶时即呕吐,常伴有呛咳或吸入,一部分乳汁从鼻孔流出。

2.胃食管反流(GER)　是新生儿呕吐的常见原因,尤其是早产儿。主要与新生儿食管下端括约肌较松弛、胃排空延迟、腹内压增高等因素有关。常在喂奶后不久出现呕吐或表现为溢乳,呕吐物常为不带胆汁的奶液。许多患儿无临床呕吐表现,而发生呼吸暂停、心动过缓、反复吸入甚至猝死。

3.胃黏膜受刺激　出生时咽下羊水或产道血液,刺激胃黏膜引起呕吐。未开奶前即可出现呕吐,开奶后呕吐加重,呕吐物为泡沫样黏液或带血性,用生理盐水洗胃 $1\sim2$ 次,呕吐即可停止。

4.幽门痉挛　为幽门神经肌肉功能暂时性失调所致,解剖结构无异常。呕吐常发生在生后 $2\sim3$ 周,呈间隙性,可为喷射状,呕吐物不含胆汁,与幽门肥厚性狭窄较难鉴别,试用 $1:1000$ 阿托品可缓解。

5.胎粪延迟排出　正常新生儿在生后 24 小时内开始排胎粪,3 天排完。如生后数天排便很少,或胎粪排空时间延迟,患儿可出现呕吐,呕吐物为黄绿色,常伴有腹胀,腹壁可见肠型,用生理盐水灌肠排出胎粪后,呕吐即可缓解。

6.感染性疾病　肠道内感染或肠道外感染均可引起新生儿呕吐,常伴有感染表现如神萎、食欲缺乏,肠道内感染伴有腹泻、腹胀。

7.先天性代谢性疾病　发生呕吐时间无规律性,一般呕吐较频繁和剧烈,常伴有其他代谢病的临床表现,如酸中毒、电解质紊乱、脱水、肝脾大等。

(三)与外科疾病有关的呕吐

1.食管闭锁和食管气管瘘　食管闭锁者第一次喂奶(或喂水)时即发生呕吐,伴食管气管瘘者喂奶时出现呼吸困难、青紫,肺部闻湿啰音,每次喂奶时均出现类似情况。有些患儿出现类似螃蟹吐泡沫,插胃管时胃管受阻折返。

2.幽门肥厚性狭窄　常于生后第 2 周左右开始出现呕吐,呕吐量多,呕吐物为乳汁或乳凝块,酸臭味,无胆汁。呕吐常呈进行性加重,伴脱水、电解质紊乱、营养不良。腹部可见明显的胃型,右上腹可触及枣核大小的肿块。

3.十二指肠和小肠疾病　患儿常有严重呕吐,呕吐物有绿色胆汁,位置较高者生后不久即呕吐,腹胀不明显,位置较低者呕吐出现晚一些,呕吐物为棕色粪便样物质,混有深色胆汁,腹胀明显,肠鸣音活跃,可见肠型、肠蠕动波。

4.直肠肛门疾病　一般先有腹胀,后出现呕吐,肠鸣音活跃,腹部平片显示肠腔扩张,多个液平。先天性巨结肠患儿生后便秘,灌肠后腹胀减轻。

(四)呕吐所致的并发症

新生儿呕吐时常发生一些并发症,需密切注意。

1.窒息与猝死　新生儿呕吐会使呕吐物进入呼吸道,发生窒息,如呕吐物多、没有及时发现可导致猝死。

2.吸入综合征　呕吐物进入气道可发生吸入性肺炎,出现咳嗽、呼吸困难,长时间反复吸入可使吸入性肺炎迁延不愈。

3.呼吸暂停　早产儿呕吐可发生呼吸暂停。

4.出血　剧烈呕吐可导致胃黏膜损伤,发生出血,呕吐物呈血性。

5.水电解质紊乱　呕吐较频繁者,因丧失大量水分和电解质,导致水电解质平衡紊乱,患儿出现脱水、酸中毒、低钠血症等。

【诊断与鉴别诊断】

要详细询问病史,了解分娩时情况、发生呕吐的时间、呕吐特点、伴随症状等,仔细体格检查,初步考虑呕吐的定位和性质,并做进一步的检查,以明确诊断。

（一）定位

根据呕吐发生的时间、呕吐特点、呕吐物、是否有腹胀、肠型、便秘等情况,初步判断消化道疾病的位置。

1.上消化道　呕吐出现时间早,呕吐物为乳汁或乳凝块,不含胆汁,腹胀不明显。

2.下消化道　生后1～2天即呕吐,呕吐物含较多胆汁,腹胀不明显,提示病变在十二指肠或空肠上段。如呕吐物含黄绿色粪便样物质,腹部有较细的肠型和肠蠕动,提示病变在空肠下段或回肠。而直肠病变的呕吐常发生在出生3天以后,呕吐物含棕色粪便样物质,腹胀明显,肠型较粗大,可触及粪块。

（二）定性

为使呕吐原发病得到及时治疗,要鉴别是内科疾病还是外科疾病所致。

1.内科疾病　呕吐症状不剧烈,呕吐次数不频繁,呕吐物常不含胆汁或粪便,有较明显的消化系统以外的症状和体征,常提示呕吐为内科疾病所致。

2.外科疾病　呕吐出现早,频繁,较剧烈,呕吐物含胆汁、血液或粪便,伴脱水和电解质紊乱,常提示呕吐为外科疾病所致。

（三）进一步检查

对呕吐原发病的位置和性质有初步判断后,应及时做进一步的检查,以明确诊断。

1.消化道影像学检查　对消化道先天畸形的诊断有很大的帮助。对吞咽功能不全、食管气管瘘可行碘油造影。对胃食管反流,可做放射性核素检查。对胃十二指肠、小肠部位的先天畸形,钡餐造影可帮助诊断,须注意检查结束时应洗胃,将胃内钡剂洗出,防止呕吐时钡剂吸入。对幽门肥厚性狭窄,可做腹部超声检查。对肠道炎症、感染、低位肠梗阻,可摄腹部X线平片。对结肠疾病如先天性巨结肠,可做钡剂灌肠造影检查。

2.中枢神经系统检查　如怀疑中枢感染,应查脑脊液,对颅内出血或其他占位病变,应做头颅B超或CT检查。

3.血气分析及生化检查　可了解患儿是否存在酸中毒、电解质紊乱。

4.内分泌及遗传代谢病检查　如已排除消化道、中枢神经等疾病,而患儿仍然频繁呕吐,应进一步做内分泌、代谢病方面检查,如血氨、血糖等。

【治疗】

（一）对症治疗

1.禁食　对一些病因未清楚、怀疑外科疾病、消化道出血,可先行禁食,以免加重病情,同时给予补液,保证营养供给。

2.洗胃 对咽下综合征可先洗胃,用温生理盐水,一般洗 2～3 次即可,如洗胃后仍呕吐,应考虑其他疾病。

3.胃肠减压 对外科疾病、呕吐较频繁、腹胀者,可先行胃肠减压,缓解症状,同时做有关检查。

4.解痉止吐 对病因诊断为胃食管反流,可用胃动力制剂或解痉剂。

5.体位 对呕吐患儿,应提高头部和上身的体位,一般 30°左右。

6.纠正水、电解质紊乱 呕吐导致水、电解质紊乱,应及时纠正。

(二)病因治疗

1.手术 对外科疾病需手术治疗,手术时机根据病情而定。

2.抗感染 对消化道感染或其他部位感染所致者,应给抗生素治疗。

3.止血 消化道出血者,可用维生素 K_1、酚磺乙胺等止血。

4.解除颅内高压 脑水肿者用20%甘露醇每次 0.5g/kg,每 6～8 小时 1 次,呋塞米每次 0.5mg/kg,每天 1～2 次。颅内占位病变行手术治疗,脑积水行引流术。

（任树萍）

经十五节 新生儿流行性腹泻

新生儿流行性腹泻是指在产科婴儿室或医院新生儿病房中暴发流行的腹泻。由于新生儿免疫功能不完善及环境因素,易发生感染。病原以细菌、病毒、真菌、寄生虫较为常见,主要通过孕母产道、被污染的乳品、水、乳头、食具、成人带菌者等传播。

【病因及流行病学】

1.细菌 以大肠埃希菌较为常见,致病性大肠埃希杆菌(EPEC)、产毒性大肠埃希菌(ETEC)和出血性大肠埃希菌(EHEC)都曾发生过新生儿流行性腹泻,尤以 EPEC 是常见的病因,流行性强,有时可引起整个产区婴儿腹泻的流行,甚至传至院外,引起整个地区婴儿的流行。流行开始的第一例,多来自孕母分娩前后的腹泻,或宫颈存在大肠埃希杆菌,新生儿在分娩过程中得到感染。也可能在分娩后从母亲处得到感染,于生后 1～6 天发病,先传给婴儿室中附近的新生儿,范围逐渐扩大成为流行。另一种传播方式是曾与流行性腹泻的新生儿有过直接或间接接触,或从工作人员的手或带菌者间接感染到疾病,但尚在潜伏期,作为正常婴儿出院,回家后不久发生腹泻,被送至另一医院的新生儿病室,引起该病室的腹泻流行。

鼠伤寒沙门菌也是流行性腹泻的重要病原,鼠伤寒菌分布广泛,对人和某些动物都可引起疾病,病愈后带菌率又高,因此细菌来源多,发病率高。腹泻的流行常来自孕妇或工作人员的带菌者或患者。有报道工作人员的鼻腔也可带菌,经手的媒介传给新生儿,因此在鼠伤寒发病率高的地方要特别注意新生儿腹泻的流行。新生儿感染沙门菌后带菌率比儿童或成人要高,因此薪生儿患者腹泻控制后要多次作大便培养,至少连续 3 次阴性后方可出院。

其他一些细菌,如空肠弯曲菌、耶尔森菌、产气单胞菌、铜绿假单胞菌、金黄色葡萄球菌、志贺菌、产气杆菌、嗜盐菌等也可引起新生儿腹泻。

2.病毒　轮状病毒是引起新生儿流行性腹泻的最常见病原之一,主要经粪口途径传播,健康成人可作为带毒者,已感染的新生儿也是重要感染源。轮状病毒在环境中较稳定,不易自然灭活,可通过护理人员传播。也有报道轮状病毒可经过呼吸道、胎盘传播。但大便中找到轮状病毒,不可认为是腹泻的病原,因正常大便中也可找到该病毒。在流行中,如大部分患儿大便中轮状病毒的核苷酸或基因构型相同,方可认为是流行的病因。柯萨奇病毒、埃可病毒、肠道腺病毒等也可引起新生儿流行性腹泻。

3.真菌　长时间使用抗生素可继发真菌感染,以白假丝酵母较多见。

4.寄生虫　滴虫、梨形鞭毛虫、隐形孢子虫等也可引起新生儿流行性腹泻。

【临床表现】

(一)消化道症状

腹泻每天数次或十多次,大便性状与病原有关,可呈稀水样便、黏液便、血样便,患儿常有食欲缺乏、腹胀、呕吐。

(二)全身症状

常有发热、精神萎靡、哭吵不安,严重者出现嗜睡、面色苍白、唇周发绀。

(三)水、电解质平衡紊乱

新生儿腹泻常在短时间内发生脱水、酸中毒、低钠血症、低钾血症等并发症,严重者面色发灰、皮肤花纹、四肢发凉、尿少,出现休克。

(四)其他

有些患儿同时伴有其他部位感染,如肺炎、中耳炎、尿路感染、鹅口疮、败血症等。

不同病原所致的新生儿流行性腹泻各有一定特点:

1.大肠埃希菌肠炎　致病性大肠埃希菌肠炎的大便为水样、蛋花汤样,有腥臭味;产毒性大肠埃希菌肠炎的大便为稀水样;侵袭性大肠埃希菌肠炎的大便呈黏液脓血样,有腥臭味,大便量不多。

2.鼠伤寒沙门菌肠炎　大便性状多变,可呈水样、黏冻样、黑绿色或灰白色,有明显的腥臭味。

3.轮状病毒肠炎　起病急,常发热,大便稀水样,量多,腥臭味可不明显。

4.金黄色葡萄球菌肠炎　大便多为黄绿色、暗绿色、水样,有腥臭味。

5.真菌性肠炎　大便呈黄绿色稀水样,或豆腐渣样,泡沫多。

【诊断】

1.病史及流行情况　要详细询问病史,了解流行病学情况,有助于诊断。

2.临床表现　要详细观察大便性状。同时要密切观察病情发展,新生儿脱水程度较难估计,尤其对早产儿,皮下脂肪少,用皮肤弹性估计脱水并不准确,最好根据连续的体重记录、尿量测量。

3.病原学检查　要及时留取标本做细菌培养。如怀疑轮状病毒感染,要同时查病毒抗原。如怀疑真菌感染,大便镜检可见真菌孢子和菌丝。

4.血气分析和电解质检查　新生儿腹泻易发生酸中毒和电解质紊乱,应及时做血气分析和电解质检查,做到及时治疗。

【预防】

新生儿流行性腹泻的预防主要是消毒隔离和治疗患者,以切断感染源。一旦发现新生儿腹泻就应立即隔离患儿和其父母,并积极治疗患者。如发现流行已难避免,立即将直接或间接接触过的婴儿集中在一个病房,每天做大便培养,严密观察腹泻的发生。对大便培养阳性者再另集中隔离。

有作者认为,凡大便培养阳性者,不论有无腹泻都给予抗生素预防,疗程5天。但也有反对药物预防,因为药物预防后带菌率更高,症状可能推迟出现,有时还可能使症状反复发作,延长流行时间。

腹泻流行的婴儿室都应检疫,不收新婴儿或新患者,将已康复的婴儿集中在一起,大便培养阴性3次后出院,未发生腹泻的新生儿也另集中在一间,经过潜伏期(1～6天)后大便培养阴性3次后方可出院。任何患儿出院后,原床位上的用品(如被褥、被单、枕头)及病床都应消毒。

婴儿室和病室在流行期间应每天消毒,地板湿拖,家具湿揩,不让灰尘飞扬,定时作空气、地板、墙壁和家具拭子培养。

工作人员应特别注意手的刷洗,每接触一患儿后应再洗手,方可接触另一婴儿,定时作手拭子、鼻腔拭子和大便培养,阳性者暂脱离病室或婴儿室。喂奶前需戴消毒手套,然后装奶头。对有粪便污染的尿布和床单需集中在一起,消毒后才可送出病室。

【治疗】

(一)控制感染

根据病原及药敏结果,选用抗生素,对革兰阴性杆菌,可选用头孢第三代抗生素或安美汀。病毒性腹泻不必使用抗生素。真菌性肠炎应停用抗生素,用制霉菌素口服。

(二)纠正水电解质紊乱

对新生儿腹泻要随时观察是否有脱水、酸中毒和电解质紊乱,要及时予以纠正。

1.补液量 新生儿个体差异较大,不同出生体重,不同日龄,需要量均不同,要个体化,对轻、中度脱水补液量不宜过多。对重度脱水,有循环衰竭者,先给2:1等张液20ml/kg,静脉滴注。

2.补液性质 等渗脱水补1/2张,低渗脱水补2/3张,高渗脱水补1/3张。

3.补液速度 输液总量的1/2,以8～10ml/(kg·h)速度静脉滴注,约需8小时,另1/2以5～6ml/(kg·h)速度静脉滴注。早产儿补液速度应<7ml/(kg·h)。

4.纠正酸中毒 用碳酸氢钠,根据血气分析BE值计算,5%碳酸氢钠(ml)＝－Be×体重(kg)×0.5,先用计算量的1/2,用5%葡萄糖等量稀释静脉滴注。纠正酸中毒的目标是使pH不低于7.25。

5.纠正电解质紊乱 新生儿腹泻易发生低钠血症和低钾血症,补钾不宜操之过急,如血钾<3.5mmol/L,可给氯化钾1.5～3mmol/(kg·d),用10%氯化钾1～2ml/(kg·d),稀释成0.15%～0.2%,持续静脉滴注。

（三）其他治疗

可用思密达，每次 0.5g，每天 2～3 次。腹泻时间较长者需用微生态调节剂，如丽珠肠乐口服。

（任树萍）

第十六节　先天性梅毒

梅毒是一种由梅毒螺旋体引起的全身感染性疾病，可分为先天和后天两种。后天梅毒（获得性梅毒），性接触是其主要的传播途径，临床经过可分三期。先天梅毒又称胎传梅毒，病原体在母体内通过胎盘途径感染胎儿，可引起死产、早产，妊娠梅毒对胎儿的有害风险较正常孕妇高 2.5 倍。妊娠合并梅毒其围生儿死亡率高达 50%。梅毒是一种严重影响婴幼儿身心健康的疾病。近年来，梅毒发病率持续增高，胎传梅毒逐年攀升，必须引起我们的高度重视。

【临床流行病学】

1.发病率　先天性梅毒的发病率在欧美发达国家为 0.8%～1.5%；非洲撒哈拉以南地区 21% 的同生期死亡婴儿与先天性梅毒有关；而在东南亚、北非和俄罗斯等国，先天性梅毒的发病率亦呈迅猛上升态势，已高达 5000/10 万～17000/10 万。美国 CDC 1999～2008 年孕产妇梅毒和先天性梅毒的数据表明，其发病率与人群中成年孕妇梅毒发病率平行。中国内地先天性梅毒报告发病率 1991 年为 0.01/10 万活产数，1997 年上升为 0.53/10 万活产数，2007 年为 50.30/10 万活产数（8408 例），2008 年为 56.76/10 万活产数（9480 例），2008 年较 2007 年增长 12.8%。

2.病原学　梅毒螺旋体为密螺旋体，菌体纤细，两端尖直，由 6～14 个螺旋组成，螺旋弯曲规则，形似细密的弹簧，因其透亮不易染色，又称为苍白螺旋体。近年来研究发现，梅毒螺旋体外膜几乎全由磷脂构成，虽然机体产生了针对它的内部蛋白的抗体，但保护性极差以致梅毒仍继续进展。梅毒螺旋体增殖一次平均约 30 小时。梅毒螺旋体的抵抗力极弱，对干燥、热、冷都很敏感，离体后干燥 1～2 小时即死亡，在血液中 4℃ 经 3 天可死亡，稀薄的肥皂水及一般的消毒剂很容易将其杀死。

3.传染源与传播途径　传染源是现患梅毒患者及隐性梅毒孕妇。梅毒螺旋体可通过完整的皮肤或黏膜进入体内。早期梅毒皮肤黏膜损害的分泌物中含有大量的病原体，有很强的传染性，随着病程的进展，传染性越来越小，通过直接或间接接触而受染的情况较少见。胎盘途径是先天性梅毒的主要传播途径。梅毒螺旋体可以在妊娠 4 个月后由于绒毛膜细胞滋养层的萎缩，通过胎盘使胎儿受染。近几年，通过电子显微镜检查发现，梅毒螺旋体在妊娠早、中、晚期均能通过胎盘感染胎儿。

【发病机制】

人群对梅毒普遍易感。梅毒的致病机制至今仍不十分清楚。梅毒螺旋体自母体内通过胎盘进入胎儿体内后，在胎儿的肝、脾、肾上腺等内脏组织中大量繁殖，释放入血，可引起皮肤黏膜、骨骼、血液、内脏等病变，严重者可致流产、早产、死产。主要病理改变有血管内皮细胞肿胀增生致管腔闭塞,远端局部坏死或干酪样改变,或纤维组织增生形成瘢痕,使器官结构和功能受损。

【临床表现】

早期先天梅毒,其发病症状相当于后天二期梅毒。严重的病例出生时可早产,出现肝脾大、全身皮损、贫血、血小板减少等表现;也有出生时表现正常或仅有低出生体重,在生后 3 周左右出现临床症状,表现为发育营养差、体重不增、消瘦、反应低下、皮肤皱褶、老人貌、发热、贫血、病理性黄疸、血小板减少等。

皮疹与后天二期梅毒相似,常见斑疹、丘疹。皮疹数目多、分布广、不痛不痒,且有多种形态,斑疹(玫瑰疹)多见于肢端掌跖部,呈深红色或铜红色。在口周、唇周和肛周者常呈放射状糜烂,愈合后形成特征性的放射状瘢痕,具有诊断意义。丘疹性梅毒疹可发生于全身各处,扁平湿疣型是丘疹性梅毒疹发生于潮湿易摩擦部位、融合而成的特殊形态,多见于肛周和外生殖器部位,稍高出皮面,界限清楚,可有糜烂及渗出物,含有大量梅毒螺旋体。梅毒性天疱疮较常见,多在掌跖部发生豌豆大小脓疱,基底呈暗红色或铜红色,破溃后糜烂,有特征性。

梅毒性鼻炎在黏膜损害中最常见,可见鼻黏膜肥厚、肿胀,有浆液性或脓血性分泌物及结痂,致鼻腔狭窄、堵塞,患儿呼吸及吸吮困难,为先天性梅毒的特征之一。严重者可使鼻骨和鼻软骨受损致鼻根下陷形成马鞍鼻。

骨骼损害以骨、软骨炎及骨膜炎最常见,骨髓炎及骨膜炎引起肢体剧烈疼痛而使肢体呈假性瘫痪。

肝脾大、病理性黄疸和全身淋巴结肿大。淋巴结以肱骨滑车上淋巴结肿大最显著,还可有低蛋白血症、全身水肿、毛发脱落、脉络膜视网膜炎等。

中枢神经系统受累在早期较少见,可有脑膜脑炎或脑积水,脑脊液中细胞数增多、蛋白升高,梅毒血清反应阳性。

特征性的 Hutchinson 齿(上切牙下缘狭窄有半月形凹陷)、佩刀胫(胫骨中部前缘骨膜增厚)、鞍状鼻、口周发射状瘢痕、实质性角膜炎(单侧/双侧角膜深在性浸润,角膜混浊,影响视力)、神经性耳聋,属晚期先天梅毒表现,在新生儿期较少见。

【实验室检查】

(一)梅毒螺旋体检查

取皮肤或黏膜破损的分泌物直接涂片,用暗视野显微镜检查梅毒螺旋体。

(二)非梅毒螺旋体血清试验

1.性病研究实验室(VDRL)试验　　以血拟脂作抗原检测患者血清中的抗体,此试验易于操作,出结果快,敏感性高,非特异性,有假阳性,可用于大规模筛查。

2.快速血浆反应素(RPR)及环状玻片试验/甲苯胺红布加热血清实验(TRUST)　　RPR是 VDRL 试验的改良法,因加有高纯度的胶体碳,试验时试剂与阳性血清反应产生黑色凝集,容易判断结果。优缺点同上。TRUST 是一种非梅毒螺旋体抗原血清试验,主要用于梅毒的筛选和疗效观察。

3.梅毒螺旋体血清试验　　以梅毒螺旋体作为抗原检测血清中的特异性抗体,可用于肯定诊断。

（1）荧光螺旋体抗体吸收（FTA-ABS）试验：一般在感染早期即可阳性，假阳性率仅 0.18%～0.26%，缺点是抗梅毒治疗后阳性仍可保持 10 年之久，不能作为疗效判断指标。

（2）梅毒螺旋体血凝试验（TPHA-TP）/TP 乳清凝集实验（TPPA）：梅毒确诊试验，但不能用于判断再感染和复发的指标。

（3）梅毒螺旋体 IgM 型抗体的测定：感染 2 周后血清中即可测得 IgM 抗梅毒螺旋体抗体，婴幼儿可自母体获得 IgG，VDRL 和 TPHA 均可呈假阳性，因此检测梅毒特异性 IgM 抗体，对诊断先天梅毒具有较大价值，先天梅毒治疗后可转阴，再感染时又可变阳性，可作为疗效判断和再感染的诊断指标。

【诊断】

根据病史、临床表现及实验室检查可作出诊断。

【治疗】

驱梅治疗首选青霉素，迄今无耐药菌株报道。青霉素最小抑菌浓度为 $0.01\mu g/ml$，大于 $0.03\mu g/ml$ 可以保证杀灭梅毒螺旋体，如低于该浓度超过 24 小时，梅毒螺旋体又可增殖，故应选用长效青霉素。青霉素剂量不宜过大，加大剂量并不能提高疗效，反而会引起赫氏反应。首次剂量宜小，3 万～5 万 U，第二天起剂量为 5 万 U/kg，分 2～3 次，肌内注射或静脉注射，疗程 10～14 天。普鲁卡因青霉素 G 油剂 5 万 U/kg，肌内注射，每天一次，疗程 10 天。苄星青霉素 G 每次 5 万 U/kg，每周一次，共用 3 次。婴儿每一个疗程总剂量不超过 300 万 U，较大儿童不超过 600 万 U。疗程结束后应在 2、4、6、9、12 个月复查血清反应，一般需一年左右血清转阴，必要时可重复治疗。青霉素治疗的疗效确切，治愈率在 95% 以上。

对于青霉素过敏者，有条件者可行脱敏疗法，无条件者可换用红霉素，剂量为 20～30mg/（kg·d），疗程 10～14 天；或头孢曲松 80mg/（kg·d），肌注，疗程 10 天。

【预防】

①对梅毒进行全面的系统监控，加强防治宣传教育；②加强婚前、产前检查，应常规作梅毒血清试验；③凡是可疑梅毒妊娠妇女，首次产前应作 VDRL 试验，定期作血清血检查，如果确诊应行驱梅治疗，必要时中止妊娠；④对于梅毒高危新生儿，定期随访检查，早发现早治疗。

（任立中）

第十七节　　新生儿破伤风

新生儿破伤风是由破伤风杆菌引起的一种急性感染性疾病。临床特征为牙关紧闭，面肌痉挛呈苦笑面容，重者全身肌肉强直性阵发性痉挛。目前，新生儿破伤风的发病率已明显下降，很多地区已基本消灭本病。但在农村某些地区仍有散发，须继续做好新生儿破伤风的防治工作。

中医称本病为"脐风"，认为本病是新生儿因脐带处理不善，接触不洁之物，为风冷水湿秽毒之邪所侵而发生的疾病。因常在生后 4～7d 内发病，故又有"四六风"、"七日风"之称。由于本病发生后首先出现的症状是牙关紧闭,故又称"锁口风"、"摄口脐风"。宋代《小儿卫生总微论方》就指出新生儿摄口脐风与成人破伤风为同一疾病,该书还提出用烙脐饼子烧灼脐带,以预防脐风。

【病因病理】

(一)西医的病因病理

破伤风杆菌为革兰阳性厌氧菌,广泛存在于土壤及人、畜粪便中,在一定条件下产生芽孢,芽孢抵抗力强,需煮沸 1h 或高压蒸气(120℃)消毒 10min 方可杀灭,石炭酸溶液中需 10～12h,含碘消毒剂或 1‰升汞溶液 2～3h 才能杀灭。普通消毒剂不能杀灭破伤风杆菌。当处理脐带时,可通过受其污染的接生者的手或用污染有破伤风杆菌的剪刀、线绳、纱布等而将破伤风杆菌带入脐部,包扎造成的缺氧环境更有利于破伤风杆菌的繁殖。若受外伤,伤口染菌,亦可感染。该菌可产生两种外毒素:一种为痉挛毒,可沿神经干、淋巴液、血液等传至脊髓和脑干,与中枢神经组织中的神经节苷脂结合,使后者不能释放甘氨酸等抑制性传导介质,引起全身肌肉强烈收缩。因三叉神经最先受累,故牙关紧闭最早出现。此毒素一经与神经组织结合,即不会被抗毒素中和,它是引起本病典型症状的直接原因。该毒素也兴奋交感神经,导致心动过速,高血压,多汗等表现。另一种外毒素为溶血毒素,可致局部组织坏死及心肌损害。

(二)中医的病因病机

中医认为,本病的发病原因,主要由于新生儿断脐时消毒不严,断脐后脐部护理失宜,为风冷水湿秽毒之邪所侵而致。邪毒侵入脐中,由表入里,以致经络壅滞,气机失畅,气血失常,精神不舒,躁扰多啼,时发喷嚏,继而筋脉不利,故吮乳困难,或牙关紧闭,颈项牵强,此为脐风发病的先兆。病邪深入,经络营卫阻滞,气血不运,经脉为邪毒所闭,肝肾所伤,筋脉拘急,故牙关紧闭,面呈苦笑,四肢抽搐,角弓反张,舌体强硬,不能吮乳,啼声难出等。邪毒入于心脾,则脐突腹紧,唇青口噤等,邪毒入肺,则喘促屏气,啼叫不止。若邪毒致脏气损伤,元阳衰败,则见脐边青黑,爪甲青黑,呼吸喘促,汗出不止等危候。

【临床表现】

(一)症状与体征

潜伏期 3～14d,大多 4～8d。潜伏期愈短,病情愈重,病死率愈高。从症状出现到首次抽搐为痉挛前期。患儿首先出现的症状是口不能张大,吮乳困难,烦躁哭闹,随后牙关紧闭。当出现抽搐表现即为痉挛期,面肌痉挛使口角外牵,眼裂变窄而呈苦笑面容,继而四肢抽搐,全身肌肉痉挛严重者,可呈角弓反张。喉肌和呼吸肌痉挛,可致呼吸困难、发绀、窒息、甚至死亡。膀胱和直肠括约肌痉挛可致尿潴留及便秘。肌肉痉挛可致体温增高。各种轻微刺激均可诱发肌肉痉挛。经合理治疗,渡过痉挛期者,1～4 周后痉挛渐减轻且间隔时间延长,能吮乳,恢复正常吮乳能力常需 1 个月左右。完全恢复需 2～3 个月。

(二)并发症

痉挛常可并发肺炎和败血症。

(三)中医辨证

1.邪犯肌表　躁扰哭闹,时发喷嚏,吮乳困难,牙关紧闭,苦笑面容,颈项强直,脐部红肿,舌质淡红,苔薄白,指纹红滞。

2.邪犯五脏　牙关紧闭,苦笑面容,四肢青紫,角弓反张,喘促屏气,啼声不出,面目青紫,脐突腹紧,甚或脐边青黑,汗出淋漓,爪甲青黑等。舌暗红或紫,苔黄,指纹紫滞。

【实验室检查】

取脐部或伤口处分泌物作厌氧菌培养,部分患儿可查到破伤风杆菌。由于培养之阳性率不高,故诊断本病应以病史及临床表现为依据。

【诊断】

根据脐带处理有消毒不严的病史,生后 3～14d 发病,如有牙关紧闭、苦笑面容、轻微刺激即诱发肌肉痉挛等典型症状,即可作出诊断。早期仅有哭闹、吸吮困难,尚无其他表现时,可用压舌板对病儿进行咽部检查,如压舌板轻压引起牙关紧闭即可诊断。

【治疗】

(一)西医治疗

1.一般治疗　应有专人护理,密切观察病情。病室要安静、避光、禁止一切不必要的刺激。各种医疗护理操作宜轻巧、迅速,最好在止痉药发挥最大疗效的同时进行。注意供给足够的营养和水分,病初应暂禁食,痉挛减轻后可胃管喂养,插胃管前应使用镇静药,每次喂奶量不宜太多,避免呕吐和发生窒息。若入量较少,伴呕吐或痉挛者应给予静脉补液。经常消除鼻咽分泌物,保持呼吸道通畅,必要时给氧。脐部换药可用 3% 过氧化氢溶液清洗,或 1:4000 高锰酸钾清洗,再涂以 2.5% 碘酊,再脱碘,每日 1 次,至伤口愈合。并注意消毒隔离,避免呼吸道感染。所换敷料用火烧掉。

2.抗毒素　破伤风抗毒素(TAT)可中和尚未与神经组织结合的游离毒素,对已和神经结合的毒素无效,故越早用越好,一般用 1 万～3 万 U 静脉滴注或肌内注射。有条件者可用人体破伤风免疫球蛋白(TIG)500～3000U 肌内注射(不可静脉注射)。脐部周围皮下注射 TAT 3000～5000U。TIG 较 TAT 半衰期长,且不会产生血清病等过敏反应,不必做过敏试验。

3.控制痉挛　应选用对呼吸中枢抑制较小的止痉药。可采用联合用药或交替用药的方法,增强镇痉的效果。通过鼻饲或静脉给药,应尽量少用肌内注射。剂量以恰能控制痉挛发作为度。痉挛减轻后延长间隔时间或减少药量,逐渐停药。常用的药物①首选地西泮(安定):每次 0.1～0.3mg/kg,每 4～8h 1 次;②苯巴比妥钠:负荷量 15～20mg/kg,维持量 3mg/(kg·d),每 4～8h1 次;③氯丙嗪和(或)异丙嗪:每次 0.5～2mg/kg,每 4～8h 1 次,现已较少应用;④水合氯醛:每次 30～60mg/kg,保留灌肠,可作为发作时的临时用药;⑤眠尔通:中枢性横纹肌松弛药,并有安定作用。每次 50～100mg,每 4～8h 1 次。

4.控制感染　青霉素可杀灭破伤风杆菌,15 万～20 万 U/(kg·d),或用头孢菌素,通常用药 7～10d,可杀灭破伤风杆菌。亦可用甲硝唑。脐部感染严重者,则应扩创引流,去除坏死组织。

5.其他疗法　据报道,国外采用肌肉松弛药氯化筒箭毒碱和间歇正压通气治疗本病,使病死率明显下降。其他则对症处理,如高热时应退热,体温不升者宜保暖,呼吸衰竭时可给予呼吸兴奋药,脑水肿时应给予脱水药。

（二）中医治疗

1.邪犯肌表

治法：祛风散邪，通络解痉。

方药：玉真散。制天南星、防风、白芷、天麻、羌活、白附子各等份，共为细末，每次 0.3～1g，2～4/d。可酌加止痉散（全蝎、蜈蚣各等份）、白僵蚕。若作汤剂，防风、白芷各 4g，天麻、羌活、白附子、制天南星各 3g。水煎服，每日 1 剂，亦可酌加红蓖麻根、蝉蜕、荆芥等。

2.邪犯五脏

治法：熄风除痰，解毒止痉。

方药：五虎追风散加减。全蝎、天麻、僵蚕各 3g，蝉蜕 6g，制天南星 1g，诸药煎液冲服朱砂 0.5g，每日 1 剂。亦可选用撮风散加僵蚕、钩藤各 3g 全蝎 2g，炙蜈蚣半条，朱砂（冲服）0.5g，麝香（冲服）0.1g，甘草 3g，水煎服。

（三）其他疗法

1.单验方　①单味蝉蜕 30g，浓煎。用于脐风轻症。②僵蚕，蝉蜕各 10 个（炒黄），蜈蚣 1 条（炒黄），朱砂 1.5g，牛黄 0.15g，共研极细末。每次服 1/4 量，乳汁送服。服药后 1～2h，可有肠中雷鸣及放矢气者，即为药已生效之征。

2.外治法　用脐风撮口方（蜈蚣 1 条，蝎梢 5 个，僵蚕 7 个，瞿麦 1.5g 为细末），每次 0.3g，吹入鼻中，以通窍熄风。若有反应而啼哭者，用薄荷 1g 煎汤，调上药末 0.6g 内服。本方具有温通经络，驱风止痉之效。

【预防及护理】

建立健全妇幼卫生保健网，认真推行新法接生，严格执行无菌操作，本病是完全可以预防的。对于急产或来不及消毒时，亦应将剪刀烧红冷却后断脐，线绳置碘酒中浸泡后扎脐，并把脐带残端多留数厘米，以便进一步处理。对脐带已处理而消毒不完善者，应争取 24h 内将残留的远端剪去一段，重新结扎，近端用 3% 过氧化氢溶液或 1：4000 高锰酸钾溶液清洗后涂以碘酒。同时应肌内注射破伤风抗毒素（TAT）1500～3000U，或人体破伤风免疫球蛋白 75～250U。

（胡　英）

第十八节　新生儿败血症

新生儿败血症指病原体侵入新生儿血液循环，并在其中繁殖和产生毒素所造成的全身炎症反应综合征，有时还在体内产生迁移病灶。常见的病原体为细菌，也可为真菌、病毒或原虫等。本节主要阐述细菌性败血症，其发生率占活产婴儿的 1‰～10‰，病死率为 13%～50%。本病症状常隐匿且无特异性，不易早期诊断，须提供警惕，以便及时发现。

中医无败血症的病名。本病的发生主要是外感邪毒内侵血分而致，故属于中医邪毒内陷、疮毒走黄等病。

（一）西医

【诊断要点】

1.病史　常有产前、产时与感染有关的病史，如孕妇发热、消毒不严接生史、胎膜早破、羊水浑浊、发臭、产程延长等。常有气管插管、脐血管或周围静脉插管史。出生后常有"挑马牙"等黏膜损伤史或皮肤、脐部等感染史。

2.症状　新生儿患病时大多无特异性症状，患败血症时亦缺乏典型表现，主要症状为少吃（或吸吮无力）、少哭（或哭声低微）、少动（或全身虚弱）、反应低下（或精神委靡、嗜睡）、体温不升（或随外界温度波动）、体重不增或黄疸迅速加重（可为此病的唯一表现）等。

3.体征　皮肤黏膜可见瘀点、瘀斑、病理性黄疸、肝脾大、皮肤黏膜化脓性病灶或深部脓肿及浆液腔积脓。

4.检查　非特异性检查、病原菌检查、其他血清学诊断能进一步明确诊断。

（1）外周血象：血白细胞总数$<5\times10^9/L$或$>20\times10^9/L$，未成熟白细胞所占比例$\geqslant0.2$，血小板计数$<100\times10^9/L$有诊断价值。

（2）病原学检查：①细菌培养。可取血标本、脑脊液、尿、气道分泌物进行涂片、培养，阳性有助于诊断。②病原菌抗原检测。采用对流免疫电泳、乳胶凝集试验、血凝抑制试验等方法有助于寻找感染源。

（3）急相蛋白：C反应蛋白很灵敏，在感染6～8小时内即上升，8～60小时达高峰，感染控制后迅速下降。此外，可测定触珠蛋白等其他急相蛋白。

【治疗原则】

1.一般治疗　注意保暖，维持水、电解质平衡及补充热量，及时纠正酸中毒及缺氧，局部感染灶（如脐部及皮肤）的处理等。

2.抗生素治疗　用药原则：①早用药。怀疑败血症的患儿不必等血培养结果即用抗生素治疗。②静脉、联合给药。在病原菌未明前选用兼顾革兰阳性球菌及阴性杆菌的广谱抗生素，明确病原菌后根据其药敏试验调整用药。③疗程足。血培养阴性、病情好转后继续治疗5～7天；血培养阳性，疗程至少10～14天；有并发症者要治疗3周以上。④注意药物不良反应。1周以内的新生儿，尤其是早产儿肝肾功能不成熟，一定要注意药物的不良反应，给药次数宜减少，每12～24小时给药1次，1周后每8～12小时给药1次。氨基糖苷类抗生素可能产生耳毒性，不主张用于新生儿。如为铜绿假单胞菌，常选羧苄西林、哌拉西林或头孢他啶。厌氧菌感染首选甲硝唑。耐酶链球菌、金黄色葡萄球菌可用万古霉素。

3.对症治疗　①休克时输注新鲜血浆或全血；应用多巴胺；②有黄疸给予蓝光治疗；③有脑水肿及时给予降颅压处理；④纠正酸中毒和低氧血症。

4.支持治疗　少量多次输血或输血浆以增加机体的抵抗力。

5.免疫疗法　静脉注射免疫球蛋白，每日300～500mg/kg，连用3～5天以增强抗感染能力。

【治疗方案】

1.推荐方案

（1）大肠埃希菌败血症：氨苄西林加用头孢噻肟。氨苄西林：日龄<7天，用100mg/（kg·d），分2次静脉滴注；日龄>7天，用150mg/（kg·d），分3次静脉给药。头孢噻肟剂量：日龄

＜7 天,用 100mg/(kg·d)分 2 次静脉滴注;日龄＞7d,用 150mg/(kg·d),分 3 次静脉给药。

(2)金黄色葡萄球菌败血症:苯唑西林、氯唑西林或双氯西林。体重＜2000g:日龄＜7 天,50mg/(kg·d),分 2 次给药,＞7 天,100mg/(kg·d),分 3 次给药;体重＞2000g:日龄＜7 天,75mg/(kg·d),分 3 次给药,＞7 天,150mg/(kg·d),分 4 次应用,均用静脉给药。亦可用第二代头孢菌素如头孢呋辛,剂量为 50～100mg/(kg·d),分 2 次静脉给药。

(3)链球菌败血症:青霉素,20 万～40 万 U/(kg·d),分 2～3 次,静脉给药。

(4)厌氧菌败血症:甲硝唑,日龄＜7 天,15mg/(kg·d),分 2 次静脉应用。＞7 天,15～30mg/(kg·d),分 2～3 次静脉给药。

(5)耐药菌感染所致败血症:万古霉素,日龄＜7 天,20～30mg/(kg·d),分 2 次应用;＞7 天,30～45mg/(kg·d),分 3 次应用。注意监测肝肾功能及血常规。

2.可选方案

(1)大肠埃希菌败血症:头孢曲松,50～100mg/(kg·d),1 次/d,静脉给药。

(2)金黄色葡萄球菌败血症:头孢呋辛,日龄＜7 天,100mg/(kg·d),分 2 次静脉滴注;＞7 天,150mg/(kg·d),分 3 次静脉给药。

临床经验:本病西医治疗的关键是早期联合使用抗生素,最好在药敏的指导下使用。病原菌未明前,可结合当地菌种流行病学特点和耐药情况选择两种抗生素联合使用,病原菌明确后根据药敏选择用药,药敏不敏感但临床有效者可不换药。抗生素的剂量要足,疗程要长;同时应密切监护,防止并发症的出现。

(二)中医

【病因病机】

中医学认为本病主要为毒邪侵及营血所致。初生儿脏腑娇嫩、藩蓠疏薄、卫表不固,邪毒或从口鼻、或从皮肤而入,内侵营血,化热化火,邪陷心包。本病病在血分,五脏与之有关。

1.邪毒炽盛　毒邪盛于体内化热化火,热极生风,亦可邪入心包,邪毒入营伤络,而致气不摄血。

2.毒陷正虚　正虚邪盛,邪毒内陷,正不胜邪时,正气不支而致。

3.余邪未清　疾病的后期,邪气尚未完全去除,正气尚未完全恢复。

【辨证论治】

新生儿败血症早期正盛邪实,治疗应以祛邪为主,病情进展,正气渐虚,治疗当以扶正祛邪,回阳固脱。

1.邪毒炽盛证

(1)主症:多见于足月儿,主要表现为正盛邪实。证见发热烦躁,哭闹不安,皮肤黏膜可见出血点或黄染,腹胀,肝脾大,甚则神昏、惊厥。舌质红,苔黄少津,脉数,指纹紫滞。

(2)治法:清热解毒,清营凉血。

(3)处方:清营汤加味。水牛角 2g,生地黄 3g,玄参 1g,麦冬 3g,丹参 1g,当归 2g,金银花 2g,连翘 1g,蒲公英 2g,竹叶 3g,黄连 1g,板蓝根 2g,茵陈 3g,地锦 2g。加减:伴有惊厥、昏迷者,可加用安宫牛黄丸或止痉散。

2.毒陷正虚证

(1)主症:多见于早产儿,小于胎龄儿或体质较差的足月儿。主要表现为正虚邪盛。证见精神委靡,不吃不哭,体温不升,肤色苍白、青灰或明显黄染,或有出血点,甚则气息微弱,四肢厥冷。舌质淡红,苔薄白,脉细无力,指纹淡红或隐而不显。

(2)治法:益气解毒,扶正祛邪。

(3)处方:参附汤加味。人参 2g,附片 1g,黄芪 3g,当归 1g,金银花 3g,玄参 1g,麦冬 2g,丹参 1g,板蓝根 3g,茵陈 2g,地锦 2g。

3.余邪未清证

(1)主症:多见于疾病恢复期。证见低热或不规则间歇发热,嗜睡或哭闹不安,吮乳较少,较易出汗,尿较黄,面色苍黄或苍白。舌质较红、少津,苔薄黄或薄白,脉细数,指纹淡紫或滞。

(2)治法:养阴清热,益气健脾。

(3)处方:竹叶石膏汤加减。竹叶 2g,丹参 1g,紫花地丁 2g,生石膏 3g,麦冬 2g,山药 3g,人参 2g,地锦 2g。

【中成药处方】

1.清开灵注射液 每次 2～5ml,加入 5% 葡萄糖 50～100ml 中静脉滴注,1 次/d。组成:胆酸、珍珠母(粉)、猪去氧胆酸、栀子、水牛角(粉)、板蓝根、黄芩苷、金银花。功效:清热解毒,醒神开窍。主治:昏迷抽搐者。

2.茵栀黄注射液 每次 5ml,用 10% 葡萄糖 20ml 稀释静脉滴注,1 次/d。组成:茵陈提取物、栀子提取物、黄芩苷、金银花。功效:清热、解毒、利湿。主治:黄疸伴肝脾大者。

3.紫雪丹 每次 0.2～0.3g,2 次/d,口服。组成:石膏、寒水石、磁石、滑石、犀角(代)、羚羊角(代)、木香、沉香、玄参、升麻、甘草、丁香、朴硝、硝石、麝香、朱砂。功效:清热解毒,镇痉息风,开窍定惊。主治:抽搐者。

(三)中西医结合

【思路】

新生儿败血症是新生儿期严重的感染性疾病,目前治疗本病仍以西药为主。近 30 多年来的实验与临床研究证实,有不少中药具有广谱抗菌作用,如金银花、连翘、板蓝根、蒲公英、穿心莲、黄连、黄柏、地棉、栀子、紫花地丁、龙胆草、十大功劳、大蒜、牛黄、牡丹皮等。板蓝根、蒲公英、穿心莲与玄参还有拮抗细菌内毒素的作用,可以减轻实验动物由内毒素所导致的内脏损害,中西医结合"菌""毒"并治能提高疗效。

1.中西药联合消炎灭菌 三黄汤(小檗碱、黄芩、土大黄)与氨苄西林联合应用,对铜绿假单胞菌与大肠埃希菌效果可提高十几倍。治疗金黄色葡萄球菌脓毒血症,在抗生素疗效不满意的情况下,加用五味消毒饮、黄连解毒场、清瘟败毒饮等方加减后,症状明显减轻,体温下降;有黄疸者加用茵栀黄注射液;有瘀斑或肝脾大者,加赤芍、红花、川芎等;邪盛正衰者加人参效果良好。以上研究说明中医药治疗败血症,可弥补西医药的不足。

2.西药杀菌,中药缓解症状 久用抗生素,在新生儿期很易并发二重感染,且常可引起某些耐药菌株的产生。而具有抗菌作用的中药种类很多,且毒性低、不良反应少,通常经辨证后以复方的形式给药,有利于减少耐药菌株的发生。若与抗生素交替使用,也可减少抗生素的不良反应,因此在临床施治中常以此种方式进行治疗,获得了满意的效果。

【处方】

1.处方一西医常规治疗的基础上,使用清开灵注射液,每次 2～5ml,加入 5％葡萄糖溶液 50～100ml 中静脉滴注,1 次/d。

2.处方二西医常规治疗的基础上,使用茵栀黄注射液:每次 5ml,用 5％葡萄糖溶液 20ml 稀释静脉滴注,1 次/d。

(四)注意事项

1.保护性隔离。避免交叉感染,当体温过高时,可调节环境温度,打开包被等物理方法或多喂水来降低体温,新生儿不宜用药物、酒精擦浴或冷盐水灌肠等刺激性强的降温方法。体温不升时,及时给予保暖措施。

2.保证营养供给,喂养时要细心,少量、多次给予哺乳,保证机体的需要。吸吮无力者,可鼻饲喂养或结合病情考虑静脉营养。

3.清除局部感染灶,如脐炎、鹅口疮、脓疱疮等,促进局部病灶早日痊愈,防止感染蔓延扩散。

4.严密观察病情变化,加强巡视,监测 T、P、R、BP 的变化,如出现面色发灰、哭声低弱、尖叫、呕吐频繁等症状时,做好抢救准备。

5.清开灵注射液稀释后必须在 4 小时内用完,偶有高热、寒战、药疹等过敏反应,应及时停药并对症处理。

(胡 英)

第三章　营养性疾病

第一节　蛋白质-热能营养不良

蛋白质-热能营养不良是由于缺乏能量和(或)蛋白质所致的营养缺乏症,主要见于婴幼儿,其临床特征为体重明显减轻、皮下脂肪减少、皮下水肿、伴有各种器官的功能紊乱,以能量供应不足为主者称消瘦型,以蛋白质供应不足为主者称水肿型。

本病属中医"疳病"范畴。疳者甘也,疳者干也。前者指恣食肥甘油腻食物,脾胃受损;后者指全身消瘦、肌肤干瘪、脾胃津液干涸、气血津液不足。

(一)西医

【诊断要点】

1.病史　多有较长期饮食摄入不足史(如喂养不当、饮食行为不良),或消化系统疾病和慢性消耗性疾病史,或先天不足史。轻度患儿易被忽略,需通过定期生长监测、随访才能发现。

2.症状　形体消瘦,面色不华,毛发稀疏枯黄,饮食异常,大便干稀不调,或脘腹膨胀等明显脾胃功能失调症状。兼有精神不振,或好发脾气,烦躁易怒,或喜揉眉擦眼,或吮指磨牙等症。疳肿胀(营养性水肿)者,出现肢体水肿。

3.体征　生长停滞,体重下降。轻者形体消瘦,体重比正常同年龄儿童平均值低15%以上,严重者干枯羸瘦,体重可比正常平均值低40%以上。容易感染,可有低血压、低体温、心动过速和肝大。

4.检查

(1)血常规:血红蛋白和红细胞压积下降。

(2)血生化:血清总蛋白,尤以清蛋白明显降低,水肿型明显,而消瘦型多为中等程度。电解质紊乱,血清游离脂肪酸上升,尤以水肿型明显。血清葡萄糖含量正常,但空腹6小时以上则下降。尿肌酐、羟脯氨酸、3-甲基组氨酸、尿素氮排出降低。微量元素缺乏,维生素A、维生素B、维生素C、维生素D缺乏。

【治疗原则】

1.一般治疗　积极治疗原发病,如纠正消化道畸形,控制感染性疾病,根治各种消耗性疾病,改进喂养方法等。加强护理,预防并发症产生。

2.饮食治疗　对于营养不良患儿要给予合理膳食安排,食物应从流质、半流质到饮食。营养不良患儿的消化道因长期摄入过少,已适应低营养的摄入,过快增加摄食量易出现消化不良、腹泻。消瘦型多补充能量,水肿型多补充蛋白质,同时补充多种维生素及矿物质。经口摄入困难者可采用鼻饲。

3.其他治疗　可应用促进消化与代谢功能的药物;病情重者可鼻饲要素饮食,或进行静脉高营养液治疗,必要时可少量多次输入全血或血浆,婴儿每次 25～50ml,儿童每次 100ml。对严重患儿切忌大量输液及血浆等,积极治疗并发症,纠正脱水、电解质紊乱,治疗贫血及各种感染。

【治疗方案】

可选方案　助消化药:多酶片 1～2 片口服,3 次/d。乳酶生 0.3～0.6g,口服,3 次/d。重度营养不良儿可给予蛋白同化激素,如苯丙酸诺龙,每次 10～25mg 肌内注射,每周 1～2 次,连用 2～3 周,以促进体内蛋白质合成,增进食欲。对胃纳极差甚或拒食者,可试用胰岛素葡萄糖疗法,胰岛素,每次 2～3U 肌内注射,每日 1 次,在注射前先服 20～30g 葡萄糖,1～2 周为 1个疗程。

临床经验:需注意过早给予高蛋白饮食可能引起腹胀和肝大,因此饮食治疗需采取由少到多,由稀到干,由单一到多样化,循序渐进的方法来进行。近年世界卫生组织推荐了一种"F-100"的治疗奶方,即在早期食疗奶中加植物油、维生素及微量元素组成的混合奶,用以治疗严重营养不良所致的微量元素失衡,每 100 克奶可提供 100kcal 热量,能最大程度地增加体重,使儿童营养状况得以较快恢复。

(二)中医

【病因病机】

引起小儿疳证的原因较多,临床以饮食不节,喂养不当,营养失调,疾病影响,药物过伤以及先天禀赋不足等因素为常见,其病变部位主要在脾胃,病情演变可涉及五脏。

1.饮食不节,损伤脾胃　此为疳证最常见的病因。小儿"脾常不足",运化功能薄弱,且乳食不知自节,食物的摄纳必须适应脾胃的受纳运化功能。如饮食不节,乳食无度,过食肥甘厚味、生冷坚硬难化之物,或妄投滋补食品,以致乳食壅滞中焦,难以腐化。如积久不消,损伤脾胃,纳化失职,则水谷精微无以运化,气血津液无以化生,脏腑肌肉失于濡养,日久则形成疳证。

2.喂养不当,营养失调　小儿正常的生长发育有赖于全面丰富的营养物质,若母乳不足,代乳品配制过稀,未能及时添加辅食,或过早断乳,摄入食物的数量、质量不足,或偏食、挑食,致营养失衡,脾胃生化乏源,长期不能满足机体生长发育的需要,脏腑肌肉、四肢百骸失于濡养,气液亏损,形体日渐消瘦而形成疳证。

3.疾病影响,气血亏耗　多因小儿慢性消耗性疾病,如久病吐泻,反复外感,罹患时行热病、肺痨诸虫,经久不愈,失于调治;或误用攻伐,致脾胃受损,津液耗伤,气血虚损,肌肉消灼,形体日渐羸瘦,而成疳证。

4.禀赋不足,脾胃亏虚　先天胎禀不足,或早产、多胎,或孕期久病、药物损伤胎元,先天畸形等,致先天脾肾素亏,元气虚惫。脾胃功能虚弱,纳化不健,水谷精微化生不足,气血亏耗,脏腑肌肤失于濡养,形体羸瘦,形成疳证。

【辨证论治】

本病有主证、兼证之不同,主证应以八纲辨证为纲,重在辨清虚、实;兼证宜以脏腑辨证为纲,以分清疳证所累及之脏腑。主证按病程长短、病情轻重、虚实分为疳气、疳积、干疳三个阶段。疳气为疳证的初期阶段,病情轻浅,证情发展,出现形体明显消瘦,肚腹膨隆,烦躁多啼等典型症状体征者,称为疳积,若出现全身肌肉消削,貌似老头,腹凹如舟,精神委靡者,则为疳证后期之干疳阶段,是为虚证重证。兼证常在干疳阶段出现,因累及脏腑不同,症状有别。

1.主证之疳气

(1)主症:形体略瘦,体重不增,面色少华或微黄,毛发稀疏,食欲不振,或多食多便,精神正常或欠佳,易发脾气,大便干稀不调,舌质略淡,苔薄微腻,脉细有力。

(2)治法:调脾健运。

(3)处方:资生健脾丸。7剂,每日1剂,分2次煎服。组成:党参5g,白术5g,山药5g,茯苓5g,薏苡仁5g,泽泻5g,藿香5g,砂仁3g,白扁豆5g,麦芽10g,神曲6g,山楂6g。加减:食欲不振,腹胀苔厚腻,去党参、白术,加苍术5g,鸡内金5g,厚朴5g;大便稀溏加炮姜3g,肉豆蔻5g;多汗易感加黄芪5g,防风5g,煅牡蛎10g。

2.主证之疳积

(1)主症:形体明显消瘦,面色萎黄无华,肚腹膨胀,甚则青筋暴露,毛发稀疏结穗,困倦思睡或精神烦躁,夜卧不宁,或见揉眉挖鼻,吮指磨牙,动作异常,食欲不振,大便夹不化食物残渣、气味酸臭,舌淡苔腻,脉沉细而滑。

(2)治法:消积理脾。

(3)处方:肥儿丸。7剂,每日1剂,分2次煎服。组成:人参5g,白术5g,茯苓5g,神曲5g,山楂5g,麦芽10g,鸡内金5g,大腹皮5g,槟榔3g,黄连5g,胡黄连5g,甘草3g。加减:腹胀明显加枳实3g,木香3g;大便秘结加火麻仁5g,郁李仁5g;烦躁不安,消谷善饥,嗜食异物加连翘5g,黄芩5g;恶心呕吐加竹茹5g,半夏5g。

3.主证之干疳

(1)主症:形体极度消瘦,皮肤干瘪起皱,大肉已脱,皮包骨头,面呈老人貌,毛发干枯,面色白,精神委靡,啼哭无力,腹凹如舟,杳不思食,大便稀溏或便秘,或伴低热,舌淡嫩,苔少,脉细弱。

(2)治法:补益气血。

(3)处方:八珍汤。组成:党参5g,黄芪5g,白术5g,茯苓5g,甘草5g,熟地黄5g,当归5g,白芍5g,川芎5g,陈皮5g,扁豆5g,砂仁3g,神曲5g,麦芽10g。加减:四肢欠温,大便稀溏去熟地黄、当归,加肉桂5g,炮姜5g;夜寐不安加五味子5g,夜交藤5g;若出现面色苍白,呼吸微弱,四肢厥冷,脉细欲绝者,应急施独参汤或参附龙牡救逆汤以回阳救逆固脱,并配合西药抢救。

4.兼证之眼疳

(1)主症:两目干涩,畏光羞明,眼角赤烂,甚则黑睛浑浊,白翳遮睛或有夜盲等。

(2)治法:养血柔肝,滋阴明目。

(3)处方:石斛夜光丸。组成:石斛5g,天冬5g,生地黄5g,枸杞子5g,菊花5g,白蒺藜5g,蝉蜕3g,木贼草5g,青葙子5g,夏枯草5g,川芎5g,枳壳5g。加减:夜盲者选羊肝丸加减。

5.兼证之口疳

(1)主症:口舌生疮,甚或满口糜烂,秽臭难闻,面赤唇红,五心烦热,夜卧不宁,小便短黄,或吐舌、弄舌、舌质红、苔薄黄、脉细数。

（2）治法：清心泻火，滋阴生津。

（3）处方：泻心导赤散。组成：黄连5g，栀子5g，莲子心5g，竹叶5g，灯心草5g，赤茯苓5g，生地黄5g，麦冬5g，玉竹5g。内服药同时，加外用冰硼散或珠黄散涂搽患处。

6.兼证之疳肿胀

（1）主症：足踝水肿，甚或颜面及全身水肿，按之凹陷，面色无华，神疲乏力，四肢欠温，小便短少，舌淡嫩，苔白滑，脉沉迟无力。

（2）治法：健脾温阳，利水消肿。

（3）处方：防己黄芪汤合五苓散。组成：黄芪5g，白术5g，甘草5g，茯苓5g，猪苓5g，泽泻5g，防己5g，桂枝3g。加减：若水肿腰以下为甚，四肢欠温，偏于肾阳虚者，可加附子3g，干姜3g，或用真武汤加减。

【中成药处方】

1.木香槟榔丸　口服，3～6g，2～3次/d。组成：木香、槟榔、枳壳（炒）、陈皮、青皮（醋炒）、香附（醋制）、三棱（醋制）、莪术（醋制）、黄连、黄柏（酒炒）、大黄、牵牛子（炒）、芒硝。功效：行气导滞，攻积泄热。主治：食积内停，脘腹胀满，大便秘结。

2.儿康宁糖浆　口服，10ml，3次/d。组成：党参、黄芪、白术、茯苓、山药、薏苡仁、麦冬、制何首乌、大枣、焦山楂、炒麦芽、桑枝。功效：益气健脾，和中开胃。主治：儿童身体瘦弱，消化不良，食欲不佳。

3.化积口服液　口服，10ml，3次/d。组成：鸡内金（炒）、三棱（醋制）、莪术（醋制）、槟榔、雷丸、茯苓（去皮）、海螵蛸、红花、鹤虱、使君子仁。功效：健脾导滞，化积除疳。主治：脾胃虚弱所致的疳积，症见面黄肌瘦、腹胀腹痛、厌食或食欲不振、大便失调。

（三）中西医结合

【思路】

"治疳必先治脾"以运脾开胃为治疗大法。运用消食助运，健脾益气，调理脾胃，养胃生津，补益气血法以增强脾胃对水谷的运化、吸收。配合肌注蛋白同化类固醇，苯丙酸诺龙促进水谷精微输布，合成蛋白质，促进钙、磷等微量元素和维生素的吸收。再给予合理的饮食喂养，增加高蛋白饮食。三法同用，发挥各自优势，使气血化生充足，充养全身。用以濡养脏腑、筋骨，充实肌肉、毛发，增加脂肪组织，改善贫血症状。

1.中西药联合促消化，调脾胃，增吸收　西药给予助消化药多酶片、乳酶生等促进食物消化，增进食欲。同时口服中药汤剂资生健脾丸、肥儿丸等，并合理调整饮食习惯、营养等能够收到良好的效果。这种方法适用于轻中度营养不良患儿胃纳极差拒食者。

2.西药重症抢救，中药回阳救逆　重度营养不良患儿可给予蛋白同化激素，如苯丙酸诺龙以促进体内蛋白质合成，增进食欲。对胃纳极差甚或拒食者，可试用胰岛素葡萄糖疗法，补充能量。病情严重伴明显低蛋白血症或严重贫血者，可少量多次输血浆或全血、清蛋白。静脉滴注高能量脂肪乳、多种氨基酸、葡萄糖等也可选用。配合中药独参汤或参附龙牡救逆汤以回阳救逆固脱。

【处方】

1.处方一 肥儿丸 7 剂,每日 1 剂,分 2 次煎服;再用多酶片,1～2 片,口服,3 次/d。乳酶生 0.3～0.6g,口服,3 次/d。同时给予半脱脂乳、豆浆、鱼、蛋、粥、糕、饼等喂养。适合轻中度营养不良胃纳尚可者。

肥儿丸组成:人参 5g,白术 5g,茯苓 5g,神曲 5g,山楂 5g,麦芽 10g,鸡内金 5g,大腹皮 5g,槟榔 3g,黄连 5g,胡黄连 5g,甘草 3g。

2.处方二 苯丙酸诺龙,每次 10～25mg 肌内注射,每周 1～2 次,连用 2～3 周。胰岛素葡萄糖疗法:胰岛素,每次 2～3U 肌内注射,每日 1 次,注射前先服 20～30g 葡萄糖,1～2 周为 1 个疗程。胃纳尚可后可予八珍汤口服。适合重度营养不良患儿,胃纳欠佳者。

八珍汤组成:党参 5g,黄芪 5g,白术 5g,茯苓 5g,甘草 5g,熟地黄 5g,当归 5g,白芍 5～10g,川芎 5g,陈皮 5g,扁豆 5g,砂仁 3g,神曲 5g,麦芽 5g。

(四)注意事项

1.由于患儿已适应低营养摄入,过量进食会导致腹泻、消化不良,故应分步到位:①轻症从每日 250～330kJ/kg 开始。②中、重度从每日 165～230kJ/kg 开始,逐步少量增加,吸收能力较好后,可逐渐加到每日 500～727kJ/kg 并按实际体重计算热能。

2.所需食品除乳制品外可选豆浆、蛋类、肝泥、肉末、鱼粉等高蛋白食物,蛋白摄入量从每日 1.5～2.0g/kg 开始,逐步增加到 3.0～4.5g/kg。食物中应含有丰富的维生素和微量元素。高蛋白食物不宜过早给予,以免引起腹胀和肝大,此外也可给予酪蛋白水解物、氨基酸混合液或要素饮食。

3.保持良好的生活环境,保证居室温度适宜,光线充足,空气新鲜,患儿衣着要柔软,注意保暖,注意清洁卫生,防止交叉感染,保持适度活动。

4.病情较重的患儿要加强全身护理,做好皮肤清洁及眼、鼻、口腔卫生护理,注意食具卫生,防止褥疮、眼疳、口疳等并发症的发生。要及时观察病情变化,如有猝变应及时中西医结合救治。

5.定期测量患儿的体重、身高,以及时了解和分析病情,观察治疗效果。

(胡 英)

第二节 维生素 A 缺乏症

维生素 A 族的原形化合物是全反式视黄醇,天然维生素 A 只存在于动物体内,并分两种类型:维生素 A_1(视黄醇)和维生素 A_2(3-脱氢视黄醇)。维生素 A 缺乏症是一种因体内维生素 A 缺乏引起的疾病,常伴随蛋白质-能量营养不良。

【流行病学】

维生素 A 缺乏是导致儿童严重视觉损害和失明的主要原因,同时也是增加儿童严重感染性疾病危险和死亡风险的主要原因之一,维生素 A 缺乏被世界卫生组织确认为四大营养缺乏病之一。本病好发于 6 岁以下婴幼儿,1～4 岁为发病高峰。据 WHO 报道,因维生素 A 缺乏,全世界每年有 50 万名学龄前儿童患有活动性角膜溃疡。

20 世纪 90 年代初,美国全国性营养调查结果表明,在 3～11 岁儿童中,血清维生素 A 水平低于 $20\mu g/dL$ 占 $2.2\%～6.1\%$,在 $20～24\mu g/dL$ 之间的占 $7.8\%～11.9\%$,在 $25～30\mu g/dL$ 之间的占 $19.6\%～28.7\%$。1991 年,Quito 营养调查表明:2% 的 1～5 岁儿童血清维生素 A 水平低于 $10\mu g/dL$,18% 低于 $20\mu g/dL$。同期菲律宾调查农村学龄前儿童,29% 的儿童血清维生素 A 低于 $20\mu g/dL$,6% 低于 $10\mu g/dL$。巴西于 1996 年调查学龄前儿童维生素 A 低于 $10\mu g/dL$ 高达 15.3%。可见发展中国家维生素 A 缺乏发病率高于发达国家。在我国,卫生部委托首都儿科研究所对 14 个省 42 个市县 8669 例 0～5 岁儿童于 1999 年 12 月～2000 年 3 月协作进行维生素 A 缺乏情况调查,结果显示,<6 个月婴儿为 33.4%,2 岁以上儿童维生素 A 缺乏的发生率为 0.15%。亚临床型维生素 A 缺乏发生率较高,已成为儿童广泛的缺乏症之一而备受关注。据 WHO 统计,1995 年,全球近 2.51 亿儿童有亚临床型维生素 A 缺乏。据报道,我国为儿童亚临床型维生素 A 缺乏的国家,城市学龄前儿童亚临床型维生素 A 缺乏发生率约 20%,农村约 45%。

根据 2002 年 WHO 的报道,全球有 80 万儿童(1.4%)死于维生素 A 缺乏症,1.8% 的消耗性疾病也是由于维生素 A 缺乏症所造成的。调查显示,接近 1/2 的维生素 A 缺乏症和干眼症发生在非洲、南亚和东南亚地区。2000 年,南非的调查发现,有 1/3 的 0～4 岁儿童患维生素 A 缺乏症,在同年调查 3000 名死亡儿童中发现,28% 的儿童死于因维生素 A 缺乏症导致的腹泻,23% 死于因维生素 A 缺乏症导致的麻疹,21% 死于因维生素 A 缺乏症导致的疟疾。维生素 A 缺乏症是该地区极其严重的公共卫生问题。2006 年,朝鲜光州调查显示,2.4% 的儿童患维生素 A 缺乏症,42.3% 患轻度维生素 A 缺乏症。印度于 2007 年进行的全国调查显示,每年有 52000 名儿童因维生素 A 缺乏症而导致失明。2006 年,中国疾病控制中心调查显示,我国 6 岁以下儿童维生素 A 缺乏症的发生率是 12.2%,严重维生素 A 缺乏症占 0.5%,1 岁以上儿童发病率最高的西部地区占 17.4%。

【发病机制及病因】

1.摄入不足　初生时维生素 A 在肝脏中的贮存量很少。出生后维生素 A 的主要来源是食物。母乳中的维生素 A 含量丰富,一般母乳喂养的小儿不会发生维生素 A 缺乏症。故婴儿时期,应提倡母乳喂养,人工喂养时,须给含脂肪的牛乳,婴儿如果单靠炼乳、脱脂牛乳、豆浆、米粉等食品喂养,容易发生维生素 A 缺乏。早产儿肝脏内维生素 A 的贮存量更少,且脂肪吸收能力也有限,生长发育的速度又较快,故更容易发生维生素 A 缺乏症。如在疾病状态下,长期静脉补液未补充维生素 A;或因饮食受到限制,也将导致维生素 A 缺乏。

2.吸收减少　维生素 A 缺乏可见于多种临床情况,如吸收障碍综合征、慢性腹泻、慢性痢疾、慢性肝炎、胆道梗阻、胆囊纤维化、钩虫病、肠道感染等均可影响维生素 A 的吸收。

3.锌摄入不足　当锌缺乏时,维生素 A 结合蛋白、前清蛋白、维生素 A 还原酶都降低,使维生素 A 不能利用而排出体外,造成维生素 A 缺乏。Rahman 等证实锌的缺乏限制了维生素 A 的生物利用率,锌和维生素 A 的缺乏经常同时存在于营养不良的小儿,同时给予维生素 A 和锌的补充可以改善维生素 A 的缺乏。近来有报道指出,铁的不足对维生素 A 的利用也有影响。

4.消耗增加　当小儿患结核、麻疹、水痘、肺炎以及高热时,维生素 A 的消耗增加,如此时未予及时补充,则造成维生素 A 的血浆浓度降低。

5.利用障碍　如小儿患有肝脏、肾脏、甲状腺疾病、胰腺囊性纤维变性及蛋白-能量营养不良时,将导致血浆中视黄醇结合蛋白(RBP)代谢异常,导致维生素 A 缺乏。

【临床表现】

由于维生素 A 和维生素 A 原缺乏所引起的营养缺乏病,临床上首先出现暗适应能力下降,小婴儿此症状不明显,如不仔细观察,容易被忽视。首先由母亲发现,患儿在暗环境下安静,视物不清,行走、定向困难。数周及数月后出现结膜干燥症,结膜干燥,失去光泽,主要是由于结膜和附近腺体组织增生,分泌减少,继而发生干燥。在眼球巩膜近角膜缘外侧,由脱落的角膜上皮形成三角形白色泡沫状斑块称结膜干燥斑。如果维生素 A 持续缺乏,将发生角膜干燥症,伴有畏光,随后发生视物变形。睑板腺肿大,并且沿着睑缘出现一串特征性的水泡,表面上皮的连续性遭到破坏,伴有非炎症性的溃疡形成和基质浸润,引起角膜软化、变性、溃疡甚至穿孔等损害,晶状体、虹膜脱出,造成整个眼睛的损害,通常为双侧性的,单侧发病少见。

维生素 A 缺乏也可引起皮肤的改变,开始时皮肤较正常干燥,以后由于毛囊上皮角化,发生角化过度的毛囊性丘疹,主要分布在大腿前外侧、上臂后侧,后逐渐扩展到上下肢伸侧、肩和下腹部,很少累及胸、背和臀。丘疹坚实而干燥,色暗棕,多为毛囊性,针头大至米粒大,圆锥形。丘疹的中央有棘刺状角质栓,触之坚硬,去除后留下坑状凹陷,无炎症,无主观症状,丘疹密集犹似蟾蜍皮,称蟾蜍皮病。皮疹发生在面部,可有许多黑头。患者毛发干燥,缺少光泽,易脱落,呈弥漫稀疏,指甲变脆,表面有纵横沟纹或点状凹陷。

维生素 A 缺乏对骨骼(特别是长骨)的伸长也有明显影响,使骨变得又短又厚。Hu W 等人通过色层分析法测定维生素 A 浓度,证明维生素 A 浓度和体重以及 BMI 有明显的统计学意义,提示维生素 A 对儿童的生长发育有明显的影响。

维生素 A 缺乏时,对呼吸系统也有不同程度的影响,使气管及支气管的上皮细胞中间层的细胞增殖,变成鳞状、角化,并使上皮细胞的纤毛脱落,失去上皮组织的正常保护功能,容易发生呼吸系统的感染。

维生素 A 缺乏可使小儿的免疫力低下,容易反复出现感染;容易有精神障碍,甚至出现脑积水。

【实验室检查】

1.视觉暗适应功能测定　维生素 A 缺乏症患者的暗适应能力比正常人差,但是其他因素也可引起暗适应能力降低,如视神经萎缩、色素性视网膜炎、睡眠不足等。

2.血清维生素 A 水平测定　是评价维生素 A 营养状况的常用指标,也是最可靠的指标,正常值为 $300 \sim 500 \mu g/L$,若低于 $200 \mu g/L$ 为缺乏。

3.血浆中视黄醇结合蛋白测定(RBP)　近来有人认为 RBP 与人体维生素 A 水平呈正相关,RBP 的含量可反映人体维生素 A 的营养水平。正常儿童的血浆 RBP 的含量为 $23.1 mg/L$。

4.维生素 A 的相对剂量反应试验　当血清中维生素 A 浓度在正常范围时,肝脏维生素 A 已有耗尽的可能,因此采用相对剂量反应(RDR)法间接评价个体体内维生素 A 的贮存量。口服 1000mg 维生素 A 棕榈酸,分别于口服前和口服后 5 小时测定血清维生素 A 浓度。若服后 5 小时的血清维生素 A 浓度增高幅度,即 RDR(RDR)率≥20％,表示肝脏内维生素 A 的贮存已处于临界状态。用此方法可以进一步确定亚临床状态维生素 A 缺乏。

【诊断】

仔细询问病史,如患者存在维生素 A 摄入不足,或者存在维生素 A 的吸收、利用障碍,或引起维生素 A 消耗过多的疾病,同时合并暗适应障碍、夜盲、结膜干燥、角膜软化或四肢伸侧有毛囊性角化丘疹,通过暗适应检查和血浆维生素 A 浓度的测定可基本作出诊断。WHO 推荐的诊断标准为:血清维生素 $A<0.7\mu mol/L$ 为维生素 A 缺乏;$0.7\sim1.4\mu mol/L$ 为亚临床维生素 A 缺乏(维生素 A 存在不足);$1.4\sim2.79\mu mol/L$ 为维生素 A 贮存充足。

若血清维生素 A 水平在正常低值,此时肝内维生素 A 的储存也可能已耗竭。在这种可疑的情况下,可采用敏感而可靠的相对剂量反应试验来进一步确定亚临床维生素 A 的缺乏。亚临床维生素 A 缺乏已成为儿童广泛的营养缺乏症而受关注。亚临床维生素 A 缺乏是指儿童因维生素 A 摄入不足导致的轻度维生素 A 缺乏,其特点是无典型的临床表现。

尽量做到尽早诊断、尽早治疗,防止严重后果的发生。

【治疗】

如患儿因为疾病引起维生素 A 缺乏,应首先去除病因,同时给予维生素 A 丰富的饮食。用维生素 A 治疗维生素 A 缺乏症,疗效迅速而有效。每天补充维生素 A2.5 万 U(1U 的维生素 $A=0.3\mu g$ 的视黄醇),口服或肌注均可,共 $1\sim2$ 周(或大剂量 1 次 20 万 U),同时给予高蛋白饮食,以后再给予预防量。如有角膜软化则给水溶性维生素 A10 万 U,1 周后再给 20 万 U,然后给预防量。夜盲症可于治疗后数小时好转,干眼于 $2\sim3$ 天后改善。必要时保持两眼清洁,使用抗生素眼膏,角膜溃疡者用 1％阿托品滴眼防止虹膜粘连。

【预防】

应提倡母乳喂养,对稍大的儿童,应及时添加含有维生素 A 的辅食,如鱼肝油、动物肝脏、肾脏、蛋黄、胡萝卜汁及番茄汁等,避免偏食,增加维生素 A 的摄入量,避免维生素 A 的缺乏。早产儿应适当早期添加维生素 A。如小儿因患有疾病而影响了维生素 A 吸收和利用时,应首先去除病因,然后及时补充维生素 A。

维生素 A 每天推荐摄入量婴儿期为 1500U,12 岁以下的儿童为 $1500\sim2500U$,如饮食中维生素 A 含量丰富,可不必另外补充维生素 A。

(吕　静)

第三节　维生素 K 缺乏症

维生素 K 分为两大类:一类是脂溶性维生素 K_1(从植物中提取)和 K_2(从微生物中提取,也可由肠内细菌制造),另一类是水溶性维生素 K_3 和 K_4(由人工合成),其中以 K_1 和 K_2 最为重要。维生素 K 是促进血液凝固的化学物质之一,是四种凝血蛋白(凝血酶原、转变加速因子、抗血友病因子和司徒因子)在肝内合成必不可少的物质。维生素 K 的缺乏将导致凝血功能失常而出现出血。维生素 K 缺乏症是由于维生素 K 缺乏引起的凝血障碍性疾病。

【流行病学】

维生素 K 缺乏是婴儿和新生儿出血性疾病的主要原因,其发病急,病死率高,严重危害婴儿健康,1991 年城市颅内出血死亡率 $71.5/10^5$,1993 年为 $106.6/10^5$。本病发病高峰年龄为 4～8 周,发病的男女比例为 2.62:1,纯母乳喂养者占 89%,92% 患儿并发颅内出血;农村多于城市。根据死亡率推算:我国婴儿颅内出血每年死亡 2.5 万人。近几年来,随着母乳喂养率不断提高,母乳维生素 K 相对不足,可能导致婴儿维生素 K 缺乏,因此维生素 K 缺乏已是危害我国婴儿健康的严重疾病之一。

各地众多有关婴儿维生素 K 缺乏性出血症的研究表明,维生素 K 缺乏是世界性婴儿发病和死亡的重要原因。文献报告 1981 年日本厚生省组织全国性普查,其发病率为 1/4000,母乳喂养儿为 1/1700,而发展中国家较高,大约在 0.6‰～3‰。1995 年,Sutor 等报道,该病病死率为 19%～33%,21%～67% 的患者遗留神经系统后遗症。1997 年,首都儿科研究所和全国维生素 K 协作组在 7 省自治区调查了 31649 名婴儿维生素 K 缺乏出血症的情况,其发生率为 2.4‰。

【病因】

本病的发病原因是由于体内维生素 K 缺乏,使凝血因子 II、VII、IX、X 在肝内合成不足,从而引起出血。

【分类】

(一)早发型

多见于新生儿出生后 24 小时内发病。在婴儿出生后第一小时内即可出现,可导致致命性出血。发病原因如下:

1.母体缺乏维生素 K,维生素 K 经胎盘转运不足,经放射免疫方法检测大部分新生儿脐血中维生素 K 缺乏。

2.孕期药物影响:母亲怀孕期间服用影响维生素 K 代谢及合成的药物能导致新生儿期维生素 K 缺乏。如果长期应用抑制肠道内细菌生长的药物,如广谱抗生素和肠道内不易吸收的磺胺类药物,能抑制肠道内寄生的非致病菌,减少肠道内维生素 K 的合成,导致维生素 K 的缺乏。摄入过量的维生素 A,也能抑制维生素 K_2 的肠内合成,并且因为维生素 K_1、K_2 均为脂溶性物质,其他脂溶性维生素(如 A 和 D)都能影响其吸收。口服抗凝药物(如双香豆素)的结构与维生素 K 相似,可与维生素 K 竞争,减少凝血酶原在肝脏内的合成;孕妇服用抗惊厥药物后,可经胎盘输送,并以类似抗凝药物的作用来抑制维生素 K 的生成,引起新生儿维生素 K 的缺乏。

(二)经典型

生后 2～3 天发病,早产儿可迟 2 周。其原因为:

1.单纯母乳喂养　母乳喂养是婴儿最佳的喂养方式已得到公认,应该大力提倡和推广,但由于人乳中含维生素 K 的量极低,平均为 $15\mu g/L$(牛奶中含量为 $60\mu g/L$)。故如单纯母乳喂养的婴儿未给予适当量的维生素 K 的补充,很容易导致维生素 K 的缺乏。据相关文献报道,90％以上的维生素 K 缺乏出血是发生在母乳喂养的婴儿中。

2.吸收利用功能不良　新生儿(特别是早产儿)胆汁分泌有限,且胆汁中胆酸含量低,脂肪及脂溶性维生素的吸收有限,影响维生素 K 的吸收;新生儿及早产儿肝脏功能未发育成熟,使凝血因子Ⅱ、Ⅶ、Ⅸ、Ⅹ在肝内合成不足,以至维生素 K 依赖因子生成减少。

肠道细菌可合成一部分维生素 K,但新生儿出生时肠道内无细菌,维生素 K 合成减少。

（三）迟发型

多发生于出生后 1 个月。发病原因如下:

1.摄入不足　新生儿吃奶量少且母乳中维生素含量低,初乳中几乎不含维生素 K,如长期单纯母乳喂养,未及时添加辅食,未添加含维生素 K 丰富的蔬菜、水果,均可引起维生素 K 缺乏。

2.吸收不良　因慢性腹泻、溃疡性结肠炎、肠切除、囊性纤维化等疾病引起的小儿肠道吸收不良,均可引起维生素 K 吸收障碍;胆道阻塞、胆瘘等胆道梗阻性疾病、胆汁缺乏性疾病,也可影响维生素 K 的吸收。

3.利用障碍　新生儿肝炎、新生儿败血症及病毒感染等任何原因引起的肝脏损害均可影响维生素 K 依赖因子的合成。

4.合成减少　肠道细菌也可合成部分维生素 K,在婴儿于肠道菌落出现后,维生素 K 缺乏则明显减少,长期应用抗生素抑制肠道内的正常细菌的生长。

【临床表现】

临床上以出血为主要表现。早发型者可有头颅血肿和颅内、胸腔内出血。经典型者往往首发症状是脐带出血及胃肠道出血。脐部出血不能用脐带结扎不良来解释,轻者为渗血,重者则出血不止;胃肠道出血则表现为不同程度吐血和便血。其次是皮肤出血,多见于分娩时挤压处,轻者为瘀点和紫癜,重者可形成大片瘀斑和血肿;也可见于采血及注射部位、术后伤口处渗血不止。颅内出血少见,但早产儿由于毛细血管脆性增加,往往预后不良。迟发型者约 90％以上见于单纯母乳喂养儿,单纯母乳喂养儿维生素 K 缺乏性出血的机会是人工喂养儿的 15～20 倍,如合并腹泻、使用抗生素、肝胆疾病和长期禁食患儿更易发生,常见急性或亚急性颅内出血,以蛛网膜下腔、硬膜下、硬膜外出血为多见,脑室、脑实质出血少见,临床上有严重的中枢神经系统功能失常及颅内高压的表现,表现为高声尖叫、频繁呕吐、反复抽搐,严重的患儿可出现昏迷。同时可伴有出血性贫血。

【实验室检查】

凝血酶原时间延长,多数延长至正常对照的 2 倍以上,轻度维生素 K 缺乏只有凝血酶原时间延长,临床无出血倾向。白陶土部分凝血活酶时间延长,凝血因子Ⅱ、Ⅶ、Ⅸ、Ⅹ因子活性明显降低,第Ⅶ因子首先降至最低,第Ⅶ因子减低后凝血酶原水平即下降但较缓慢,第Ⅸ、Ⅹ因子也有不同程度地减少。凝血酶原检测是维生素 K 缺乏的可靠证据。

如疑有颅内出血者应进行 B 超、CT 或 MRI 检查,以了解出血情况。必要时可行维生素 K 的检测。

【诊断】

根据病史、症状、体征及临床表现、辅助检查可作出诊断。

(一)详细询问病史

了解患儿的喂养情况及辅食添加情况。多见于单纯母乳喂养儿,生后 3 个月内的婴儿,未接受过维生素 K 预防。

(二)观察病情

新生儿出血症多见于出生后 1～7 天,以胃肠道出血为多见,病情较轻,凝血酶原时间延长,血小板、出血时间均正常,予维生素 K 治疗效果良好,数小时或 24 小时后出血倾向明显好转。

迟发性新生儿出血症,大多表现为颅内出血、烦躁不安、脑性尖叫、拒奶、嗜睡。体检发现前囟饱满,颅缝增宽,Moro 反射、觅食反射消失。不伴其他部位出血的患儿,易误诊为颅内感染,而迟发性新生儿出血症表现为突然起病,无明显感染中毒症状,贫血发展迅速而严重,故可与颅内感染相鉴别。辅助检查也有助于该诊断,脑脊液检查呈现均匀一致的血性和皱缩红细胞,但脑脊液检查正常也不可以完全排除此病,且病情危重者不宜进行该项检查。进行 B 超、CT 及 MRI 检查有助于诊断,不仅可确定出血部位、范围,还可随访疗效,进行预后判断。

【治疗】

有出血现象时,应立即注射维生素 K 2mg,可迅速改善出血,胃肠道出血者应暂禁食,给予静脉营养支持,止血后应根据适当情况纠正贫血,严重者可输全血或血浆 10～20ml/kg。

如有颅内出血,首先要加强护理,保持安静,维持通气,抬高头肩部,推迟喂奶,控制补液;如有高声尖叫、频繁呕吐、反复抽搐等表现,应对症止惊,降低颅内压,恢复脑细胞功能;同时要及时止血、纠正贫血。严重者可手术清除血肿。

【预防】

预防新生儿维生素 K 缺乏症应从孕妇开始,分娩前数周即可口服维生素 K 20mg,能预防新生儿维生素 K 缺乏所致的低凝血酶原血症。乳母应多吃蔬菜、水果以提高乳汁中维生素 K 的含量。自从 1961 年美国儿科学会营养委员会提出所有新生儿应在出生后肌内注射维生素 K_1 0.5～1mg 作为预防新生儿出血以来,维生素 K_1 用来预防和根治新生儿维生素 K 缺乏性出血已在许多国家得到广泛应用。荷兰 Comelissen EA 等人实验证明,在新生儿出生后 3 个月内,每周口服维生素 K 1mg 可有效纠正维生素 K 缺乏且不会引起维生素 K 在体内的积聚。加拿大儿科协会建议足月产的新生儿应在出生后 6 小时内口服或肌注维生素 K 1mg;早产儿、低体重儿及难产儿均需在产后 6 小时内肌注维生素 K 1mg;因脂肪吸收不良而有迟发性出血性疾病危险性的新生儿需每天口服维生素 K 1mg 或每月肌注维生素 K 一次以预防维生素 K 缺乏性出血症。我国林良明等于 2002 年报道中国 7 省协作对 19751 例活产婴儿进行对照研究发现,采用给婴儿出生后口服维生素 K_1 2mg,以后每隔 10 天 1 次,服满 3 个月,共 10 次,对预防维生素 K 缺乏性出血有相当好的效果。

(柏燕东)

第四节　维生素 D 缺乏性手足搐搦症

一、疾病概述

维生素 D 缺乏性手足搐搦症是由于维生素 D 缺乏而甲状旁腺功能代偿不全,血中钙离子浓度降低,出现手足肌肉抽搐或喉痉挛等神经肌肉兴奋性增高症状。多见于 6 个月以下婴儿,又称为婴儿性手足搐搦症。

二、病历书写要点

(一)临床特点

1.症状

惊厥:婴儿以无热惊厥为主。患儿突然发生手足节律性抽动,面肌颤动,两眼上窜,神志不清,每日发作 1～10 次不等,每次持续时间数秒至数分钟。小婴儿有时只见面肌抽动即为本症的初期症状。发作间隙病儿神志基本正常。

手足搐搦:见于较大婴儿或儿童,表现为手腕部屈曲、手指伸直、拇指内收贴近掌心,足趾强直而跖部略弯呈弓状。

喉痉挛:为最严重的表现,喉部肌肉及声门突发痉挛,呈吸气性哮吼,吸气困难,严重时可因窒息而死亡。

2.体征

面神经征:用指尖轻叩耳前面神经处,可见眼睑或上唇抽动。新生儿期可呈假阳性。

腓反射阳性:用叩诊锤叩击膝外侧腓骨头上的腓神经,足部向外侧收缩为阳性。

陶瑟征(人工手痉挛征):血压计袖带包裹上臂,打气加压使桡侧脉搏暂停,5min 内出现手痉挛者为阳性。

3.症状加重及缓解因素

加重因素:发热、感染、新生儿窒息、人工喂养儿食用含磷过高的奶制品等可致高血磷、低血钙。

缓解因素:酸中毒或碱中毒纠正时离子钙增加,症状减轻。

4.并发症　喉痉挛可发生呼吸困难,严重者发生窒息、死亡。

(二)拟诊讨论策略

本病需与下列疾病鉴别(表 3-1)。

表 3-1 维生素 D 缺乏性手足搐搦症的鉴别

误诊征象	疾病	病因或诱因	误诊征象特征	伴随症状与体征	相关检查
惊厥	婴儿痉挛症	遗传代谢病、脑发育异常、神经皮肤综合征或其他脑损伤	1岁以内起病。突然发作，头及躯干均屈曲，手握拳，下肢弯曲至腹部，伴点头状抽搐和意识障碍。发作数秒或数十秒后自停	常伴智力障碍及原发病表现	脑电图有高幅异常节律
	中枢神经系统感染	脑膜炎、脑炎、脑脓肿	多为有热惊厥	大多伴有发热和感染中毒症状。精神委靡，食欲差。有颅内高压体征	脑脊液有相应改变
喉痉挛	急性喉炎	细菌或病毒感染	可突然发作。声音嘶哑伴犬吠样咳嗽和吸气困难	大多伴有上呼吸道感染症状。可闻及喉鸣音	血象多有白细胞增高。胸片无明显异常

三、规范诊断

1.诊断标准 婴儿期突发无热惊厥,反复发作,发作后神志清醒,无神经系统感染体征,有佝偻病病史,总血钙<1.75~1.88mmol/L(7~7.5mg/dl),或离子钙<1.0mmol/L(4mg/dl)。

2.疗效判定 治愈:抽搐停止,不再发作。好转:抽搐控制,发作次数减少,持续时间缩短。

四、医嘱处理

(一)接诊检查

血生化检测:血钙<1.75mmol/L(7mg/dl),或离子钙<1.0mmol/L(4mg/dl),碱性磷酸酶升高,血磷可正常、降低或升高。

(二)规范处理

1.急救处理 喉痉挛与惊厥可致呼吸暂停,均有生命危险,应尽快急救。①保持呼吸道通畅:严重者先将舌尖拉出,进行人工呼吸或加压给氧,必要时气管插管;②止惊:立即足量肌内注射苯巴比妥钠 8mg/kg,或 10%水合氯醛 40~50mg/kg 保留灌肠,或地西泮每次 0.1~0.3mg/kg肌内或静脉注射。

2.钙剂治疗 尽快补充钙剂,应立即用10%葡萄糖酸钙5~10ml加10%~20%葡萄糖液

10～20ml稀释后缓慢静注(不可皮下或肌内注射,因可致局部坏死)并监测心率,如发生心动过缓即应减慢注入速度或停止,1～3/d,必要时连用2～3d。痉挛停止后改口服10%氯化钙(既补钙又酸化血)5～10ml,3/d,7～10d后改用乳酸钙、葡萄糖酸钙或碳酸钙,以钙元素计每日至少200mg。氯化钙应用时间不宜过长,以免发生医源性酸中毒。

3.维生素D治疗　补充钙剂3～5d后可给维生素D剂,治疗方法同维生素D缺乏病。

4.其他　如按上法治疗后发作仍不停止,应测血清镁,如血清镁<0.75mmol/L,可用25%硫酸镁每次0.1ml/kg肌内注射,每6小时1次。1d后改用镁3mg/(kg·d),分3～4次口服。

(三)注意事项

为严重的手足搐搦患儿进行肌内注射时有可能诱发喉痉挛,因此,应注意避免过多刺激。

五、诊治进展

研究表明,在维生素D缺乏性手足搐搦症中,惊厥是最常见的发作形式。其中,小婴儿多以面肌颤动、意识短暂丧失为特点。10个月以上婴儿多表现为一过性肢体抽搐,伴二便失禁,发作时有短暂意识丧失。幼儿多表现为手足搐搦,不伴意识丧失。少数患儿以喉痉挛为首发症状。低钙低镁血症可能同时存在。

一般习惯将低钙惊厥列为无热惊厥,实际上发热与低钙关系密切。发热时因感染、热量摄入不足等因素,使组织分解增加,细胞大量磷释出,血磷升高,可促进局部骨钙沉积,使血钙低而产生症状,因此,临床上常见发热易引起低钙惊厥。佝偻病患儿发热时更易诱发低钙惊厥。

(赵雪莲)

第五节　锌缺乏

【病因】

1.摄入不足　长期摄入不足是锌缺乏的主要原因。动物性食物(尤其是瘦肉、牡蛎)含锌丰富而且容易吸收,坚果类食物含锌也较多,而植物性食物锌含量低,且因植酸含量高而影响锌的吸收。锌缺乏的患儿膳食以植物性食物为主,缺乏肉类等富锌的动物性食物。

2.吸收障碍　各种原因所致的腹泻都可以妨碍锌的吸收,同时丢失锌也增多。肠病性肢端皮炎是一种常染色体隐性遗传病,小肠缺乏吸收锌的载体,导致严重锌缺乏。

3.需要量增加　生长发育迅速的婴儿,感染、发热时,营养不良恢复期等对锌的需要量相对较多,导致锌缺乏。

4.丢失过多　如反复出血、大面积烧伤、慢性肾病等因锌丢失过多造成锌缺乏。

【临床表现】

1.消化功能减退　锌是味觉素成分,味觉素有营养和促进味蕾生长的作用,锌对口腔黏膜上皮细胞也是一个重要的营养因素。此外,锌还可影响唾液磷酸酶的活性。锌缺乏会出现厌食、食欲缺乏、异食癖。

2.生长发育落后 人体内有许多重要的酶为含锌酶或锌依赖酶,如 RNA 聚合酶和 DNA 聚合酶、碳酸酐酶、碱性磷酸酶等。锌广泛参与核酸、蛋白质、脂类和糖类的合成与降解,对细胞分化、复制等产生影响。缺锌可以妨碍生长激素轴功能以及性腺轴的成熟,影响生长发育与性发育。缺锌可导致生长发育迟缓、体格矮小、性发育延迟。

3.免疫功能降低 锌对维持上皮细胞和组织的完整性有重要作用,锌影响免疫细胞的增殖和发育,维持 T 细胞及中性粒细胞等的免疫功能,锌是很多免疫递质发挥正常活性所必需的。缺锌会出现反复感染。

4.智能发育延迟 锌参与脑 DNA 和蛋白质的合成,缺锌可导致智能迟缓、认知能力不良、行为障碍等。

5.其他 如脱发、皮肤粗糙,地图舌、反复口腔溃疡、伤口愈合延迟等。

以上表现均缺乏特异性。

【辅助检查】

锌缺乏的诊断尚无敏感可靠的实验室指标,血清锌是目前临床上常用的指标。但该指标缺乏敏感性,轻度锌缺乏时仍可保持正常;在感染状态下,由于人体锌的重新分布,血清锌会明显降低。

空腹血清锌:正常低限 $10.0 \sim 10.7 \mu mol/L(65 \sim 70 \mu g/dl)$。

【诊断标准】

儿童锌缺乏至今尚无统一的诊断标准,临床可依据锌缺乏的高危因素、临床表现、辅助检查以及锌剂治疗有效等综合判断。如常规剂量补锌治疗 $1 \sim 2$ 周,症状明显好转,则回顾性诊断锌缺乏。

【治疗】

1.一般治疗

(1)针对病因:治疗原发病。

(2)饮食治疗:鼓励进食富锌食物,如瘦肉、鱼、牡蛎等。

2.药物治疗

(1)补充锌剂,每日剂量以元素锌计,$0.5 \sim 1.0 mg/(kg \cdot d)$,疗程一般为 $2 \sim 3$ 个月。

(2)如锌缺乏的高危因素长期存在,则建议小剂量长期口服元素锌 $5 \sim 10 mg/d$。

补锌应注意防止锌中毒。此外,要考虑铁、锌、铜等各种矿物元素之间的平衡。

(李 贝)

第六节 铁缺乏

作为人体所需的微量元素铁,不仅是血色素分子的组成,在氧和电子输送中起着核心作用,而且也是肌红蛋白、骨骼肌和脑等细胞中的一系列氧化脱氢酶所不可缺少的组成部分。另外,还参与一些具有清除、中和有毒基因及化学物质的铁依赖性酶的合成,在免疫防御中起重要作用。

【流行病学】

世界卫生组织(WHO)将缺铁性贫血列为全球四大营养性疾病之一。在中国,缺铁性贫血也是卫生部重点防治的儿童四大疾病之一。尽管近 20 年我国关于儿童缺铁性贫血的防治工作已取得了较大成绩,然而,贫血患病率在一些地区仍然较高。铁缺乏是普及全世界的最常见的营养缺乏症,以生后 6 个月~3 岁的小儿发生率最高。20 世纪 80 年代初,我国 16 个省市流行病学调查表明,6 个月~7 岁儿童营养性贫血总患病率高达 43%,其中多数为缺铁性贫血。根据 1994 年调查结果显示,美国仍有 9% 的小于 3 岁的小儿存在着铁的缺乏,其中 1/3 患有缺铁性贫血。1995 年,我国报道发生率仍很高,上海地区小于 2 岁小儿患缺铁性贫血为 32%;全国 3 岁以下小儿贫血发生率达 50%,主要原因是膳食营养不平衡、膳食中铁摄入量不足引起。2000~2001 年"中国儿童铁缺乏症流行病学的调查研究"发现,我国 7 个月~7 岁儿童铁缺乏总患病率为 40.3%,缺铁性贫血患病率为 7.8%。尽管缺铁性贫血患病率已显著降低,但缺铁(不伴贫血的铁缺乏)仍很严重,其中婴儿缺铁和缺铁性贫血患病率分别为 44.7% 和 20.5%,显著高于幼儿和学龄前儿童,而农村儿童缺铁性贫血总患病率为 12.3%,显著高于城市儿童(5.6%)。2002 年,北京报道该市顺义区 12 个月以前的婴儿缺铁性贫血的发生率仍达 30%。2006~2008 年期间,按早产儿贫血诊断标准,上海交通大学医学院附属新华医院未输血的早产儿在住院期间 1 周、2 周、3 周、4 周的发生率分别为 14.2%、47.8%、62.2%、86.5%。缺铁可影响儿童生长发育、运动和免疫等各种功能,甚至不能被补铁所逆转。所以,进一步防治铁缺乏性营养不良具有重要的意义。

【小儿体内铁的分布及生理功能】

体内含铁总量随性别、体重、血红蛋白浓度等而异。成年男子约含 50mg/kg,成年女子则为 35mg/kg,正常新生儿为 60~70mg/kg,胎儿为 75mg/kg。体内铁按其功能分为两大类:一类是参与代谢,含铁酶类、辅助因子的合成和运输铁,约占总铁的 70%;另一类则是储存铁,约占总铁 30%,主要是以铁蛋白和含铁血黄素形式储存于单核-吞噬细胞系统,肝、骨髓、脾和其他组织,各约占 1/3。感染时,在白细胞内源性介质即细胞因子,如白介素 1 和肿瘤坏死因子等作用下,血循环中的铁被重新分布进入肝脏。小儿体内铁的分布见表 3-2。

表 3-2　小儿体内铁的分布

铁分布部位	铁(mg/kg)	占体内总铁含量(%)
血红蛋白	40.0	64
肌红蛋白	2.0	3.2
酶	0.3	0.4
运转铁(血浆铁)	0.3	0.4
储存铁	20.0	32

铁在体内的生理功能主要是作为血红蛋白、肌红蛋白、细胞色素、细胞色素氧化酶、过氧化酶、过氧化氢酶、单胺氧化酶等的组成部分而参与机体氧的运送和组织呼吸等很多代谢过程。

血红蛋白能可逆性地结合氧,当血液流经氧分压较高的肺泡时,血红蛋白能与氧结合成氧合血红蛋白;而当血液流经氧分压较低的组织时,氧合血红蛋白又离解成血红蛋白和氧,从而完成氧从肺泡送至组织。肌红蛋白能在组织内储存氧;细胞色素能在细胞呼吸过程中起转运电子的作用;一系列含铁酶或铁依赖酶参与机体的代谢,在缺铁的早期即在贫血发生以前,此类酶的功能就受影响;储存铁与血浆铁保持平衡状态,其中铁蛋白内的铁比含铁血黄素中的铁易于被动用;运转铁在血浆中和运铁蛋白结合,被运转到组织之间。

【缺铁的分期】

缺铁是指机体含铁量低于正常。根据铁耗竭的不同阶段,理论上可分为三期:①铁减少期(ID):本期为缺铁的最早期,也称隐匿前期,此期仅有储存铁减少,除骨髓细胞外铁减少、血清铁蛋白低于正常外,其他如骨髓铁粒幼细胞、血清铁、转铁蛋白饱和度、血红蛋白等均正常;②红细胞生成缺铁期(IDE):也称为无贫血缺铁期,此期特点为储存铁减少或消失,血清铁蛋白低于正常,骨髓铁粒幼细胞减少(一般<10%),红细胞原卟啉高于正常,血清铁及转铁蛋白饱和度可降低,总铁结合力可增高,但血红蛋白及红细胞比积正常,红细胞为正色素;③缺铁性期贫血(IDA):除上述指标异常外,血红蛋白或红细胞比积也下降,出现不同程度的低色素性贫血。

【缺铁对机体的影响】

体内含铁化合物中,血红蛋白及肌红蛋白具有带氧功能,细胞色素、琥珀酸脱氢酶及NADH脱氢酶等能运送电子,过氧化氢酶能分解过氧化氢。铁除包含在上述含铁化合物中外,尚与很多酶的活性有关,如单胺氧化酶、酪氨酸羟化酶、核糖核苷酸还原酶等,此类酶控制着体内主要的氧化、水解和转运过程。因此,铁与组织呼吸、氧化磷酸化、卟啉代谢、胶原合成、淋巴细胞与粒细胞功能、神经介质的合成与分解、躯体与神经组织的发育都有密切关系。

1.对造血系统的影响　铁是合成血红蛋白的原料。血浆中转运的铁到达骨髓造血组织时,铁即进入幼红细胞内,被线粒体摄取与卟啉结合而形成正铁血红素,后者再与珠蛋白合成血红蛋白。当体内缺铁时,正铁血红素形成不足,使血红蛋白合成减少,新生的红细胞中血红蛋白量不足。明显缺铁时,由于影响到DNA的合成,对幼红细胞的分裂增殖也有一定影响,但远不如对血红蛋白合成的影响明显,故新生的红细胞体积变小,胞质中血红蛋白减少,而形成小细胞性低色素性的贫血。

2.对精神运动系统和生长发育的影响　大量研究证明,缺铁最主要的影响是不利于儿童的行为和生长的发育。缺铁可能是行为异常,如易怒、注意力不集中等的原因。患有缺铁性贫血的婴儿和儿童存在着明显的精神运动测试的障碍,在某种程度上能通过铁剂治疗被纠正,而相当一部分患儿已不能用铁剂来逆转,婴幼儿期如果患了较严重的缺铁性贫血,虽经积极补铁纠正,到儿童期的智商测定结果仍低于正常儿童,所以强调预防铁营养缺乏而致的不可逆性的精神运动是至关重要的。小儿在缺铁时还可出现屏气发作,待纠正后屏气发作即会消失。

另外,铁缺乏将促使铅中毒,动物和人的研究证明严重铁缺乏常伴有胃肠道铅的吸收上升,而且吸收人体内的铅又抑制铁络合酶,阻止铁与原卟啉的络合过程,使原卟啉在体内堆积,使血红蛋白的合成更加减少。临床和流行性病学调查结果也显示了血铅水平和缺铁的相关性。由于儿童铅中毒是神经系统和发育障碍的主要原因,故铁缺乏又直接或间接地通过增加铅的吸收而促成这一病变。

3.对消化系统的影响　缺铁后胃酸可下降,口腔黏膜有异常角化,口腔黏膜变薄,色素减退,可发生萎缩性舌炎和胃炎,吞咽困难,小肠黏膜绒毛可变宽、变钝、融合,上皮下可有炎症,在小儿可产生渗出性病变和吸收不良综合征,导致脂肪泻。

4.对免疫系统功能的影响　近年来,很多研究证实,缺铁时,与杀菌有关的很多含铁酶或依赖铁的酶活性明显下降;铁还可直接影响淋巴组织的发育和对感染的抵抗力;抗原刺激后淋巴细胞转化率及巨噬细胞移动抑制因子的产生均下降;中性粒细胞吞噬功能减低,皮肤过敏试验应答下降,对细胞免疫功能有一定程度的损害。

但另有作者从临床和实验证明缺铁性贫血患者的抵抗力和细胞免疫反应等均正常,在试管和动物实验中,加入铁元素能促进细菌和白假丝酵母等繁殖和毒力增强,用转铁蛋白螯合后又可抑制细菌繁殖。出现这些矛盾的原因是否与选择病例等其他影响因素和操作方法上的差异有关还不能肯定。

【实验室检查】

(一)生化方法

1.血清铁蛋白(SF)　是反映体内铁储存的一个较正确和灵敏的指标,体内缺铁时 SF 下降。当 SF<12μg/L 时,表明机体已处于缺铁状态。

2.红细胞内游离原卟啉(FEP)　正常值为 50μg/dl,IDE 或 IDA 时 FEP 上升,FEP/Hb 较敏感,其比值>3μg/g 则考虑为异常,若在 5.5～17.5μ9/9 之间,如能排除铅中毒,即可诊断为缺铁性贫血,有条件时可作为筛查铁缺乏的手段。

3.血清铁(SI)　常降低(正常值为 8.95～21.48μmol/L)。

4.运铁蛋白(TF)　正常成人为 2～4g/L,初生时低,2 个月后逐渐上升,至 2 岁达成人水平。

5.总铁结合力(TIBC)　常上升(正常值为 54～64μmol/L)。

6.运铁蛋白饱和度(TS)　常下降至 15％以下(正常值为 35～40％),炎症时也可下降,但与铁缺乏不同,总铁结合力也下降。

(二)血象

血红蛋白(Hb)较红细胞计数(RBC)减低更明显,故红细胞平均容积(MCV)、红细胞平均血红蛋白量(MCH)较正常为小或低。红细胞平均血红蛋白浓度(MCHC)正常或下降。

(三)其他

肝细胞储铁和组织含铁量的测定,铁吸收及铁动力学等的测定,但这些都不实用或不敏感,不能常规应用。

【诊断标准】

(一)缺铁诊断标准

1.具有导致缺铁的危险因素,如喂养不当、生长发育过快、胃肠疾病和慢性失血等。

2.血清铁蛋白<15μg/L,伴或不伴血清转铁蛋白饱和度降低(<15％)。

3.Hb 正常,且外周血成熟红细胞形态正常。

（二）缺铁性贫血诊断标准

1.Hb 降低　符合 WHO 儿童贫血诊断标准,即 6 个月～6 岁<110g/L;6～14 岁<120g/L。由于海拔高度对 Hb 值的影响,海拔每升高 1000m,Hb 上升约 4%。

2.外周血红细胞呈小细胞低色素性改变　平均红细胞容积(MCV)<80fl,平均红细胞血红蛋白含量(MCH)<27pg,平均红细胞血红蛋白浓度(MCHC)<310g/L。

3.具有明确的缺铁原因　如铁供给不足、吸收障碍、需求增多或慢性失血等。

4.铁剂治疗有效　铁剂治疗 4 周后 Hb 应上升 20g/L 以上。

5.铁代谢检查指标符合缺铁性贫血诊断标准　下述 4 项中至少满足 2 项,但应注意血清铁和转铁蛋白饱和度易受感染和进食等因素影响,并存在一定程度的昼夜变化。①血清铁蛋白(SF)降低(<15pg/L),建议最好同时检测血清 CRP,尽可能排除感染和炎症对血清铁蛋白水平的影响;②血清铁(SI)<10.7μmol/L(60μg/dl);③总铁结合力(TIBC)>62.7μmol/L(350μg/dl);④转铁蛋白饱和度(TS)<15%。

6.骨髓穿刺涂片和铁染色　骨髓可染色铁显著减少甚至消失、骨髓细胞外铁明显减少(0～±)(正常值:+～+++)、铁粒幼细胞比例<15%仍被认为是诊断缺铁性贫血的“金标准”;但由于为侵入性检查,一般情况下不需要进行该项检查。对于诊断困难或诊断后铁剂治疗效果不理想的患儿,有条件的单位可以考虑进行,以明确或排除诊断。

7.排除其他小细胞低色素性贫血　尤其应与轻型地中海贫血鉴别,注意鉴别慢性病贫血、肺含铁血黄素沉着症等。

凡符合上述诊断标准中的第 1 和第 2 项,即存在小细胞低色素性贫血者,结合病史和相关检查排除其他小细胞低色素性贫血,可拟诊为缺铁性贫血。如铁代谢检查指标同时符合缺铁性贫血诊断标准,则可确诊为缺铁性贫血。基层单位如无相关实验室检查条件可直接开始诊断性治疗,铁剂治疗有效可诊断为缺铁性贫血。骨髓穿刺涂片和铁染色为侵入性检查,不作为缺铁性贫血常规诊断手段,在诊断困难和治疗无效情况时可考虑进行。

【治疗和预防】

（一）去除病因

查明缺铁原因,除膳食中铁不足外,还需注意钩虫和消化道隐性出血性疾病的存在。

（二）饮食疗法

增加膳食含铁量并注意合理配合。母乳中含铁量虽不高(0.3～0.5mg/L),但吸收率高达50%;血红素含铁高(含 3.4mg 铁/g),其吸收率也较高(10%～26%);黄豆比其他植物类食物的含铁量高(11mg 铁/100g),吸收率也有 7%,上述食品和铁强化食品(1 升奶中含铁 12mg,1kg 面粉中含铁 13～15mg)是较理想的防治缺铁的食品。

（三）铁剂治疗

1.口服　常用制剂有硫酸亚铁、富马酸亚铁、葡萄糖酸亚铁、琥珀酸亚铁、枸橼酸铁胺等。剂量为元素铁 2～6mg/(kg·d),一般治疗后 3～4 周有效,可维持巩固 4～8 周。同时服用维生素 C 可使铁吸收率增加 3 倍。不良反应有食欲下降、恶心、呕吐、腹痛、腹泻等。

2.肠外途径应用　需严格掌握应用指征:①口服有严重不能耐受的不良反应;②长期腹泻、呕吐或大部分小肠切除后需要全肠外营养维持者。右旋糖酐铁含铁量 50mg/ml,总补铁量的计算公式：

总补铁量(mg)＝[标准血红蛋白值(g/dl)－目前血红蛋白值(g/dl)]×3.5×体重(kg)。

肌内注射时每 1～3 天注射一次,首次可用 12.5～25mg,若无不良反应,再增加至 50mg,直至总量用完。现实验研究已得到肯定,右旋糖酐铁可以加入 TPN 混合液中进行输注。足月新生儿一般出生后 4 个月内,不需额外补充外源性铁。然而,早产或低出生体重儿由于在胎儿期铁储存有限,需要提前给予补充,James 等建议小儿剂量为 0.7mg/(kg·d)。Friel 等也对一种小儿多种微量元素制剂(Ped EL,Pharmacia 产品)进行了评价,在一组平均体重为910g 的超低出生体重儿中,给予铁 120μg/(kg·d),平均可使体内储存铁 93μg/(k.d)。对于低出生体重儿和极低出生体重儿,虽然精确的应用剂量没有确定,但补充的最终目的应该允许储存铁达到足月新生儿在胎儿期通过胎盘所得到的铁的储存量。目前有全量补充法和小剂量每天或周期性(隔天或每周一次)补充法两种,前者往往用于铁严重耗竭或严重缺铁性贫血者,后者用于轻度铁缺乏或作为一般生理量的维持。

静脉应用的不良反应有局部疼痛、局部皮肤变色、面部潮红、头痛、肌肉关节痛、腹痛、呕吐、腹泻、发热、淋巴结肿大,偶有心律失常、惊厥和过敏休克。但低剂量应用尚无过敏反应报道,而对于快速输注(25mg/100ml 葡萄糖液)会引起严重变态反应的患者,改用 1～2mg/d 右旋糖酐铁常规维持还是成功的。

静脉补充时的注意事项：①在全量补充法前,先予小剂量 5mg(0.1ml 静脉输注)试验来筛查过敏者。在全量补充时,需备有复苏设备和包括麻醉师在内的一组技术熟练的急救成员以防意外。②肠外途径补充铁剂,不能忽视小肠对机体铁需要量的调节作用,小肠不仅吸收铁,而且也是排泄铁的重要器官,故长期应用添加铁剂的广泛小肠切除的 TPN 支持患者,应注意血清铁的生化监测,避免和防止铁负荷过多或铁中毒。③有潜在的促使铁依赖性病原体感染的播散作用,有报道新生儿肌注右旋糖酐铁可增加败血症的发生率。

(张　鑫)

第七节　临床营养支持

儿科患者因其病理生理的特殊性,其对营养支持的需要明显不同于成人,对营养素成分的要求更高。尤其当胃肠道功能不成熟或者因疾病或手术前后不能耐受正常喂养时,往往营养素的需求是得不到满足的,可迅速发展为蛋白质-热能营养不良。此时,可通过肠道内管饲或经肠外营养输注进行营养干预。近些年来,随着人们对营养的逐渐重视和临床营养支持的不断普及,相关的应用技术也得到了快速发展。

一、肠道内营养

儿科患者不能耐受合适的经口喂养,可通过经胃肠道管饲进行营养干预。通常管饲的途径有鼻胃管、胃造瘘、鼻空肠管和空肠造瘘管喂养。对患慢性疾病的儿科患者,营养的目的应该是提供营养素来满足患儿代谢和生理需要,能够促进继续生长和发育。虽然肠内、肠外营养均能提供合理营养,但肠道营养支持更有利于危重的和慢性病的儿科患者,因为肠道营养提供更生理性的营养素制剂,比肠外营养更经济、方便和安全应用;而且,还表现为较少的代谢和感染并发症,减少病原菌进入或细菌移位至腹膜或循环中;肠道营养还能提供更完整的营养素,包括谷氨酰胺、微量元素、短链脂肪酸和膳食纤维;此外,肠道喂养对肠道的正性作用是通过促进胰、胆分泌和内分泌神经因子,帮助促进胃肠道生理和免疫学上的完整性而实现。虽然鼻肠喂养在短期患者营养支持中是有效的,但对患慢性营养紊乱的患者,长期营养支持可能需要通过放置胃造瘘管进行管饲。

【儿科肠内营养时营养素的需要量】

1.早产儿　对于适于胎龄的早产儿的热能需要估计在 $80\sim130kcal/(kg\cdot d)$,另根据环境温度、呼吸情况和代谢程度予以适当提高。然而,对于小于胎龄儿的早产儿,由于其脂肪储存量少,热能的需要估计在 $130\sim150kcal/(kg\cdot d)$。由于胎儿在孕期最后 3 个月内能从母体得到更多的钙、磷和微量元素,因而对提前出生的早产儿,这类营养素的需要量应相应增加。

2.婴儿和儿童　处于生长和发育旺盛期的重病婴儿和儿童,热能和蛋白质的需要应特别注意。当影响生长的诱因被去除后,随之将会有一个生长追赶期的出现,这就需要比正常小儿更多的热能和蛋白质,与蛋白质需要增加成比例的热能需要将增加 $50\%\sim100\%$,估计追赶生长的热能需要可通过以下公式得到:[DRI 推荐量(kcal/kg)×理想体重(kg)]÷实际体重(kg)。其中 DRI 推荐量是指同年龄正常小儿的 DRI 推荐的热卡供给量(kcal/kg);理想体重是指同性别同身高正常小儿参考值的平均体重。在疾病康复早期,最好根据小儿的食欲和消化道耐受性来决定摄入量,如过度喂养会发生水肿和消化不良。

严重代谢并发症往往与不恰当的水分摄入和过多丢失有关,因此,管饲小儿的液体进出平衡是非常重要的。水分的供给应在正常需要量的基础上,根据特殊疾病因素再作调整;接受高热能、高蛋白配方乳的儿童,必须对液体平衡进行严密监测,否则会诱发神经损害,临床出现呕吐、腹泻、发烧或多尿等。适当的额外水分供给可以防止慢性脱水或"管饲喂养综合征"的发生,这对一些不能表达的神经系统障碍或小婴儿来说尤其重要。

【肠内营养配方选择】

选择一个最佳肠内营养配方需要考虑许多因素,包括患儿的年龄、疾病诊断、合并的营养问题和营养需要量以及胃肠道的功能状态。配方中的重要参数包括渗透压、肾溶质负荷、热能密度、黏稠度和组成成分等。

母乳或标准母乳化婴儿配方乳(包括早产儿配方和早产儿出院后过渡配方)适用于 1 岁以内的婴儿或早产儿,提供乳清蛋白与酪蛋白比例接近母乳的婴儿配方奶喂养,可使血浆氨基酸谱接近于母乳喂养儿。现已证明,对于胃肠功能尚未成熟的早产儿,喂以含中链和长链混合的不饱和脂肪酸、低聚糖,作为脂肪和碳水化合物来源可提高吸收率。目前,国内除了有适合早产儿和足月儿的配方外,还有适合于肠道乳糖酶缺乏的免乳糖配方和其他特殊配方,如不同程度的水解蛋白配方乳适合过敏体质患儿和肠道功能发育不完善或有缺陷的患儿,低苯丙氨酸配方奶适合于苯丙酮尿症患儿等等。

对于幼儿和儿童,目前市场上有商品化的小儿高能量密度(1kcal/ml)肠内营养制剂可供选择。除了有整蛋白型的肠内营养配方外,还有适合肠道功能不全患儿的短肽型和游离氨基酸型的高能量密度配方。近年国外已生产出含纤维素的小儿肠内营养配方,更有利于小儿肠道正常功能的维持。

二、肠道外营养

当小儿不能耐受经肠道营养时,完全由静脉输入各种人体所需的营养素来满足机体代谢及生长发育需要的营养支持称为静脉营养,又称肠道外营养(PN);过去曾称静脉高营养。自1968年Dudrick首次报道应用经中心静脉营养救治一例先天性肠闭锁小儿获正氮平衡以来,静脉营养的临床应用逐渐有报道。我国在20世纪70年代初,北京、上海、南京等少数大医院率先开展此项工作,但大多局限于成人。小儿较正规开展静脉营养临床应用研究则是在20世纪80年代开始。国内外众多研究和临床实践均证明,静脉营养对提高危重患儿的救治成功率、减少术后并发症、提高小儿生存质量确有显著作用。

【静脉营养途径选择】

静脉营养输入途径分为经周围静脉PN、经中心静脉PN和经周围置中心静脉PN三种。

1.经周围静脉PN(PVC)　由四肢浅静脉或头皮静脉输入的方式。一般适用于短期应用(<1个月)或开始应用PN的患儿。一般采用22G或24G套管穿刺针,通常能保留3～5天,如采用普通钢针只能保留1～2天。其优点是操作简单、便于护理、并发症少。静脉炎是周围静脉PN常见的并发症,其原因主要与静脉大小、置管时间、导管大小及营养液渗透压有关。上海交通大学医学院附属新华医院在近20年中,在儿科应用肠外营养超过3500例,90%以上经周围静脉PN,其应用注意点有:①葡萄糖浓度不超过<13%,总营养液的渗透压控制在700mOsm/L以下;②液体均匀慢速输入,年龄越小越应该注意。

2.经中心静脉PN(CVC)　由颈静脉、锁骨下静脉和股静脉等置管进入上腔或下腔静脉的输入方法,其优点是置管时间长。成人锁骨下静脉置管一般可保留3～6个月,甚至一根导管可保留一年以上。儿科患者采用经股静脉置管一般可保留2周以上。由于穿刺部位靠近大血管和肺尖,易引起严重的机械性损伤,因此对穿刺技术有较高的要求。在新生儿通常不建议行CVC。

3.经周围置中心静脉PN(PICC)　近年来,建议采用PICC途径PN。应用细硅胶导管10～15cm长置于肘前窝血管(如贵要静脉、肘正中静脉或头静脉)中,其优点是置管操作简单,损伤和感染并发症均明显少于中心静脉置管输注,并具有中心静脉耐受输注高渗液体和长期应用的优点。目前,临床应用尚未全面普及,原因主要是导管的价格较昂贵。新华医院近5年在新生儿中应用PICC 500余例,其中怀疑与导管相关的发热仅5例。由于新生儿采用的导管内径非常细,自然流率为0ml/h(需用输注泵),因此防止导管堵塞是日常维护中的重点,新生儿PICC中发生导管堵塞约占10%左右。

【全营养混合液(TNA)输液方式的研究和临床应用】

传统的静脉营养输液以多个玻璃瓶为容器,经一条或数条输液管同时或相继输入,为简化静脉营养的实施,1972年,法国Solassal等研究将脂肪乳剂、氨基酸、葡萄糖的混合液用于

PN,名为"三合一"营养液,以后又将电解质、维生素、微量元素等混合于营养液中,称为"全合一"营养液。至 20 世纪 80 年代中后期,美国食品及药品管理局(FDA)批准脂肪乳剂可与葡萄糖及氨基酸溶液配伍。1988 年,美国肠外与肠内营养协会称之为全营养混合液(简称 TNA)。此 PN 输注方式有以下几点优点:①减少各营养液污染机会,一次性在无菌条件下完成配制;②提高营养支持的效果,因为氨基酸与非蛋白热源同时输入,可提高氮的利用,有利于蛋白质合成;③减少并发症的发生,如高血糖及肝损害等;④简化护士操作,便于护理。

维持"全合一"营养液的稳定性是此技术的关键,主要是脂肪乳剂的稳定(包括抽水不分层、脂肪颗粒完整等),而影响乳剂稳定性的因素有营养液的 pH、温度、渗透压、电解质浓度及放置时间等。

国内外在 TNA 的稳定性方面也有不少研究。根据临床应用经验及国内外文献报道,认为临床使用应注意:①室温下全营养混合液 24 小时内脂肪颗粒不破坏,如配制后暂不使用可置于 4℃冰箱内保存,但也不要超过 72 小时,主张现用现配;②高渗液体可破坏脂肪乳剂的完整性,平时所用的电解质和微量元素等均为高渗液体不能直接加入脂肪乳剂中,应先将它们与葡萄糖或氨基酸溶液混合稀释后,最后加入脂肪乳剂;③氨基酸液对脂肪乳剂的稳定性有保护作用,当氨基酸容量不足时,可引起脂肪颗粒裂解,配 TNA 液不可没有氨基酸;④电解质浓度应有限制,因脂肪颗粒表面带负电荷,阳离子浓度过大可引起脂肪颗粒破坏,一般控制一价阳离子总浓度小于 150mmol/L,二价阳离子总浓度小于 5mmol/L。配好的营养液总渗透压与 13%的葡萄糖溶液的渗透压相似,因此可直接从周围静脉输入。

【静脉营养制剂的研究及其临床应用】

(一)氨基酸

初期的 TPN 氮源为水解蛋白,可称为第 1 代氨基酸产品,自 20 世纪 70 年代起逐渐被结晶氨基酸溶液所取代,水解蛋白相对于结晶氨基酸有许多缺点,这也是它被淘汰的主要原因,如:①水解蛋白溶液含有大量氨离子,增加了敏感个体发生高氨血症的潜在危险和肝脏损害;②酶水解而产生的水解蛋白是氨基酸和肽的混合溶液,其中肽在肠外途径给予时易引起过敏反应(发热等);③水解过程中要释出不溶解于水的胱氨酸和酪氨酸而形成沉淀,这两种氨基酸的丧失对早产儿来说是一缺点,因为他们对于早产儿是必需的。第 2 代氨基酸又称为不平衡氨基酸溶液,所谓不平衡是指溶液中必需氨基酸和非必需氨基酸比例不平衡,早期过分强调了必需氨基酸的重要性。我国 20 世纪 80 年代初有类似产品问世和临床应用,如 11-氨基酸 912(上海)、氨复命 11s(天津)、日本的 Sohamine 等。其缺点是酸碱紊乱,主要是酸中毒,引起酸中毒的原因是氨基酸溶液中的碱性氨基酸(精氨酸、赖氨酸)采用盐酸盐形式,氯离子特别高,如 Sohamine 中氯离子为 162mmol/L,因此这类氨基酸易致高氯性酸中毒。第 3 代氨基酸,即平衡氨基酸溶液,主要适用于普通成人的营养支持,配方的特点是:①必需氨基酸与非必需氨基酸比例约为 1:1;②溶液中去掉了氯离子,碱性氨基酸由盐酸盐改为醋酸盐形式,避免高氯性酸中毒的发生。国内绝大多数医院应用这类氨基酸。主要品种有 15-氨基酸 823(上海)、氨复命 14s(天津)、凡命(Vamin,无锡华瑞)、乐凡命(Novamin,无锡华瑞)、18-氨基酸 500(上海、广州等),它们应用于成人和大年龄儿童营养支持效果肯定,但应用于早产儿、新生儿和婴幼儿 PN 有以下不足:①配方中甘氨酸含量过高。由于胆汁酸主要与甘氨酸和牛磺酸结合形成甘氨胆汁酸和牛磺胆汁酸,两者有竞争与胆汁酸结合作用,正常情况下它们有一定比例。甘氨胆汁酸对肝脏有毒性作用,而牛磺酸具有护肝作用,如血中甘氨酸过多则对肝脏不利;②胱氨酸、酪氨酸含量低。由于它们难溶解,配方中不能达到合适量,而它们对早产儿、新生儿又是必需的,因此它们应用于早产儿、新生儿 PN 不够合理。第 4 代氨基酸又称专科或专病用氨基酸,主要包括:①肝病用氨基酸溶液(15-氨基酸 800、安肝平等);②肾病用氨基酸溶液(肾必安等);③创伤用氨基酸溶液(15-氨基酸 HBC);④小儿专用氨基酸溶液,主要产品有小儿氨基酸注射液(上海)、爱咪特(天津)、Trophamine(美国)、Neopham(美国)、Vaminlac(瑞典)等。下面重点介绍小儿专用氨基酸溶液的临床研究和应用。

小儿专用氨基酸溶液是 20 世纪 80 年代才出现的氨基酸新品种,主要根据小儿氨基酸代谢特点而设计。小儿氨基酸代谢特点包括:①除了维持体内蛋白质代谢平衡外,还需满足生长和器官发育需要;②需要更多的氨基酸品种,因为婴儿(尤其是早产儿)肝脏酶系发育未成熟,某些非必需氨基酸不能从必需氨基酸转变,如胱氨酸从蛋氨酸、酪氨酸从苯丙氨酸的转变等;③支链氨基酸(BCAA)需要量多,因其主要在骨骼肌内代谢,不增加肝脏负担,对小儿未成熟的肝脏有一定好处;④精氨酸需要量大,精氨酸有刺激生长激素分泌、防止高氨血症和提高免疫作用;⑤需要牛磺酸。新近研究显示,牛磺酸不仅参与胆汁酸代谢,而且与小儿神经系统发育成熟关系密切。

国外小儿氨基酸配方的设计大多以母乳为模式,如 Neopham、Vaminlac 等。20 世纪 80 年代中后期,美国 McGaw 公司推出新型小儿氨基酸配方(Trophamine),它是根据正常新生儿血液中氨基酸谱的情况而设计,根据 Helms 和 Heird 等的多中心应用研究显示 Trophamine 应用于各年龄组的小儿,即使在低热能 PN 的情况下,小儿仍可获得良好生长发育、氮平衡和较理想的血液氨基酸谱。国内上海交通大学医学院附属新华医院在这领域有一定研究,20 世纪 80 年代中后期,该院通过选用普通成人营养型氨基酸配方(15-AA-823)、德国产小儿专用氨基酸配方(16-AA-600)和国产小儿专用氨基酸配方(爱咪特,18-AA-650),在等氮、等热能情况下,分别用于各 10 例 PN 持续 1 周以上的新生儿,结果体重增加及氨基酸谱平衡方面,氮源选用小儿氨基酸配方的两组均优于普通配方组,而在氮平衡、PN 前后血尿素氮、血浆清蛋白等变化 3 组间无显著差异。

20 世纪 80 年代末至 90 年代初,上海交通大学医学院附属新华医院与上海长征制药厂合作,研制成功一新型小儿氨基酸注射液,其特点是:氨基酸种类多(19 种);必需氨基酸含量高(占 60%);支链氨基酸含量丰富(占 30%);含一定量胱氨酸(以半胱氨酸形式存在)、酪氨酸(以 N-乙酰酪氨酸形式存在)及较高含量的精氨酸;尤其含有对小儿生长发育关系密切的牛磺酸。至今在该院临床应用已超过 1000 例,未见不良反应,营养支持效果良好。在一组 77 例新生儿 PN 时氮源选用新型小儿氨基酸(42 例)和普通成人配方 15-AA-823(35 例)的对照研究发现,小儿配方组体重增加 15.5g/d,而成人配方组为 9.9g/d,统计学上两组差异有显著意义;肝功能异常率:前者 0%,后者 8.6%;PN 有关的胆汁淤积发生率:前者 2.4%,后者 11.4%;PN 一周后血清氨基酸谱变化,小儿配方组仅酪氨酸下降有显著意义,成人配方组有 7 种氨基酸下降有意义,它们是门冬酰胺、胱氨酸、异亮氨酸、酪氨酸、鸟氨酸、赖氨酸和组氨酸,但血浆清蛋白、前清蛋白、纤维结合蛋白、氮平衡等 PN 前后变化两组无差异;纵观上述国内外研究,认为小儿 PN 时,氮源应选用小儿专用氨基酸溶液,尤其是对 2 岁以下的小儿。

近年国内外较多报道了谷氨酰胺(Gln)在 PN 中的重要作用,它是人体内含量最多的非必需氨基酸,为体内合成嘌呤、嘧啶及核苷酸提供氮的前体,它也是一种高效能量物质。通过研究还发现,它是许多重要代谢反应中的底物和调节物质,是肠道黏膜细胞及各种快速生长细胞(如淋巴细胞、成纤维细胞、巨噬细胞)的必需物质,有人称之为组织特需营养物,在饥饿、创伤、感染、手术等分解代谢过程中均伴有血和细胞内 Gln 水平的下降,且需要经较长时间方恢复正常,其降低程度与应激程度相一致。研究表明,肠外营养液中加入 Gln 可以改善氮平衡,促进肠道黏膜及腺体的生长,对防止肠黏膜萎缩、维持肠黏膜的完整性及防止肠道细菌移位、防止肝脏脂肪变、增加骨骼肌蛋白合成均起重要作用。现在认为,Gln 是机体应激期的条件必需营养素。

虽然 Gln 在机体生理和病理过程中起重要作用,但目前的 PN 液中不含 Gln,主要原因是 Cln 的不稳定,遇热易分解产生氨和焦谷氨酸等产物,因此如何克服 Gln 的不稳定性是多年来的研究重点。人们已发现 Gln 以肽的形式远比游离形式稳定,目前认为有两种 Gln 肽,即丙氨酰-L-Gln 和甘氨酰-L-Gln 较为理想,成人术后应用含 Cln 的双肽,已证明能明显提高氮平衡。

氨基酸临床应用剂量:早产儿、新生儿及婴儿 PN 时用 $2\sim3.0g/(kg \cdot d)$;儿童用 $1.5\sim2.0g/(kg \cdot d)$。

(二)脂肪乳剂

自 1964 年瑞典 Wretline 首创安全高效的脂肪乳剂以来,它广泛应用于 PN,据报道已有 1 亿次的输注临床经验,为 PN 时非蛋白热卡的双能源(即葡萄糖和脂肪乳剂)供给有了可靠保证。一般两者的热能比应为 $1\sim3:1$;即由脂肪乳剂提供人体非蛋白热卡量的 30%～50%。

双能源系统与单独使用葡萄糖相比,有许多优点。特别重要的是,双能源的代谢更为有效,因为在葡萄糖转变为脂肪的过程中,不需消耗能量;同时,有证据表明,与单独使用葡萄糖相比,该系统可提高蛋白质合成的速度,因此被认为是在代谢方面最有效的系统。使用双能源系统生成的水潴留相对较少。1981 年,MacFei 发现,虽然单独使用葡萄糖进行静脉营养与同时使用葡萄糖和脂肪乳剂进行静脉营养均可使患者的体重增加,但前者造成体重增加的原因是体内脂肪增加和水潴留,而后者在增加脂肪的同时,体内蛋白质含量也增加。双能源系统对手术后患者和同时患有营养不良患者或创伤患儿提供能量有特别重要的作用,这些患儿氧化葡萄糖能力下降,但是氧化脂肪的能力却增强。同样,双能源系统对新生儿和小婴儿的 PN 也非常重要,因为他们氧化葡萄糖的能力有限。同时,也需要脂肪乳剂补充必需脂肪酸。另外,双能源系统与单独使用葡萄糖相比,最主要的优点是发生并发症(如高血糖症、肝脂肪变性、CO_2 产生过多、水潴留、必需脂肪酸缺乏等)的危险性较小。

脂肪乳剂最早由以大豆油或红花油为原料、卵磷脂或大豆磷脂为乳化剂、甘油为等渗剂和水组成,主要作用是提供必需脂肪酸和供给高热能。它的特点是:①脂肪乳剂的颗粒直径大小与天然乳糜微粒相似,其在血液中的清除与乳糜微粒相同;②与血浆等渗,可经周围静脉输注,也可与其他营养素混合使用;③有一定的保护静脉和预防或逆转肝脏的脂肪浸润作用。

目前,临床已普遍应用含 50%中链(MCT)和 50%长链脂肪酸(LCT)的脂肪乳剂,因中链脂肪酸的代谢无需卡泥汀转运而直接通过线粒体膜进行 β-氧化,氧化迅速且碳链不延长,其血中清除率更快;不在肝脏与脂肪组织蓄积。由于早产儿、危重儿及肝功能异常患儿相对缺乏卡泥汀,因此更适宜选择含 MCT 的脂肪乳剂。上海交通大学医学院附属新华医院曾经通过建立动物兔高脂血症模型后比较 LCT 和 MCT/LCT 对甘油三酯(TG)和总胆固醇(TCH)的清除研究发现,MCT/LCT 组比 LCT 组快 2～4 小时。同样,该院在一组腹部大、中手术的成人,分别一次性输入 500ml 10% Intralipid 和 10% Lipofondin 观察它们血中 TG 和 TCH 的清除情况,结果用 Lipofundin 组清除 TG 和 TCH 的速度比用 Intralipid 组快 1～2 小时。

鱼油中含有大量 n-3 多不饱和脂肪酸(PUFA),是一种对机体代谢及免疫具有调节作用的物质。目前认为其主要机制是影响花生四烯酸(AA)代谢及改变细胞膜的磷脂结构,进而影响细胞功能。n-3PUFA 可竞争性抑制 AA 的代谢,使其代谢产物(包括 PGE_4、LBT_4 和 TXA_3)的生成减少,而 n-3PUFA 中的二十碳五烯酸(EPA)和二十二碳六烯酸(DHA)的代谢产物 PGE_5、LBT_5 和 TXA_5 的生成增加,从而使机体的炎症反应降低,保护各脏器免受损伤。所以,目前普遍认为 n-3PUFA 对重症感染和慢性炎症等一些炎症介质持续释放的疾病是一极为有效的免疫调理营养素,但在儿科,尤其是新生儿阶段,还未见具有循证的有关鱼油的临床应用报道。

目前,还有另一种新型脂肪乳剂问世,其主要成分由 80% 橄榄油和 20% 大豆油混合组成,可明显减少制剂中 PUFA 含量,从而能减轻单以大豆油为原料的脂肪乳剂对机体产生的免疫抑制作用,有关在儿科的临床应用效果有待进一步深入研究。

脂肪乳剂应用剂量:早产儿 1～2g/(kg·d);足月新生儿和婴儿 1～3g/(kg·d);儿童 1～2g/(kg·d)。应用注意点:①输注应>16 小时,最好采用全营养混合液输注方式;②定期监测血脂,避免高脂血症的发生;③有高胆红素血症、出血倾向或凝血功能障碍及严重感染等情况时,脂肪乳剂减量使用或停用。

(三)其他营养素

包括电解质(钠、钾、氯、钙、磷、镁)、水溶性维生素、脂溶性维生素和微量元素等。

1.电解质　钙可用 10% 葡萄糖酸钙或氯化钙补充;磷可用磷酸盐制剂补充,如天津氨基酸公司的磷酸钾注射液,每支 2ml 含 6mmol 磷;镁可用 25% 硫酸镁补充。

2.水溶性维生素　根据我国营养学会及美国医学会营养指导小组推荐,静脉营养时需补充 13 种维生素,包括 4 种脂溶性维生素(A、D、E、K)和 9 种水溶性维生素(B_1、B_2、B_6、B_{12}、C、烟酸、叶酸、泛酸和生物素)。目前,华瑞制药有限公司生产的水乐维他(Soluvit N)及上海第一制药厂生产的九维他制剂均含有上述 9 种水溶性维生素,它们都是粉针剂;使用时先用葡萄糖溶化后加入葡萄糖溶液中使用。

3.脂溶性维生素　华瑞公司生产的维他利匹特(Vitalipid N)含有上述 4 种脂溶性维生素,但有适合成人及 11 岁以上儿童用和适合 11 岁以下儿童用两种产品,它是白色乳剂,应加入脂肪乳剂中使用。

4.微量元素　华瑞公司生产的微量元素制剂分为适合成人用的安达美(Addamel N)和适合小儿用的派达益儿(Ped-el),儿童体重大于 15kg 者可选用安达美,每天 1 支;如新生儿、婴儿及小于 15kg 的儿童应选用派达益儿,派达益儿含有 6 种微量元素及钙、镁、氯、磷酸盐,每天每千克体重 4ml 即可满足儿科患者对所给电解质和微量元素的基本需要量。

三、临床营养支持的并发症及防治

临床营养支持的并发症可分为肠内营养和肠外营养相关的并发症。

【肠内营养相关的并发症】

肠内营养的有效性取决于肠内营养合理配方的选择、供给途径和方法的选择。肠内营养的并发症也主要来自这些方面的选择不当而影响患儿的耐受性或产生并发症。其并发症可分为三方面,即机械性、胃肠道和代谢性。

（一）机械性

肠内营养相关的代谢性并发症远较肠外营养少,但近年仍有因喂养管误入呼吸道而造成气胸、纵隔气肿、肺炎、肺脓肿等罕见病例报道,大都由于采用有导丝的喂养管,当给小婴儿或有意识障碍的患儿置管时更应注意。

1.鼻、咽、食管和胃的损伤　大多由于喂养管管径太粗、太硬所致。故建议对儿科患者用质软、适合儿科专用的喂养管更合理,新生儿更应注意。临床上因插胃管而致胃穿孔也时有发生。

2.喂养管堵塞　喂养配方浓度过高、黏稠或输毕后未用生理盐水冲洗喂养管所致。注意按常规操作,每次肠内营养输毕应冲洗喂养管。

（二）**胃肠道**

1.胃排空延缓或呕吐患儿所致的吸入性肺炎　是肠内营养较常见而严重的并发症,大多与体位、滴速、胃肠功能恢复情况有关。一般体位采用30°头高位,滴速以患者的耐受为准;胃肠功能需恢复良好。

2.腹泻　高渗透性腹泻最常见,其原因有吸收不良、乳糖不耐受、开始肠内营养时滴速过快、营养液污染等。应针对上述原因作相应处理。

3.便秘　由水分摄入不足、配方中膳食纤维过少及长期卧床等原因所致。应多饮水,疾病允许情况下增加活动。可补充膳食纤维。

4.恶心、呕吐　主要原因包括滴速过快、营养液量太多、溶液浓度太低、配方气味不佳和胃排空延迟。

（三）**代谢性**

1.高血糖、低血糖　尤易发生于新生儿,因为他们调节血糖的机制还不完善,对新生儿实施肠道营养时应注意均匀滴速,避免输注时单位时间内滴速过快或在较快输注时突然停止输注。

2.高钠血症和低钠血症　主要与脱水(高渗引起)或体液输入过多致超负荷所致。小婴儿对于水的平衡特别敏感,在营养支持期间注意24小时进出量的计算并观察体重变化。

3.高钾血症和低钾血症　主要与小儿的肾功能不全或酸碱紊乱、稀释状态有关,注意在营养支持期间的密切监测。

【肠外营养相关的并发症】

可分为机械性、感染性和代谢性三大类。

(一)机械性

主要发生在放置中心静脉导管时,包括气胸、血管损伤、导管移位和断裂。预防这些情况的发生主要是进行中心静脉置管时应具有技术较熟练专人操作。另外,导管的材料选择也非常重要。

(二)感染性

主要发生在应用中心静脉 PN 期间。上海交通大学医学院附属新华医院儿科在一组 42 例小儿应用经中心静脉 PN 的患者中,有 5 例(11.9%)发生与导管有关的感染。国外报道其发生率为 3%～18.8%。导管有关的感染一旦发生,应及时拔管和加用广谱抗生素,抗生素用至体温正常后一周。导管感染中应注意真菌感染,因而拔管时常规做血培养和导管末端培养,以便合理选择抗生素。为了更有效地应用中心静脉 PN、减少导管感染,建议应遵循以下几点:①导管需专人护理;②不经导管抽血或推注抗生素等药物,仅输注营养液;③每 24～48 小时更换导管插管处敷料一次;④插管期间如出现不能解释的发热,应考虑导管感染的可能。

(三)代谢性

主要有高血糖症和低血糖症、高脂血症、低磷血症、静脉营养有关的胆汁淤积和肝脏损害等。

1.高血糖症和低血糖症

(1)高血糖症:主要发生在应用葡萄糖浓度过高(>20%)或短期内输注葡萄糖过快,尤其在新生儿和早产儿。临床表现开始时有多尿,继而脱水,严重时出现抽搐、昏迷等。预防的方法是输入的葡萄糖要适量,注意从小剂量开始,如新生儿期开始用 5%～10% 葡萄糖,按 65mg/(kg·d)计算,以后逐渐增加。上海交通大学医学院附属新华医院曾对预防新生儿时期高血糖进行研究,结果表明早产儿葡萄糖按 8mg/(kg·min)、足月儿按 12mg/(kg·min)的速度给予较为安全;此外,在输注葡萄糖过程中须密切监测血糖和尿糖。

(2)低血糖症:一般发生在静脉营养结束时营养液输入突然中断或营养液中加用胰岛素过量。预防方法是停用 PN 应有 2～3 天的逐步减量的过程,可用 5%～10% 葡萄糖补充。小儿全营养液中的葡萄糖浓度不要太高,一般不必加用胰岛素。

2.高脂血症   主要在应用脂肪乳剂时剂量偏大或输注速度过快时发生,特别当患者存在严重感染、肝肾功能不全及有脂代谢失调时更易发生。临床特征为应用脂肪乳剂期间,患儿出现头痛、呕吐、贫血、血小板下降、凝血酶原时间延长、自发性出血、DIC 及肝功能损害(表现为肝大、黄疸和血 GPT 升高)等,有作者称上述表现为脂肪超载综合征。为防止高脂血症的发生,主张小儿应用脂肪乳剂剂量应在 1～3g/(kg·d)之间,采用 16～24 小时均匀输注,同时严密监测血脂浓度。

3.肝功能损害及胆汁淤积(简称 PNAC)   临床特征是应用 PN 期间出现不能解释的黄疸和(或)肝功能损害,其确切病因目前尚不知道,大多学者认为由多因素引起,主要包括:①早产儿、低体重儿:Beale 等报道,出生体重<2000g 在 PN2 周后,有 50% 的患儿发生胆汁淤积;出生体重在 1000～2000g,其发生率为 15%。②禁食作用:PNAC 的发生率随禁食时间的延长而增加,多数病例在 PN 进行 2～10 周后发生。可能的机制是禁食使胆汁流动减少及胃肠道的激素发生改变,主要是缩胆素(CCK)分泌不足等。③感染:Margaret 等认为感染在小儿发生

PNAC 中是很容易接受的原因,在 PNAC 组有 56％发生感染,高于"正常组"(13％)。大多数患儿(78％)感染先于黄疸的发生。最常见的感染源是中心静脉导管和坏死性小肠结肠炎。④高热能:Hirai 等报道长期高热能 PN[70～40kcal/(kg・d)]引可引起 PNAC 和肝脏病变,28 例患儿接受高热能 PN＞2 周,18 例发生不同程度的肝脏损害。⑤氨基酸:许多作者认为氨基酸输入的量和成分与 PNAC 的发生有关。Vlleisis 等比较了早产儿中接受氨基酸 2.3g/(kg・d)与 3.6g/(kg・d)两组患儿,发现接受高氨基酸组胆红素升高较早、绝对值较大。一些作者已注意到氨基酸溶液的组成作为一种发生胆汁淤积的潜在因素,如氨基酸溶液中缺乏胱氨酸(可合成牛磺酸)、牛磺酸。胆汁酸在体内主要与牛磺酸及甘氨酸结合生成牛磺胆酸和甘氨胆酸,前者有利于胆汁酸从胆道排泄,当牛磺酸摄入减少时,甘氨酸与胆汁酸结合增多,甘氨胆酸对肝脏有毒性作用,而引起胆汁淤积。⑥其他:包括低蛋白血症、微量元素不平衡、动脉导管未闭、颅内出血、必需脂肪酸缺乏、高脂血症、多次腹部手术等因素有关。

　　上海交通大学医学院附属新华医院临床营养中心曾对 612 例新生儿应用 PN＞5 天进行总结,发现 TPNAC18 例(占 2.94％),通过对可能与 TPNAC 发生相关的因素进行回归分析显示:TPNAC 的发生与早产、开始 PN 日龄、PN 应用天数和高热能摄入等因素密切有关。近 10 年,该院发生 TPNAC 的病例明显减少,其经验是:①尽早经肠道营养,尤其 PN＞2 周者;②PN 的氮源选择小儿专用的氨基酸溶液;③小儿 PN 时采用低热能,以 60～80kcal/(kg・d)为宜;④积极预防和治疗肠道感染。

(耿瑞花)

第四章　感染性疾病

第一节　流行性感冒

流行性感冒(简称流感),是由流行性感冒病毒(简称流感病毒)引起的一种常见急性呼吸道传染病。儿童发病率及病死率较高,可引起多种临床表现。

【病原和流行病学】

流感病毒属正黏病毒科,基因组为单股正链 RNA,其结构包括核衣壳(含 NP 蛋白)、蛋白壳(含 Ml 蛋白)和包膜。包膜来自病毒复制的宿主细胞,带有 3 种蛋白突起:①血凝素(HA);②神经氨酸酶(NA);③基质蛋白(M_2)。HA 具有亚型和株特异性,能识别靶细胞表面受体,与靶细胞膜融合和诱导保护性中和抗体。NA 亦具亚型和株特异性,其功能尚未完全明了,可使病毒从含唾液酸结构中游离出来,通过黏液层结合上皮靶细胞;促进 HA 被蛋白酶水解;还可破坏宿主细胞的 HA 受体,协助新生病毒颗粒再吸附于易感细胞,并防止病毒本身发生聚积。根据病毒 NP 和 M_1 蛋白抗原性不同,流感病毒分为甲、乙、丙 3 个型,根据 HA 和 NA 抗原性又分为若干亚型。流感病毒抗原性变异主要指 HA 和 NA 抗原性变异,有两种形式:①抗原性漂移:变异幅度小,属量变,往往引起中小型流行;②抗原性转换:变异幅度大,系质变,形成新亚型。分子流行病学研究显示,与流感流行关系最为密切的是 HA 基因。具流行病学意义变异株的 HA 分子至少有 4 个以上氨基酸发生替换,并分布在 2 个以上抗原决定簇区。流感病毒在鸡胚中生长较迅速,但传代易发生抗原性变异。病毒分离可采用原代人胚肾细胞、猴肾细胞和传代犬肾及牛肾细胞等。病毒对热、紫外线、乙醚等有机溶剂、甲醛和常用消毒剂均很敏感。-70℃可保存数年,冷冻干燥后 4℃可长期保存。

传染源主要是患者和隐性感染者。患者自潜伏期末即有传染性,持续约 1 周;隐性感染者带毒时间短。病毒主要通过空气飞沫传播。患者呼吸道分泌物中的颗粒可达 1000000/ml 以上,直径<10μm 的飞沫在空气中悬浮时间长,故在人群密集场所感染率高。分泌物污染环境可间接传播病毒。人群普遍易感,6～15 岁发病率最高,新生儿同样易感,可发生比成人和年长儿更严重的疾病。病后或接种后获同型病毒的免疫力,维持时间不超过 2 年。我国流感流行存在南北地区差异:长江以南主要在冬、春季,长江以北主要在冬季。

【发病机制和病理改变】

流感病毒进入上呼吸道后停留于上皮细胞表面的黏液中。若过去感染过类似毒株,其呼吸道局部抗体(主要为 sIgA)能将病毒清除;若未感染过,病毒则进入细胞内复制,释放大量感染性病毒侵入邻近细胞,在 1~2 天内引起呼吸道广泛炎症。在少数抵抗力差者,感染下行造成间质性肺炎。当呼吸道黏膜被破坏时,部分病毒及其产物如 HA、NA 等进入血液,引起全身中毒症状。流感病毒感染后,近 100% 的感染者产生局部抗体 sIgA,能中和同亚型内不同毒株;约 50% 产生血清 IgA。特异性 IgM 和 IgA 在感染后 2 周内达峰值;而特异性 IgG 约在 4~8周内达峰值。抗 HA 抗体是主要的保护性中和抗体;抗 NA 抗体不能中和病毒,但能抑制病毒从感染细胞释放。特异性细胞毒性 T 细胞(CTL)可直接杀伤感染靶细胞,控制病毒在体内扩散;特异性 CTL 回忆反应能迅速清除再次感染的病毒而对再次感染有保护作用。流感时,由于细胞免疫功能受抑制,易继发细菌感染。流感所致死亡多见于继发细菌感染或体弱并有其他慢性疾病者。呼吸道黏膜早期有单核细胞浸润及水肿,晚期见广泛上皮细胞坏死和出血性渗出物,但基底层细胞正常。肺间质有水肿及炎性细胞浸润,肺泡内可有肺透明膜形成。

【临床表现】

潜伏期很短,数小时至 4 天,常为 1~2 天。

(一)典型流感

起病急,呼吸道卡他症状轻,而全身中毒症状明显,不同年龄儿童的临床表现各有差异。

1.新生儿流感　突起高热或体温不升、拒乳、不安、衰弱,类似败血症。但有鼻塞、流涕,提示病毒感染。

2.幼儿流感　可发生上呼吸道感染、喉炎、气管炎、支气管炎、毛细支气管炎和肺炎等症。常有高热、中度中毒征象和流涕。此外,可见腹泻和皮疹。高热时易发生惊厥。

3.学龄儿及青少年流感　发病近似成人,急起畏寒高热,体温达 39~41℃,面颊潮红,结膜充血,伴全身肌肉酸痛、头痛、乏力、食欲减退等全身症状及鼻塞、流涕、咽痛、干咳等呼吸道症状。肺部可闻干啰音。偶有鼻出血。1/3 患者出现腹泻水样便。无并发症者热程一般 2~5 天,热退后全身症状好转,但呼吸道症状常持续 1~2 周。

甲、乙型流感临床症状相似,但后者全身症状轻,鼻及眼部症状明显。个别患者发生急性肌炎,以腓肠肌和比目鱼肌受累多见,常发生于病后 1 周,临床症状改善不久。丙型流感症状类似于普通感冒或典型流感,儿童少见。

(二)轻型流感

急性起病,热度不高,呼吸道症状轻,全身症状不明显。病程约 1~2 天。

(三)肺炎型流感(流感病毒性肺炎)

见于老年、幼儿、体弱多病或正在使用免疫抑制剂者。起病与典型流感相似,1~2 日内病情迅速加重,高热持续不退,剧咳带血样痰,烦躁不安,呼吸困难和发绀,可伴心力衰竭和脑病。两肺密布湿啰音和喘鸣音。X 线检查双肺有散在絮状或结节状阴影,由肺门向四周扩散。多于 5~10 日内因呼吸与循环衰竭而死亡,病死率高达 80% 以上。

【病原学诊断】

1.病毒分离　病毒分离是发现新毒株的唯一方法。取发病 5 天内鼻咽分泌物,同时采用鸡胚羊膜腔接种和细胞培养可提高检出率。

2.快速诊断　直接检查病毒抗原和病毒核酸的方法有:①病毒抗原检测,用免疫荧光法或免疫酶法检测鼻咽分泌物脱落细胞中病毒抗原;②病毒颗粒检查,用电镜或免疫电镜在症状出现 24 小时鼻咽分泌物沉渣中直接镜检病毒颗粒;③病毒基因检测,采用核酸杂交法或 RT-PCR 法检测鼻咽分泌物中病毒特异性基因。

3.血清学诊断 取双份血清(间隔 2～4 周),采用血凝抑制试验、型特异性补体结合试验和中和试验检测相应特异性 IgG 抗体,滴度≥4 倍增高有回顾性诊断意义。用 ELISA 法检测特异性 IgM 和 IgA 可诊断之。

【预防和治疗】

(一)药物预防

1.金刚烷胺主要用于甲型流感的预防。1～9 岁:4.4～8.8mg/(kg·d)分 2 次服,最大剂量≤150mg/d;9～12 岁剂量同成人:100mg,一日 2 次,疗程至少 10 天。

2.金刚乙胺用于甲型流感的预防。1～10 岁:5mg/(kg·d)一次服,最大剂量≤150mg/d;10 岁以上同成人剂量:100mg,一日 2 次,疗程同上。

3.扎那米韦为 NA 抑制剂。吸入给药已成功用于成人的预防,尚未见儿童群体预防用药的报道。

(二)疫苗接种

由于流感病毒抗原易变异,WHO 流感协作中心每年定期发布次年流感疫苗抗原成分的建议。

1.灭活疫苗 目前多采用多价纯化的灭活疫苗或裂解的亚单位疫苗(保留 HA 和 NA,去除核酸),接种者不良反应减少,但免疫原性不如纯化的全毒株疫苗。将佐剂与亚单位疫苗一起应用,可提高疫苗的效果。

2.减毒活疫苗 鼻内给药,使病毒只在上呼吸道增殖,刺激产生局部和体液免疫,已用于成人和儿童,显示良好的免疫原性。

(三)综合对症

治疗卧床休息,多饮水,加强护理,预防并发症。对高热烦躁者给予解热镇静剂,避免使用阿司匹林(因其可能诱发 Reye 综合征)。剧咳者给予镇咳祛痰剂。继发细菌感染时给予相应抗生素(一般不必预防性用药)。

(四)抗病毒治疗

1.金刚烷胺 用于治疗无并发症的甲型流感。最好在症状出现后 24～48 小时内开始用药,持续至症状消失后 1～2 天,剂量同预防量。

2.扎那米韦 用于治疗甲型和乙型流感。剂型为干粉气溶胶。儿童用量:吸入 10mg,一日 2 次,疗程 10 天,病程早期(36 小时内)开始用药。

3.Oseltavirir 为 NA 抑制剂。已有口服液剂型供应。1～12 岁儿童用量:2mg/kg,一日 2 次,共 5 天。

(赵雪莲)

第二节　麻疹

　　麻疹是由麻疹病毒引起的急性出疹性呼吸道传染病,临床上具有发热、流涕、结合膜炎、咳嗽、麻疹黏膜斑和全身斑丘疹,疹退后糠麸样脱屑并留有色素沉着等特征。该病传染性极强,在广泛应用麻疹减毒活疫苗后,其典型周期性流行已得以控制,发病率和病死率大幅下降。

【病原和流行病学】

　　麻疹病毒属副黏病毒科麻疹病毒属。基因组为负链 mRNA。有包膜。共有 6 种结构蛋白,包括包膜蛋白 M、F 和 H,核衣壳蛋白 N、P 和 L 蛋白。H 蛋白能与细胞受体结合并具血凝功能。F 蛋白与病毒细胞融合和病毒溶血特性有关。M 蛋白与病毒释出有关,与病毒 RNA 蛋白复合体结合后可抑制病毒转录。病毒在人或猴原代肾细胞或 EB 病毒转化绢猴淋巴细胞系(B95-8)中生长良好;体外生存力弱,对热(56℃ 30 分钟)、酸(pH<4.5)、紫外线和一般消毒剂均敏感。4℃保存 2 周,−70℃或冷冻干燥可长期保存。

　　患者在前驱期和出疹期眼结合膜、鼻咽分泌物、血和尿中存有病毒,通过呼吸道飞沫小滴或接触传播。在应用麻疹疫苗前,麻疹呈周期性流行,易感者初感麻疹后发病率几乎为100%,全球每年发生麻疹约 1 亿～3 亿例,死亡 700 万～800 万例;我国 1956～1965 年间,麻疹报告发病率平均为 766/10 万;死亡率最高达 39.7/10 万。广泛使用麻疹疫苗后,全国麻疹报告发病率自 1987 年以来一直控制在 10/10 万左右,死亡率则在 0.1/10 万以下;流行周期被打破或消失;流行形式主要为散在发病,但少数地区仍有周期性流行,大量易感染人群积累是其主要原因。发病年龄近年有向两极发展趋势。

【发病机制和病理改变】

　　病毒经鼻咽部,亦可能经结合膜侵入,在局部上皮细胞内增殖,而后播散到局部淋巴组织,在感染后 2～3 天形成第一次病毒血症,进而在局部和远处器官的单核-吞噬细胞系统内增殖,此时大量病毒到达皮肤和内脏,临床出现症状。至感染第 15～17 天,病毒血症逐渐消失,器官内病毒快速减少至消除。麻疹病毒直接损伤皮肤黏膜的血管内皮;CTL 细胞杀伤病毒感染的靶细胞(上皮和内皮细胞、单核细胞和巨噬细胞),导致血管扩张和血浆渗漏;形成抗原抗体复合物,活化补体,造成血管内皮细胞损伤等参与麻疹的致病机制。由于细胞免疫功能降低,可致结核病性恶化和结核菌素试验假阴性。

　　广泛分布的多核巨细胞是麻疹的病理特征。皮疹处见典型上皮合胞体巨大细胞,含核和胞质包涵体,并见角化不全、角化不良、海绵层细胞间水肿和细胞间水肿;表面血管扩张伴周围少量淋巴细胞与组织细胞浸润。麻疹黏膜斑(又称柯氏斑)的病理改变与皮疹相似,多核巨细胞更多,水肿更严重,但炎症反应较轻。

【临床表现】

(一)典型麻疹

　　潜伏期一般为 10～14 天,被动免疫者可延至 21～28 天。

1.前驱期　一般 3～4 天,有发热、结合膜炎(流血、流泪、畏光)、上感样表现(喷嚏、流涕、干咳)和柯氏斑(双侧颊黏膜见直径 0.5～1mm 大小的红色斑点,周围有红晕)。

2.出疹期　在发热 3～4 天后出现皮疹,持续 3～5 天。皮疹先见于耳后发际,渐及额面部,再自上而下延及躯干和四肢。皮疹为玫瑰色斑丘疹,略高出皮面,疹间皮肤正常,可融合成片。出疹时体温升高,咳嗽加剧,肺部可闻及少量啰音,颈淋巴结和肝脏可有轻度肿大。

3.恢复期　出疹 3～5 天后,皮疹按出疹顺序消退,疹退处有麦麸样脱屑并留有褐色色素沉着。全身情况好转,体温下降,呼吸道症状很快消失。整个病程为 10～14 天。

(二)其他类型麻疹

1.轻型麻疹　见于有部分免疫者,如曾接种过麻疹疫苗、潜伏期接受被动免疫、6 个月以下婴儿(有母体被动抗体)。主要临床特点为潜伏期延长;前驱期短且症状轻微;常无麻疹黏膜斑;皮疹稀疏细小,消失快;可见脱屑,可不遗留色素斑;无并发症。

2.重型麻疹　见于病毒毒力过强和患者身体虚弱如重度营养不良或原有严重疾患时。此型中毒症状重,起病即高热,持续在 40～41℃,或体温不升。常见神经系统症状如嗜睡或谵妄、惊厥甚至昏迷;或心血管功能不全如气促、发绀、心率快、心音低钝;面色苍白、四肢冰凉、血压下降;皮疹常密集融合成片,或疹出不透,或出而骤退,或皮疹呈出血性伴黏膜和消化道出血。

3.无皮疹型麻疹　见于免疫能力较强或白血病、恶性肿瘤等应用免疫抑制剂者。病程中从无皮疹,可有柯氏斑,常以鼻咽部分泌物中找到多核巨细胞或血清学检查为诊断依据。

4.异型麻疹　见于接受过灭活麻疹疫苗或个别减毒活疫苗者,因缺乏 F 蛋白抗体,再感染麻疹野毒株后发生此型表现:前驱期短,无柯氏斑;出疹期发热和全身症状较重;出疹顺序为先四肢,后向躯干和面部发展;皮疹为多形性,有斑丘疹、荨麻疹、水疱和紫癜等;常伴腹痛和肌痛;易并发肺炎、肝炎和胸腔积液等。恢复期麻疹血凝抑制抗体滴度常大于 1∶256。

【实验室检查】

(一)血常规

白细胞总数减少,淋巴细胞分类相对增多。重型出血性皮疹患者可伴有血小板计数减少。

(二)多核巨细胞检查

于出疹前 2 天至出疹后 1 天,取患者鼻、咽、眼分泌物作涂片,瑞氏染色后直接镜检多核巨细胞。

(三)病原学检查

1.病毒分离　发热期取血、尿或鼻咽分泌物接种人或猴肾细胞,感染细胞融合,形成多核巨细胞,培养上清中含大量病毒。

2.病毒抗原检测　用免疫荧光法检测鼻咽分泌物或尿脱落细胞中麻疹病毒抗原,可早期快速诊断。

3.特异性抗体测定　用血凝抑制(HI)试验、补体结合试验(CF)或 ELISA 法检测急性期和恢复期双份血清,抗体滴度呈≥4 倍增高有诊断意义。ELISA 法检测特异性 IgM 可诊断急性期感染,但注意可有假阳性。

【并发症】

（一）肺炎

肺炎是最常见的并发症，也是引起麻疹死亡的主要原因。麻疹肺炎有原发和继发两种。原发性肺炎为麻疹病毒所致全身疾患的一部分，随热退和皮疹出齐而消散。继发性肺炎病原常见肺炎链球菌、流感杆菌、金黄色葡萄球菌或腺病毒等，多发生于出疹期。麻疹并发肺炎常较严重，胸腔并发症多，病死率也高。

（二）麻疹脑炎和亚急性硬化性全脑炎

1.麻疹脑炎　约占 0.1%～0.2%。多见于婴幼儿，发生于出疹后 2～6 天，也可见于前驱期或恢复期，病情与麻疹轻重无关。临床表现和脑脊液变化与其他病毒性脑炎相似。但病死率较高，后遗症也较多。

2.亚急性硬化性全脑炎（SSPE）　是一种罕见的致死性慢性进行性脑退行性病变，发病率约 1/100 万，主要见于年长儿童，在年幼时患过麻疹。先见智力和情绪改变，学习成绩忽然低下，不久发生阵挛性肌肉抽搐，遍及全身，最终呈去大脑强直状态。病程持续 1～3 年。患者血清中麻疹病毒抗体滴度很高。在脑组织中用免疫荧光法检查证实有麻疹抗原或病毒存在。目前认为，麻疹病毒 M 蛋白缺失或功能缺陷是致病毒持续感染的主要原因。

（三）营养障碍

患病前营养状况较差、病程中持久高热、胃肠道功能紊乱以及护理不当、营养素供给不足的患者可出现营养障碍，如营养不良性水肿、维生素 A 缺乏性干眼症等。

（四）结核病恶化

患麻疹时机体免疫功能受到暂时性抑制，致使体内原来稳定状态的结核病灶重趋活动恶化，可发展为粟粒性肺结核或结核性脑膜炎。

【诊断和鉴别诊断】

1.诊断　典型麻疹可借流行病学史诊断，各期典型表现如前驱期麻疹黏膜斑，出疹期出疹与发热的关系，出疹顺序和皮疹形态；恢复期疹退脱屑和色素沉着可以确立诊断，必要时辅以病原学检查，尤其是非典型麻疹者。

2.鉴别诊断　发热、出疹在儿科常见，应根据流行病学、临床症状、发热与皮疹的关系、皮疹特征等，结合有关病原学检验结果进行鉴别诊断。

【预防】

1.控制传染源和切断传播途径　对麻疹患者应做到早发现、早隔离、早治疗。一般患者应隔离至出疹后 6 天，若并发肺炎则延至出疹后第 10 天。在麻疹流行期间，宣传教育易感者不到人群密集的场所去。患者停留过的房间用紫外线照射消毒或通风半小时，患者衣物应在阳光下曝晒或用肥皂水清洗。

2.主动免疫　对易感者应普遍接种麻疹减毒活疫苗。按照我国政府规定的儿童计划免疫程序，将 8 个月儿童定为初免对象，皮下注射麻疹减毒活疫苗 0.2～0.25ml。7 足岁时复种。在麻疹流行地区，可在接触麻疹的头 2 天内，对易感者进行应急接种，使机体在潜伏早期产生特异抗体，以防止发病或减轻症状。由于大多数国家都存在未到初免年龄婴儿发病问题，而提早初免月龄则因婴儿胎传被动特异性抗体的存在会干扰麻疹疫苗免疫效果。新一代麻疹疫苗的研究目标是提高免疫原性,使小于 4 月龄婴儿能早获免疫,安全有效,不产生异型麻疹,并可用其加强免疫。目前研制的新型麻疹疫苗有以下几种:①合成肽疫苗及新型佐剂疫苗;②基因工程疫苗(载体疫苗);③亚单位疫苗。

3.被动免疫　对体弱有病和婴幼儿未接受过麻疹疫苗接种者,在接触麻疹后 5 天内予以肌内注射人丙种球蛋白 0.25ml/kg 可预防患病。接触麻疹 5 天后注射只能减轻症状。被动免疫维持 3～8 周。

【治疗】

主要为加强护理,防治并发症。

1.护理　包括给予足够水分和易消化富营养食物,居室保持适宜温湿度和空气新鲜;口、眼和皮肤经常清洗。

2.对症治疗　高热时可温水灌肠或给予小量退热剂降温,切忌退热过猛引起虚脱。咳剧时给予镇咳祛痰剂。

3.中医治疗　中医认为麻疹属于"温热病"范围,前驱期治疗以辛凉透表为主;出疹期以清热解毒透疹为主;恢复期则养阴清余热、调理脾胃。

4.治疗并发症　根据各种并发症的发生,及时给予积极有效的治疗。抗生素无预防并发症作用,故不宜滥用。

（吕　静）

第三节　水痘

一、疾病概述

水痘是由水痘带状疱疹病毒所引起的急性传染病,以较轻的全身症状和皮肤黏膜上分批出现的斑疹、丘疹、水疱和痂疹为特征。主要为接触传染,传染性特强,任何年龄均可被传染,婴幼儿及学龄前儿童受传染较多。

二、病历书写要点

(一)临床特点

1.病史　多于冬末春初发病,有水痘患者接触史,以 10 岁以下儿童多见,潜伏期 2～3 周。

2.症状与体征

(1)典型水痘:皮疹出现前 24h 可呈现前驱症状,如低热、不适、厌食等,亦可见猩红热样或麻疹样前驱疹,但很快消失。幼儿常无前驱期。皮疹特点:①分批出现红色斑疹或斑丘疹,迅速发展为清亮、卵圆形、泪滴状小水疱,周围有红晕,无脐眼,经 24h,水疱内容物变为浑浊,水疱易破溃,疱疹持续3～4d,然后从中心开始干缩,迅速结痂,在疾病高峰期可见到丘疹、新旧水疱和结痂同时存在;②皮疹分布呈向心性,集中在皮肤受压或易受刺激处,开始为躯干,以后至面部、头皮、四肢远端较少,瘙痒感重;③黏膜皮疹可出现在口腔、结膜、生殖器等处,易破溃形成浅溃疡。

(2)重症水痘:多发生在恶性病或免疫功能受损病儿,出疹1周后体温仍可高达40～41℃;皮损常呈离心性分布,四肢多,水疱疹有脐眼,偶为出血性,在第1周末可发生暴发性紫癜,伴有坏疽。

(3)先天性水痘:孕妇患水痘时可累及胎儿,在妊娠早期感染,可致多发性先天性畸形,如:肢体萎缩、皮肤瘢痕、皮层萎缩、头颅畸形;自主神经系统受累表现括约肌控制困难、肠梗阻或Horner综合征;眼异常包括白内障、小眼球、脉络膜视网膜炎。病儿常在1岁内死亡,存活者留有严重神经系统后遗症。

3.症状加重及缓解因素

加重因素:搔抓,外搽激素类药物,食滑腻、辛辣食物。

缓解因素:室内空气要流通,注意避风寒,防止复感外邪。饮食宜清淡易消化,多饮开水。保持皮肤清洁,勿使搔抓,不宜洗浴。休息。

4.并发症

(1)继发性细菌感染:包括局部皮疹化脓性继发感染、蜂窝织炎、急性淋巴结炎、丹毒、败血症等。

(2)水痘脑炎:1000～10000个病例中有1例发生脑炎。多发生在病程第3～8天,少数见于出疹前2周或出疹后3周。病情轻重不一,症状和脑脊液所见与一般病毒性脑炎相似,病死率为5%～25%。其他少见的神经系统并发症有横贯性脊髓炎、周围神经炎、视神经炎等。

(3)原发性水痘肺炎:多见于成人水痘患者和免疫受损者。轻者可无症状,或只有干咳,重者有咯血、胸痛、气急、发绀和发热等。严重者可致命,尤其在妊娠中后期感染危险性更大。体征不明显。肺炎症状多见于出疹后2～6d,亦可见于出疹前10天。

(4)其他:Reye综合征常发生于水痘后期,伴呕吐、不安和激惹,进展到脑水肿,脑部的病理改变与高氨有关。由于阿司匹林也被认为与Reye综合征有关,因此国外认为水痘感染时最好禁用阿司匹林退热。心肌炎、肾炎、关节炎、肝炎等均少见。

(二)拟诊讨论策略

重症患者及并发细菌感染时,需与下列疾病鉴别:

1.脓疱疮　好发于鼻唇周围或四肢暴露部位,初为疱疹,继成脓疱,然后结痂,无分批出现的特点,不见于黏膜处,无全身症状。

2.丘疹样荨麻疹　系梭形水肿性红色丘疹,如花生米大小,中心有针尖或粟粒大小的丘疱疹或水疱,扪之较硬,甚痒。分布于四肢或躯干,不累及头部或口腔,不结痂。

3.带状疱疹　疱疹沿一定的神经干径路分布,不对称,不超过躯干的中线,局部有显著的灼痛。

4.天花　重症水痘与轻型天花相似,其鉴别要点如表4-1。

5.其他病毒感染　单纯疱疹病毒感染也可引起水痘样皮损,这类播散性的单纯疱疹病毒感染常继发于异位皮炎或湿疹等皮肤病,确诊需依赖病毒分离结果。近年来发现肠道病毒,尤其是柯萨奇病毒 A 组可引起广泛的水痘样皮疹,通常发生于肠道病毒高发的夏末和初秋时,常伴有咽部、手掌和足底部皮损,这一点有助于水痘与肠道病毒感染的鉴别。

表 4-1   水痘和天花的鉴别

	水痘	天花
病人年龄	儿童占绝大多数	儿童与成人都可发病
种痘史	与种痘无关	从不种痘,多年未再种痘或种痘不发
接种史	同地区有水痘病人,并有接触史	同地区有天花病人并有接触史
潜伏期	较长	较短
前驱期	较短,不超过 24h	较长,3～4d 后方始出疹
全身症状	较轻	较重
皮疹分布	向心性,多见于躯干	离心性,多见于头面、四肢
特性	皮疹较稀,多为椭圆形,中心凹陷多见,皮损表浅,无坚实感,多不形成脓疱	皮疹较密较大,多为圆形,中心凹陷,深藏皮内,触之坚实如小豆,有脓疱期
发展规律	同一部位常可见各阶段的皮疹	在身体同一部位的皮疹大多属同一类型
瘢痕	痊愈后一般无瘢痕	痊愈后遗留瘢痕

三、规范诊断

1.诊断标准   根据水痘接触史,典型皮疹和分布特点,同时出现各期皮疹的特点,可做出临床诊断。

2.疗效判定   痊愈:疱疹全部结痂、干燥,体温正常,无并发皮肤感染。好转:体温正常,疱疹大部分已经结痂,无新皮疹出现,无并发症。未愈:发热不退,皮疹密集融合,形成大疱型疱疹或出血性皮疹,出现皮肤感染或血小板减少等并发症。

四、医嘱处理

(一)接诊检查

1.血常规   白细胞无明显变化,多正常,偶有轻度升高。

2.病毒分离   发病 3d 内取疱疹液,从中可分离出病毒,阳性率较高。

3.免疫学检测   酶联免疫吸附法可测到血清抗体。

4.分子学方法   用 PCR 法检测水痘胞质、痂皮及咽喉分泌物中 VZV-DNA。

(二)规范处理

1.一般治疗   加强护理,勿抓破疱疹,以免继发感染。注意营养补充,必要时补液。

2.抗病毒治疗   阿昔洛韦是治疗水痘-带状疱疹病毒的首选抗病毒药,早期应用疗效好。

每日 600～800mg,分 3 次日服,10d 为 1 个疗程。重症病例可用阿昔洛韦治疗,剂量为每日 250mg/m^2,分 3 次,每 8 小时一次缓慢静脉滴注。也可考虑用丙种球蛋白注射。

3.对症治疗　水疱破溃时涂以 1%～2%甲紫或 5%磺胺软膏。皮疹痒时可给 0.2%苯海拉明糖浆,0.5～1ml/(kg·d),分 2 次口服,或氯苯那敏(扑尔敏)0.2mg/(kg·d),分 3～4 次口服,及维生素 C 口服。局部用炉甘石洗剂涂搽。0.1%碘苷滴眼治疗疱疹性结膜炎。维生素 B$_{12}$500μg,肌内注射 1 次,可使皮疹减轻,疱疹结痂较快。或用西咪替丁每天 10～20mg/kg,分 4 次口服来治疗水痘,可收到止痒、缩短病程的效果。

水痘患儿不宜使用肾上腺皮质激素。原来应用激素的患儿应将激素减至维持量,待水痘全部痊愈后再恢复至原剂量。

(三)注意事项

对使用大剂量激素、免疫功能受损和恶性病患者,在接触水痘 72h 内可给予水痘带状疱疹免疫球蛋白(VZIG)125～625U/kg 肌内注射,可以起到预防作用。易感孕妇在妊娠早期接触水痘者亦应给予 VZIG 被动免疫;母亲在分娩前 5 天或后 2 天内患本病的新生儿,亦推荐使用 VZIG。

水痘减毒活疫苗已在国外开始使用,不良反应少,接触水痘后立即给予即可预防发病,即使患病症状亦极轻微,故凡使用激素或恶性病患儿在接触水痘后均应予以注射。

控制传染源,隔离病儿至皮疹全部结痂为止;托幼机构中已经接触的易患者应检疫 3 周。

五、诊治进展

抗疱疹病毒药物经历了 50 余年的发展。以碘苷(IDU)为代表的早期抗疱疹病毒药物,选择性低,对正常细胞毒性大。阿昔洛韦(ACV)的研制成功,开辟了抗疱疹病毒治疗的新里程。它选择性高,对正常细胞毒性小,至今仍是抗单纯疱疹病毒的首选药。但阿昔洛韦口服生物利用度仅为 15%～30%,长期使用有一定不良反应,可引起接触性皮炎,并可造成病毒胸苷激酶突变,产生耐药株。因此,有必要研发高效、低毒、不易产生耐药株的新药。中国投产的 14 个抗病毒药中有 11 个核苷类抗病毒药(78.6%)。聚肌胞(poly Ⅰ:C)是我国仿制的聚核苷酸药物,具有广谱抗病毒活性,曾用于治疗疱疹病毒、呼吸道病毒感染和乙型肝炎等,但疗效并不显著,国外至今尚未批准上市。其他 10 个是碘苷、利巴韦林、阿昔洛韦、更昔洛韦、伐昔洛韦、泛昔洛韦、阿糖胞苷、安西他滨、阿糖腺苷和单磷酸阿糖腺苷等。

伐昔洛韦(VCV):为阿昔洛韦的 L-缬氨酸酯,口服后在肝脏水解为阿昔洛韦。伐昔洛韦对 VZV、HSV、EBV、CMV 均有较强的抑制作用,生物利用度比阿昔洛韦高 3～4.5 倍。喷昔洛韦(PCV):为鸟苷类似物,在病毒和细胞激酶作用下形成三磷酸化合物,抑制病毒 DNA 聚合酶,对 VZV、HSV、EBV、CMV 均有抑制作用。本品半衰期长于阿昔洛韦,但口服生物利用度仅为 5%,故多以 1%软膏局部使用。泛昔洛韦(FCV):口服后代谢为喷昔洛韦,抗病毒机制相同,生物利用度提高至 77%。更昔洛韦(GCV):为羟甲基化的阿昔洛韦,与阿昔洛韦抗病毒机制相似,但更易磷酸化,且抗 CMV、EBV 活性为阿昔洛韦的 10～20 倍。

(刘丽平)

第四节 狂犬病

狂犬病又称恐水症,是由狂犬病毒引起的中枢神经系统急性传染病,为人畜共患的自然疫源性疾病。临床上以恐水、怕风、咽肌痉挛、进行性瘫痪为特征,病死率极高。

【病原和流行病学】

狂犬病病毒属弹状病毒科狂犬病病毒属。有5个血清型,病毒形态呈子弹状或杆状,由核衣壳和类脂质包膜构成。病毒基因为单负链 RNA。核衣壳蛋白能刺激 T 细胞免疫,包膜糖蛋白(G)可诱导中和抗体和细胞免疫。狂犬病病毒能在多种细胞中生长,但绝大多数毒株不引起细胞病变(长期传代培养适应后才出现),故常采用免疫酶技术或动物接种试验检测病毒增殖。在狂犬患者和动物神经细胞内存在狂犬病病毒特有的胞质内包涵体,又称内基小体。病毒对理化因素抵抗力较低,56℃ 30分钟或100℃ 2分钟、强酸、强碱、甲醛、升汞、脂溶剂、季铵类化合物都能很快杀灭之;紫外线和直射阳光可迅速降低病毒活力。4℃以下可存活数周,冷冻干燥后置4℃以下可保持感染性数年。

狂犬病的传染源主要是犬,其次是猫和狼,其他野生动物如狐、浣熊、吸血蝙蝠也能传播本病。患病或带毒动物唾液中有大量病毒,通过咬伤、抓伤和舐伤皮肤黏膜而侵入,偶经食入带毒肉类而感染。人群普通易感,被病犬咬伤而未预防接种者发病率为10%~70%,病死率近100%。狂犬病在全球 2/3 的国家和地区流行。我国在20世纪50年代发病率很低,近几年随着"宠物热"的升温,发病率逐年增高,近5年全国狂犬病年疫报人数由160人(1996年)上升至899人(2001年),年死亡人数由140人(1996年)上升至862人(2001年)。

【发病机制和病理改变】

狂犬病病毒的靶细胞是神经细胞和肌细胞。侵入后先在局部神经末梢或在附近肌细胞中增殖后再侵入神经末梢,沿周围传入神经轴索上行至脊髓前背根神经大量增殖,然后侵入脊髓和中枢神经系统,主要侵犯脑干、基底节、海马回及小脑等处神经元,引起弥漫性脑脊髓病变;再沿传出神经侵入各组织器官继续复制。由于迷走神经、舌咽神经核及舌下神经核受损伤,可发生呼吸肌及吞咽肌痉挛。交感神经受累时,可致唾液分泌和出汗增多。延髓和脊髓受损,则可引起各种类型的瘫痪。最终因脑实质损伤导致呼吸和循环衰竭而死亡。病毒侵入靶细胞的机制与病毒结合乙酰胆碱受体或其他受体有关。病毒抗原诱导的特异性中和抗体、特异性细胞免疫及其分泌的细胞因子,特别是干扰素在抗狂犬病病毒免疫中起重要作用。

主要病理改变为脑实质和脑膜水肿、充血及微小血管出血,尤以大脑海马、延髓、脑桥、小脑和咬伤部位相应的背根节及脊髓段最为严重。显微镜下见神经细胞空泡形成,透明变性和染色体分解及小神经胶质细胞浸润,血管周围单核细胞及浆细胞浸润。70%~80%患者的神经细胞质中可发现内基小体,呈圆形或卵圆形,直径 3~10μm,由狂犬病病毒核糖核蛋白聚集而成,有特异性诊断价值。

【临床表现】

潜伏期长短不一,4 天～19 年,绝大多数在 1 年以内。影响潜伏期的因素为年龄(儿童较短)、伤口部位(头面部发病早)、伤口性质(深咬伤较短)和入侵病毒的数量、毒力及宿主防御机制等。典型临床经过可分为 3 期。

1.前驱期　持续 1～4 天,常有低热、头痛、乏力、咽痛、腹痛、烦躁等。继之对强光、高声等刺激敏感而有咽喉紧迫感,进食时咽喉肌轻度痉挛,但尚能吞咽。约 80% 的患者伤口局部及其神经通路上有放射性疼痛、麻木、痒及感觉异常。

2.兴奋期　反射性咽喉痉挛逐渐加重,每当饮水,甚至听到讲水、看到水及咽水动作,或风、光、声、烟刺激也会引起咽喉部严重痉挛,出现典型的恐水症。常伴呼吸肌痉挛而发生呼吸困难,全身肌张力高,颈部强硬。常出现躁狂与昏睡交替。发作时暴躁异常;发作间歇期则较安静,语言清晰。由于交感神经亢进,有大汗、心率增快、血压升高、瞳孔扩大、唾液分泌增加等表现。患者可高热 39～40℃,神志大多清晰,部分患者有精神失常,可在发作中死于呼吸衰竭或循环衰竭。本期持续约 1～3 天。

3.麻痹期　痉挛减少或停止,患者渐安静,逐步发生全身弛缓性瘫痪,尤以肢体软瘫多见。感觉减退,反射消失,呼吸变慢而不齐,心搏微弱,血压下降,神志不清,最终因呼吸麻痹和循环衰竭而死亡。本期持续约 6～18 小时。

狂犬病整个病程 3～5 天,极少超过 10 天。极少见"麻痹型"病例,后者以高热、进行性麻痹为主,终至衰竭死亡,全病程约 8～9 天。

【实验室检查】

(一)血、尿常规及脑脊液

白细胞总数轻至中度升高,亦可高达 $30 \times 10^9/L$,以中性粒细胞占优势,可达 80% 以上。尿常规有轻度蛋白尿,偶有透明管型。脑脊液压力在正常范围或稍增高,细胞数及蛋白量稍增多。

(二)病原学检查

1.病毒分离　取患者唾液(病后 4～24 天)、脑脊液和尿沉渣(病后头 2 周内)或死后脑组织悬液接种敏感细胞,经检测病毒抗原鉴定病毒或脑内接种敏感动物,若接种动物在 6～10 天出现痉挛和麻痹或脑组织中找到内基小体即可诊断。

2.内基小体检查　取死者脑组织或咬人动物脑组织(最好是脑室底部)印压涂片或病理切片,染色直接镜检或免疫荧光法检查内基小体,阳性率为 70%～80%。

3.病毒抗原检测　取患者唾液、咽-气管分泌物、尿沉渣、有神经原纤维的皮肤(常取颈部发际处)活检标本,用免疫荧光法或 ELISA 或 ELISA 夹心法检测病毒抗原,具有较高敏感性和特异性。

4.中和抗体测定　患者存活一周以上可用中和试验或 ELISA 法检测血清中和抗体,未接种过疫苗的患者抗体水平低;接种过疫苗的患者在出现症状后 6～10 天中和抗体水平快速增高,滴度可≥1:5000(疫苗免疫不能达到此水平)。病程晚期脑脊液中检出高水平抗体(疫苗不能诱导)亦有诊断意义。

5.病毒 RNA 检查　用斑点杂交法或 RT-PCR 法检测狂犬病病毒核衣壳序列,因有非特异性扩增带干扰,PCR 产物需用 Southern 印迹法加以确认。

【诊断和鉴别诊断】

（一）诊断

对发作阶段的病例,根据病兽咬伤史及典型症状即可作出临床诊断。但在疾病早期,咬伤史不明确的情况下,容易误诊。确诊有赖于病原学检查或尸检脑组织发现内基小体。

（二）鉴别诊断

1.破伤风　有外伤史,潜伏期短,多为 6～14 天。有牙关紧闭,角弓反张,全身阵发性强直性肌痉挛,持续时间长;而无高度兴奋和恐水现象,预后也较好。但须注意,狂犬患者被咬伤时,也可同时感染破伤风。

2.其他病毒所致脑炎和脑膜炎　有神志改变,甚至昏迷,此与狂犬病患者神志清楚、惊恐不安的情况不同。可通过脑脊液变化和病原学检查区别。

【预防和治疗】

（一）控制和消灭传染源

加强犬等管理,野犬应尽量捕杀,家犬应登记,注射疫苗。狂犬应立即击毙,焚毁或深埋,不可剥皮。一时不能肯定为狂犬者,应隔离观察 10 天,取击毙或隔离期死亡动物的脑组织作病原学检查。

（二）伤口处理

伤口立即处理甚为重要。以 20% 肥皂水或 0.1% 苯扎溴铵彻底冲洗伤口至少半小时;再用白酒或 70% 乙醇、碘酊涂擦几次,以清除局部的病毒。除非伤及大血管需要紧急止血外,3 天内不必包扎或缝合伤口。

（三）疫苗接种

疫苗接种是预防和控制狂犬病的重要措施之一。

1.狂犬病病毒疫苗　目前主要使用细胞培养疫苗,包括:①人二倍体细胞狂犬疫苗(HDCV):免疫原性强,不良反应很少,注射次数少,但制备困难,价格昂贵;②原代地鼠肾细胞狂犬病疫苗:效力在 2.5IU 以上,使用安全;③精制 Vero 狂犬病疫苗:免疫原性和不良反应与①相似,但价格低。其他有精制鸡胚狂犬病疫苗、精制鸭胚狂犬病疫苗和原代牛肾细胞狂犬病疫苗。

2.接触前免疫　对象为有职业危险者、接触狂犬病病毒的实验室工作人员及和狂犬患者密切接触者。推荐 0、28 日二剂和 0、7、28 或 0、28、56 日三剂接种方案,每次 1.0ml 肌内注射或深皮下注射,或 0.1ml 皮内注射。

3.接触后免疫　WHO 推荐的标准免疫方案(HDCV 疫苗)为 0、3、7、14 和 28 日各肌内注射 1ml,第 90 日再加强 1 次。佐剂地鼠肾细胞疫苗建议采用 2-1-1 程序,即 0 日肌内注射 2 剂(2ml),第 7 日和第 21 日各肌内注射 1ml。注射部位成人取三角肌,儿童注入腿前外侧。不宜接种于臀部。

（四）注射免疫血清　WHO 推荐,在接种疫苗同时注射人狂犬病免疫球蛋白(HRIG),剂量为 20IU/kg(马狂犬病免疫球蛋白剂量为 40IU/kg)。先做皮试,阴性者一次肌内注射或一半剂量在伤口周围浸润注射,另半量肌内注射。皮试阳性者需行脱敏处理(0.05ml 稀释 20

倍,0.05ml 稀释 10 倍,0.1ml,0.2ml,0.5ml,不稀释抗血清分别皮下注射,每次观察 15 分钟)后方可注射。

(五)其他治疗措施　单间隔离患者,加强监护,避免一切不必要刺激。补充水电解质及热量,纠正酸碱平衡失调,维护心血管及呼吸功能。兴奋期狂躁时可交替应用多种镇静剂,甚至应用吗啡或全身麻醉。咽喉痉挛不能控制导致窒息时可气管切开,间歇正压给氧。脑水肿时给脱水剂。麻痹期可用呼吸循环兴奋剂、给氧或人工辅助呼吸。

(樊　青)

第五节　细菌性痢疾

一、疾病概述

细菌性痢疾(简称菌痢)是由痢疾杆菌引起的急性肠道传染病,临床以发热、大便次数增多、夹杂黏液脓血、腹痛、里急后重为主要症状。中毒型痢疾是细菌性痢疾的危重类型,起病急,发展快,病情重,易引起死亡,必须积极抢救。本病全年均可发病,但常在夏秋季节流行,一般在 7～9 月达到高峰。菌痢大多预后良好,若同时并发肺炎等病,则病情易于恶化。中毒性痢疾持续昏迷,反复惊厥,或伴有严重营养不良,或伴发严重腹胀和泻下红赤较多者,预后不良。

二、病历书写要点

(一)临床特点

1.病史　夏秋季节,有接触史及饮食不洁史。

2.症状与体征

(1)潜伏期:自数小时至 8d 不等,大多数病例为 2～3d。

(2)急性期

①普通型(中等型):即常见的典型病例,起病急骤,体温 39℃ 或更高,大便频数,每日 10～30 次,粪便带黏液及脓血,里急后重,有恶心呕吐,阵发性腹痛,伴全身无力,食欲减退。

②轻型:不发热或微热,也无其他中毒症状,只有轻度腹泻。粪便内有少量脓血,或只有黏液并无脓血。2～3d 内好转,1～2 周即可痊愈。

③重型:肠道症状明显,每日大便次数可多至 30 次以上,脓血便,偶尔排出大片假膜。体温或高或低。伴有全腹剧烈疼痛,里急后重,非常痛苦,肛门括约肌松弛。并有呕吐,酸中毒及其他重症脱水症状。

④中毒型:此型多见于 2～7 岁的小儿。发病急骤,病情严重,可在发病 1～2d 内死亡。大多数病儿有高热,肛温常在 39.5℃ 以上,可达 41℃ 或更高。但当休克症状严重时,腋表体温往

往不升,直到循环衰竭纠正后才出现高热。病儿大多数因症状严重及时住院。少数病例开始为普通型急性痢疾,1~2d 内才转为中毒型。神志方面轻症病例有明显的嗜睡、谵语或烦躁不安。病重者往往发生惊厥,惊厥次数频繁或持续时间较长者,常易导致昏迷。昏迷症状出现较早或程度较深,均为病情严重的表现。

危重病儿的临床症状主要表现为三种类型。休克型:面色苍白,皮肤发花,发绀,四肢发凉,心音低弱,血压下降,心动过速。重者有呕吐咖啡样物或其他出血现象。脑型即呼吸衰竭型:表现为血压偏高,反复呕吐,剧烈头痛,病理反射亢进,继之呼吸节律不齐,深浅不均,暂停、双吸气、叹息样呼吸及下颌运动等,瞳孔忽大忽小,两侧大小不等,对光反射迟钝或消失。混合型:少数病例可兼有以上两型的症状。腹泻在起病时可不明显,以后再出现脓血便或脓便,如不排便,应采用取便管或灌肠取便检查。

(3)慢性期:病程超过 2 个月者,常无发热、急性腹痛或中毒症状,体温有时略高,但无定型,胸腹部感觉不适,无食欲,有时恶心,呕吐,日见消瘦。粪便含大量黏液,但不一定带脓血,有时黏液便与脓血便交替出现。慢性细菌性痢疾病儿如伴有全身营养不良,往往容易发生一些危象。如低钾致心肌损害,可发生意外死亡。低血糖征象也常见。慢性细菌性痢疾依病情分为轻型及重型。重型往往好转与恶化交替出现,迁延不愈,严重者可以致命。在慢性痢疾过程中有急性发作者称再发型。

3.症状加重及缓解因素

加重因素:滥用止泻药、滥用抗生素、食用多渣多油不易消化或具有刺激性食物、免疫功能低下。

缓解因素:卧床休息,饮食以流质或半流质为宜,忌食多渣多油不易消化或具有刺激性的食物。

4.并发症

(1)痢疾杆菌败血症:主要见于营养不良儿童或免疫功能低下患者的早期,临床症状重,病死率高(可达 46%),及时应用抗生素可降低病死率。

(2)溶血尿毒综合征(HUS):此为严重的一种并发症。原因不明,可能与毒血症、细胞毒素、免疫复合物沉积等因素有关。常因突然出现血红蛋白尿(尿呈酱油色)而被发现,表现为进行性溶血性贫血;高氮质血症或急性肾衰竭;出血倾向及血小板减少等。皮质激素治疗有效。

(3)关节炎:菌痢并发关节炎较少见。主要在病程 2 周左右,累及大关节引起红肿和渗出。关节液培养无细菌生长,而志贺菌凝集抗体可为阳性,血清抗"O"值正常,可视为变态反应所致,激素治疗可缓解。

(二)拟诊讨论策略

急性细菌性痢疾应同其他病因所致的急性腹泻相鉴别:

1.阿米巴痢疾(肠阿米巴病)(表 4-2)

表 4-2 菌痢同阿米巴痢疾的鉴别

	细菌性痢疾	阿米巴痢疾
病原	志贺菌	溶组织阿米巴原虫
流行病学	散发或流行	散发

	细菌性痢疾	阿米巴痢疾
潜伏期	1～7d	数周至数月
临床表现	起病急,多有发热等毒血症,腹痛、腹泻较重,便次频繁,里急后重明显。左下腹压痛明显	缓起,多无发热,腹痛轻,便次少。不明显。右下腹轻度压痛
粪便检查	外观多呈黏液脓血便,量少,镜检可见大量脓细胞、少量红细胞及巨噬细胞	量多,呈暗红色果酱样,有特殊臭味,红细胞多于白细胞,可见夏科-莱登结晶,可找到溶组织阿米巴滋养体
乙状结肠镜检	主要为肠黏膜弥漫性充血、水肿、浅表溃疡	散发性、潜形溃疡,周围红晕,溃疡间肠黏膜大多正常

2.沙门菌肠炎　鼠伤寒杆菌、肠炎杆菌等常为其病原,其胃肠型主要临床症状同急性非典型性菌痢相似,但粪便多样化,一般抗菌药物疗效差,粪便培养可分离出沙门菌,或可从该病的败血症型患者血中培养出致病菌。

3.副溶血性弧菌肠炎　此种肠炎由副溶血性弧菌(嗜盐杆菌)引起。为细菌性食物中毒中常见的一种类型。其临床特征:有进食海产品或腌渍食品史;同餐者同时或先后迅速发病;主要症状为阵发性腹部绞痛、恶心、呕吐,多无里急后重;粪便呈黏液血性、血水或洗肉水样,有特殊臭味;取患者吐泻物或可疑食物进行细菌培养有确诊价值。

4.霍乱与副霍乱　病前一周来自疫区,或者与本病患者及其污染物有接触史。突然起病,先泻后吐,常无恶心腹痛等症状,粪呈米泔样或黄水样。重症病例可致外周循环衰竭。粪便或呕吐物中检出霍乱弧菌或爱尔托弧菌。

5.空肠弯曲菌肠炎　该病于发达国家发病率高,甚至超过菌痢,主要临床表现与菌痢类似,尚伴咽痛、肌痛、关节痛、背痛等症状。粪便在微需氧或厌氧环境中培养可检出该菌,或者双份血清特异性抗体效价增长4倍以上,有诊断价值。

6.病毒性肠炎　多由轮状病毒、Norwalk病毒导致急性肠道感染,有自限性,消化道症状轻,粪便镜检无特殊,电镜或免疫学方法查及病毒或病毒颗粒可确诊,双份血清特异性抗体效价4倍以上增长有诊断意义。

中毒性菌痢应与下列病症相鉴别:

1.高热惊厥　此症多见于婴幼儿,既往多有高热惊厥且有反复发作史,常可寻找出引起高热惊厥的病因及诱发因素。一经退热处理后惊厥即随之消退。

2.中毒性肺炎　此种肺炎病前多有受凉史,多伴感染性休克肺炎症状与体征,出现较早,胸部X线片提示肺部感染。无典型肠道感染的临床表现。粪便(包括肛拭)检查无特殊发现。

3.流行性乙型脑炎(简称乙脑)　夏秋季节发生的中毒性菌痢需同乙脑相鉴别。乙脑的中枢神经系统症状出现有个过程,其极重型亦需2～3d,较中毒性菌痢晚。粪便(包括肛拭与灌肠)镜检无异常;细菌培养阴性。脑脊液检查呈病毒性脑膜炎改变;乙脑病毒特异性抗体IgM阳性有诊断价值。

4.脑型疟疾　需与脑型中毒型菌痢相鉴别。来自疫区,结合发病季节,以间歇性突发性发冷、发热、出汗后退热的临床特征,血片或骨髓片中找到疟原虫可确诊。

5.脱水性休克　主要因频繁吐泻所致低血容量性休克。先有脱水,后发生休克。脱水一旦被纠正休克即随之纠正。

6.重度中暑　有高温接触史。肛温超高热,皮肤灼热无汗,可伴抽搐、昏迷等神经系统症状,但无定位体征。将患者移至阴凉通风处,病情可迅速缓解。外周血象、粪便与脑脊液检查无异常。

慢性菌痢应同下列疾病相鉴别:

1.慢性阿米巴痢疾　其鉴别要点与急性期大致相同。

2.慢性非特异性溃疡性结肠炎　此病患者一般状况较差,症状迁延不愈,抗生素治疗无效。粪便培养多次均无致病菌。肠黏膜有出血点、质脆,接触易出血。钡灌肠或全消化道钡透检查,肠黏膜皱纹消失,晚期以结肠袋消失,结肠变短,管腔狭窄为其特征。

3.肠结核　多继发于肺结核,痰抗酸染色或 24h 痰浓集法可查见结核杆菌,肠道病变多在回盲部,故右下腹压痛或扪及肿块,钡剂灌肠 X 线检查有助于诊断。

4.肠道菌群失调　由于滥用抗生素或者广谱抗生素使用时间较长,易引起菌群失调。主要为肠道杆菌减少或消失,代之金黄色葡萄球菌、真菌(主要为白色念珠菌)及某些革兰阴性菌或厌氧菌感染,表现为腹泻不愈,大便性状可因病原不同而异,以乳幼儿多见。

三、规范诊断

(一)诊断术语
细菌性痢疾,简称菌痢。

(二)诊断标准

1.诊断标准

(1)疑似病例:有脓血便或黏液便或水样便或稀便,或伴有里急后重症状,并除外其他原因的腹泻病例为痢疾疑似病例。

(2)临床诊断病例

急性菌痢:①急性发作之腹泻(除外其他原因腹泻),伴发热、腹痛、里急后重、脓血便或黏液便、左下腹有压痛;②粪便镜检白细胞(脓细胞)每高倍(400 倍)视野 15 个以上,可以看到少量红细胞。

急性中毒型菌痢:①发病急、高热、呈全身中毒为主的症状。②中枢神经系统症状:如惊厥、烦躁不安、嗜睡或昏迷;或有周围循环衰竭症状,如面色苍白、四肢厥冷、脉细速、血压下降或有呼吸衰竭症状。③起病时胃肠道症状不明显,但用灌肠或肛门拭子采便检查可发现白细胞(脓细胞)。

慢性菌痢:过去有菌痢病史,多次典型或不典型腹泻 2 个月以上者;或有黏液脓性粪便或间歇发生黏液脓性粪便。

(3)确诊病例:粪便细菌培养痢疾杆菌属阳性的各型临床诊断病例。

2.疗效判定　治愈:症状体征消失,大便正常,大便培养连续 3 次痢疾杆菌阴性;好转:症状体征改善,大便不正常,大便培养痢疾杆菌阳性;未愈:症状体征不改善,病情反复、大便不正常,大便培养痢疾杆菌阳性。

四、医嘱处理

（一）接诊检查

1.血常规检查　急性菌痢病人外周血白细胞总数升高,常在$(10\sim20)\times10^9/L$;中性粒细胞比例增加,可有核左移。慢性菌痢病人可有轻度贫血。

2.粪镜检　成堆脓细胞或红、白细胞及吞噬细胞。白细胞每高倍视野在15个以上时,须综合病史、临床考虑诊断。临床怀疑中毒性菌痢而无腹泻者宜用冷盐水或肥皂水灌肠获取标本。

3.粪培养　床边采标本,阳性率为$50\%\sim60\%$。

4.快速病原学诊断　免疫染色法、荧光菌球法、荧光抗体测定,有助于早期诊断。

5.乙状结肠镜检查　急性期可见肠黏膜明显充血、高度水肿、点片状出血、糜烂、溃疡,大量黏液脓性分泌物附着以及肠管痉挛等改变。慢性期的肠黏膜多呈颗粒状,血管纹理不清,呈苍白肥厚状,有时可见息肉或瘢痕等改变。急性期行乙状结肠镜检查有一定危险性,一般不宜采用。而怀疑慢性菌痢者可行乙状结肠镜检查,刮取黏液脓性分泌物做培养,以提高阳性率。

6.X线钡剂灌肠检查　有助于了解慢性菌痢肠道病变程度。慢性期可见肠道痉挛,动力改变,袋形消失,肠腔狭窄,肠黏膜增厚,肠段缩短,或呈节段状病变如香肠样。

（二）规范处理

急慢性痢疾以抗菌治疗为主,同时对症处理,纠正脱水、电解质紊乱。中毒性痢疾应及时采取综合性抢救治疗;除抗感染外,以休克为主者予以扩容、纠酸、改善微循环;以脑病为主者应控制高热、止惊、脱水和防治呼吸衰竭。

1.一般治疗　消化道隔离至临床症状消失、停药后粪培养2次阴性;进食易消化、富营养饮食,忌生冷、油腻食物;对症处理,营养支持疗法。

2.急性菌痢的治疗

(1)抗菌治疗

应用原则:①病原诊断尚未确立之前,应根据当地流行菌株药物敏感试验的结果。病原诊断确立以后,可根据药物敏感试验的结果选择抗生素。②能够口服给药的病人,尽量选择肠道吸收良好的抗生素,病情严重者宜采用静脉给药,病情好转后改为口服。③疗程不能少于$5\sim7d$,避免恢复期带菌,减少传播。

用药选择:①呋喃唑酮(痢特灵)$8\sim10mg/(kg\cdot d)$,或黄连素$10\sim120mg/(kg\cdot d)$,同时配合甲氧苄啶(TMP),2岁以下每次25mg,$2\sim5$岁每次50mg,$5\sim12$岁每次100mg,每日2次。或口服复方磺胺甲噁唑(SMZ),以SMZ $50mg/(kg\cdot d)$计算,分2次服。对于重症病例,可用多黏菌素E,8万$\sim$10万$U/(kg\cdot d)$,分$3\sim4$次口服,同时配合TMP。②氨苄西林$100\sim200mg/(kg\cdot d)$,分$2\sim3$次肌内注射或静脉滴注。③头孢菌素:第一代头孢菌素头孢氨苄$30\sim100mg/(kg\cdot d)$,口服,4/d;头孢拉定$25\sim50mg/(kg\cdot d)$,口服,4/d。第二代头孢菌素头孢呋辛每次125mg,口服,2/d。不能口服给药的病人,可用头孢呋辛静脉滴注或静脉注射,$30\sim60mg/(kg\cdot d)$,$3\sim4/d$。第三代头孢菌素对痢疾杆菌具有更好的抗菌活性。头孢哌酮

50～100mg/(kg·d),2/d,静脉注射或静脉滴注。头孢他啶 30～100mg/(kg·d),2～3/d,静脉注射或静脉滴注。

（2）对症治疗:轻度脱水时,口服补液多能纠正。世界卫生组织推荐的口服补液(ORS液)成分为每升含葡萄糖 20g,氯化钠 3.5g,碳酸氢钠 2.5g,氯化钾 1.5g。呕吐严重不能进食或腹泻引起严重脱水时,可使用生理盐水和 5%～10%葡萄糖静脉滴注。腹痛和里急后重者时,可酌情使用山莨菪碱或阿托品等解痉药。急性期不主张使用止泻药,但对腹泻次数频繁者可加用十六角蒙脱石(思密达),1 包/次,3/d,同时加用 ORS 补液。

3.中毒性菌痢的治疗

（1）抗菌治疗:药物的选择和急性菌痢相同,必须先静脉给药,病情好转后才改成口服。可选用氨苄西林(用量、用法同前),庆大霉素 3～5mg/(kg·d),分 2 次肌内注射或静脉滴注,或阿米卡星 4～8mg/(kg·d),分 2 次肌内注射,或头孢哌酮(用量、用法同前)。

（2）降温:可选用安乃近肌内注射或复方冬眠灵(氯丙嗪、异丙嗪各每次 1mg/kg)肌内注射,也可用冷盐水灌肠、酒精擦浴、冰袋外敷等物理降温。

（3）镇惊:①止痉:水合氯醛每次 50mg/kg 灌肠,苯巴比妥(鲁米那)每次 6～10mg/kg 或地西泮每次 0.1～0.3mg/kg 肌内注射,无效时可用副醛,每次 0.15～0.2ml/kg 肌内注射或异戊巴比妥钠每次 5mg/kg 静脉缓推。②脱水药:宜早用。20%甘露醇每次 1～2g/kg 静脉注射,4～6h 1 次。

（4）抗休克:参阅感染性休克。

（5）呼吸衰竭的处理:参阅流行性乙型脑炎呼吸衰竭的处理。

（6）肾上腺皮质激素:可选用地塞米松每次 0.2～0.3mg/kg,短程大剂量静脉注射。

4.慢性菌痢的治疗　应采用以抗菌药物为主的综合治疗方法。

（1）病原治疗:反复粪培养阳性者,按药敏试验选用 2～3 种抗生素联合使用,疗程要长。也可采用间歇给药法,即用药 7～10d,休息 4d,再用药 4d,休息 4d,最后用 4d。全疗程 23～26d。对顽固病例,可加用或改用以下灌肠:1%呋喃西林 20mg/kg,3%黄连素及 0.25%普鲁卡因每次 10～20mg,1/d,7d 为 1 个疗程。5%大蒜素或 0.5%卡那霉素和 0.25%普鲁卡因,每次 50ml,每晚 1 次,每次保留 2～4h,10～14d 为 1 疗程。

（2）调整胃肠功能紊乱和菌群失调:可用培菲康调节肠道菌群,5 岁以上每次 1 支/次,5 岁以下每次 0.5 支/次,口服,3/d。或乐脱儿 1 袋/次,口服,2/d。肠黏膜保护剂十六角蒙脱石<1 岁,3g/d,分 3 次口服;1～3 岁 6g/d,分 3 次口服;>3 岁 9g/d,分 3 次口服。此外,还可选用碱式碳酸铋、胃蛋白酶、干酵母、维生素 C、叶酸、乳酶生等。

（三）注意事项

急性菌痢病人应在医生指导下进行肠道隔离治疗,以防止传染给其他人。急性期除休息之外,应给予流质或半流质的无渣饮食,忌食刺激性、多油,多渣和粗纤维食物。急性腹泻或呕吐可引起脱水、缺钠、钾及碱中毒、酸中毒。因此,补充水分及盐十分重要。一般轻症无呕吐者可多饮水并口服补液盐,若属中、重度脱水,明显失钠和钾,则需要静脉输液治疗。抗生素最好药敏试验后选用敏感的,同时注意药物的毒副作用及过敏反应。

五、诊治进展

目前我国急性菌痢在感染性腹泻中仍占首位,因耐药菌株的出现,治疗效果不佳,因此监测耐药菌株很重要。从全世界范围来看,近年来痢疾对氟喹诺酮类、氨基糖苷类药物耐药性呈逐渐上升,但作为治疗菌痢的一线药物,他们的耐药率并不是很高,仍可作为临床首选药物。为增加抗菌药物对难治性或中毒性菌痢的疗效,可以考虑联合应用头孢曲松等。细菌性痢疾的治疗正进入生物学免疫调节药治疗的时代。

(李　贝)

第六节　小儿结核病

结核病是由结核杆菌引起的慢性传染病。全身各个器官都可累及,但以肺结核最为多见,30年来由于推广卡介苗接种及应用抗结核药物治疗,流行情况大为好转,但由于人口众多,结核病仍为目前我国常见病。本病属中医"肺痨"、"流痰"、"骨痨"范畴。

【病因病理】

(一)西医病因病理

对人有致病性结核菌主要为人型和牛型。我国小儿结核病绝大多数由人型结核菌所致。结核菌形如杆状,故称"结核杆菌",因属于分枝杆菌属,又称"结核分枝杆菌"。结核杆菌抵抗力较强,在室内阴暗潮湿处能存活半年。结核杆菌在阳光直接照射2h或紫外线照射10～20min死亡。结核杆菌对酸、碱和乙醇等有较强的抵抗力。结核杆菌经呼吸道、消化道侵入人体,在组织中引起特异性与非特异性组织反应。结核杆菌侵入人体后,停留在肺形成原发性病灶,并于该处繁殖,并通过淋巴管扩散到附近淋巴结,经2～10周潜伏期后引起机体变态反应,称为"原发综合征"。因肺部原发病灶小,吸收快,可遗留支气管淋巴结病灶,称为"肺门淋巴结核"。原发综合征与肺门淋巴结核均属原发性肺结核,是小儿肺结核的主要类型。由于初染病灶紧邻胸膜,容易引起胸膜反应,即结核性乳腺炎,以渗出性胸膜炎为最多。急性粟粒性肺结核为大量结核菌同时在极短时间内相继进入血液所引起。结核性脑膜炎多为全身性粟粒性结核病的一部分,通过血播散而来,其发生与机体的高度过敏有关,此外,亦可由脑实质或脑膜干酪灶破溃而引起。

(二)中医病因病机

病因为尸虫、痨虫、肺虫等。属疫毒之邪,具有很强的传染性,小儿脏腑娇嫩,形气未充,疫毒之邪乘虚侵袭而发病。邪毒侵袭,首伤肺卫,可见肺卫证,表现为发热、咳嗽等。小儿肺常不足,疫毒之热,蕴滞肺经,灼伤肺阴,可见疲乏气弱,低热盗汗等。若所感毒邪较盛,正邪相搏,可见寒战高热,咳嗽气促。毒邪化火,炼液为痰,痰火相搏,灼伤阴津,虚火内炽,则潮热盗汗、咳痰带血,心烦少眠,颧红口干,日渐消瘦。肺阴受损,累及于脾,可见乏力食少,大便不调等脾气虚弱诸症。脾虚生痰,痰热互结,肺络受阻,肺失宣降,水液停留,积液成饮,饮停胸胁,可见咳嗽,气促,高热弛张。毒蕴日久,真阴亏耗,水不涵木,则肝风内动,可见抽搐。阴损及阳,清阳不升,湿浊上蒙,可见神志昏蒙,头目晕沉。虚火亢盛,上逆为患,可见头痛剧烈昏迷。若痰毒流注于骨骼关节,蕴结日久,则气血运行失常,关节失养,气血瘀腐,肿胀溃烂,致使关节破坏,骨骼畸形。若邪毒内侵肠胃,可见腹痛、腹泻。总之,结核病可涉及肺、脾、肾、心、肝五脏。

【诊断】

1.病史　除现病史,既往史和卡介苗接种史外,应特别注意家庭病史,肯定的结核病接触史对诊断颇有帮助。同时需询问过去有无结核过敏表现如结节性红斑、疱疹性质结膜炎和结核菌素阳性反应等。

2.临床表现　儿童患者主要表现为低热和结核中毒症状,呼吸系统症状多不明显,如出现咳嗽多痰,咯血或呼吸困难等,多为病情严重的表现。

3.体格检查　肺部物理体征不明显,与肺内病变不成比例,只有在病灶范围广泛弥漫或有空洞时,才有相应的体征。浅表淋巴结轻度或中等度大,肝脾可轻度大,此外应注意有无高度过敏表现,如结节性红斑,疱疹性结膜炎和瘰疬性面容等。

4.X线检查　X线检查能查出结核病的范围、性质、类型和病灶活动或进展情况,重复检查有助于结核与非结核疾患的鉴别。

5.结核菌素试验(结素试验)　受结核杆菌感染后4～8周,身体对于结核蛋白产生过敏状态,此时如行结核菌素试验(包括旧结核菌素 OT 和提纯蛋白物质 PPD),局部可发生反应,表示受试者已受结核菌感染,其反应属于变态反应第Ⅳ型或称迟发型变态反应。结核菌素试验一般可用 1:1000 或 1:2000 稀释液,但疑有严重活动性结核者,宜用 1:10000 稀释液,以防局部的过敏反应以及可能的病灶反应,注射后48～72h看结果,阴性用高一级浓度再试,直到 1:100 为止,阳性标准如下:

+	红晕及硬肿,5～9mm。
++	红晕及硬肿,10～19mm。
+++	红晕及硬肿,>20mm。
++++	除红晕及硬肿,还有疱疹、坏死,或发热等全身症状。

但自从广泛推行 BCG 接种后,结核菌素试验的价值受到了一定限制。目前区别自然感染与 BCG 接种后过敏反应的方法,是根据阳性反应的强度和持久情况。自然感染时结素反应为强阳性反应,且持久不消失,而 BCG 接种后多为弱阳性反应,且持续时间短,反应逐渐减弱,一般3～5年后完全消失。此外,结素反应仅表示结核杆菌感染,并不表示患病及病变活动性。阳性反应者年龄越小,接触史越密切则活动性结核的机会越多。3 岁以下婴幼儿,尤其是 1 岁以下未接种过 BCG 者,如结素反应呈阳性,即可作为活动性结核而予以治疗。结素阳性反应的大小,强弱,一般并不表示结核杆菌感染是否痊愈、活动或正在发展等情况。但患儿呈强阳性反应的年龄越小,则越有可能是活动性结核。身体对结核的过敏性在下列情况下可以减弱或暂时消失:①急性传染病如麻疹、百日咳、猩红热及肝炎后1～2个月内;②体质极度衰弱,如重度营养不良、重度脱水、重度水肿等;③患严重结核病,如粟粒性肺结核、干酪样肺炎和结核性脑膜炎时;④应用肾上腺皮质激素治疗和免疫抑制剂时;⑤原发或免疫缺陷。

6.寻找结核菌　根据不同病情,从痰液、脑脊液、腹水、胸水中找到结核杆菌是重要的确诊手段。婴幼儿常将痰液咽下,故在清晨空腹胃洗出液中可直接涂片染色,或进行结核杆菌培养,或动物接种。胃液结核杆菌检出率以浸润型肺结核和干酪性肺炎为最高,可达30%~50%,其次为粟粒性肺结核,至于一般原发综合征和支气管淋巴结结核,涂片阳性率为7%~8%,培养阳性率可达15%,胃液、痰液或其他分泌物结核杆菌检查,有时对诊断有决定性意义,并在治疗上有指导作用。

7.血液检查 急性期时,白细胞可增高到(10~20)×10⁹/L,伴有中性粒细胞增高、淋巴细胞减少和单核细胞增多(单核与淋巴细胞的比值增高)、中性白细胞核左移和出现中毒性颗粒,好转时,白细胞数恢复正常,淋巴细胞数增加,嗜酸性白细胞增多,红细胞沉降率多加速。

8.辨证要点

密切接触肺痨患者,易患肺痨。凡持续咳嗽半月到1个月,兼有咯血或痰中带血者,病位在肺;凡盗汗、颧红、寒热往来、逐渐消瘦者,为肺气阴虚,并损及脾肾;若面色苍白,形寒,倦怠,自汗,咳喘,气短,心烦易怒,失眠多梦,胸胁作痛,吸气加剧,部位固定者,则病及胸膜;久病不愈,难以平卧,动则气短者,是心气已伤,气阴两虚。类证鉴别应注意与虚痨及肺痿的区别。肺痨为具有传染性的独立疾病,病位在肺,可传至脾、肾,病理以阴虚为主;虚痨以肾为主,五脏并重,病理为阴阳气血亏虚;肺痿则为多种肺部慢性疾患的总称。

【治疗】

西医治疗

1.全身疗法 在全身疗法的基础上,充分调动小儿身体的抗病能力,使特效的抗结核药物更好地发挥抗菌作用。首先应注意合理的营养和休息,选用富含蛋白质和维生素的食物,其中以维生素A及维生素C尤为重要。患儿应居住在空气流通,阳光充足的室内,严重的结核病有发热等中毒症状及高度衰弱者应卧床休息,病情较轻者,可做适当的室内外活动。

2.抗结核化学药物治疗(化疗)

(1)抗结核药物的种类:到目前为止,较常用的抗结核药物有12种。其中属抗生素者6种:链霉素、卡那霉素、卷须霉素、紫霉素、环丝氨酸及利福平。属化学制剂者6种:异烟肼、对氨基水杨酸钠、1314-TH、乙胺丁醇、吡嗪酰胺及氨硫脲。

(2)抗结核药物的分类:目前常用的抗结核药物,可分为两类:

杀菌药物:①如异烟肼(INH)和利福平(RFP),对细胞内外处于生长繁殖的细菌和干酪病灶代谢缓慢的细菌均有杀灭作用,且在酸性和碱性环境中均能发挥作用。②半杀菌药物如链霉素(SM)和吡嗪酰胺(PZA),SM能杀灭在碱性环境中生长、分裂、繁殖活跃的细胞外的结核菌,PZA能杀灭在酸性环境中细胞内结核菌和干酪病灶代谢缓慢的结核菌。

抑菌药物:常用有乙胺丁醇(EB)和乙硫异烟肼(ENT)。

3.化学疗法的治疗原则

(1)早期治疗:可将生长繁殖活跃的结核杆菌一举消灭,且病变组织易于修复,不留任何后遗症。

(2)足够剂量:可发挥最大限度的杀菌或抑菌作用,以使患儿能够耐受。

(3)规律用药:不让已被抑制的结核杆菌再度活跃繁殖,且可防止耐药菌的产生。

(4)足够疗程:坚持足够长的疗程,才可消灭顽固菌,防止恶化及复发。

（5）联合用药：目的在于防止结核杆菌产生耐药性，必须选用有协同作用的药物。

（6）分段治疗：不论传统疗程（一般 12～24 个月）或短疗程（6～9 个月）均可分为强化阶段和巩固阶段。

4.主要的抗结核药物

（1）异烟肼（INT）：具有杀菌力强，剂量小，毒性小，口服方便，能长期服用及价廉等优点，为小儿结核病的首选药物。异烟肼对细胞外生长繁殖活跃的结核杆菌和干酪性病灶内代谢缓慢的顽固菌有杀菌作用。一般情况下，较大儿童可用 10～15mg/（kg·d），疗程 1～2 年，全日量一次顿服，目前认为顿服造成短时间的高峰浓度，比分次服药在较长时间内维持较低浓度的效果好。INH 与对氨水扬酸钠（PAS）合用，后者和 INH 在肝中竞争乙酰化，从而提高 INH 的血浓度，且毒性反应较轻，主要是对神经系统的兴奋作用，如腱反射亢进，肌肉颤搐，失眠不安，头晕，精神过敏等，有时可发生较重的精神症状，周围神经炎，抽搐及诱发癫痫，偶能引发心悸，便秘，血尿，尿潴留，肝功能障碍，甚至黄疸等。异烟肼是短程化疗的主要药物。

（2）利福平（RFP）：为半合成的抗生素。于 1966 年开始试用于临床，公认是抗耐药菌感染的最好药物。利福平和异烟肼及乙胺丁醇有协同作用，而且可延缓耐药性的产生。利福平不但对细胞内、外生长繁殖的结核菌有杀菌作用，而且对代谢缓解的细胞内结核菌也有杀灭作用。因此，利福平是短程化疗的首选药物。利福平对金黄色葡萄球菌、链球菌、脑膜炎双球菌、大肠杆菌及一些病毒均有一定的抑制作用。利福平由胃肠道迅速吸收，口服 2h 内高峰浓度达 6～7μg/ml，在组织中分布广泛，在肝、肾、肺、软骨组织中有较高浓度，主要由胆汁排入肠道，未变化的利福平重新吸收进入肝肠循环，而使血中持久地保持较高浓度，可达 8～12h，甚至 12～24h 仍有抑菌作用，脑脊液的浓度相当于血浓度的 20% 左右。利福平及其代谢产物呈橘红色，因而尿、眼泪和汗液可呈橘红色。剂量 10～15mg/（kg·d），清晨空腹一次口服，疗程 6～12 个月。利福平与异烟肼合用时，剂量宜偏小，不超过 10mg/（kg·d）。其副作用表现为胃肠道障碍及肝功能损害，尤以并用较大剂量异烟肼时更常见。可见转氨酶增高或合并黄疸，但属可选性，其他副作用有血液系统改变，如白细胞减少、血小板减少、溶血性贫血、嗜酸细胞增多、皮疹，偶见中枢神经系统障碍、肾功能衰竭、急性胰腺炎、过敏性休克等，大剂量间歇疗法，可引起流感样反应。

（3）链霉素（SM）：在体内和体外都有明显的抑制结核杆菌生长的作用。高浓度时有杀菌作用，不易穿过细胞膜和不能在细胞内酸性环境中起作用，只能杀死细胞外如浸润灶各空洞内的结核菌，故称半杀菌药。最宜用于急性粟粒性结核和浸润性或空洞型肺结核，其渗透能力差，虽能渗透入结核性脑膜炎患儿的脑脊液中，但不能达到发生疗效的浓度。剂量 20～30mg/（kg·d），不超过 0.75g/d，1/d，肌内注射。1～2 个月后，改为隔日 1 次，疗程一般为 2～3 个月。静脉滴注，剂量为 10～20mg/（kg·d），加于 5% 葡萄糖注射液中，用于严重血行播散患儿，为延缓耐药性的产生和促进协同作用，常与 INH，RFP 或 PAS 合并作用。链霉素毒性作用主要是对第 8 对脑神经的损害而引起耳聋、晕眩、恶心等症状，其次有口唇及四肢麻木、皮疹、血中嗜酸细胞增高等。此外，尚可有肾损害、中性白细胞减少、口炎、发热、共济失调等，但不多见。

（4）吡嗪酰胺（PZA）：在酸性环境中抑菌作用强，而在中性及碱性环境中没有抑菌作用。

在细胞内为酸性环境,本药可达 10 倍最低抑菌浓度以上的浓度,故能杀死细胞内结核杆菌。细胞内结核杆菌常为日后复发的根源。吡嗪酰胺能杀灭细胞内结核杆菌,因此,近年来在治疗中的地位大大提高,口服吸收良好。2h 后达高峰浓度,可广泛地分布于全身,也容易渗透入脑脊液,经肾脏排泄。单独作用容易产生耐药性,临床上可用于耐第一线药物的病人,剂量 20～30mg/(kg·d),分 3～4 次口服,疗程 3～6 个月,是短程化疗的主要药物之一。毒性反应主要为肝脏损害。此外,可见食欲缺乏及胃肠道不适,血清尿酸增高和关节疼痛,偶可见发热,皮疹及感觉过敏等反应。目前认为上述剂量与 INA 和 RFP 合用 2 个月,不会致肝毒性反应增加。

(5)乙硫异烟胺(1314-TH):是 INH 的衍生物。体外最低抑菌浓度为 1～5μg/ml,口服易吸收,口服 0.5h 后,血中浓度可达 7μg/ml,较易渗透到脑脊液中,剂量 10～15mg/(kg·d),分 2～3 次口服,疗程 3～6 个月。副作用主要是胃肠道反应,表现为恶心、呕吐及食欲缺乏。此外,可有肝功能损害、周围神经炎、痤疮、口炎等。丙硫异烟胺(1321-TH)疗效与之相似,但胃肠道反应较轻。

(6)乙胺丁醇(EB):体外最低抑菌浓度为 1～5μg/ml,对某些非典型抗酸杆菌亦有抑菌效果。血中半衰期为 4h。正常情况下,渗入脑脊液的量不多,但脑膜炎时脑脊液中药物浓度有所提高,主要由尿排泄。剂量为 15～25mg/(kg·d),分 2 次口服,疗程为 0.5～1 年,故不单独作用,而多用来延缓耐药性的产生。毒性较轻,与剂量有关,毒性反应主要为视神经损伤,表现为球后视神经炎、视力障碍,对红、绿颜色分辨能力减退,视野缩小,停药后可恢复。其他副作用有胃肠道障碍,偶可引起过敏反应及肝功能损害,治疗期间定期检查视野和视力。

(7)对氨水杨酸钠(PAS):无杀菌作用,只能抑制结核杆菌生长,且抑菌能力低,主要为与INH 或 SM 合并使用,以延缓耐药性的产生和增强疗效。剂量 150～200mg/(kg·d),总量不超过 8g/d,分 3～4 次饭后半小时服,疗程一般为 6 个月。此外,也可静脉滴注,剂量 2～8g/d,用新鲜溶液缓慢滴入,药物反应多属于胃肠道症状,如恶心、呕吐、食欲缺乏、腹胀和腹泻等,有时可见皮疹,其他毒性反应如肾脏刺激症状、造血系统障碍、肝大、黄疸、甲状腺肿大、嗜酸细胞性肺炎、多发性神经根炎等都属罕见。近年来 PAS 已被乙胺丁醇代替。

(8)卡那霉素(KM):疗效不如 SM,但耐 SM 的结核菌对卡那霉素仍敏感。因此,对 SM耐药的患儿可换用卡那霉素。本药可渗透到胸水中,而进入正常脑脊液中甚少,只有当肠膜有炎症时,脑脊液中药物浓度可较正常时提高 1 倍。剂量 15mg/(kg·d),一次肌内注射,疗程为 1～2 个月。副作用约为 SM 的 2 倍,主要是对第 8 对脑神经的损害,可出现听力减退,以至耳聋;对肾脏亦有一定损害,表现在尿中出现蛋白及管型;静脉滴注可引起血栓性静脉炎,故应慎用。

任何年龄的小儿,当有活动性结核病变时,均须用抗痨药物治疗。虽有不少患儿在治疗过程中出现病灶扩大现象,但症状并不严重,不能作为停止治疗的指征,仍需继续治疗,终可治愈。

5.**激素疗法**　肾上腺皮质激素可以减轻中毒症状,降低过敏反应,减轻炎症和抑制结缔组织增殖。因此,适当地及早应用激素治疗可促使发热温度下降,食欲增加,渗出吸收,但对结核病变并无特效作用,且个别病例一旦用激素后不易停药,否则症状复现,加日之副作用大,因此,不应滥用,须严格选择适应证。

目前,认为下列几种胸部结核病为激素治疗的适应证,按激素疗效优良顺序为:①渗出性胸膜炎或多发性浆膜炎;②肺部有较广泛的急性渗出性病变的原发综合征或浸润型肺结核;③有明显的中毒症状及呼吸困难的粟粒性结核;④干酪性肺炎;⑤支气管结核有呼吸困难者。

常用药品及剂量为:泼尼松 $1\sim1.5mg/(kg \cdot d)$,分 $3\sim4$ 次口服,量不超过 $40mg/d$,疗程:胸膜炎为 1 个月,其余均为 2 个月左右。停药前应逐渐减量。又可加用促肾上腺皮质激素,$10\sim20U/d$,分 2 次肌内注射,应用激素必须同时应用有效的抗痨药物。高血压、癫痫、消化道溃疡、糖尿病为禁忌证。

【预防与护理】

1.加强初级保健　注意合理的营养,养成良好的卫生习惯,加强对麻疹、百日咳的预防等措施。

2.发现病例及早治疗　早期发现是患儿得以早期治疗的先决条件。定期体格检查,以早期发现疾病。

3.增强易感人群的免疫力　接种卡介苗,我国计划免疫要求在全国城乡普及新生儿卡介苗接种,7 岁、12 岁各复种 1 次。接种方法为皮内注射法。禁忌证为:阳性结素反应,注射局部有湿疹或全身性皮肤病;急性传染病恢复期,先天性胸腺发育不全症或严重免疫缺陷病患者。

4.控制传染源,切断传染途径　结核菌涂片阳性患者,是小儿结核病的主要传染源,应隔离治疗,在托幼机构及小学的工作人员,应定期检查。

一、原发性肺结核

原发性肺结核为结核菌初次侵入人体后发生的原发感染,是小儿结核主要类型。它包括原发综合征和支气管淋巴结结核,两者无原则区别,只不过前者由肺部原发病灶和局部淋巴病变和两者相连的淋巴管炎组成;后者以胸腔内肿大淋巴结为主,而肺部原发灶或因范围极小或因已经吸收,致 X 线检查无法查出,而被忽视。此外,干酪样肺炎和渗透性胸膜炎是儿童原发性结核发展过程中所常见,基本属于原发结核范畴。本病属中医"小儿肺痨"、"瘰疬"等范畴。在整个病程中,痰热与气血虚损俱在,故又称"虚痨"、"劳瘵"。

【病因病理】

(一)西医病因病理

结核杆菌首次侵入肺部后,形成原发结核范畴。其部位大都在肺上叶的底部或下叶的上部,尤以右肺多见,病灶大多为单个,也可为 2 个以上,常靠近胸膜,故胸膜易被波及,4~8 周后出现原发病灶周围反应,随后病灶中心出现干酪样坏死,继之出现增殖性结节,并逐渐形成纤维包膜。结核菌循淋巴管到达肺门和纵隔淋巴结,引起淋巴管炎和淋巴结炎,除病灶同侧淋巴结肿大外,对侧肺门淋巴结,也可因淋巴管相互连通而受累。而胸腔内淋巴结结核的痊愈较初染病灶为长,有时结核性淋巴结一处已硬结,而另一处病变仍活动,故支气管淋巴结结核更为多见。

(二)中医病因病机

疫毒之邪(中医古籍称"尸虫"、"痨虫"、"肺虫")侵犯机体,首伤肺卫,蕴滞肺经;小儿肺常不足,疫毒性热,灼伤肺阴,久则阴津亏耗,虚火内炽,进而阴损及阳,造成阴阳俱虚,故病位以肺脏为主。初起有肺卫症状,状如感冒咳嗽;气阴伤时,可见疲乏气弱,低热盗汗等。年幼儿因正气不足,在急性发病时,可有寒战、高热、咳嗽、气促等。

【临床表现】

（一）症状与体征

临床表现最轻者可全无症状,只是在 X 线检查下才被发现;稍重者以结核中毒症状为主,起病缓慢,有不规则低热,食欲缺乏,消瘦,盗汗,疲乏等,多见于年龄较大儿童;重者可急性发病,似流感、肺炎或伤寒,多见于婴幼儿,高热可达 38～40℃,持续 2～3 周,以后降为低热,可持续很久,但一般情况较好,与发热不相称,常伴结核中毒症状,高度过敏状态,小儿可出现结节性红斑和疱疹性结膜炎。如果支气管淋巴结高度肿大,可出现压迫症状;支气管交叉处淋巴结肿大,可出现类似百日咳的痉挛性咳嗽,压迫支气管或支气管穿孔时,可引起哮喘,呼气性或吸气性困难,甚至窒息;压迫喉返神经,可导致声音嘶哑;压迫静脉,可导致胸部一侧或双侧静脉怒张。

体格检查时,可见全身浅表淋巴结轻或中度肿大,肺部可无阳性体征,如原发病灶范围较大,可叩诊浊音,听诊呼吸音减低或有管状呼吸音。

（二）中医辨证

1.邪毒蕴肺　低热盗汗,纳呆,倦怠乏力,或高热持续,头痛咳嗽,烦渴,舌红苔黄,脉细数。

2.肺阴亏虚　干咳无痰,偶有咯血或痰中带血,或有潮热颧红,心烦盗汗,舌边尖红,脉细数。

3.阴虚火旺　形体消瘦,精神倦怠,潮热骨蒸,咳呛痰少,口苦咽干,头眩,盗汗,舌红绛,苔少乏津或光剥而干,脉细数。

4.肺脾气虚　咳嗽痰多,或痰夹血丝,面色苍白,神疲纳呆,心悸气短,低热多汗,舌体胖嫩,苔白腻,脉细弱。

【实验室检查】

1.X 线检查

(1)原发综合征:中下肺野有大小不一,形态不等,边缘模糊的密度增深阴影。婴幼儿可涉及一叶,伴有胸膜反应,原发灶和肺门淋巴结之间,常有淋巴管炎的线条阴影相连,形成哑铃状双极影,是原发综合征的典型所见。

(2)支气管淋巴结结核:支气管淋巴结呈圆形或椭圆形结节状阴影,边缘清楚为肿瘤型,边缘模糊为浸润型。

2.血象　可有轻度贫血,白细胞数及中性粒细胞增加。

3.血沉　活动期血沉加快。

4.结核菌素试验　是最简单和有用的方法。阳性,特别是由阴性转为阳性者,有助诊断。

5.支气管镜检查　结核病变蔓延至支气管内时,可做支气管镜检查,必要时作CT。

【诊断与鉴别诊断】

1.诊断　应详细询问患儿的卡介苗接种史,结核病密切接触史,近期是否患麻疹、百日咳,有无结核中毒症状。体查时注意有无浅表淋巴结轻度或中度肿大,再结合结核菌素试验,化验和 X 线检查,进行全面分析。

2.鉴别诊断

(1)支气管炎:支气管炎患儿无结核中毒症状,OT 试验及 X 线检查,可资鉴别。

(2)百日咳:百日咳患儿有百日咳接触史,白细胞总数增高,淋巴细胞增高尤为显著,常在 0.6 以上。

(3)其他:X 线检查前,轻者应与上呼吸道感染、流感等鉴别;重者应与伤寒、风湿热等鉴别;X 线检查后原发综合征应与各种肺炎,支气管扩张相鉴别,支气管淋巴结结核浸润型,易与急性支气管淋巴结炎混淆;肿瘤型应与纵隔良性、恶性肿瘤相鉴别。

【治疗】

(一)西医治疗

1.一般治疗　合理营养,选用富含蛋白质和维生素的食物,其中以维生素 A 和维生素 C 最重要。居室应空气流通,阳光充足,适度户外活动。避免继续与开放性结核病人接触,以防止反复感染。

2.抗结核药物　应遵循"早期、规律、联用、适量、全程"的结核病用药原则。

(1)无症状或症状不多的原发型肺结核病:以异烟肼为主,配合利福平或乙胺丁醇,以杀灭病灶中结核菌,并防止血行播散。异烟肼剂量在较大儿童为 10～15mg/(kg·d),婴幼儿 15～20mg/(kg·d)。最大量不超过 400mg/d。清晨空腹一次顿服,可使血清药物浓度达到较高水平。肺部病灶吸收稳定后,继续服药 6 个月,一般疗程为 1～1.5 年。

利福平剂量为 10～15mg/(kg·d),宜与异烟肼配用,清晨或睡前空腹顿服。疗程为 6～12 个月。每 1～3 个月查 1 次血清转氨酶,以警惕肝损害。

乙胺丁醇适用于年长儿,或于停 RFP 后,改用此药,剂量为 20mg/(kg·d),6～8 周后剂量减为 15mg/(kg·d),疗程 6～12 个月。

(2)活动性原发性肺结核:粗选用两种杀菌药,即异烟肼合成链霉素或利福平,并配合一种抑菌药,常用者为乙胺丁醇,用法同前,链霉素 15～20mg/(kg·d),最大量不超过 0.75g/d,分 2 次肌内注射,疗程 4 周,异烟肼疗程为 18 个月,利福平及乙胺丁醇疗程为 6～12 个月。

(二)中医治疗

1.邪毒蕴肺

治法:清热解毒,泻肺化痰。

方药:泻白散合清金化痰汤加减。桑白皮、黄芩、栀子、地骨皮各 6g,瓜蒌、黄连、柴胡、法半夏、知母、甘草各 3g。

痰盛者,加浙贝母、枳实;热重者,加夏枯草、蒲公英;腹胀便秘者,合承气汤或用凉膈散加减。

2.肺阴亏虚

治法:养阴清热,润肺止咳。

方药:月华丸加减。百部、知母、白及、麦冬、生地黄、天冬、山药、茯苓、沙参各 6g,桑叶、菊花各 3g。

咳嗽较重者,加紫菀、款冬花。

3.阴虚火旺

治法:滋阴清火,润燥肃肺。

方药:百合固金汤加减。生地黄、鳖甲、天冬、麦冬、百合、白芍、地骨皮、银柴胡、玄参各6g,桔梗、黄芩、浙贝母、甘草各3g。

咯血较重者,酌加仙鹤草、三七粉、炒蒲黄、白及、侧柏叶、白茅根;潮热盗汗者,合用秦艽鳖甲散;烦躁易怒,口苦头眩者,加桑叶、菊花、钩藤、柴胡、黄芩。

4.肺脾气虚

治法:健脾益气,温肺化痰。

方药:人参养荣汤加减。黄芪、茯苓、白术、当归、芍药、熟地黄各6g,远志、人参、陈皮、五味子、甘草各3g。

食欲缺乏,纳减者,去当归、熟地黄,加鸡内金、焦山楂、炒麦芽;苔腻,恶心呕吐者,加藿香、苏梗、砂仁等;痰多色白者,加半夏、陈皮;痰多色黄者,加瓜蒌、川贝母。

(三)其他疗法

1.白及百部丸　以白及、百部、牡蛎、穿山甲(代)各等份,研末为蜜丸,每丸重9g,1丸/次,3/d。

2.白及补肺丸　白及、百部各60g,党参、黄芩、龙骨、牡蛎各30g,研末为蜜丸,每丸重8g,早、晚各服2丸。

二、急性粟粒性肺结核

急性粟粒性肺结核,又称急性血行播散性肺结核,是原发性肺结核恶化的结果,是大量结核杆菌同时或在极短时间内通过血行播散至肺部引起的病变,多见于婴幼儿,大多发生在原发感染后1年,因此,急性粟粒性肺结核不过是全身粟粒结核病在肺部的表现。

【病因病理】

(一)西医病因病理

多在原发感染后6个月以内发生。原发型肺结核的干酪样物质溶解破溃使大量结核杆菌在短期内侵入血流,引起血行播散。若由肺动脉播散,则仅肺部受累,为急性粟粒性肺结核;若细菌侵入肺静脉,则通过体循环播散到全身主要脏器如肺、脑、脑膜、肝、脾、肾、肠、腹膜、骨髓等引起全身性粟粒结核。播散到上述脏器的结核菌,在间质组织中形成细小的结节。在肺脏中的结核结节分布于上肺部多于下肺部,此与支气管肺炎病灶的分布相反。

(二)中医病因病机

疫毒之邪侵犯肺卫,若正气尚足,治疗合理,则病趋康复。若患儿年幼,正气不足,或于麻疹、顿咳之后,正气耗损,毒邪乘虚入血,血行播散,毒邪亢盛,正邪相搏,则有寒战、高热;肺失清肃,则咳嗽气促;毒邪蔓延,化热化火,直犯心肝,可有头痛剧烈,抽搐昏迷;毒热伤阴,火盛于内,可有潮热盗汗;痰热壅肺,肺气郁闭,可有气促唇绀。

【临床表现】

(一)症状与体征

起病可急可缓。缓者有低热和结核中毒症状,但多数起病较急,症状以高热伴严重中毒症状为主,很像伤寒,是为"伤寒型";有些患儿除高热外有咳嗽,呼吸急促,发绀,即"肺型";有的患儿从开始即出现脑膜刺激症状,即"脑膜型"。此外,还有"败血症型"。除弛张型高热和中毒症状外,还有全身紫癜和出血现象,多数婴幼儿表现为消化道障碍,营养不良和明显消瘦。体格检查往往缺少明显体征,少数患儿晚期肺部可听到细湿啰音,约半数小儿可有全身淋巴结、肝、脾大。全身粟粒结核病患儿,眼底检查时可发现脉络膜结核结节,分布在视网膜中心动脉分支周围。急性粟粒性肺结核的特点为呼吸道症状,肺部体征和 X 线检查的不一致性,即呼吸道症状多不明显,肺部缺乏阳性体征,但 X 线检查变化明显。

(二)并发症

可合并气胸,偶见心力衰竭,呼吸窘迫综合征及弥散性血管内凝血。

(三)中医辨证

1.邪毒蕴肺　突发高热,频咳不止,面色苍白,气促发绀,或伴畏寒,盗汗,食欲缺乏,或见胁下痞块,巩膜黄染,消瘦倦怠等,舌红苔黄,脉细数。

2.阴阳两虚　见于本病晚期,阴损及阳,阴阳两虚,肺脾肾三脏同病,可见形体瘦弱,面白而黯,自汗盗汗,喘息气短,肢肿面浮,纳呆便溏,舌淡少津,苔光剥,脉细数。

【实验室检查】

1.血象　约 40% 患儿白细胞升高,可达 $20 \times 10^9/L$ 以上,伴有中性粒细胞增多及核左移。少数患儿见全血细胞减少。

2.X 线　起病 1～3 周,胸片可见在浓密的网状阴影上密布均匀一致的粟粒结节,婴幼儿由于反应显著和易于融合,点状阴影,大小不一而呈雪花状。

3.OT 试验　严重者可呈弱阳性或阴性,病情好转后即呈阳性。

4.血沉　常加速。

【诊断与鉴别诊断】

1.诊断　根据结核病人接触史,临床表现肝脾大及结核菌素试验阳性,胸片对诊断起决定性作用,尚可从痰液和胃洗出液中找到结核杆菌。

2.鉴别诊断

(1)支气管肺炎:起病多急骤,咳嗽、喘憋最为多见。听诊可闻及多少不等的中小水泡音,常左右对称,以肺底部最为明显,部分患儿有融合病灶,出现叩诊浊音,闻及管状呼吸音。粟粒型肺结核具有结核中毒症状,但肺部体征不明显,OT 试验及 X 线检查有助于鉴别。

(2)伤寒:好发于夏秋季节,注意询问接触史,预防接种史及饮食卫生情况。婴幼儿伤寒以消化道症状为主,中毒症状较轻,血、大便、尿培养及肥达反应有助于诊断。

【治疗】

(一)西医治疗

1.抗结核药

(1)标准化疗方案:一般应用链霉素(SM)＋异烟肼(INH)＋利福平(RFP)或乙胺丁醇(EB)治疗,3 个月后停 SM,后继用 INH＋RFP 或 EB,6～9 个月,继用 INH 至总疗程 1.5～

2 年。

（2）短程化疗方案：应用链霉素＋异烟肼＋利福平＋吡嗪酰胺（PZA），3 个月后继用异烟肼＋利福平 9 个月。剂量同前。但异烟肼和利福平两药剂量均为 10mg/(kg·d) 为宜，以避免肝功能损害。

2.肾上腺皮质激素　有严重中毒症状及呼吸困难者，在应用足量抗痨药物的同时，口服泼尼松 1～2mg/(kg·d)，疗程 1～2 个月。

（二）中医治疗

1.邪毒壅肺

治法：清热解毒，宣肺达邪。

方药：五虎汤合葶苈大枣泻肺汤加减。炙麻黄、杏仁、瓜蒌、细辛各 3g，黄芩、葶苈子、桑白皮、知母各 6g。

胁下痞块加浙贝母、丹参；巩膜黄染加茵陈、栀仁；频咳加紫菀、款冬花、百部、前胡。

2.阴阳两虚

治法：填补精血，调理脾胃。

方药：黄芪鳖甲煎加减。黄芪、鳖甲、茯苓、天冬、麦冬、生地黄、知母、白芍、银柴胡、地骨皮各 6g，五味子、甘草各 3g。

三、结核性脑膜炎

结核性脑膜炎简称"结脑"，是小儿结核病中最常见的病型。常为全身粟粒性结核的一部分，是由结核杆菌侵犯脑膜所引起的炎症。在初染结核后 3～6 个月内最易发生。多见于 3 岁以内的婴幼儿，是小儿结核病死亡的主要原因。

患结核性脑膜炎时头痛与中医的"真头痛"相类似，可参考辨证。亦可归于温热病范畴。

【病因病理】

（一）西医病因病理

多为全身粟粒性结核病的一部分，通过血行播散而来。结核病变波及脑膜主要通过血行、脑脊液途径。结脑的发生与机体的高度过敏性有关。此外，结脑亦可因脑实质或脑膜干酪灶破溃而引起，偶见脊椎、颅骨或中耳与乳突的结核灶直接蔓延侵犯脑膜，脑膜弥漫充血，脑回普遍变平，尤以脑底部病变为明显，故又有"脑底脑膜炎"之称。延髓、脑桥、脚间池、视神经交叉及大脑外侧裂等处的蛛网膜下隙内积存较多的浓稠胶样渗出物，呈灰白色乃至灰绿色浑浊状态，浓稠渗出物及水肿包围挤压脑神经，可引起脑神经损害。炎症可波及脑干、脊髓及神经根。病程常见脑积水及脑水肿，炎症渗出物积聚于小脑延髓池或堵塞大脑导水管及第四脑室诸孔，可致急性阻塞性脑积水；治疗较晚而成为慢性的病例，可致慢性阻塞性脑水肿、脑室扩大，而挤压脑实质，使脑组织萎缩变薄。

（二）中医病因病机

中医学认为，本病和真头痛与肺痨，二病同源。痨虫犯肺，毒蕴日久，正气损伤，脏腑亏虚，邪毒入脑。《素问·刺痛篇》："先渐后厥，起毫毛，恶风寒，身热，热争则喘咳，头痛不堪，汗出恶风。"其描述与粟粒性结核的症状颇为相似。头为诸阳之会,髓海所在,五脏六腑,清阳之气,精华之血,皆会于巅顶。久病脏腑阴虚,阳气不升,阳脉郁滞,遂致头痛。若以温热病论,瘟疫邪毒乘虚而入,卫表不固,邪易入里,极易化火,火盛津伤,阴液内亏,水不涵木,肝风内动,抽搐频作,病程日久,阴损及阳,阴阳俱虚,阳虚则清气不升,湿浊上蒙,神志不清,虚火亢盛,上逆为患,可见剧烈头痛,呕吐不止。

【临床表现】

(一)症状与体征

发病缓慢,但在婴儿可见起病较急及惊厥为首现症状,而被误诊为手足搐搦症。

1.一般症状主要为结核中毒症状,包括发热、食欲缺乏、消瘦、睡眠不安、性情及精神改变等功能障碍症状。

2.神经系统症状包括:①脑膜症状,是由于病理直接刺激软脑膜而引起;②脑神经损害症状;③脑实质刺激性或破坏性症状;④颅压增高症状;⑤脊髓障碍症状。

(二)病程分期

1.前驱期(早期)　1～2周,前驱症状包括精神症状的改变,如烦躁好哭,或精神呆滞,不喜游戏,此外,可有低热,食欲缺乏,睡眠不安,消瘦,便秘或无原因的呕吐,年长儿可自诉头痛,初期多轻微或呈非持续性,婴幼儿可起病急骤,前驱期很短或无,一发病即出现脑膜刺激征。

2.脑膜刺激期(中期)　1～2周,头痛持续并加重,呕吐加重并可变为喷射状,呕吐是各个年龄组最常见的症状,逐渐出现嗜睡,或嗜睡与烦躁不安相交替,患儿可有知觉过敏,在触动他或检查时因感痛楚而喊叫;便秘加上经常同时出现的舟状腹,为小儿结脑的典型症状之一;可有惊厥发作,但发作后神志尚清醒。此时期体征可有前囟饱满或膨隆,项强直,屈髋伸膝征(克氏征)、屈颈动腿征(布氏征)及病理跖反射(巴氏征)阳性,浅层反射一般减弱或消失,腱反射多亢进。此外,有肌肉震颤及皮肤红色划痕等,常见脑神经障碍症状,如动眼神经麻痹可见眼睑下垂、眼外斜等外展神经及颜面神经麻痹,此期不少患儿已有明显颅压高及脑积水的症状及体征。如高热,呼吸不匀,颅缝裂开有破壶音,头皮静脉怒张,头皮及眼睑水肿,瞳孔不等大,眼底视盘水肿等。最后可出现角弓反张.偏瘫或肢体强直等。

3.昏迷期(晚期)　1～3周,以上症状逐渐加重,神志由意识朦胧,半昏迷而进入完全昏迷,多于惊厥后陷入昏迷。阵挛性或强直性惊厥发作频繁,颅压增高及脑积水现象更为明显,最后四肢肌肉松弛瘫痪,出现尿潴留,一切反射消失,临危时可体温骤增,血压下降,脉搏细数,出现陈一施氏呼吸,终因呼吸及心血管运动中枢麻痹而死亡。

4.病程　一般为3～4周,如能早期诊断,正确治疗,可完全治愈。

(三)中医辨证

1.真头痛　先有内伤阴虚,发热,盗汗,咳嗽,两颧潮红,腰膝酸软,纳呆,消瘦,肺有病灶和腹部有痞块等,待病邪入脑,则见潮热,呕吐,项强,头痛不堪,谵妄,昏睡或昏迷。

2.邪犯肺卫　咳嗽少痰,低热恶寒,纳食欠佳,形体消瘦,幼儿表情淡漠,夜间多汗,入睡困难,苔薄白,脉浮。

3.温热犯肺　频咳连声,或见喘促,心烦胸痛,寒热往来,盗汗自汗,烦躁易怒,食欲缺乏,苔黄,脉数。

4.热入心包　除阴虚证外,有头痛不堪,呕吐项强,神识昏迷,谵妄呓语,舌绛,脉细数。

5.热甚伤阴　两颧潮红,神识昏迷,肢端厥冷,手指蠕动,时有抽搐,脉细数。

【实验室检查】

1.血液　血沉加速,早期白细胞总数增加,中性粒细胞增多,病危时更加显著。

2.脑脊液　压力显著增高,外观无色透明或呈毛玻璃样,细胞数一般在$(50\sim500)\times10^6/$L,其中单核细胞占 0.7~0.8。后期则以淋巴细胞占优势,蛋白增加,可达 1~3g/L。蛛网膜下隙堵塞时,脑脊液呈黄色,蛋白多高达 2.5g 以上。糖量降低,但应同时测血糖比较。因血糖升高,可使脑脊液糖量不减,氯化物含量亦降低,一般为 85.5~102mmol/L。糖与氯化物同时减低为结脑的典型改变,将脑脊液静置 24h 后,常有薄膜形成,涂片或荧光抗体法,可检查结核杆菌。

3.结核菌素试验　阳性可助诊断,有 75%~90%。结脑病儿结核菌素试验呈阳性。结脑晚期可呈假阴性,故阴性结果不能排除本病。

4.X 线　胸片如发现原发性肺结核或粟粒性肺结核,有助诊断。

【诊断与鉴别诊断】

1.诊断　根据密切结核接触病史、临床表现、脑膜刺激征、脑神经瘫痪、脑脊液常规结核菌素试验及脑部 X 线检查发现结核病灶,可诊断。

2.鉴别诊断　有明显的脑膜刺激征出现以前应与一般非神经疾患相鉴别,包括上呼吸道感染、肺炎、消化不良、蛔虫病、伤寒、手足搐搦等。此时做腰椎穿刺检查脑脊液,即可诊断。在出现脑膜刺激症状及体征后,甚至在脑脊液检查后仍需与中枢神经系统疾患相鉴别。

(1)化脓性脑膜炎:婴幼儿结脑起病急者,易误诊为化脓性脑膜炎,反之,化脓性脑膜炎经过不规则抗生素治疗而脑脊液细胞数不甚高时,又易误诊为结脑。鉴别除结核接触史,结素反应及肺部 X 线检查可助诊断外,重要的还是脑脊液检查,在细胞数高于 $1000\times10^6/L$,且细胞分类中以中性粒细胞占多数时,应考虑化脓性脑膜炎,但更重要的是细菌学检查,注意第一次脑脊液涂片与培养至关重要。

(2)病毒性中枢神经系统感染:

①流行性乙型脑炎:流行于夏秋季节,重症多起病急剧凶险,早期即有脑炎症状,发热头痛,嗜睡,3~4d 后进入极期,出现高热,抽搐,昏迷及呼吸循环衰竭。乙脑有流行病史,脑脊液中蛋白只轻度增高,糖及氯化物正常或增高都有助于鉴别。

②腮腺炎脑膜脑炎:可在冬春季流行,亦可散发,尤其当脑炎发生在腮腺炎之前或根本不出现腮腺炎时,易与结脑混淆,可根据有腮腺炎接触史,结素试验阳性,肺部无结核病变及起病较急,脑脊液中糖和氯化物含量不降低,蛋白增高不显著来鉴别。

③脊髓灰质炎:在夏秋季流行,起病较急,有典型的双峰热型,多无意识障碍,受累肢体腱反射消失,弛缓性麻痹发生较快,与结脑肢体瘫痪发生较晚且为强直性麻痹不同。

④肠道病毒:如柯萨奇病毒、艾柯病毒所致脑炎或脑膜炎,多见于夏秋季节,起病较急,脑膜刺激征明显,可有皮疹及肌肉疼痛,病程较短。

各种病毒性脑膜炎之诊断要点为:常有特定之流行季节,各有其特殊的全身表现,如肠道病毒可伴腹泻,皮疹或心肌炎,脑脊液改变除细胞数及分类与结脑不易鉴别外,生化改变则不相同,病毒性脑膜炎脑脊液糖及氯化物正常或稍高,蛋白增高不明显,多低于 1g/L,各种病毒性脑炎和脑膜炎有其特异的实验室诊断方法,如血清学检查及病毒分离等。

轻型病毒脑炎和早期结脑鉴别比较困难,处理原则是:①先用抗结核药物治疗,同时各项检查,如结素试验,肺 X 线片等以协助诊断;②不用激素治疗,如短期内脑脊液恢复正常,则多为病毒脑炎而非结脑;③鞘内不注射任何药物,以免引起脑脊液成分改变,增加鉴别诊断的困难。

(3)隐球菌脑膜炎:其临床表现为慢性病程,脑脊液改变可酷似结脑,但病程更长,可自发缓解,慢性进行性颅高压症状比较突出,与脑膜炎其他表现不平行,应多次作脑脊液涂片检查,用墨汁染色可找到厚荚膜圆形发亮的菌体,病程比结脑更长。

【治疗】

(一)西医治疗

1.一般疗法 必须严格执行下列各项措施:①切断与开放性结核病人的接触;②严格卧床休息,营养必须丰富;③细心调理,改变患儿体位,细心护理患儿眼睛、黏膜及皮肤,预防皮肤褥疮,耐心喂养,保证入量,昏迷患儿应采取鼻饲法;④最好能住院治疗,辨证治疗应加强随访及督促坚持治疗。

2.抗结核病药物治疗 治疗原则为早期和彻底治疗(不间断治疗和长期治疗)。目前多采用 SM、INH,RFP 和 PZA 合并治疗。其中 INH 为最主要药物,整个疗程自始至终应用,疗程为 1～1.5 年,或脑脊液正常后不少于半年。

链霉素:20～30mg/(kg·d),每日肌内注射 1 次,最大量不超过 750mg/d,1～2 个月后,根据病情改为隔日 1 次,总疗程为 3 个月左右。

异烟肼:10～20mg/(kg·d),一次顿服,最大量不超过 400mg/d,疗程 1～1.5 年。

利福平:10～15mg/(kg·d),最大量不超过 450mg/d,疗程为 6～9 个月,必要时为 1 年。

吡嗪酰胺:20～30mg/(kg·d),口服最大量不超过 1.5g/d,疗程为 3～6 个月。

乙硫异烟胺:10～15mg/(kg·d),最大量不超过 500mg/d,疗程为 6 个月,一般为代替 RFP 或 PZA 用。

鞘内注射抗结核药,自异烟肼广泛应用后,已很少采用,但对严重的晚期患儿亦可考虑使用 INH 20～50mg/次,可与鞘内注射激素同时或隔日交替应用,2～4 周为 1 个疗程。

3.激素疗法 治疗原则为必须与有效之抗结核药物同时应用,剂量和疗程要适中,在需要应用的病例越早用越好,由于激素有抗炎、抗过敏、抗毒和抗纤维性变的作用,可使中毒症状及脑膜刺激症状迅速消失,降低脑压及减轻脑积水的发生,激素对脑底脑膜炎型效果最好。

泼尼松或泼尼松龙 1.5～2mg/(kg·d),最大量不超过 45mg/d,地塞米松比泼尼松强 5 倍,故剂量为泼尼松的 1/5;氢化可的松在急性期可静脉滴注 1 个疗程 1～2 周,剂量 5mg/(kg·d),在激素减量过程中可配合促肾上腺皮质激素,肌内注射 12.5～25U/d。激素在用药 4～6 周后缓慢减量,根据病情在 2～3 个月内减完。

4.降低脑内压 常用 20%甘露醇,1～1.5g/kg 在 15～30min 内静脉推注,2～3/d,可连用数日;呋塞米每次 2mg/kg,加入生理盐水 50ml 内静脉滴注,2～3/d,对慢性脑积水病例,可用醋氮酰胺,10～30mg/(kg·d),分 2～3 次口服。

5.纠正水和电解质紊乱　结脑时常有低钠血症,应予以纠正。

(1)稀释性低钠血症(水中毒):下丘脑炎性渗出物的刺激,垂体抗利尿激素的分泌增加,远端肾小管对水的重吸收亦增加,造成稀释性低钠血症,临床上多无明显症状,如水潴留过多,可致脑性水中毒,表现为尿少,头痛,频繁呕吐,反复惊厥,甚至昏迷,呼吸不整等。治疗应用3%氯化钠(每次6～12ml/kg,提高血钠5～10mmol/L)纠正低钠血症,必要时在数小时后重复1次,同时根据病情控制入水量。

(2)脑性失盐综合征:因间脑或中脑发生损害,使肾上腺皮质分泌醛固酮过少,肾小管重吸收钠离子减少,发生低钠血症,一般可用2:1含钠液补充部分丢失的液体后,再酌情补以3%氯化钠,以提高血钠浓度。

6.对症治疗　高热及惊厥不止时可用冬眠Ⅱ号或其他镇静药。为了改善神经系统代谢过程可用谷氨酸,配合维生素B₁及维生素B₁₂,大量维生素C等,对营养不良小儿或恢复极慢,可小量多次输血。有肢体障碍、失语时,说明脑实质有病变,其中大部分为脑血管病变,早期应用血管扩张药物有一定帮助。

(二)中医治疗

1.真头痛

治法:活血化瘀,滋阴清热。

方药:血府逐瘀汤或补阳还五汤加减。红花、枳壳、桔梗各3g,赤芍、川芎、桃仁、柴胡、当归、牛膝、甘草、黄芪、干地龙各6g。

2.邪犯肺卫

治法:养阴清热,止咳化痰。

方药:月华汤加减。天冬、麦冬、生地黄、熟地黄、山药、百部、沙参各6g,川贝母、阿胶、三七、獭肝、桑叶、菊花各3g。

3.温热犯肺

治法:养阴降火,润肺滋肾。

方药:百合固金汤加减。百合、生地黄、熟地黄、麦冬、贝母、当归、芍药各6g,甘草、玄参、桔梗各3g。

火盛者加地骨皮、鳖甲、柴胡、青蒿等;盗汗加浮小麦、煅牡蛎。

4.热入心包

治法:清营解毒,滋阴凉血。

方药:清营汤加减。水牛角20g,生地黄、玄参、金银花、连翘、麦冬、丹参各6g,黄连、竹叶心各3g。

烦躁不安,加酸枣仁、柏子仁、石菖蒲等;头痛加白芷、柴胡、细辛等。

5.热甚伤阴

治法:清热解毒,凉血救阴。

方药:清瘟败毒散加减。生石膏(先煎)10g,水牛角20g,生地黄、黄连、甘草、桔梗各3g,黄芩、赤芍、连翘、牡丹皮、鲜竹叶、栀子、柴胡各6g。

（三）其他疗法

1.针刺　治宜清热解毒,熄风开窍。主穴:外关、少商、合谷、百会、印堂、人中、十宣用泻法。呕吐加刺内关、内庭、金津、玉液、下脘;神昏谵语,项强,抽搐,刺百会、印堂、人中、中冲及十宣出血。

2.中成药

(1)羚翘解毒丸:1粒/次,3/d。

(2)牛黄镇惊丸:1粒/次,3/d。

【预防与护理】

卡介苗接种可使结核性脑膜炎发病率明显降低,新生儿时期接种卡介苗,使结核病发病率减低。护理病人应密切观察发热、头痛、呕吐三大症状的动态变化,以及神志、瞳孔变化,昏迷时按昏迷护理常规进行护理。

（耿瑞花）

第五章 呼吸系统疾病

第一节 呼吸系统疾病的临床诊断和检查技术

一、影像诊断技术

(一)影像检查方法

传统的胸部 X 线平片仍为检查胸部疾病的基本方法,以胸部平片检查为起点,也可采用其他特殊体位,如斜位、侧位、前弓位、高千伏摄影,卧位水平位、侧位水平位。其他检查方法包括透视、食管造影、肺血管造影、支气管造影、CT 和 MRI 等。

CT 可得到横断面的高质量图像,与常规技术比较,其密度分辨率高,可显示小病灶,测量 CT 值可决定某些组织的特性(如脂肪、钙化、液体等)。目前 CT 已发展到多排 CT(16 排、32 排等),这有利于多层面及三维的重建,现在 CT 应用到肺部检查已越来越普遍。对不合作的小儿应镇静,让他(她)睡熟后再扫描,小婴儿层厚 5mm,年长儿层厚 10mm,对感兴趣处可选择 $2\sim3mm$,甚至 1mm,增强扫描可使血管和某些病灶密度增高,同时提高各种正常组织与病理组织密度差异,有利于病变的检查、病灶性质和范围的判断。使用造影剂一般选择非离子造影剂为宜,参考剂量为 $1\sim2ml/kg$。

(二)正常影像

1.胸廓形态 胸廓形态与肋骨的走向有着密切关系,尤其在新生儿时期,肋骨若倾斜走向呈钟形,肋骨若水平走向则呈圆柱形。早产儿胸廓中部可出现相对狭小,这与肺充气不足和肋骨软弱有关。一岁以后,胸廓逐渐出现上窄下宽的圆锥形形态。

2.胸壁软组织 新生儿时期由于皮下脂肪少,使皱褶的皮肤出现纵形或横形的线条状阴影,特别是纵形的线条状阴影易误诊为气胸。

3.纵隔 在新生儿、婴幼儿时期,由于受胸腺、血管及淋巴组织等影响,其纵隔相对较宽,胸腺形态一般呈风帆形,其他有圆锥形、半圆形、三角形,对于较大的胸腺呈右肺上叶大叶性肺炎表现时应引起重视。

4.肺门 肺门包含了肺动脉、肺静脉、神经、支气管、淋巴等。左肺门高于右肺门约 $0.5\sim1.0cm$。左肺门上部由肺动脉弓构成,呈圆形和半弧形,下部由左下肺动脉及分支构成;右肺门分为上下两极,相交处称肺门角,上极主要由右上肺动脉及肺静脉构成,下极主要由下叶动脉及叶间动脉构成。

5.肺纹理 由肺动脉与肺静脉构成,由肺门向外逐渐伸展,由粗变细,上肺野肺纹理较下肺野稀少,上肺野的肺动脉较水平,而下肺野肺静脉较水平。

6.气管 新生儿、婴儿时期,气管分叉相对较高,接近第三胸椎水平,气管稍有右偏。

7.横膈 正常横膈为边缘光滑、锐利之穹隆状,6个月之内婴儿横膈在第八后肋,左膈高于右膈约1cm之内,正常横膈运动对称,亦有少数呈不对称运动。

(三)小儿呼吸系统的基本病变特点

小儿呼吸系统的基本病变特点以渗出性为主,增殖与纤维性变少,X线形态有小片状、斑片状、圆状、颗粒状、网状及囊腔形等。先天性疾病在儿科中占有一定的比例,特别在一些囊腔性病变中尤为突出。新生儿时期有一组相对独立的呼吸困难的疾病,与其他年龄的儿童有一定区别。

(四)气道异常

1.后鼻孔闭锁 有膜性及骨性两类,单侧和双侧,X线检查可将水溶性造影剂注入鼻腔,如造影剂未进入咽部即可确诊。CT扫描可鉴别膜性及骨性。

2.气管软化 原发性气管软化见于各种软骨综合征及全身性疾病,继发性见于大血管畸形和气管外伤等。X线胸片检查以高千伏为好,CT扫描有助于诊断,主要表现气管的过度塌陷。

3.支气管异物 常为单侧,右侧居多。胸片表现以呼气时明显,吸气时两侧肺野透亮度则对称,透视见纵隔摆动,CT扫描可显示支气管内异物。

4.外伤性支气管断裂 单侧多见,开始表现为大量气胸,引流后气体不能减少。当断裂两端闭塞时,则肺野萎陷不张,纵隔心脏向病侧移位,CT扫描可显示支气管不连续。

(五)新生儿疾病

1.湿肺 病变两侧对称。轻者肺野透亮度降低,肺血管纹理增粗,胸腔少量积液,重者为白肺,但无支气管充气。数小时后就出现透亮度增强的改变,几天内可以完全吸收。

2.新生儿呼吸窘迫综合征 两肺体积缩小。轻度:两肺透亮度暗淡,有细小颗粒状阴影;中度:两肺野出现毛玻璃状阴影,有支气管充气影。重度:两肺显示白肺,心脏边缘消失,支气管充气征明显。可出现气胸及支气管肺发育不良。

3.新生儿吸入综合征 胎粪吸入表现为颗粒状阴影,羊水吸入为薄片状阴影,两者兼有则既有颗粒状阴影,又有薄片状阴影。可出现气胸。

4.新生儿支气管、肺发育不成熟 两侧肺纹理增多,两肺野出现网粒状阴影,肺透亮度增高,有的则可出现囊状透亮区,与支气管-肺发育不良相似。

5.新生儿气胸 继发于某些疾病,如新生儿呼吸窘迫综合征、湿肺、新生儿吸入综合征等。大量气胸易识别,少量气胸位于纵隔、横膈旁者呈线条状,需引起重视。

(六)先天性畸形

1.先天性大叶气肿 单侧多见,右肺上叶好发。病变肺叶过度充气,使纵隔移位,形成纵隔疝,正常肺受压、缩小。

2.先天性肺不发育及不发生 一侧肺野无气,同时可合并同侧肺动脉缺如,纵隔、心脏向病侧移位,易误诊为肺不张及胸膜增厚,当发生在右侧时,易误诊为右位心。

3.肺隔离症 典型 X 线表现为多房蜂窝状、密度不均匀的囊肿样阴影,但亦有呈实变样改变的,CT 与血管造影显示异常供血动脉。

4.囊性腺瘤样畸形 是一种变形错构瘤,主要为细支气管过度增生,肺叶明显增大呈多房性细蜂窝状改变。CT 扫描尤为清楚。

5.先天性支气管源性囊肿 以单侧单发为多,边缘光整,内有液体或气体,亦可同时存在。CT 扫描:显示囊壁清楚,测量 CT 值有助于判断内容物的组织成分。

(七)细菌性肺炎

1.支气管肺炎 好发于两肺内侧带以及心膈角,病灶表现为多发、散在、大小不等及密度不均匀,常有肺透亮度增强与肺纹理增强。

2.金黄色葡萄球菌肺炎 以两下肺野为多,呈小叶分布,涉及一叶和多个肺叶,病灶常表现斑片状密度增高影,边缘模糊。随着病变的发展,病灶中央可出现低密度,继之出现肺脓疡、肺大疱、胸膜炎、胸腔积液、纵隔积气及液气胸。

(八)病毒性肺炎

1.腺病毒性肺炎 两肺纹理增粗,肺透亮度增高,病灶以大片状融合性病变为主,肺脓疡、胸膜炎少见。

2.呼吸道合胞病毒肺炎 病变以两肺内带及下肺野为多,表现为纤细条状,并沿着支气管纹理分布,肺气肿明显。

3.巨细胞病毒肺炎 病变广泛,单侧和双侧均可,肺纹理模糊,细小片状阴影多见,重者出现肺透亮度增强。

(九)其他微生物感染性肺炎

1.支原体肺炎 胸片改变多样化,但以单个的密度增高的大片状阴影为主,边缘模糊,常有胸膜反应,病灶吸收缓慢。

2.衣原体肺炎 常以细小点片状阴影出现,分布在两肺野,大多数两侧对称性分布,新生儿时期常与粟粒性肺结核相混淆,需提高警惕。

3.真菌性肺炎 病变弥漫广泛,其形态为小斑片状、结节状、绒毛状不等,边缘尚清,病灶内可出现空洞,有时出现胸膜炎、胸腔积液。

(十)肺部其他病变

1.特发性肺含铁血黄素沉着症 两肺野透亮度对称性减低,可呈毛玻璃状改变,内有细小颗粒状阴影;出血多时,呈现薄片状阴影,以肺门区为明显;静止期以颗粒状阴影为主。

2.朗格汉斯组织细胞增生症 弥漫性颗粒状阴影为最典型的表现,其他有片状、网状及囊泡样透亮区。

3.系统性红斑狼疮 肺部表现以小片状病灶,病变一侧或两侧,肺底部多见,可反复发作,在间质性肺炎时出现网状影,大多数患者出现胸膜反应与渗出。

（十一）肺肿瘤

1.肺胚瘤　少见,有囊性及实性,呈类圆形,有分叶,直径在 6～16cm 之间,侵犯胸膜时肿瘤边缘不清。

2.肺错构瘤　为先天性肿瘤,肺部出现结节状软组织块影,CT 扫描可见脂肪影或点状或成团爆米花样钙化。

3.转移性肿瘤　两肺野出现类圆形团块影,密度高,均匀一致,边缘清。CT 扫描更为明显。

（十二）小儿肺结核

1.原发性肺结核

(1)原发综合征:典型者显示原发病灶,淋巴管炎及淋巴结肿大,呈哑铃状,原发病灶可出现于酪性变。

(2)气管支气管旁淋巴结结核:一般表现有两种形态。当肺门及气管旁淋巴结肿大并向外扩展呈现结节状改变,其边缘模糊称为炎症型;如边缘境界清楚称为结节型,或肿瘤型。有时出现支气管播散灶。

2.粟粒性肺结核　两肺野透亮度降低,肺纹理稀少,两肺弥漫性粟粒样阴影,典型者显示大小、密度、分布一致的病灶。当病灶融合时可出现大的颗粒状影。

（十三）纵隔肿瘤

1.恶性淋巴瘤　两侧纵隔呈结节状分叶状增宽,气管支气管受压,肺门也呈结节状增大,CT 增强扫描有助于定性诊断。

2.神经源性肿瘤　肿瘤位于后纵隔,呈圆形和椭圆形,边缘光整,密度均匀致密,肋骨受压变细,肿块内可有沙粒状钙化,CT 扫描更有助于发现钙化,MRI 检查有助于检测向硬膜外伸展的神经母细胞瘤。

3.支气管囊肿　位于中上纵隔,肿块呈圆形和卵圆形,密度均匀一致,边缘光滑,无钙化灶,气管有弧形受压征象,CT 增强扫描无强化改变。

4.淋巴管瘤　肿块形态圆形或不规则,边缘光整,密度均匀,肿块较大,CT 扫描为囊性肿块,增强扫描时 CT 值不变。

5.肠源性囊肿　以食管重复畸形为多,单侧位于中纵隔,块形,相对较长,上窄下宽,呈袋形,CT 扫描与食管造影有助于确诊。

6.畸胎瘤　纵隔畸胎瘤位于前纵隔,上、中、下前纵隔均可发生,胸部正、侧位片显示肿瘤形态不一,密度增高,边缘可清、可不清,内有骨骼、钙化或牙齿阴影。CT 扫描可显示脂肪阴影。

（十四）横膈病变

1.膈膨升　易识别,但应与肺底积液做鉴别。

2.膈疝

(1)后外侧疝:显示一侧胸腔囊腔性改变,腹腔空虚,胃肠钡餐造影,显示消化道突入胸腔。

(2)食管裂孔疝:①胸部平片显示心膈角有囊腔性病变;②食管胃肠钡餐造影显示贲门和(或)部分胃突入膈上。

二、纤维支气管镜术

自1964年日本Ikeda采用可曲式光导纤维支气管镜以来,随着激光、荧光微波、电视等技术的进展以及临床的需要,纤维支气管镜的功能与用途不断扩展,目前已成为成人支气管及肺部疾病诊断和治疗的重要工具。由于小儿气道狭窄及配合不佳等原因,纤维支气管镜在儿科临床应用中起步较晚。但近年来国内小儿纤维支气管镜检查与治疗已得到了很大的发展。

(一)小儿纤维支气管镜的检查和治疗技术

1.形态学检查　纤维支气管镜纤细、柔软又可弯曲,在气管中可以随意调整前进方向。能进入硬支气管镜无法探及的左右上叶,并可插入到段、亚段支气管以下。从声门由上而下注意黏膜是否正常、管腔有无变形、管壁运动状况,有无赘生物、异物、出血点、窦道及分泌物情况。

2.活检技术　可用毛刷和针吸取病理标本,主要用于细胞学检查。活检钳则用于支气管黏膜和肺组织活检。

3.病原学检测技术　由于下呼吸道的致病菌与咽部存在的细菌并不一致,因而传统的咽拭子或痰培养对下呼吸道感染病原菌的诊断并不可靠。纤维支气管镜下气管内导管吸引或毛刷可取得下呼吸道标本。防污染毛刷、尤其是双腔管保护性标本刷(PSB)的应用使污染率明显下降。由于毛刷隐藏在双层套管中,顶端有聚乙二醇堵塞,可避免咽喉部污染。20世纪90年代以来,采用顶端带气囊的防污染导管进行支气管肺泡灌洗(BAL),既可获得大量的灌洗液(BALF)标本,又可使污染率下降至2%。但在儿童由于受到小儿纤维支气管镜本身的制约,以上防污染方法尚无法应用,仍只能通过活检孔取样。在取样前应尽量避免通过活检孔吸引上呼吸道分泌物。

4.BAL　将纤维支气管镜伸至段或亚段支气管开口处,根据年龄每次注入生理盐水5～20ml,随即负压吸引,共2～3次。一般回收率为40%～70%。BALF除病原学检查外,还可进行免疫、炎症细胞等分析研究。BAL作为支气管肺局部治疗方法,可有效清除下呼吸道黏稠分泌物、改善气道阻塞并注药治疗顽固性肺部炎症,对控制支气管肺内化脓性感染、治疗阻塞性肺不张或肺气肿有明显效果。一般先用0.5ml/kg的生理盐水多次冲洗,再用活检钳或毛刷清除肉芽和脓苔,然后再次冲洗。有专家认为,在管腔干净后可向局部气道注入青霉素、庆大霉素、甲硝唑或头孢菌素等,但其有效性、安全性与必要性尚有待研究。

5.钳取深部支气管异物　与硬质支气管镜相比,纤维支气管镜具有能够弯曲、深入、直观、且可越过异物从异物远端进行注气、注液治疗等优势,可钳取异物,或应用支气管冲洗加吸引的方法取异物。纤维支气管镜已成为诊断和治疗支气管深部异物的一种有效手段。

(二)适应证和禁忌证

1.适应证

(1)新生儿吸气性呼吸困难疑有喉、气管畸形或气管软化症者,纤维支气管镜下可见软化的气管、支气管段随吸气动力性内陷。

(2)原因不明的气道阻塞征象,如X线呈肺叶或段持续不张或气肿、局限性喘鸣。可由炎症、结核、肿瘤、异物堵塞,也可由支气管旁淋巴结肿大、胸骨后甲状腺肿大、纵隔肿物压迫所致。

（3）同一部位反复发生节段性肺炎或慢性迁延性肺炎，应特别注意叶或段开口处有无堵塞。

（4）原因不明的慢性刺激性咳嗽、咯血或痰中带血者，可由炎症、结核、肿瘤、异物、肺含铁血黄素沉着症等疾病引起。

（5）气管支气管结核，其镜下表现多样，如气管壁受压内陷、黏膜充血水肿、黏膜糜烂，溃疡底部可见肉芽组织，有的可见气管壁瘘口或肉芽向管内凸出或气管开口狭窄变形。

（6）肺部团块状阴影、肺部弥漫性阴影，活检诊断阳性率可达 80% 左右。

（7）气道异物、尤其是深部支气管或上叶异物及深部植物性残渣，纤维支气管镜有较好的诊断和治疗效果。

（8）收集下呼吸道或肺泡灌洗标本进行化验检查，除病原学检测外，BALF 成分分析对某些疾病的诊断具有重要意义。

（9）肺内空洞、肺脓疡、支气管扩张伴大量脓痰需引流冲洗者。

（10）局部肺叶或肺段做选择性支气管造影。

（11）外科手术后、呼吸肌麻痹、昏迷等原因导致患儿痰液阻塞、咳嗽无力，并引起呼吸困难或肺不张者。

（12）治疗支气管-食管瘘、支气管胸膜瘘。通过纤支镜将塑料管送至瘘管处，再注入纤维蛋白胶或者 10% 硝酸银等黏合剂。

（13）通过纤维支气管镜引导气管插管，适用于颈部或胸部疾患致头颈无法后仰者。

2.禁忌证

（1）一般情况较差、无法接受检查者，如严重营养不良、高热患者。

（2）心功能衰竭、严重高血压、各类心脏病、主动脉瘤、心律失常。

（3）肺功能严重损害或呼吸困难、缺氧者。

（4）近期有大咯血者（最近一周内）。

（5）伴出血、凝血功能障碍性疾病者。

（6）急性上呼吸道感染和哮喘发作期。

随着纤维支气管镜应用的增多及经验的积累，其禁忌证已日趋减少或属相对禁忌证。

（三）检查方法

根据不同年龄小儿的特点，选择适宜的设备和麻醉方法。

1.术前准备　详细了解病史和全面体格检查，做好各种必要的化验检查（如血小板、出血凝血时间、心电图、胸片，必要时做血气分析、肺功能测定）。明确做支气管镜检查的目的，同时要对术中可能出现的意外情况准备好对策。手术室应有抢救设备，对年幼儿或病情严重的患儿，宜在心肺监护仪、氧饱和度监测仪等监护下进行检查。术前禁食 4～6 小时，以防术中、术后呕吐窒息。术前 15～30 分钟肌内注射阿托品（0.01～0.03mg/kg）和地西泮（0.1～0.3mg/kg），以减少黏液分泌和焦虑不安。

2.选择合适的纤维支气管镜　纤维支气管镜过粗可造成术中呼吸困难和窒息，并可损伤声门和气管黏膜，引起水肿及喉痉挛。新生儿气管直径仅 5～6mm，而成人则为 20～25mm。

因此,小婴儿应选择较细的纤维支气管镜,如外径 3.6mm 的纤维支气管镜,而外径 4.9mm 的纤维支气管镜多用于 1 岁以上小儿。对新生儿的气道检查可应用外径为 2.2mm 的超细纤维支气管镜。

3.麻醉方法　应根据小儿身体状况、年龄、配合程度及检查时间等决定采用局部麻醉或全身麻醉。由于纤维支气管镜结构细软,多数患儿能在局部麻醉下接受检查。术前适当镇静、气管内利多卡因表面麻醉下进行纤维支气管镜检查,国内外已有较多成功的报道。全身麻醉对不合作或检查时间较长者较适用,多以静脉应用丙泊酚为主,复合芬太尼、瑞芬太尼、舒芬太尼之一种,亦有复合氯胺酮的。全身麻醉可抑制呼吸,术中、术后的麻醉及呼吸管理复杂,并增加并发症发生的可能性,尤其是婴幼儿。"边麻边进"的气管内黏膜局部麻醉方法,可满足纤维支气管镜术的要求,同时又不抑制呼吸,简化了术中、术后的呼吸管理。对患儿影响较小,术后稍稍休息,一些轻症患儿就能照常玩耍。麻醉的用药量及操作时间亦易于掌握。目前多选用利多卡因,总量一般不超过 5mg/kg(<200mg)。最近,Nielson 等发现利多卡因的局部使用可加重喉软化,因而在评价时应注意局部麻醉的影响,最好在用药前观察其结构。

4.操作过程　用 1%～2%利多卡因喷雾麻醉鼻咽部,共 3 次,间隔 1 分钟。术中对婴幼儿用约束带稍加约束,对学龄儿说明手术过程以减少恐惧,取得配合。患儿一般取仰卧位,如因故无法平卧时,可取坐位或半卧位。进镜途径多采用经鼻法,先用 0.5%麻黄碱滴鼻,使血管收缩,以利插入。如采用经口腔进镜,需加口垫,以免咬伤镜管。少数特殊情况可经气管插管或气管切口进镜。手持纤维支气管镜,远端镜管缓慢插入达声门前,2%利多卡因 1～2 滴经活检孔滴入喉及其周围,稍候,待声门张开时,立即将镜送入气管,在左右支气管开口处按检查方向"边麻边进"。一般先检查健侧,再检查患侧。在操作过程中,如患儿出现局部刺激症状可重复给药。患儿不挣扎、不咳嗽、无呼吸困难表现为麻醉成功。根据病情,可经纤维支气管镜活检孔给氧(0.5～1L/min)或口鼻腔(1～4L/min)吸氧。检查中若出现明显呼吸困难、气急、发绀、心律失常或呼吸抑制,应立即停止检查,分析原因,并给予相应处理。

5.术后监护　嘱患儿安静休息。局部麻醉者手术 3 小时后可进食半流质。检查时间较长者术后肌内注射或静脉注射地塞米松、雾化吸入肾上腺素和布地奈德有助于减少喉水肿的发生。全身麻醉的患儿,检查后应密切观察 12～24 小时,术后高热、呕吐者要注意补充水与电解质,并注意预防呕吐窒息。完全清醒后方可进食。术后酌情应用抗生素。

(四)并发症

儿科纤维支气管镜检查的并发症较少见,大多因麻醉不当或操作不熟练所致。

1.喉水肿　是最常见的并发症,多在术后 2 小时内出现。应选择粗细合适的纤维支气管镜,操作动作轻柔,检查时间不宜过长,术毕要观察半小时左右再送出手术室。一旦出现喉水肿,在氧气吸入的同时,静脉注射地塞米松、雾化吸入肾上腺素和布地奈德能有效防止喉梗阻的发生。

2.喉痉挛　多由于麻醉不充分,刺激喉部发生。加深麻醉或对喉头进行表面麻醉后可消失。

3.黏膜出血　多由于气道黏膜炎症、负压吸引及取异物、活检创伤所致。用纤维支气管镜直接压迫出血处或注入少量 1∶10000 肾上腺素液多能止血。少数患儿可引起大咯血,甚至气道堵塞、窒息死亡。活检时尤其应该小心谨慎，一旦发生严重出血，应及时抽吸积血，并肌内注射或经镜管内滴入垂体后叶素、酚磺乙胺等药物。

4.缺氧或发绀　纤维支气管镜术中可引起短暂性 PaO_2 下降，如频繁吸引可造成通气不足而缺氧，其他原因包括原有肺功能不全、呼吸抑制、支气管痉挛、用药过量等。可经纤维支气管镜活检孔给氧或口鼻腔给氧，新生儿超细纤维支气管镜检查时可通过附加管道气管内给氧。必要时停止检查。

5.其他　如气胸或纵隔气肿、麻醉药物过敏、继发感染、心动过速等。

纤维支气管镜的应用价值和前景毋容置疑，具体应用中的主要问题是确保安全。严格掌握适应证和禁忌证，充分估计可能发生的并发症及术后严密的护理观察是确保安全的关键。

三、肺穿刺和肺活检

（一）肺穿刺

肺穿刺是指用针经过胸壁刺入肺内有病变部位，吸取组织、细胞等成分，进行组织学、细胞学检查。常用于诊断肺内及纵隔内肿块的性质。近年来随着 X 线、超声波、CT 及磁共振等影像技术的发展，使肺穿刺吸取活检更为安全可靠。因而对肺内及纵隔内局限性肿块以及肺内弥漫性结节状病变，直径在 2.0cm 以上者均可穿刺活检。主要禁忌证包括严重肺气肿、心肺功能不全、病灶周围有肺大疱、活动性肺结核或病灶靠近心脏及大血管、有剧烈咳嗽、出血倾向者及肺内弥漫性病灶直径＜2.0cm 者。

肺穿刺还可用于细菌性肺炎的病原学检查。下呼吸道感染可由不同病原引起，正确的病原学诊断至关重要。但临床常用的呼吸道分泌物取材方法，如咳痰、吸痰，甚至经纤维支气管镜吸引，均不同程度受到鼻咽部正常菌群的污染，而血培养、胸水培养等阳性率较低，因而直接影响了细菌性肺炎的诊断率。肺穿刺目前仍作为细菌性肺炎诊断的金标准。但由于其潜在的并发症，不易被医生和患者及其家长接受，因而不宜作为肺炎的常规检查法。对肺部感染严重，需立即明确病原体以指导治疗者，或经抗生素治疗无进步者可考虑进行肺穿刺培养。

具体方法：先通过体格检查及影像学检查定位。患儿取坐位，如在上叶，亦可采用俯伏位或仰卧位，常规碘酒和 70％乙醇消毒，局部麻醉。常用 7～12 号腰穿刺针或其改良针。进针时注意避开心脏、大血管、肝脏等重要结构。刺针进入肺组织后用负压抽吸，吸出物送检。

肺穿刺最常见的并发症是气胸和咯血，前者可持续数日，而咯血大多较轻，可自行停止。穿刺过程中应避免患儿深呼吸和剧烈咳嗽，如有头晕、面色苍白、多汗、心悸、剧烈咳嗽者应停止操作。穿刺后密切观察患儿病情变化，如有烦躁不安、剧咳不止、呼吸急促、痰中带血者，立即进行 X 线检查。病情稳定者，24 小时后摄胸片。最近 Vuori-Holopainen 对 59 个肺穿刺研究进行了再评价，认为肺穿刺比一般想象的要安全，与其他常规方法相比，具有许多优点，术后发生的气胸常无症状，多可自然缓解。但术时要求细心谨慎，术后严密观察，以便及时发现并处理可能的并发症。

（二）开胸活检

开胸活检是指在切开胸壁组织后，直视下取材，因而可直接观察组织的形态、部位、大小、分布及其与邻近脏器的关系。但对患者的损伤较大。近年来随着胸腔镜、纤维支气管镜的大力开展，及细针肺穿刺活检技术的应用，单纯开胸肺活检已较少采用。对经上述非创伤或微创伤性检查方法无法确诊者，尤其是罕见肺部疾病的诊断或可能需手术切除病灶者可考虑采用。

四、胸腔镜检查

胸腔镜是指通过胸壁适当部位经人工通往胸腔的途径插入内镜，在直视下对胸膜及其邻近脏器进行检查。主要适应证包括各类气胸和胸水的诊断与治疗。如寻找气胸的部位、大小，对包裹性胸腔积液进行穿刺引流等。对弥漫性周围性肺病变，可进行活检诊断。并可直视观察胸膜内壁的情况，必要时进行活检。如有广泛胸膜粘连、心肺功能不全、出凝血功能障碍者，不宜进行胸腔镜检查。

方法：术前给予适当镇静止痛。根据病情需要采取侧卧位、仰卧位或半卧位。可用局部麻醉或全身麻醉。一般取腋中线或腋后线相应肋间隙切口。常规消毒后作一 1.5～2.0cm 皮肤切口，分离胸壁肌肉，注意避免损伤肋间神经与血管。用套管针插入肋间隙直至胸膜腔，缓慢拔出针芯，造成人工气胸状态。从套管中插入内镜，观察胸膜、肺和纵隔情况。必要时活检。如有胸水可抽取胸水后再作检查。

胸腔镜的并发症较少，活检后出血多可自止。个别患儿可并发胸腔感染。胸腔镜后应抽出胸腔内大部分气体，但速度应缓慢，以免发生复张性肺水肿。

五、微生物学检查

呼吸道感染的病原学诊断极为重要，在指导抗生素的合理应用和疾病的预防中起关键作用。具体方法因病原菌而异。

(一)细菌学检查

对上呼吸道标本培养结果的解释要特别小心，因为上呼吸道正常情况下就存在许多微生物，包括小儿肺炎常见的病原菌，如肺炎链球菌、流感嗜血杆菌等。因而从呼吸道分泌物中分离出细菌并不代表它们在呼吸道感染中的致病作用。咽拭子细菌培养主要应用于链球菌咽炎的诊断。要压下舌根以免被口腔菌污染。标本要及时送检。

正常情况下喉、气管以下均为无菌区，这些部位采集的标本均可送细菌室分析，一旦培养阳性，理论上均有诊断意义。但在实际操作过程中，无一例外地受到口腔、鼻咽部细菌的污染，有时送检的可能不是痰液，而是唾液。在细菌室，送检标本最多的是痰，而痰中培养出的细菌种类和数量与通过肺穿刺所得的结果一致性很差。因而必须用直接 Gram 染色镜检筛选痰标本，以确定痰标本的质量。在低倍镜下(100 倍)检查每个视野的鳞状上皮细胞如超过 10 个(也有人认为超过 25 个)，即可判定为不合格痰标本。除一般培养外，可根据病例情况进行特殊培养，如结核菌培养、厌氧菌培养。痰定量培养可提供较为正确的病原学诊断，一般认为当细菌数超过 10^5 CFU/ml 时有诊断意义。

为减少标本受污染的机会，可通过纤维支气管镜下保护性毛刷或特殊的气囊导管进行支气管肺泡灌洗取得标本进行培养,亦可通过肺穿刺吸引获取标本。但这些方法不易被家长接受。

胸水、血培养阳性可作为细菌性肺炎的重要诊断依据,但其阳性率不高。此外亦可通过乳胶凝集试验、对流免疫电泳等血清学方法测定血液或尿液中的细菌抗原进行诊断。

(二)病毒学检查

呼吸道分泌物病毒分离和双份血清抗体测定是病毒学诊断的金标准。但前者操作复杂、费时较长,后者需在疾病恢复期取得血清标本,因而只能作为回顾性诊断和流行病学调查的病原资料。临床上较有诊断价值的方法主要有:

1.鼻咽部脱落细胞病毒抗原检测　将鼻导管插入后咽部,负压吸引采取脱落的黏膜上皮细胞,并及时送检。通过免疫酶或免疫荧光技术检测鼻咽吸出物脱落细胞中的病毒抗原。

2.鼻咽部脱落细胞病毒核酸检测　标本采集方法同上。应用聚合酶链反应技术(PCR)或核酸杂交技术测定脱落细胞中特定病毒的 DNA 或 RNA。

3.检测血清特异抗体　病毒感染后,机体可迅速出现免疫反应,其中 IgM 出现较早,消失较快,因而特异 IgM 的测定可作为一项快速诊断方法。常用 IgM 抗体捕获法和 ELISA 方法测定血清中的特异 IgM。

(三)其他病原学检查

支原体病原学检查与病毒病原学检查相似。呼吸道分泌物支原体分离和双份血清抗体测定可作为支原体感染诊断的金标准。但由于方法本身的缺陷,亦只能作为回顾性诊断和流行病学调查的病原资料。临床上常应用咽拭子支原体 DNA 检测、支原体特异抗原测定及血清特异抗体 IgM 测定进行快速诊断,指导临床用药。与病毒不同的是,由于支原体可在细胞外单独存活,无需借助宿主细胞的细胞器,因而对呼吸道标本支原体的检测只需咽拭子,而不需要脱落细胞。冷凝集试验是较早用于肺炎支原体感染早期诊断的一种方法,其原理是检查在4℃时有无凝集人类红细胞的 IgM 自身抗体。通常在病程 1～2 周出现,2～3 个月消失,如效价≥1:32 有意义。但该方法并非特异性,当腺病毒等感染时亦可出现阳性,因而只能作为辅助诊断。

对疑有真菌感染者,可采集痰标本、气管分泌物或血液等送检。直接涂片检查若发现真菌菌丝或孢子,可初步判定为真菌感染。培养诊断价值较高,但多次培养阳性才有意义。亦可采用血清学、免疫学或分子生物学技术,如血清冷凝集试验、补体结合试验、免疫酶技术、免疫荧光技术、PCR 技术等进行真菌病原的快速诊断。

六、脱落细胞学检查

脱落细胞学是通过观察临床标本中脱落上皮细胞的形态和结构的变化,而诊断疾病的一门学科。近年来随着各种标本采集、细胞学检查技术的提高,脱落细胞学得到了很大的发展。诱导痰、纤维支气管镜下细胞刷涂片、支气管肺泡灌洗液(BALF)细胞成分检查等技术,大大提高了肺部疾病的检出率。

（一）鼻咽部脱落细胞检查

鼻咽部脱落细胞检查对病毒性呼吸道感染的诊断具有较重要的参考价值。常通过鼻咽部负压吸引，收集脱落细胞，进行病毒分离、病毒抗原检测或核酸测定。光学显微镜检查可见纤毛细胞坏变，即纤毛柱状上皮细胞体积增大、胞质淡染或着色不均匀，胞核固缩、碎裂等。在感染的上皮细胞胞质和（或）胞核内，可有嗜酸性或嗜碱性包涵体。

（二）痰脱落细胞学检查

痰标本中可见各种上皮细胞、炎症细胞，以上细胞的增多常提示炎症。如有较多的含铁血黄素细胞，则提示含铁血黄素沉着症。过敏性哮喘、肺寄生虫病如肺吸虫病，常可发现较多的嗜酸粒细胞。若气管黏膜细胞有异型变，常提示呼吸道内有赘生物生长。

痰标本的质量好坏是影响诊断的第一个环节，因此送检的痰标本一定要符合要求。但儿童、尤其是婴幼儿，无法正确咳痰，送检的"痰标本"常是唾液，或因量少，而影响诊断，使痰细胞学分析受到限制。1992 年 Pin 等首先引入痰诱导方法，主要原理是通过超声雾化吸入 3%～5% 的高渗盐水，诱导痰液分泌，使受试者排痰。对诱导痰中炎症细胞及其他成分的分析，有助于研究哮喘的气道炎症机制。目前诱导痰技术在哮喘研究中的应用价值已日益受到重视。

（三）BALF 细胞成分分析

1.BALF 的收集与分析　常规纤维支气管镜，将纤维支气管镜末端嵌入右肺中叶或者左肺上叶舌段支气管，然后将 37℃ 灭菌生理盐水每次 0.5～1.0ml/kg 注入，立即负压（100mmHg）吸引回收液体，共 2～3 次。回收液体双层纱布过滤，离心 500～1000 转/分，10分钟，离心管留 1ml 细胞液，进行细胞计数。用细胞离心机甩片，95% 乙醇固定后经 HE 或瑞氏染色，在油镜下计数 200 个细胞，进行细胞分类，亦可进行 T 淋巴细胞亚群分析。

2.BALF 细胞学分析的意义　BALF 细胞学成分主要为肺泡巨噬细胞（AM），其他细胞包括淋巴细胞、中性粒细胞和嗜酸性粒细胞。正常人 BALF 中的细胞总数约为 $(10～15)×10^6/100ml$，其中 AM 占 85%～90%，淋巴细胞<15%，中性粒细胞<3%，嗜酸性粒细胞<0.5%。T 淋巴细胞亚群：$CD3^+$ T 细胞 63.0%±3.0%，$CD4^+$ T 细胞占 38.0%±2.5%，$CD8^+$ T 细胞占 24.0%±4.2%，$CD4^+/CD8^+$ 为 1.4～1.8。BALF 中淋巴细胞成分的变化反映了体内免疫功能的改变。哮喘、嗜酸性粒细胞性肺炎、过敏性支气管炎等疾病嗜酸性粒细胞明显增多，可达 20%～95%。特发性肺纤维化和结缔组织病者中性粒细胞增多而 AM 减少，弥漫性肺出血和含铁血黄素沉着症者 AM 增多，可见游离红细胞，AM 中充满含铁血黄素或吞有红细胞。肺泡蛋白沉着症者 AM 增多，形态胀大呈泡沫状。

（王　磊）

第二节　儿童肺功能测定

一、概述

呼吸系统疾病是小儿时期的最常见疾病,发病率居儿科疾病的首位。包括各种呼吸道急慢性炎症、变态反应性疾病、先天畸形等。同样呼吸道疾病的死亡率也占儿科疾病的首位,其中 2/3 发生在小于 3 岁的婴幼儿。

肺功能测定对探讨发病机制、判断病情严重程度、评估临床疗效和推测预后均有较大意义,尤其是对哮喘、反复呼吸道感染等疾病。

由于儿童本身的解剖、生理、病理特点等均与成人大不一样,故儿童有其本身的肺功能特点,尤其是婴幼儿。早在 20 世纪 50 年代就有文献报道儿童肺功能的情况,对于婴幼儿的报道则在 60~70 年代开始逐渐增多。目前在儿童肺功能领域的检查方法除常规肺功能(适用于 5~6 岁以上)外,还有脉冲震荡法(3~4 岁以上)、潮气呼吸法(0~4 岁)、阻断法(0~2 岁)、快速胸腹腔挤压法、体描仪、气体稀释法和稳态法等。

常规肺功能是要求患儿根据医生的指令,通过咬口平静呼吸或用力呼气。通过流速传感器的转换,可以了解肺的容量、通气功能和气道阻塞的情况。

脉冲振荡法是用外来的声波振荡叠加在病儿的呼吸波上,按照不同的波长可以到达气道的不同部位,测知阻力的大小、部位以及呼吸系统的顺应性等。

潮气呼吸法是 3 岁以下的孩子在安静睡眠的情况下,通过流速传感器测知平静呼吸时的容量(潮气量),流速,并间接了解阻力情况。

阻断法是应用 Hering-Breuer 吸气时相限制反射的原理来直接进行 2 岁以下患儿的阻力和顺应性的测定。

婴幼儿体描仪法:将患儿置于密封舱内,通过阻断的方法,通过舱壁的压力感受器以及患儿面罩上的流速传感器,根据 Boyle 定律,可以计算出肺的容量和阻力。

快速胸腔挤压法:让受试者穿上一件特制的、可充气膨胀的马甲,马甲与压力充气囊相连,在潮气吸气末,快速加压,使受试者产生"用力呼气",通过流速-传感器。得出"部分"流速-容量曲线。现在 Turner 等在操作之前先通过泵给肺一个预先的压力使其膨胀。这样可得一条"完整"的流速-容量曲线。

二、肺容量和通气

(一)肺容量

肺容量是指肺内容纳的气体量,是呼吸道和肺泡的总容量,反映了外呼吸的空间。

1.潮气量　平静呼吸时,每次吸入或呼出的气量为潮气量(VT)。可用呼吸流速仪或肺量计测定。为了校正体重对潮气量的影响，一般以 ml/kg 体重来表示。小儿潮气量一般为 $6\sim$ $10ml/kg$。小儿往往用"浅快型"方式呼吸以弥补潮气量、肺泡通气量不足和降低呼吸功。影响潮气量的主要因素是吸气肌功能，尤其是膈肌的活动。

由于肺的通气储备极大，许多肺部疾病患者（如肺不张、肺实变及脓胸等），肺活量已明显减小，但潮气量仍无明显变化。只有当通气功能受损较严重或通气调节障碍时才会出现。

在安静时，儿童仅用肺活量的 12.5% 来呼吸，而婴儿则需用 30% 左右，说明相比于大年龄儿童而言，婴儿的容量储备较差。这也就是婴儿在呼吸道感染严重时易出现呼吸衰竭的原因

2.补吸气量　平静吸气后所能再吸入的最大气量为补吸气量（IRV）。

3.补呼气量　平静呼气后所能继续呼出的最大气量为补呼气量（ERV）。体位对其有显著影响，在阻塞性通气障碍患者，细支气管在呼气相提早闭陷，补呼气量降低。

4.残气量　补呼气后肺内不能呼出的残留气量为残气量（RV）。可以用体描仪和氦气稀释法或氮气洗出法测定。婴幼儿残气量一般是肺总量的 25%，它可以对吸入肺泡内的空气起缓冲作用。

5.深吸气量　平静呼气后所能吸入的最大气量为深吸气量（lC）。由 VT＋IRV 组成。它是每分最大通气量和肺活量的主要成分（约占肺活量的 75%），当深吸气量降低时，往往提示有限制性通气障碍可能。若每分最大通气量降低，而深吸气量正常时，可能与体质衰弱使呼吸肌无力有关。

6.肺活量　最大吸气后能呼出的最大气量为肺活量（VC）。由 IC＋ERV 组成，大致在 50 $\sim70ml/kg$。肺活量在婴幼儿测定难度大，有人提出用哭吵测定肺活量，但不准确，对于婴幼儿的实际意义并不很大。相对潮气量而言，肺活量虽有 $5\sim10$ 倍的代偿潜力，但在病理情况下，婴幼儿的残气量增高加上无效腔大、基础呼吸快、气道易堵塞等因素使 VC 很难发挥应有的代偿效果。因此临床上婴幼儿肺炎呼吸衰竭的发生率远远高于年长儿。

7.功能残气量　平静呼气后肺内所含有的气量为功能残气量（FRC），由 ERV＋RV 组成。可以用体描仪和氦气稀释法或氮气洗出法测定。功能残气位时，吸气肌和呼气肌都处于松弛状态，此刻胸廓向外的牵张力与肺泡向内的弹性回缩力以及表面张力平衡，肺泡内压为零。功能残气在生理上起着稳定肺泡气体分压的作用，减小了通气间歇对肺泡内气体交换的影响。FRC 一般是肺总量的 50% 左右，足月儿 $20\sim30ml/kg$，相当于出生时肺液的含量（$15\sim20ml$）。出生后最初几次呼吸时的压力-容积变化可以反映 FRC 的形成。RDS 时应用肺表面活性物质（PS）或机械通气后期的肺恢复期体内自行产生的 PS，可以提高 FRC。机械通气时应用呼气末正压（PEEP）也可以提高 FRC。

研究表明，婴幼儿的功能残气与体表面积、身高、体重及胸围均明显相关，尤其与身高呈直线相关，而与性别无相关。

测 FRC 最常用技术是氦稀释技术，这项技术的原理是在未知肺容量和已知氦容积之间的气体平衡的基础上建立的。气体在通气过程中被混合。通过氦浓度的变化即可计算出肺容量。同样肺容积也可通过氮清洗技术获得。测试时让婴儿吸入无氮气体，冲洗出肺泡内的氮气，通过快速反应的氮分析仪测定清洗出的氮量，最后计算出功能残气。现在较新的方法是用超声波流速仪和气体质谱技术，以惰性气体 SF6 洗入-洗出法来检测。

8.肺总量　深吸气后肺内所含有的总气量为肺总量（TLC），由 VC＋RV 组成。

（二）通气功能

所谓通气是指肺泡气体与外环境进行气体交换的过程。

1.每分通气量（MV）　是指每分钟呼出或吸入的气量，即潮气与呼吸频率的乘积。足月儿每分通气量 $140\sim220\text{ml/kg}$，相当于 $3500\sim4000\text{ml/m}^2$，与成人相似。

2.肺泡通气量（V_A）　在静息状态下每分钟吸入气量中能到达肺泡进行有效气体交换的通气量为：（潮气量－无效腔气量）×呼吸频率，足月儿是 $100\sim150\text{ml/kg}$。

3.最大通气量（MVV）　是指在单位时间内以最深最快的呼吸所能达到的最大通气量，通常以每分钟计算。其测验的准确度与被检者合作与否密切相关，而儿童配合欠佳，如呼吸动作不够协调或未尽最大努力，都可能使检出结果相差很大，重复性差。

4.时间肺活量（又称用力肺活量，FVC）　是指深吸气至肺总量，然后用力快速呼气直至残气位时测得的肺活量。婴幼儿无法配合，故有人研究用啼哭肺活量（CVC）作为婴幼儿 FVC 指标。大约为 $50\sim70\text{ml/kg}$。

测定第 1 秒时间内呼出的气量称为第一秒用力呼气量（FEV_1）或简称一秒量，用 FEV_1 除以最大肺活量即为一秒率，一秒量和一秒率是常规肺功能检测中反映气道阻塞最重要的两个指标。

5.呼气峰流速（PEF）　即呼气相最高流速。在呼气中，流速与肺弹性回缩力以及气道阻力有关。最有意义的是呼气峰流速，其与年龄、身高、体重、胸围等均有关系，尤与身高关系密切。在阻塞性疾病（如婴幼儿哮喘），患者由于气道痉挛、痰液阻塞、小气道提早关闭，故 PEF 下降。PEF 还存在昼夜波动，据此结合临床症状，可对哮喘进行分级：PEF 昼夜波动率＝（日内最高 PEF－日内最低 PEF）/1/2（同日内最高 PEF＋最低 PEF）×100％

哮喘患儿发作时此值往往大于 15％。

6.其他　以下一些流速指标有助于我们了解小气道功能。MEF75（FEF25）：75％肺活量时的呼气流速；MEF50（FEF50）：50％肺活量时的呼气流速；MEF25（FEF75）：75％肺活量时的呼气流速；及最大呼气中期流速（MMEF 25～75）。随着肺活量的逐渐减少，MEF 越能反映出小气道的情况。

（三）通气功能障碍

1.阻塞性通气功能障碍　阻塞性通气功能障碍系指气流受限或气道狭窄所引起的通气障碍。引起阻塞性通气功能障碍的常见原因有：气管和支气管疾患、肺气肿、肺炎等。目前检测阻塞性通气功能障碍应用最多的是常规肺功能及潮气呼吸检测方法。

（1）常规肺功能检测：其中判断阻塞性通气功能障碍最重要的指标是一秒量（FEV_1）和一秒率（$FEV_1/Vcmax$）（表 5-1）。流速-容量环可见呼气支的斜率增大，同时伴有呼气降支的向内凹陷。

表 5-1　三种类型通气功能障碍分型

肺容量		阻塞性	限制性	混合性
	VC	N 或 ↓	↓↓	↓
	FRC	↑↑	↓↓	不一定

		阻塞性	限制性	混合性
通气功能	TLC	N 或 ↑	↓↓	不一定
	RV/TLC	↑	不一定	
	FVC	N 或 ↓	↓↓	↓↓
	FEV₁	↓↓	↓	↓↓
	FEV₁/FVC	↓↓	N 或 ↑	N 或 ↓
	MVV	↓↓	↓	↓↓
	气速指数	<1	>1	不一定
	MMEF	↓↓	↓	↓↓

（2）潮气呼吸法检测：最主要的判定参数是达峰时间比（TPTEF/TE），达峰容积比（VPEF/VE）。

1）达峰时间比（TPTEF/TE）：指到达呼气峰流速的时间与整个呼气时间之比，是潮气呼吸法中反映气道阻塞的一个最主要指标。在阻塞性患者，其比值下降；阻塞越重，比值越低。TPTEF/TE 的确切生理意义尚不清楚。在成人 TPTEF/TE 与气道的传导性有关。复旦大学附属儿科医院的张皓等经 1002 例无肺部疾患儿童检测得出 TPTEF/TE 在 0.3～0.5 左右。Martinez 等证实，发病前 TPTEF/TE 即低的患儿，通常预示着其本身气道就较正常细，在一般的呼吸道病毒感染时易诱发喘息。

2）达峰容积比（VPEF/VE）：是到达呼气峰流速的容积与呼气容积之比。也是潮气呼吸法中反映气道阻塞的一个主要指标。在阻塞性患者，其比值下降；阻塞越重，比值越低，与达峰时间比的变化基本同步。

3）流速-容量环（TFV 环）的形态：健康婴幼儿 TFV 环不呈典型圆形，而近似椭圆形，主要是呼气高峰靠前，降支较倾斜，这种情况在小婴儿更为明显，这可能与小婴儿的膈肌在呼气初的活动性较低，使呼气流速在呼气开始后较快到高峰有关。随月龄增大，呼气高峰后移，降支抬高，呼气曲线渐趋圆滑，环增宽。

TFV 环上述形态及相关系数的变化与婴幼儿呼吸系统解剖生理特点有关。潮气呼吸状态下，维持下气道开放的力量有：肺泡弹性回缩压、胸腔负压、肺泡对周围气道的牵拉、小气道内表面活性物质的作用等。而另一方面，由于小气管管壁缺乏骨性支撑，其自身有回缩力使气道变窄。在上述因素综合作用下，气道保持开放。正常成人及年长儿，因其肺容量大，肺泡对气道的牵拉力强，因此平静呼吸状态下不会发生气道压缩及流速受限，故 TFV 环呈圆形。而小婴儿则不同，由于肺泡发育尚未完善，肺容量小，肺泡对周围气道的牵拉力弱且肺弹性回缩压小，因此维持小气道开放的力量较弱，加之气道管腔狭窄，在呼气过程中，随肺容量减小在潮气呼气末小气道发生不同程度的压缩，使呼气阻力增大、流速受限。月龄越小，此种现象越明显，TFV 环越近似椭圆形。

峰流速及潮气量变化影响环的宽窄，气道阻力影响气流速度，使 TFV 环呼气的下降支形态发生变化。阻塞性患者最大呼气流速降低、呼气时间延长，图形呈矮胖型。阻塞越重，呼气的下降支斜率越大，甚至呈向内凹陷。限制性患者流速-容量环呈瘦长形，是由于潮气量减少之故。

在上呼吸道梗阻,喉气管疾病(如先天性喉软骨发育不良、无名动脉压迫、非对称性的声带麻痹、喉蹼、咽部肿瘤等),可出现平的吸气或呼气环。在严重先天性喉软骨发育不良的小儿,甚至出现凹陷,可能与吸气时出现软骨塌陷有关。

2.限制性通气功能障碍 系指肺扩张受限所引起的通气功能障碍。引起限制性通气功能障碍的常见疾病有:肺实质或间质疾患,肺叶切除术后,神经肌肉病变,胸腔外疾患如漏斗胸等等。常用的检测方法为常规肺功能及潮气呼吸检测。

(1)在常规肺功能检测中主要是肺活量及一秒量的下降。

(2)在潮气呼吸法测定中主要是潮气量的下降(大部分患者同时伴有达峰时间比,达峰容积比不能反映实际情况的增高,就像常规肺功能中一秒率在肺容量减少的患者可以提前完成)。

3.混合性通气功能障碍 是指气流阻塞与肺扩张受限因素同时存在所引起的通气障碍,可表现为阻塞为主或以限制为主。引起混合性通气功能障碍的常见原因:肺不张,支气管扩张,较严重的哮喘等。在潮气呼吸中表现为潮气量、达峰时间比及达峰容积比均下降。

(四)弥散功能

指氧和二氧化碳通过呼吸膜进行气体交换的能力,用某气体在单位时间单位压差下跨膜扩散的量表示($mlO_2/mmHg/min$)。气体弥散的多少取决于该气体弥散系数和分压差,与弥散面积、距离、肺通气-灌流比也有关系。小儿肺脏小,肺泡毛细血管总面积均比成人小,故气体弥散量也小,但以单位肺容量(比弥散)计算则与成人相似,临床上所指气体弥散障碍是指O_2而言。可用稳态法或重复呼吸法(平衡法)来测定。弥散量与体表面积呈正相关。稳态法是让受试者呼吸含有一定量 CO 的混合气体,测定 CO 提取速率(V_{CO})与肺泡气 CO 浓度($P_{A}CO$),并计算出 $D_{L}CO$。平衡法是反复呼吸气囊中 CO、O_2、He 的混合气,待气囊和肺泡气的 He 浓度达到平衡即可算出弥散量。

三、顺应性和阻力

(一)顺应性

肺的顺应性代表在一定的气道压力变化下肺体积变化:顺应性=容量变化/压力变化。呼吸系统顺应性包括肺顺应性和胸壁顺应性。胸壁顺应性大于肺顺应性。

肺顺应性(C_L)分动态和静态顺应性两种。动态顺应性是在呼吸过程中测得的。静态顺应性是在机体完全松弛的情况下肺扩张压等于肺组织弹性回缩压时的压力与肺顺应性和胸廓顺应性几乎完全相等时的肺容积的比值。小儿呼吸系统顺应性较成人差,约为 $1\sim2ml/(kg\cdot cmH_2O)$。肺顺应性下降见于 RDS、ARDS、肺纤维化、肺萎陷和肺限制性疾病等。在肺气肿(除大疱性肺气肿)、婴幼儿哮喘等肺总量增加的疾病中,顺应性增大。呼吸系统静态顺应性可作为判断小儿呼吸系统疾病严重程度及监测病情变化的一种肺功能指标。

(二)阻力

呼吸系统阻力从物理性质可分为三种:弹性阻力、黏性阻力、惯性阻力,三者之和为呼吸总阻抗;呼吸总阻抗可用强迫振荡法测定。按部位可分为:气道阻力、肺阻力和胸廓阻力。

气道阻力是指气道的黏性阻力,是单位流量所需的压力差($R=\Delta P/V$)。气道阻力取决于管径大小和气体流速,管道气流与管腔半径的 4 次方成反比,故小儿气道阻力大于成人。成人气道阻力一般在 $1\sim3cmH_2O/(L \cdot s)$,婴幼儿气道较狭窄,其阻力较高,约为成人的 10 倍。气道管径随发育而增大,阻力随年龄而递减。婴幼儿肺炎时,气道管腔黏膜肿胀,分泌物增加,支气管痉挛,故管腔更为狭小,气道阻力增加。

(三)阻力和顺应性的检测

有很多方法可测定自主呼吸婴儿呼吸阻力和顺应性。现在最常用的方法是可引起 Hering-Breuer 反射的阻断测试及体积描记法,另外还有强迫振荡技术也已开始在儿童应用。

1.阻断法　通过 Hering-Breuer 反射原理来进行检测。在吸气肌和呼气肌完全放松的情况下,气道关闭时,肺泡压和气道开口的压力达到平衡。阻断法主要有两种。

(1)多阻断中,在呼气过程中多次阻断气道,在口腔测压。描绘出 V-P 曲线,最合适的线的斜率就是气道顺应性。

(2)单阻断中,气道于吸气末瞬间被阻断,其随后的呼气是被动的,通过被动呼气可描绘出流速容量曲线及得出一条斜率。通过气流阻断时测得呼吸道开口压,然后以呼气量除以气道开口压,即得顺应性。

被动呼气流速-容量曲线的斜率等于呼气时间常数的倒数。阻力＝时间常数/顺应性。

2.体积描记仪　婴儿体描仪主要是通过箱压的改变测知胸腔气量的改变,通过流速传感器测得气体流速,通过阻断得知气道开口压,最后通过一系列公式得出功能残气量和气道阻力。正常儿童顺应性随年龄的增长而增加,与身高明显正相关,这与肺容积的增加有关。临床上应用肺表面活性物质可以增加顺应性,在插管小儿能产生最大肺顺应性的 PEEP 压力为最佳 PEEP,因为这时可以产生最大的氧转运和最小的无效腔。

顺应性特殊的 S 曲线:正常时肺的顺应性居于中间的陡坡段,随吸气压力的变化而相应增减;在等容肺容积(中度通气)时顺应性最大(B),而在高肺容积和低肺容积时顺应性均小。这是因为在高肺容量时,较大的肺扩张度使肺的膨胀度减小,所以顺应性减小(A),临床上可见于大潮气量通气,过高的呼气末正压等。在低肺容量时,组织弹性回缩力和肺泡表面张力均较大,肺也不易扩张,顺应性也小(C)。

3.强迫振荡技术　用外来的声波振荡叠加在病儿的呼吸波上,按照不同的波长可以到达气道的不同部位,可以测知阻力的大小、部位以及呼吸系统的顺应性等。在 3 岁以上的儿童通过咬口平静呼吸即可获得。

用脉冲震荡法测定的气道阻力包含了整个气道阻力的主要部分(大约 97%)与阻断法测定结果相关性很好。

(四)时间常数

时间常数(TC)是气体进出终末小气道和肺泡并且平衡的时间。时间常数＝顺应性×气道阻力,1~5 个时间常数分别等于 63%、86%、95%、98% 和 99% 的潮气量。在能够测定顺应性和阻力参数时,可以决定通气时间(吸气或呼气)长短,以保证足够时间满足肺泡充盈和复原。时间常数过短见于肺泡萎陷性病变如新生儿呼吸窘迫综合征(RDS),通气频率过快;时间常数过长见于肺囊性纤维样病变,如支气管肺发育不良(BPD)。

(五)呼吸功

呼吸运动过程中,气道压力的变化使肺容积产生相应的变化。呼吸功(WOB)=压力变化(ΔP)×容积变化(AV)。呼吸功主要用于克服气道黏性阻力,组织弹性阻力,肺泡表面张力所做的功。呼气过程是被动的,因此不做功。呼吸功主要是指吸气时。足月新生儿呼吸功=1500g·cm/min。肺顺应性降低(如肺表面活性物质缺乏)和胸廓顺应性降低(如肥胖)均可增加弹性功。气道阻力增加(如哮喘),使克服气道的黏性阻力功上升。

四、气道反应性

气道高反应性(BHR)是指气道对外界特异性或非特异性刺激过于强烈的反应,是儿童支气管哮喘的主要病理生理特征。气道反应性测定对儿童不典型哮喘、咳嗽变异型哮喘的诊断,以及支气管哮喘患儿用药治疗期间的疗效判断和何时停药显得格外重要。

(一)支气管激发试验

分为直接激发试验和间接激发试验,前者主要选用外源性非选择性直接激发剂,如组胺、乙酰甲胆碱。间接激发试验主要通过刺激支气管内炎性细胞使其释放多种能间接引起支气管狭窄的介质,作用于支气管平滑肌上特异性受体而引起气道收缩。常用的有:运动激发、过度通气激发、高渗盐水或蒸馏水激发(渗透压改变)、甘露醇激发及特异性抗原刺激如尘螨、花粉吸入等。目前间接激发试验不论在成人还是儿童应用都很少,尤其是儿童尚没有规范的量化标准。而且特异性抗原刺激危险性较大,可诱发严重的哮喘。目前大多数支气管激发试验选用前者。

直接支气管激发试验检测方法目前主要有两种:

1.用常规通气方法 以吸药前的 FEV_1 做对照,间歇吸入不同浓度(或相同浓度)的乙酰甲胆碱或组胺,每吸入 1 次,检测当时的 FEV_1。一般以 FEV_1 较对照值下降 20% 的最低累积剂量(PD20-FEV_1)或最低累积浓度(PC20-FEV_1)为试验的反应阈值,当 FEV_1 下降大于 20% 对照值或基础值时为激发试验阳性。

2.连续呼吸的 Astograph 法 原理是应用强迫振荡技术进行检测,在连续吸入不同浓度的乙酰甲胆碱时,不断监测呼吸阻力。整个雾化系统包括 12 个雾化罐,第 1 罐为生理盐水,第 12 罐为支气管扩张剂,第 2～11 罐为浓度依次递增(49～25000μg/mL)的乙酰甲胆碱。以吸入生理盐水时的阻力为基础阻力,当呼吸阻力增加到基础阻力的 2 倍时,改为吸入支气管扩张剂。最后按照所测出的气道反应阈值得出诊断结果。

3.注意事项

(1)检查前须停药:β受体兴奋剂(沙丁胺醇等)应停用 12 小时以上,缓释型停用 24 小时以上;甲基黄嘌呤类(茶碱)普通型停用 12 小时以上,缓释型停用 24 小时以上,抗胆碱能类药(异丙溴托胺等)停用 12 小时以上;抗组织胺类药停用 48 小时以上;糖皮质激素停用 12 小时以上,另外避免吸烟、咖啡、可乐饮料等 6 小时以上;

(2)检测前常规肺功能:FEV_1>预计值 70% 以上。

（3）检测时监测：激发试验可能会诱发喘息，在检测过程中须加强肺部听诊，准备好支气管舒张剂和抢救设备。在检测结束时须给予支气管舒张剂吸入，待患儿常规肺功能恢复 FEV_1 ＞预计值70％以上，方可以回家。

（二）支气管舒张试验

痉挛收缩的气道自然舒张或经支气管舒张剂治疗后舒张，此现象称为气道可逆性。可以通过吸入支气管舒张剂前后肺功能指标的变化来了解气道舒缓反应的方法，称为支气管舒张试验。最常用的支气管舒张药物为 β_2 受体兴奋剂。

评价指标有多种，依据检测方式不同进行选择，但目前最常用并公认的是 FEV_1。若 FEV_1 的改善率＞基础值的12％以上（成人同时要求用药后 FEV_1 绝对值增加200ml），则舒张试验阳性。

注意事项：

1.检测前 FEV_1 ＜预计值70％

2.支气管舒张试验前应停用 β_2 受体兴奋剂、胆碱能受体阻滞剂、茶碱等。短效 β_2 受体兴奋剂停用4～6小时，口服 β_2 受体兴奋剂、茶碱等停用12小时，长效或缓释 β_2 受体兴奋剂、茶碱等停用24小时以上。

婴幼儿目前尚无统一的支气管激发试验或舒张试验的方法和标准，仅有少数研究者的各自研究报道，如用干燥冷空气刺激作为激发的方法等。在婴幼儿舒张试验中，绝大部分人用沙丁胺醇，测试方法可以用脉冲振荡法、体描法和潮气法等，但是报道的结果不一。

五、插管患者的肺功能检查及影响因素

插管患者的肺功能检查除使用特定检测方法外，还须注意影响肺功能检测的因素。

1.频率、流速及容积的因素　许多研究证实，呼吸系统存在频率依赖性。即当通气频率改变时，呼吸机制也将发生改变，通常频率增快，气道阻力增高，弹性上升。由于通气情况的改变，通常伴随临床症状的好转或恶化。但由于通气频率改变引起呼吸力学的变化，常会混淆疾病进程。因此肺功能检测必须考虑到频率依赖性。

气道阻力和气管插管阻力同时还存在流速依赖性，即流速上升，阻力增大。

呼吸肌完全放松时的压力-容量曲线（即顺应性）呈S形，这意味着呼吸系统在高肺容积和低肺容积时顺应性小。正常时肺的顺应性居于中间的陡坡段，随吸气压力的变化而相应增减；在等肺容积时（中度通气）顺应性最大。当肺膨胀时，由于肺底胶原纤维的牵拉而使气道开放，气道与组织的关系被称为机械互依，这意味着当肺容积增加时，阻力下降。相反，机械通气中，吸气时阻力受肺组织和胸壁的影响而逐渐增加，肺容积对总阻力的影响依肺容积对气道及组织的阻力影响而定。

Crs在机械呼吸（不包括插管的CPAP患者）的孩子明显低于自主呼吸的孩子，Rrs在插管的孩子明显高于非插管者。

在ICU中监测肺功能时，必须考虑频率、流速及容积的影响。通气的改变肯定会伴随临床表现的改善或恶化。在理想状态下，通气方式保持恒定，这样就可以真实地监测呼吸力学的

改变。当然这种情况是不可能出现的。因此不管使用哪种检测技术,都必须考虑频率、流速及容积对呼吸力学的影响。

2.气管插管(TT)的影响　TT 存在时对呼吸力学有一系列影响。首先 TT 增加了呼吸系统的阻力,其阻力值取决于插管的内径、长度及内表面的情况。其次 TT 也可以绕过上呼吸道,这样就把维持婴儿肺容量的主要机制给破坏了。另外因为带套囊的 TT 很少应用于儿科及 NICU,故 TT 周围漏气使呼吸力学变得更加复杂。

应该认真考虑 TT 对被动流速—容量曲线呼气支的影响。由于阻力是流速依赖性的,TT 使呼气支向容量轴方向凹陷。相反,由于时间常数不稳定,使得呼气支曲线呈现相反的表现。在一个计算机模型中,3.5mmTT 的流速依赖性阻力可抵消 4 倍时间常数不稳定造成的呼气支曲线的改变。因此,TT 存在的情况下,被动呼吸流速-容量曲线呼气支的形态可提示时间常数不稳定的一定程度。

3.机械呼吸和自主呼吸　婴幼儿及儿童的机械通气中,通气的压力可在气道开口处测量,这意味着呼吸力学可通过气道开口处的压力和流速来测定。而自主呼吸时,通气所需的压力是由呼吸肌来完成的,不能在气道开口处测量,在这种情况下,要测量经肺压。

4.漏气的影响　TT 周围的漏气是机械通气时肺功能测定的主要问题。漏气对压力是很敏感的,也就是说,漏气发生在压力超过一定限度时,因此漏气多发生在吸气相而不是呼气相。不同的呼吸机在通气时,漏气情况也不一样,定容型呼吸机通常产生一个固定的吸气流速,因此在吸气时间恒定时,容积也是恒定的。TT 周围的漏气可使 VT 及峰压下降,但不会改变流速曲线外观(即 F-V 环形态)。压力限制性呼吸机可产生一个最初的高吸气流速,此流速在达到峰压时几乎降到零。TT 周围漏气可降低 VT,但不会降低压力。为了补偿漏气造成的影响,必须保持一定的吸气流速以维持峰压。在以上两种情况下,通过计算吸气时流经 TT 的气体(用呼吸流速描记仪)会高估给患者的气量。

在机械通气时,大多数测量肺功能的计算机都会对流速信号进行自动校正。有些漂移是生理性的。这些漂移校正过程能掩盖漏气,并产生稳定的容量-时间曲线。然而患者在检测肺功能时,若 TT 周围有明显漏气,其数据是不可靠的。尽管还没有关于漏气限度的系统研究报道,但有些作者认为:临床上漏气量达 10%,仍是可以接受的,但是实际上 5% 左右的漏气即可对阻力及顺应性产生明显的影响。

在机械通气时,有学者发现 RDS 早产儿应用肺表面活性物质后肺功能(跨肺压、肺泡膜两边的氧浓度差、VT、MV、吸气流速、顺应性)有很大改善,主要在自主呼吸(CPAP)患者。

(刘丽平)

第三节　咳嗽

咳嗽既是机体的一种保护性反射,又对人体产生一定害处。有利作用是清除呼吸道的分泌物、渗出物以及侵入呼吸道的异物,消除呼吸道刺激因子;但咳嗽还可使呼吸道感染扩散,增加胸内压力,增加心脏负担,加重心力衰竭。剧烈的咳嗽使受阻的呼吸道出血,可使胸膜破裂而致自发性气胸。持续或长期的咳嗽可致肺气肿。小儿频繁的咳嗽可引起呕吐、影响睡眠、消耗体力,不利于疾病的恢复。咳嗽大于 4 个月称慢性咳嗽,更需查明原因。

【诊断要点】

全面采集病史,如传染病接触史、异物吸入史等。

1.起病方式及病程　起病急、病程短者常为呼吸道及肺部急性感染;婴幼儿突起咳嗽应考虑呼吸道异物的可能;起病缓慢、病程长者常为慢性呼吸道感染,如咳嗽变异性哮喘、支气管扩张、肺结核等;反复慢性咳嗽伴营养不良者要考虑维生素 A 缺乏症等。

2.咳嗽的性质　干性或刺激性咳嗽多见于呼吸道感染早期(如咽炎、喉炎)、上呼吸道黏膜突然受异物或刺激性气体刺激、肺结核、胸膜病变、外耳道受刺激或肿大的淋巴结压迫气管或支气管等;阵发性痉挛性咳嗽多见于呼吸道异物的吸入、支气管哮喘、百日咳、支气管内膜结核、气管受压等;湿性咳嗽多见于支气管炎、支气管肺炎、支气管扩张、肺脓肿、肺寄生虫病等。

3.咳嗽的节律　单声咳嗽多见于上呼吸道感染如咽炎等;轻微短促咳嗽多见于伴有胸痛的患儿如胸膜炎等;阵发性痉挛性咳嗽多见于呼吸道异物的吸入、支气管哮喘、百日咳、支气管内膜结核、气管受压等。

4.咳嗽的音调　犬吠样咳嗽多见于喉炎、喉部及声带水肿、气管异物或气管受压等;哮吼样咳嗽多见于支气管哮喘、毛细支气管炎等;嘶哑性咳嗽多见于声带炎症、息肉、纵隔肿块压迫喉返神经或先天性心脏病,如室间隔缺损等。

5.咳嗽的时间　昼轻夜重见于百日咳、支气管哮喘等;晨起咳嗽重且痰多见于慢性支气管炎、支气管扩张等;肺结核和心力衰竭的咳嗽以夜间明显。

6.体位与姿势　若体位改变出现咳嗽且咳出大量痰液多见于支气管扩张;肿瘤患儿有大量胸腔积液时体位改变也可引起咳嗽;脓胸有支气管胸膜瘘存在时,在某一体位脓液可进入瘘管而发生剧烈咳嗽;出生后即有进食呛咳并伴有青紫可见于新生儿先天性食管气管瘘。

7.痰液的量、颜色、气味、性质　痰量多见于支气管扩张、脓胸、肺脓肿等;浆液性或泡沫样痰多见于肺水肿、肺淤血等;黄白色黏稠痰或脓性痰见于支气管炎、支气管肺炎、支气管扩张、肺脓肿、脓胸等;血性痰见于支气管扩张、肺结核、肺吸虫病等;果酱色痰见于肺阿米巴病或肺吸虫病等;铁锈色痰见于大叶性肺炎;棕褐色痰见于肺含铁血黄素沉着症。

8.咳嗽伴发热　多见于呼吸道感染、结缔组织病、血液病肺部浸润、肺部肿瘤等;伴胸痛多见于胸膜炎、大叶性肺炎、自发性气胸等;伴咯血多见于支气管扩张、肺结核、百日咳、肺水肿、支气管肺炎、肺吸虫病、肺含铁血黄素沉着症、肺肿瘤等;伴气喘多见于支气管哮喘、毛细支气管炎、肺水肿、呼吸道异物、弥散性肺间质纤维化。

【检查项目】

1.体格检查　应在全面仔细查体的基础上特别注意胸部和耳鼻咽喉部的检查。

(1)耳鼻咽喉部检查:应注意咽部充血、扁桃体肥大、外耳道流液及鼻后分泌物等情况。

(2)胸部检查:重点观察呼吸频率及节律、胸部活动度、胸廓饱满或塌陷、语颤强度、叩诊性质、胸膜摩擦音、呼吸音强度,有无干湿性啰音、啰音的性质、啰音的部位及与呼吸的关系等。

(3)其他检查:如了解有无心脏疾病、纵隔肿瘤、膈疝、消化道畸形等。还应注意甲状腺及气管是否移位、颈部包块、颈静脉充盈情况等。

2.实验室检查

(1)血常规:外周血白细胞计数及中性粒细胞分类计数增高提示咳嗽系细菌感染所致淋巴细胞增高提示咳嗽系病毒感染所致;嗜酸性粒细胞增高提示过敏性肺炎或寄生虫感染等;严重肺炎、粟粒型肺结核外周血象可出现类白血病改变;外周血出现幼稚细胞,而又有肺病变及咳嗽则提示白血病肺浸润。

(2)尿常规:若有咯血等肺部症状,又有肾小球肾炎的尿改变,则应考虑是否存在 Good-Pasture 综合征。

(3)便常规:应注意查找虫卵及寄生虫,以排除寄生虫感染所致慢性咳嗽。

(4)痰液检查:肉眼观察若有支气管管型,则应考虑大叶性肺炎;有肺石应考虑肺结核;有硫黄颗粒则应考虑肺放线菌病。涂片镜检发现大量脓细胞表示有化脓性感染、发现红细胞表示有呼吸道出血;发现大量变形和坏死的柱状上皮细胞多见于慢性支气管炎的患者;若发现弹力纤维则应考虑肺脓肿、肺结核空洞形成等;发现库施曼螺旋体应考虑支气管哮喘;发现夏科-兰登晶体应考虑支气管哮喘和肺吸虫病等;发现含铁血黄素细胞则见于肺含铁血黄素沉着症及左心衰竭所致肺淤血患儿;若发现虫卵及寄生虫,应考虑相应的寄生虫感染。痰液涂片染色镜检发现大量嗜酸性粒细胞提示支气管哮喘、寄生虫病及支气管或肺的过敏性疾患;痰液中发现肿瘤细胞有助于支气管或肺的肿瘤的诊断;抗酸染色发现结核杆菌有助于支气管或肺的结核的诊断;痰液涂片革兰染色或荧光检查有助于肺部炎症的病原学诊断。

(5)细菌学检查:血培养、咽拭子细菌培养、纤维支气管镜检或肺穿刺吸取分泌物细菌培养对肺部或咽部感染的病原学诊断有一定的价值。

(6)PPD 试验:慢性咳嗽怀疑结核感染时应常规进行检查以排除结核感染。

(7)冷凝集试验:病程一周末,冷凝集试验阳性,则支原体肺炎的可能性较大。

(8)病毒学检查:痰、咽拭子或其他标本做病毒分离及免疫荧光检查对确定病原有参考价值。急性期和恢复期双份血清免疫抗体测定有助于回顾性病原学诊断。

3.影像学检查

(1)胸部 X 线检查:胸部 X 线检查为心肺疾患的重要诊断方法,可以帮助明确气道、肺部、胸腔、纵隔及心脏等相应疾病。

(2)胸部超声及 CT 检查:对于诊断胸腔积液尤其是包裹性积液具有独特价值,并且能确定积液的量和部位,有助于确定穿刺点。还能显示肺脓肿、肺囊肿、肺肿瘤、支气管扩张、纵隔肿瘤等。

(3)支气管镜检查:对于气道异物、支气管或肺的占位性病变及不明原因的肺疾患、咯血等有特殊的诊断价值,并且可以进行吸痰及肺泡灌洗。

(4)肺部放射性核素检查:对于肺动脉栓塞及其他肺部阻塞性疾病具有诊断价值,并能了解阻塞性肺部疾病肺血管受损的程度等。常用方法有肺灌注显影、肺气溶胶吸入显影、[13]氙肺动脉显影等。

4.其他检查

(1)肺穿刺活检:少数慢性咳嗽患者难以诊断时可行此检查,以观是否存在肺实变、弥漫性间质性肺纤维化、肺泡蛋白沉积症等。

（2）淋巴结活检：颈部、锁骨上、腋下等部位的淋巴结活检可帮助胸部肿瘤的诊断。

（3）肺功能测定：可了解肺功能损害程度，也可以鉴别某些长期咳嗽如咳嗽变异性哮喘等。

【临床思维】

1.呼吸道疾病

（1）上呼吸道感染：以病毒感染多见，起病急，咳嗽以夜间为重，初为干咳、刺激性或阵发性咳，后期可有痰。多伴有发热、鼻塞、流涕、喷嚏、咽部不适等症状，多于 3～7 天自愈，重者可出现头痛、乏力、惊厥等表现，部分患儿可出现呕吐、腹泻或腹痛等症状。检查可见咽部充血，咽后壁滤泡肿大，如感染蔓延至鼻咽部邻近器官，可见相应的体征，如扁桃体充血肿大，可有脓性分泌物，下颌淋巴结肿大，压痛。肺部听诊多数正常，少数呼吸音粗糙或闻及痰鸣音。本病须与某些传染病早期如麻疹、百日咳、伤寒、流行性脑脊髓膜炎等相鉴别。

（2）慢性咽炎：慢性咽炎常为上呼吸道慢性炎症的一部分。病程冗长，顽固难愈。刺激性干咳，尤以晨起及白天活动、讲话时加重。咽痒或有黏稠分泌物附于咽后壁不易清除，常有廓清咽部动作。可伴有咽痛、声嘶等症状，甚或恶心、呕吐。检查见咽部黏膜弥漫性充血，咽后壁淋巴滤泡增生，可见黏稠分泌物附壁。

（3）慢性鼻窦炎：本病常因鼻后部分泌物刺激致持续性咳嗽。病儿以鼻塞、流脓鼻涕、头晕、头痛、嗅觉减退为主要表现，顽固性、持续性咳嗽，可有头晕、食欲缺乏、易疲倦、记忆力减退以及失眠等全身表现。副鼻窦部位压痛，检查可见鼻黏膜充血，中、下鼻道有脓性分泌物等，常伴有扁桃体肿大、增殖体肥大等。鼻窦 X 线检查和鼻窦穿刺有助于确诊。临床上须与慢性鼻炎、神经性头痛等鉴别。

（4）腺样体肥大：多由于儿童时期急性鼻炎、急性扁桃体炎等反复发作所致。常与慢性扁桃体炎合并存在。患儿可长期流涕、鼻塞、鼻音重，鼻后孔流痰液等。咳嗽多因张口呼吸时吸入的空气不能正常加湿及湿化，刺激喉部而引起。因长期张口呼吸，致使面骨发育障碍，上颌骨变长，硬腭高拱，牙列不整，上切牙外露，唇厚，面部缺乏表情，有痴呆表现，形成"腺样体面容"。后鼻镜检查可见肥大的增殖体，鼻咽侧位 X 线片可观察增殖体大小及鼻咽部气道宽窄。

（5）急性喉炎：常由细菌或病毒引起喉黏膜及声带的急性炎症。多发生于气候寒冷干燥的季节，常见于 1～3 岁的婴幼儿。患儿多有发热、夜间突发声嘶、犬吠样咳嗽、吸气性喉鸣等。患儿常有吸气性呼吸困难、鼻翼扇动、三凹征，并且烦躁不安、出冷汗、脉搏加快等症状。检查可见咽充血，直接或间接喉镜下可见声门下黏膜充血肿胀、声门水肿，并可见黏稠分泌物。本病应与急性喉气管支气管炎、喉白喉、喉水肿、喉痉挛、急性会厌炎、喉或气管异物等婴幼儿喉梗阻相鉴别。

（6）痉挛性喉炎：易发生于 2～6 岁儿童，上呼吸道仅发生轻度感染即出现喉部痉挛，常在前半夜骤然发病，咳嗽声急促如犬吠。严重时有显著喉梗阻，出现喉鸣，吸气时胸壁凹陷，唇色青紫。多数病例数小时后痉挛自行缓解，次夜又复发或连续数日。一般预后良好。本病主要应与喉白喉、急性喉炎等鉴别。

（7）气管及支气管炎：多见于婴幼儿，常见于寒冷季节或气候突变时节。早期有阵发性刺激性干咳、胸骨后疼痛，后期咳嗽有少量黏液痰。高热少见，全身症状一般不重。肺部听诊早期可有干性啰音，晚期可有粗湿性啰音。X 线胸片检查可示肺纹理增多、增粗等。进行病毒和细菌检查,可确定病因诊断。本病需与流行性感冒、急性上呼吸道感染、支气管肺炎、肺结核、肺癌、肺脓肿、麻疹、百日咳等鉴别。

(8)咳嗽变异型哮喘:咳嗽持续或反复发作多于1个月,常在夜间和(或)清晨发作、运动后加重,痰少,临床无感染征象,或经较长期抗生素治疗无效。气管舒张药治疗可使咳嗽发作缓解。有过敏史,变应原试验阳性可作辅助诊断。

(9)支气管扩张症:多为后天性。典型表现是长期慢性咳嗽、咳大量脓痰、反复咯血及在某一肺段反复发生肺炎。痰量在体位改变,如起床时或就寝后增多。有厌氧菌混合感染时,痰有臭味。少数患者仅表现为反复咯血,而咳嗽、咳痰不明显,称为"干性支气管扩张症",感染时有发热、气急、发绀、盗汗、食欲减退、消瘦、贫血等症状。体征:早期及轻症支气管扩张症没有阳性体征,有时在病变部位听到固定而持久的湿啰音,咳痰后可减少或暂时消失。重症者可因长期反复感染而有肺气肿体征和杵状指(趾),双下肺有湿性啰音。胸部X线检查示患侧肺纹理增粗、紊乱,囊状支气管扩张可见蜂窝状(卷发状)阴影,继发感染时病变区可有斑片状炎性阴影。病变多见于下叶;支气管碘油造影发现有柱状、囊状或囊柱状扩张改变;胸部CT及纤维支气管镜检查也能发现支气管扩张改变。实验室检查痰培养有助于本病的确诊。

(10)呼吸道异物:呼吸道异物多发生于5岁以下儿童,1～3岁占多数,严重可危及生命。

①喉异物:异物入喉时,立即发生呛咳、气急、反射性喉痉挛,而引起吸气性呼吸困难及喘鸣,若异物停留于喉上口,则有声音嘶哑或吞咽困难。稍大异物若阻塞于声门可立即窒息致死。

②气管异物:异物刚吸入,其症状与喉异物相似,以刺激性呛咳为主。以后,活动性异物随气流移动,可引起阵发性咳嗽及呼吸困难,在呼气末期于气管处可听到异物冲击气管壁和声门下区的拍击声。并在甲状软骨下可触及异物撞击震动感。由于气管腔被异物所占,或声门下水肿而狭小,致呼吸困难,并可引起喘鸣。

③支气管异物:早期主要表现为剧烈呛咳。植物性异物对黏膜刺激较大,常出现高热、咳嗽、咳脓痰等急性支气管炎症状。若为金属异物,对局部刺激较小,如不发生阻塞,可存留在支气管中数月而无症状。以后,由于异物嵌顿于支气管而造成不同程度阻塞而出现不同症状。检查时可发现呼吸时患侧胸部运动受限制;胸部平坦,患侧呼吸音减低、语颤减弱、叩诊呈鼓音。X线透视检查可见心脏及纵隔摆动,支气管完全阻塞时则形成阻塞性肺不张,X线透视检查可见心脏及纵隔向患侧移位,不随呼吸而移动。对于金属等不透X线的异物,可根据X线检查直接确定大小、部位及形状。特殊病例必要时可行支气管镜检查确诊。另外,需除外支气管哮喘、支气管肺炎等。对儿童肺部有局部性的病变,长期不愈或时好时犯者,即既不像肺结核,又不像典型的支气管肺炎,更不像其他肺部疾病者,应考虑呼吸道异物的可能。细致的体格检查及X线、支气管镜检查是诊断异物的重要手段。

(11)副鼻窦-支气管扩张症-内脏转位综合征:主要表现为反复发生呼吸道化脓性感染、咯血的支气管扩张症并发副鼻窦炎和右位心,该病可能属于先天性常染色体隐性遗传病,副鼻窦炎与支气管扩张可互为因果关系。病情随年龄增长而加重,常易误诊为一般慢性支气管炎、慢性肺炎、哮喘和肺结核。进一步通过X线胸片、支气管造影、支气管镜检、上颌窦穿刺等检查可确诊。

(12)支气管内膜结核：儿科少见。多数继发于肺结核病，少数继发于支气管淋巴结结核。常见症状有咳嗽、咳痰、咯血、呼吸困难、哮鸣。纤维支气管镜检查是诊断的主要手段。镜下显示：病变的支气管黏膜充血、水肿，高低不平，可见肉芽肿，呈结节状或颗粒状改变，腔内分泌物较多，黏膜易出血；病程后期表现为纤维性支气管狭窄或闭锁。

(13)良性支气管腺瘤：常发生于30～40岁，儿科少见。临床上常表现为较长时间的呛咳、咯血及反复肺部感染。胸部X线征象呈阁形致密阴影。尤其是分层摄影和CT扫描可清晰地显示肿瘤的部位、形态、大小、支气管阻塞情况及有无区域淋巴结转移。支气管镜检查是诊断本病的重要方法之一，不仅能确定肿瘤部位，且可为活检提供病理学诊断。

(14)肺炎

①支气管肺炎：好发于婴幼儿。病原体多为细菌和病毒。起病急，有发热，早期呈刺激性干咳，极期咳嗽反略减轻，恢复期转为湿咳。剧烈咳嗽常引起呕吐。重症患儿可出现口周、鼻唇沟、指(趾)端发绀、鼻翼扇动及三凹征。肺部可闻及中细湿啰音，以两肺底及脊柱旁较多，于深吸气末更明显。由于多为散在性小病灶，叩诊一般正常，当病灶融合扩大，累及部分或整个肺叶时，可出现相应的实变体征。胸部X线检查示沿支气管分布的非特异性小斑片状肺实质浸润阴影，以两肺底部、中内带及心膈角较多，可以发生局限性肺不张和肺气肿。有肺脓肿、肺大疱、脓胸、脓气胸等合并症时可出现相应的X线改变。本病应与急性支气管炎、支气管哮喘合并肺部感染及肺结核、支气管异物等鉴别。

②肺炎链球菌肺炎：起病急，中毒症状重。高热、头痛、胸痛、呼吸急促，烦躁不安，早期往往不咳嗽或轻咳，病儿常不吐痰。年长儿可有寒战、咳吐铁锈色痰，重症患儿可有惊厥、谵妄及昏迷等中毒性脑病表现。患者呈急性病容，面颊绯红，鼻翼扇动，皮肤灼热、干燥，口角及鼻周有单纯疱疹；病变广泛时可出现发绀。有感染中毒症者，可出现皮肤、黏膜出血点，巩膜黄染。肺部有实变体征，胸部叩诊呈浊音，可闻及管状呼吸音及大量的湿啰音。白细胞总数及中性粒细胞均升高。痰培养及肺炎早期血培养有可能分离出致病菌。X线胸片可显示大片模糊阴影，密度均匀，边缘清楚，占全肺叶或一个节段。聚合酶链反应(PCR)及荧光标记抗体检测可提高病原学诊断率。

③金黄色葡萄球菌肺炎：多见于新生儿及婴幼儿，起病急，病情重，发展快。一般先有数天的上呼吸道感染症状，然后突起高热，多呈弛张热型。咳嗽，痰呈黏液脓性，不易咳出。呼吸困难，缺氧明显，可见鼻翼扇动，青紫及三凹征。中毒症状显著。可出现面色苍白、发灰、皮肤发花、肢端冰凉、心音低钝、心率快、血压下降等休克表现。肺部体征出现早，早期即有呼吸音减弱和中细湿啰音。病变进展迅速，极易发展成肺脓肿、脓胸、脓气胸、肺大疱等。皮肤可出现红色丘疹、猩红热样或荨麻疹样皮疹。实验室检查：血象周围血白细胞总数及中性粒细胞增高，有核左移现象。少数病例白细胞明显降低，但中性粒细胞百分比仍高。X线检查早期可见肺纹理增粗或小片状浸润影，病变发展很快，可在数小时内出现脓胸、脓气胸、肺大疱等相应的征象。细菌病原学检查有助于诊断。本病需与原发性肺结核进展期有空洞形成、支气管异物形成的肺脓肿、原发性肺念珠菌病等相鉴别。

④流感嗜血杆菌肺炎：临床及X线所见均颇似肺炎球菌肺炎。有痉挛性咳嗽，全身症状重，中毒症状明显；白细胞增高明显，可达2万～7万，有时伴有淋巴细胞的相对或绝对升高；X

线胸片可呈粟粒状阴影,常于肺底部融合;小婴儿多并发脓胸、心包炎、败血症、脑膜炎及化脓性关节炎;易后遗支气管扩张症。但流感嗜血杆菌肺炎的确诊,有赖于痰培养。

⑤大肠埃希菌肺炎:好发于体弱、营养不良的小婴儿,有使用多种抗生素的病史。全身症状极重,咳嗽频繁、有痰、气喘、脉搏增速常与发热不成比例,新生儿体温低于正常。若合并败血症,易出现微循环障碍,如口唇发绀,面色灰暗,四肢发凉,精神委靡或嗜睡,甚至昏迷。按普通球菌性肺炎治疗无效,迅速恶化。X线胸片与支气管肺炎相似。脓胸较常见,肺脓肿少见。白细胞总数可正常,偏高或偏低。血培养、痰培养有大肠埃希菌生长。

⑥铜绿假单胞菌肺炎:多发生于患严重心肺疾病的患儿、早产儿、粒性白细胞缺乏或免疫缺陷的患儿,以及长期抗生素治疗的患儿。出现寒战中等度发热,早晨比下午高,中毒症状、咳嗽、呼吸困难和发绀。排出大量脓性绿色痰液,可有咯血。脉搏与体温比较相对缓慢。肺部体征无明显的大片实变,有弥漫性细湿啰音及喘鸣音。白细胞轻度增高或减少,并可见贫血及黄疸。X线胸片可见结节状阴影及许多细小脓肿,后可融合成大脓肿。痰内可见大量革兰阴性杆菌。

⑦肺炎杆菌肺炎:又称克雷白杆菌肺炎,较常见于3岁以下婴幼儿及新生儿,病死率较高。起病急,迅速出现呼吸困难甚至呼吸衰竭。有咳嗽,年长儿有大量黏稠血性痰(呈砖红色胶胨样、黏稠、不臭)。X线胸片示肺段或大叶性致密实变阴影,其边缘往往膨胀凸出,并可迅速发展到邻近肺段,以上叶后段及下叶尖段较多见。

⑧毛细支气管炎:是小儿常见的一种急性上呼吸道感染,临床症状像肺炎,但以喘憋为主,此病多发生在1岁以内的小儿,多数是6个月以下的小儿。喘憋发作时呼吸明显增快,并伴有呼气延长和呼气性喉喘鸣;重症患儿明显表现出鼻扇和"三凹征",烦躁不安,脸色苍白,口周发青,或出现发绀;病情更重的患儿可合并心力衰竭或呼吸衰竭。胸部检查可见胸廓饱满呈桶状,叩诊呈鼓音或过清音,听诊可闻及哮鸣音,当喘憋缓解时可闻及细湿啰音或捻发音。部分患儿还可发生严重脱水或代谢性酸中毒。典型患儿显示 PaO_2 下降和 $PaCO_2$ 正常或增高,pH与疾病的严重性相关。胸部 X 线检查表现不一。大部分表现为全肺程度不等的阻塞性肺气肿,约半数有支气管周围炎影像或有肺纹理增厚,可出现小点片阴影。本病需与支气管哮喘、呼吸道异物等相鉴别。

⑨呼吸道合胞病毒肺炎:本病多见于3岁以下的婴幼儿,起病急,持续性干咳,突然喘憋,呼吸明显加快,呼气延长伴呼气呻吟。呼吸困难、鼻翼扇动、口周青紫及三凹征明显,心率增快。发热不高,甚至可不发热。肺部叩诊呈过清音。呼吸音减弱,当毛细支气管接近完全梗阻时,呼吸音微弱甚至听不清。喘憋发作时往往听不到啰音。喘憋稍有缓解时可听到哮鸣音及中细湿啰音。因喘憋、呼吸困难,出现低氧血症及高碳酸血症,易致呼吸性酸中毒。白细胞总数及中性粒细胞计数一般正常或偏低。肺部 X 线检查可呈全肺梗阻性肺气肿,肺纹理增粗,间质性肺炎、肺气肿。也可有小点片状淡薄阴影。病毒学及血清学检查可检测出呼吸道合胞病毒及特异性抗体。本病确诊主要根据病毒学及血清学检查检测出呼吸道合胞病毒及特异性抗体。

⑩腺病毒肺炎:由腺病毒引起,多见于6个月至2岁的小儿,病死率高。起病急,1~2天突然发热达39℃,热程较长,不受抗生素影响。神经系统症状明显。不论病情轻重,早期即有

嗜睡、精神委靡、烦躁不安,重者可出现昏睡或昏迷,甚至反复惊厥、颈项强直等中毒性脑病或脑炎的表现。多数起病时即有频发的阵咳,有白色黏稠痰,不易咳出。发病 4～6 天后出现呼吸困难,面色苍白或发灰,且逐渐加重,表现为喘憋、青紫、鼻翼扇动及三凹征。肺部体征早期不明显,一般在发热 4～5 天后才听到少许湿性啰音,并逐渐增多。病变融合后可出现肺实变体征。半数以上的病例有腹泻、呕吐、腹胀。少数有中毒性肝炎、肝脾大。白细胞数早期大都正常或减少,分类以淋巴细胞为主。X 线肺部改变较肺部体征出现早,呈现大小不等的片状阴影,分布较广,可互相融合成大病灶,以肺下野及右肺多见,亦可见肺气肿。病灶吸收缓慢,2～4 周才完全吸收,少数病例可有胸膜改变。确诊和分型要靠血清学、病毒学和 McAb 技术。

⑪流感病毒肺炎:6 个月至 2 岁多发生于弱小婴幼儿。发病急,大多数有高热、咳嗽、喘息等呼吸道症状。肺部体征如叩诊浊音、呼吸音变化及细小湿性啰音或捻发音,均于起病后逐渐发生。常并发呕吐、腹泻等消化道症状,个别严重者并发肠出血,有时神经系症状显著,甚至早期就有持久性昏迷,或发生惊厥。白细胞可低到 $(1～2)×10^9/L(1000～2000/mm^3)$,淋巴细胞百分数增高。X 线检查肺野有不整齐的絮状或小球状阴影,并不广泛;少数病例可发生大块阴影。

⑫副流感病毒肺炎:是婴幼儿肺炎中较常见的一种,发病缓慢,可有发热(体温多 39℃ 以下),咳嗽较轻,多无气喘表现,神经系统症状多不明显。肺部听诊可有散在湿性啰音;X 线胸片可见小片状阴影,吸收较快;白细胞总数多正常或降低。发病早期,采取患儿的鼻咽分泌物或咽拭子标本,用直接或间接免疫荧光技术检测病毒抗原有助于诊断。

⑬支原体肺炎:多见于 5～15 岁的儿童。热型呈稽留热或弛张热。咳嗽频繁,以刺激性干咳为突出表现,咳嗽持续时间长,常伴有胸痛。肺部体征较轻,一般可在肺局部听到少许干湿啰音,呼吸音减弱。部分病例可并发胸膜炎,胸腔积液多为浆液性,偶为血性。白细胞计数正常或偏高,中性粒细胞增多。血沉增快。血清冷凝集试验阳性对诊断有帮助。胸部 X 线检查有肺门阴影增浓,斑点状、网状间质浸润或呈片状阴影,密度不均匀,呈节段状分布。通常一处旧病灶吸收,另处新病灶又出现。痰液和咽部分泌物作肺炎支原体分离,数周后待阳性结果可确诊。血清冷凝集试验滴度≥1∶32 为阳性。取急性期与恢复期双份血清,测定血清中特异性抗体,若恢复期较急性期滴度高 4 倍有诊断意义。本病应与病毒及细菌性肺炎、肺结核、百日咳、病毒性上呼吸道感染等相鉴别。

⑭卡氏肺囊虫肺炎:本病多发于早产、体弱、营养不良和免疫功能低下者,以咳嗽和进行性呼吸困难、进行性低氧血症和呼吸衰竭为特征。肺部叩诊可呈浊音,听诊可闻及干、湿啰音。X 线检查示广泛呈向心性分布的双肺实变以及肺气肿和肺不张等混合表现。痰液中检出卡氏肺囊虫包囊或滋养体、纤支镜活检或经皮肺穿刺活检等可确诊。临床症状和 X 线检查表现不典型者的早期诊断可采用 ^{67}Ga 肺部扫描及通过纤支镜活检,为有效的确诊方法。

⑮放射性肺炎:放射性肺炎系由于恶性肿瘤经放射治疗后,肺组织受到损伤引起的肺部炎症反应。肺部损伤的严重程度与放射剂量、肺部的照射面积以及照射速度密切相关。常见的症状有刺激性干咳;气促,活动后加剧;胸痛;伴或不伴有发热,以低热为多;引起放射性食管炎时可有吞咽困难;重症者可出现严重呼吸困难、发绀。胸部放射局部可见皮肤萎缩变硬。肺部检查多数无阳性体征。当出现广泛肺纤维化时,肺泡呼吸音普遍减弱,可闻及捻发音(Velcro

啰音)。偶有胸膜摩擦音。胸部 X 线检查多数于停止放疗 1 个月后,肺部出现阴影。急性期在照射的肺野上出现弥漫性片状模糊阴影,其间隐约可见网状影,酷似支气管肺炎或肺水肿。慢性发生肺纤维化,呈条索状或团块状收缩或局限性肺不张。纵隔胸膜和心包有大量粘连,纵隔向患侧移位,同侧横膈升高和胸廓塌陷。

⑯嗜酸细胞性肺炎:属于一种变态反应性综合征,以肺部浸润同时伴周围血中嗜酸细胞增高为特征。多数患者只表现为低热(38℃以下)、轻咳、乏力及胸部不适等,重者可有高热、阵发性咳嗽及哮喘等症状。肺部叩诊浊音,闻及干或湿性啰音。血常规嗜酸性粒细胞可高达 60%～70%。痰涂片有大量嗜酸粒细胞。X 线胸片示有不规则散在片状阴影,呈游走性,于短期内可消失,而另一部位再发。

(15)肺结核:小儿多有结核病接触史和未接种卡介苗史。起病缓慢,有结核中毒症状如午后潮热、纳差、乏力、消瘦、盗汗等。临床表现轻重不等,常有咳嗽、胸痛、咳痰、咯血、呼吸困难。肺部体征不明显,与肺内病变程度不一致。较重病灶叩诊呈浊音,呼吸音减低或少量干、湿啰音。部分病儿可有疱疹性结膜炎、结节性红斑、关节炎、杵状指(趾);X 线检查诊断价值大,但须结合临床症状、体征、实验室检查及特殊检查综合分析。痰液或胃液涂片查抗酸杆菌、结核菌培养、PCR 检查、纤维支气管镜检查有利于诊断。但痰菌阴性并不能否定肺结核的存在,对可疑病例应反复多次痰液涂片检查,如有必要,可采取浓集法,培养法和动物接种法。PPD 反应阳性表明机体已受感染。

(16)肺脓肿:肺脓肿主要继发于肺炎,其次并发于败血症。是肺实质由于炎性病变,继而坏死液化而形成脓肿,起病急,高热,畏寒战栗,阵发性咳嗽,有时出现呼吸增快或喘憋,胸痛。开始为黏液脓性,脓肿与气管腔相通后,痰量增多呈脓性,若为厌氧菌感染则呈臭味脓痰,如脓肿破溃与胸腔相通,则成脓胸。如发展为慢性病变,则表现为慢性咳嗽、咳脓痰,痰时多时少,且有反复咯血及不规则发热,甚至消瘦、贫血等。病变范围大,伴大量炎症时,叩诊浊音或实音,听诊呼吸音减低,有时可闻及湿啰音。急性期白细胞总数及中性粒细胞比值明显升高,慢性期白细胞总数及中性粒细胞比值接近正常。痰镜检可见弹力纤维。痰或气管吸取分泌物培养可得病原菌。X 线检查早期为大片浓密阴影,脓肿形成后可见圆形阴影,如与支气管腔相通则见脓腔有液平面,周围环以炎性浸润阴影。脓肿可单发或多发。慢性肺脓肿腔壁增厚,周围有纤维组织增生,可伴支气管扩张、胸膜增厚。纤维支气管镜检查有助于确定病因。本病应与细菌性肺炎、空洞性肺结核继发感染、支气管肺癌、肺大疱、支气管扩张继发感染、先天性肺囊肿等相鉴别。

(17)肺真菌病:儿童少见,主要发生在体弱及营养不良、免疫缺陷、长期接受抗生素、激素及抗肿瘤药物治疗的患儿。临床上常有发热、乏力、顽固性咳嗽、呼吸困难、咳胶陈样黏液脓性痰、血痰、咯血、胸痛等表现。肺部叩诊浊音、听诊干湿啰音、可见杵状指(趾)及浅表真菌感染如鹅口疮等。X 线胸片可呈结节状、片絮状阴影,确诊依靠痰培养和组织学检查,找到真菌。

(18)肺吸虫病:见于流行疫区,有食生蟹等病史。早期表现为发热、盗汗疲乏。可出现阵发性干咳或咳黏稠赭色痰和气促、反复咯血。肺部体征变异大,可正常或叩浊音,闻及干湿啰音。可见胸、腹水,心包积液,皮下游走结节,杵状指(趾)等表现。胸部 X 线检查于肺中、下叶见模糊浸润影,多房囊肿、结节阴影。外周血及痰内嗜酸粒细胞显著增高,痰内找到虫卵可确诊。肺吸虫皮试或补体结合试验可协助诊断。

(19)肺囊肿:先天性肺囊肿和后天性肺囊肿。通常所说的先天性肺囊肿是指支气管源性囊肿。单纯小型闭合性囊肿,若无继发感染,多无症状,在胸部 X 线检查或其他原因手术时才被发现。较大囊肿可压迫支气管,产生干咳、气喘和不同程度呼吸困难,甚至发绀;压迫食管时可产生吞咽困难。肺囊肿与支气管沟通,可发生不完全阻塞,造成囊肿张力增高、膨胀,压迫呼吸道和心脏血管致患儿呼吸困难和发绀。常于婴儿期发生。体征:较大囊肿叩诊局部浊音或实音,呼吸音减弱或消失。胸部 X 线检查显示边缘清晰的圆形或椭圆形的致密阴影,或圆形或椭圆形壁薄的透亮空洞阴影中可有液平面。难以确诊时可行胸部 CT、MRI 及支气管造影等检查,本病应与肺炎后肺大疱、肺脓肿、肺内良性肿物、肺成熟障碍综合征、先天性腺瘤样肺囊肿、支气管扩张、支气管囊肿等相鉴别。后天性肺囊肿与金黄色葡萄菌感染有关,多见于 6 个月以下婴儿,约 10% 金黄色葡萄菌性肺炎可并发肺大疱。病毒性肺炎有时也可发生肺大疱。

(20)肺部肿瘤:小儿时期肺部原发肿瘤罕见,分良性和恶性两大类。具有以下临床表现时应考虑肺部肿瘤的可能:多起病缓慢,可有刺激性咳嗽、呼吸困难、哮喘、胸痛、痰中带血或咯血;可有发热、倦怠、体重减轻等全身表现;常罹患肺炎,迁延不愈,可致胸膜渗出及肺不张;X 线胸片或 CT 显示有肿块影,纤维支气管镜检查有诊断价值。诊断时还应排除其他肺疾患,尤应注意白血病、肾胚胎瘤、成神经细胞瘤、成骨肉瘤等肺转移。

①肺部良性肿瘤:支气管腺瘤、气管和支气管乳头状瘤可有咳嗽。平滑肌瘤罕见,患儿早期常无症状,当支气管被阻塞时可有咳嗽、喘鸣、咳痰、发热,并反复发生肺炎;肺部可有叩浊、呼吸音减低、哮鸣音等;胸部 X 线检查可示肿瘤影。肺神经源性肿瘤:患儿多数无症状,于常规检查时发现,胸片有模糊阴影,常被误诊为肺炎。部分病例可有轻微间歇性咳嗽、咳痰和轻微胸痛,还可有肩胛区放射性疼痛,呼吸困难、咯血、发热和寒战。肿瘤恶变时,患儿体重减轻,食欲减退和衰竭。X 线检查示肺部有圆形、卵圆形或分支状阴影,并有钙化点。通过支气管镜检查可进行诊断,支气管造影有助于定位。治疗可于内镜下摘除肿瘤或行肺叶切除术。

②肺部恶性肿瘤:原发性支气管癌常伴有先天性畸形、肺囊肿或先天性肺不张。患儿常咳嗽、胸痛或肩痛、咯血、呼吸困难、疲劳、体重减轻等,亦可有发热和肺部感染征象。少数病例可无任何症状。青年患者支气管镜检阳性率可达 45%。肺胚细胞瘤极罕见,多无症状,或有夜间刺激性咳嗽、咯血。胸部 X 线检查显示圆形密度增深阴影,同位素肺扫描显示肿块,肺闪烁图患侧肺灌注减低。确诊依据活体组织病理检查。预后差。肺横纹肌肉瘤有咳嗽、呼吸困难和阻塞性肺炎的表现。通过支气管镜活检可以诊断。原发性平滑肌肉瘤可起源于肺中央或周围组织。常有咳嗽、胸痛、呼吸困难、咯血、疲乏及体重减轻等。胸部 X 线检查可见肿块影并伴远端肺不张。

(21)特发性肺含铁血黄素沉着症:特征性病变为肺泡毛细血管出血,血红蛋白分解后形成的以含铁血黄素形式沉着在肺泡间质,最后导致肺纤维化。反复呼吸道感染、咳嗽、咯血及贫血是本病的主要特征。可分为急性出血期、慢性期和后遗症期。突然起病,面色苍白、低热、咳嗽、咯血,常伴气促、发绀、心悸。两肺可闻哮鸣音与湿罗音。慢性期症状反复发作,慢性咳嗽,咯血,胸痛,低热,哮喘,病程 6～12 个月以上。后遗症期肺内出血停止,临床无症状,但肺内形成广泛的间质纤维化,肺功能不全。可有肝脾大与杵状指(趾)。常有不同程度的小细胞低色素性贫血,网织红细胞增多,血小板正常。血沉增快。血清铁蛋白降低。痰液吞噬细胞中找到含铁血黄素颗粒可确诊。X线检查在急性期肺野有广泛云絮状阴影,可见肺门与心脏增大。数日后复查变化巨大,与感染性病变不同。慢性期两肺纹理增粗增厚,可见网粒状或粟粒状阴影,亦可同时见到新鲜出血灶。后遗症期两肺纹理多而粗,或伴纤维化,肺不张、肺气肿、支气管扩张或肺心病等。急性期应与支气管肺炎合并营养性小细胞性贫血鉴别,慢性期应与肺结核、支气管扩张等鉴别。

(22)特发性肺弥散性间质纤维化:临床表现为咳嗽、呼吸困难、发绀、偶有咯血,易反复呼吸道感染。早期咳嗽不重,以后逐渐加重,听诊多为刺激性干咳。肺部闻及广泛啰音,尤以双肺底明显,啰音细小。半数患儿有杵状指、(趾)。X线检查早期显示毛玻璃样改变,也有双肺纹理增多、增粗,或为广泛颗粒状、网状、斑点状影,或呈小结节性密度增高影。实验室检查免疫球蛋白增高,肺泡免疫荧光抗体染色可查见抗原抗体和补体复合物。肺功能检查示肺通气功能差。肺穿刺活检可明确诊断。

(23)肺泡蛋白沉着症:肺泡蛋白沉着症又称肺泡磷脂沉着症。原因不明,儿科多见于1岁前小儿。临床症状无明显特征性,多数起病隐袭,常继发急性上呼吸道感染,最常见的症状为咳嗽,咳少量白痰以及活动后气短,反复咯血、乏力和体重减轻。查体常无特殊发现,呼吸音可呈支气管肺泡音或湿啰音,肺部浸润广泛时可见发绀,患者有杵状指。胸部X线和CT表现动态观察呈多样化,早期表现为斑片状阴影,范围较小,酷似肺炎,肺体积正常。随着病变的发展,斑片状阴影逐渐融合,范围逐渐增大,以两中、下肺野为主,呈肺水肿样改变或类似肺纤维化的影像改变,肺体积缩小。影像表现与临床症状不相称。当病变小于全肺的1/4时,常表现为地图样小片影或碎石路样网状,无临床症状,尽管肺部出现大井状阴影,如不合并肺部感染,患者除咳嗽、胸闷外,仍可胜任日常生活,但运动时感到呼吸困难,可有低氧血症或呼吸衰竭。一旦出现大面积实变影,则出现严重的临床症状。

(24)肺泡微石症:本病罕见,可起病于儿童期,多无明显症状,有时可见慢性咳嗽及活动后气短。病程发展缓慢,直到成年后出现心肺功能不全时才出现呼吸困难、发绀及杵状指、(趾)等。肺功能检查多显示限制性通气障碍、肺顺应性减低及弥散功能减低。X线肺片有典型的细砂粒粟粒播散钙化影,颇似过度充盈的正常支气管造影呈"沙暴"样改变。本病应与粟粒型肺结核、特发性肺含铁血黄素沉着症、尘肺、矽肺等鉴别。

(25)右肺中叶综合征:多为结核性或非特异性炎症,或由赘生物及其他原因引起右肺中叶支气管淋巴结肿大,压迫支气管,形成肺不张、阻塞性肺炎或支气管扩张。起病急,有反复咳嗽、发热、胸痛、咯血。发病间歇期仍有慢性咳嗽,常有支气管扩张及慢性肺化脓性病变的症状和体征。诊断依靠胸部X线检查及支气管镜检。X线胸片示右中叶肺不张、右叶支气管淋巴结肿大等。支气管镜检可发现支气管狭窄、肉芽增生、充血。镜检观察下可直接取分泌物作病原学检查,或取活体组织进行病理组织学检查排除肿瘤性疾患。

(26)胃-食管反流病:本病是指胃及十二指肠内容物反流至食管引起的不适症状及(或)并发症。临床四大特征,即呕吐、体重不增、出血及肺部并发症。胸骨后有烧灼感,伴有反酸、嗳气、胸闷;可有反复咳嗽、气管炎、支气管哮喘及吸入性肺炎等呼吸道症状。咳嗽大多发生在白天和直立位,以干咳为主,且持续很长时间。轻者咳少量白色黏痰,重者出现呼吸困难、脓痰、咯血、胸痛等症状,或无明确原因夜间发热和盗汗。咳嗽常与进食相关,在食用高脂肪类食物、咖啡后咳嗽加重。食管钡剂检查、食管动力学检查、食管 24 小时 pH 监测、食管内镜检查、Bernstein 酸灌注试验等是诊断胃-食管反流病有价值的方法。对临床高度怀疑 GRED 的患者,可行奥美拉唑诊断性治疗。

(27)咳嗽-晕厥综合征:本病因剧烈的连续咳嗽而引起的一过性意识丧失,患者处于立位或坐位时容易发生晕厥,意识恢复后不留任何后遗症。多数患者有哮喘、肺气肿、慢性支气管炎等,慢性阻塞性肺疾患。患者以男性青壮年居多,小儿也可见到。本病需与颈动脉窦过敏症等所致的晕厥和不典型的癫痫发作鉴别,脑电图及诱发试验、治疗反应都可用于鉴别,既往癫痫发作史及慢性肺部疾病史也可作鉴别诊断的参考。

(28)鼻后滴流综合征:有鼻炎、鼻窦炎、鼻息肉或慢性咽喉炎等病史。阵发性或持续性咳嗽,以白天咳嗽为主,入睡后较少咳嗽。多数患者伴有鼻内分泌物后流、口腔黏液附着、咽部发痒、有异物感或"浆糊黏着咽喉"的感觉,并频繁清喉。患者常有鼻痒、鼻塞、流鼻涕、打喷嚏等症状,有的患者还会出现声音嘶哑,甚至讲话也会诱发咳嗽。

2.心血管疾病

(1)肺淤血:肺淤血是左心衰竭的临床表现。可有咳嗽、呼吸困难的表现,先为持续性干咳,继而咳粉红色浆液性痰或褐色痰,痰液中检查可见心力衰竭细胞。患儿多有先天性心脏病、严重的支气管肺炎等疾病。

(2)肺水肿:支气管肺炎、各种先天性心脏病和急、慢性肾炎所致的左心衰竭,各种严重感染所致的休克,有机磷中毒等都可引起肺水肿。临床上患儿可有持续性干咳、呼吸困难、咳粉红色泡沫痰,双肺底可闻及湿啰音。

(3)肺栓塞:临床上主要表现为胸骨下突然发痛,同时有咳嗽、呼吸困难、咯血、心悸及虚脱等症状。大块或广泛肺栓塞可引起急性肺心病。由于 X 线及心电图的早期改变往往不明显,应注意与大叶性肺炎、支气管哮喘、气胸、夹层主动脉瘤及心肌梗死等鉴别。

(4)心包炎和心包积液:常因迷走神经心支受刺激或喉返神经受压而引起咳嗽,多为刺激性干咳。心电图及心脏 B 超等检查有助于鉴别诊断。

3.纵隔疾病

(1)纵隔结核和支气管肺门淋巴结核:支气管受到压迫而引起咳嗽,常伴有哮鸣。X 线检查及结核菌素试验等有助于鉴别诊断。

(2)主动脉瘤、纵隔肿瘤及胸骨后甲状腺囊肿:压迫支气管引起咳嗽,以干咳为主,常伴有金属音,且有胸骨上疼痛。晨起体位改变时咳嗽可加剧,有吸气性蝉鸣。胸部 X 线检查等有助于鉴别诊断。

4.胸膜疾病　各种原因引起的胸膜炎症、胸腔积液可因炎症刺激或液体压迫而引起阵发性干咳。仔细查体及 X 线检查有助于诊断。穿刺液涂片检查和培养有助于病因学诊断,如结核性胸膜炎可涂片查找结核杆菌,肿瘤所致者可能找到肿瘤细胞。

5.先天性畸形

(1)先天性食管闭锁:见于新生儿。出生后数小时即出现唾液增加,生后第 1 次喂水或乳即发生呕吐、呛咳、青紫、呼吸困难,甚至窒息。吸引口鼻分泌物后症状可缓解。易合并吸入性肺炎和肺不张。插胃管时与食管受到阻碍。X线造影可确诊。

(2)先天性肺隔离症:少见。一般没有症状,多在常规X线检查时发现。常出现反复的肺部感染症状,如发热、咳嗽、胸痛、咳脓痰甚至咳脓血痰。X线胸片可显示实质性阴影。诊断时首选B超检查,并根据情况进一步采用胸部CT、胸部MRI或支气管造影、血管造影检查。本病应与先天性肺囊肿及肺肿瘤等鉴别。

(3)消化道重复畸形:先天性少见畸形。是在正常消化道上紧密附着有球形或管状空腔器官,可发生在消化道的任何部位。多见于1岁以下婴儿。畸形位于胸腔内时呼吸道受压可出现咳嗽、气喘、青紫等症状,新生儿期可出现呼吸窘迫。部分表现为反复上呼吸道感染。腹部肿块及消化道梗阻是最常见的临床表现。可继发消化性溃疡,致消化道出血。X线钡剂检查、钡剂灌肠可作出诊断。

(4)横膈疝:出生后即出现咳嗽、呼吸困难、纵隔移位及消化道梗阻的临床表现。X线检查有助于诊断及鉴别诊断。

6.变态反应性疾病

(1)支气管哮喘:表现为反复发作哮喘、咳嗽及呼吸困难,肺部哮鸣音、干、湿性啰音及肺气肿的体征。

(2)过敏性肺炎:有致敏原接触史。接触抗原数小时后出现症状。第一次发作时与病毒性肺炎相似:有发热、干咳、呼吸困难、胸痛、发绀等。双肺听诊有湿啰音,多无喘鸣音,无实变或气道梗阻表现。X线胸片示:弥散性间质性浸润,呈粟粒或小结节状阴影,以后可扩展为斑片状致密阴影。急性发作时,血白细胞及中性粒细胞均升高,但多无嗜酸性细胞升高。血丙种球蛋白可升高。肺功能显示限制性通气障碍。

(3)热带性嗜酸性粒细胞增多症:长期阵发性咳嗽伴哮喘,严重时可有呼气性呼吸困难。血清IgE增高。病程长短不一,慢性者可长大1年以上。本病主要与丝虫、犬及猫蛔虫、钩虫感染有关。

(4)暴发性嗜酸性粒细胞增多症:本病与蛔虫或病毒引起人群中暴发感染有关,或与一次大量吸入真菌孢子有关。婴幼儿或年长儿均可发病,起病急,可有咳嗽、哮喘低热、胸闷、过敏性皮炎等表现。X线胸片多示肺纹理增加,少数病例为网状、粟粒状、小片状阴影。病变一般在7~14天吸收。

【处置原则】

1.一般治疗　保持室内空气流通,温湿度适宜(室温18~22℃,相对湿度55%~65%);减少诱发咳嗽的各种原因,如避免烟雾刺激、禁食辛辣食物;适当休息,多饮水;先进行5~6次深呼吸,再吸气后,保持张口状态,轻咳一下将痰咳到咽部,然后将痰咳出;经常改变体位,空心手掌叩背;保持环境卫生,不能随地吐痰;咳痰后漱口,保持口腔清洁。

2.病因治疗　咳嗽为多种疾病的常见症状,首先应治疗原发疾病,如各种感染性疾病应针对病原给予有效抗生素或抗病毒、抗真菌、驱虫治疗。肿瘤性疾病患者应给予化学治疗或放射治疗。

3.对症治疗

(1)镇咳、祛痰药:轻微咳嗽不需要镇咳治疗,特别在有痰时单独使用镇咳药不利于呼吸道分泌物的排出,有害而无益。持续性干咳影响患儿睡眠,必要时可给予小剂量美沙芬,可待因制剂等镇咳药或镇静药,但使用一定要慎重,且次数不宜多。有痰时可使用祛痰药如氯化铵,每次 10~20mg/(kg),每天 3 次;复方甘草合剂,每次 5ml,每天 3 次;吐根糖浆,1 岁每次 5 滴,以后每岁加 1 滴;其他药物有盐酸溴己新、乙酰半胱氨酸、稀化粘素、愈创甘油醚、盐酸氨溴索以及中成药物如蛇胆川贝片等。

(2)超声波湿化雾化疗法:吸入气体应充分湿化,对维持呼吸系统正常生理功能极为重要,其有助于保护呼吸道黏膜,增强纤毛活动能力,可使痰液稀释,以利排出。氧驱动雾化疗法可使液滴达到小支气管,其不仅有助于呼吸道的湿化,而且可使药物充分雾化吸入,达到治疗目的。

(3)支气管扩张药:婴幼儿气道狭窄,炎性分泌物不宜排出,可考虑合并使用支气管扩张药,目前主要采用 β_2 受体激动药等。

(4)胸部理疗:是一种非特异疗法。通过物理刺激促进神经、血管、淋巴及免疫系统的作用,调整和改善机体功能,加强药物疗效,促进疾病痊愈。常用理疗方法有高频超短波电疗、感应电透热疗法、矿物离子透入疗法等。理疗常用于疾病恢复期或慢性阶段,如慢性迁延性肺炎、慢性胸膜炎、慢性支气管炎,反复发作的哮喘性支气管炎,经久不愈的肺脓肿、肺气肿等。呼吸道疾患急性期、高热、咯血、出血倾向、恶性肿瘤、浸润性和播散性肺结核均为禁忌证。

(5)心包、胸腔穿刺:心包积液和胸腔积液时穿刺引流可改善压迫症状。

4.手术疗法　常用治疗方法有支气管镜异物取出术、先天畸形手术矫正畸形术、肿瘤(或)囊肿摘除手术等。

【中医辨证施治】

1.风寒咳嗽　主症:咳嗽痰稀,鼻塞流清涕,恶寒无汗,发热,或兼头痛,舌苔薄白,脉浮,指纹色红、显浮。治法:疏风散寒为主,佐以宣肺化痰。方药:自拟苏杏汤。药用苏叶、荆芥、桔梗、杏仁、橘红、半夏、贝母、白芥子、紫菀、前胡、黄芩、百部、甘草、生姜。服法:凉水煎汤,分多次服。方中苏叶、荆芥、桔梗主散风寒;橘红、半夏理气化痰;白芥子(炒捣碎)专主豁痰,合杏仁润肺止咳;黄芩、前胡、百部散寒,清泻肺部残邪,又可监制半夏之燥烈。

2.风热咳嗽　主症:咳嗽无痰或痰稠色黄,微热,汗出,口渴咽干,鼻塞流黄涕,大便秘结,小便短黄,舌质红、苔微黄,脉浮数,指纹显浮深红。治法:疏风清热,润肺止咳。方药:自拟清肺饮。药用荆芥、前胡、黄芩、百部、板蓝根、连翘、桑白皮、贝母、陈皮、半夏、甘草、知母。大便秘结者加生大黄。服法:开水煎汤,分多次服。方中荆芥、前胡、连翘,疏散风热,其中虽荆芥性温,但温而不燥;板蓝根、百部、黄芩合连翘专于清热解毒;半夏、陈皮理气化痰;桑白皮润肺止咳;生大黄通泻腑气,配甘草合众药而缓中。

3.湿盛咳嗽　主症:咳嗽痰多,色白而稀或稠,身重肢软,面色苍白,神疲纳呆,口渴不欲饮,小便不利,舌苔白腻,脉沉滑而无力,指纹淡红,推之不畅。治疗:健脾燥湿,理气化痰。方药:自拟健脾化痰汤。药用党参、白术、茯苓、甘草、陈皮、半夏、桔梗、白芥子(捣碎)、苏子、贝母(捣碎)、瓜蒌皮、黄芩、生姜。服法:煎汤,分多次服。一般连服 3~5 剂。本方以六君子汤为基础组成,专用于一切阳虚气弱、肺衰之症,合二陈汤燥湿化痰,理气和中。

（胡　　英）

第四节　呼吸困难

呼吸困难是指病人主观上感觉呼吸气量不足或呼吸费力,客观上表现为患者用力呼吸,辅助呼吸肌也参与呼吸运动,并可出现呼吸频率、深度和节律的变化,重者出现鼻翼扇动、张口耸肩,甚至出现发绀、端坐呼吸。呼吸困难是危及儿童生命的重要征象,属急症,病理生理过程复杂,病因多样,病因诊断尤为重要。

【诊断要点】

诊断呼吸困难时应考虑到儿童的年龄因素,新生儿呼吸困难常见于新生儿呼吸窘迫综合征、新生儿吸入性肺炎及湿肺等,婴幼儿、年长儿则以急性呼吸道感染、异物吸入等多见。此外,活动后呼吸困难出现或者加重见于心力衰竭早期、肺功能不全;剧烈咳嗽后出现呼吸困难伴胸痛常见于气胸;吸入有害气体、过多或者过快输液或者登山、初到高原等要考虑肺水肿;精神刺激、情绪波动后出现呼吸困难见于癔症;胸部放疗后出现呼吸困难者见于放射性肺炎;长时间高浓度吸氧则考虑氧中毒等。重点了解呼吸困难的发生时间及起病方式、原有的基础疾病。急性突然发作的呼吸困难在儿童多见于气管异物、喉水肿、自发性气胸;急性发作的呼吸困难见于各种急性呼吸道和肺部感染、肺水肿、肺不张等;而慢性疾病则常见于肺结核、肺纤维化、肺部肿瘤和间质性肺炎等。吸气性呼吸困难见于上呼吸道异物、喉水肿等引起的上呼吸道梗阻;呼气性呼吸困难见于支气管哮喘、慢性阻塞性肺病等引起的下呼吸道梗阻;混合性呼吸困难见于重症肺炎、急性粟粒型肺结核、胸腔积液或者气胸等。呼吸困难伴有发热者多见于急性感染性疾病,如急性上呼吸道、肺炎、肺脓肿、心包炎、胸膜炎等;伴有喘鸣者见于支气管哮喘或喘息性支气管炎、毛细支气管炎等;伴有咳嗽、咳痰见于支气管、支气管肺炎及支气管哮喘等;咳粉红色泡沫样痰者见于心功能不全;伴有胸痛者可见于支气管肺炎、自发性气胸、肺栓塞、胸膜炎、急性心包炎等;伴有神志改变多见于重度脑部疾病(如颅脑外伤、脑炎、脑膜炎等)、休克型肺炎、尿毒症、糖尿病酮症酸中毒、某些药物或化学毒物中毒等;若呼出的气味为烂苹果味,则提示为糖尿病酮症酸中毒,而尿毒症患者呼出气味有尿味。

【检查项目】

1.体格检查

(1)呼吸频率和深度

①呼吸浅快:多见于重症肺炎、重症肺结核、大片肺不张、大块肺栓塞、肺间质纤维化、大量胸腔积液和气胸,呼吸肌麻痹、心功能衰竭等,贫血或者休克时也可出现呼吸变快。

②呼吸深快:见于急性发热性疾病和急性传染病,也见于情绪激动或者过度紧张,常伴有过度通气的现象。

③呼吸浅慢:多见于吗啡类、巴比妥类以及有机磷中毒等。

④呼吸深慢:常见于尿毒症、糖尿病酮症酸中毒、肾小管酸中毒以及某些酸性药物中毒(如阿司匹林)等导致的酸中毒,血液中大量酸性代谢产物强烈刺激呼吸中枢出现深而规则的呼吸,也称之为酸中毒大呼吸。还见于脑外伤、脑出血、脑炎、脑膜炎、脑脓肿等疾病导致的颅内

压升高且脑部供血减少。也见于喉、气管、支气管狭窄或者梗阻,如气管异物等。

(2)呼吸节律

①叹气样呼吸困难:多见于神经官能症、精神紧张或者忧郁等。

②潮式呼吸:见于药物中毒如吗啡类、巴比妥类以及有机磷中毒等,以及中枢神经系统病变如脑炎、脑膜炎、颅内压升高、尿毒症、糖尿病酮症昏迷等。

③抑制性呼吸:多见于胸部外伤或急性胸膜炎的病人。

④停呼吸:多提示呼吸中枢严重受损,可见于脑炎、脑膜炎、头部外伤等。

(3)心肺体格检查:如有青紫、杵状指、颈静脉充盈应考虑先天性心脏病、严重贫血、急性心功能衰竭等;气管向一侧偏移则考虑气胸、肺不张、胸腔积液等;肺部有实变症,听诊有啰音则多见于支气管肺炎等;肺部有喘鸣音者见于支气管哮喘或喘息性支气管炎、毛细支气管炎等;听诊呼吸音,如呼气延长则是气道阻塞的早期体征;如心脏扩大、闻及心脏杂音等则应考虑先天性心脏病等。

2.一般化验检查　外周血象的检查,初步了解是感染或非感染疾患。过敏性肺疾患血嗜酸性粒细胞升高,粪便可见虫卵。痰涂片及培养是肺部感染性疾患的病原学检查。胸腔穿刺液可用于胸膜疾患的病原学检查。

3.血液特殊检查　血清学特异性抗体的检查,辅助病原学诊断。血糖、血氨基酸、血电解质的检查了解有无代谢性疾病及电解紊乱所致呼吸困难。血培养是病原学诊断的依据。动脉血气分析可以提示肺功能情况,是呼吸困难时最重要的检测项目,对于估计呼吸困难的程度及病情极为重要。通常直接检测的项目有动脉血氧分压(PaO_2)、动脉血二氧化碳分压($PaCO_2$)以及 pH 等指标。

4.胸部影像学检查　包括胸部的 X 线、CT 及 MRI 检查。大部分呼吸困难是由呼吸系统疾病引起的,而胸部的 X 线检查对其诊断有很大价值,是呼吸困难必查的项目。如在肺炎、肺水肿、气胸、肺结核、胸腔积液、肺发育不良等均有特征性的表现;可以直观心脏外形的改变,对心脏疾患做出初步判断。胸部 CT 检查则对慢性肺弥漫性病变的诊断有特殊意义,可以较清晰地判断病变的部位和程度,对肺内肿瘤和纵隔肿瘤有诊断意义。

5.支气管纤维镜检查　为肺部疾患重要诊断治疗手段之一。能直接观察气管内黏膜病变或取出气管异物。

6.肺功能检查　主要有肺容量如肺活量、深吸气量、残气量,肺通气和肺换气功能的检查,可以发现限制性功能障碍或者通气性功能障碍,还可以测定呼气流速、残气容积,或者做支气管舒张试验等。判断阻塞的部位是否可逆,观察疗效,估计预后和手术前麻醉的危险性。用于慢性肺部疾病且年龄较大并能配合的患儿。

7.B 超检查　对于探查胸腔积液内有无粘连,导引穿刺活检或者引流具有较大意义;心脏超声检查有利于评价心功能状态,发现心脏瓣膜病和心肌病、室壁瘤等,还有助于判断病变的部位、大小和性质等。

【临床思维】

1.肺源性呼吸困难

(1)喉及气管异物:包括新生儿吸入羊水、胎粪、血液及黏液、乳汁等致的呼吸道梗阻。婴幼儿及儿童异物吸入多见于 6 个月至 4 岁年龄。常有剧烈呛咳及呼吸困难,如异物排除症状可立即减轻或缓解,较大的异物可嵌于喉头发生窒息而死亡。异物进入气管除阵发性呛咳外,还有气喘哮鸣、气管拍击音和气管撞击感。如异物进入一侧支气管,症状可暂时减轻。异物久留在支气管可致局部炎症,从而引起慢性支气管炎、肺炎、支气管扩张或肺脓肿等。查体气管内异物常有呼吸音减低及痰鸣音,而一侧支气管异物时,患侧呼吸音消失,叩诊为浊音或实音。对金属可根据 X 线检查确定大小、部位及形状;而对花生、瓜子等可观察呼吸道梗阻情况来确定。胸透可见纵隔摆动及心脏反常大小征。如果症状、体征、病史提示异物吸入时,重复吸气、呼气胸片阴性,应该做支气管镜检查,可直接发现异物。

（2）急性喉炎:急性喉炎多发生在冬春季节,发病以婴幼儿为主,病原体为病毒(腺病毒、副流感病毒)及细菌(金黄色葡萄球菌、肺炎链球菌、溶血性链球菌、流感嗜血杆菌等),是儿科急症之一。发病前有上呼吸道感染的一般表现,如发热、咳嗽等;咳嗽为犬吠样,哭声嘶哑,可有喉梗阻表现:吸气性呼吸困难、鼻翼扇动、三凹征、发绀及烦躁不安或嗜睡、衰竭等症状;体检可见咽充血,直接或间接喉镜下可见声门下黏膜充血肿胀、声门水肿,并可见黏稠分泌物。喉梗阻加重时,伴吸气三凹征,肺部听诊呼吸音降低,出现缺氧酸中毒和烦躁不安。实验室检查示外周血白细胞多明显升高,中性粒细胞比例增多,可有核左移。血气分析Ⅱ度以上喉梗阻有低氧血症表现;Ⅲ、Ⅳ度时可有 CO_2 潴留。病原体检查:咽拭子或喉气管吸出物可做细菌培养,作为调整抗生素应用的参考。本病应与急性喉气管支气管炎、喉白喉、喉水肿、喉痉挛、急性会厌炎、喉或气管异物等婴幼儿喉梗阻相鉴别。

（3）喉水肿和喉痉挛:喉水肿是许多疾病引起的共同表现,是引起小儿呼吸困难的常见原因。如血管神经性水肿、异物或插管损伤、腐蚀剂、肾病和传染性单核细胞增多症等,均可致喉水肿而发生喉梗阻。如血管神经性水肿、异物或插管损伤、腐蚀剂、肾病和传染性单核细胞增多症等均可导致喉水肿而发生喉梗阻。患儿起病迅速,主要表现为声嘶、喉鸣、喘鸣及重度吸气性呼吸困难等。喉部检查可见黏膜苍白、水肿,苍白为最有诊断意义的征象。如为咽喉感染引起,肿胀处可见深红色。

（4）咽后脓肿:常见于 3 个月至 3 岁婴幼儿,分急性、慢性二型。急性咽后脓肿起病较急,有发热、拒食、吞咽困难、咳嗽、言语不清等症状,如脓肿,压迫气管或炎症累及喉部,则有音哑、喘鸣及吸气性呼吸困难等。检查咽部,可见咽后壁一侧充血、肿胀,呈半圆形突起,将软腭及同侧腭弓向前推移。慢性咽后脓肿起病缓慢,病程长,患儿年龄较大。脓肿位于咽后壁中央,表面黏膜充血不明显。急性多并发上呼吸道感染、猩红热、麻疹等,而慢性均由颈椎结核或咽后壁结核性淋巴结炎引起。严重者可引发喉梗阻出现呼吸困难,甚至威胁生命。颈侧位 X 线片可确定脓肿部位及颈椎病变。本病需与扁桃体周围脓肿、咽旁脓肿、咽后壁动脉瘤、颈椎畸形等鉴别。

（5）支气管哮喘:患儿反复发作性的喘息、气急、胸闷或咳嗽等症状,常在夜间和(或)清晨发作、加剧,通常出现广泛多变的可逆性气流受限,多数患者可自行缓解或经治疗缓解。咳嗽反复发作,常在夜间发作或加剧,吐白色泡沫痰,呼气性呼吸困难,年长儿常突然发作,婴幼儿常为上呼吸道感染后诱发。个人有湿疹史或过敏性鼻炎等特应性疾病史。部分患儿一级亲属有哮喘史或过敏史。喘鸣,严重者伴发绀、出汗,甚至神志不清,肺部听诊闻哮鸣音,部分伴湿啰音,严重者呼吸音减低,哮鸣音消失,并出现危重征象如发绀、心力衰竭及神志改变。血白细胞计数大多正常,分类计数嗜酸粒细胞可增多,伴有细菌感染时,白细胞总数和中性多核细胞可增多。胸部 X 线检查,在哮喘发作期多数患儿呈单纯性过度充气及两肺纹理增多,合并肺炎时肺部有浸润。使用肺功能仪和峰流速仪可对气流受限程度和可逆性做出评估,有助于疾病的诊断和监测。

(6)毛细支气管炎:本病多见于 2 岁以内,尤以 6 个月左右婴儿最为多见,多发于冬春两季,以喘憋为主要特征。大多数患儿有发热,体温高低不一。患儿进食和喂养困难,有明显的鼻扇和三凹征,部分面部苍白和发绀。体格检查可见胸廓饱满呈桶状,叩诊呈鼓音或过清音,听诊可闻及哮鸣音,当喘憋缓解时可闻及细湿啰音。部分患儿还可发生严重脱水或代谢性酸中毒。胸部 X 线检查显示明显肺气肿及小片状阴影。血气分析:典型患儿显示 PaO_2 下降和 $PaCO_2$ 正常或增高,pH 与疾病的严重性相关。胸部 X 线检查表现不一,大部分表现为全肺程度不等的阻塞性肺气肿,约半数有支气管周围炎影像或有肺纹理增厚,可出现小点片阴影。本病需与支气管哮喘、呼吸道异物等相鉴别。

(7)支气管肺炎:发热、咳嗽、气促、呼吸困难和肺部固定细湿啰音为临床特点,是小儿最常见的疾病,也是 5 岁以内小儿的第一位死因。常由细菌和病毒等病原体感染引起。患儿多数有发热,但新生儿或体弱儿可不发热甚至体温低于正常。常伴有乏力、食欲减退、精神委靡、烦躁不安等表现。咳嗽、咳痰最常见,严重者可出现气促、呼吸困难、鼻扇、发绀、吸气三凹征、呼吸困难等。两肺布满中、细湿啰音,当病灶累及部分或整个肺叶时,可出现实变体征。合并心力衰竭时出现烦躁不安、心率突然加快、心音低钝、肝迅速增大、水肿、少尿等临床表现;合并中毒性脑病时出现意识障碍、惊厥、昏迷等表现;还可以有呕吐、腹泻、腹胀、腹痛等消化道表现;严重者甚至出现 DIC。实验室检查细菌性肺炎时白细胞总数及中性粒细胞数均增高,有核左移现象,碱性磷酸酶活性增高。病毒性肺炎时白细胞总数正常或减少,碱性磷酸酶活性降低。细菌感染时中性粒细胞数吞噬作用加强,NBT 阳性细胞增加,而病毒感染时增加不明显;细菌感染时 C 反应蛋白浓度上升,非细菌感染时 C 反应蛋白上升不明显。胸部 X 线检查沿支气管分布的非特异性小斑片状肺实质浸润阴影,以两肺底部、中内带及心膈角较多,可发生局限性肺不张和肺气肿。有肺脓肿、肺大疱、脓胸、脓气胸等合并症时可出现相应的 X 线改变。本病应与支气管炎、支气管哮喘合并肺部感染及肺结核等鉴别。

(8)肺炎链球菌肺炎:主要病原菌为肺炎链球菌。有受凉、疲劳等诱因及上呼吸道感染前驱病史。起病多急剧,突发高热、胸痛、纳差、烦躁不安、气促、鼻扇及发绀等。最初数日咳嗽多不重,无痰,后可有痰呈铁锈色。少数可有腹痛、呕吐等消化道症状。重症病例可有惊厥、昏迷、颈项强直等中枢神经系统症状。部分病例可并发感染性休克。较大儿童可见唇部疱疹。胸部体征早期只有轻度叩诊浊音或呼吸音减弱。肺实变后有典型叩诊浊音、语颤增强及管状呼吸音。消散期可听到湿啰音。胸部 X 线检查早期可见肺纹理增粗,以后有大片均匀致密阴影,占全肺叶或一个肺段。实验室检查:白细胞总数及中性粒细胞数均增高,有核左移现象。可从痰液、胸腔积液及血液中分离出肺炎链球菌。此外,可采集血、尿标本用反向免疫电泳法(CIE)、乳胶凝集(LA)等方法检测肺炎链球菌荚膜抗原,用放射免疫、杀菌力试验、ELISA 等方法检测肺炎链球菌抗体作辅助诊断。

(9)金黄色葡萄球菌肺炎:本病起病急,病情重,进展快,变化大,易于化脓。发病前1～2天有上呼吸道感染症状,或有皮肤小脓肿的病史,数天到1周后,突起高热、咳嗽、呻吟、喘憋、呼吸困难。全身中毒症状明显时可有面色苍白、发灰、发花及休克表现。有时可有猩红热样皮疹及呕吐、腹泻、腹胀等消化道症状。伴纵隔气肿时呼吸困难加重。支气管胸膜瘘形成时可造成张力性气胸,引起突然死亡。肺部体征出现较早,早期呼吸音减低,有散的中、细湿啰音,并发脓胸、脓气胸时叩诊浊音,语颤及呼吸音减弱或消失。胸部X线检查所见与临床症状不一致。病程中多合并肺大疱、肺脓肿、脓胸、脓气胸等;胸片上病灶阴影持续时间一般较细菌性肺炎长,在2个月左右阴影仍不能完全消失。实验室检查:白细胞总数及中性粒细胞数均增高,有核左移现象。白细胞总数减低多示预后严重。C反应蛋白增高。对气管咯出或吸出物及胸腔穿刺抽出液进行细菌培养可发现金黄色葡萄球菌。还可以用对流免疫电泳检测金黄色葡萄球菌的抗原。

(10)流感嗜血杆菌肺炎:婴幼儿多见,起病缓慢,临床及X线所见均与肺炎球菌肺炎相似。病人常有痉挛性咳嗽;全身症状重,中毒症状明显;白细胞总数明显增高,有时可伴有淋巴细胞的相对或绝对升高;X线胸片可为粟粒状阴影,常于肺底部融合。小婴儿多并发脓胸、心包炎、败血症、脑膜炎及化脓性关节炎。易遗支气管扩张症。

(11)大肠埃希菌肺炎:发生于新生儿或小婴儿时肺炎常为全身大肠埃希菌败血症的一部分。腺病毒肺炎继发。慢性疾患如糖尿病、肾盂肾炎之后亦可发生。特点为全身症状极重,脉搏增快与发热不成比例,新生儿体温低于正常。有大肠埃希菌败血症者易见循环衰竭。X线多呈双侧支气管肺炎。脓胸常见,肺脓肿少见。

(12)铜绿假单胞菌肺炎:多发生于患严重心肺疾病的患儿、早产儿、粒性白细胞缺乏或免疫缺陷的患儿以及长期抗生素治疗的患儿。患儿可出现寒战及中等度发热,早晨比下午高,中毒症状、咳嗽、呼吸困难和发绀。排出大量脓性绿色痰液,可有咯血。脉搏与体温比较相对缓慢。肺部体征无明显的大片实变,有弥漫性细湿啰音及喘鸣音。可见贫血及黄疸。X线胸片可见结节状阴影及许多细小脓肿,后可融合成大脓肿。痰内可见大量革兰阴性杆菌。

(13)克雷白肺炎:常见于3岁以下婴幼儿及新生儿,突然发病,出现呼吸困难。肺部体征较少或完全缺乏,病情发展迅速,患儿常呈休克状态。X线胸片肺段或大叶性致密实变阴影,其边缘往往膨胀突出。可迅速发展到邻近肺段,以上叶后段及下叶尖段较多见;并发症有肺脓肿、脓肿及胸膜肥厚。

(14)呼吸道合胞病毒肺炎:常由呼吸道合胞病毒引起,多发生于婴幼儿,占我国小儿病毒性肺炎第1位。潜伏期4～5天。轻者可见咳嗽、鼻塞等上呼吸道感染的一般症状。重者表现间质性肺炎及毛细支气管炎。大部分病人有发热,可高可低,多数病例的热程为4～10天。轻症病例呼吸困难及神经症状不显著,中、重症多发生于2～6个月小婴儿,有较明显的呼吸困难、喘憋、口唇青紫、鼻扇及三凹征,少数重症病例也可并发心力衰竭。胸部听诊多有细小或粗、中啰音,叩诊一般无浊音,少数有过清音。X线检查多数肺内有小点片状阴影,也可有肺过度充气和间质性肺炎的改变。本病确诊主要根据病毒学及血清学检查检测出呼吸道合胞病毒及特异性抗体。

(15)腺病毒肺炎:本病以冬春季多见,高发人群为6个月至2岁的婴幼儿,本病可留有支气管扩张、细支气管炎管腔闭合、肺叶气肿等合并症。主要临床特点为起病急,大多数有高热,病初即有全身中毒症状,皮肤可见桑粒样皮疹和扁桃体上可见石灰样小白点是其早期特征性改变。咳嗽出现早,迅速出现呼吸困难及发绀、鼻翼扇动、三凹征等,肺部体征多在高热 3～4 天后出现,叩诊浊音,可出现细湿啰音,可表现到大片融合实变体征;循环系统表现为心率增快,严重者可合并急性心衰,少数并发心肌炎;神经系统:表现为嗜睡、精神委靡或烦躁不安,严重者表情呆滞、昏迷及惊厥,少数可发生中毒性脑病;消化系统表现为呕吐和腹泻,严重者常有腹胀或呕吐咖啡样物,甚至胃肠出血等;部分患者可出现肝脾大等。易并发细菌感染而出现脓胸、脓肿。肺部 X 线检查早期仅见纹理增多和模糊,继而见肺实变阴影,可呈片状、大片状或融合性病灶,肺气肿或肺不张常见。确诊和分型要靠血清学、病毒学和 McAb 技术。

(16)流感病毒肺炎:多发生于弱小婴幼儿,集中在 6 个月至 2 岁的年龄阶段,流行多见于冬春寒冷季节。发病急,高热,病情进展快,呼吸道症状明显,喘息严重,有时退热后仍喘。查体叩诊浊音、可闻及细小湿性啰音或捻发音。胸腔积液多为黄色微混液,数十毫升至数百毫升不等。少数病例中见咽部红肿,有伪膜,易于剥落。常见呕吐、腹泻等消化道症状。个别严重者并发肠出血,则预后较差。有时神经系统症状显著,甚至早期就有持久性昏迷,或发生惊厥。脑脊液检查除压力稍高外均正常。白细胞低于$(1～2)×10^9/L$,淋巴细胞百分数增高。X 线检查可在大多数病例中见肺门两旁的肺野有不整齐的絮状或小球状阴影,并不广泛;少数病例可发生大块阴影。本病使用抗生素无效,确诊需要进行病毒学检查。

(17)副流感病毒肺炎:可引起小儿轻重不等的上、下呼吸道感染。起病时先有感冒症状,流涕、低热、咳嗽,而后出现咳嗽加重,有痰,呼吸加快,肺内闻及干湿啰音及哮鸣音,合并细菌感染时出现高热,中毒症状重,喘憋明显。X 线多见肺纹理增多,双下肺可见点状阴影,肺泡过度充气,合并细菌感染时可见实变征象。确诊需要病原学检查。

(18)支原体肺炎:以顽固性剧烈咳嗽为临床特征,痰少;体格检查肺部体征缺乏是本病的特点之一。少数病例呼吸音减弱,有干、湿性啰音,部分病人有肺外损害,可并发神经系统、血液系统、心血管系统、皮肤、肌肉和关节等肺外并发症。胸部 X 线变化较大,多呈支气管肺炎的改变,少数类似大叶性肺炎。大部分患儿有肺门淋巴结肿大或肺门阴影增宽。通常一处已消散而它处有新的浸润发生。发病期间可从痰、鼻分泌物、咽拭子中分离培养出 MP。血清特异性抗体可通过补体结合试验、ELISA、间接免疫荧光试验及冷凝集试验等测定。早期诊断法有 ELISA 抗体检测及 PCR 检测 MP-DNA 等。

(19)肺结核:表现为结核中毒症状,如发热、盗汗、疲乏、体重下降、食欲缺乏、睡眠不安等;呼吸道症状不多,肿大淋巴管压迫支气管引起阵发性咳嗽,甚至呼吸困难,以及大量胸腔积液引起相应的症状和体征;全身可见浅表淋巴结肿大、疱疹性结膜炎等。肺部 X 线检查是早期诊断小儿肺结核病的可靠方法之一,可以了解结核病的类型、范围和病灶活动情况,并与非结核性的肺部炎症相鉴别。此外,PPD 试验阳性、痰液培养等找到结核菌。支气管造影、支气管镜检查、CT 及 MRI 等检查均可辅助诊断。

(20)肺脓肿:患儿起病较急,多有高热,可伴寒战,常有咳嗽、呼吸急促、面色苍白等表现,早期咳嗽不明显,痰量不多,主要表现为胃寒和发热。随着病情进展,可出现咳嗽加重并咳出大量臭味脓痰,有时痰中带血,甚至大量咯血。婴儿可有呼吸困难的表现。局部叩诊可呈浊音,语颤增强,呼吸音减弱,如脓痰咳出后脓腔较大,支气管相通时叩诊可呈空瓮音,听诊可闻及管状呼吸音。实验室检查示急性期外周血白细胞总数及中性粒细胞数均增高,有核左移现象。慢性期白细胞总数增高不明显,可有贫血、血沉增快。痰培养可找到致病菌,脓痰下层部分镜下可见弹力纤维。X线检查早期可见片状致密阴影,边缘不清。脓腔形成后X线胸片可见空洞,内见液平面,周围为炎性浸润。慢性肺脓肿则以厚壁空腔为主要表现,周围为密度增高的纤维索条。CT和MRI易发现空洞,可见液平面。本病应与肺大疱、先天性肺囊肿、支气管扩张感染及包裹性脓胸、肺结核相鉴别。

(21)支气管扩张:主要症状是慢性咳嗽和大量脓痰,可有反复咯血,早晚或变换体位时咳痰明显。早期病人可无明显体征,有时可听到喘鸣音、管状呼吸音、痰鸣音及呼吸音不对称等,病程久者可出现胸廓畸形、气管移位及杵状指等。继发感染时外周血白细胞总数及中性粒细胞可升高,血沉可增快。X线检查可见肺纹理增多,典型表现为卷发状阴影或支气管双轨征,以肺底部和肺门附近为多见,常伴有肺段或肺叶不张。支气管造影可显示支气管呈柱状、梭状或囊状扩张,更能明确支气管扩张病变的部位、范围和性质。

2.心源性呼吸困难　呼吸困难是心功能不全即心力衰竭的重要症状之一,多种心脏疾病如先天性心脏病、病毒性心肌炎、心肌病等均可引起呼吸困难。可与体位有关,坐位或立位时症状减轻,卧位时加重。查体可发现颈静脉怒张,双肺底可闻及中、细湿啰音以及心脏杂音;X线胸片有心脏增大、肺淤血的改变;中心静脉压增高;强心、利尿治疗效果好。

3.中毒性呼吸困难

(1)急性化学毒物或药物中毒:化学毒物中毒可导致组织细胞严重低氧,引起极度呼吸困难,甚至出现呼吸、循环衰竭而致病人迅速死亡。CO中毒时病人的皮肤、黏膜呈樱桃红色。氰化物中毒时病人的皮肤、黏膜呈鲜红色。吗啡类、巴比妥类及其他中枢镇静药摄入过量,可抑制呼吸中枢,使呼吸变浅、变慢,甚至停止。诊断时须详细询问病史,尽可能明确中毒病史或毒物接触史;可在生活环境、衣物、皮肤上寻找毒物线索。患者首发症状为吐、泻、腹痛、惊厥、昏迷,早期不发热;肤色、瞳孔、气味、口腔黏膜等存在有诊断意义的中毒特征;毒品鉴定是诊断中毒的最可靠方法。诊断性治疗有明显效果。

(2)酸中毒:糖尿病酮症酸中毒、尿毒症等各种原因所导致的代谢性酸中毒,由于血液pH降低,刺激外周化学感受器和呼吸中枢,出现深大呼吸(又称"Kassmaul呼吸"),而表现为呼吸困难。根据病史、症状和体征以及动脉血气分析等,通常可以诊断。

4.神经精神性呼吸困难

(1)重症颅脑疾病或损伤:如颅内感染、颅内占位性病变、颅脑外伤等均可引起呼吸困难,间脑和中脚上部的损伤,可出现潮式呼吸。中脑下部及脑桥上部的损伤出现中枢性呼吸,表现为呼吸深快、均匀,常伴有三凹征和鼾声。脑桥下部及延脑损伤时,出现间歇呼吸(又称Biot呼吸)。依据病人的临床表现,结合头颅CT及MRI等检查一般不难诊断。

(2)癔症:又称歇斯底里。这类病儿大多以自我为中心,爱幻想,易受暗示,情感强烈而不稳,容易从一个极端走向另一个极端。癔症的诊断应慎重,勿漏掉器质性疾病的诊断。癔症患儿几乎都是在心理因素作用下发病的,如自尊心受到挫折,人格遭受侮辱,家庭不和,父母对孩子态度生硬,同学之间的纠纷等所引起的气愤、委屈、恐惧或其他各种内心痛苦,均可导致本病发生,亲人死亡或其他不幸意外遭遇引起的强烈情感反应也易导致本病发生。多见于学龄期儿童。

5.其他

(1)儿童阻塞性睡眠呼吸暂停:儿童阻塞性睡眠呼吸暂停多因耳鼻咽喉部慢性病变[腺样体和(或)扁桃体肥大]所引起。以活动增多为主要表现,同时伴有语言缺陷、食欲减退和呼吸困难,经常出现非特异性行为困难,如不正常的害羞、发育延迟、反叛和攻击行为等。其他的白天症状有鼻塞、张口呼吸、晨起头痛、口干、易激惹等;学龄儿童则表现为上课精力不集中、乏力、打瞌睡、学习成绩下降等。夜间最显著的症状是打鼾,此外,还有张口呼吸、睡眠不安、磨牙、梦游、经常做噩梦等。检查发现有呼吸困难,鼻扇、肋间和胸骨上凹陷,吸气时胸腹部矛盾运动;夜间出汗。出现呼吸停止继而喘息,典型睡眠姿势为俯卧位,头转向一侧,颈部过伸伴张口,膝屈曲至胸。患儿常有生长发育迟缓,智能障碍及心理行为异常,严重者有心肺功能不全,甚至死亡。多导睡眠图是诊断睡眠呼吸障碍的金标准,其他实验室检查如自动持续气道正压系统和静电敏感床等可辅助诊断。

(2)重症肌无力:是一组发病年龄、临床表现各异的神经肌肉病变。临床特点为受累骨骼肌肉极易疲劳,表现为活动后加重,休息后减轻,晨轻暮重,休息或给予抗胆碱酯酶药物治疗后部分恢复。部分可由于反复呼吸道感染、精神创伤或药物使用不当(抗胆碱酯酶药停用、皮质类固醇激素、卡那霉素、链霉素等)诱发重症肌无力危象,出现严重的呼吸困难,其原因不是很清楚。

①儿童型重症肌无力:常在学龄期起病,感染、预防接种、情绪激动或疲劳等可作为诱发因素,或使病情加剧。少数在幼儿期即发病,常常先累及眼外肌,一侧或双侧眼睑下垂,眼球活动障碍、复视、斜视等,晨轻暮重,休息后可好转。病情也可缓慢进展以至累及面肌、咀嚼肌、咽肌等,也可累及四肢及躯干、呼吸肌,甚至迅速发生呼吸困难。

②新生儿重症肌无力:新生儿一过性重症肌无力:多见于母亲患此病者。患儿出生后数小时至3天内,可表现哭声无力,吸吮、吞咽、呼吸均显困难,肌肉张力、腱反射减退或消失,持续几小时至数周,多于生后5周内恢复。

③新生儿先天性重症肌无力:出生后有上睑下垂,眼外肌瘫痪,全身肌无力,肌无力症状较轻,但持续存在。

【处置原则】

1.病因治疗　呼吸困难的治疗应针对不同的病因适当治疗。呼吸道先天畸形,应适时手术;细菌感染,应选择有效抗生素;突然发生呼吸困难小儿,疑为气管支气管异物时,应支气管镜检取出异物。

2.氧疗　给氧时必须保持呼吸道通畅,有自主呼吸者,应保持头后仰、颏上举或下颌角前推,必要时还应安口咽或鼻咽通气管。随时注意吸痰,温湿化气道以利分泌物排出。雾化吸入,目前多采用超声雾化器进行雾化。给氧方法可用鼻导管、口罩或面罩法。给氧浓度一般为30%~40%,氧流量为:婴儿0.5L/min,学龄前儿童1L/min,年长儿1.5L/min。

3.强心药和血管活性药物的应用　因心力衰竭所致呼吸困难或呼吸系统疾病伴心力衰竭,均应及时用强心药和利尿药治疗,缺氧或酸中毒情况下,易发生洋地黄中毒,故用量宜偏小。卡托普利能扩张小动、静脉,改善微循环,减轻心脏前后负荷,改善心功能;减轻肺动脉高压、肺淤血和肺水肿;阻断循环和(或)心脏局部的生物效应,保护心肌。剂量为 0.5～1mg/(kg·d)(1 岁以上)口服,根据病情可每 6～12 小时给药 1 次。严重肺炎心力衰竭伴血压低者,可用酚妥拉明静脉点滴,滴速掌握在 2～6μg/(kg·min)。心肌代谢赋活药如 1.6-二磷酸果糖(DPF,3.75g/50ml,静滴)及肌酸磷酸(0.5～1g/d,静滴)可改善心肌能量代谢。

4.气管插管、气管切开和机械呼吸

①经口腔或鼻腔插管的指征:呼吸由快而慢,或突然停止者;连续给氧 PaO_2＜5.3kPa(40mmHg),PCO_2＞8kPa(60mmHg);呼吸不规则,无效呼吸以及神志不清、吞咽麻痹、痰液不易排出者、病情危重时不宜做气管切开。导管的口径粗细以病儿小指头尖为度,插管时间不超过 3 天。

②气管切开指征:经插管 48 小时病情无好转者;Ⅱ度以上急性喉梗阻;痰过于黏稠以及缺氧和 CO_2 潴留无法纠正者。

③人工辅助呼吸:经气管插管、气管切开术后病情仍无好转,可用人工呼吸器辅助呼吸。

5.其他

①呼吸兴奋药:应用适当可以增加通气量,有利于排出 CO_2,常用药物有洛贝林,主要作用于颈动脉体和主动脉体化学感受器。尼可刹米主要作用于呼吸中枢。严重气道梗阻或分泌物潴留者,神经肌肉疾病者,用兴奋药超过 12 小时无好转者以及用机械呼吸时均不要用兴奋药。此外用呼吸兴奋药后,代谢增高,耗氧增加,应加用能量合剂等。

②糖皮质激素:常用地塞米松或氢化可的松,疗程一般 3～5 天。

③纠正水、电解质失衡。

④适当选择镇咳、化痰类制剂。

⑤支持疗法,如输血及血浆。

6.物理疗法　如超短波治疗可促进肺部炎症消散。

7.注意并发症的治疗

8.中医中药　对小儿肺炎等有较好的疗效。常用麻杏石甘汤加减。

(王　磊)

第五节　咯血

咯血是指喉以下呼吸道任何部位的出血,血液随咳嗽经口腔咯出称为咯血。咯血不仅为呼吸系统疾病的常见症状,同时也见于循环、血液和其他系统的疾病。咯血量与病因或病变性质有关,而与病变范围或病变的严重程度不一定平行。中医主症有发热,头痛,咳嗽,痰中带血,口干喉痒,大便干燥,小便色黄,舌质红,苔黄燥,脉浮数。

【诊断要点】

1.采集病史　应注意患儿年龄、病程、咯血量与程度。询问过去病史,个人史中应注意居住史、结核病史、食生螃蟹虫等。家族史除了询问结核史外,还应注意家族中有无先天性畸形、出血性疾病、肿瘤等疾病患者。根据咯血表现和特点,排除口腔、鼻咽、齿龈等部位出血和消化系统疾病所致的呕血。

2.判断咯血部位　根据症状体征和胸部影像学检查结合实验室检查等资料,来判断咯血部位。如X线胸片异常以肺间质征象为主,则考虑为支气管病变(如支气管扩张、支气管内膜结核、慢性支气管炎等);X线胸片异常以肺实质病变征象为主,则考虑肺部实质性疾病(如肺结核、支气管肺癌、肺炎、肺脓肿、尘肺等);X线胸片异常以心脏病征象为主,则考虑心脏疾病或肺血管疾病(如先天性心脏病、肺栓塞、肺梗死、继发性肺含铁血黄素沉着症等)X线胸片异常伴有肺外表现,考虑肺外疾病对肺部累及,见于传染病(如流行性出血热、肺出血性钩端螺旋体病);X线胸片正常,肺外表现明显,则多考虑相应系统疾病如血液系统疾病、胶原系统疾病。

3.伴随症状

(1)发热伴咳嗽多痰,血白细胞和或中性粒细胞增高,见于肺部感染性疾病。

(2)低热盗汗、结合菌素阳性、痰涂片抗酸杆菌阳性或痰培养示结核杆菌,胸片有肺部特征性异常表现,则见于肺结核病。

(3)慢性病程、乏力、少量咯血、消瘦、胸片提示有占位性病变、纤支镜有阳性发现等见于恶性肿瘤。

(4)急性发病伴流行病学史,多见于传染病如流行性出血热、肺出血性钩端螺旋体病等。

(5)伴有肺外症状或其他脏器功能损害,见于结缔组织疾病或血液病;⑥伴心血管症状体征,见于心脏疾患,如二尖瓣狭窄伴急性左心衰竭。

【检查项目】

1.体格检查　对咯血病人应做全面细致、反复的胸部检查,并注意营养状况,有无全身出血表现。

(1)检查生命体征:呼吸、脉搏、血压、心率。注意有无窒息、呼吸衰竭和休克表现,如有应首先进行抢救。

(2)获取病儿一般资料:如体温、神志、精神、面色、营养状态等。

(3)重点检查部位

①头颈部:眼睑水肿(肾脏疾病)、巩膜黄染(注意肝硬化)、鼻、口腔、牙龈出血灶(血液病表现)、颈部淋巴结肿大、压痛、质地,无痛性包括应注意原发性或继发性肿瘤。

②胸部:三凹征、呼吸节律、胸廓形态及动度、语颤及叩诊音性质、肺部呼吸音强弱及啰音性质部位(有助于考虑呼吸系统疾病);心脏大小、心音强弱节律,杂音性质及部位,重点考虑先天性心脏病、风湿性心瓣膜病、心率衰竭等。

③腹部:压痛及部位、腹壁静脉曲张、肝脾大小、质地、腹水征。注意有无肝硬化存在。

④四肢:甲床苍白,杵状指,皮下瘀点、瘀斑等,有助于判断相应疾病。

2.痰液检查　痰液检查是重要的常规化验。如果患者无痰,用雾化吸入、服祛痰药等方法能促进咳痰。婴幼儿常将痰液吞咽入胃,可取胃液做检查。

①肉眼观察:红色、粉红色或赭色痰提示含有血液。肺脓肿和支气管扩张症等化脓性疾病的痰呈黏液脓性。

②涂片检查:不染色涂片做寄生虫、结晶体检查。革兰染色涂片查细菌,抗酸染色涂片查

结核杆菌、普鲁士蓝染色查含铁血黄素细胞。

③细菌、真菌培养,病毒分离。

3.血液学常规检查　白细胞计数和分类对判断化脓性感染有重要意义。嗜酸性粒细胞增高提示过敏性疾病和寄生虫感染。红细胞计数和血红蛋白测定,可推断出血程度。出血时间、凝血时间、凝血酶原时间、血小板计数等检查有助于诊断出血性疾病。

4.影像学检查

(1)胸部 X 线检查:对每一咯血患者均应该做胸部 X 线片。包括侧位、前弓位、卧位片、后前位;体层摄影用于显示气管支气管病变、纵隔淋巴结肿大、肺部肿块及结核空洞等;支气管造影主要用于支气管扩张症的诊断,明确病变程度、范围。

(2)电子计算机横断体层扫描(CT)和磁共振(MRI):可发现胸部 X 线片不能发现的或较隐蔽的病变。但 CT 和 MRI 不宜作为咯血的常规检查。

(3)纤维支气管镜检查:可以明确出血原因和部位。

(4)放射性同位素检查:肺灌注扫描有助于对肺动脉栓塞、肺结缔组织疾病的肺血管阻塞、原因不明的肺动脉高压、肺肿瘤的血管受累做出判断及疗效观察;肺气溶胶吸入显像与肺灌注扫描配合,能鉴别肺动脉栓塞及其他的肺部阻塞性疾患。

(5)超声波诊断:对肺部浅表肿瘤、脓肿或囊肿,较大的纵隔肿瘤等的诊断有一定的帮助。

【临床思维】

1.呼吸系统疾病

(1)支气管扩张症:临床上主要表现为不规则发热、咳嗽、咳痰,咯血量不等,痰中带血或中至大咯血。胸部 X 线检查轻症仅有肺纹理增粗、紊乱、囊状支气管扩张可见蜂窝状(卷发状)阴影,继发感染时病变区可有斑片状炎性阴影,病变多见于下叶;支气管碘油造影发现有柱状、囊状或囊柱状扩张改变;胸部 CT、及纤维支气管镜检查也能发现支气管扩张改变。

(2)肺结核:一般起病缓慢,起病隐匿,多有结核病接触史和未接种卡介苗史。有结核中毒症状如午后潮热、纳差、乏力、消瘦、盗汗等。咯血以反复少量咯血或痰中带血为主。胸腔内淋巴结肿大压迫支气管时可出现百日咳样痉挛性咳嗽或喘鸣。肺部体征不明显,与肺内病变程度不一致。较重病灶叩诊呈浊音,呼吸音减低或少量干、湿啰音。肺结核的诊断主要靠胸部 X 线检查,但须结合临床。原发综合征为典型的哑铃形阴影,有时仅表现为肺门淋巴结肿大,粟粒型肺结核为双肺粟粒样病变(早期可阴性)。结核菌素强阳性反应或阴转阳者有诊断意义。痰液或胃液涂片查抗酸杆菌、结核菌培养、PCR 检查、纤维支气管镜检查有利于诊断。本病须与上呼吸道感染、支气管炎或支气管肺炎、嗜酸性粒细胞性肺炎,等疾病进行鉴别。

(3)肺炎

①大叶性肺炎:致病菌以肺炎链球菌最多见。典型病例有发热、咳嗽、胸痛、咳黏液痰或典型的铁锈色痰。肺部实变期有典型的实变体征。胸部 X 线平片表现因病的发展阶段而异,实变期为一片致密、均匀阴影,但在致密影中可见支气管气道征。

②支气管肺炎:可由多种细菌、病毒或肺炎支原体引起。主要症状为发热、气促、咳嗽、咳黏液痰或脓痰,偶见痰中带血。病变部位呼吸音稍低,可以听到湿啰音。X 线胸片表现为沿病变部位肺纹理呈不规则的小片状或斑点状边缘模糊之阴影,中心密度高,边缘浅,可密集融合

成较大片状影。

③肺部真菌病：本病常发生于体内平衡失调和各种原因引起的免疫低下的患者。患者出现发热、咳嗽、气急、咳胶陈样、黏液脓性、脓血性痰或血痰。患者往往伴有鹅口疮、舌炎等浅表真菌感染。肺部叩诊浊音、听诊闻及啰音。胸部 X 线表现多种多样，与其他肺炎、肺结核很难鉴别。经痰或血液培养出真菌是诊断的关键。

（4）肺脓肿：本病起病急骤，高热，畏寒，阵发性咳嗽，咳脓痰，有时出现呼吸增快或喘憋，胸痛。慢性肺脓肿患者常有慢性咳嗽、咳脓痰，痰时多时少，且有反复咯血及反复发热，可有消瘦、贫血等表现。持续数周到数月。急性肺脓肿多有齿、口、咽喉的感染灶，或手术、劳累、受惊等病史，急性起病，胃寒、高热、胸痛，全身中毒症状明显，咳脓臭痰。约有 1/3 患者有不同程度的咯血，偶有中、大量咯血而突然窒息致死。实验室检查示急性期白细胞总数及中性粒细胞比值明显升高；慢性期白细胞总数及中性粒细胞比值接近正常。痰镜检可见弹力纤维。痰或气管吸取分泌物培养可得病原菌。胸部 X 线检查早期为大片浓密浸润阴影，脓肿形成后可见圆形阴影，如与支气管腔相通则见脓腔有液平面，周围环以炎性浸润阴影。脓肿可单发或多发。慢性肺脓肿腔壁增厚，周围有纤维组织增生，可伴支气管扩张、胸膜增厚。本病应与细菌性肺炎、空洞性肺结核继发感染、支气管肺癌、肺大疱、支气管扩张继发感染、先天性肺囊肿、肺囊肿继发感染等疾病相鉴别。

（5）肺吸虫病：多见于流行疫区，有食生蟹等病史。约 90% 患者反复咯血，以小量咯血多见，血痰常呈黄色或铁锈色。胸部 X 线检查于肺中、下叶见模糊浸润影，多房囊肿、结节阴影。外周血及痰内嗜酸粒细胞显著增高，痰内可找到肺吸虫虫卵。本病应与血吸虫等其他寄生虫病所引起的肺部表现相鉴别；有胸腔积液时需与结核性胸膜炎等疾病相鉴别。

（6）肺包虫病：本病又称肺棘球蚴病，为细粒棘球绦虫（犬绦虫）和幼虫（棘球蚴）在肺内寄生所致，是肺部较常见的寄生虫病，人畜共患。患者多有与狗、羊等动物接触史。一般于感染 2～3 年后出现咳嗽、咳痰、进行性胸痛，50% 有咯血。X 线表现可见单发或多发边缘锐利的囊肿阴影。B 超检查、包虫皮内试验、包虫补体结合试验可协助诊断。本病主要需与肺结核、风湿性肺炎等相鉴别。

（7）特发性肺含铁血黄素沉着症：本病发病年龄主要在儿童期，初发年龄多数在婴幼儿及学龄前，以反复呼吸道感染、咳嗽、咯血及贫血为本病的主要表现。贫血程度与咯血量不成比例，呈小细胞低色素性贫血。咯血以痰中带血和少量咯血为主。可有肝脾大与杵状指（趾）。胸部 X 线检查可呈短暂、游走性片状阴影。痰液或胃液检查吞噬细胞中找到含铁血黄素颗粒可确诊。急性期应与支气管肺炎合并营养性小细胞性贫血鉴别；慢性期应与肺结核、支气管扩张等鉴别。

（8）钩端螺旋体病：钩端螺旋体肺炎主要是急性感染肺部的表现。多于感染钩端螺旋体 2～3 天后发病，可表现为高热、寒战、全身肌痛，以腓肠肌痛和压痛为特点。肺出血型常表现为咳嗽、气促、不同程度咯血。胸部 X 线检查可见肺浸润阴影。血清学检查或血培养可分离出钩端螺旋体。本病需与支气管肺炎、支气管扩张等鉴别。

（9）肺部肿瘤：本病起病缓慢，可有刺激性咳嗽、呼吸困难、哮喘、胸痛、痰中带血或咯血。全身可表现为发热、倦怠、体重减轻等。胸部 X 线示肺部有一较固定的圆形或分叶状阴影，使用抗生素不能使阴影缩小或消失。CT、支气管造影、纤维支气管镜检查、淋巴结活检、肺活检等检查可协助诊断。本病需与肺结核、支气管肺炎、支气管哮喘等鉴别。

(10)肺出血-肾炎综合征:本病的四大症状为咯血、肺浸润、低色素贫血、肾小球肾炎伴肾功能不全,特别以反复连续的咯血为特征。胸部 X 线检查可见弥散絮状阴影。实验室检查示低色素贫血,尿有蛋白、红细胞或管型,早期肾功能正常,但一般短期内发展成尿毒症。单纯有肺部表现要和特发性肺含铁血黄素沉着症、肺结核、支气管扩张、支气管哮喘鉴别。肾脏症状出现后要和坏死性血管炎有肺及肾表现者、尿毒症伴咯血者相鉴别。

(11)特发性肺弥散性间质纤维化:临床可表现为刺激性干咳、发绀、咯血等,易反复呼吸道感染。肺部听诊可闻及广泛细小啰音,半数患儿有杵状指。胸部 X 线检查早期显示毛玻璃样改变,也可有双肺纹理增多、增粗,或为广泛颗粒状、网状、斑点状影,或呈小结节性密度增高影。免疫球蛋白增高,肺泡免疫荧光抗体染色可查见抗原抗体和补体复合物。肺功能检查示肺通气差。本病需与支原体肺炎、肺结核、特发性肺含铁血黄素沉着症等鉴别。确诊主要依靠肺组织活检。

(12)放射性肺炎:常发生于胸部肿瘤接受放射治疗后的患者在放射治疗后 6～8 周,有干咳、气促、吞咽困难并逐渐加重。偶有咳脓痰、血痰。肺部照射区可听到干、湿啰音。胸部 X 线病变范围与照射范围相符,早期主要表现似肺气肿的融合影,其中可见网状条索状间质增厚影,后期呈线条状阴影。本病常需与支气管、肺部肿瘤、肺结核等相鉴别。

2.心血管、肺循环疾病

(1)风湿热、风湿性心脏病二尖瓣狭窄:本病多见于 5 岁以上小儿,半数初发患者发病前 1～4 周有上呼吸道感染症状,复发病例多有链球菌感染症状。风湿热多为急性起病,表现为发热、游走性大关节炎、心脏炎,少数可有环形红斑或皮下结节。反复发作累及心脏可由心脏炎形成风湿性心瓣膜病,如二尖瓣狭窄,心前区可有收缩期杂音。实验室检查血常规示红细胞降低,白细胞升高,抗"O"、血沉和 C 反应蛋白升高可协助诊断。心电图和 X 线检查可有心脏扩大等相应改变。超声心动图对诊断有重要价值。

(2)肺栓塞:本病有先天性心脏病、创伤、感染性心内膜炎、血栓性静脉炎等病史,突然出现胸痛、胸闷、持续性咳嗽、呼吸困难、咯血、发热以及不能解释的动脉缺氧症状。并出现肺动脉高压,颈静脉压升高,右心室抬举性搏动、奔马律、肺动脉瓣第二音亢进、肺动脉瓣区喷射性杂音、胸膜摩擦音、胸腔积液等体征。胸部 X 线检查可见楔形阴影,基底朝向胸膜。放射性核素显像或肺动脉造影可确诊。

(3)左心房黏液瘤:临床表现常与二尖瓣病变相似,常伴有发热、关节痛、偶有咯血。二尖瓣收缩期杂音呈间歇性。超声心动图及心血管造影能确诊。

(4)左向右分流型先天性心脏病:如房间隔缺损、室间隔缺损等先天性心脏病,除心血管症状体征外,若并发急性左心力衰竭,可出现咳粉红色泡沫样痰。超声心动图等实验室检查能确诊。

(5)肺动静脉瘘:瘘小、分流量少时无症状。瘘大或多发引起大量分流,可出现发绀、杵状指、气短、咯血、继发性贫血或继发性红细胞增多症。破裂可发生大咯血,甚至危及生命。多数患者病变附近可听到血管收缩期杂音。胸部 X 线检查于肺门或周围肺野见到与肺门血管相连接的网状阴影,密度均匀、轮廓整齐、分界清楚,对诊断有决定性意义。肺动脉造影对发现无症状的小瘘、判断是否多发及部位有重要意义。

3.伴全身出血倾向的疾病

(1)血液病：如血小板减少性紫癜、白血病、血友病等，在原发病表现的基础上可咯血。

(2)流行性出血热：多有疫区居住史。临床以发热、出血、休克、肾衰竭为特征。有全身出血倾向，部分可有咯血。实验室检查可见白细胞、淋巴细胞增高，血小板减少，血尿、蛋白尿及肾功能损害。

(3)慢性肾衰竭：氮质血症可导致尿毒症肺炎而引起咯血。

4.结缔组织疾病　如系统性红斑狼疮、结节性多动脉炎、wegener 肉芽肿等结缔组织疾病，常因肺部受浸润或继发感染表现为呼吸困难、咳嗽、胸痛及咯血。胸部 X 线检查肺部呈网状阴影或肺底有弥漫性腺泡样浸润影，少数患者呈弥漫性纤维病变。相关实验室检查可协助诊断。

【处置原则】

1.对症治疗　Ⅰ度咯血如仅痰中带血，无需特殊处理；Ⅱ度以上咯血常可危及患者生命应该作紧急处理。

(1)患者体位：宜取半卧位，以助于将血咳出，避免血液阻塞气道。发生大咯血窒息时迅速将患者置头低足高位，轻拍背部并清除口腔血块，使血易于咯出。

(2)镇静：一般给苯巴比妥，剧烈咳嗽时可给咳必清、可待因。吗啡有强烈抑制中枢咳嗽反射的作用故不宜应用。

(3)止血药物：Ⅰ、Ⅱ度咯血可用立止血、酚磺乙胺、6-氨基己酸等止血药物；Ⅲ度大咯血患者宜用垂体后叶素静脉滴注。

(4)保持呼吸道通畅，必要时用气管插管吸出血液，以解除呼吸道阻塞。

(5)手术止血：支气管镜下直接止血。出血部位确切时，如咯血持续不止，患者无其他部位出血及全身性出血倾向，可考虑肺叶切除。

(6)输血，纠正贫血。

2.病因治疗

(1)药物治疗：对肺部感染性疾病，肺脓肿、肺结核、真菌感染、寄生虫感染等，应予以有效的抗菌、驱虫药物治疗；对自身免疫及变态反应性疾病，如红斑狼疮、皮肌炎、类风湿、肺出血-肾炎综合征、特发性肺含铁血黄素沉着症等，应予以皮质激素治疗；对全身转移性肿瘤或原发性支气管、肺部肿瘤可应用抗肿瘤药物。

(2)手术治疗：支气管镜下取异物、手术切除先天性肺囊肿、肺动静脉瘘、肿瘤等。

(刘丽平)

第六节 急性上呼吸道感染

一、疾病概述

急性上呼吸道感染是指喉部以上,上呼吸道的鼻和咽部的急性感染,是小儿最常见的疾病。病原体以病毒为主,占90%以上,支原体和细菌较少见,细菌多引起继发感染。个别致病原引起的上呼吸道感染有特殊的临床表现,如疱疹性咽峡炎、咽结合膜热等。婴幼儿时期由于上呼吸道的解剖生理和免疫特点易患呼吸道感染,若患有维生素D缺乏病、营养不良、贫血等病,或环境因素及护理不当往往容易诱发本病。

二、病历书写要点

(一)临床特点

1.症状

(1)发热。

(2)鼻塞、流涕、喷嚏、咳嗽。

(3)乏力、食欲缺乏、呕吐、腹泻,儿童可诉头痛、腹痛、咽部不适。

2.症状与体征 咽部充血,有时扁桃体充血、肿大,颈淋巴结可增大并压痛,肺部听诊多正常。

3.症状加重及缓解因素

加重因素:人群聚集增加、过劳、抑郁、鼻咽过敏性疾病等。

缓解因素:休息、多饮水、保持室内空气流通等。

4.并发症

(1)鼻窦炎、扁桃体炎、中耳炎:患者可有发热和局部疼痛、肿胀。

(2)病毒性心肌炎:流感病毒、柯萨奇病毒等感染后偶可损伤心肌,或进入人体繁殖而间接作用于心肌,引起心肌局限性或弥漫性炎症。一般在感冒1～4周内出现心悸、气短、呼吸困难、心前区闷痛及心律失常,且活动后加剧。

(3)肾小球肾炎:以血尿、蛋白尿、高血压和水肿为特征,可有一过性肾功能损害。

(4)风湿病:柯萨奇病毒等感染后偶可引起风湿性病变,主要表现为多发性关节炎、心肌炎、皮肤环形红斑、皮下结节与舞蹈病等。

(二)拟诊讨论策略

本病需与下列疾病鉴别(表5-2)。

表 5-2　急性上呼吸道感染的鉴别

误诊征象	疾病	病因或诱因	误诊征象特征	伴随症状与体征	相关检查
咳嗽	流行性感冒	流感病毒或副流感病毒感染	有明显流行病史	全身症状重,如发热、头痛、肌肉酸痛、咽痛,上呼吸道卡他症状不一定出现	血常规检查示白细胞正常或减低
急性传染病早期	麻疹、猩红热、流行性脑脊髓膜炎、脊髓灰质炎等传染病	相应病毒感染或细菌感染	有流行病学史	有各自独特的临床表现	血常规,病原学检查等
发热伴腹痛	急性阑尾炎	细菌感染	腹痛常先于发热、腹痛部位以右下腹为主	腹痛呈持续性,有腹肌紧张及固定压痛点	白细胞及中性粒细胞增高

三、规范诊断

(一)诊断术语

主要有下列几种类型:急性上呼吸道感染是小儿最常见的疾病,主要侵犯鼻、鼻咽和咽部,因此常用"急性鼻咽炎"(感冒)、"急性咽炎""急性扁桃体炎"等诊断名词,也可统称为上呼吸道感染,简称"上感"。

(二)诊断标准

1.诊断标准

(1)潜伏期多为 2～3d 或稍久,急性起病。

(2)轻症:只有鼻咽部症状,如流清鼻涕、鼻塞、喷嚏、微咳、咽部不适等,3～4d 自愈。发热可持续 2～3d 至 1 周,婴幼儿可有呕吐及腹泻。体征有咽部及扁桃体充血,淋巴组织增生,可伴有颈部淋巴结轻度增大。、

(3)重症:高热,体温可达 40℃,头痛,全身乏力,食欲减退,睡眠不安,婴幼儿体温过高可发生高热惊厥。体征有咽部红肿,咽峡、软腭等部位发生疱疹及溃疡者,称疱疹性咽峡炎,为柯萨奇 A 组病毒感染所致。咽充血伴眼滤泡性结膜炎者,称咽结膜热,为腺病毒感染所致。有时炎症波及鼻窦、中耳或气管,则产生相应症状,全身症状也较重。若出现急性腹痛,则多与肠蠕动亢进或急性肠系膜淋巴结炎有关。

2.疗效判定　痊愈:精神、食欲好,热退,鼻咽部症状消失,咽充血消失,血象正常,一般为体温正常后 5～7d;好转:精神、食欲好转,热度降低,可有部分咽部症状,咽充血减轻;无效:持续发热,咽部症状无减轻,咽充血无好转,可出现并发症。

四、医嘱处理

(一)接诊检查

1.血常规　血常规白细胞计数及中性粒细胞升高多属细菌感染,若正常或偏低则病毒感染的可能性大。

2.病原学检查　咽拭子细菌培养可查到致病细菌,对咽脱落细胞、血液、体液等可采用多种方法进行病原学检查。

(二)规范处理

1.一般治疗　注意休息,多饮水,室内保持通风,饮食清淡易消化。

2.病因治疗　病毒感染者用 1%利巴韦林滴鼻,或用利巴韦林 10～15mg/(kg·d)口服、肌内注射或静注;或用板蓝根或双黄连口服液。当有细菌感染,或炎症向邻近器官蔓延,引起化脓性中耳炎、化脓性扁桃体炎、鼻窦炎颈淋巴结炎,可选用青霉素或其他抗生素。

3.对症治疗

(1)退热:高热可用物理降温,如头部冷敷、30%乙醇擦浴。或对乙酰氨基酚(扑热息痛)作为解热的首选药,每次 10～15mg/kg,口服,6～8h 1 次,每日可用 3～4 次。幼儿 1 次最大剂量不超过 250mg。安乃近每次 5～10mg/kg,口服或肌内注射;阿司匹林作为解热药不推荐给婴幼儿。小于 2 个月的婴儿原则上不予解热药,以免因退热掩盖病情,延误诊断和治疗。

(2)镇静:有高热惊厥者用苯巴比妥(鲁米那)每次 4～6mg/kg,肌内注射。6 个月内婴儿慎用地西泮,因偶可引起呼吸暂停。

(3)解除鼻塞:先清除鼻腔分泌物后用 0.5%的麻黄碱滴鼻,一般在睡前或进食前进行,1d 内次数不要超过 4～6 次,且持续时间最好不超过 3d。婴儿忌用油剂滴鼻,以防吸入肺部引起类脂性肺炎。

(4)消除咽肿:咽峡部疱疹、溃疡者,可用双料喉风散喷咽喉部或超声雾化吸入或咽喉片含化。注意不可将粉末制剂吹入小婴儿咽部,以防发生剧烈呛咳。

(三)注意事项

1.关于发热　一般类型上感的热程在 2～4d,多在 1 周内痊愈。一旦发热超过 4d,就要考虑有无并发症发生,应仔细检查。若患儿哭闹不安、摇头抓耳,应想到是否并发中耳炎;若患儿拒食、吞咽困难,头转动时疼痛,出现"颈抵抗"征时,应注意检查咽后壁有无脓肿。比较常见的是上感向下发展,引起急性支气管炎及肺炎。此时,肺部听诊可听到特征性湿啰音,应注意。近年有增多趋势的支原体肺炎多于发热、干咳几天后,胸部 X 线检查很快发现肺炎的改变,肺内可听不到湿啰音,易延误诊断。

2.关于热性惊厥　80%以上的热性惊厥是由上感引起的,但上感时的热性惊厥很可能是脑炎、脑膜炎的前驱症状,易误诊,甚至造成严重后果,应高度警惕。热性惊厥有以下 5 个显著特点:①上感早期(多发生于高热的第 1 天),体温骤然升高(往往超过 38℃)时发生;②多发生在 6 个月～3 岁的婴幼儿;③发作持续时间通常仅数秒或数分钟;④在 1 次上感过程中,大多数患儿只发作 1 次;⑤惊厥发作后,患儿精神状态良好。

3.关于腹痛　小儿上感常伴有腹痛,有时相当严重,引起家长的恐慌和焦急。其腹痛原因可能为并发肠系膜淋巴结炎,或与发热引起的肠蠕动增强或肠疼挛有关。其临床特点与阑尾炎不同:①位置不固定,脐周阵发性痛,也可右下腹痛,易误认为阑尾炎;②喜按,但不似阑尾炎时有固定压痛点和腹肌紧张;③发热先于腹痛,而阑尾炎的腹痛多先于发热,呈持续性;④阑尾炎时,血白细胞及中性粒细胞增高。

4.退热　对体温超过 38.5℃或有热性惊厥史者,应积极采取退热措施:①用乙醇擦身,或行温水浴等。②口服退热药:对乙酰氨基酚或布洛芬制剂,根据病情可 4～6h 重复 1 次。应注意:a.小婴儿慎用或忌用大剂量退热药,更不宜使用注射性退热药。近年来有使用阿司匹林诱发 Reye 综合征(急性脑病并发肝脂肪变性综合征)的报道,已引起关注,使阿司匹林的使用受到了限制,多持慎重态度。b.世界卫生组织推荐对乙酰氨基酚为儿科解热镇痛药,但 3 岁以下儿童应慎用。c.不宜使用糖皮质激素作为退热药。尽管目前儿科用此药进行退热治疗的不少见,也能取得暂时的疗效,但仍应注意:糖皮质激素应用后,对病原微生物无抑制作用,且能使机体中性粒细胞下降,使病程延长,甚至可促发感染及感染扩散,尤其对病毒性感染更应慎用。

5.止咳化痰　应向家长讲清楚,咳嗽有助于排出呼吸道内炎性分泌物,尽量不用镇咳药,因其会引起痰液堵塞,影响炎症消散。可采取的方法:①注意室内温度和湿度,多喂水,使呼吸道炎性分泌物黏稠度降低,易于痰液的咳出。②蒸汽吸入或超声雾化吸入,湿化痰液,有利于排痰。③使用祛痰药,如复方甘草合剂、急支糖浆等,使痰液稀释后易于排出。④剧烈干咳可影响睡眠,尚可引起鼻和结膜出血,甚至屏气等,因而,不得不使用镇咳药。可用含少量可待因的小儿联邦止咳露等,但不宜久用。待全身性抗炎后,咳嗽亦能随之好转至消失,不要着急。

6.合理使用抗生素　由于小儿上感绝大多数是由病毒引起,故抗生素治疗无效。目前临床上对鉴别是病毒性还是细菌性感染尚存在一定困难,因此,从经验性或预防性出发,使用抗生素的现象极普遍,而且种类越来越新,剂量越来越大,甚至达到了滥用的程度。有细菌感染者才可选用抗生素。常用青霉素及大环内酯类抗生素,剂量不要过大,一般病人 3～5d 即可;如为溶血性链球菌感染,或既往有风湿热、肾炎病史者,首选青霉素,疗程≥10d。

五、诊治进展

急性上呼吸道感染是小儿时期最常见的疾病,大部分儿童 1 年中可患上呼吸道感染 3～6次。约 10%可达 8 次以上,病原体 90%以上为病毒,细菌感染多为继发性。儿童上呼吸道感染好发部位不同,依次为普通感冒、急性咽扁桃体炎、渗出性扁桃体炎、疱疹性咽峡炎、急性喉炎、急性中耳炎、鼻窦炎、会厌炎。

对于病毒性上感,目前尚无特殊药物治疗,治疗上主要为对症支持及家庭护理,使得病人安全度过感染期。应用抗生素并不能缩短病程和预防并发症。儿童期反复呼吸道感染是十分常见的,若每次予以抗生素治疗,势必会留下一定的隐患。因此,每个医务人员应遵守抗生素的应用原则,并主动向病员进行卫生宣教:病毒性上感经常接受抗生素的治疗是有害而无益的。

(王　磊)

第七节　肺部感染性疾病

肺炎是儿科常见病、多发病,而且有资料表明,小儿肺炎是目前我国婴幼儿死亡的首位原因,迄今仍严重威胁着小儿的生命和健康。

肺炎可由各种微生物引起,其中以细菌和病毒最为多见。不同地区之间,其病原学分布存在较大差异。在美国等发达国家,病毒感染者占社区获得性肺炎的80%左右,而在发展中国家,细菌感染的比例仍居高不下。我国尚无确切数字,据估计细菌、病毒及混合感染的比例各占1/3左右。细菌感染中,以肺炎链球菌和流感嗜血杆菌为常见,葡萄球菌感染发生率已明显减少。免疫功能缺陷、病程迁延的婴儿,大肠埃希菌、肺炎克雷伯杆菌、卡他莫拉菌等条件致病菌感染亦不容忽视。病毒感染中,以呼吸道合胞病毒(RSV)最为常见,其次为流感病毒、副流感病毒、腺病毒等。麻疹病毒、水痘病毒、巨细胞病毒等亦可引起。近年来对其他病原的关注程度不断提高,尤其是非典型菌(包括肺炎支原体、衣原体、军团菌)感染的报道逐渐增多。同时发现一些新的病毒与小儿呼吸道感染密切相关,如人偏肺病毒、博卡病毒、新型H1N1流感病毒。

此外,年龄亦是小儿肺炎病原学预测的重要指标,如2个月内的小婴儿以B组溶血性链球菌、肺炎链球菌、流感嗜血杆菌为主,其次是金黄色葡萄球菌、肺炎克雷伯杆菌和肠道杆菌、沙眼衣原体、百日咳杆菌、呼吸道合胞病毒(RSV)等;2个月至2岁患儿以RSV、肺炎链球菌、流感嗜血杆菌为主,其次是副流感病毒、腺病毒、流感病毒、金黄色葡萄球菌;3～5岁儿童与2个月至2岁婴幼儿相似;5岁以上患儿则以肺炎支原体和肺炎链球菌、肺炎衣原体等最为常见。

对肺炎的分类目前尚无统一的方法。根据其感染病原,可将肺炎分为细菌性肺炎、病毒性肺炎、支原体肺炎等,对临床治疗有重要的指导意义。但在无法确定病原的情况下,常根据其病灶范围分为大叶性(节段性)肺炎、支气管肺炎(小叶性肺炎)和间质性肺炎等。小儿肺炎多数表现为支气管肺炎,约占90%以上。

一、支气管肺炎

【病因】

凡能引起上呼吸道感染的病原均可诱发支气管肺炎,但以细菌和病毒为主,其中肺炎链球菌、流感嗜血杆菌、RSV最为常见。20世纪90年代以后,美国等发达国家普遍接种b型流感嗜血杆菌(Hib)疫苗,因而因流感嗜血杆菌所致肺炎已明显减少。

【发病机制】

由于气道和肺泡壁的充血、水肿和渗出,导致气道阻塞和呼吸膜增厚,甚至肺泡填塞或萎陷,引起低氧血症和(或)高碳酸血症,发生呼吸衰竭,并引起其他系统的广泛损害,如心力衰竭、脑水肿、中毒性脑病、中毒性肠麻痹、消化道出血、稀释性低钠血症、呼吸性酸中毒和代谢性酸中毒等。一般认为,中毒性心肌炎和肺动脉高压是诱发心力衰竭的主要原因。但近年来有研究认为,肺炎患儿并无心肌收缩力的下降,而血管紧张素Ⅱ水平的升高、心脏后负荷的增加可能起重要作用。重症肺炎合并不适当抗利尿激素分泌综合征亦可引起非心源性循环充血症状。

【临床表现】

典型肺炎的临床表现包括:①发热:热型不定,多为不规则发热,新生儿可不发热或体温不升;②咳嗽:早期为干咳,极期咳嗽可减少,恢复期咳嗽增多、有痰,新生儿、早产儿可无咳嗽,仅表现为口吐白沫等;③气促:多发生于发热、咳嗽之后,呼吸频率加快(2个月龄内>60次/分,2~12个月>50次/分,1~4岁>40次/分),重症者可出现发绀;④呼吸困难:鼻翼翕动,重者呈点头状呼吸、三凹征、呼气时间延长等;⑤肺部固定细湿啰音:早期可不明显或仅呼吸音粗糙,以后可闻及固定的中、细湿啰音,叩诊正常;但当病灶融合扩大累及部分或整个肺叶时,可出现相应的肺实变体征。

重症肺炎:除呼吸系统严重受累外,还可累及循环、神经和消化等系统,出现相应的临床表现。

1.呼吸系统 早期表现与肺炎相同,一旦出现呼吸频率减慢或神经系统症状应考虑呼吸衰竭可能,及时进行血气分析。

2.循环系统 常见心力衰竭,表现为:①呼吸频率突然加快,超过60次/分;②心率突然加快,>160~180次/分;③骤发极度烦躁不安,明显发绀,面色发灰,指(趾)甲微血管充盈时间延长;④心音低钝,奔马律,颈静脉怒张;⑤肝脏迅速增大;⑥少尿或无尿、颜面眼睑或双下肢水肿。以上表现不能用其他原因解释者即应考虑心力衰竭。

3.神经系统 轻度缺氧表现为烦躁、嗜睡;脑水肿时出现意识障碍、惊厥、呼吸不规则、前囟隆起、脑膜刺激征等,但脑脊液化验基本正常。

4.消化系统 轻症肺炎常有食欲缺乏、呕吐、腹泻等;重症可引起麻痹性肠梗阻,表现腹胀、肠鸣音消失,腹胀严重时可加重呼吸困难。消化道出血时可呕吐咖啡渣样物,大便隐血阳性或排柏油样便。

【辅助检查】

1.特异性病原学检查 病毒性肺炎早期、尤其是病程在5天以内者,可采集鼻咽部吸出物或痰(脱落上皮细胞),进行病毒抗原或核酸检测。病程相对较长的患儿则以采集血标本进行血清学检查为宜。病毒分离与急性期/恢复期双份血清抗体测定是诊断病毒感染最可靠的依据,但因费时费力,无法应用于临床。目前大多通过测定鼻咽部脱落细胞中病毒抗原、DNA或RNA或测定其血清特异IgM进行早期快速诊断。

肺炎患儿的细菌学检查则较为困难。由于咽部存在着大量的正常菌群,而下呼吸道标本的取出不可避免地会受到其污染,因而呼吸道分泌物培养结果仅供参考。血和胸水培养阳性率甚低。通过纤维支气管镜取材、尤其是保护性毛刷的应用,可使污染率降低至 2% 以下,有较好的应用前景。肺穿刺培养是诊断细菌性肺炎的金标准,但患儿和医生均不易接受。最近 Vuori Holopainen 对肺穿刺进行了综述评价,认为该技术有着其他方法无法比拟的优点,而且引起的气胸常无症状,可自然恢复,在某些机构仍可考虑使用。

支原体的检测与病毒相似。早期可直接采集咽拭子标本进行支原体抗原或 DNA 检测,病程长者可通过测定其血清特异 IgM 进行诊断。

2.非特异性病原学检查 如外周血白细胞计数和分类计数、血白细胞碱性磷酸酶积分、四唑氮蓝试验等,对判断细菌或病毒可能有一定的参考价值。细菌感染以上指标大多增高,而病毒感染多数正常。支原体感染者外周血白细胞总数大多正常或偏高,分类以中性粒细胞为主。血 C 反应蛋白(CRP)、前降钙素(PCT)、白细胞介素-6(IL-6)等指标,细菌感染时大多增高,而病毒感染大多正常,但两者之间有较大重叠,鉴别价值不大。如以上指标显著增高,则强烈提示细菌感染。血冷凝集素试验>1：32 对支原体肺炎有辅助诊断价值,但是不能作为确诊支原体感染的依据。

3.血气分析 对肺炎患儿的严重度评价、预后判断及指导治疗具有重要意义。

4.影像学检查 早期见肺纹理增粗,以后出现小斑片状阴影,以双肺下野、中内带及心隔区居多,并可伴有肺不张或肺气肿。斑片状阴影亦可融合成大片,甚至波及整个节段。

【并发症】

若延误诊断或病原体致病力强者(如金黄色葡萄球菌感染)可引起并发症。如在肺炎治疗过程中,中毒症状或呼吸困难突然加重,体温持续不退、或退而复升,均应考虑有并发症的可能,如脓胸、脓气胸、肺大疱等。支原体肺炎患儿可由于病原体本身直接侵犯或变态反应引起肺外损害,如心肌炎、心包炎、溶血性贫血、血小板减少、脑膜炎、吉兰-巴雷综合征、肝炎、胰腺炎、脾肿大、消化道出血、各型皮疹、肾炎、血尿、蛋白尿等。

【诊断与鉴别诊断】

根据典型临床症状,结合 X 线胸片所见,诊断多不困难。但需与肺结核、支气管异物、哮喘伴感染相鉴别,同时应对其严重度、有无并发症和可能的病原菌做出评价。

【治疗】

(一)一般治疗

保持室内空气新鲜,并保持适当的室温(18~20℃)及湿度(60%左右)。保持呼吸道通畅,经常翻身更换体位,利于排痰。不同病原体肺炎宜分室居住,以免交叉感染。供给充足水分,宜给热量高、富含维生素并易于消化吸收的食物。少量多餐,重症不能进食者给予静脉营养。合并佝偻病者应注意补充维生素 D 和钙剂,伴维生素 A 缺乏症或麻疹肺炎,应给予维生素 A 治疗。

(二)病因治疗

绝大多数重症肺炎由细菌感染引起,或混合感染,需采用抗生素治疗。使用原则:①根据病原菌选用敏感药物。肺炎链球菌感染首选青霉素 G,青霉素耐药者可选用头孢曲松等第三代头孢霉素类或万古霉素;金黄色葡萄球菌感染首选苯唑西林,耐药者用万古霉素;支原体、衣原体和军团菌感染首选大环内酯类抗生素。②早期治疗。③联合用药。④选用渗入下呼吸道浓度高的药。⑤足量、足疗程,重症宜经静脉途径给药。用药时间应持续至体温正常后5～7天,临床症状基本消失后3天。支原体肺炎至少用药2～3周,以免复发。葡萄球菌肺炎比较顽固,易于复发及产生并发症,疗程宜长,一般于体温正常后继续用药2周,总疗程6周。

针对流感病毒感染可选用奥司他韦、金刚烷胺等,巨细胞病毒感染选用更昔洛韦,RSV感染可雾化吸入利巴韦林。其他病毒感染尚缺乏明确有效的药物。

(三)对症及支持疗法

1.氧疗　凡具有明显低氧血症、$PaO_2<60mmHg$ 者,或临床上有呼吸困难、喘憋、口围发绀、面色苍灰等缺氧指征者应立即吸氧。一般采取鼻导管给氧,氧流量为0.5～1L/min;氧浓度不超过40%。保持血氧浓度80mmHg左右为宜。氧气应湿化,以免损伤气道纤毛上皮细胞和痰液变黏稠。缺氧明显者可用面罩给氧,氧流量2～4L/min,氧浓度为50%～60%。若出现呼吸衰竭,则应使用人工呼吸器。

2.保持呼吸道通畅　包括:①保证足够液体量的摄入,以免痰液黏稠;②雾化吸入药物,裂解黏蛋白;③口服或静脉应用祛痰剂;④喘憋严重者可选用支气管解痉剂;⑤胸部物理治疗:体位引流、震荡、拍背、吸痰。

3.心力衰竭的治疗　①给氧。②镇静。③增强心肌的收缩力:常用洋地黄类强心药。心力衰竭严重者或伴有先天性心脏病者,宜先用毛花苷丙饱和,量为0.02～0.04mg/kg,首剂给总量的1/3～1/2,余量分两次,每隔4～6小时给予。洋地黄化后12小时可开始给予维持量,常用地高辛口服。维持量的疗程视病情而定。心力衰竭较轻者可用毒毛花苷K,每次0.007～0.010mg/kg。④利尿:常用呋塞米(速尿)每次1mg/kg。⑤血管活性药物:常用酚妥拉明(立其丁)或疏甲丙脯酸等。⑥限制液体总量和输入速度。

4.腹胀的治疗　伴低钾血症者应及时补钾。如系中毒性肠麻痹,应禁食、胃肠减压、皮下注射新斯的明,每次0.04mg/kg;亦可联用酚妥拉明0.5mg/kg及间羟胺(阿拉明)0.25mg/kg,加入10%葡萄糖注射液20～30ml中静脉滴注,1小时后可重复应用,一般2～4次可缓解。

5.激素疗法　中毒症状明显或喘憋较重者,可用甲基泼尼松龙1～2mg/kg、氢化可的松4～8mg/kg或地塞米松每次0.2～0.4mg/kg,每日1～3次,一般用3～5天,病情改善后停药。

6.伴有脓胸、脓气胸者应及时处理,包括胸腔抽气、抽脓、闭式引流等。

7.液体疗法　肺炎患者常有钠、水潴留趋势,故液体量及钠盐均应适当限制。总液体量60～80ml/(kg·d),以1/5～1/3张为宜。如伴有严重呕吐腹泻,应根据血清钾、钠、氯及血气分析测定结果给予补液。单纯呼吸性酸中毒的治疗以改善通气功能为主,但当血pH<7.20,已失代偿并合并代谢性酸中毒时,可给5%碳酸氢钠每次2～3ml/kg,适当稀释后静脉输入。所需碱性液体量最好根据血气分析结果进行调整。必须指出,在通气未改善前使用碳酸氢钠,有加重 CO_2 潴留的可能,因此,保证充分通气和氧合是应用碳酸氢钠纠正酸中毒不可忽视的前提。

8.其他　病情较重、病程较久、体弱、营养不良者可酌情应用丙种球蛋白、胸腺肽等免疫调节剂,以提高机体抵抗力。肺部理疗有促进炎症消散的作用;适当补充维生素C、维生素E等氧自由基清除剂,可促进疾病康复。

【预防】

为预防肺炎,应着重注意下列措施:

1.加强护理和体格锻炼　防止佝偻病及营养不良是预防重症肺炎的关键。提倡母乳喂养,及时增添辅食,培养良好的饮食及卫生习惯,多晒太阳。从小锻炼体格,提高机体耐寒能力。室温不宜过高或过低。随气候变化适当增减衣服。

2.尽可能避免接触呼吸道感染的患者　对免疫缺陷性疾病或应用免疫抑制剂的婴儿更要注意。

3.预防并发症和继发感染　积极治疗小儿上呼吸道感染、气管炎等疾病。已患肺炎的婴幼儿,应积极预防可能发生的严重并发症,如脓胸、脓气胸等。病房应注意空气消毒,预防交叉感染。

4.接种疫苗　Hib 疫苗的广泛接种,可有效预防 Hib 所致肺炎。肺炎链球菌多糖疫苗对健康儿童可有效地预防侵袭性肺炎链球菌感染,但在婴儿缺乏免疫性。结合疫苗突破了传统肺炎球菌多糖疫苗的局限性,可以满足 2 岁以下儿童免疫预防的需要。肺炎支原体灭活疫苗及减毒活疫苗的应用正处于研究阶段。

5.药物性预防　在高危人群中应用红霉素作为肺炎支原体、百日咳等感染的预防。卡氏肺孢子虫肺炎高危儿应用磺胺甲基异噁唑(SMZ)加甲氧苄啶(TMP)预防性口服可显著减少其发生率。

二、细菌性肺炎

(一)肺炎链球菌肺炎

肺炎链球菌常引起以肺大叶或肺节段为单位的炎症,但在年幼儿童;由于免疫功能尚不成熟,病菌沿支气管播散形成以小气道周围实变为特征的病变(支气管肺炎)。

年长儿童肺炎链球菌肺炎的临床表现与成人相似。可先有短暂轻微的上呼吸道感染症状,继而寒战、高热,伴烦躁或嗜睡、干咳、气急、发绀及鼻扇、锁骨上、肋间隙及肋弓下凹陷等。可伴有铁锈色痰。早期常缺乏体征,多在 2~3 天后出现肺部实变体征。重症患儿可并发感染性休克、中毒脑病、脑水肿甚至脑疝。

婴儿肺炎链球菌肺炎的临床表现多变。常先有鼻塞、厌食等先驱症状,数天后突然发热、烦躁不安、呼吸困难、发绀,伴气急、心动过速、三凹征等。体格检查常无特征性,实变区域可表现叩诊浊音、管性呼吸音,有时可闻啰音。肺部体征在整个病程中变化较少,但恢复期湿啰音增多。右上叶累及时可出现颈强直。

外周血白细胞计数常增高,达 $15 \times 10^9 \sim 40 \times 10^9 / L$,以中性粒细胞为主。多数患儿鼻咽分泌物中可培养出肺炎链球菌,但其致病意义无法肯定。如能在抗生素应用前进行血培养或胸水培养,具有一定的诊断意义。X 线改变与临床过程不一定平行,实变病灶出现较肺部体征早,但在临床缓解后数周仍未完全消散。年幼儿童实变病灶并不常见。可有胸膜反应伴渗出。

肺炎链球菌肺炎患儿 10%~30%存在菌血症,但由于抗生素的早期应用,国内血培养阳性率甚低。血清学方法,如测定患儿血清、尿液或唾液中的肺炎链球菌抗原可协助诊断,但也有研究者认为此法无法区别肺炎链球菌的感染和定植。最近有报道通过测定血清 Pneumolysin 抗体，或含有针对肺炎链球菌种特异荚膜多糖、型特异荚膜多糖复合物、蛋白抗原 Pneumolysin 抗体的循环免疫复合物进行诊断，但在婴儿，其敏感性尚嫌不足。亦可通过聚合酶链反应检测胸水或血中的肺炎链球菌 DNA 协助诊断。

肺炎链球菌肺炎的临床表现无法与其他病原引起的肺炎相鉴别。此外，年长儿右下叶肺炎常由于刺激横膈引起腹痛，需与急性阑尾炎鉴别。

肺炎链球菌耐药性问题已引起普遍关注。在一些国家及我国台湾地区耐青霉素菌株已高达 50%～80%。我国内陆各地区肺炎链球菌耐药情况有较大差异，2000 年监测资料表明，北京为 14%，上海 35.7%，而广州高达 60%。对青霉素敏感株仍可选用青霉素 G 10 万 U/(kg·d)治疗，但青霉素低度耐药株（MIC 2.0～4.0μg/ml）应加大青霉素剂量至 10 万～30 万 U/(kg·d)，以上治疗无效、病情危重或高度耐药者（MIC>4.0μg/ml）应选用第三代头孢霉素，如头孢噻肟、头孢曲松或万古霉素。

（二）流感嗜血杆菌肺炎

流感嗜血杆菌（Hi）肺炎常见于 5 岁以下婴儿和年幼儿童。应用特异性免疫血清可将 Hi 分为 a～f 6 型，其中以 b 型（Hib）致病力最强。由于 Hib 疫苗的接种，20 世纪 90 年代以后美国等发达国家 Hib 所致肺炎下降了 95%。近年来也有较多非 b 型 Hi 感染的报道。

本病临床表现无特异性。但起病多较缓慢，病程可长达数周之久。幼婴常伴有菌血症，易出现脓胸、心包炎等化脓性并发症。外周血白细胞计数常中度升高。多数患儿 X 线表现为大叶性或节段性病灶，下叶多受累。幼婴常伴胸膜受累。本病诊断有赖于从血、胸水或肺穿刺液中分离到病菌。由于 Hi 在正常人群的咽部中有一定的携带率，托幼机构中更高，因而呼吸道标本诊断价值不大。

治疗时必须注意 Hi 的耐药问题。目前分离的 Hi 主要耐药机制是产生 β-内酰胺酶，美国、我国香港等地 Hi 菌株产酶率已高达 30% 以上。国内各地关于氨苄西林耐药率和产酶率差异较大。如对病菌不产酶，可使用氨苄西林，如不能明确其是否产酶，首选头孢噻肟、头孢曲松等。如最初反应良好，可改为口服，疗程为 10～14 天。在大环内酯类中，阿奇霉素、克拉霉素对 Hi 有较好的敏感性。

（三）葡萄球菌肺炎

葡萄球菌肺炎多发生于新生儿和婴儿。Goel 等报道 100 例患儿中，1 岁以内占 78%，平均年龄 5 个月。金黄色葡萄球（金葡菌）和表皮葡萄球菌均可致病，但以前者致病最强。由于金葡菌可产生多种毒素和酶，具有高度组织破坏性和化脓趋势，因而金葡菌肺炎以广泛出血性坏死、多发性小脓疡形成为特点。

临床上以起病急、发展快、变化大、化脓性并发症多为特征。一开始可有 1～2 天的上呼吸道感染症状，或皮肤疖肿史，病情迅速恶化，出现高热、咳嗽、呻吟、喘憋、气急、发绀，肺部体征出现较早。易出现脓胸、脓气胸、肺大疱等并发症。外周血白细胞计数常明显升高，以中性粒细胞为主。可伴轻至中度贫血。胸片改变特点：发展快、变化多、吸收慢。肺部病灶可在数小时内发展成为多发性小脓疡或肺大疱，并出现脓胸、脓气胸等并发症。X 线改变吸收缓慢，可持续 2 个月或更久。

1 岁以下、尤其是 3 月龄以内的小婴儿,如肺炎病情发展迅速,伴肺大疱、脓胸或肺脓疡形成者应高度怀疑本病。在抗生素使用前必须进行痰、鼻咽拭子、浆膜腔液、血液或肺穿刺物的培养。痰或胸水涂片染色可发现中性粒细胞和革兰阳性球菌呈葡萄串链状排列。血清中磷壁酸抗体测定可作为病原学诊断的补充。

合适的抗生素治疗和脓液的引流是治疗的关键。在获取培养标本后应立即给予敏感的杀菌药物,并足量、联合、静脉用药。疗程不少于 4~6 周,有并发症者适当延长。宜首选耐青霉素酶窄谱青霉素类,如苯唑西林等,可联合头孢霉素类使用。如为耐甲氧西林金葡菌(MRSA)引起,应选用万古霉素治疗。

(四)链球菌性肺炎

A 组链球菌(GAS)主要引起咽炎等上呼吸道感染,但在出疹性疾病、流感病毒感染等情况下可发生链球菌肺炎,多发生于 3~5 岁的儿童。B 组链球菌(CBS)则是新生儿肺炎的主要病原。

GAS 所致肺炎与肺炎链球菌肺炎的症状体征相似。常起病突然,以高热、寒战、呼吸困难为特点,也可表现为隐袭起病,过程轻微,表现咳嗽、低热等。

外周血白细胞计数常升高,血抗 O 抗体滴度升高有助于诊断。确定诊断有赖于从胸水、血或肺穿刺物中分离出链球菌。

首选青霉素 G 治疗,临床改善后改口服,疗程 2~3 周。

(五)其他革兰阴性杆菌肺炎

常见的革兰阴性杆菌包括大肠埃希菌、肺炎克雷伯杆菌、铜绿假单胞菌等。主要见于新生儿和小婴儿,常有以下诱因:①广谱抗生素的大量应用或联合应用;②医源性因素如气管插管、血管插管、人工呼吸机等的应用;③先天性或获得性免疫功能缺陷,如营养不良、白血病、恶性淋巴瘤、长期使用皮质激素或免疫抑制剂等。因而本病多为院内感染。

本病临床过程难以与其他细菌性肺炎鉴别。原有肺炎经适当治疗好转后又见恶化,或原发病迁延不愈,应怀疑此类肺部感染。诊断主要依靠气管吸出物、血或胸水培养结果。

多数革兰阴性杆菌耐药率较高,一旦诊断此类感染,宜首选第三代头孢霉素或复合 β-内酰胺类(含 β-内酰胺酶抑制剂)。如致病菌株产生超广谱 β-内酰胺酶(ESBL),应选用头孢霉素类、复合 β-内酰胺类,严重者选用碳青霉烯类抗生素如亚胺培南。

(六)沙门菌肺炎

由伤寒、副伤寒、鼠伤寒或其他非伤寒沙门菌引起,发生于沙门菌感染的病程中,较为少见。多发于幼小婴儿。

可表现为大叶性肺炎或支气管肺炎症状。较为特殊的表现为痰常呈血性或带血丝。在沙门菌感染的病程中,如发生呼吸道症状如咳嗽、气急,即使无肺部体征,也应进行摄片。如有肺炎改变应考虑为沙门菌肺炎。

在美国,约 20% 沙门菌株对氨苄西林耐药。如病情严重、耐药情况不明,宜首选第三代头孢霉素,如头孢曲松、头孢噻肟等,如为敏感株感染则可用氨苄西林,或 SMZ-TMP 治疗。

（七）百日咳肺炎

百日咳肺炎由百日咳杆菌引起,多为间质性肺炎,亦可因继发细菌感染而引起支气管肺炎。患儿在百日咳病程中突然发热、气急,呼吸增快与体温不成比例,严重者可出现呼吸困难、发绀。肺部可闻及细湿啰音,或出现实变体征。剧烈咳嗽有时可造成肺泡破裂引起气胸、纵隔气肿或皮下气肿。

有原发病者出现肺炎症状较易诊断。继发细菌感染者应送检痰培养及血培养。

治疗首选红霉素,10～14天为一疗程。必要时加用氨苄西林或利福平等。有报道用阿奇霉素 10mg/(kg·d)5 天或克拉霉素 10mg/(kg·d)7 天亦取得了良好疗效。百日咳高价免疫球蛋白正处于研究阶段,常规免疫球蛋白不推荐使用。

（八）军团菌肺炎

军团菌病可暴发流行,散发病例则以机会感染或院内感染为主。多见于中老年人,但年幼儿也可发生。

军团菌肺炎是一种严重的多系统损害性疾病,主要表现为发热和呼吸道症状。外周血白细胞计数常明显升高,伴核左移。但由于其临床表现错综复杂,缺乏特异性,与其他肺炎难以区别。确诊必须依靠特殊的化验检查,如应用特殊培养基从呼吸道标本或血、胸水中分离出病菌;应用免疫荧光或免疫酶法测定上述标本中的军团菌抗原或血清标本中的特异抗体。β-内酰胺类抗生素治疗无效有助于本病的诊断。

首选大环内酯类,如红霉素及阿奇霉素、克拉霉素、罗红霉素等,疗程为 2～3 周。可加用利福平。喹诺酮类和氨基糖苷类虽有较好的抗菌活性,但儿童期尤其是年幼儿童禁用。

（九）厌氧菌肺炎

厌氧菌肺炎主要为吸入性肺炎,多发生于小婴儿,或昏迷患者。起病大多缓慢,表现为发热、咳嗽、进行性呼吸困难、胸痛,咳恶臭痰是本病的特征。也可有寒战、消瘦、贫血、黄疸等。本病表现为坏死性肺炎,常发生肺脓疡和脓胸、脓气胸。当患儿咳恶臭痰、X线有肺炎或肺脓疡或脓胸时应考虑到本病可能。化验检查常有外周血白细胞计数和中性粒细胞比例的升高。确诊需做气管吸出物厌氧菌培养。

抗生素可选用青霉素 G、克林霉素、甲硝唑等。应加强支持治疗。脓胸者需及时开放引流。

（十）L 型菌肺炎

L 型菌肺炎是临床上难治性呼吸道感染的病原体之一。患儿常有肺炎不能解释的迁延发热,或原发病已愈,找不到继续发热的原因。病情多不重,β-内酰胺类抗生素治疗无效。外周血白细胞计数大多正常。X 线改变无特异性,多呈间质性肺炎改变。普通培养阴性,L 型高渗培养基上培养阳性可确诊。治疗应采用兼治原型和 L 型菌的抗生素,如氨苄西林或头孢霉素类加大环内酯类。一般需治疗至体温正常后 10～14 天,培养阴性为止。

（十一）肺脓疡

肺脓疡又称肺化脓症,由多种病原菌引起。常继发于细菌性肺炎,亦可为吸入性或血源性感染。由于抗生素的广泛应用,目前已较少见。

起病急剧,有畏寒、高热,伴阵咳,咳出大量脓痰,病程长者可反复咯血、贫血、消瘦等。外周血白细胞计数和中性粒细胞升高,结合 X 线后前位及侧位胸片,诊断多不困难。痰培养、血培养可明确病原。

怀疑金葡菌者宜首选苯唑西林或万古霉素;厌氧菌感染给予青霉素 G、克林霉素、哌拉西林钠、甲硝唑等。最好根据细菌培养和药物敏感试验结果选用。疗程要足,一般需 1～2 个月。

三、病毒性肺炎

(一)呼吸道合胞病毒性肺炎

呼吸道合胞病毒(RSV)是婴儿下呼吸道感染的主要病原,尤其易发生于 2～4 月龄的小婴儿。一般以冬季多见,持续 4～5 个月。据浙江大学医学院附属儿童医院观察,冬春季节 RSV 感染占 3 岁以下婴幼儿肺炎的 35％左右。RSV 毛细支气管炎的发病机制尚不明确,但有证据表明,免疫损伤可能参与了其发病过程。

初期上呼吸道感染症状突出,如鼻塞、流涕,继而咳嗽、低热、喘鸣。随病情进展,出现呼吸困难、鼻扇、呼气延长、呼吸时呻吟和三凹征等。易并发急性心力衰竭。年龄小于 2 个月的患儿,低体温、高碳酸血症者易发生呼吸暂停。初期听诊呼吸音减弱、哮鸣音为主,而后可闻细湿啰音。X 线检查见肺纹理增粗或点片状阴影,部分见肺不张或以肺气肿为主要表现。外周血白细胞计数和分类一般无异常。鼻咽部脱落细胞病毒免疫荧光或免疫酶检查,均可在数小时内获得结果。急性期可有 RSV 特异 IgM 升高。年龄小、喘憋出现早是本病的特点,但确诊要靠血清学和病毒学检查。

(二)腺病毒肺炎

腺病毒肺炎以腺病毒 3 型和 7 型为主。多发生于 6 个月至 2 岁的婴幼儿。近年来发病率已明显降低,病情减轻。起病大多急骤,先有上呼吸道感染症状,随后出现持续高热,咳嗽出现早,呈单声咳、频咳或阵咳,继而出现呼吸困难。肺部体征出现迟,多在高热 3～4 天后出现湿啰音。早期可出现中毒症状和多系统受累表现,如肝、脾肿大、嗜睡或烦躁不安,甚至中毒性脑病。外周血白细胞计数大多轻度减少。X 线改变以肺实变阴影及病灶融合为特点,其范围不受肺叶的限制。约 1/6 的病例可有胸膜炎。病灶吸收较慢,一般要 1 个月或更久。

根据上述临床表现,结合 X 线特点,诊断不难。根据血清学和病毒学检查结果可确诊。

(三)流感病毒肺炎

流感病毒肺炎大多骤起高热,伴明显咳嗽、呼吸困难,肺部可闻细湿啰音。多数患儿有呕吐、腹泻,严重者可出现胃肠道出血、腹胀、甚至神经系统症状。X 线检查肺部可有斑片状或大片状阴影。

流行性感冒流行期间,有呼吸道症状和体征;非流行期间持续高热、抗生素治疗无效的肺炎均应考虑到本病可能。确诊有赖于血清学和病毒学检查。

(四)副流感病毒肺炎

副流感病毒肺炎易感对象为 3 个月至 1 岁的婴儿。其发病率仅次于 RSV。多有 3～5 日的中等程度发热或高热及呼吸困难、哮吼样咳嗽、三凹征、肺部干湿啰音等,但多数患儿表现较轻,一般无中毒症状,病程较短。X 线检查肺野可有小片状阴影。临床上无法与其他病毒性肺炎相区别,根据血清学和病毒学检查结果确定诊断。

(五)巨细胞病毒肺炎

巨细胞病毒(CMV)感染各年龄组均可发生,但巨细胞病毒肺炎以小婴儿居多。因属全身性感染,呼吸道症状常被掩盖。临床上常以呼吸、消化和神经系统症状为主。可有发热、气急、咳喘、腹泻、拒奶、烦躁等,伴肝、脾肿大,重者及新生儿患者可有黄疸、细小出血性皮疹、溶血性贫血等表现。肺部 X 线改变以间质性和小叶性病变为主。可通过测定呼吸道标本中的CMV、血清中的 CMV 抗原或特异 IgM 确诊。

(六)麻疹病毒肺炎

在麻疹过程中多数患儿存在不同程度的肺炎改变。可由麻疹病毒本身引起,常表现为间质性肺炎。在麻疹极期病情很快加重,出现频繁咳嗽、高热、肺部细湿啰音等。在出疹及体温下降后消退。如继发细菌感染,多表现为支气管肺炎。常见致病菌为肺炎链球菌、金黄色葡萄球菌、流感嗜血杆菌等,易并发脓胸或脓气胸。

麻疹发病初期和出疹前出现的肺炎多为麻疹病毒引起,以后则多为继发感染引起的细菌性肺炎。有报道,麻疹相关肺炎中混合感染者占 53%。麻疹流行期间,麻疹易感儿具有肺炎的症状和体征,不管有无皮疹,均应考虑到本病可能。确诊有赖于病毒分离、免疫荧光或免疫酶检测、双份血清抗体测定等方法。

(七)腮腺炎病毒肺炎

腮腺炎病毒肺炎常因其呼吸道症状不明显,易为腮腺肿大及其并发症所掩盖,以及极少进行 X 线肺部检查而漏诊。临床表现大多较轻,一般无呼吸困难和发绀。肺部呈局限性呼吸音粗糙,少数可闻水泡音。外周血白细胞计数多不升高。X 线表现肺野斑片状或大片状阴影,或呈毛玻璃样改变。根据典型腮腺炎表现,加上述 X 线改变,可考虑本病。

(八)EB 病毒肺炎

3~5 岁为感染高峰年龄。EB 病毒感染后可累及全身各系统。在呼吸系统可表现为反复间质性肺炎、持续性咽峡炎等。除一般肺炎的症状和体征外,可有时隐时现的咳嗽和反复发热,常伴有肝、脾和淋巴结肿大。胸部 X 线检查以间质性病变为主。急性期外周血白细胞计数常明显增高,以淋巴细胞为主,并出现异常淋巴细胞。确诊常需依赖特异性抗体测定。

(九)水痘肺炎

水痘肺炎由水痘-带状疱疹病毒引起,为全身性疾病,可发生支气管炎和间质性肺炎。年龄越小越易发生肺炎。多在水痘发生 1 周内,表现咳嗽,肺部有湿性啰音,X 线检查呈现双肺野结节性浸润阴影。水痘患儿如出现呼吸道症状和体征,应考虑本病。部分年幼婴儿,水痘肺炎可出现在皮疹之前,极易误诊和漏诊。因而有明确水痘接触史者,如发生肺炎,亦应考虑本病,并予以隔离。

(十)肠道病毒所致下呼吸道感染

主要由柯萨奇病毒 B 组和埃可病毒引起。多见于夏秋季,呼吸道症状一般较轻,但婴幼儿肠道病毒感染大多较重,年龄愈小,病情愈重。常并发其他系统的症状,如腹泻、疱疹性咽炎、皮疹等。

(十一)轮状病毒性下呼吸道感染

多见于秋冬季寒冷季节。好发于婴幼儿,其呼吸道症状体征常较轻。在轮状病毒感染流行期间,如患儿具有典型秋季腹泻特点,同时有呼吸道症状和体征,应考虑到本病可能。

(十二)病毒性肺炎的药物治疗

目前尚缺乏理想的抗病毒药物。对呼吸道病毒治疗功效较肯定的仅限于流感病毒神经氨酸酶抑制剂和 M2 蛋白抑制剂(金刚烷胺、金刚乙胺)及雾化吸入利巴韦林。

1.利巴韦林　为广谱抗病毒剂,已广泛用于各类病毒性感染。早期应用雾化吸入或静脉给药,有一定疗效,但对重症病毒性肺炎单独使用作用尚不可靠。10～15mg/(kg·d),必要时30～40mg/(kg·d),分 2 次静脉滴注,也可肌内注射,或 0.1％溶液喷雾吸入。国外主要通过雾化吸入治疗严重 RSV 感染。

2.金刚烷胺或金刚乙胺　可用于流感病毒 A 感染的防治。后者活性比前者强,呼吸道药物浓度亦较高。但由于神经系统不良反应、对 B 型流感病毒无效及耐药株的出现,限制了其在临床的应用。

3.神经氨酸酶抑制剂　是一类新型的抗流感病毒药物。目前已用于临床的神经氨酸酶抑制剂包括扎那米韦、奥司他韦(达菲),可选择性抑制 A 型和 B 型流感病毒的神经氨酸酶活性,从而改变病毒正常的凝集和释放功能,减轻受感染的程度,缩短病程。前者只能吸入给药,因而婴幼儿患者常无法使用。奥司他韦则口服给药,每次儿童 2mg/kg,2 次/天。

4.免疫球蛋白　近年来有报道 RSV 免疫球蛋白静脉使用可显著减轻病情、缩短住院时间,取得较好疗效。

5.干扰素　可使受感染细胞转化为抗病毒状态,不断生成具有高度抗病毒活性的蛋白质,从而发挥抗病毒作用。可肌内注射、静脉注射或静脉滴注,也可滴鼻或喷雾吸入。

6.阿昔洛韦(无环鸟苷)　主要适用于单纯疱疹病毒、水痘-带状疱疹病毒及 CMV 感染者。一般情况下每次 5mg/kg,静脉滴注,3 次/天,疗程 7 天。

7.更昔洛韦(丙氟鸟苷)　是抑制 CMV 作用较强的药物。诱导期 10mg/(kg·d),2 次/天,连用 14～21 天,静脉滴注;维持量 5～7.5mg/(kg·d),1 次/天,每周 5～7 次,静脉滴注,或每次 5～10mg/kg,2 次/天,口服。

8.其他　白细胞介素-2(IL-2)、胸腺肽、阿糖腺苷、双嘧达莫、聚肌胞、泰瑞宁和丙基乙磺酸及中药制剂。

四、支原体肺炎

支原体肺炎由肺炎支原体(MP)引起。多见于儿童和青少年,但近年来发现婴幼儿并非少见。全年均可发病,以秋、冬季多见。北京首都儿科研究所报道,MP 肺炎占住院儿童肺炎的19.2％～21.9％。北美和欧洲的研究表明,MP 占肺炎的 15.0％～34.3％,并随年龄增长而增多。

【病因】

该病病原体为 MP,它是介于细菌和病毒之间的一种微生物,能在细胞外独立生活,具有 RNA 和 DNA。但没有细胞壁。

【临床表现】

潜伏期一般为 2～3 周。一般起病较缓慢,但亦有急性起病者。患儿常有发热、畏寒、头痛、咽痛、咳嗽、全身不适、疲乏、食欲缺乏、恶心、呕吐、腹泻等症状,但鼻部卡他症状少见。体温多数在 39℃ 左右,热型不定。咳嗽多较严重,初为干咳,很快转为顽固性剧咳,有时表现为百日咳样咳嗽,咳少量黏痰,偶见痰中带血丝或血块。婴幼儿可表现为憋气,年长儿可感胸闷、胸痛。年长患儿肺部常无阳性体征,这是本病的特点之一。少数病例呼吸音减弱,有干、湿啰音,这些体征常在 X 线改变之后出现。此外,可发生肺脓疡、胸膜炎、肺不张、支气管扩张症、弥漫性间质性肺纤维化等。本病尚可并发神经系统、血液系统、心血管系统、皮肤、肌肉和关节等肺外并发症,如脑膜脑炎、神经根神经炎、心肌炎、心包炎、肾炎、血小板减少、溶血性贫血、噬血细胞综合征及皮疹,尤其是 Stevens-Johnson 综合征。多发生在呼吸道症状出现后 10 天左右。

【实验室检查】

X 线胸部摄片多表现为单侧病变,大多数侵犯下叶,以右下叶为多,常呈淡薄片状或云雾状浸润,从肺门延伸至肺野,呈支气管肺炎的改变。少数呈均匀的实变阴影,类似大叶性肺炎。有时两肺野可见弥漫性网状或结节样浸润阴影,呈间质性肺炎的改变。大部分患儿有肺门淋巴结肿大或肺门阴影增宽。有时伴胸腔积液。肺部 X 线变化较快也是其特点之一。

外周血白细胞计数大多正常,但也有白细胞减少或偏高者。血沉轻、中度增快。抗"O"抗体滴度正常。部分患儿血清转氨酶、乳酸脱氢酶、碱性磷酸酶增高。早期患儿可用 PCR 法检测患儿痰等分泌物中 MP-DNA,亦可从痰、鼻分泌物、咽拭子中分离培养出 MP。血清抗体可通过补体结合试验、间接血球凝集试验、酶联免疫吸附试验、间接免疫荧光试验等方法测定,或通过检测抗原得到早期诊断。冷凝集试验＞1∶32 可作为临床诊断的参考。

【诊断与鉴别诊断】

根据以下临床特征可初步诊断:①多发年龄 5～18 岁;②咳嗽突出而持久;③肺部体征少而 X 线改变出现早且严重;④用青霉素无效,红霉素治疗效果好;⑤外周血白细胞计数正常或升高;⑥血清冷凝集阳性。确诊必须靠呼吸道分泌物中检出 MP 及特异性抗体 IgM 检查阳性。早期诊断法有 ELISA 法、单克隆抗体法检测 MP 抗原,特异 IgM 及 PCR 法检测 DNA 等。

【治疗】

首选大环内酯类抗生素如红霉素,疗程一般较长,不少于 2 周,停药过早易于复发。近年来研究表明新合成的大环内酯类抗生素阿奇霉素、克拉霉素等具有与红霉素同等的抗菌活性,而且耐受性较好。

对难治性患儿应关注并发症如胸腔积液、阻塞性甚至坏死性肺炎的可能,及时进行胸腔穿刺或胸腔闭锁引流,必要时进行纤维支气管镜下支气管灌洗治疗。近年来有人认为重症 MP

肺炎的发病可能与人体免疫反应有关,因此,对急性期病情较重者,或肺部病变迁延而出现肺不张、肺间质纤维化、支气管扩张者,或有肺外并发症者,可应用肾上腺皮质激素口服或静脉用药,一般疗程为 3～5 天。

五、衣原体肺炎

衣原体是一种细胞内寄生的微生物,含 DNA 和 RNA。有沙眼衣原体、肺炎衣原体和鹦鹉热衣原体三种,均可引起上呼吸道感染和肺炎。

(一)沙眼衣原体肺炎

沙眼衣原体肺炎为沙眼衣原体(CT)引起。多由受染的母亲传染或眼部感染经鼻泪管传入呼吸道。国内研究表明,CT 占婴儿肺炎的 18.4％。本病潜伏期 2～3 周,症状多在出生后 3～12 周出现,起病缓慢,先有鼻塞,然后出现咳嗽和气促,一般不发热。肺部可有湿啰音。部分患儿有新生儿期患结合膜炎的病史。如病变侵犯细支气管,可出现喘息,偶见呼吸暂停。病程可持续数周或 1 个月以上,多可自愈。胸部 X 线检查可表现为肺间质性病变、斑片状浸润和肺气肿。血象中白细胞总数正常,50％～70％患儿可有轻、中度嗜酸性粒细胞增多。血 IgG、IgM 和 lgA 可增高。鼻咽拭子可分离到沙眼衣原体,经酶联免疫吸附试验和微量免疫荧光试验可检测沙眼衣原体抗体。PCR 或 DNA 杂交技术可直接检测沙眼衣原体 DNA,或通过 ELISA 等方法检测衣原体抗原。

新生儿出生后 3～12 周发生肺炎、尤其是无热性肺炎者应考虑本病,并及时送鼻咽部分泌物或血标本作病原学检测。治疗首选大环内酯类抗生素。重症或不能口服者静脉给药。疗程约 2 周。

(二)肺炎衣原体肺炎

肺炎衣原体能引起多种呼吸系统疾病,但以肺炎为主。已公认肺炎衣原体是 5 岁以上儿童肺炎的重要病原。其表现与肺炎支原体肺炎极为相似。起病缓慢,病程较长,一般症状轻,常伴发咽、喉炎及鼻窦炎为其特点。再感染和合并感染多见。如遇到不能以病毒、细菌或支原体解释的年长儿肺炎,应想到本病。治疗同沙眼衣原体肺炎。

(三)鹦鹉热衣原体肺炎

鹦鹉热衣原体肺炎属人畜共患性疾病。鸟、猫等为终末宿主。多由吸入含衣原体的鸟类干燥排泄物或污染的尘埃等引起。多见于成人和年长儿。本病临床症状与支气管肺炎相似,但起病较急,全身症状明显如寒战、头痛、肌痛、乏力、发热等,咳嗽剧烈。肺部体征早期常不明显或缺如。胸部 X 线检查早期即有肺浸润,呈非典型性肺炎变化。如有上述症状及与鸟类、猫等密切接触史,应怀疑本病,并进行相应的病原学检查。本病国外首选四环素治疗。但由于其对小儿骨骼和牙齿发育的不良影响,8 岁以内小儿仍首选红霉素治疗,疗程延长至 3 周左右。

六、真菌性肺炎

引起真菌性肺炎的病原有白色念珠菌、隐球菌、曲菌、毛霉菌、放线菌、组织胞质菌、芽生霉菌等，其中以白色念珠菌最常见，致病力最强。由于该菌广泛存在于自然界，可寄生在正常人的皮肤、口腔、肠道、阴道等处黏膜上，在正常情况下不致病，当人体抵抗力低下时可致病。常见促使发病的因素包括早产儿、新生儿、营养不良及久病虚弱，慢性消耗性疾病如恶性肿瘤，影响免疫功能的单核-吞噬细胞系统疾患及血液病，代谢性疾病及肾衰竭，长期使用肾上腺皮质激素及其他免疫抑制剂，先天性免疫功能缺陷，长期使用广谱抗生素等。叶启慈报道经病理解剖证实的真菌性肺炎 35 例，以念珠菌最常见（48.5％），曲菌次之，其中新生儿 14 例（占 40％），继发于其他疾病 19 例，胸腺发育异常 25 例（71％）。

真菌性肺炎的症状和体征无特异性，但可有以下特点：①持续高热不退；②明显烦躁不安；③咳痰无色透明、黏稠；④肺部可闻及粗细不等湿啰音，也可引起脓胸或肺实变体征；⑤同时伴有其他部位真菌感染的表现，如鹅口疮、大便呈豆渣样、肛周有白膜等；⑥病程迁延不愈，抗生素治疗无效，且病情日益加重。胸部 X 线检查有点片状阴影，可似粟粒性结核，以两肺中下部多见，或肺门阴影增浓、肺纹理增多，可有大片实变病灶，少数有胸腔积液及心包积液等。

有基础疾病的患儿，肺炎病程迁延不愈，抗生素治疗无效甚至恶化，应考虑本病可能。从痰等下呼吸道标本中找到真菌孢子及假菌丝，或培养阳性可诊断。

治疗方法为停止使用抗生素及肾上腺皮质激素，酌情选择抗真菌药物治疗。两性霉素 B 对绝大多数真菌均有较强的抗菌活性，多年来广泛用于治疗各种真菌感染，具有较好的临床疗效。但不良反应多，如发热、氮质血症、低钾血症、低镁血症、血栓性静脉炎等。两性霉素 B 脂质体可提高疗效，减少不良反应。广谱抗真菌药氟康唑对念珠菌、隐球菌抗菌活性最强，但对曲菌的作用差，可用于治疗念珠菌、隐球菌感染。伏立康唑、卡泊芬净、伊曲康唑等对曲菌有良好的疗效。同时应加强支持疗法，去除诱因。可酌情加用转移因子等免疫调节剂。

七、卡氏肺孢子虫肺炎

卡氏肺孢子虫肺炎又称为间质性浆细胞肺炎，是宿主存在免疫缺陷的基础上发生的机会感染性疾病。

卡氏肺孢子虫是原虫的一种。本病通过空气和飞沫传染。人和动物的卡氏肺孢子虫感染率很高，但通常仅少数虫体寄生于肺泡内（隐性感染），如遇到虚弱乳幼儿、未成熟儿、先天性免疫缺陷及用免疫抑制剂治疗的白血病等免疫功能低下，尤其是 T 淋巴细胞功能缺陷的病儿，可引起本病。

临床表现可分为两个类型：①婴儿型：主要发生于 1～4 个月虚弱婴儿及未成熟儿，起病缓慢，全身症状突出，主要表现为吃奶不好、烦躁不安，早期出现呼吸加快和发绀，1～2 周内逐渐加重，出现咳嗽、鼻扇及三凹征，但肺部几乎听不到啰音。病程 4～6 周，如不治疗约 25％～50％患儿死亡。②儿童型：主要发生于获得性免疫功能低下和应用大量免疫抑制剂者。起病急骤,常见症状为发热、咳嗽、呼吸加快、发绀、鼻扇及腹泻等,但肺部亦多无啰音。病程发展快,呈进行性,如不治疗死亡率可达100%。

外周血白细胞计数正常或稍高,偶见嗜酸性粒细胞增高,血气分析示 PaO_2 显著降低,而 $PaCO_2$ 不增高。呼吸道分泌物或肺组织,用环六亚甲基四胺硝酸银染色,可查见直径 $4\sim6\mu m$ 的黑褐色圆形或椭圆形囊体。

胸部 X 线摄片早期改变轻微,主要为肺纹理增多、肺门周围及下肺野可出现斑片状阴影。次日肺内迅速出现广泛融合小片影、肺透亮度减低,可见支气管充气征、泡性肺气肿、病变密度不均匀,肺门影不大。胸膜少受累,但可发生气胸、纵隔气肿。肺部阴影自肺门向周围伸展,两上肺病变较少。

在早产婴儿、新生儿和先天或后天性免疫缺陷或抑制的患儿,如出现重度呼吸困难而肺部体征极少,X 线胸片出现上述改变时,应考虑为本病。确诊有赖于痰或气道吸出物中查到病原体。亦可用 PCR 法检测痰及气道分泌物中卡氏肺孢子虫的 DNA。高度可疑病例可试验性治疗,如有效,有助于诊断。

本病治疗首选 SMZ 100mg/(kg·d),加 TMP 20mg/(kg·d),每日 4 次口服,亦可静脉滴注。艾滋病患儿疗程 3 周,其他患儿 2 周。SMZ/TMP 还可用于本病高危儿的预防。以上药物无效或无法耐受者可选用喷他脒,但副作用较大。

八、肺吸虫病

肺吸虫病由肺吸虫寄生于人体所引起。在流行地区内,小儿患者也比较多见。

临床症状以咯血为主。但因虫体在胸腔内移行的途径及病变部位不同而异。初期仅有轻度咳嗽、胸闷、胸痛及咳痰。若囊性空洞已形成并与支气管相通时,出现血痰和少量咯血,但大量咯血少见。典型的痰液呈饴糖样、巧克力样或黏稠的铁锈色。转为慢性时,呈脓性痰伴血丝;咳嗽、咳痰逐渐加剧,活动后或晨起时可出现呼吸困难。虫体寄生部位可涉及多处,尤以肺下叶多见。叩诊可呈浊音,听诊多能闻及啰音或呼吸音粗糙。有时伴胸水或气胸。此外可累及中枢神经系统、肠壁、肝、脾、腹膜及皮下组织等,并引起相应症状。

外周血白细胞计数正常或稍高,嗜酸性粒细胞增高,血沉增快。有时可在痰和粪便中找到虫卵,对流免疫电泳、琼脂扩散、放射免疫电泳、酶联免疫吸附试验等方法有一定的诊断参考价值。

胸部 X 线摄片特征性的表现为小指甲乃至拇指甲大小、界限鲜明的结节状阴影 1~2 个,见于下肺野,多伴有环状透亮影,亦有呈毛囊状影,有时阴影直径可达 5~6cm。

主要依靠流行病学特点及临床特征,遇有可疑病例必须仔细检查粪便、痰液的虫卵。在流行地区对临床症状不明显的患者,应做皮内试验和补体结合试验以助诊断。

治疗首选吡喹酮 75mg/kg,分 3 次口服,1 日即可,具有效果好、疗程短、服用方便、副作用少等优点。亦可酌情选用硫氯酚、硝氯酚等。

(王　磊)

第八节　急性支气管炎

一、疾病概述

急性支气管炎又称急性气管支气管炎,为气管及支气管的感染性炎症。本病在婴幼儿时期发病较多、较重,常并发或继发于呼吸道其他部位的感染,并可为麻疹、百日咳和其他急性传染病的一种临床表现。本病一年四季均可发生,尤以冬春季节或气候冷热突变时最为多见。病原体可以是病毒、细菌、肺炎支原体或其并发感染。

二、病历书写要点

(一)临床特点

1.症状　发病可急可缓,大多先有上呼吸道感染症状,如咳嗽、发热等。体温可高可低,但多为低热,少数可达38～39℃,可持续数天或持续2～3周。病初为单声干咳或咳出少量黏液痰,以后随病情发展,咳嗽加剧,分泌物逐渐增多,痰呈黏液脓性。婴幼儿不会咳痰,多经咽部吞下。经过3～10d后痰量减少,咳嗽逐渐消失。年长儿全身症状较轻,可有头痛、疲乏、食欲缺乏。婴幼儿除上述症状外,还可出现呕吐、腹泻等消化道症状。

2.体征　呼吸稍增快,早期两肺呼吸音粗糙,可闻干性啰音。以后因分泌物增多而出现粗、中湿啰音,啰音不固定,常在体位改变或咳嗽后减少甚至消失。

3.支气管炎的特殊类型　即哮喘性支气管炎,是婴幼儿时期有哮喘表现的支气管炎。年龄多见于2岁以下,虚胖,往往有湿疹或其他过敏病史。多发生在寒冷季节。一般起病急,先有上呼吸道感染表现,继之出现呼气性呼吸困难,喘息明显,呼气延长,有显著的三凹征及鼻翼扇动、发绀。体温一般低热或中度发热,肺部叩诊鼓音,听诊两肺布满哮鸣音及中湿啰音。哮喘表现随感染控制而缓解。本病有反复发作倾向,随年龄增长,发病次数可逐渐减少,程度减轻,甚至消失。少数反复发作多次后可发展为支气管哮喘。

4.症状加重及缓解因素加重因素:寒冷的刺激可降低支气管黏膜局部的抵抗力,加重支气管炎病情。

缓解因素:保暖,多喂水,给予清淡、营养充分、均衡易消化吸收的半流质或流质饮食,除拍背外,还应帮助翻身,每1～2h 1次,使患儿保持半卧位,有利痰液排出。

5.并发症　在营养不良、免疫功能低下、佝偻病等患儿,易并发肺炎、中耳炎、喉炎、副鼻窦炎等。

(二)拟诊讨论策略

本病需与下列疾病鉴别(表5-3)。

表 5-3　急性支气管炎的鉴别

误诊征象	疾病	病因或诱因	误诊征象特征	伴随症状与体征	相关检查
咳嗽	急性上呼吸道感染	感染	一般无明显咳嗽、咳痰或痰鸣	鼻塞、流涕、咽部不适等鼻咽部症状较明显,咽部充血,咽后壁滤泡增生,扁桃体充血肿大,肺部常无异常体征	胸部 X 线检查正常
咳嗽、气促	支气管肺炎	感染	有气促,呼吸困难,两肺可闻固定的细湿啰音,尤以肺底、脊柱旁为明显	两肺可闻固定的细湿啰音	胸部 X 线检查可见沿肺纹理分布的斑点状或斑片状阴影
咳嗽	支气管哮喘	天气变化或受凉	有反复发作的哮喘病史,哮喘发作可与感染无关	一般无发热,常在清晨或夜间突然发作,发作时两肺满布哮鸣音,缓解后可无症状	支气管激发试验,为阳性

三、规范诊断

(一)诊断术语
急性支气管炎又称急性气管支气管炎,为气管及支气管的感染性炎症。

(二)诊断标准

1.诊断标准

(1)发病急,常于上呼吸道感染后出现刺激性干咳,或有少量黏液痰,伴胸骨后不适感或钝痛,有细菌感染时可有黏液脓性痰。支气管痉挛时有气喘,全身症状有轻度畏寒、发热,体温38℃左右。

(2)肺部体征阴性或两肺呼吸音粗糙,或可闻散在的干、湿啰音。

(3)血白细胞数大多正常,细菌感染时增高。

(4)胸部 X 线检查正常,或有肺纹理增粗。

(5)病程一般为自限性,全身症状 3～5d 消退,咳嗽咳痰症状有时可延续 2～3 周才消失。

(6)应排除百日咳、肺炎、支气管肺炎、支气管肺癌、肺结核等。

2.疗效判定　痊愈:体温正常,咳嗽、咳痰症状消失,肺部体征消失;好转:体温正常,咳嗽、咳痰症状减轻,肺部体征减少及减轻;无效:经治疗后发热、咳嗽、咳痰症状无好转,肺部体征无减轻或进展至肺炎。

四、医嘱处理

(一)接诊检查

1.血常规 周围血白细胞数正常或稍高,由细菌引起或并发细菌感染时可明显升高。

2.X线检查 肺部纹理增粗或肺门阴影增深。

(二)规范处理

1.一般治疗 饮食清淡易消化,保持室内通风,经常变换体位,保持呼吸道通畅。

2.病因治疗 抗生素的应用:一般不选用广谱抗生素。对婴幼儿、体质较弱,或有发热、血白细胞计数增高的病儿,可选用青霉素、头孢氨苄、复方磺胺甲噁唑(新诺明)等;若考虑病原为肺炎支原体时,可用红霉素。如无明确细菌感染,可用利巴韦林(病毒唑)或双黄连雾化吸入或静脉滴注。

3.对症治疗

(1)化痰止咳:轻微咳嗽不用止咳药,以免影响排痰。咳嗽剧烈、痰液黏稠时,可行雾化吸入或蒸汽吸入(注意防止烫伤),酌情服用溴己新(必嗽平)等化痰药物。咳嗽频繁影响小儿睡眠时可给予适量镇静药,但应避免用药过量抑制咳嗽反射。异丙嗪可使痰液干燥而不易排出,痰多时尽量少用。

(2)平喘:喘息症状明显者,可选用氨茶碱口服,沙丁胺醇(舒喘灵)口服或雾化吸入。喘息较重的病儿可加用泼尼松 1mg/(kg·d),1~3d。

(三)注意事项

在患病的早期,对于痰多的病儿,不主张用止咳药,以免影响排痰。痰稠咳重者可服用祛痰药。也有部分病儿发展为肺炎,就按护理肺炎病儿的方法精心护理。如果急性支气管炎发作时缺氧、发绀,必须住院治疗,若缺氧得不到及时纠正,会发生脑缺氧等并发症。其他最常见的并发症就是心力衰竭。

五、诊治进展

急性支气管炎是属中医学"咳嗽""喘证""饮证"范畴,其病机多为痰热蕴肺,应用痰热清注射液治疗该病,在改善发热、咳喘、咳痰症状及X线治疗等方面效果较好,且在治疗期间未发现明显不良反应。研究表明,痰热清注射液具有抑菌与抗病毒作用,可阻断炎性介质产生,有效抑制体内免疫病理过程,防止全身炎症反应综合征。通过减少炎性细胞的浸润和渗出,提高 PaO_2 水平,提高血氧饱和度,从而改善呼吸功能。因此,痰热清注射液治疗急性支气管炎疗效满意。

(李 贝)

第九节　毛细支气管炎

【病因】

最常见的病原体为呼吸道合胞病毒（RSV），90％的婴幼儿2岁内感染过RSV，其中约40％发展为下呼吸道感染。因为RSV感染后机体不能产生长期或永久的免疫力，所以常可重复感染。其他如人类偏肺病毒、流感病毒、腺病毒和副流感病毒等及肺炎支原体也可导致毛细支气管炎。

【临床表现】

1.症状

（1）本病发生于2岁以下小儿，多数在6个月以内，喘憋和肺部哮鸣音为其突出表现。

（2）主要表现为下呼吸道梗阻症状，出现呼气性呼吸困难，呼气相延长伴喘鸣。呼吸困难可呈阵发性，间歇期呼气性哮鸣音消失。

（3）严重发作者，可见面色苍白、烦躁不安，口周和口唇发绀。

（4）全身中毒症状较轻，可无热、低热、中度发热，少见高热。

（5）本病高峰期在呼吸困难发生后的48～72h，病程一般为1～2周。

2.体征

（1）体格检查：呼吸浅而快，60～80/min，甚至100/min，伴鼻翼扇动和三凹征；心率加快，可达150～200/min。

（2）肺部体征：主要为呼气相哮鸣音，亦可闻及中、细湿啰音，叩诊可呈鼓音。肝、脾可由于肺气肿而推向肋缘下，因此可触及肝和脾。

（3）由于过多换气引起不显性失水量增加，加之入量不足，部分患儿多发生较严重脱水，小婴儿还可能发生代谢性酸中毒。

（4）其他症状包括：轻度结膜炎，程度不等的喉炎，少数病例有中耳炎。

【辅助检查】

1.外周血白细胞总数及分类大多在正常范围内。

2.采集鼻、咽拭子或分泌物使用免疫荧光技术、免疫酶技术及分子生物学技术可明确病原。

3.X线胸部检查：大部分病例表现有全肺程度不等的阻塞性肺气肿，约50％有支气管周围炎影像或有肺纹理增厚，可出现小点片阴影。10％的病例出现肺不张。

4.肺功能：RSV感染后多可检测到肺功能异常，常表现为小气道限制性通气障碍。

5.血气分析：可了解患儿缺氧和CO_2潴留程度。典型病儿可显示PaO_2下降和$PaCO_2$正常或增高。pH与疾病严重性相关。病情较重者可有代谢性酸中毒，由于通气/灌流（V/Q）不均而出现低氧血症。严重者可发生Ⅰ型或Ⅱ型呼吸衰竭。

【鉴别诊断】

根据本病发生在小婴儿,具有典型的喘憋及喘鸣音,一般诊断不难,但须与以下疾病相鉴别。

1.儿童哮喘　婴儿的第一次感染性喘息发作,即为毛细支气管炎,但若多次反复发作,则应考虑有发展为婴幼儿哮喘的可能。毛细支气管炎发展为哮喘的危险因素包括过敏体质、哮喘家庭史、抗 RSV-IgE 升高、先天性小气道、被动吸烟等。

2.原发型肺结核　常伴有喘息,可闻及哮鸣音,可根据结核接触史、结核中毒症状、结核菌素试验和胸部 X 线改变予以鉴别。

3.其他疾病　如纵隔占位、充血性心力衰竭、心内膜弹性纤维增生症、异物吸入及先天性气管支气管畸形等均可发生喘息,应结合病史和体征及必要的检查作出鉴别。

【治疗】

1.一般治疗

(1)护理:①合理衣着,避免受凉;加强室内空气流通,以温度 18~20℃、湿度 60% 为宜;注意隔离,以防交叉感染。②经常变换体位,以减少肺部淤血,促进炎症吸收。咳嗽、痰多者可以合适的力量拍背促进排痰。

(2)营养管理:由护士对患者的营养状况进行初始评估,记录在《住院患者评估记录》中。总分≥3,有营养不良的风险,需在 24h 内通知营养科医师会诊,根据会诊意见采取营养风险防治措施;总分<3,每周重新评估其营养状况,病情加重应及时重新评估。

根据需要给予营养丰富的饮食,重症患儿进食困难者,可给予鼻饲或肠道外营养;注意适当补充白开水。

(3)其他一般治疗:①氧疗。重症患儿可采用不同方式吸氧,如鼻前庭导管给氧、面罩或氧帐等。②重症喘憋病例合理应用雾化吸入,对患儿有一定帮助,可稀释痰液,易于咳出。一般雾化可与给氧同时进行,雾化后及时予以拍背、吸痰以保持呼吸道通畅。③注意水和电解质的补充,纠正酸中毒和电解质紊乱,适当的液体补充还有助于气道的湿化。但要注意输液速度,过快可加重患儿心脏负担。

2.对症治疗

(1)喘憋的治疗:①喘憋较重者,应抬高头部和胸部,以减轻呼吸困难。缺氧明显时最好雾化给氧。②使用高渗盐水(3%)射流雾化可以减轻支气管黏膜水肿,减轻喘憋症状。<2 岁,每次 2~4ml,轻症患儿每日 3~4 次,直至出院;重症患儿可采取连续 8 次雾化后改为每日 3~4 次,直至出院。③射流雾化器雾化乙酰半胱氨酸可以帮助祛痰,每次 3ml,每日 1~2 次。④喘憋发作期间,宜用异丙嗪镇静并缓解支气管痉挛(>2 岁患儿使用),一般口服,每次 1mg/kg,每日 2 次;或口服氯苯那敏(≤2 岁使用)。烦躁明显者可加用水合氯醛灌肠。

(2)解痉平喘:①使用支气管扩张药,如 β_2 受体激动药(首选吸入应用)、抗胆碱能药物(吸入)、茶碱类药物。硫酸镁静脉滴注亦可平喘,可以试用。②雾化药物一般使用射流雾化器雾化吸入,可单用沙丁胺醇(万托林)或联合使用抗感染药物布地奈德混悬液(普米克令舒)、异丙托溴铵(爱全乐)。布地奈德混悬液,每次 0.5~1mg,每日 2 次,或遵医嘱。沙丁胺醇 2.5~5.0mg,每日 3~4 次,或遵医嘱,初始剂量以 2.5mg 为宜。异丙托溴铵,<6 岁,每次 $250\mu g$;

6～12岁,每次 250～500μg。③喘鸣严重时可静脉滴注甲泼尼龙 1～2mg/(kg·d)或口服泼尼松 1mg/(kg·d),连用 3～7d。

(3)频繁干咳影响睡眠及休息者,可服少量镇咳药物,如复方福尔可定糖浆,每日 2～3 次,应注意避免用药过量及时间过长,影响纤毛的生理性活力,使分泌物不易排出。

(4)保持呼吸道通畅,保证液体摄入量、纠正酸中毒,并及时发现和处理呼吸衰竭及其他生命体征危象。

3.抗病原体药物治疗　如系病毒感染所致,可用利巴韦林静脉滴注或雾化吸入;亦可试用 α-干扰素肌内注射,但其疗效均不肯定。支原体感染者可应用大环内酯类抗生素,有细菌感染者应用适当的抗生素治疗。

4.生物制品治疗　重症患儿可静脉注射免疫球蛋白(IVIG)400mg/(kg·d),连续 3～5d,能够缓解临床症状,减少患儿排毒量和缩短排毒期限。静脉注射抗呼吸道合胞病毒免疫球蛋白的疗效与 IVIG 相当,抗 RSV 单克隆抗体对高危婴儿(早产儿、支气管肺发育不良、先天性心脏病、免疫缺陷病)和毛细支气管炎后反复喘息发作者的预防效果确切,但容易导致 RSV 发生基因突变,而对该单克隆抗体产生抗性。

【并发症的处理】

1.对出现呼吸衰竭者,应保持呼吸道通畅,排除分泌物,必要时行气管插管进行机械通气。

2.并发心力衰竭时,应及时给予吸氧、镇静、利尿、强心及血管活性药物等治疗。

3.合并中毒性脑病时及时给予脱水疗法、改善通气、扩血管、解痉、糖皮质激素、促进脑细胞恢复等治疗。

4.合并中毒性肠麻痹时,应禁食和胃肠减压,亦可使用酚妥拉明。

5.合并稀释性低钠血症的治疗原则为限制水入量,补充高渗盐水。和反复咯血。

(方素芹)

第十节　支气管扩张

【病因】

先天性少见,可因支气管软骨发育缺陷或气管支气管肌肉及弹性纤维发育缺陷所致;继发性多见,多继发于急、慢性呼吸道感染及支气管阻塞后。支气管-肺反复感染和阻塞使支气管壁的炎症和破坏进一步加重,逐渐发展为支气管扩张。

【临床表现】

1.慢性咳嗽、咳大量脓痰;清晨为多,可有异味和恶臭。

2.常有不规则发热。

3.病程长者,可伴咯血、贫血、杵状指和营养不良。

4.反复感染病变部位可听到固定而持久的局限性湿啰音。

【辅助检查】

1.实验室检查:血常规、尿常规、大便常规;肝、肾功能,电解质,红细胞沉降率,C反应蛋白(CRP);痰液涂片、痰培养+药敏、痰液涂片找抗酸菌。

2.心电图、血气分析、肺功能、超声心动图等检查。

3.影像学检查:是确诊的根据。①常规X线胸片,缺乏特征性改变,不能确定病变范围。若有大小不等蜂窝状、圆形、卵圆形透明区或有液平面,有一定诊断价值。②支气管造影,是诊断支气管扩张的金标准。③胸部CT,特别是高分辨薄层CT,是目前支气管扩张的最佳检测方法。④支气管镜检查,对于明确阻塞或出血部位、清除分泌物有益。

【诊断依据】

1.慢性咳嗽、大量脓痰、反复咯血及肺部感染等病史。

2.肺部闻及固定而持久的局限性湿啰音。

3.肺高分辨率薄层CT或支气管造影显示支气管腔扩张和管壁增厚。

【治疗】

1.一般治疗

(1)护理:给予支持疗法增加营养,补充维生素以改善全身营养状况,酌情输血、血浆等。出现发绀、呼吸困难者及时给氧;发热者应及时给予降温,出现烦躁不安可给予镇静等对症处理。

(2)营养管理:由护士对患者的营养状况进行初始评估,记录在《住院患者评估记录》中。总分≥3分,有营养不良的风险,需在24h内通知营养科医师会诊,根据会诊意见采取营养风险防治措施;总分<3分,每周重新评估其营养状况,病情加重应及时重新评估。

重症患儿进食困难者,可给予鼻饲或肠道外营养;注意适当补充白开水。

2.病原学治疗

(1)解除诱发因素,积极根治合并的慢性鼻窦炎、慢性扁桃体炎等。

(2)经验治疗:抗生素选择的原则应兼顾球菌、杆菌及厌氧菌。

(3)病因治疗:根据痰培养结果选择抗生素。

3.对因治疗　保持支气管通畅,积极排除痰液。

(1)体位引流。

(2)通过支气管镜引流。

(3)应用支气管扩张药。

(4)止血治疗、对症治疗。

【并发症及处理】

1.病灶局限,限于一叶或一侧肺组织,并有反复感染。

2.反复咯血且出血部位明确者。

(刘丽平)

第十一节　肺脓肿

【病因】

可见于各年龄组小儿,以继发于肺炎者为多见,亦可由于呼吸道异物吸入或继发于败血症及邻近组织化脓病灶的直接蔓延所致。此外,肺囊肿、肺部肿瘤或异物压迫也可继发肺化脓性感染。原发性或继发性免疫功能低下和免疫抑制药应用均可促其发生。

病原菌以金黄色葡萄球菌、厌氧菌常见,其他细菌包括肺炎链球菌、流感嗜血杆菌、大肠埃希菌、克雷伯杆菌、铜绿假单胞菌和厌氧菌等。肺吸虫、蛔虫、阿米巴、真菌感染也可引起肺脓肿。

【临床表现】

1.症状　起病较急,多数有高热、畏寒,热型不一,以间歇热或弛张热最为常见,可伴寒战,常有咳嗽、呼吸急促、面色苍白、乏力盗汗、精神不振、纳差、体重下降等。年长儿可诉胸痛,病初可咳出少量痰液,随着病变的进展脓肿与支气管相通,咳嗽加重并咳出大量臭味脓痰,有时痰中带血甚至大量咯血。痰量多时收集起来静置后可分3层:上层为黏液或泡沫,中层为浆液,下层为脓块或坏死组织。病变发展快时可形成张力性脓气胸及支气管胸膜瘘。

2.体征　多有中毒症状或慢性消耗表现。脓肿早期可因病变范围小,位置较深,常无异常体征。脓肿形成后,其周围有大量炎性渗出,局部叩诊可呈浊音或实音,语颤增强,呼吸音减弱,脓痰咳出后如脓腔较大,已与支气管相通时,叩诊可呈空瓮音,听诊可闻管状呼吸音,严重者可出现呼吸困难、发绀,数周后可出现杵状指(趾)等。如有支气管胸膜瘘则可出现脓胸或脓气胸的相应体征。

【辅助检查】

1.实验室检查　急性期外周血白细胞计数及中性粒细胞计数有明显增高,可有核左移。慢性期白细胞计数增高不明显,可有贫血、红细胞沉降率增快。痰培养或涂片可获致病菌,脓痰下层部分镜下见弹性纤维。

2.X线检查　早期胸部X线摄片显示片状致密阴影,边缘不清。脓腔形成后,若脓液经支气管咳出,X线胸片可见空洞,内见液平面,周围为炎性浸润影。脓肿可单发或多发。慢性肺脓肿则以厚壁空腔为主要表现,周围为密度增高的纤维索条。异物吸入引起者,以两下肺叶多见。

3.纤维支气管镜检查　对异物吸入所致的肺脓肿,可取出异物,也可以取脓液进行细菌培养或将抗生素注入脓腔治疗。

【诊断与鉴别诊断】

除根据上述病史、症状、体征和实验室检查资料外,诊断主要依靠胸部X线后前位及侧位片示片状致密阴影或空洞,其内有液平面,同时可以测定脓肿的数目、大小及部位。空洞边缘较厚,其周围的组织有炎性浸润,脓肿的大小比较稳定,在短时间内改变不大。B型超声、CT

检查可协助鉴别肺脓肿和脓胸。本病应与肺大疱、先天性肺囊肿、支气管扩张继发感染及包裹性脓胸、肺结核相鉴别。

【治疗】

1.一般治疗

(1)护理:注意休息,饮食供给充足水分,宜给热量丰富、含有较多维生素并易于消化吸收的食物。有缺钙病史者应同时补充钙剂。

(2)营养管理:由护士对患者的营养状况进行初始评估,记录在《住院患者评估记录》中。总分≥3分,有营养不良的风险,需在24h内通知营养科医师会诊,根据会诊意见采取营养风险防治措施;总分<3分,每周重新评估其营养状况,病情加重应及时重新评估。

重症患儿进食困难者,可给予鼻饲或肠道外营养;注意适当补充白开水。

(3)疼痛管理:由护士对患者的胸痛情况进行初始评估,疼痛评分在4分以上的,应在1h内报告医师,联系麻醉科医师会诊。

2.抗生素治疗　在一般抗细菌感染用药的基础上,根据临床疗效和细菌培养及药物敏感试验,选用合适的抗生素,疗程4~6周,必要时适当延长。除全身用药外,又可用抗生素液雾化吸入。亦可自气管滴注抗生素,使在脓腔内达到较高的药物浓度。

3.痰液引流　痰液引流是重要的治疗手段。常用方法有以下几种。

(1)引流前先做雾化吸入并口服祛痰药,鼓励咳嗽,轻拍背部,使痰液易于排出。根据病变部位,进行体位引流,每日3次。

(2)引流不畅或治疗效果不佳时,可做支气管镜检查吸出脓痰并注入抗生素,将纤维支气管镜插至病变部位的支气管开口处吸痰,常规送细菌培养、结核杆菌和细胞学检查。用生理盐水局部反复冲洗,然后注入抗生素,每周1~2次,直至症状消失。局部用抗生素须根据药物敏感试验而定。

(3)若脓腔较大又靠近胸壁,依据X线检查或超声波定位,在常规消毒下经肺直接穿刺脓腔,尽可能将脓液抽净,然后注入稀释的抗生素。但经肺穿刺有一定的危险性,易发生气胸和出血,应做好给氧及止血的准备。尽量避免反复穿刺,以免引起健康的肺组织和胸腔感染。

(4)经皮穿刺放置引流管:经正侧位X线胸片或X线透视确定脓腔部位后,首先在局部麻醉下用细长针试穿胸腔,一旦抽出脓液,立即停止抽吸,按原路径及深度插入导管穿刺针,置入内径11.5mm的细长尼龙管或硅胶管至脓腔内,退出导管。置管长度应使尼龙管在管腔内稍有卷曲,便于充分引流。皮肤缝线固定尼龙管。定时经管抽吸脓液,用生理盐水或抗生素液灌洗脓腔,管外端接低负压引流袋。等脓液引流干净,复查X线胸片,脓腔基本消失后夹管数天,无发热、咳脓痰等症状,拔管。此方法创伤小,置管不受脓腔部位限制,并可多个脓腔同时置管引流。

4.支持疗法　注意休息及营养,给予高热量、高蛋白、高维生素、易消化饮食,重症或体质虚弱者可少量多次输注氨基酸、血浆或全血。

【并发症及处理】

出现以下并发症时需外科手术治疗。

1.病程在3~6个月以上者。

2.经内科非手术治疗2个月以上无效。

3.脓腔已包裹,脓腔壁上皮化和并发支气管扩张,且脓腔为单个而非多发,药物治疗和引流治疗均有困难时,应考虑外科手术切除病灶。

(任立中)

第十二节　化脓性胸膜炎

【病因】

此病可发生于任何年龄,多见于2岁以下的婴幼儿,年长儿多继发予未经适当治疗的肺炎、败血症或其他邻近器官的炎症。病原菌以化脓性球菌为主,最常见为金黄色葡萄球菌,其次为流感嗜血杆菌、肺炎链球菌,也可见于革兰阴性杆菌、厌氧菌。

【临床表现】

1.症状

(1)在肺炎、败血症等治疗过程中,如持久不愈,体温持续高热不退或退后复升,全身情况恶化,出现咳嗽、胸闷、气急、胸痛、发绀、呼吸困难等应考虑并发脓胸。

(2)如突然出现呼吸困难、烦躁、发绀,甚至发生呼吸、循环衰竭症状,应考虑有张力性气胸。

(3)脓胸的病情视积脓多少及肺组织压缩程度而异。

2.体征

(1)肺部体征视积脓多少而不同。

(2)大量脓胸时,患侧胸廓呼吸运动受限,胸廓饱满,肋间隙增宽,语颤减低,叩诊积液部位为实音或浊音,并可随患儿体位改变而变化。听诊呼吸音减低或完全消失,在肺与积液交界面附近可听到管状呼吸音,有肺炎者则同时有湿啰音。

(3)脓液大量时,可出现纵隔移位,心尖冲动移位。

(4)胸膜发生粘连时呈包裹性脓胸。

(5)脓胸病程超过2周时可出现胸廓塌陷、肋间隙变窄、胸段脊柱凸向对侧或侧弯,当脓胸感染完全控制后,这些畸形多能恢复。

【辅助检查】

1.实验室检查　外周血白细胞数明显增高,多在20×10^9以上,中性粒细胞增高,有核左移及中毒颗粒。血清C反应蛋白可增高。

2.胸腔穿刺抽出液检查　多为脓性,白细胞数增高以中性粒细胞为主,培养或涂片可获病原菌,并做药物敏感试验,为选用抗生素作依据。脓液性状与病原菌有关,金黄色葡萄球菌感染为黄绿色或黄褐色,脓液极黏稠;肺炎链球菌感染为黄色黏稠脓液;链球菌感染为淡黄色稀薄脓液;厌氧菌感染为恶臭脓液。

3.X线检查　脓液少时,立位X线胸片可见肋膈角消失或膈肌运动受限,胸腔下部积液处可见抛物线样弧形阴影,且随体位而改变。脓液多时,一侧胸腔呈均匀密度增高影,其内不见肺纹理,肋间隙增宽,纵隔和心脏向健侧移位。进入气体后可见气液平面。如因粘连而成包裹性脓胸,则 X 线片可见梭形或卵圆形阴影,位置相对固定,不随体位有所改变。采取不同体位(立位、仰卧位、侧卧位)摄 X 线片或 X 线透视,可以帮助判断胸膜腔积液量的多少、积液的位置、有无包裹。

4.超声波检查　可确定积脓的部位、多少,用于胸腔穿刺定位及鉴别胸腔积液与胸膜增厚。

【诊断及鉴别诊断】

1.根据严重的感染中毒症状、呼吸困难,气管和心浊音界向对侧移位,病侧叩诊大片浊音,且呼吸音明显降低,大致可考虑为脓胸。

2.胸部 X 线检查可确诊胸腔有积液。积液时胸部 X 线片可见大片均匀昏暗影,肺纹多被遮没,且纵隔明显被推向对侧。边缘清楚的片状阴影,可能为包裹性脓胸。肺叶间积液时,侧位 X 线片显示叶间梭状阴影。必要时可行 CT 检查。

3.此病确诊必须根据胸腔穿刺抽得脓液,并做脓液培养及涂片检查。

4.本病常需与大叶性肺炎、肺不张、大量心包积液、大范围的肺萎陷、巨大肺大疱及肺脓肿、疱疝、巨大疱下脓肿、肺包虫或肝包虫病、结缔组织病合并胸膜炎相鉴别。

【治疗】

1.一般治疗

(1)护理:给予支持疗法增加营养,补充维生素以改善全身营养状况,酌情输血、血浆等。出现发绀、呼吸困难者及时给氧;发热者应及时给予降温,出现烦躁不安可给予镇静等对症处理。

(2)营养管理:由护士对患者的营养状况进行初始评估,记录在《住院患者评估记录》中。总分≥3 分,有营养不良的风险,需在 24h 内通知营养科医师会诊,根据会诊意见采取营养风险防治措施;总分<3 分,每周重新评估其营养状况,病情加重应及时重新评估。

重症患儿进食困难者,可给予鼻饲或肠道外营养;注意适当补充白开水。

(3)疼痛管理:由护士对患者胸痛情况进行初始评估,疼痛评分在 4 分以上的,应在 1h 内报告医师,联系麻醉科医师会诊。

2.对症治疗

(1)控制感染应尽早明确病原菌。未明确前,可根据病史及脓液的性质选择 2 种以上的有效抗生素,足量静脉给药,若脓液培养结果回报后可根据药敏选用抗生素。如为金黄色葡萄球菌及表皮葡萄球菌感染,应选用头孢菌素加半合成青霉素类;对肺炎链球菌感染仍首选青霉素;对革兰阴性杆菌感染可用二、三代头孢菌素或与氨基糖苷类合用;疑有厌氧菌感染可用甲硝唑治疗。一般疗程在 4 周以上,至体温和白细胞计数正常、脓液吸收后再逐渐停药。

(2)胸腔穿刺抽脓为重要的治疗手段,应尽早进行。

穿刺疗法原则:①诊断性穿刺可定性定位。②3d 内可采用每天穿刺抽脓使肺膨胀。③任何时间脓液增多或有张力时,均应先胸腔穿刺再考虑引流。④早期脓液较稀时,胸腔穿刺可每天或隔天 1 次,尽量把脓抽尽,直至脓液消失。脓液黏稠时,可注入生理盐水冲洗,还可适当注入抗生素。在穿刺排脓时,如出现频繁咳嗽、呼吸困难或有休克症状,应立即停止操作,给予吸氧等处理。

（3）胸腔闭式引流:若经穿刺排脓,3d 后脓液增长快、量多且稠、不易抽尽、中毒症状不见好转,穿刺排脓不畅及呼吸困难或胸壁已发生感染、病灶呈包裹性而穿刺困难时,应尽可能采取闭式引流。

适应证:①年龄小,中毒症状重;②脓液黏稠,反复穿刺排脓不畅或包裹性不宜穿刺引流;③张力性脓气胸,紧急时在患侧胸前第 2～3 肋间先穿刺排气,达到减压后再做闭式引流;④有支气管胸膜瘘或内科治疗 1 个月,临床症状未见好转或胸壁已并发较严重感染者。

【并发症及处理】

1.慢性脓胸,脓液多,高热不退,脓腔粘连分隔或有支气管胸膜瘘管或胸壁感染时,应考虑外科手术修补治疗。

2.对出现呼吸衰竭者,应保持呼吸道通畅,排除分泌物,必要时行气管插管进行机械通气。

3.并发心力衰竭时,应及时给予吸氧、镇静、利尿、强心及应用血管活性药物等治疗。

4.合并中毒性脑病时及时给予脱水疗法、改善通气、扩血管、解痉、应用糖皮质激素、促进脑细胞恢复等治疗。

5.合并中毒性肠麻痹时,应禁食和胃肠减压,亦可使用酚妥拉明。

（樊　青）

第十三节　自发性气胸

【病因】

剧烈咳嗽、持重物屏气、剧烈运动等,也可无明显诱发因素。

【临床表现】

1.症状　突然一侧胸痛、气急、胸闷,可有刺激性咳嗽、少痰。张力性气胸可有明显呼吸困难、烦躁不安,严重者甚至出现发绀、冷汗、虚脱、休克等。

2.体征　气管多向健侧移位,患侧胸部隆起,呼吸运动减弱,叩诊呈过清音或鼓音,听诊呼吸音减弱或消失。血气胸如果失血过多,血压下降,甚至休克。

【辅助检查】

胸部 X 线检查可见气胸线以外肺纹理消失。纵隔旁出现透光带提示有纵隔气肿。肺结核或肺部炎症使胸膜粘连,发生气胸时多呈局限性包裹。

【鉴别诊断】

1.肺大疱　临床特点是起病缓慢,气急不剧烈,X 线检查肺大疱为圆形或椭圆形透光区,其内仍有细小条状纹理。肺周边部位的肺大疱易误诊为气胸,在 X 线胸片上气胸线的凸面常朝向侧胸壁,而肺大疱线是凹面朝向侧胸壁,胸部 CT 有助于鉴别诊断。需注意肺大疱破裂时可形成自发性气胸。

2.支气管哮喘　有气急、呼吸困难,但支气管哮喘患者有多年哮喘反复发作史,当哮喘患者呼吸困难突然加重且有胸痛时,应考虑并发气胸的可能,胸部 X 线检查有助于鉴别。

3.肺栓塞　有剧烈胸痛、呼吸困难及发绀等酷似气胸的临床表现,有时可常有发热、咯血、白细胞计数升高。有栓子来源的基础疾病,无气胸体征,胸部 X 线有助于鉴别。

【治疗】

1.一般治疗

(1)护理:给予支持疗法增加营养,补充维生素以改善全身营养状况,酌情输血、血浆等。出现发绀、呼吸困难者及时给氧,有利于胸膜腔气体的吸收;出现烦躁不安可给予镇静等对症处理。

(2)营养管理:由护士对患者的营养状况进行初始评估,记录在《住院患者评估记录》中。总分≥3 分,有营养不良的风险,需在 24h 内通知营养科医师会诊,根据会诊意见采取营养风险防治措施;总分<3 分,每周重新评估其营养状况,病情加重应及时重新评估。

重症患儿进食困难者,可给予鼻饲或肠道外营养;注意适当补充白开水。

(3)疼痛管理:由护士对患者胸痛情况进行初始评估,疼痛评分在 4 分以上的,应在 1h 内报告医师,联系麻醉科医师会诊。

2.对症治疗　镇痛、镇咳、祛痰、休息及营养支持,合并感染者根据药敏结果给予相应的抗生素治疗。

3.排气治疗　根据症状、体征、胸部 X 线表现以及胸膜腔内压结果,判断气胸类型、严重程度,决定治疗方案。

(1)闭合性气胸:当积气少于该侧胸腔容积的 20% 时,不一定抽气,应动态观察气量变化。气量较多时,可每日或隔日抽气 1 次,每次不超过 1L,直至肺大部分复张,余下少量气体可自行吸收。

(2)张力性气胸:应采取持续引流排气方法。根据病情轻重急缓,可采取①应急排气;②胸腔闭式引流术;③负压吸引闭式引流术;④胸腔导管置入排气。

(3)交通性气胸:可采取①胸腔闭式引流术;②负压吸引闭式引流术;③胸腔导管置入排气法。

4.手术治疗适应证　①复发性气胸;②X 线胸片或 CT 检查证实有肺大疱者;③气胸合并胸腔出血者;④有效胸腔闭式引流 72h 仍有大量气体溢出者。

【并发症及处理】

1.脓气胸　给予对厌氧菌有效的广谱抗生素或加用甲硝唑治疗,有效引流排脓,为外科手术做准备。

2.血气胸　少量出血在肺复张后多能自行停止,若出血不止,除引流和适当输血外,应考虑胸腔镜止血治疗或外科治疗。

3.纵隔气肿和皮下气肿　气肿严重影响呼吸、循环或危及生命者可做胸骨上窝穿刺或切开排气。

(刘丽平)

第十四节 肺部非感染性疾病

一、先天性肺部畸形

（一）先天性肺叶气肿

先天性肺叶气肿是由于支气管软骨减少或缺乏、支气管腔内炎症渗出物淤滞、支气管外异常血管、肿瘤或支气管囊肿压迫等导致支气管树的部分阻塞，使病肺吸气后不能将气体排出所致。病变多仅限于一肺叶，以左上叶最常见，其次为右中叶和右上叶，下叶罕见。

半数以上患儿出生时即可有症状。主要表现为呼吸困难、喘息、发绀，部分患儿呈持续进展趋势，很快出现呼吸窘迫、休克而危及生命。死亡率与影响范围及基础状况有关。多数于新生儿期发病，但约 5％患儿迟至 5～6 个月发病，后者可以呼吸系统感染为主要表现。体格检查可见胸部不对称、病侧膨隆，叩诊呈高度鼓音、听诊呼吸音降低，可有哮鸣音。

胸部 X 线检查可确诊。胸片可见患侧肺野透亮度增加，但可见肺纹理。如上肺叶气肿充满胸腔，被压缩的下叶在心缘下旁呈现小三角形阴影。如为右中叶气肿，则上叶在胸腔顶部内侧呈现密度增高。应注意与先天性肺囊肿、肺大疱和局限性气胸的鉴别，必要时进行 CT 检查。

本病一旦确诊须急诊手术，将气肿的肺叶切除。尽管手术危险性稍大，但切除后恢复较快，效果良好。同时应积极防治呼吸道感染。

（二）先天性肺囊肿

先天性肺囊肿是常见的肺发育异常，系胚胎期肺芽发育障碍所致。病变肺组织可出现单个或多个囊肿，累及一个或多个肺叶。若一侧或一叶肺组织大部分或全部被多发的囊肿占据，称为多囊肺。当囊肿黏液潴留过多或继发化脓性感染时，囊腔易与支气管相通，常形成单向活瓣样通气，导致肺泡腔内压力不断升高，形成张力性气囊肿，出现严重压迫症状。其病因尚未明确。

囊肿小者可长期不出现任何症状，直至胸部 X 线检查时被发现。囊肿大者可压迫气管或主支气管引起阵发性咳嗽、气促、喘息甚至发绀等症状，伴反复肺部感染。肺部叩诊鼓音或实音，听诊呼吸音减低或消失。1 岁以内患儿多因呼吸困难就诊，而肺部感染是年长儿的主要临床特征。

胸部 X 线检查是诊断本病的主要依据。单发闭合性肺囊肿在 X 线下显示一个圆形或类圆形阴影，密度均匀，边缘清晰，周围一般无明显浸润病灶。多发性肺囊肿在 X 线平片上显示多数大小不等的圆形或类圆形阴影，阴影内可出现液平面，周围可伴炎性浸润。巨大的张力性气囊肿，有时易与张力性气胸相混淆，但张力性气囊肿在肺野的边缘如肺尖或肋膈角处仍可看到肺组织，而张力性气胸患侧肺组织被压到肺门区，肺野边缘部分看不到肺组织，且往往伴有胸膜反应。

本病治疗以手术切除为主。较大囊肿应尽早切除,早期手术可预防气胸、肺动脉高压、呼吸道感染等并发症。术前应结合囊肿的部位、大小、单发或多发及有无并发症等不同情况决定手术方法。对已出现张力性病变而引起严重压迫症状者,可先行胸腔减压,然后再手术。如有胎儿肺囊肿伴纵隔移位,有必要进行胎儿胸腔穿刺,防止心血管功能不全。

(三)囊性腺瘤样畸形

囊性腺瘤样畸形可能由于胚胎早期(胎龄 35 天前)受到损害,影响终末细支气管结构的发育所致。组织学检查正常肺组织很少,以腺体成分及囊肿为主。常累及一叶,扩大的病变肺叶压迫正常肺组织,并可能导致其发育不良。

临床表现为新生儿呼吸困难,反复呼吸道感染和气胸。多数患儿在新生儿期死亡。体格检查肺呼吸音减弱,伴纵隔向健侧移位。胸片表现囊性肿块伴纵隔移位,如有气液平提示肺脓疡。

治疗为手术切除受累肺叶或段。有报道术后长期存活,但原发性肺肿瘤发生率增高。

目前通过超声波检查在产前即可诊断出本病,从而为产后及时治疗甚至宫内手术提供了可能。但最近有资料表明,43%产前诊断患儿在宫内自行缓解,因而认为无胎儿水肿和羊水过多的胎儿可保守观察。

(四)肺隔离症

肺隔离症的特征为一部分胚胎性囊性肺组织与正常的肺组织相隔离,其血供来自体循环。按其病理解剖特点分为:

1.肺内型　较常见,张雷等报道 42 例中,37 例(88%)为肺内型。病变在某肺叶中,由共同的胸膜包被。病变内的囊腔可与支气管相通。其血液供应来源于胸主动脉或腹主动脉,通过肺韧带进入肺内。多发生于左肺下叶,少数位于右下叶。

2.肺外型　隔离的肺组织位于肺叶外,且不与支气管相通,其血液供应多来源于腹主动脉异常分支,跨过横膈的食管裂隙或主动脉裂隙进入隔离的肺组织。多发生于左侧肺下叶后基底部与横膈之间,常伴有横膈缺损。

本病可能系胚胎发育异常所致,但亦有人认为肺内型可能是感染和炎症的结果或是一种囊腺瘤样畸形。两型隔离肺均易并发其他先天性畸形,如膈疝、肠重复畸形、先天性心脏病等。

肺外型及与支气管不相通的肺内型肺隔离症,一般不出现症状,常由于并发症或其他原因进行肺 X 线检查时才发现有阴影而疑及本病。肺内型隔离肺多与支气管相通,易引起肺部感染,主要表现为反复发作的肺部感染。

胸部 X 线检查往往显示病变区出现大片致密阴影,其间可见单个或多个囊性透光区,囊壁厚薄不等,周围常有炎性浸润。囊内如出现液平,提示囊腔与支气管相通。X 线侧位片或 CT 能更清楚地显示病变的确切部位和范围,以及与邻近组织器官的关系,并可排除局灶性慢性脓胸等其他肺部疾病。

支气管造影显示造影剂不能进入病变区,邻近的正常支气管阴影受到挤压出现移位。选择性血管造影可显示隔离肺、异常血管及其途径,有助于诊断并判断异常血管的方位。

肺隔离症一般应考虑手术切除,肺外型一般做病灶切除即可,肺内型则需做肺叶切除。Lopoo 等随访 14 例胎儿隔离肺,2 例因张力性水胸行宫内胸腔羊膜腔分流术,4 例出生前病变完全退缩,10 例择期手术均获成功。

(五)肺未发育或肺发育不全

肺未发育或肺发育不全是由胚胎期肺组织发生和发育障碍而引起。肺未发育是指气管隆突以下肺实质、支持结构和气道均完全缺如。肺发育不全则伴有肺泡及气管分支数量的减少,后者几乎都继发于其他先天性畸形,如先天性横膈疝、先天性心脏病等。

双侧肺发育不全或不发育常无法存活,生后迅速出现严重呼吸困难和呼吸衰竭。单侧肺发育不全或不发育以左侧多见,特异症状少,仅 1/3 患儿生前得到诊断;部分于新生儿期出现肺活量不足表现,常伴有持续肺动脉高压。体格检查显示患侧肺部叩诊浊音,呼吸音减低,尤以腋下及肺底部为明显,气管和心脏向患侧移位。

胸部 X 线检查显示均匀一致的致密阴影,纵隔及心脏明显向患侧移位,且常伴有纵隔气疝及患侧横膈升高。支气管镜及支气管造影检查可确定诊断。CT 和 MRI 可准确反映气道整体情况和血管解剖畸形。通过超声测量胎儿肺直径可在 24 周胎龄诊断出严重肺发育不全。

本病无特异治疗,以保守疗法为主。必要时给氧和机械通气,保持正常呼吸功能。一旦合并感染,要及时应用抗生素。对于肺叶发育不全并发反复感染,或已形成慢性感染灶的患者,可考虑做肺叶切除术。

(六)先天性肺淋巴管扩张症

先天性肺淋巴管扩张症系胚胎期肺淋巴管弥漫性囊性扩张,压迫邻近肺组织所致。偶可局限于一叶。有三种类型:Ⅰ型病变仅限于肺部,报道有家族性;Ⅱ型继发于肺静脉阻塞;Ⅲ型伴有全身性、尤其是胃肠道淋巴管扩张。前两型婴儿期后很少存活。Ⅲ型肺部病变较轻,可存活至儿童期。

多在新生儿期出现呼吸困难及发绀。体格检查可见胸部呼吸运动减弱,心率加快,心前区易听到收缩期杂音。胸部 X 线摄片示肺野网状或颗粒状细小斑点影,偶可出现一侧肺异常透亮。根据本病临床表现及 X 线所见可做出临床诊断,确诊需靠病理组织学证实。

本病无特效疗法。以对症疗法和支持疗法为主,尤应加强呼吸监护,保持呼吸道通畅,防止继发感染。

(七)先天性膈疝

先天性膈疝是由于胚胎期膈肌发育缺陷,出现较大的裂隙或缺损,致生后一部分腹腔脏器疝入胸腔,压迫胸腔内组织,引起呼吸、循环障碍,或胃肠道梗阻、绞窄、出血甚至坏死。

按发生部位及临床特点分为三型:①胸腹裂孔疝(即 Bochdalek 疝),约占 90%,症状出现早,多于婴儿期就诊;②胸骨后疝(又称 Morgagni 疝),较少见,约占 3%;③食管裂孔疝,多见于中老年人,儿童偶见。

临床症状的严重程度和出现时间与下列因素有关:①进入胸腔的腹部脏器的种类和容量;②是否有肺发育不全和肺动脉高压;③是否有肠道梗阻或其他先天性畸形。多数患儿在生后24 小时内出现呼吸困难,喂奶及哭闹时加重,患侧卧位或半坐位时则稍减轻;反复发生肺炎、呕吐及营养不良;体格检查时可发现患侧胸壁呼吸运动减弱,心界向对侧移位,患侧叩诊呈鼓音,肺呼吸音减低或消失,肺部可闻肠鸣音,并呈舟状腹。同时可伴呕吐、胸痛、吞咽困难、消化道出血及肠梗阻症状。

产前超声波检查多数可做出诊断。新生儿期出现呼吸困难及阵发性发绀时,应考虑到本病可能。X线检查是确诊先天性膈疝的依据。胸片可发现有疝入侧的胸部出现胃或肠管阴影、或透亮的团块状阴影、纵隔和心脏向对侧移位等。对于不易确诊的病例,须做钡餐检查以明确其类型和位置,然后决定手术方法。

本病均需手术治疗,一旦确诊应尽早手术。有文献报道对危重症患儿,术前先采取体外膜肺(ECMO)、允许性高碳酸血症、NO吸入、表面活性物质等控制持续肺动脉高压,改善氧合,病情稳定后再手术可改善预后。

二、特发性弥漫性肺间质纤维化

特发性弥漫性肺间质纤维化又称 Hamman-Rich 综合征,是一种弥漫性进行性肺间质纤维化状态,病因尚未明确,可能是各种炎症未控制的结果。肺泡巨噬细胞可释放纤维化相关的趋化因子和刺激素,如纤维连接蛋白、肺泡巨噬细胞源性生长因子等起到重要作用。有些病例有明显家族史。

较多见于成人,亦可发生在婴幼儿及儿童,起病多隐匿。6个月以前发病者,病程多为急性,较少见;6个月~2岁发病者,可为急性或慢性;发生在2岁以后者多为慢性。临床症状以干咳、气短、进行性呼吸困难、发绀为主,一般不发热,可有体重下降、乏力、食欲差。合并感染时有发热、咳脓痰、气急等。体格检查见患儿发育极度不良、肺叩诊清音,在肺底部可闻细小捻发音或高调"爆裂"性啰音。

诊断主要根据临床、胸片及肺功能测定。胸部X线变化往往与病理变化一致,显示中下肺野弥漫性网点状阴影,随纤维化加重,出现粗条索状阴影。当肺间质纤维组织收缩时,肺泡及细支气管扩大,形成蜂窝状肺。肺门淋巴结不肿大,肺活量减低。肺泡灌洗液中有较多炎症细胞和肥大细胞。部分患者类风湿因子及抗核抗体可为阳性。确诊有赖于肺活检。

以对症治疗为主,吸氧、抗感染、控制心力衰竭等。皮质激素可缓解部分症状,但不能阻止其病情进展和改善肺功能。无效者可试用免疫抑制剂或氯喹。本病预后不良,急性者数月内死亡。进行性者多于2年内死于呼吸衰竭及肺心病,慢性者可存活20余年。

三、特发性肺含铁血黄素沉着症

特发性肺含铁血黄素沉着症病因尚不肯定。可能与抗原抗体反应选择性地作用于肺泡,引起局部损伤、出血,或肺部组织先天结构异常、遗传因素、肺循环压力周期性增高、药物中毒、接触农药、有机溶剂吸入造成肺部损伤、牛奶过敏等因素有关。

多见于10岁内小儿。临床表现与肺泡内出血及慢性失血有关。反复出现咳嗽、呼吸困难、喘息、咳血痰或咯小量鲜血;幼儿多吞咽入胃而表现为呕血、黑便。急性期一般持续2~4天,可伴发热。肺部可闻及干性或湿性啰音,有的可闻及哮鸣音或仅表现呼吸音粗糙。肺部体征往往与显著的临床症状和典型的X线改变不相符合。几乎全部出现贫血症状,可有面色苍白、乏力、心率增快,心前区可闻及吹风样收缩期杂音。有时贫血可作为唯一的首发症状。严重者可出现心力衰竭和呼吸衰竭。多数伴有肝、脾肿大,少数有黄疸,晚期可出现杵状指(趾)。临床症状可反复发作与自发缓解交替。

典型 X 线胸片所见为双肺网状纹理及密度较高的点片状阴影。一般可分为 4 个类型:①早期静止期:仅表现肺纹理增多;②急性出血期:肺有片絮状阴影或毛玻璃样改变;③慢性反复多次出血,可出现粟粒状、网状、点状阴影,如慢性合并急性出血,则同时混有片状出血灶或毛玻璃样改变,其间杂以密度较高的网状或点状阴影;④迁延后遗症期:以纤维化、支气管扩张、肺气肿等为主。CT 诊断准确率更高。

发病时有小细胞低色素性贫血,网织红细胞显著增高,嗜酸性粒细胞数增高,血沉多增快。血清铁和铁饱和度下降,血清铁结合力升高,以此可与溶血性贫血鉴别。有的患儿血清胆红素升高,Coomb 试验可有一过性阳性,少数患者冷凝集试验阳性。胃液及痰液于光镜下可找到含铁血黄素巨噬细胞,但 1～2 次阴性不能排除本病,有时需反复多次细致查找,必要时进行纤维支气管镜下支气管肺泡灌洗液查找含铁血黄素巨噬细胞。

凡婴幼儿或儿童有反复发作的咳嗽、咯血及呼吸困难,同时伴有原因不明的缺铁性贫血,胸部 X 线片有弥漫性点状、网状或云雾状阴影,即应考虑本病。如遇不易解释的低色素性贫血,同时网织红细胞增高,应怀疑本病。确诊有赖于急性期自痰液、胃液或支气管肺泡灌洗液中找到含铁血黄素巨噬细胞。注意排除继发性肺含铁血黄素沉着症,如继发于二尖瓣狭窄以及任何原因引起的左心衰竭,或肺内毛细血管压力长期增高的心脏病患者及结缔组织疾病如结节性多发性动脉炎、类风湿病、过敏性紫癜。本病尚有两种特殊类型:①Goodpasture 综合征:是一种免疫复合物病,具体病因不明,病变同时累及肺和肾脏,病情严重,可见发热、咳嗽、咯血,常发生呼吸困难,有显著贫血,尿中有蛋白质、红细胞、管型。X 线胸片示两侧絮状阴影,从肺门扩散到肺野。血清中可检测到肾小球基底膜抗体。②肺出血伴有心脏或胰腺受累,往往有心肌炎、胰腺萎缩及糖尿病等表现。

本病尚缺乏特效疗法。急性期应卧床休息,给予吸氧,有牛奶过敏者应停用牛奶。早期坚持肾上腺皮质激素治疗,部分可获得较好疗效。重症或急性期以静脉给药为主,如甲基泼尼松龙、氢化可的松、地塞米松等,病情好转后减量口服,以泼尼松维持,疗程至少 3 个月,一般为半年至 1 年,反复发作者可适当延长。肾上腺皮质激素治疗无效者可试用免疫抑制剂,如硫唑嘌呤、环磷酰胺,疗程一般 3 个月,可与肾上腺皮质激素联合应用。为防止过多的铁沉积对肺组织造成损害,可用去铁敏 25mg/(kg·d),分 2～3 次肌内注射,使肺组织内过多的铁从尿排出。脾切除疗效不肯定。输血和铁剂治疗虽可改善贫血,但由于可能增加肺内铁沉积,故应慎用。

四、肺泡微石症

肺泡微石症以肺泡内形成以钙为主成分、广泛存在的播散性小结石为特征。病因不明,体内无钙、磷或其他代谢障碍。多数患者有明显家族史,女性居多。文献报道 225 例中 52 例有土耳其血统,占 23%。推测与遗传、尤其是常染色体隐性遗传有关。

可起病于儿童期,一般无症状,若干年后始出现症状。多数患儿由于健康检查偶尔发现。病程发展缓慢,直到成年后因肺纤维增生可出现咳嗽、气短,严重者当心肺功能不全时出现呼吸困难、发绀及杵状指(趾)。少数患者有反复呼吸道感染史。

确诊有赖于肺活检。但典型 X 线胸片、高分辨 CT、支气管肺泡灌洗有较高的诊断价值。胸片示细砂粒、粟粒状播散钙化影,以中肺野及肺底部最明显,以后阴影于肺门处融合,并蔓延到肺尖及周边,有时肺尖部可见气肿性肺大疱。

无特殊方法,以对症治疗及支持疗法为主,注意预防呼吸道感染。支气管肺泡灌洗无效。

五、肺泡性蛋白沉积症

肺泡性蛋白沉积症(PAP)以肺内有富含脂质的糖原染色阳性蛋白物质沉积并影响气体交换为特点。儿童 PAP 有两种类型:

1.先天性 PAP 常在出生后立即出现症状,并迅速出现呼吸衰竭,临床上与其他严重心肺疾病无法区别。其病因尚未明确,部分患儿与表面活性蛋白 B(SP-B)遗传性缺乏有关。此外,粒细胞-巨噬细胞集落刺激因子(GM-CSF)可能与本病的发生有关。动物实验表明,GM-CSF 及其受体缺陷鼠由于无法清除表面活性蛋白而发生 PAP,应用 GM-CSF 则可缓解症状;人类研究中亦发现,一些 PAP 婴儿存在 GM-CSF 受体 β 亚单位表达缺陷。

2.获得性或成人型 PAP 在儿童期较少见。可能为特发性或继发于感染、有毒化学物质吸入等。表现为呼吸困难、乏力、咳嗽、体重下降、胸痛、咯血等,晚期出现发绀、杵状指(趾)。

诊断依靠肺活组织检查。典型 X 线胸片改变为弥漫性羽毛状浸润,从肺门弥散到肺周缘。某些患者开始时呈结节状阴影,从两下叶浸润,进展为全大叶实变。肺泡灌洗液表面活性蛋白成分分析有助于诊断。亦有报道血清抗 CM-CSF 抗体测定具有很高的敏感度和特异度。

先天性 PAP 无特效治疗方法。SP-B 缺陷者几乎均在 3 个月内死亡。唯一方法是肺移植。GM-CSF 受体缺陷鼠接受骨髓移植效果较好,在人类中尚没有研究报道。获得性 PAP 可采用反复肺灌洗,亦可应用重组 GM-CSF,后者具有较好的效果,可能成为代替肺灌洗的一种治疗方法。

六、脱屑性间质性肺炎

脱屑性间质性肺炎病因不明,可能与腺病毒感染、先天性风疹感染、吸烟、有机尘吸入、应用呋喃旦啶等药物有关。病理上以肺泡细胞广泛增生、肺泡壁增厚为特征,肺泡腔内有许多肺泡巨噬细胞,部分融合成巨细胞。随病程进展可发生慢性间质性纤维化。

患儿以 1~2 月龄者较多。多数先有上呼吸道感染症状,起病缓慢。主要表现为气急、呼吸困难、心率增快、发绀、干咳、体重减轻、无力和食欲减退。发热多不超过 38℃。体格检查可见鼻扇、杵状指(趾),而肺部体征不明显,有时两下肺可听到细湿啰音。X 线胸片显示肺野片状模糊阴影,或弥漫性阴影,呈毛玻璃样,基底部尤为明显。确诊需依靠肺活检。

部分患儿可自愈,但 1 岁以内发病者预后不佳。肾上腺皮质激素可使临床及 X 线改变好转。无效者可选用免疫抑制剂或氯喹 10mg/(kg·d)。

七、肺通气异常性疾病

(一)肺气肿

肺气肿是指终末支气管远端部分,包括呼吸性细支气管,肺泡管、肺泡囊及肺泡的膨胀及过度充气,导致肺组织弹力减退和容积增大。

肺气肿可分三类

1.代偿性肺气肿　由于部分肺组织损坏,容积缩小,健康肺膨胀,填补空隙而形成代偿性肺气肿,多见于肺不张、脓胸、气胸等。

2.梗阻性肺气肿　由于气管异物、支气管内膜结核、肺炎、支气管炎、百日咳、支气管哮喘等,导致支气管壁痉挛、狭窄及管腔内黏稠分泌物堵塞,形成活瓣,吸气时支气管腔扩大,吸入空气多,呼气时支气管管腔缩小,呼出空气少。或由于心脏扩大、肺动脉扩张、淋巴结肿大、纵隔肿瘤等压迫导致外因性支气管阻塞。

3.间质性肺气肿　剧烈咳嗽等情况下肺泡破裂,空气进入肺间质组织内而形成,空气可沿血管或淋巴管逆行至纵隔,形成纵隔气肿,亦可产生颈胸部皮下气肿和气胸。

以新生儿和 6 个月内婴儿多见。症状随病因及受累范围和肺膨胀程度不同而异。一叶以上肺气肿常有严重呼吸困难、发绀等症状。听诊肺呼吸音减弱、遥远或消失,叩诊肺部有轻度或明显的鼓音,若一侧发生重度肺气肿,则纵隔移向对侧。局限性轻度肺气肿者,体征不明显。

X 线透视起重要的诊断作用,表现为病侧肋间距较大,患区肺透亮度增强,膈肌运动受限、位置较低,心影移向健侧。两侧肺气肿者,心影较为狭小。

治疗包括去除病因和对症治疗。及时取出异物,吸出分泌物。采用支气管解痉药及化痰药雾化吸入。

(二)肺大疱

肺大疱又称为泡性肺气肿。多数见于婴幼儿,最常见的病因为葡萄球菌性肺炎,由于支气管黏膜广泛充血水肿渗出,导致小气道狭窄,形成活瓣,肺泡内空气不断积聚,过度膨胀发生破裂,许多肺泡融合在一起,形成一个或多个肺大疱。

肺大疱体积小者可无任何症状,体积大而压力高者可致急性呼吸困难。

诊断有赖于 X 线肺部摄片,胸片可见四周有薄壁构成的环状透亮阴影,含空气或含空气和液体,后者可见气液平面,且随体位而改变,其位置、透明区可迅速出现、迅速消失、忽大忽小,此为本病的特点。

本病预后大多良好,症状随呼吸道感染的痊愈及支气管梗阻的消除而消退。

(三)单侧肺透亮异常综合征

单侧肺透亮异常综合征又称为 Swyer-James 综合征或 Macleod 综合征。半数以上患儿发生于一次或多次肺炎,尤其是病毒性肺炎发作后,也可发生于阻塞性毛细支气管炎后。

症状极不典型。可表现为肺炎症状,如咳嗽、咳痰、呼吸困难、咯血等。亦可因其他原因进行胸部 X 线检查时发现。体格检查可发现患侧肺部呼吸音低、闻及湿性啰音、病侧胸廓呼吸运动减弱、叩诊呈高清音。

胸部 X 线检查可见患侧全肺过度透亮,或伴肺门阴影缩小,患侧肺血管纹理纤细、稀疏和变直,呼气时纵隔由病侧移向健侧。支气管造影和 CT 扫描示小支气管扩张且不规则。

本病无特异治疗,主要是控制感染。多数症状随时间推移而逐渐减轻。

(四)肺不张

肺不张表现为肺泡内不充气,引起肺泡萎陷。可发生于任何肺叶或肺段,但左上叶很少见。

本病可由下列原因引起:①气道阻塞是肺不张最常见的原因。由于各种原因(同肺气肿)导致气体通过障碍,患区肺泡内的气体被吸收,使肺的体积缩小而引起肺不张。②压缩性肺不张,见于胸腔内压力增高(大量胸腔积液、气胸、脓胸、乳糜胸)、胸廓内肿块压迫(膈疝或胸壁肿瘤及心脏增大)、呼吸肌麻痹(神经肌肉性疾病、麻醉)、呼吸中枢抑制等原因。③肺部纤维化可致局限性或普遍性肺组织体积缩小。④肺表面活性物质减少而致广泛肺不张,如呼吸窘迫综合征。

临床症状取决于病因及肺不张程度。轻者可无自觉症状。急性肺不张或一侧肺不张可出现呼吸困难、发绀等缺氧表现,体格检查同侧胸廓较扁平、肋间隙变窄、呼吸运动受限制,气管及心尖搏动偏向病侧,病变部位肺叩诊浊音、听诊呼吸音微弱或消失。肺段不张症状极少,不易察觉。

胸部 X 线检查是诊断肺不张的主要方法。不张肺叶容积缩小、密度增加,与不张相邻的叶间胸膜向不张肺叶移位。在不张肺叶内肺纹理和支气管呈聚拢现象。上叶肺不张常有气管向患侧移位。下叶肺不张常伴有同侧横膈升高。其他肺叶则可出现代偿性过度膨胀。

治疗以去除病因和对症处理为主。怀疑异物、分泌物黏稠堵塞或肺不张部位长期不愈者,应做纤维支气管镜检查或支气管碘油造影进行诊断和治疗。鼓励咳嗽,经常变换体位使分泌物容易向外排出。定期拍背吸痰、促使痰液排出,使肺迅速复张。超声雾化吸入,以溶解痰内黏蛋白,促使痰液变稀排出。根据病因选用敏感抗生素或抗结核治疗。

(五)肺中叶综合征

肺中叶综合征以肺中叶局限性慢性炎症和肺不张为特征。绝大多数发生在右侧,故又称右肺中叶综合征。

主要病因为非特异性感染,如反复发作的亚急性或慢性中叶肺炎、支气管黏膜炎症狭窄或闭塞、痰栓堵塞;或支气管淋巴结肿大、尤其是肺门结核压迫导致支气管狭窄,发生阻塞性肺不张。部分可发生于哮喘急性发作或急性哮喘性支气管炎。少数可能与异物吸入,尤其吸入汽油,或与遗传因素有关。

主要症状为长期反复咳嗽、咳黏液痰或脓痰、呼吸困难、发热、胸痛、喘息等,重者有发绀,偶有咯血。肺部可闻干湿性啰音及哮鸣音。右肺中叶部位叩诊浊音、呼吸音减弱,少数有杵状指(趾)。重症者可发生肺纤维化与囊性支气管扩张。

胸片可见三角形均匀一致的致密阴影,其基底与右心缘重叠,右横膈前方上抬。侧位片中叶呈狭窄的梭形阴影,尖端指向肺门,中叶胸膜多与胸壁粘连,少数与横膈粘连。叶间裂下移、斜裂上移。支气管造影可见中叶支气管狭窄、充盈缺损及远端支气管扩张。支气管镜检查:中叶支气管有狭窄、充血、炎症水肿、黏液栓塞和肉芽肿等。

应积极寻找并去除病因。选用有效抗生素控制感染和体位引流痰液,解除支气管狭窄。必要时进行纤维支气管镜下灌洗。如内科治疗数月无效,肺炎仍反复发作,且病情严重,中叶肺组织破坏严重,肺功能严重损害的不可逆病例,应在控制感染的基础上,手术切除病肺。

(六)α₁-L 胰蛋白酶缺乏症

α₁-抗胰蛋白酶缺乏症简称 α₁-AT 缺乏症,是一种常染色体隐性遗传性疾病。以婴儿期出现胆汁淤积性黄疸、进行性肝功能损害和青年后期出现肺气肿为主要临床表现,常有家族史。儿童期累及肺部者罕见。

目前普遍认为蛋白酶溶解学说是肺气肿的发病机制。α₁-AT 和其他抗蛋白酶在灭活死亡细菌及中性粒细胞释放的蛋白溶解酶过程中起重要作用。α₁-AT 严重缺乏者在炎症等刺激时不能提高分泌,而中性粒细胞和巨噬细胞在防御作用中释放的蛋白溶解酶过多积聚,引起肺组织蛋白溶解破坏和肺气肿。

少数患儿可出现呼吸困难、咳喘、弥漫性肺气肿及桶状胸、杵状指(趾),肺部叩诊为过清音,伴生长发育障碍。胸部 X 线检查可见两侧肺气肿和膈肌下降。吸烟可显著增加发生肺气肿的危险性。

血清 α₁-AT 定量及胰蛋白酶抑制活性测定有助诊断。必要时进行遗传分型。有学者提出对新生儿进行筛查,但其必要性及何时进行较为合适仍有争论。

酶替代治疗可能成为本症的主要治疗方法。美国 FDA 已批准使用人血源性纯化酶用于某些纯合子患者。通过重组 DNA 技术亦已获得纯化酶。基因治疗已在研究中。其他方法包括控制感染、避免吸烟、Danazol 等。对 α₁-AT 纯合子患者,即使无症状,也应接受治疗,并注意尽量不接触纸烟、尘埃和污染的空气。重症患者可能需要外科干预,包括肺减容术和肺移植。

八、吸入性肺炎

吸入性肺炎是指呼吸道直接吸入有机或无机物质造成的肺部炎性病变。大多见于早产、弱小婴儿,重度营养不良或有腭裂的婴儿,如平卧喂奶或小儿哭叫时强迫服药易造成吸入;也见于用麻醉剂、中枢神经系统疾病等导致咽部反射或咳嗽反射失灵的患儿。少数可由于意外而引起,如工业事故、溺水等。

吸入物进入呼吸道后可产生物理或化学刺激,初期多为细支气管和毛细支气管痉挛,导致肺气肿或不张,以后可发生肺实质、肺间质、支气管的炎性病变。因吸入量的大小和吸入物的性质不同,临床症状及演变过程可能有较大的差异。

(一)类脂性肺炎

类脂性肺炎系鱼肝油、石蜡油、油性滴鼻剂等油脂性物质吸入造成的一种肺炎,病理特征为慢性间质性肺炎。

多数患儿除咳嗽及轻度呼吸困难外,缺乏一般症状。重者可出现阵发性呼吸暂停及发绀。一般无发热。急性期外周血白细胞数增高。肺部可闻湿啰音、痰鸣音,亦可有肺实变体征。胸部 X 线检查常见肺门阴影增大、变浓,重症可见两肺气肿、肺门旁及肺野内有片絮状密度增深阴影,也可有条索状间质性浸润。

根据年龄及病史,病变不易吸收,痰中找到含油滴的巨噬细胞即可以确诊。

急性期应进行体位引流及气管吸引,排出油剂。必要时进行纤维支气管镜下吸引。注意防治感染。婴幼儿慎用油类口服药物,尤其勿强制灌药。半昏迷时更应避免,并禁止油剂滴鼻。

(二)爽身粉吸入

婴幼儿使用爽身粉、痱子粉时误吸所致。多含有矽酸镁或其他矽酸盐。吸入肺部后造成细支气管阻塞。长期吸入可引起间质性肺炎、肺纤维变性。

主要症状为咳嗽伴气急。开始为干咳,以后有痰。可有低热。有的表现反复呼吸道感染。两肺听诊可闻及干湿啰音。大量吸入者可立即出现呛咳、气喘、进行性呼吸困难、发绀等,未经处理可在 1～2 天内死亡。胸部 X 线表现中下肺野有条索状、小片状、斑点状或网状阴影。病程长、出现纤维化时,表现两下肺野细小网状影。合并感染时可有片絮状阴影。

以对症处理为主,急性大量吸入者可采用支气管镜下冲洗,立即在高湿度下吸氧。早期使用肾上腺皮质激素可减轻炎症反应。合并感染时应给予适当抗生素治疗。

(三)食物和呕吐物吸入

除食物本身的刺激外,反流的胃酸亦是肺损伤的重要决定因素。

吸入后可有短暂的无症状期,但 90% 以上患儿在吸入后 1 小时内出现症状,主要表现咳嗽、气急、发热,重者发绀和休克。肺部可闻广泛湿啰音和哮鸣音。受累呼吸道黏膜易继发细菌感染。X 线胸片多为两侧广泛肺泡性或网状浸润阴影,部分可伴局灶性实变。

应立即清理呼吸道,给氧。严重者气管内吸引和机械通气。继发感染者给予抗生素治疗。既往健康者常继发口腔寄生菌(尤其是厌氧菌)感染,可选用克林霉素或青霉素治疗;住院儿童则易发生大肠埃希菌、肺炎克雷伯杆菌等革兰阴性菌感染,需加用第三代头孢菌素或复合 β-内酰胺类等抗生素。

(刘丽平)

第十五节　反复呼吸道感染

【病因】

1.反复上呼吸道感染　以反复上呼吸道感染为主的婴幼儿和学龄前期儿童,其反复感染多与护理不当、入托幼机构起始阶段、缺乏锻炼、迁移住地、被动吸入烟雾、环境污染、微量元素缺乏或其他营养成分搭配不合理等因素有关;部分与鼻咽部慢性病灶有关,如鼻炎、鼻窦炎、扁桃体肥大、腺样体肥大、慢性扁桃体炎等。

2.反复气管支气管炎　多由于反复上呼吸道感染治疗不当,使病情向下蔓延所致。大多也是致病微生物引起,少数与原发性免疫功能缺陷及气道畸形有关。有些患儿为慢性鼻窦炎-

支气管炎综合征。

3.反复肺炎

(1)原发性免疫缺陷病:包括原发性抗体缺陷病、细胞免疫缺陷病、联合免疫缺陷病、补体缺陷病、吞噬功能缺陷病以及其他原发性免疫缺陷病等。

(2)先天性肺实质、肺血管发育异常:先天性肺实质发育异常的患儿,如肺隔离症、肺囊肿等,易发生反复肺炎或慢性肺炎。肺血管发育异常导致肺淤血或缺血,易合并感染,引起反复肺炎。

(3)先天性气道发育异常:如气管-支气管狭窄、气管-支气管软化、气管-支气管桥,这些畸形常引起气道分泌物阻塞,反复发生肺炎。

(4)先天性心脏畸形:各种先天性心脏病尤其是左向右分流型,由于肺部淤血,可引起反复肺炎。

(5)原发性纤毛运动障碍:纤毛结构或功能障碍时,由于呼吸道黏液清除障碍,病原微生物滞留于呼吸道易导致反复肺炎或慢性肺炎。

(6)囊性纤维性变:在西方国家,囊性纤维性变是儿童反复肺炎最常见的原因。东方黄色人种罕见,我国大陆及中国台湾地区曾报道了个别儿童病例,提示我国儿童有可能存在本病。

(7)气道内阻塞或管外压迫:儿童引起气道内阻塞的最常见疾病为支气管异物,其次是结核性肉芽肿和干酪性物质阻塞,偶见气管和支气管原发肿瘤。气道管外压迫的原因多为纵隔、气管支气管淋巴结结核、肿瘤、血管畸形。

(8)支气管扩张:各种原因引起的局限性或是广泛性支气管扩张,由于分泌物清除障碍,可反复发生肺炎。

(9)反复吸入:吞咽功能障碍患儿(如智力低下),环咽肌肉发育延迟、神经肌肉疾病以及胃食管反流患儿,由于反复吸入,导致反复肺炎。

【临床表现】

1.症状　根据感染的部位不同而异,与某一部位感染的相应症状一致,如发热、流涕、鼻塞、咳嗽、咳痰、气促等。如治疗不及时,不恰当、往往有向慢性发展的倾向,如慢性鼻窦炎、慢性咽炎、慢性扁桃体炎等,此时患儿可有营养不良的表现,如消瘦、贫血等。

2.体征　依感染部位的不同而表现出不同的体征。如扁桃体炎时可见扁桃体肿大伴渗出物;肺炎时肺部听诊可闻及湿啰音等。

【辅助检查】

1.血常规　其变化由当时感染性质(病毒或细菌等病原)而定。细菌感染者白细胞计数偏高,病毒感染者白细胞计数正常或偏低。

2.X线检查　无特异性,由当时下呼吸道感染性质而定。

3.病原微生物检测　应进行多病原联合检测,以了解致病微生物。

4.肺部 CT 和气道、血管重建显影　可提示支气管扩张、气道狭窄、气道发育畸形、肺发育异常、血管压迫等。

5.免疫功能测定　有助于发现原发性或继发性免疫缺陷病。包括体液免疫、细胞免疫、补体、吞噬功能等检查,也应注意有无顽固湿疹、血小板减少、共济失调、毛细血管扩张等异常。

6.支气管镜检查　可诊断异物、支气管扩张、气道腔内阻塞和管外压迫、气道发育畸形等。

7.肺功能测定　通气功能测定和必要时进行支气管激发试验、支气管舒张试验,有助于鉴别变态反应性下呼吸道疾病;换气功能和弥散功能测定可利于鉴别某些间质性肺疾病。

8.特殊检查　怀疑患有原发性纤毛运动障碍时,可行呼吸道(鼻、支气管)黏膜活检观察纤毛结构、功能;疑有囊性纤维性变时,可进行汗液氯化钠测定和 CFRT 基因检查;疑有反复吸入时,可进行环咽肌功能检查或 24h pH 测定。

【病情严重的提示】

1.持续或反复发热。

2.生长发育受阻,体重不增或减轻。

3.持续或反复咳脓性痰、反复咯血或大咯血。

4.持续呼吸增快或喘憋、活动不耐受。

5.持续或反复肺浸润、持续或反复肺部啰音。

6.持续肺不张或肺气肿。

7.低氧血症和(或)高碳酸血症。

8.杵状指(趾)。

9.持续肺功能异常。

10.家族中有遗传性肺疾病患者。

【治疗】

1.一般治疗

(1)护理:注意休息,饮食供给充足水分,宜给热量丰富、含有较多维生素并易于消化、吸收的食物。有缺钙历史者应同时补充钙剂。

(2)营养管理:由护士对患者的营养状况进行初始评估,记录在《住院患者评估记录》中。总分≥3分,有营养不良的风险,需在 24h 内通知营养科医师会诊,根据会诊意见采取营养风险防治措施;总分<3分,每周重新评估其营养状况,病情加重应及时重新评估。

2.对症治疗

(1)高热者可用物理降温或药物降温。

(2)咳嗽者用止咳祛痰药,气喘重者可用氨茶碱治疗。

(3)有低氧症状者吸氧。

(4)根据病情给以中西医结合治疗,对一些考虑有免疫功能低下的患儿,可应用免疫调节药治疗,如胸腺素、匹多莫德等。

3.根治隐藏的病灶与病因,反复化脓灶应给予根除。在急性发作期,应积极治疗相应的急性感染,并控制症状,要防止滥用抗生素。

【并发症及处理】

1.危重患儿中毒症状明显者,特别是中毒性脑病或喘憋较重者,可用氢化可的松 4~8mg/kg 静脉滴注,一般用 3~5d,病情改善后停药。

2.亚冬眠疗法:对细支气管痉挛严重、烦躁不安、高热不退者,可用亚冬眠疗法,氯丙嗪及异丙嗪每次各 1mg/kg,肌内注射,每 6 小时 1 次。

(樊　青)

第十六节　儿童社区获得性肺炎

【病因】

主要病原体是细菌和病毒,其次是支原体等病原体感染所致。

1.常见细菌:有肺炎链球菌、流感嗜血杆菌、金黄色葡萄球菌、卡他莫拉菌、肺炎克雷伯杆菌、大肠埃希菌等,主要引起支气管肺炎或大叶性肺炎。

2.常见病毒:有呼吸道合胞病毒、腺病毒、副流感病毒、流感病毒、巨细胞病毒、麻疹病毒等,主要引起间质性肺炎。

3.病毒感染后,由于免疫功能、呼吸道防御屏障受到破坏,易继发细菌感染。此外,真菌和寄生虫(卡氏肺孢子虫)等肺部感染亦不容忽视。

【临床表现】

1.发热。发热是小儿社区获得性肺炎的重要症状,高热(腋温≥38.5℃)伴胸壁吸气性凹陷和呼吸增快(除外因哭吵、发热等所致者)为病情严重。

2.吸气性凹陷和(或)呼吸频率增快。WHO 对<5 岁的儿童呼吸增快的判定标准:<2 个月,呼吸频率>60/min;2~12 个月,呼吸频率>50/min;>12 个月,呼吸频率>40/min。在所有临床征象中,呼吸增快对放射学已诊断为肺炎的患儿有较高的敏感性与特异性;对 1 岁以下肺炎患儿,呼吸频率还有助于提示肺炎严重度。同样也需除外因发热或哭吵等因素对呼吸频率的影响。对于 3 岁以上的小儿,呼吸增快及胸部吸气性凹陷提示肺炎并不敏感,而肺部湿啰音和管状呼吸音有较高的敏感性和特异性。

3.呼吸困难。

4.喘鸣。

【辅助检查】

1.实验室检查　常规检测外周血白细胞计数、中性粒细胞计数和相对百分数以及 C 反应蛋白(CRP)、红细胞沉降率(ESR)、前降钙素(PCT)等。对重症和有脱水征的患儿应检测血清尿素和电解质,以评估水、电解质失衡状态。

2.病原学检查　肺炎支原体血清学试验,肺炎衣原体、嗜肺军团菌、Q 热立克次体、呼吸道合胞病毒、人偏肺病毒、人博卡病毒、腺病毒、鼻病毒、流感病毒、副流感病毒、肠道病毒检测,以及咽拭子、痰培养、血培养等检查。

3.X 线诊断　下列情况之一者应强调复查 X 线胸片:①所有肺叶不张的社区获得性肺炎患儿应接受胸部 X 线检查的全程随访和观察;②有圆形病灶的社区获得性肺炎患儿,以确保不漏诊儿童肺部肿瘤;③症状持续者应随访摄 X 线胸片。

4.脉搏血氧饱和度测定　社区获得性肺炎死亡的危险性随低氧血症程度的加重而增加。国外推荐对每位住院社区获得性肺炎患儿均必须检测脉搏血氧饱和度。

【鉴别诊断】

1.普通肺炎应与支气管炎、支气管哮喘合并肺部感染、肺结核等鉴别。

2.重症肺炎则应根据并发症的不同,分别与相应疾病相鉴别,如并发心力衰竭者与心肌炎鉴别,并发中毒性脑病者需与中枢神经系统感染等鉴别。

【治疗】

1.一般治疗

(1)护理:注意休息,饮食供给充足水分,宜给热量丰富、含有较多维生素并易于消化和吸收的食物。有缺钙历史者应同时补充钙剂。

(2)营养管理:由护士对患者的营养状况进行初始评估,记录在《住院患者评估记录》中。总分≥3,有营养不良的风险,需在24h内通知营养科医师会诊,根据会诊意见采取营养风险防治措施;总分<3,每周重新评估其营养状况,病情加重应及时重新评估。

重症患儿进食困难者,可给予鼻饲或肠道外营养;注意适当补充白开水。

(3)疼痛管理:由护士对患者胸痛情况进行初始评估,疼痛评分在4分以上的,应在1h内报告医师,联系麻醉科医师会诊。

2.对症治疗

(1)高热者可用物理降温或药物降温。

(2)咳嗽者用镇咳祛痰药,气喘重者可应用氨茶碱治疗。

(3)有低氧症状者吸氧。

(4)腹胀者可用生理盐水灌肠、肛管排气,对过度腹胀者可用胃肠减压、松节油热敷等。如因低钾所致可补钾。

3.对因治疗

(1)氧疗:患儿出现烦躁不安提示很可能缺氧,而缺氧者可以无青紫。

吸氧指征:海平面、呼吸空气条件下,$SaO_2 \leqslant 0.92$,$PaO_2 \leqslant 60mmHg$($1mmHg = 0.133kPa$)。如以中心性青紫作为吸氧的提示,应结合胸壁吸气性凹陷、烦躁不安、呼吸呻吟、拒食和呼吸频率>70/min等征象,并注意有无严重贫血和变性血红蛋白血症以及外周循环等情况。

(2)糖皮质激素治疗:下列情况时可以短疗程(3~5d)使用糖皮质激素:①喘憋明显伴呼吸道分泌物增多者;②中毒症状明显的重症肺炎,如合并中毒性脑病、休克、脓毒血症者(须在有效抗菌药物使用前提下加用糖皮质激素),有急性肺损伤或全身炎性反应综合征者;③胸腔短期有较大量渗出者;④肺炎高热持续不退伴过强炎性反应者。

4.抗生素治疗　有效和安全是选择抗生素的首要原则。

(1)轻度社区获得性肺炎可在门诊治疗,可以口服抗生素治疗。

①1~3月龄患儿:要警惕沙眼衣原体、病毒、百日咳杆菌和肺炎链球菌,可以首选大环内酯类抗生素。

②4月龄至5岁患儿:除呼吸道合胞病毒病毒外,主要病原体是肺炎链球菌、流感嗜血杆菌和卡他莫拉菌,首选口服阿莫西林,也可选择阿莫西林/克拉维酸(7:1剂型)、头孢羟氨苄、头孢克洛、头孢丙烯、头孢地尼等。

③＞5～18岁患儿：主要病原体除肺炎链球菌、卡他莫拉菌外，可以首选大环内酯类口服，8岁以上儿童也可以口服多西环素。若起病急、伴脓痰，应疑为肺炎链球菌感染所致，可联合阿莫西林口服。

（2）重度社区获得性肺炎应住院治疗。可以首选下列方案之一，胃肠道外给药。①阿莫西林/克拉维酸（2：1）或氨苄西林/舒巴坦（2：1）。②头孢呋辛或头孢曲松或头孢噻肟。③怀疑金黄色葡萄球菌肺炎，选择苯唑西林或氯唑西林，万古霉素不作为首选用药。④考虑合并有肺炎支原体肺炎或肺炎衣原体肺炎，可以联合使用大环内酯类＋头孢曲松＋头孢噻肟。

（3）抗菌药物疗程：①一般肺炎、链球菌肺炎疗程为7～10d。②流感嗜血杆菌肺炎、对甲氧西林敏感的金黄色葡萄球菌（MSSA）肺炎抗菌药物疗程为14d。③而耐甲氧西林金黄色葡萄球菌（MRSA）肺炎疗程宜延长至21～28d。④革兰阴性肠杆菌肺炎抗菌药物疗程为14～21d。⑤铜绿假单胞菌肺炎用药疗程需21～28d。⑥肺炎支原体肺炎、肺炎衣原体肺炎抗菌药物疗程平均为14～21d，个别患者需更长时间。⑦嗜肺军团菌肺炎用药疗程为21～28d。⑧应根据个体差异而确定其疗程。

【并发症及处理】

1.危重患儿中毒症状明显者，特别是中毒性脑病或喘憋较重者，可用氢化可的松4～8mg/kg静脉滴注，一般用3～5d，病情改善后停药。

2.亚冬眠疗法：对细支气管痉挛严重、烦躁不安、高热不退者，可用亚冬眠疗法，氯丙嗪及异丙嗪每次各1mg/kg，肌内注射，每6小时1次。

3.并发脓胸、脓气胸者应及时处理，包括胸腔抽气、抽脓、闭式引流。

4.重症肺炎并发脑水肿：此时应先用呋塞米减轻心脏前负荷，再应用小剂量甘露醇脱水，地高辛强心，并控制输液速度。地塞米松能减轻脑水肿、降低颅内压，剂量为每次0.2～0.6mg/kg，酌情每6小时1次，一般不超过3d。

5.液体疗法：肺炎患者常有钠、水潴留趋势，故液量及钠盐均应适当限制，中毒症状明显及进食少者，可静脉补液，液体量为60～80ml/(kg·d)，以1/5～1/3张为宜。如伴有严重吐泻，应根据血清钾、钠、氯及血气分析结果给予补液。单纯呼吸性酸中毒的治疗以改善通气功能为主，但当血pH＜7.20，已失代偿并合并代谢性酸中毒时，可给5%碳酸氢钠2～3ml/kg静脉输入。必须指出，在通气功能未改善前，使用碳酸氢钠有加重二氧化碳潴留的可能。因此，保证充分通气和氧合是应用碳酸氢钠纠正酸中毒不可忽视的前提。

（樊　青）

第十七节　支气管哮喘

支气管哮喘是儿科常见的呼吸道疾病之一，我国儿童哮喘患病率约为0.5%～2%，个别地区高达5%，哮喘的患病率仍呈上升趋势。支气管哮喘是由多种细胞，包括炎性细胞（嗜酸性粒细胞、肥大细胞、T淋巴细胞、中性粒细胞等）、气道结构细胞（气道平滑肌细胞和上皮细胞等）和细胞组分参与的气道慢性炎症性疾病。这种慢性炎症导致易感个体气道反应性增高，当接触物理、化学、生物等诱发因素时,发生广泛多变的可逆性气流受限,从而引起反复发作的、可逆的喘息、咳嗽、气促、胸闷等症状。但儿童哮喘在不同年龄具有不同的病因、发病机制,甚至有不同的病理特征,在疾病治疗和预后方面也存在很大的不同。

一、支气管哮喘的病因与发病机制

(一)病因及发病机制

1.5 岁以下儿童喘息　5 岁以下儿童易患喘息性疾病,但其喘息发作的病因、发病机制与自然病程具有很大的不同。根据起病年龄及预后可以将 5 岁以下儿童喘息分成 3 种临床表型,其病因也有明显的不同:

(1)早期一过性喘息:多见于早产和父母吸烟者,喘息主要是由于环境因素、宫内发育异常或感染导致肺发育延迟所致,年龄的增长使肺的发育逐渐成熟,大多数患儿在生后 3 岁之内喘息逐渐消失。

(2)早期起病的持续性喘息(指 3 岁前起病):主要表现为与急性呼吸道病毒感染(小于 2 岁的儿童通常为呼吸道合胞病毒感染,2 岁以上的儿童与鼻病毒等其他病毒感染有关)相关的反复喘息,本人无特应症表现,也无家族过敏性疾病史。其原因可能是病毒感染导致的一过性气道反应性增高,随着年龄增大,呼吸道病毒感染减少,症状逐渐减轻,喘息症状一般持续至学龄期,部分患儿在 12 岁时仍然有症状。

(3)迟发性喘息/哮喘:这些儿童有典型的特应症背景,往往伴有湿疹,哮喘症状常迁延持续至成人期,气道有典型的哮喘病理特征。

2.儿童哮喘　60%~80%的 5 岁以上儿童哮喘与呼吸道过敏有关,气道有大量嗜酸性粒细胞、肥大细胞、淋巴细胞等炎性细胞浸润及广泛的黏膜上皮细胞脱落;主要由持续反复吸入低剂量变应原引起,可以使气道反应性明显持续的增加。由于呼吸道尘螨过敏的表达需要 2 年左右的时间,因而儿童过敏性哮喘多在 2 岁左右开始起病。

3.咳嗽变异性哮喘　发病机制与支气管哮喘相似,其只咳不喘的原因或机制还不是非常清楚,部分学者认为可能为气道炎症和气道高反应没有达到哮喘发作的程度;另一些学者认为慢性气道炎症主要集中在中央气道,大气道平滑肌收缩刺激肌梭内咳嗽感受器引起剧烈咳嗽,而没有小气道阻塞表现。

(二)哮喘的诱因

1.呼吸道感染

(1)呼吸道病毒感染:在婴幼儿期主要有呼吸道合胞病毒(RSV),其次为副流感病毒、流感病毒和腺病毒,其他如麻疹病毒、腮腺炎病毒、肠道病毒、脊髓灰质炎病毒偶尔可见。年长儿多见鼻病毒感染。

(2)支原体感染:由于婴幼儿免疫系统不成熟,支原体可以引起婴幼儿呼吸道慢性感染,若处理不恰当,可以导致反复不愈的咳嗽和喘息。

(3)呼吸道局灶性感染:慢性鼻窦炎、鼻炎、中耳炎、慢性扁桃体炎,是常见的儿童上呼吸道慢性局灶性病变,一方面可以引起反复的感染,另一方面又可以通过神经反射引起反复的咳喘,需要对这些病灶进行及时处理。

2.吸入过敏物质 持续低浓度变应原吸入可以诱发慢性气道变应性炎症,促进气道高反应形成,但短时间吸入高浓度变应原可以诱发急性哮喘发作。这类诱因诱发的哮喘发作较为突然,无上呼吸道感染症状,多数在环境中过敏原浓度较高的季节发作。

3.胃食管反流 由于解剖结构的原因,也有医源性因素(如应用氨茶碱、β受体兴奋药等)可以引起胃食管反流,在婴幼儿尤为多见,它是导致喘息反复不愈的重要原因之一。临床上多表现为入睡中出现剧烈的咳嗽、喘息,平时有回奶或呕吐现象。

4.其他 吸入刺激性气体或剧烈运动、哭闹,以及油漆、煤烟、冷空气吸入均可作为非特异性刺激物诱发哮喘发作,其中油漆散发的气体可触发严重而持续的咳喘发作,应尽量避免。剧烈运动、哭闹使呼吸运动加快,呼吸道温度降低或呼吸道内液体渗透压改变,而诱发哮喘发作。

(三)病理改变

气道黏膜充血、水肿,上皮细胞脱落、崩解;黏膜杯状细胞增多,黏液腺增生;包括炎性细胞(嗜酸性粒细胞、肥大细胞、T淋巴细胞、中性粒细胞等)、气道结构细胞(气道平滑肌细胞和上皮细胞等)明显增多;支气管平滑肌肥厚,基底膜变厚,使支气管壁增厚,重建;支气管腔内可见黏液或黏液栓,引起肺泡膨胀,过度充气或肺不张。

二、临床表现、诊断及治疗原则

(一)临床表现

儿童哮喘起病可因不同年龄、不同诱因,临床上有不同的特点:

1.婴幼儿期哮喘发作多数在上呼吸道病毒感染后诱发,有上呼吸道感染的前驱过程,起病相对较缓,哮鸣音音调较低,对糖皮质激素反应差。

2.而儿童过敏性哮喘多在2岁以后逐渐出现呼吸道过敏症状,包括过敏性鼻炎症状,发病季节与过敏原类型有关,有明显的平滑肌痉挛,哮鸣音音调高,对糖皮质激素反应较好。

3.咳嗽变异性哮喘表现为长期慢性咳嗽,无喘息症状,咳嗽在夜间或清晨以及剧烈运动后加重,抗生素治疗无效,支气管扩张药及糖皮质激素有特效,一些患儿最终发展成支气管哮喘。

哮喘发病初主要表现为刺激性干咳,随后出现喘息症状,喘息轻重不一。轻者无气急,双肺仅闻散在哮鸣音和呼气时间延长;重者出现严重的呼气性呼吸困难,烦躁不安,端坐呼吸,甚至出现面色苍白、唇、指甲端发绀以及意识模糊等病情危重表现。体检时可见三凹征,呼气时肋间饱满,叩音两肺呈鼓音,肝上界下移,心界缩小,表现有明显的肺气肿存在,全肺可闻及哮鸣音,如支气管渗出较多,可出现湿性啰音,严重病例由于肺通气量极少,两肺哮鸣音可以消失,甚至听不到呼吸音。哮喘一般自行或给予药物治疗后缓解。

本病为反复发作,部分患者有明确的季节性,夜间发病较多。发作间歇期,多数患儿症状可完全消失,少数患儿有夜间咳嗽、自觉胸闷不适。

(二)诊断标准

各年龄段哮喘儿童由于呼吸系统解剖、生理、免疫、病理特点不同,哮喘的临床表型不同,但相互之间也存在一定的共性。

1.反复发作喘息、咳嗽、气促、胸闷,多与接触变应原、冷空气、物理、化学性刺激、呼吸道感染以及运动等有关,常在夜间和(或)清晨发作或加剧。

2.发作时双肺可闻及散在或弥漫性、以呼气相为主的哮鸣音,呼气相时间延长。

3.上述症状和体征经抗哮喘治疗有效或自行缓解。

4.除外其他疾病所引起的喘息、咳嗽、气促和胸闷。

5.临床表现不典型者(如无明显喘息或哮鸣音),应至少具备以下 1 项:

(1)支气管激发试验或运动激发试验阳性。

(2)证实存在可逆性气流受限:①支气管舒张试验阳性:吸入速效 β_2 受体激动剂[如沙丁胺醇]后 15 分钟第一秒用力呼气量(FEV_1)增加≥12%;或②抗哮喘治疗有效:使用支气管舒张剂和口服(或吸入)糖皮质激素治疗 1～2 周后,FEV_1 增加≥12%。

(3)最大呼气流量(PEF)每日变异率(连续监测 1～2 周)≥20%。

咳嗽变异性哮喘(CVA)是儿童慢性咳嗽最常见原因之一,以咳嗽为唯一或主要表现,不伴有明显喘息。诊断依据:

(1)咳嗽持续＞4 周,常在夜间和(或)清晨发作或加重,以干咳为主。

(2)临床上无感染征象,或经较长时间抗生素治疗无效。

(3)抗哮喘药物诊断性治疗有效。

(4)排除其他原因引起的慢性咳嗽。

(5)支气管激发试验阳性和(或)PEF 每日变异率(连续监测 1～2 周)≥20%。

(6)个人或一、二级亲属特应性疾病史,或变应原检测阳性。以上 1～4 项为诊断基本条件。

(三)治疗目标与原则

1.治疗目标

(1)达到并维持症状的控制。

(2)维持正常活动,包括运动能力。

(3)使肺功能水平尽量接近正常。

(4)预防哮喘急性发作。

(5)避免因哮喘药物治疗导致的不良反应。

(6)预防哮喘导致的死亡。

2.防治原则 哮喘控制治疗应越早越好,要坚持长期、持续、规范、个体化治疗原则。治疗包括:

(1)急性发作期:快速缓解症状,如平喘、抗感染治疗。

(2)慢性持续期和临床缓解期:防止症状加重和预防复发,如避免触发因素、抗炎、降低气道高反应性、防止气道重塑,并做好自我管理。

三、常用治疗方案

(一)喷射雾化方案

1.应用原理　通过高压气体冲击液体,产生雾滴,它具有雾滴直径均匀,大小适中(1～5μm),对液体中药物成分无影响等优点。

2.应用原则　原则为:①平喘药物可用拟肾上腺素和抗胆碱能药物合用,拟肾上腺素药物起效快,但维持时间短;抗胆碱能药物起效相对较慢,但维持时间较长,因而两者合用有互补作用。②如要用雾化吸入糖皮质激素,最好先吸入平喘药物,再吸糖皮质激素,以增加糖皮质激素的吸入量。③要严格掌握用药剂量(表5-4),用药期间注意心血管方面副作用的产生。

表 5-4　喷射性雾化吸入用药

药品名	药物	英文名	剂型	用法
糖皮质激素				
普米克令舒	布地奈德	Budesonide	1mg/2ml	0.5～1mg,每天 2 次
β受体兴奋剂				
万托林溶液	沙丁胺醇	Ventoline	10mg/20ml	＜20kg:2.5mg/次;＞20kg:5mg/次
博利康尼	特布他林	Terbutaline	5mg/2ml	＜20kg:2.5mg/次;＞20kg:5mg/次
抗胆碱能药				
爱全乐(Atrovent)	异丙托溴胺	Ipratropium Bromide	0.025％溶液 20ml	＜2 岁:0.5ml,＜4 次/日;＞2 岁:1ml,＜4 次/日

注:普米克令舒可与 0.9％生理盐水、特布他林、沙丁胺醇、色甘酸钠和溴化异丙托品混合使用

(二)GINA 治疗方案

1.GINA 治疗方案的形成与演变　1994 年在美国国立卫生院心肺血液研究所与世界卫生组织的共同努力下,17 个国家的 30 多位专家组成小组,制定了关于哮喘管理和预防的全球策略,即《全球哮喘防治创议》(GINA),用来规范哮喘的防治。随着在全球的推广,GINA 方案进行了多次改版。

早期 GINA 是根据症状、气流受限的程度以及肺功能的改变,对哮喘病情进行严重程度的分级(即间歇、轻度持续、中度持续、重度持续),并根据分级采用相应的治疗方案。此方案对初始治疗较有意义。但随着在临床上广泛的推广,也感觉到哮喘严重程度既涉及疾病本身的严重性,也涉及其对治疗的反应。而且哮喘严重程度在具体某一哮喘患儿也不是一成不变的,可能在不同季节或环境改变后发生改变。所以,就哮喘管理的持续性而言,根据控制水平对哮喘进行分类更符合实际情况。

2.确定长期治疗方案　根据年龄分为 5 岁及以上儿童哮喘和 5 岁以下儿童哮喘的长期治

疗方案。长期治疗方案分为 5 级,从第 2 级到第 5 级的治疗方案中都有不同的哮喘控制药物可供选择。对以往未经规范治疗的初诊哮喘患儿根据病情严重程度分级,选择第 2 级、第 3 级或第 4 级治疗方案。每 1～3 个月审核 1 次治疗方案,根据病情控制情况(表 5-5),适当调整治疗方案。如哮喘控制,并维持至少 3 个月,治疗方案可考虑降级,直至确定维持哮喘控制的最小剂量。如部分控制,可考虑升级治疗以达到控制。但升级治疗之前首先要检查患儿吸药技术、遵循用药方案的情况、变应原回避和其他触发因素等情况。如未控制,升级或越级治疗直至达到控制。

表 5-5　儿童哮喘控制水平分级

控制程度	日　间症状	夜间症状/憋醒	应急缓解药的使用	活动受限	肺功能(≥5 岁者适用)	定级标准	急性发作(需使用全身激素治疗)
控制	无(或≤2 天/周)	无	无(或≤2 次/周)	无	≥正常预计值或本人最佳值的 80%	满足前述所有条件	0～1 次/年
部分控制	＞2 天/周或≤2 天/周 但多次出现	有	＞2 次/周	有	＜正常预计值或本人最佳值的 80%	在任何 1 周内出现前述 1 项特征	2～3 次/年
未控制						在任何 1 周内出现≥3 项"部分控制"中的特征	＞3 次/年

注:①评估过去 2～4 周日间症状、夜间症状/憋醒、应急缓解药使用和活动受限情况;②出现任何一次急性发作都应复核维持治疗方案是否需要调整

3.常用哮喘维持治疗药物

吸入糖皮质激素(ICS)种类 ICS 治疗哮喘的高效性和局部选择性的主要化学基础是在于激素甾体核的 16α 和 17α 或 17β 位置上有一个亲脂基团的置换。当甾体核的 D 环上用亲脂基团替代可得到三种重要特性:①与激素受体有非常高度的亲和性,这是在呼吸道黏膜发挥作用所必需的;②能增加局部摄取(浓度)和延长在组织中储存时间;③全身吸收后,易被肝脏转化而快速灭活。但一定程度的水溶性也十分重要,ICS 必须首先溶解在气道黏液中,然后才能作用于气道组织,因而一个理想的 ICS 除了较强的脂溶性外,还需要一定的水溶性。

ICS 的局部/全身作用的比例取决于:①药物在气道中的局部活性;②下呼吸道与口咽部药物沉积之比;③药物经肺或胃肠道吸收和首过代谢的周身活性。目前临床上常用的 ICS 有以下三大类:

(1)二丙酸倍氯米松(BDP):如必可酮、贝可乐;BDP 是丙酸倍氯米松(BMP)的前体,BMP 比 BDP 具有更高的受体亲和力,BDP 水溶性低,在肺组织中转化成 BMP。肝脏灭活速度慢,并且在肝脏代谢后会产生另一种活性产物(倍氯米松);因而全身不良反应相对较大。

(2)布地奈德(BUD):普米克都保或 pMDI、英福美;BUD 比 BDP 有较高的受体亲和性和

水溶性,而与 BMP 接近。BUD 肝脏灭活速度较 BMP 快,肝脏通过两种代谢途径进行代谢,首过代谢为 90%,半衰期 2.8 小时。

(3)氟地卡松(FP):如辅舒酮 pMDI。FP 与 BDP 一样水溶性低,但受体亲和力高;FP 只通过一种代谢途径,首过代谢为 99%,半衰期 8~14 小时。长半衰期增加了反复用药的危险性,可导致组织内药物高浓度;FP 的长半衰期可能与其高亲脂性有关,可增加组织结合和分布容积。

应用 ICS 应注意根据年龄选择合适的吸入装置,以增加吸入效率(表 5-6)。

表 5-6　不同年龄的吸入策略

年龄	吸入策略
≤2 岁	喷射雾化
≤5 岁	带活瓣系统和面罩的储雾罐;症状重者,喷射雾化
≤9 岁	干粉吸入剂呼吸-激动 pMDI
>9 岁	pMDI

4.白三烯受体拮抗剂　白三烯是人体三种必需脂肪酸之一的花生四烯酸的脂氧化酶代谢产物,包括 LTA_4、LTB_4、LTC_4、LTD_4 和 LTE_4;其中 LTC_4、LTD_4 和 LTE_4 被称为"半胱氨酰白三烯",因为它们都包含一个硫醚连接的肽,主要由嗜酸性粒细胞、肥大细胞、巨噬细胞、单核细胞和嗜碱粒细胞产生。半胱氨酰白三烯是引起哮喘慢性气道炎症的重要炎性介质之一。

孟鲁司特钠和扎鲁司特是口服的选择性白三烯受体拮抗剂,能特异性抑制半胱氨酰白三烯(CysLT1)受体,以阻断白三烯引起的气道炎症;与糖皮质激素合用,可减少激素用量。

常用药物为孟鲁司特钠,商品名为顺尔宁颗粒剂或咀嚼片:6~14 岁 5mg,2~5 岁 4mg,每晚服。

5.肥大细胞膜稳定剂　是一种非糖皮质激素类抗炎制剂,可抑制肥大细胞释放介质,对其他炎症细胞释放介质也有选择性抑制作用;主要用于轻中度哮喘患者。因临床疗效有限,现已不推荐常规使用。此类药物包括:色甘酸钠、尼多酸钠和酮替酚。

6.长效或缓释支气管扩张剂　主要用于缓解期的轻中度咳喘症状,特别是夜间咳喘以及运动后咳喘。

(1)长效或控释 β_2 受体激动剂

1)沙丁胺醇缓释片每片 4mg。3~12 岁,2~4mg,12 小时一次。

2)丙卡特罗每片 $25\mu g$。<6 岁,每次 $1\mu g/kg$;>6 岁,每次 $25\mu g$,12 小时一次。

3)班布特罗 1mg/ml,100ml/瓶。2~6 岁,5ml;>6 岁,10ml,每晚服。

(2)氨茶碱控释片

1)舒弗美:每片 100mg。3~6 岁,50mg;>6 岁,100mg,每日两次。

2)优喘平:每片 400mg。200~400mg,每晚服。

(三)特异性免疫治疗(脱敏治疗)

变应原特异性免疫治疗是通过使用高效、标准化的纯化抗原,使机体对变应原反应性降低,以减轻气道慢性特应性炎症;与成人哮喘相比,呼吸道过敏在儿童哮喘中更为突出,使变应原特异性免疫成为一种重要的治疗儿童过敏性哮喘方法。

　　天然变应性原制剂疗法有几十年的历史，是 IgE 介导的过敏疾患的唯一对因疗法。这种疗法的唯一缺点是需要多次注射才能达到（个体）最大剂量，而且由于 IgE 介导的（B 细胞抗原决定族引起的）不良反应，每次注射的变应原剂量不能随意增大。通过对变应原加工，进行化学修饰（如使用甲醛），改变蛋白结构，可以制成类变应原。理论上使用类变应原可以减少不良反应，延长作用持续时间，减少注射次数。但是目前尚未普遍应用于临床。

　　目前认为变应原特异性免疫治疗对下列物质过敏治疗有效：

　　1.花粉引起的哮喘和过敏性鼻炎　桦属和桦木科植物花粉、禾本科植物花粉、豚草属植物花粉、Parietaria 植物花粉。

　　2.屋尘螨引起的哮喘和过敏性鼻炎。

　　3.猫皮屑引起的哮喘。

　　4.真菌引起的哮喘　链格孢属、支孢霉属霉菌。

　　现强调治疗应从早期开始，它既可以抑制已形成的变应原过敏状态的进一步发展，还能阻止机体对其他变应原过敏的形成。但具体开始治疗年龄还要考虑治疗的安全性，目前多在 5 岁以后才开始考虑进行变应原特异性免疫治疗，治疗之前应进行特异性变应原诊断试验，以明确机体对什么过敏，以及过敏的强度，特异性诊断试验包括皮肤试验、变应原支气管激发试验、血清变应原特异性 IgE 测定等方法。治疗包括两个阶段：递增阶段和维持阶段。递增阶段是一个逐渐增加变应原浓度的过程，目的是在减少机体反应性同时，使 IgE 介导的不良反应降低到最小程度。维持阶段的时间至少需要 3～5 年。目前国内主要使用的是螨特异性免疫治疗，并已有舌下螨脱敏制剂开始应用于临床。

（四）哮喘的长期管理计划

　　长期管理是哮喘防治的重要环节之一，由于哮喘是一种慢性呼吸道疾病，治疗时间长，而且大部分时间在家中治疗，因而对患儿进行病情的随访、监控，及时接受患儿及家长的咨询，对于控制疾病尤为重要。哮喘的长期管理计划包括以下六个部分：

　　1.教育患者与医生发展成伙伴关系。

　　2.尽可能应用肺功能评估和监测哮喘的症状的严重程度。

　　3.避免和控制哮喘的触发因素。

　　4.建立长期管理计划。

　　5.建立哮喘发作时的计划。

　　6.提供定期的随访。

四、哮喘持续状态

　　哮喘持续状态是指对常规哮喘治疗反应差，呈急性进行性加重的严重发作，如不及时处理会发展成呼吸衰竭。疾病初期气道阻力非匀称增加，V/Q 比例失调引起低氧血症，并代偿性出现 $PaCO_2$ 下降；气道阻进一步增加，代偿机制恶化，通气量明显下降，引起严重低氧血症和高碳酸血症；最后可以出现混合性酸中毒，肺动脉高压和右心功能及中枢神经系统功能异常。

【诱发因素】

如患儿哮喘治疗不当,长期应用 β_2 受体激动剂,而未进行抗感染治疗;以及短期内吸入大量的过敏物质或强烈理化气体(如油漆)可以引起哮喘重度发作;此外脱水引起气道分泌物干燥,痰栓阻塞气道;伴有各种并发症出现(气胸、肺不张等),造成哮喘治疗困难。

【临床表现】

除了明显喘憋、面色苍白、口唇发绀以及烦躁外,体格检查有助于判断疾病的严重程度:①呼吸是伴有明显的三凹征,提示 FEV_1 和呼气流速峰值低于正常的50%;②奇脉血压超过2.93kPa(22mmHg)常提示 $PaCO_2$ 升高;③有呼气动作,但呼气音低,听不到哮鸣音,表明喘憋严重。

根据 Wood 临床评分标准可以对哮喘的病情做出判断(表5-7)。

表5-7 Wood 临床评分标准

项目	0分	1分	2分
1.PaO_2(kPa)	9.3～11.3in air	<9.3in air	<9.3in40%O_2
或 SaO_2	93%～100%in air	<93%in air	<93%in40%O_2
或发绀	未发绀	发绀	明显发绀
2.吸气呼气音	正常	不对称	减弱或消失
3.辅助呼吸运动	无	中度	极度费力
4.喘鸣音	无	中度	明显
5.脑功能	正常	嗜睡或烦躁	昏迷

注:≥5分,为呼吸功能不全;≥7分,伴 $PaCO_2$>8.7kPa 为呼吸衰竭

【治疗】

1.吸氧 给予吸入经湿化后的30%～50%浓度的氧,维持 PaO_2 60～80mmHg,SaO_2 92%～95%。

2.保持呼吸道湿润 补充足够的液体,但补液速度不能过快;同时要避免环境过分干燥。

3.支气管扩张药 静脉用 β 受体兴奋剂的心血管不良反应较大,现已少用;目前多采用喷射式雾化吸入方法;吸入沙丁胺醇2.5～5mg/次,第一小时每20分钟一次,连用3次,然后每小时一次,根据喘息缓解情况,逐渐延长用药间隔。反复用药时要监测心血管功能和血钾,保持心率<180次/分,无室性异位节律发生。

同时可加用氨茶碱静脉注射;以每1mg/kg 的负荷剂量增加血中氨茶碱浓度大约 $2\mu g/ml$ 计算,对那些以前从未接受氨茶碱或口服茶碱制剂的患者,首次给予4～6mg/kg 的氨茶碱负荷剂量以取得 $12\mu g/ml$ 的水平;然后用维持量,剂量为每小时0.8～1mg/kg,严密观察毒性反应(胃不适、心律失常、抽搐)和氨茶碱水平,尽量维持在13～16$\mu g/ml$ 的稳定状态。

除了喷射雾化吸入 β_2 受体兴奋剂外,还可同时吸入抗胆碱能药物;它能够减轻气道炎症引起的局部迷走神经反射,与 β_2 受体兴奋剂合用有互补作用。

硫酸镁通过抑制钙离子介导的平滑肌收缩,扩张支气管;可用于6岁以上,对其他平喘治疗无效患儿。硫酸镁:每次25mg/kg＋100ml 生理盐水静脉滴注20～30分钟,有低血压、心动

过缓、面色潮红等不良反应。

4.应用糖皮质激素　静脉用甲基泼尼松龙,第 1 次剂量 2mg/kg,然后每 6 小时 1 次,每次 1mg/kg;或氢化可的松,每 6～8 小时 1 次,每次 5～10mg/kg。可同时吸入 Budesonide,每次 1mg。病情缓解后全身用糖皮质激素应逐渐减量,可继续吸入普米克令舒。

5.控制感染　尽管目前还有争论,但由于气道分泌物增加、环境条件差,加上大量糖皮质激素应用,应用抗生素有一定的合理性。

6.观察和监护　随访血气分析,分析气道阻塞程度;对长期应用 β 受体兴奋剂患儿要监测血电解质,注意低钾血症发生;对治疗效果不明显或病情恶化患儿,要注意肺部并发症存在,摄胸片观察是否伴有肺不张、气胸、气道异物。

7.机械通气　对经过以上处理病情不能改善,呼吸衰竭持续存在的情况下应考虑机械通气。

机械通气指征:持续严重的呼吸困难,哮鸣音和呼吸音明显减弱;呼吸肌极度疲劳;在吸入纯氧下 $PaO_2 < 8kPa(60mmHg)$,$PaCO_2 > 6.65kPa(50mmHg)$;有并发症(气胸、纵隔气肿等)。

机械通气原则:①在尽量减少气压伤的基础上,维持足够的氧合和通气量直至其他治疗充分起效;②用定容型呼吸模式,以利控制合适的潮气量;③长呼气时间,低呼吸频率,保证足够的呼气时间;④呼气末正压应保持在低值;⑤通过呼吸机管路,吸入 β 受体兴奋药物;⑥机械通气下,伴有代酸患儿,可用 $NaHCO_3$ 纠酸。

(王　磊)

第十八节　气管异物

气管异物是较常见的儿童意外急症,也是引起 5 岁以下婴幼儿死亡的常见原因之一。据统计,气管异物 7 岁以内儿童多见,尤其以刚学会走路到两岁间的小儿发病多,死亡率高。这是由于小儿的生理特点决定的,小儿的气管与食管交叉处的会厌软骨发育不成熟,功能不健全,容易将口含物吸入气管内引起气管阻塞,导致窒息。婴幼儿由于牙齿未萌出或萌出不全,咀嚼功能未发育成熟,吞咽功能不完善,气管保护性反射不健全。当异物落入气管后,最突出的症状是剧烈的刺激性呛咳,由于气管或支气管被异物部分阻塞或全部阻塞,出现气急、憋气,也可因一侧的支气管阻塞,而另一侧吸入空气较多,形成肺气肿,较大的或棱角小的异物(如大枣)可把大气管阻塞,短时间内即可发生憋喘死亡。还有一种软条状异物(如酸菜条)吸入后刚好跨置于气管分支的嵴上,像跨在马鞍上,虽只引起部分梗阻,却成为长期的气管内刺激物,患儿将长期咳嗽、发热、甚至导致肺炎、肺脓肿形成,也可以危及生命。

一、临床表现

突发刺激性咳嗽、反射性呕吐、声音嘶哑、呼吸困难,患儿张口可听到异物冲击声。如异物堵住了喉部、气管处,患儿面色青紫、气喘、窒息,很快呼吸停止。如异物堵住左右支气管分叉处,可导致一侧肺不张,呼吸困难逐渐加重,抢救不及时也很快呼吸停止。

二、诊断及救护措施

及时的诊断和处理是抢救成功的关键,医生也应该向家长普及相关的救护知识。

1.拍背法让小儿趴在救护者膝盖上,头朝下,托其胸,拍其背部,使小儿咯出异物。

2.催吐法用手指伸进口腔,刺激舌根催吐,适用于较靠近喉部的气管异物。

3.迫挤胃部法救护者抱住患儿腰部,用双手示指、中指、无名指顶压其上腹部,用力向后上方挤压,压后放松,重复而有节奏进行,以形成冲击气流,把异物冲出。此法为美国海默来克医师所发明,故称"海默来克手法"。

上述方法未奏效,应分秒必争尽快送医院耳鼻喉科,在喉镜或气管镜下取出异物,切不可拖延。呼吸停止给予口对口人工呼吸。

三、预防

教育儿童养成良好卫生习惯,不要随意把异物放到嘴里,以免误吸入气管。进食时避免孩子打闹、说话,以防食物呛入气管。家长不应将硬币、瓜籽、花生等放在小儿能够着的地方。

（王　磊）

第十九节　急性呼吸衰竭

急性呼吸衰竭是指各种疾病累及呼吸中枢或呼吸器官,引起通气和换气功能障碍,出现低氧血症或伴高碳酸血症,并由此引起的一系列生理功能和代谢紊乱的临床综合征。

一、临床表现

1.严重呼吸困难和发绀　早期可有呼吸频率增快,继而鼻翼扇动、三凹征出现等;中枢性呼吸衰竭主要表现呼吸节律不齐,可有潮式呼吸,晚期出现间歇、叹气、抽泣样等呼吸,呼吸次数减少,微弱无力,直至呼吸停止。发绀首先出现在口唇、口周及甲床等处,其程度与缺氧轻重并不完全一致,如严重贫血,血红蛋白<50g/L,虽缺氧并不发绀,故不能单纯根据发绀而判断有无缺氧。

2.神经与精神症状　早期可见烦躁不安,出汗,易激动。随着缺氧加重,出现嗜睡、头痛等。晚期出现意识模糊,甚至昏迷、抽搐等脑水肿或脑疝症状。

3.其他　早期心率增快,血压升高。晚期则心率减慢,心律失常,脉搏细弱,可有休克。胃肠道因严重缺氧而表现腹胀、肠鸣音减弱、呕咖啡色胃内容物等。

二、诊断

(一)诊断要点

1.临床表现

(1)呼吸系统:①呼吸困难,表现为呼吸频率加快、鼻翼扇动、三凹征阳性、喘憋、发绀等;②呼吸抑制,表现为呼吸节律的改变、潮式呼吸,间歇呼吸(Biot呼吸),叹息样呼吸,双吸气,下颌呼吸,点头样呼吸,鱼口样呼吸,呼吸微弱、浅慢,呼吸音减弱或消失,呼吸暂停或骤停。

(2)循环系统:心率由过速到减慢,心律失常,心音低钝,血压由升高到下降,右心衰竭或休克。

(3)神经系统:烦躁不安、谵妄、嗜睡、头痛、意识障碍、凝视,甚至昏迷、惊厥等,瞳孔缩小或忽大忽小,视盘水肿。

2.血气分析诊断标准

(1)呼吸功能不全:$PaO_2 < 80mmHg(10.6kPa)$,$PaCO_2 \geqslant 45mmHg(6kPa)$,$SaO_2 < 91\%$。

(2)呼吸衰竭:儿童 $PaO_2 \leqslant 60mmHg(8.0kPa)$,$PaCO_2 \geqslant 50mmHg(6.7kPa)$,$SaO_2 \leqslant 85\%$。婴幼儿 $PaO_2 \leqslant 50mmHg(6.7kPa)$,$PaCO_2 \geqslant 45mmHg(6.0kPa)$,$SaO_2 \leqslant 85\%$。呼吸衰竭还可分为:①Ⅰ型呼吸衰竭,$PaO_2$ 为呼吸衰竭标准,$PaCO_2$ 正常;②Ⅱ型呼吸衰竭,PaO_2 和 $PaCO_2$ 均达呼吸衰竭标准。

具有上述临床表现中第(1)项,伴或不伴第(2)、(3)项,同时具有血气分析诊断标准中第(2)项,可诊断为急性呼吸衰竭。

(二)鉴别诊断

1.代谢性酸中毒　见于尿毒症、糖尿病酮症酸中毒、某些代谢性疾病时,表现为呼吸深快,PaO_2 多正常。

2.急性呼吸窘迫综合征(ARDS)　见于卡氏肺孢子虫肺炎、弥漫性肺间质纤维化、呼吸道合胞病毒肺炎、白血病、创伤、休克、多器官功能不全综合征等,早期 PaO_2、$PaCO_2$ 均降低,晚期 $PaCO_2$ 上升,吸氧不能升高 PaO_2,$PaO_2/FiO_2 \leqslant 200mmHg$,多与Ⅰ型呼吸衰竭同时存在,治疗相近。

三、治疗

积极寻找和祛除病因,改善通气功能,有效的防治感染,维持重要脏器功能,维持水电解质平衡,及时给予呼吸机辅助呼吸。

(一)一般治疗

1.去除病因　积极治疗引起呼吸衰竭的原发疾病和诱因,应用有效的抗生素防治感染。

2.加强护理　保持呼吸道通畅,翻身拍背,吸痰,清除呼吸道分泌物,温湿化吸氧,雾化吸入药物,解除气管痉挛。

3.氧疗　呼吸衰竭时机体缺氧,应提高吸氧浓度。吸氧方式可选鼻导管、口罩、面罩或头罩。鼻导管吸氧,氧流量儿童 1～2L/min,婴幼儿 0.5～1L/min,新生儿 0.3～0.5L/min,吸入氧浓度(FiO_2)

30％～40％;开式口罩吸氧,氧流量儿童 3～5L/min,婴幼儿 2～4L/min,新生儿 1～2L/min,FiO_2 45％～60％;面罩或头罩吸氧,氧流量 3～6L/min,FiO_2 40％～50％。对新生儿和婴儿不主张持续高浓度吸氧,吸入氧浓度应＜60％,以免氧中毒及对视网膜等处的发育造成影响,待病情稳定后应改为间歇吸氧。通常,对于 Ⅰ 型呼吸衰竭患儿应给予高浓度吸氧(＞35％),使 PaO_2 迅速提高到 8kPa,或 SaO_2 在 90％之上;对于 Ⅱ 型呼吸衰竭患儿应给予低浓度吸氧(＜32％),且应持续给氧。

(二)药物治疗

1.兴奋呼吸　目前小儿呼吸兴奋药应用明显减少。有呼吸暂停时可用氨茶碱,负荷量 4～6mg/kg,首次静脉注射后以 2mg/kg 维持治疗,每间隔 8h 用 1 次。有镇静剂中毒时可用多沙普仑(吗啉吡酮),每次 0.5～1.5mg/kg,静脉滴注,但不用于新生儿。还有纳洛酮,每次 0.03～0.1mg/kg,静脉推注,可用于酒精中毒或麻醉药过量致呼吸抑制时。

2.维持重要脏器功能　呼吸衰竭时常会对心、脑等重要脏器造成损害,治疗中应综合分析。

(1)呼吸衰竭合并心功能不全者:可应用强心剂、利尿剂及血管活性药物。心肌缺氧易致心律失常,故强心药应缓慢、小剂量给予,血管活性药可选用酚妥拉明 0.3～0.5mg/kg(每次不超过 10mg)加入 10％葡萄糖 20ml 中稀释后静脉滴注,或多巴酚丁胺 2～10μg/(kg·min)持续静脉滴注,或东莨菪碱每次 0.03～0.05mg/kg,15min 内快速静脉滴注,每日 2～3 次。

(2)呼吸衰竭合并脑水肿者:应用甘露醇,每次 0.25～1g/kg 静脉推注,每日 2～3 次,严重时可加用地塞米松,每日 0.5mg/kg 静脉注射,疗程一般不超过 3～5 天。

3.纠正酸碱失衡和水电解质紊乱　呼吸衰竭时常合并电解质和酸碱度的失衡,对呼吸性酸中毒或混合性酸中毒时以积极改善通气功能为主,当合并代谢性酸中毒血 pH 值＜7.2 时,可给予 5％碳酸氢钠溶液,每次 2～5ml/kg,用葡萄糖液稀释为 1.4％等渗液后静脉滴注。如有血气结果,可按公式:碳酸氢钠(ml)＝|−BE|×0.5×体重(kg),或(22−测得 HCO_3^- mmol/L)×0.6×体重(kg),先用 1/2 量,剩余半量根据具体情况而定。同时根据血液电解质检查结果及时纠正低钾、低氯等电解质紊乱。基础代谢量每日 210kJ/kg(50kcal/kg),补液量每日 60～80ml/kg,具体可根据病情酌情增加,补液成分以生理维持液为宜或按脱水性质而定。

4.防治感染　呼吸道感染常是呼吸衰竭的原发病,亦是呼吸衰竭治疗过程中病情加重的并发症,如吸入性肺炎、呼吸机相关性肺炎等。病原体以革兰阴性杆菌多见,常为耐药菌株。对呼吸衰竭患儿的肺部感染应按重症肺炎处理,治疗时可选用第三代头孢菌素与 β 内酰胺酶抑制药等。也可静脉滴注免疫球蛋白,每次 400mg/kg,1 次/天,连用 3～5 天。吸痰时应注意无菌操作,每日消毒呼吸机管道,条件许可时应尽早拔除气管插管。

(三)其他治疗

1.经鼻持续气道正压给氧(CPAP)

(1)适应证:新生儿、婴幼儿肺部疾病,新生儿肺透明膜病、肺不张、肺炎、胎粪吸入综合征、肺水肿、反复呼吸暂停者。如吸入氧浓度(FiO_2)为30%～50%时,PaO_2仍<8.0kPa(60mmHg),$PaCO_2$正常或<6.7kPa(50mmHg),有自主呼吸,也可应用CPAP。

(2)参数调节:开始时氧流量为3～4L/min,压力0.3～0.4kPa(3～4cmH_2O),FiO_2 40%～60%,10～15min后测血气,如PaO_2仍低,可增加压力,每次加1～2cmH_2O,最大可达0.98kPa(10cmH_2O),每分钟氧流量最大8～10L,FiO_2每次加5%～10%,最大可达80%。维持PaO_2为8.0～9.3kPa(60～70mmHg)。如PaO_2仍<8.0kPa(60mmHg),可进行气管插管,呼吸机辅助呼吸治疗。

(3)撤除步骤:如PaO_2>9.3kPa(70mmHg),症状好转,病情稳定,可逐渐先降FiO_2,再降压力,每次FiO_2降5%,至FiO_2为40%时,再降低CPAP,每次0.2kPa(2cmH_2O),当CPAP为2cmH_2O时病情仍稳定,PaO_2为6.7～9.3kPa,可撤除CPAP,改头罩吸氧。

2.常频机械通气 是抢救重症呼吸衰竭最有效的方法。

(1)应用指征:①呼吸频率仅为正常的1/2时;②呼吸微弱,全肺范围的呼吸音减低;③呼吸骤停,频繁或长达10s以上的呼吸暂停;④吸高浓度氧气FiO_2>60%,或压力≥0.78kPa(8cmH_2O)时,仍有发绀,PaO_2<6.7kPa(50mmHg);⑤急性呼吸衰竭,$PaCO_2$>8.0kPa(60mmHg),pH值<7.3;慢性呼吸衰竭,$PaCO_2$>3kPa(70mmHg),pH<7.2;⑥病情迅速恶化,神经精神症状加重,相关治疗无效;⑦有下列情况应尽早使用,如呼吸窘迫综合征(RDS)的小早产儿,出生体重<1350g;肺出血的进展期;心跳、呼吸暂停经复苏后未建立规则的自主呼吸者。

(2)禁忌证:肺大疱,未经引流的张力性气胸或大量胸腔积液。

(3)参数初调

①吸气峰压(PIP):采用能维持满意通气的最低压力。无呼吸道病变、早产儿呼吸暂停时15～18cmH_2O(1.5～1.8kPa);RDS、肺不张、胎粪吸入、肺炎时20～25cmH_2O(2.0～2.5kPa)。

②呼气末正压(PEEP):无呼吸道病变时2～3cmH_2O(0.2～0.3kPa);肺不张、NRDS时4～6cmH_2O(0.4～0.6kPa);胎粪吸入、肺炎时0～3cmH_2O(0～0.3kPa)。

③呼吸频率(HR):无呼吸道病变时20～25次/分;有呼吸道病变时30～45次/分。

④吸气/呼气时间比值(I/E):无呼吸道病变时吸气时间0.50～0.75s;肺不张、NRDS时I/E为1:(1～1.2);胎粪吸入、肺炎时I/E为1:(1.2～1.5)。

⑤供气流量:4～10L/min。

⑥吸入氧气浓度(FiO_2):无呼吸道病变时<40%;有呼吸道病变时40%～80%。

⑦潮气量:无呼吸道病变时8～10ml/kg,RDS时4～7ml/kg。

(4)调整范围:调节原则是尽可能采用低的氧浓度(FiO_2)和吸气峰压,持续PaO_2为8～12kPa。每次调整范围,RR为2～10次/分,PIP为2～3cmH_2O,PEEP为1～2cmH_2O,吸气时间(TI)或呼气时间(TE)为0.25～0.50s,FiO_2为50%,当PaO_2接近正常时FiO_2为20%～30%。

(5)调节方法:影响PaO_2的因素是FiO_2与平均气道压(MAP)。增加PIP、吸气时间、PEEP可提高MAP。具体方法:①提高PaO_2可采用增加FiO_2、增加PIP、增加RR、增加PEEP、延长吸气时间,延长吸气平台;②降低$PaCO_2$可采用增加PIP、增加RR、降低PEEP。

一般 $FiO_2 \leqslant 60\%$，如 $>70\%$ 则应 $<24h$，以防氧中毒。

(6)撤机指征：①自主呼吸有力，能维持自主呼吸 $2\sim3h$ 无异常；②吸入 $FiO_2 \leqslant 40\%$，PIP $\leqslant 20cmH_2O(1.96kPa)$ 时血气正常；③呼吸道分泌物少，能耐受每 $2h$ 1次的吸痰操作，全身状况好；④RDS患儿日龄>3天。

(7)撤机步骤

①撤机过程中监测心率、呼吸、血气，如有异常，立即恢复原参数。

②在PIP降至 $15\sim22cmH_2O$，$PEEP \leqslant 5cmH_2O(0.5kPa)$，$FiO_2 < 50\%$ 时考虑撤机，自主呼吸出现后便呼吸机与自主呼吸同步。

③自主呼吸良好，血气正常，改为间歇指令呼吸(IM)，逐渐降低 PIP、PEEP、FiO_2 及 RR，维持 TI 在 $0.5\sim1.0s$。

④当PIP降至 $12\sim18cmH_2O$、$PEEP2\sim4cmH_2O$、$FiO_2 \leqslant 40\%$、RR 6次/min、血气正常时，改为CPAP，此时应提高 FiO_2 $5\%\sim10\%$，预防缺氧。如患儿耐受良好，每次逐渐降低 FiO_2 5%，CPAP $1cmH_2O$。

⑤当 FiO_2 为 $25\%\sim40\%$，CPAP为 $2cmH_2O$ 时，在患儿最大吸气时拔管。拔管后改用头罩吸氧，或用鼻塞CPAP，并逐渐降低 FiO_2，每次 5%，直至改为吸入空气。

3.高频通气(HFV)　凡超过正常呼吸频率4倍、潮气量小于先于解剖死腔的机械通气为高频通气。

(1)通气种类：①高频正压通气(HFPPV)，频率为 $60\sim100$ 次/分，导管内径 $3\sim5mm$，潮气量 $3\sim4ml/kg$。②高频喷射通气(HFJV)，频率为 $100\sim300$ 次/分，导管内径 $1.6\sim2.2mm$，潮气量 $3\sim5ml/kg$。需要适当的自主呼气时间，可用开放气道通气。③高频振荡通气(HFOV)：频率为 $300\sim2400$ 次/分，潮气量 $1\sim2ml/kg$，有侧支通气，起CPAP作用。儿科常用 HFJV 或 HFOV。

(2)适应证：用于常规呼吸机治疗效果不好的难治性呼吸衰竭，或长期常规呼吸机治疗后发生支气管肺发育不良，或有气胸等常规呼吸机治疗禁忌证。①用常规呼吸机难以维持通气和血气正常的肺损伤；②严重的间质肺气肿；③气胸与支气管胸膜瘘；④支气管镜检查。目前常用于新生儿RDS、肺出血、胎粪吸入综合征、ARDS、肺炎。

(3)参数调节：HFOV调节原则是开始应用较高的MAP，稍高于常规机械通气，如 PaO_2 无上升可每次加 $0.1\sim0.2kPa(1\sim2cmH_2O)$。新生儿振荡频率 $10\sim15Hz(1Hz=60$ 次/分)，婴儿与儿童为 $5\sim10Hz$。吸气/呼气时间比值(I/E)为0.33。通过振荡幅度($25\%\sim100\%$)、振荡频率调节通气。潮气量 $1\sim2ml/kg$，与振荡频率成反比。根据 $PaCO_2$ 调节振荡频率。低肺容量调节方式用于限制性通气障碍如间质肺气肿，高肺容量调节方式用于新生儿RDS、ARDS。

4.呼吸机应用后的并发症

(1)呼吸机相关肺炎(VAP)：指应用呼吸机后$>48h$ 发生的细菌性肺炎，多由铜绿假单胞菌、大肠杆菌、克雷白杆菌、耐药金黄色葡萄球菌或表皮葡萄球菌引起。可从气管深处吸痰作镜检或培养，应用有效抗生素，注意管道接头、湿化器、吸痰导管消毒。

(2)肺不张：导管位置过低滑入左侧或痰堵造成。可向外拔出，或翻身拍背吸痰。

（3）窒息：由堵管或脱管引起。可更换新管，重新插管、固定。

（4）喉、气管损伤：水肿者可静脉滴注糖皮质激素、抗生素，局部雾化吸入1%麻黄碱。

（5）肺损伤：如PIP>2.5kPa(25cmH$_2$O)，或PEEP>0.8kPa(8cmH$_2$O)、大潮气量，易发生气漏、间质性肺气肿、张力性气胸、纵隔气肿、肺泡上皮损伤、肺水肿。注意压力不能过高，潮气量不能过大。发生张力性气胸立刻进行闭式引流。

（6）氧中毒：FiO$_2$>70%、时间>24h，可发生支气管肺发育不良、早产儿视网膜病变，任何年龄可发生肺氧中毒。注意FiO$_2$应<60%。

（刘丽平）

第二十节　小儿呼吸机治疗和吸入一氧化氮疗法

一、常规机械通气

（一）呼吸机和通气模式

常规机械通气(CMV)治疗用呼吸机一般为成人/小儿兼用型，按对气流控制方式具备以下基本模式：容量控制(VCV，也称定容通气)；压力控制(PCV，也称定压通气)。在定容通气和定压通气时均有两方面的功能：①辅助通气。辅助通气指患儿主要通过自主呼吸以适应、或以自主呼吸带动呼吸机供气，从而减轻呼吸做功。在辅助通气时又分为持续气道正压通气(CPAP)和压力支持通气(PSV)两种基本功能，某些呼吸机也用患者触发的通气(PTV)表示，新型呼吸机还有容量支持通气(VSV)功能。②控制通气。在控制通气病儿可以有或没有自主呼吸，但呼吸机则按照预先设定的参数供气。其方式分为辅助/控制(A/C)、间歇指令通气(IMV)和同步间歇指令(SIMV)等，起到减少呼吸做功的作用。这些通气方式也统称为间歇正压通气(IPPV)，以区别于辅助通气方式，如CPAP。有关通气模式的示意。

1.定容通气　基本特征包括按照设置的通气潮气量供气，持续恒定供气流，气道压力持续上升且最大压力(气道峰压)水平不能控制。每次供气量按设定值由容量调节直接控制流量来设定，但在改变吸气时间和通气频率时，潮气量发生变化，要对此进行修正。缺点为气道峰压不控制，随通气量、气道阻力和肺组织顺应性而变化。定容通气可以有PSV、A/C、IMV、SIMV等通气功能。适用于没有或较轻外周肺损伤、手术、中枢性病变、或神经肌肉病变时的通气。目前新型呼吸机均设有潮气量目标化的气道压力自动调节的定容通气模式，也可以安全地应用于新生儿及小儿急性外周性肺损伤和呼吸衰竭。

2.定压通气　基本特征为按照设置的通气最大压力(气道峰压)，以减速气流供气，气道压力上升速度受供气初始气流水平(峰流量)影响，最大气道压力可以任意设定加以限制，潮气量不能严格控制。每次供气压力限定时，通气量则随供气流量、气道阻力和肺组织顺应性而变化。当气道压力达到预设水平，限压阀开放使多余的气流释放，不会造成气道压的升高。改变供气流量可以改变通气开始时的气流峰流量，从而影响气道压的波形。新型呼吸机均设置吸气上升时间控制,或平台压控制旋钮来控制气道压的形成状态。适用于外周肺有病变损伤时的通气。定压通气也可以有 PSV、A/C、IMV、SIMV 等功能。新型呼吸机具备供气和呼出气潮气量的精确监测,可以提高通气控制的稳定性。

3.辅助/控制通气 A/C 通气时的 A 的作用为间歇指令通气(IMV)的呼气相全过程中,在有自主呼吸触发时,呼吸机按照设定的参数,提供辅助通气;在无自主呼吸时,或自主呼吸强度没有达到触发水平,呼吸机按照设定的参数,向患儿提供强制性通气,即控制通气(A/C 的 C 部分),此时等于 IMV。无论是 A/C 的 A 或 C 时的通气均可称为 IPPV。定容通气或定压通气模式均可有 A/C 模式。

4.同步间歇指令通气和间歇指令通气 SIMV 按照患儿自主呼吸的要求,提供预设的通气,避免与患儿自己的呼吸相冲突、对抗。作用原理:在一次呼吸周期的呼气相后期(或呼气相全程),一旦患儿出现自主呼吸,气道压力和气流产生变化,呼吸机在极短时间内感知并发出指令,呼吸机立即提供通气气流,完成一次通气。需要较慢的呼吸频率(一般<30 次/分)和相对长的呼气时间,需要设置患儿触发水平以调节和控制同步化程度。IMV 为非同步间歇指令通气,其主要缺点为机械通气时出现患者与呼吸机对抗,因而鼓励使用 SIMV 和 A/C 通气模式的同步触发通气功能。在选择了 SIMV(或 A/C)模式时,应将触发控制功能打开,通过调节触发灵敏度来控制通气频率,以此获得目标分钟通气量和理想通气效果,SIMV 应该与 PSV 联合应用(见后,呼吸机调节部分)。

5.压力调节容量控制通气 新型呼吸机(如瑞典西门子 300 型、德国德尔格 Babylog 8000 型)设有微电脑控制的"压力调节容量控制"(PRVC),或称为"容量保证"功能,将定容和定压的优点结合在一起,避免了各自的缺点,成为目前儿科患儿机械通气治疗的主要模式之一。其设计特点为通过自动调节吸气相供气流速来维持通气压力和容量的相对恒定。

6.压力支持通气 呼吸机在一次通气的呼气相设有一特殊供气方式。在患儿自主呼吸发动时,经机内设置的触发反应机制将阀门打开,气流立即经气道进入肺内,在压力达到预设水平,且气流量衰减到最大峰流量的一定水平(如下降到峰流量的 5%～25%),阀门关闭,供气气流中断,压力迅速回复到基线压水平。这种通气的优点在于呼吸机随患者的需要而供气,可以提高并保证自主呼吸时的通气潮气量和每分通气量,而患者的吸气做功可以大大降低。可以分别与 SIMV 或 CPAP 联合使用,或也可单独使用。此外,在保持每分通气量相似的条件下,PSV 时的平均气道压(MAP)可以较 A/C 或 IMV 时降低 30%～50%,可以降低气压伤危险性。

7.持续气道正压通气 CPAP 是在整个呼吸周期,经鼻塞、面罩或气道插管将连续气流加于小儿鼻腔或气道,并产生高于大气压的鼻腔/气道压力,使小儿在吸气相得到较高的供气气压和流量,降低吸气做功;同时在呼气相,得到高于外界大气压的压力,避免肺泡塌陷。适用于自主呼吸较强,气道通气无障碍的情况,气道压力设置一般在 2～6cmH_2O。在呼吸机应用中也可与 PSV 联合使用,起到降低呼吸能耗,优化通气效率,加快撤机的作用。现在的一些呼吸机将 CPAP 和 PEEP 的供气压力调节设置为同一个旋钮控制。薪型专用于婴儿的 CPAP 气流供气系统采用特制的 CPAP 压力发生装置,使通气时压力恒定,效率大大提高,并可将供氧浓度调节在 0.21～0.40,降低了高氧导致新生儿肺损伤的危险。

（二）呼吸机参数设定及其呼吸生理基础

1. 肺通气量 有关通气量、压力和流量示意。

（1）潮气（VT）：每一次自主呼吸或机械通气时，进入或排出肺的气体量。机械通气下，儿童与成人为 5～7ml/kg 体重，足月新生儿为 6～8ml/kg，早产儿为 8～10ml/kg。超低出生体重儿（<1000g）可以低至 4～6ml/kg。潮气量的 1/3 进入肺内不进行气体交换，为解剖无效腔气量，约 2/3 在肺泡内完成气体交换。

（2）通气频率和吸呼比值（I：E）：通气频率指每分钟机械通气的次数。完成一次机械通气所需时间为通气周期，为频率的倒数×60。如通气频率为 40 次/分，周期为（1/40）×60＝1.5s，余类推。频率高则周期短，反之亦然。在改变了通气频率时，须再检查并修正设定的通气潮气量水平。大多数情况下，供气时间短于排气时间。如 I：E 为 1：2，指供气时间和排气时间分别为该通气周期的 1/3 和 2/3。吸呼比值则指一次机械通气时，供气与排气的时间比例，呼吸机一般只调节供气时间的长短以获得所需的吸呼比值，但有的呼吸机如美国 Sechrist 型、德国德尔格 Babylog 8000 型，则可以分别改变供气和排气时间来改变吸呼比，且会影响到通气频率。如果人为地将供气时间调到长于排气时间，则为"反比通气"，儿科一般很少使用。

（3）每分通气量（MV）：为潮气量和呼吸频率的乘积，指每分钟进出肺部的气量，用于判断通气量的大小，较单用潮气量要全面。在足月新生儿，大约为 150～250ml/(kg·min)。机械通气下，一个 3～4kg 小儿一般要维持在 0.8～1.2L/min。在改变呼吸频率、潮气量、吸呼比值、通气压力时，要以每分通气量作为调节后的目标值作为参考标准。当血气值测定后要求对呼吸机参数调整时，也应设定新的每分通气量值。一般呼吸机均有每分通气量上下限报警。如果上限报警，可能因通气频率加快（触发增加）或潮气量过大（定压模式）；如果下限报警，可能为供气量不足，供气回路管道或接口漏气，潮气量过低（定压模式），或呼吸机主供气气流不稳定（须检查压缩空气和氧气气源压力）。

（4）每分肺泡通气量：一般呼吸机上没有对此设定或监测。根据解剖无效腔占潮气量 1/3，实际达到肺泡的气量为潮气量的 2/3，肺泡通气量应相当于每分通气量的 2/3。理想的进入和排出气潮气量和每分通气量是一样的。但在小婴儿，由于气道插管在声门处的漏气，或呼吸机监测装置的偏差，可以出现不一致。

2. 通气压力

（1）气道峰压（PIP）：PIP 是指在一次机械通气周期内，气道内压力达到的最大值，其内涵包括：①供气压力高于大气压（基线压）的最大变化水平；②达到最大峰压值所需时间；③达到最大值后的维持时间。在自主呼吸时气道和肺泡内压在吸气时低于、呼气时高于外界气压，在吸气或呼气末肺泡内压和大气压相等。机械通气或自主呼吸的吸气末和呼气末的气流为零。PIP 设置的高低在于使肺泡张开并维持其张开达到适当时间。不同的压力波型可以对肺泡张开和肺泡内压水平，产生不同效果，并可应用于不同的肺内病变。通过呼吸机设置吸气气流上升时间改变压力波形可以得到较安全有效的通气。

（2）基线压：与气道峰压相对应，在呼气相的最低气道压力水平，设置呼气末正压（PEEP）>0，则可使肺泡内压高于大气压。在 PEEP>0 时，呼气相的压力下降减慢，且最低压力出现在呼气相的最后时刻。有的呼吸机采用设置 PIP 水平高于 PEEP 水平，因此实际的 PIP 水平应该为其设置值加上设置的 PEEP 值。

(3)平台压、停顿压:指在供气(吸气)相后半期,压力达到最大后维持的一段时间,此时排气阀门不打开,使管道压力相对恒定在某个水平,等于或略低于气道峰压值。在弥漫性肺损伤和肺泡萎陷时,要获得比较好的氧合,需要在机械通气时保持压力的平台,以使肺泡持续扩张,气体在不同时间常数的肺泡单位内移动,达到压力平台,使得到较好的肺泡通气/灌流,减少肺内分流。此功能仅在定容通气模式起作用。

(4)呼气末正压(PEEP):呼吸机在排气管道设置的阻力阀门,使呼气相管道阻力增加,管道压力高于大气压。PEEP 就是基线压大于大气压时的压力水平。PEEP 不是指整个呼气相压力均维持在该水平,而是在呼气末那一时点的压力水平。当 PEEP 大于 0 时,在呼气的大部分时间,气道压力均高于设置 PEEP 的压力水平。其效果主要为保持在呼气时肺泡不至于立即关闭,提高功能余气量,有利于气血交换,并减少呼吸做功。

(5)平均气道压(MAP):MAP 实际上为在每一呼吸周期中的气道压力积分。其数学表达式为:$MAP=k\{PIP×Ti/(Ti+Te)\}+\{PEEP×Te/(Ti+Te)\}$

其中 Ti 和 Te 分别代表吸气和呼气时间,k 为压力波形系数,在方波时近似为 1,在锯齿波时近似为 0.5,在矩形波时界于 0.5～1 之间。简单的表达式为:

$MAP=(PIP-PEEP)×Ti/(Ti+Te)+PEEP$(Ti、Te 分别为供气和排气时间,$Ti+Te=$呼吸周期)。

3.通气流量　通气流量包括主供气流量、设定流量、实测流量、吸气和呼气峰流量、偏流、双气流等。一般用 ml/min 或 L/min 表示,在肺功能监护仪上显示一个呼吸周期的通气流量随时间或潮气有大小、位相的变化。

(1)主供气流量:在定容通气时,应为患儿的实际需要量;在定压通气时,一般要 2～3 倍于定容通气的流量以达到同样潮气量,主要因为限定压力的阀门打开,一部分气体被排泄,因而定压通气的压缩气体和氧气的消耗量较大。新型呼吸机则通过气流补偿机制,避免了此种缺点。

(2)设定流量和实测流量:一般用设定和测定的每分通气量来判断。当自主呼吸增强或患儿触发的机械通气次数增加,实测每分流量可以高于设定每分流量。同理,如果调节触发敏感度水平,可以控制每分通气量相对恒定。

(3)峰流量:在一次通气开始时,供气阀门打开,气流在瞬间达到最大值,以后随气道阻力和肺顺应性的反应,供气气流下降,为减速气流,为目前呼吸机常设。如果在气流达到最大后,尽管有气道阻力的增加,供气气流仍然维持在恒定水平,此为持续恒定气流,为一部分儿童型呼吸机供气的主要方式。此时 IMV 通气由供气阀门随时间切换。

(4)偏流:在排气相打开,延续到下一次供气开始时停止供气。不影响排气相压力,但可以部分清除呼出二氧化碳,并为下一次供气做管道气体预充。在新型呼吸机上,小流量的偏流气流使流量触发功能得以发挥。

4.气流切换　有关通气容量、通气压力和通气流量,其本质是随时间或不随时间但随气流速而变化的供气规律性,主要有三种:

(1)时间切换:随设定时间变化的供气气流转换。以主供气系统为例,如吸气时间设定为

0.5秒,供气阀门在打开0.5秒后立即关闭。以偏流供气为例,在呼气相的早期打开,在下一通气周期开始,主供气阀门打开时关闭。一般定容和定压通气均为时间切换。

(2)容量切换:随通气容量达到预设水平,供气阀门关闭,进入排气。

(3)流量切换:相对于峰流量变化的供气阀门关闭,一般在PSV时采用。如供气气流在刚开始时达到最大,以后逐渐变慢;当流速下降到峰气流的25%以下,供气阀门关闭。

在CPAP时,为不间断连续气流,供气不随时间切换,但设置压力水平随流量而改变。

(三)呼吸机的管理

1.电源和气源

(1)呼吸机的电源:一般为220V电压供电。电源插座应该接地线。插头插座应该采用国内的三眼扁型。呼吸机、空气压缩机和管道加温湿化器的三个电源插头,应该分别接入墙壁插座。如果需要接线板加长,该接线板上不应再接入其他电器插头,尤其应该严格禁止再接入床旁X线摄片机,避免由于大电流变化导致呼吸机保险丝熔断。病室内应该备合适的保险丝,规格为2~3安培(A)。呼吸机本身的保险丝不可用高于3A的,以免强电流损坏呼吸机内的主控制器件。

(2)呼吸机的气源:气压缩泵作为驱动压力气源,其工作压力为0.4mPa[1mPa=1000kPa,101.33kPa=1大气压=760mmHg,1kPa=10.2cmH$_2$O=7.5mmHg,英制1PSI(pounds per square inch)=6.89kPa],相当于4个大气压。氧气的工作压力也应该调节在0.4mPa。如果压缩空气和氧气的压力不足,会严重影响呼吸机的供气管道压力,出现气道压力下降,并会使实际供氧浓度严重偏离预设水平。压缩空气和氧气的压力偏差还会造成呼吸机空气-氧气混合器的损坏。因此要经常检查气源的压力水平。在呼吸机进气接口有气水分离器,应经常检查将积水释放,防止水分进入空气-氧气混合器内导致呼吸机损坏。空气压缩泵应定期由专业人员检修,清除积水。对于中心供氧,注意检查实际工作压力是否在开机时出现下降。如果出现,应该通知供氧中心加以解决。氧气瓶供氧时,配用的减压阀门的最大压力刻度为25mPa,钢瓶内压一般为15mPa,减压手柄调节释放出的工作压力为0.4mPa。供气管道为专用耐压气体管道,如出现老化应该更换。钢瓶和阀门管道等应避免接触明火,也要避免油脂类易燃物。在氧气即将使用完时,应该保留其内压>0.1mPa,以防止大气倒流入钢瓶,大气和水分造成钢瓶内壁受腐蚀。

2.湿化器　常用的加温湿化装置保证在30~33℃时有30~35mg/L(液体/气体)的蒸发量(相当于100%的相对湿度)。一般设置在33~35℃,可以保证良好的湿化。但管道内容易因室内温度变化出现水凝聚,需要及时将积水瓶中的水倒出。对于有供气管道加温的湿化器,要求将湿化温度设置在37℃。湿化罐加温至35℃,然后管道电热丝加温提高到37℃。此种湿化器的湿化效果最好,在供气管道末端和湿化罐上有两个温度探头,将温度反馈到湿化器控制主板,使湿化罐和管道间歇加温,保持管道温度的恒定。新湿化罐要求高压灭菌消毒,对化学消毒液有严格限制,应该参考有关说明书。如果出现湿化器故障且不能立即排除,应将其关闭,以避免过度加热导致患儿气道灼伤。管道内如果有大量积水,必须立即排出,避免液体经管道进入肺内。湿化器的清洁可以在呼吸机使用完毕时进行。

3.呼吸机的定期检查

(1)日常维护:呼吸机应该有专人管理,定期通电开机,检查其状态,发现问题和故障,及时排除,保持随时进入工作状态。可以参考呼吸机的使用维护说明,掌握有关要领。一般要求对患者通气回路管道及时清洗消毒。日常工作中要及时清洁空气滤网,排除供气管道积水。通气回路管道老化、开裂、严重污染,应该弃去不用。日常工作应该保持至少二套管道。

(2)定期维护:科室医护人员可以参考使用维护说明书,在每工作 1000 小时后要对气路和电源控制系统等系统性检查。包括对供气系统压力、流量的检查。更换内置气体过滤装置。工作 3000 小时的维护由专业人员进行,一些易老化部件要更换。这些消耗要打入日常的预算。

(3)氧电极的保护和更换:在日常维护中,应该在 21% 和 100% 两点检查氧浓度准确性,并调节零点和范围,将其工作状态标定。在呼吸机使用完毕关机前,要用 21% 氧(空气)通气 5~10 分钟,将管道系统内的高氧排除。在通气回路管道清洗时,应将呼吸机出气口盖住,使与大气隔绝。这些措施可以保护氧电极,延长其使用寿命。如果氧电极开始老化,一般先表现为高浓度氧指示偏低,或自动定标不稳定,继而失去功能。由于新氧电极寿命为 12 个月,一旦从密封状态开启,必须立即使用,因此一般在使用了 6 个月后,要考虑备货,以便及时更换。其消耗也应作为日常预算。

(四)机械通气的辅助给药

1.镇静剂   常用的有水合氯醛、地西泮和巴比妥类药品。地西泮剂量在静脉给药时为 0.1mg/kg,苯巴比妥静脉注射 1~2mg/kg。一般可以间断 4~6 小时使用,不良反应主要为呼吸抑制。在自主呼吸没有时,不必使用。也有采用吗啡类镇痛药如芬太尼的,剂量为 0.5~2mg/kg。给药过快可以造成呼吸停止,要同时准备气道通气复苏设备。对于比较烦躁的小儿,使用镇静剂是急救病房常规的手段,避免由于刺激和烦躁,造成血压和颅内压的骤然升降,导致血管破裂出血,或气道压过高,造成气胸和气道损伤。

2.肌松剂   常用的有潘可罗宁和琥珀胆碱。静脉注射前者为 0.1mg/kg,后者为 1~2mg/kg。以往由于呼吸机没有同步触发功能,在小儿烦躁时,为避免人机对抗造成的气胸、颅内出血、低氧血症等并发症,肌松剂使用很频繁。现在由于有了同步触发装置,特别是智能化的供气气流调节装置,使肌松剂的使用限制在较低程度。一般在用 SIMV 和 A/C 方式通气不能得到有效通气、或在测定呼吸力学参数时使用,以短时间消除自主呼吸对测定的干扰。在使用肌松剂后,喉部肌肉的松弛,可以造成气道插管周围的漏气增加,在临床上要加以关注。绝对不可在没有气道插管、复苏和呼吸机支持的条件下给予肌松剂。

3.利尿剂   肺水肿时常用利尿剂为呋塞米,可以经静脉或气道给予,均可以起利尿和减少肺液潴留的问题,静脉给药剂量为 1~2mg/kg,最大为 5mg/kg。气道内给予呋塞米剂量为 0.5mg/kg,对呼吸功能不全有迅速排尿和改善肺顺应性的作用。

二、高频振荡通气

1.高频振荡通气的原理   高频振荡通气(HFO)具有小潮气量、高频率、高平均气道压(MAP)通气的特点。由正弦波泵、扬声器、旋转气流或主动的呼气阀均可产生高频振荡,频率达到 6～15Hz(1Hz＝607次/分钟)。也有将气流阻断技术应用以产生高频气流,但由于不能产生主动的呼气相供气,因此不是正式的 HFO 设备。HFO 作用机制包括不对称气流束、强化弥散、肺内气体振荡和近端肺泡通气,患儿通气的气体量可以在低于或接近无效腔量的水平。由于 HFO 高频率效应,实际产生的是接近连续气流的高频切换气流。HFO 通气量取决于振幅、气管插管的大小及呼吸系统的阻力和顺应性。另外,除正弦波泵外,所有振荡器通气量都与其振荡频率成反比。基于吸呼比(I：E)为 1：1 时会出现肺泡呼气末正压的假设,有些振荡器 I：E 可调。

2.HFO 的使用　HFO 通常使用的频率在 10～15Hz,小婴儿用较高的频率,大婴儿用较低的频率,目前常用于新生儿和婴幼儿,体重最大在 10kg。HFO 通过调节 PEEP 水平获得MAP。若预防性应用,MAP 可在 6～8cmH$_2$O;若为救治需要,MAP 比 IPPV 时至少要高2cmH$_2$O。振幅设置应能看到胸壁振动,目的是既消除肺不张又不使肺过度膨胀。肺膨胀程度可通过胸部 X 线检查来评估。振幅和频率调节可以影响二氧化碳的排出效率,PEEP(MAP)调节可以影响氧和水平。一般治疗危重呼吸衰竭小儿时,MAP 达到 20～30cmH$_2$O,振幅达到 30cmH$_2$O 以上,不会对心率、血压产生不良影响。HFO 效果良好时,上机应用的最初 2～3 小时,可见气道分泌物增多,经气道吸引清洁后会逐渐减少。当吸入氧浓度小于 0.3时,平均气道压可逐渐下调至 10cmH$_2$O 以下,可以转为 IPPV 模式继续治疗。

三、吸入一氧化氮

特殊呼吸治疗用的吸入一氧化氮(NO)气体技术是 20 世纪 90 年代新生儿呼吸医学技术理论的重要突破,也适用于危重监护、心胸血管内外科、呼吸内科、麻醉等临床医学,用于人工机械通气或辅助通气时,针对肺血管痉挛导致呼吸衰竭和肺动脉高压性肺血管病变的诊断和治疗。小婴儿有大量的持续性低氧性呼吸衰竭,肺血管持续痉挛,导致通气-灌流失调,一般机械通气和扩张肺血管药物不能有效改善,但吸入 NO 具有迅速改善低氧血症的作用。由于各种标准供气设备、气体流量和浓度监控装置的完善,其应用安全性,可以达到与医用氧气相似的程度。临床应用中 NO 潜在的毒副作用可以得到有效的控制。该方法目前已经商品化,在发达国家和地区常规应用于新生儿,但代价高昂。在我国经过多年研究摸索,已开始应用于临床。

1980～1987 年间基础研究确认血管内皮衍生的舒张因子为 NO。1991 年动物实验证实吸入 NO 气体可以选择性舒张肺血管,降低肺动脉压和肺血管阻力,改善血氧,是治疗低氧性呼吸衰竭和肺动脉高压的有效手段。1991～1997 年间,国外开展了医用 NO 气体研制和临床应用的试验。1997～1999 年 8 个多中心随机对照临床药理试验证实,对于极危重的足月新生儿,吸入 NO 治疗可以迅速提高血氧,显著减少对体外膜肺(ECMO)的依赖,病死率减少,没有严重不良反应和长期后遗症。1999 年底美国食品和药品管理局(FDA)批准吸入 NO 在美国上市,可以作为 2500g 以上新生儿低氧血症性呼吸衰竭的常规治疗方法。2001 年欧盟国家药品管理局也批准其上市。1998 年 NO 研究获得诺贝尔医学生理学奖,主要归因于吸入 NO 的临床应用成果显著。

（一）NO药理作用原理

1.低氧的病理生理 在低氧时,心、脑、肾上腺血流增加,肺、肾、消化道、肌肉血流下降;持续缺氧和代谢紊乱致肺血管平滑肌痉挛,导致持续低氧血症性肺动脉高压。

2.内源性一氧化氮生理作用 一氧化氮的内源性生理作用和外源性药理作用机制。

3.吸入一氧化氮的药理作用

(1)主要为选择性扩张肺血管,降低肺动脉压,增加肺血流,改善通气/灌流比例失调,改善换气和氧合,减少ECMO使用,降低死亡率。

(2)抑制肺部血小板凝聚能力。

(3)抑制肺部炎症细胞。

4.吸入一氧化氮的代谢和不良反应

(1)二氧化氮(NO_2)的形成:$[NO]^2+[O^2]=[NO_2]$,NO_2的形成与氧浓度成正比,与NO的浓度的平方成正比。由于呼吸机管道内氧气和NO可以迅速形成NO_2,而NO_2可以对气道和肺组织细胞刺激导致炎症反应,因此要对吸入NO累计暴露程度(浓度×时间)限制。一般$NO_2<3ppm$。

(2)高铁血红蛋白的形成:$NO+O_2Hb=MetHb$,高铁血红蛋白形成占总血红蛋白3%以上可以出现高铁血红蛋白血症,表现为青紫、呼吸困难等症状。

(3)亚硝酸根/硝酸根的形成:$NO_2+H_2O=NO_2^-/NO_3^-$,循环血中以硝酸根为主,尿液排泄以亚硝酸为主。测定血和尿中的NO代谢物,可以判断吸入NO在体内的代谢状况,间接判断是否有吸入NO过量,或代谢清除状况。

(4)对血小板凝聚作用的影响:NO通过cGMP通路可以削弱血小板凝聚力,从而影响到血凝机制。对于有出血倾向的患儿一般不使用吸入NO。在吸入NO的患儿,必须检测出凝血时间,严密观察是否有颅内出血。

（二）吸入NO的临床应用

1.用于临床治疗

(1)医用NO气体浓度:$[NO]$一般为$1000\pm50\times10^{-6}$(ppm);$[NO_2]<10ppm$;容器为铝合金钢瓶+不锈钢减压阀,压力5~10mPa(50~100大气压)。

(2)用于NO/NO_2浓度监测仪的定标气体:$[NO]$为20~80ppm;$[NO_2]<1ppm$,一般每周校正,避免由于监测仪工作状态漂移导致的吸入NO浓度过高。

(3)适应证:新生儿低氧性呼吸衰竭和持续肺动脉高压,潜在适应证为儿童复杂先天性心脏病合并肺动脉高压,儿童和成人急性肺损伤(ALI)和急性呼吸窘迫综合征(ARDS)。治疗浓度一般为2~20ppm,1ppm=1/10万体积。

(4)临床治疗研究标准:①低氧血症性呼吸衰竭:呼吸机正压通气下,$FiO_2>0.6$,$SPO_2<80\%$。肺动脉高压:彩超,导管或临床诊断,以出现动脉导管、卵圆孔的右向左分流、三尖瓣反流等为依据。②剂量起始浓度10~20ppm,1~4小时;试探浓度25~80ppm,<1小时;维持浓度5~10ppm,6小时~7天;长期维持2~5ppm,>7天。③疗效判断:FiO_2下降>0.3,$SPO_2>85\%$,$PaO_2>50mmHg$,$PAP/SAP<0.7$。

2.临床研究的结果 对于足月和近足月新生儿(>2500g,>35周)研究的文献中,确定吸入 NO 可以迅速提高血氧,改善低氧血症,显著减少对 ECMO 的依赖,并可以减少在 NICU 治疗的总费用。对于早产儿(500～2500g,<35 周)给予 5ppm 吸入 NO 治疗 1～7 天,可以迅速提高血氧,但不能显著减少病死率。其死亡主要为极低出生体重和脏器发育不成熟。吸入 NO 不加重颅内出血程度,但可以减轻发生慢性肺病的可能。

(1)新生儿持续缺氧性呼吸衰竭伴肺动脉高压症(PPHN)多中心临床对照试验证实,吸入 NO 对于足月和近足月新生儿 PPHN 和危重缺氧性呼吸衰竭有效,主要效果表现为迅速降低肺动脉压、改善肺血流,减少对体外膜肺治疗的依赖,并弥补了机械通气和肺表面活性物质治疗效果不能持久的缺点,也反映出对近足月和足月新生儿低氧性呼吸衰竭采用肺表面活性物质应慎重考虑。

(2)早产儿 RDS:可以在应用肺表面活性物质无效并存在肺动脉高压时使用,但必须密切观察是否出现颅内出血症状。目前是否可以对有指征的早产儿常规应用吸入 NO 有待研究。近年研究发现,新生儿出生后 24 小时呼出气 NO 浓度在 3×10^{-6}～5×10^{-6}ppm,1 周后下降,主要来自于鼻窦。提示出生早期自身 NO 对于调节肺血管张力起过渡性生理代偿作用,出生后立即气道插管机械通气的新生儿可能存在自身吸入和利用 NO 的障碍,可考虑将吸入 NO 作为替代治疗。

(3)支气管肺发育不良(BPD):对于生后 1～2 周持续依赖机械通气和高浓度氧的新生儿,持续吸入低浓度 NO 对预防 BPD 发生有一定作用。有试验对预计长期呼吸机治疗小儿给予预防性吸入 NO,但是已有的报道疗效不一。

(4)治疗方案和疗效观察:目前治疗原发和继发的 PPHN,起始 NO 浓度一般在 10×10^{-6}～20×10^{-6}(10～20ppm),长时间吸入则降到 5×10^{-6}～10×10^{-6},甚至 1×10^{-6}～3×10^{-6}。一般选用最低有效浓度。临床判断是否对吸入 NO 有反应,包括多普勒彩超确定肺外分流的改善、肺动脉压的下降,经皮氧饱和度和动脉氧分压的上升,随血气参数的改善,可以将吸入氧浓度和呼吸机参数的下调等,作为临床治疗有效的依据。

3.治疗中的问题

(1)治疗没有反应:文献报道约 1/3 患儿开始治疗阶段(6 小时)可能没有反应,并且在提高 NO 浓度后也没有反应。可能原因为:①肺泡扩张不够,可以用 CPAP、高频通气治疗,或应用气道滴入肺表面活性物质,使肺泡复张;②高铁血红蛋白血症,一般 MetHb>3％可以有明显症状,可以降低吸入 NO,如效果不佳,可以用维生素 C、亚甲蓝或输血,以纠正;③肺血管器质性病变,对 NO 没有反应。

(2)NO 依赖:在治疗中不能将 NO 浓度降低,或停止 NO 后立即出现低氧血症危象。以往研究认为是吸入 NO 抑制内源性 NO 的合成。目前由于大多数采用低浓度 NO 吸入(<10ppm),因此在 3～7 天内撤除 NO 一般没有困难。撤除的基本要求包括:FiO_2 可以维持在 0.4,NO<5ppm。撤除后可以短时间适当提高 FiO_2 0.1～0.2,防止低氧血症。呼吸机参数不必大调。如果出现低氧血症和肺动脉高压危象,可以再将 NO 接入。

(刘丽平)

第六章　循环系统疾病

第一节　常见先天性心脏病

一、房间隔缺损

【病因】

病因未明,可能与下面因素综合作用的结果有关:①遗传因素;②环境因素;③多因子遗传。

【临床表现】

1.典型表现　症状多取决于房水平分流量的大小,轻者可无症状。心脏杂音常在体检时发现,缺损较大时分流量也大,导致肺充血、体循环血量不足,表现为体形瘦长、面色苍白、乏力、多汗、活动后气促和生长发育迟缓。由于肺循环血流增多而易反复呼吸道感染,严重者早期发生心力衰竭。

2.体征　胸骨左缘第2~3肋间可闻及2~3/6级喷射性收缩期杂音,多较柔和,一般无震颤。肺动脉瓣区第二心音增强,固定分裂。分流量大时,胸骨左下缘可出现舒张早、中期杂音。

【辅助检查】

1.X线检查　对分流量较大的房间隔缺损具有诊断价值,心胸比>0.5。肺血增多,肺动脉段突出,主动脉影缩小。X线透视下可见肺动脉总干及分支随心脏冲动而一明一暗的门舞蹈征。

2.心电图　电轴右偏,不完全右束支传导阻滞,右心房及右心室肥大,原发孔型房间隔缺损可见电轴左偏及左心室肥大。

3.超声心动图　二维超声可显示房间隔缺损位置及大小,结合彩色多普勒超声可以判断分流方向,估测分流量大小和右心室收缩压及肺动脉压力。年龄较大的肥胖者、经胸透声较差者,可选用经食管超声心动图进行诊断。

4.心导管检查　心导管可通过缺损由右心房进入左心房,右心房水平血氧含量较腔静脉血氧高。

【鉴别诊断】

1.室间隔缺损 杂音部位及性质为胸骨左缘第 3~4 肋间闻及 3~4/6 级粗糙全收缩期杂音。彩色多普勒超声心动图可显示室间隔缺损的部位及大小、数目、分流的方向、速度,估测肺动脉压力。

2.动脉导管未闭 杂音部位及性质为胸骨左缘第 2 肋间连续性机械样杂音,粗糙、传导广、伴震颤,周围血管征阳性。超声心动图可显示肺动脉分叉与降主动脉之间异常通道分流。

3.肺动脉瓣狭窄 杂音部位及性质为胸骨左缘第 2 肋间闻及 2~4/6 级收缩期杂音;向背后传导,肺动脉瓣区第二心音减弱,闻及喀喇音。超声心动图示右心房、右心室内径增宽,肺动脉瓣运动减弱,呈穹窿状向肺动脉突出。可计算出肺动脉瓣跨瓣压差。

【治疗】

1.一般治疗

(1)护理:注意休息,避免剧烈活动。

(2)营养管理:由护士对患者的营养状况进行初始评估,记录在《住院患者评估记录》中,如有营养不良的风险,需在 24h 内请营养科医师会诊。

2.药物治疗 主要针对并发症治疗,如心力衰竭、肺动脉高压、心律失常、肺部感染、感染性心内膜炎等。

3.其他治疗 主要为根治手术,>8mm 的房间隔缺损一般不会自然闭合,凡有临床症状,肺循环血量/体循环血量>1.5:1,均应外科手术或介入心导管术治疗。手术年龄一般为学龄前期。反复呼吸道感染、发生心力衰竭或合并肺动脉高压者应尽早手术治疗。

【并发症及处理】

1.心力衰竭 给予强心、利尿、扩血管等处理,尽早手术根治。

2.肺动脉高压 给予吸氧、NO 吸入、肺血管扩张药等降低肺动脉压力,以及纠正右心衰竭,地高辛及利尿药对症治疗。形成艾森曼格综合征者,可行肺移植或心肺移植。

3.肺部感染 根据病原学证据,若合并细菌感染,选择合适的抗生素治疗。

4.感染性心内膜炎 积极抗感染、加强支持疗法,在应用抗生素之前必须先做血培养和药敏试验,以便为使用抗生素及剂量提供指导,抗感染药物应连用 4~8 周。

5.介入封堵术的并发症 包括术中并发症和术后并发症,如封堵器脱落、房室传导阻滞、空气栓塞、急性心脏压塞、血栓事件、主动脉-右心房瘘、心脏穿孔等最为严重。因此,术者必须对心脏 X 线解剖非常熟悉,术前、术中应精确测量房间隔缺损的大小,以选择合适的封堵器。避免选择过大的堵闭器,以防止压迫房室交界区导致房室传导阻滞。术后应用抗凝药物并加强随诊,密切观察有无并发症发生。

【特殊危重指征】

1.出现气促、心率快、肝大、水肿、尿少等心力衰竭、肺动脉高压表现。

2.出现发热、瓣膜赘生物、血栓形成等感染性心内膜炎的表现。

3.合并各种心律失常,如房性心动过速、心房扑动等。

4.合并严重肺部感染。

二、室间隔缺损

【病因】

病因未完全明确,但与下面因素综合作用的结果有关:①遗传因素;②环境因素;③多因子遗传。

【临床表现】

1.典型表现   临床表现决定于缺损的大小和心室间压力阶差,小型缺损可无症状,生长发育一般不受影响。缺损较大时左向右分流量多,体循环血流量减少,患儿出现生长发育迟缓、体重不增,有消瘦、喂养困难、活动后乏力、气短、多汗、易反复呼吸道感染、充血性心力衰竭等。

2.体征   胸骨左缘第3~4肋间3~4/6级响亮、粗糙全收缩期吹风样杂音,伴有震颤。肺动脉瓣区第二心音亢进。

【辅助检查】

1.X线检查   肺血增多,左心室或双心室增大,肺动脉段突出。

2.心电图   小型缺损,心电图可正常或表现为轻度左心室肥大。中型缺损主要为左心室负荷增加表现,以左心室肥厚为主;大型缺损为双心室肥厚或右心室肥厚,症状严重、出现心力衰竭时,可伴有心肌劳损。

3.超声心动图   可解剖定位和测量缺损的大小,二维超声可从多个切面显示缺损直接征象回声中断的部位、时相、数目与大小等。彩色多普勒超声可显示分流束的起源、部位、数目、大小及方向。

4.心导管检查   进一步证实诊断及进行血流动力学检查,评估肺动脉高压程度,计算肺动脉阻力及体肺分流量等。

【鉴别诊断】

1.肺动脉瓣狭窄   杂音部位及性质为胸骨左缘第2肋间闻及2~4/6级收缩期杂音;向背后传导,肺动脉瓣区第二心音减弱,闻及喀喇音。超声心动图示右心房、右心室内径增宽,肺动脉瓣运动减弱,呈穹状向肺动脉突出。可计算出肺动脉瓣跨瓣压差。

2.房间隔缺损   杂音部位及性质为胸骨左缘第2肋间闻及2~3/6级收缩期杂音,肺动脉瓣区第二心音增强、固定分裂,X线透视下可见肺门舞蹈征,主动脉影缩小,右心房、右心室增大。超声心动图可显示房间隔缺损的大小、部位、数量,估测肺动脉压力。

3.动脉导管未闭   杂音部位及性质为胸骨左缘第2肋间连续性机械样杂音,粗糙、传导广、伴震颤,周围血管征阳性。超声心动图可显示肺动脉分叉与降主动脉之间异常通道分流。

【治疗】

1.一般治疗

(1)护理:注意休息,避免剧烈活动。

(2)营养管理:由护士对患者的营养状况进行初始评估,记录在《住院患者评估记录》中。有营养不良的风险,需在24h内请营养科医师会诊。

2.对症治疗　主要针对并发症,如心力衰竭、肺动脉高压、心律失常、肺部感染、感染性心内膜炎等。

3.根治手术　室间隔缺损有自然闭合的可能,中小型缺损可在门诊随访至学龄前期,有临床症状,如反复呼吸道感染和充血性心力衰竭时进行抗感染、强心、利尿、扩血管等内科处理。大、中型缺损和难以控制的心力衰竭者,肺动脉压力升高超过体循环压力1/2或肺循环血量/体循环血量>2:1,应及时外科手术或介入心导管术治疗。

【并发症及处理】

1.心力衰竭　给予强心、利尿、扩血管等处理,尽早手术根治。

2.肺动脉高压　给予吸氧、NO 吸入、肺血管扩张药等降低肺动脉压力,以及纠正右心衰竭,地高辛及利尿药对症治疗。形成艾森曼格综合征者,可行肺移植或心肺移植。

3.肺部感染　根据病原学证据,若合并细菌感染,选择合适的抗生素治疗。

4.感染性心内膜炎　积极抗感染、加强支持疗法,在应用抗生素之前必须先做血培养和药敏试验,以便为使用抗生素及剂量提供指导,抗感染药物应连用4~8周。

5.介入封堵术的并发症　包括术中并发症和术后并发症。术中并发症如封堵器脱落、房室传导阻滞、空气栓塞、急性心脏压塞,术后并发症以血栓事件、心脏穿孔等最为严重。因此,术者必须对心脏 X 线解剖非常熟悉,术前、术中应精确测量室间隔缺损的大小,以选择合适的封堵器。避免选择过大的堵闭器,以防止压迫传导束导致房室传导阻滞;术后应用抗凝药物并加强随诊,密切观察有无并发症发生。

【特殊危重指征】

1.出现气促、心率快、肝大、水肿、尿少等心力衰竭、肺动脉高压表现。

2.出现发热、瓣膜赘生物、血栓形成等感染性心内膜炎的表现。

3.合并各种心律失常。

4.合并严重肺部感染。

三、动脉导管未闭

动脉导管未闭是小儿常见的先天性心脏病之一,约占先天性心脏病的15%。胎儿期动脉导管被动开放是血液循环的重要通道,出生后大约15h即发生功能性关闭,80%在生后3个月解剖性关闭。绝大多数于1年内关闭形成动脉韧带。若持续不闭合,则称动脉导管未闭。动脉导管未闭一般分为3型:即管型、漏斗型、窗型。

【病因】

病因未完全明确,但与下面因素综合作用的结果有关:①遗传因素;②环境因素;③多因子遗传。

【临床表现】

1.典型表现　动脉导管细小者可无症状,导管粗大者可有咳嗽、气急、喂养困难及生长发育迟缓等。

2.体征　胸骨左缘上方有一连续性机械样杂音,粗糙、传导广、伴震颤。婴幼儿期、合并肺动脉高压或心力衰竭常仅有收缩期杂音。由于脉压增大,可出现水冲脉、毛细血管搏动征、股动脉枪击音等周围血管征阳性。

【辅助检查】

1.X线检查　肺血增多,左心室或左、右心室增大,肺动脉段突出,主动脉结正常或凸出。

2.心电图　正常或左心室肥厚,大分流量双心室肥厚,严重者仅见右心室肥厚。

3.超声心动图　二维超声心动图可直接探查到未闭的动脉导管。脉冲多普勒在肺总动脉分叉处取样可见连续性湍流频谱,彩色多普勒超声在肺总动脉内可见从降主动脉分流而来的五彩镶嵌的分流束。

4.心导管检查　心导管可从肺动脉通过未闭动脉导管进入降主动脉。肺动脉血氧含量较右心室高。、

【鉴别诊断】

1.室间隔缺损　杂音部位及性质为胸骨左缘第3~4肋间闻及3~4/6级粗糙、全收缩期杂音。彩色多普勒超声心动图可显示室间隔缺损的部位、大小、数目、分流的方向及速度,估测肺动脉压力。

2.房间隔缺损　杂音部位及性质为胸骨左缘第2肋间闻及2~3/6级收缩期杂音,肺动脉瓣区第二心音增强、固定分裂,X线胸片可见肺门舞蹈征,主动脉影缩小,右心房、右心室增大。超声心动图可显示房间隔缺损的大小、部位、数量,估测肺动脉压力。

3.肺动脉瓣狭窄　杂音部位及性质为胸骨左缘第2肋间闻及2~4/6级收缩期杂音,向背后传导,肺动脉瓣区第二心音减弱,闻及喀喇音。超声心动图示右心房、右心室内径增宽,肺动脉瓣运动减弱,呈穹状向肺动脉突出。可计算出肺动脉瓣跨瓣压差。

【治疗】

1.一般治疗

(1)护理:注意休息,避免剧烈活动。

(2)营养管理:由护士对患者的营养状况进行初始评估,记录在《住院患者评估记录》中。有营养不良的风险者,需在24h内请营养科医师会诊。

2.对症治疗　主要针对合并症,如心力衰竭、肺动脉高压、心律失常、肺部感染等。

3.根治手术　为了防止心内膜炎,有效治疗和控制心功能不全和肺动脉高压,不同年龄、不同大小动脉导管均应及时外科手术或介入心导管术治疗。早产儿动脉导管未闭处理视分流量大小、呼吸窘迫综合征情况而定。症状明显者,需抗心力衰竭治疗,出生后1周内可使用吲哚美辛或布洛芬治疗促进动脉导管关闭,但仍有10%患者需要外科或介入手术治疗。对有些依赖动脉导管开放的复杂型先天性心脏病患儿,应用前列腺素 E_2 维持动脉导管开放。

【并发症及处理】

1.心力衰竭　给予强心、利尿、扩血管等处理,尽早手术根治。

2.肺动脉高压　给予吸氧、NO吸入、肺血管扩张药等降低肺动脉压力,以及纠正右心衰竭,地高辛及利尿药对症治疗。形成艾森曼格综合征者,可行肺移植或心肺移植。

3.肺部感染　根据病原学证据,若合并细菌感染,选择合适的抗生素治疗。

4.感染性心内膜炎　积极抗感染、加强支持疗法,在应用抗生素之前必须先做血培养和药敏试验,以便为使用抗生素及剂量提供指导,抗感染药物应连用4～8周。

5.介入封堵术的并发症　包括术中并发症和术后并发症。术中并发症如封堵器脱落、急性心脏压塞,术后并发症以血栓事件、心脏穿孔等最为严重。因此,术者必须对心脏X线解剖非常熟悉,术前、术中应精确测量动脉导管大小,选择大小合适的封堵器。

【特殊危重指征】

1.出现气促、心率快、肝大、水肿、尿少等心力衰竭、肺动脉高压表现。

2.出现发热、瓣膜赘生物、血栓形成等感染性心内膜炎的表现。

3.合并各种心律失常。

4.合并严重肺部感染。

四、肺动脉瓣狭窄

【病因】

病因未完全明确,但与下面因素综合作用的结果有关:①遗传因素;②环境因素;③多因子遗传。

【临床表现】

1.症状　与瓣口狭窄的程度成正比。一般早期无症状,随年龄增长可出现易疲劳、胸闷,劳累后心悸、气促等症状。狭窄重者可出现发绀。晚期常见右心衰竭症状,如颈静脉充盈、水肿和发绀等。

2.体征　肺动脉瓣区扪及明显的收缩期震颤,肺动脉瓣区有喷射性收缩期杂音,向颈部传导。轻、中度瓣膜型狭窄可听到收缩早期喷射音(喀喇音),肺动脉瓣第二心音减弱或消失。可有右心衰竭的表现,如颈静脉怒张、肝大、下肢水肿等。

【辅助检查】

1.X线检查　轻度狭窄者心影及肺血管正常,中至重度狭窄者肺纹理减少,肺野清晰,可有肺动脉段狭窄后扩张,使肺动脉总干膨出,常伴心脏扩大,以右心室为主。

2.心电图检查　轻度狭窄者,心电图在正常范围;中至重度狭窄者,可显示右心室肥大、电轴右偏及不完全性右束支传导阻滞;狭窄严重者可出现T波倒置、ST段压低。

3.超声心动图　二维超声心动图可显示肺动脉瓣厚度、收缩时的开启情况及狭窄后扩张,多普勒超声可检查心房水平有无分流,可以估测肺动脉瓣狭窄的严重程度。

4.心导管检查　右心室压力明显增高,可与体循环压力相等,而肺动脉压力明显降低,心导管从肺动脉向右心室退出时连续曲线显示无过渡区的压力阶差。

5.心血管造影　右心室造影可见明显的"射流征",同时显示肺动脉瓣叶增厚和(或)发育不良及肺动脉干的狭窄后扩张。

【鉴别诊断】

1.室间隔缺损 杂音部位及性质为胸骨左缘第3、4肋间闻及3～4/6级粗糙、全收缩期杂音。彩色多普勒超声心动图可显示室间隔缺损的部位、大小、数目、分流的方向及速度,估测肺动脉压力。

2.房间隔缺损 杂音部位及性质为胸骨左缘第2肋间闻及2～3/6级收缩期杂音,肺动脉瓣区第二心音增强、固定分裂,X线胸片可见肺门舞蹈征,主动脉影缩小,右心房、右心室增大。超声心动图可显示房间隔缺损的大小、部位、数量,估测肺动脉压力。

3.动脉导管未闭 杂音部位及性质为胸骨左缘第2肋间闻及连续性机械样杂音,粗糙、传导广、伴震颤,周围血管征阳性。超声心动图可显示肺动脉分叉与降主动脉之间异常通道分流。

【治疗】

1.一般治疗

(1)护理:注意休息,避免剧烈活动。

(2)营养管理:由护士对患者的营养状况进行初始评估,记录在《住院患者评估记录》中。有营养不良的风险者,需在24h内请营养科医师会诊。

2.对症治疗 主要针对合并症,如心力衰竭、缺氧发作、心律失常、感染性心内膜炎等。

3.根治手术 右心室与肺动脉间收缩压力阶差＞50mmHg或右心室收缩压＞100mmHg均需手术治疗,首选经皮球囊肺动脉瓣扩张术治疗,对合并漏斗部狭窄的中、重度狭窄,宜行外科手术治疗。

【并发症及处理】

1.心力衰竭 给予利尿、扩血管等处理,尽早手术根治。

2.感染性心内膜炎 积极抗感染、加强支持疗法,在应用抗生素之前必须先做血培养和药敏试验,以便为使用抗生素及剂量提供指导,抗感染药物应连用4～8周。

3.经皮球囊肺动脉瓣扩张术的并发症 术中并发症有瓣膜撕裂、急性心脏压塞、心脏穿孔等最为严重。因此,术者必须对心脏X线解剖非常熟悉,术前、术中应精确测量肺动脉瓣环径,选择合适的球囊。

【特殊危重指征】

1.发绀、严重缺氧的重度肺动脉瓣狭窄。

2.脑血栓形成、脑脓肿、抽搐、胸痛。

3.气促、呼吸困难、心率快、肝大、水肿、尿少等心力衰竭表现。

4.发热、瓣膜赘生物、血栓形成等感染性心内膜炎的表现。

5.合并各种心律失常。

6.合并严重肺部感染。

(耿瑞花)

第二节　病毒性心肌炎

因病毒侵犯心脏所致的以心肌局限性或弥漫性炎性病变,称为病毒性心肌炎。有的可伴有心包或心内膜炎症,常有不同程度的心功能障碍。病毒性心肌炎多发于学龄期及学龄前儿童。临床症状轻重不一,轻者可无明显自觉症状,重者可致心衰、严重心律失常、心源性休克,甚至猝死。部分慢性持续心肌损害、进行性心脏扩大,可演变为扩张型心肌病。

中医儿科无心肌炎之病名,依据其不同的临床症状及特征,归属于不同的范畴。急性感染起病者,可从"温病"论治;以心律失常为主者,归属于"心悸""怔忡";以胸闷胸痛为主者,可参照"胸痹"论治;病情迁延、反复心阳不振、心脏扩大心动应衣者,属于"心痹"。

(一)西医

【诊断要点】

1.病史　发病前 1～3 周多有呼吸道或消化道感染。

2.症状　轻重不一,婴幼儿表现为精神委靡、哭吵、苍白、乏力、多汗及食欲不振等,年长儿可自诉头晕、胸闷、心悸及心前区不适乃至疼痛,重症患者可突发心源性休克,表现为烦躁不安、面色苍白、四肢冷湿和末梢发绀等。

3.体征　心尖区第一心音低钝,心动过速或过缓,可有奔马律,心律失常如期前收缩、传导阻滞,心浊音界可扩大,心尖部可闻及收缩期杂音;合并心力衰竭者有端坐呼吸、发绀、肝脏增大、两肺湿啰音等。

4.检查　心肌酶学检测、心电图、超声心动图、胸部影像学检查及病原学检测均可协助诊断。

(1)血清心肌酶学和心肌蛋白测定:早期 AST、CK、LDH 升高,其中以 CK-MB 升高为主;心肌肌钙蛋白(cTnI 或 cTnT)阳性。

(2)X 线检查:心影正常或中、轻度扩大,心搏减弱,肺淤血等。

(3)心电图:ST 段偏移,T 波低平、双向或倒置,Q-T 间期延长,可有期前收缩,各型传导阻滞中以 I 型房室传导阻滞最常见。

(4)超声心动图:主要改变为房室腔扩大,心室壁或室间隔运动幅度减弱。

(5)心脏同位素扫描可显示心肌坏死区域。

(6)病毒分离、病毒特异性抗体检测等均可作为病原学诊断依据。

【治疗原则】

1.一般治疗　强调卧床休息,减轻心脏负担。在急性期至少应休息到退热后 3～4 周,有心功能不全及心脏扩大者应强调绝对卧床休息,总的休息时间不少于 3～6 个月,随后酌情逐渐增加活动量。

2.药物治疗　病毒性心肌炎没有特效的治疗药物,可以用大剂量维生素 C 清除氧自由基,1,6-二磷酸果糖(FDP)提供心肌能量;也可用能量合剂、辅酶 Q_{10} 保护心肌细胞,供给心肌能量。肾上腺皮质激素用于心衰、心源性休克、严重心律失常者。

【治疗方案】

1.推荐方案

(1)维生素 C 200mg/(kg·d),加入葡萄糖液 20～50ml,静脉滴注,1 次/d,连用 14 天。

(2)胰岛素 4U,三磷腺苷 20mg,辅酶 A 50U,10%氯化钾 5ml,加入 10%葡萄糖液 250ml,静脉滴注,1 次/d,连用 14 天。

2.可选方案

(1)维生素 C 200mg/(kg·d),加入葡萄糖液 20～50ml,静脉滴注,1 次/d,连用 14 天。

(2)FDP 200mg/(kg·d),静脉滴注,1 次/d,连用 14 天。

(3)辅酶 Q_{10} 10mg,2 次/d,连用 14 天。

临床经验:病毒性心肌炎的治疗强调分期论治,国内有学者将其分为四期:急性期、恢复期、迁延期、慢性期。急性期以感受邪毒,内侵于心为主,故以清热解毒为法;恢复期邪毒外解,正气已伤,故治以益气养阴,补血温阳;迁延期除正气亏损外,尚有余邪留伏,故本期治疗当以扶正祛邪为法则;慢性期气血阴阳俱虚,并因久病入络,常有瘀滞阻络,因此应调整脏腑气血阴阳,活血通脉。此外,因心主身之血脉,心肌炎的基本病机在于心气受损、心脉痹阻,因此,活血化瘀之法应当贯穿疾病的始终。

(二)中医

【病因病机】

中医学认为本病的发生有内外两种因素,小儿正气亏虚是其内在因素,而感受风温湿热邪毒则是发生本病的外在因素。初期以实证为主;而后期由于邪毒久羁,损伤心之气血阴阳,则以虚证或虚实夹杂为主。病程中,还可因气血运行受阻,而使淤血内生,阻滞心脉。

1.邪毒外侵 小儿肺常不足、脾常不足,易受风热、湿热之邪侵袭。外感风热、湿热邪毒从口鼻而入,侵犯肺胃,邪毒由表入里,内舍于心,痹阻心脉,心失所养而致病。

2.气阴(心阳)不足 外感邪毒化热,耗伤气阴,心气不足,运血无力,心阴耗伤,心脉失养,皆可致心悸怔忡;而气阴不足,累及心阳,心阳受损,心脉失于温养,亦可致病。

3.气滞血瘀 久病迁延不愈,入血入络,瘀血阻滞脉络,更可致胸闷胸痛。

【辨证论治】

临证时,应根据胸闷、胸痛、心悸等表现,结合伴随症状、病程、舌脉来辨别虚实轻重。治疗应随证采用扶正祛邪、清热解毒、活血化瘀、温振心阳、养心固本等不同治法。

1.风热侵心证

(1)主症:发热恶风,咳嗽咽痛,全身不适,心悸气短,心前区痛,舌红苔薄,脉浮数或促、结、代。

(2)治法:疏风清热,宁心复脉。

(3)处方:银翘散加减。14 剂,每日 1 剂,分 2 次煎服。组成:金银花 10g,连翘 10g,荆芥 6g,薄荷 3g,竹叶 6g,牛蒡子 6g,芦根 10g,板蓝根 10g,太子参 10g,麦冬 10g,丹参 8g,甘草 5g。加减:胸闷者,加瓜蒌皮 10g 宽胸理气化痰;汗多者,加煅牡蛎 20g 敛汗。

2.湿热侵心证

(1)主症:寒热起伏,全身酸痛,恶心呕吐,腹痛腹泻,伴心慌胸闷,憋气,乏力,舌苔腻,脉濡数或结、代。

（2）治法：解表清里，化湿透邪。

（3）处方：葛根芩连汤加减。14剂，每日1剂，分2次煎服。组成：葛根15g，黄芩6g，黄连3g，木香8g，苏叶6g，苦参8g，甘草5g，生姜2片，大枣2枚。加减：心烦者加茯苓、栀子清热利湿；腹痛腹泻加木香、扁豆、车前子行气化湿止泻；恶心呕吐甚者加法半夏化湿止呕。

3.气阴两虚证

（1）主症：心悸怔忡，胸闷气短，疲倦乏力，盗汗自汗，面色苍白，手足心热，舌淡红少苔，脉细数无力或结、代。

（2）治法：益气养阴，宁心复脉。

（3）处方：生脉散合炙甘草汤加减。14剂，每日1剂，分2次煎服。组成：太子参10g，麦冬10g，五味子5g，桂枝3g，生地黄10g，白芍10g，炙甘草10g，黄芪10g，浮小麦10g，大枣2枚。加减：心悸不宁，加磁石、珍珠母镇心安神；大便偏干可加火麻仁、瓜蒌仁。

4.痰瘀阻络证

（1）主症：心悸不宁，胸闷，心前区刺痛，脘闷呕恶，面色晦暗，唇甲青紫，舌体胖，舌质紫暗，或舌边尖瘀点，苔腻，脉涩或结、代。

（2）治法：豁痰化瘀，活血通络。

（3）处方：瓜蒌薤白半夏汤合失笑散加减。14剂，每日1剂，分2次煎服。组成：瓜蒌6g，薤白6g，半夏6g，竹茹6g，蒲黄6g，五灵脂6g，红花6g，郁金6g。加减：心前区痛甚者，加丹参、降香、赤芍行气止痛；夜寐不宁者，加远志、酸枣仁宁心安神。

5.心阳虚衰证

（1）主症：心悸怔忡，神疲乏力，胸闷气短，四肢不温，肢体水肿，面色苍白，呼吸急促，舌淡或紫暗，苔白腻，脉沉细无力或结、代。

（2）治法：温阳心阳，宁心复脉。

（3）处方：桂枝甘草龙骨牡蛎汤加减。14剂，每日1剂，分2次煎服。组成：桂枝3g，党参10g，黄芪10g，龙骨10g，牡蛎15g。加减：形寒肢冷者，加制附子、干姜温阳散寒；肢体水肿者，加茯苓、防己利水消肿。

【中成药处方】

1.生脉饮口服液　口服，5～10ml/次，2次/d。组成：人参、麦冬、五味子。功效：益气养阴生津。主治：病毒性心肌炎之气阴两虚证。

2.参麦注射液　加入10%葡萄糖注射液250ml静脉滴注，10～20ml/次，1次/d。组成：红参、麦冬。功效：益气养阴，生津复脉。主治：病毒性心肌炎之气阴两虚证。

3.参附注射液　加入10%葡萄糖注射液250ml静脉滴注，10～30ml/次，1次/d。组成：红参、附片。功效：回阳救逆，益气固脱。主治：病毒性心肌炎之心阳虚衰、阳气欲脱证。

4.丹参注射液　加入10%葡萄糖注射液250ml静脉滴注，每次0.25～0.5ml/kg，1次/d。组成：丹参。功效：活血化瘀。主治：病毒性心肌炎之血瘀证。

（三）中西医结合

【思路】

病毒性心肌炎的西医治疗没有特效的药物或方法，主要采用综合治疗措施，而中医药在抗病毒、改善临床症状等方面有其独到的优势,但因为缺乏相应的中医诊断标准及疗效标准,从而使得中医的治疗难以达到统一及规范化。此外,对于重症病毒性心肌炎,西医的抢救手段相对迅速、有效。因此,病毒性心肌炎的中西医结合当根据其发病的不同阶段及临床特点来选择相对有优势的中西医结合方案。

1.西医辨病,中医辨证　先根据西医的诊断标准明确诊断,然后根据疾病的病程、临床表现、舌脉象对其进行分期辨证论治,早期以清热解毒为主,中后期以扶正祛邪为主。

2.重症西医抢救为主,中药针剂为辅　重症患儿以西药强心、利尿、扩血管、调节免疫为主,或可配合糖皮质激素治疗,配合活血化瘀、益气养阴、温阳之中药针剂治疗。

【处方】

1.处方一　葛根芩连汤加减 14 剂,每日 1 剂,分 2 次煎服。同时静脉滴注维生素 C、能量合剂,适合病毒性心肌炎急性期湿热侵心证者。

2.处方二　生脉散合炙甘草汤加减 14 剂,每日 1 剂,分 2 次煎服。辅酶 Q_{10} 10mg,口服,每日 2 次,适合于病毒性心肌炎后期气阴两虚证者。

(四)注意事项

1.病毒性心肌炎早期临床表现不典型,且目前所采用的西医诊断标准较为严苛,可能出现漏诊,所以一旦稍有蛛丝马迹,即应给予相应的措施进行干预。

2.病毒性心肌炎患儿大多预后良好,但亦有少部分患儿病情迁延反复,故应注意早期治疗宜彻底,积极防治感染,充分休息。

（胡　英）

第三节　心律失常

一、概况

儿童心律失常可以是一过性的或永久性的;可以是先天性的(心脏结构可正常或异常)或后天获得性的(风湿热,心肌炎);可以由毒素(白喉毒素)、可卡因、茶碱或一些抗心律失常药物引起;也可以是先天性心脏病外科手术后的后遗症。心律失常的主要危险是严重心动过速或心动过缓,导致心输出量下降,或发展成更严重的心律失常,如心室颤动。这些并发症可导致晕厥或猝死。晕厥本身在某些情况下也很危险,如发生在游泳或驾车时。当一个患有心律失常的患儿就诊时,首先需确定这种心律失常是否有可能发展成威胁生命的心动过速或心动过缓。一些心律异常(如单纯性房性期前收缩和室性期前收缩)在无心脏疾患的儿童常见,在绝大多数情况下并不给这些患儿带来生命的危险。

成人抗心律失常药物的种类不断增加,但许多药物在儿科的应用并未广泛研究。儿童抗心律失常药物的给予次数、顺应性、副作用及不同的反应性仍是有待解决的问题。大多数情况下,适当药物的选择仍凭经验。幸运的是大多数儿童心律失常单用一种药物就可控制。当患儿患快速性心律失常且耐药时,可予经导管射频消融或外科治疗。当患儿患缓慢性心律失常时,可予以植入起搏器。现今的起搏器体积很小,已可用于早产儿。在高危恶性室性心律失常患儿,可安装自动植入式电复律除颤器(AICDs)。

二、窦性心律失常

窦性心律不齐是窦房结冲动发放的一种正常生理变异,与呼吸有关。呼气时心率变慢,吸气时心率变快。偶尔心率可很慢,并出现交界性逸搏。窦性心律不齐在早产儿常见,特别是心动过缓伴周期性呼吸暂停时。患热性疾病或服用增加迷走张力的药物如地高辛时,窦性心律不齐加剧。运动时,窦性心律不齐通常消失。

窦性心动过缓是由于窦房结冲动发放缓慢。一般情况,1岁以内心率在100次/分以下,1～6岁在80次/分以下,6岁以上在60次/分以下可诊断为窦性心动过缓。这种情况在运动员多见,在健康儿童出现也无意义。某些全身性疾病如黏液水肿可出现窦性心动过缓,疾病控制后窦性心动过缓消失。窦性心动过缓应与窦房及房室传导阻滞区别。窦性心动过缓患儿运动时心率可增加至100次/分以上,房室传导阻滞的患儿则不能。低出生体重婴儿窦性心率变化很大。在这些婴儿窦性心动过缓多见,并可伴交界性逸搏。房性期前收缩也很常见。这些心律的变化,尤其是心动过缓,在睡眠时更易出现,不伴症状,无需治疗。

游走心律是心脏的起搏点自窦房结至心房的任一部位周期性移动。这在儿童并不少见,通常为正常变异。这种情况也可出现在患中枢神经系统疾患的患儿,如蛛网膜下腔出血。

三、期前收缩

期前收缩由异位起搏点发出冲动所致。异位起搏点可位于心房、房室交界或心室的任何部位。通常,单纯性期前收缩无临床或预后意义。在某些情况下,期前收缩可由器质性心脏病(炎症、缺血、纤维化等)或药物引起,特别是洋地黄类药物。

房性期前收缩在儿童常见,甚至可出现在无心脏病变的患儿。房性期前收缩的QRS波群可正常,或延长(差异传导),或缺乏,这主要取决于房性期前收缩提前的程度(联律间期)。如房性期前收缩落在前一QRS波群的不应期,则其后无QRS波群。房性期前收缩必须与室性期前收缩区别。房性期前收缩时,提前出现的QRS波群前有P波,其形态与正常窦性P波不同。房性期前收缩常重新调整窦房结起搏点计时,因而其后代偿间隙不完全。室性期前收缩常有完全性代偿间隙,但这不是可靠的鉴别标准。

室性期前收缩可起源于心室的任何部位,特征为提前出现的、增宽的、畸变的QRS波群,其前无P波。如室性期前收缩的形态一致,则称之为单源性室性期前收缩。如形态不一,且联律间期不等,则称之为多源性室性期前收缩。室性期前收缩后常为完全性代偿间隙。室性融合波的存在也提示着期前收缩起源于心室。室性期前收缩时搏量减少,如期前收缩提得很前,听诊器可听不到,桡动脉处也不能扪及。如期前收缩频发,有时可表现为固定的节律,如期前收缩与正常搏动交替(二联律),或两个正常搏动后一个期前收缩(三联律)。单个期前收缩发生时,大多数患儿感觉不到,但有些患儿可感到心前区跳动感。这种感觉的产生是由于完全性代偿间隙后正常搏动搏量增加所致。焦虑、热性疾病、某些药物或刺激性物质的摄入可引起室性期前收缩。

区别室性期前收缩为良性的,还是会发展成比较严重的心律失常十分重要。前者在运动后心率加快时通常消失。如运动时期前收缩仍然存在,甚至增加,则预后意义较大。出现下述情况临床应予以重视:①频发室性期前收缩;②多源性室性期前收缩;③运动时期前收缩增加;④Ron T现象;⑤心脏本身有病变。如为良性期前收缩,一般无需特殊治疗,主要应向家属交待这类期前收缩不威胁生命。恶性室性期前收缩常继发于其他事件,如电解质紊乱、缺氧、药物中毒及心脏损伤等。因此,一个完整的治疗方案应包括这些事件的纠治。药物治疗首选利多卡因静脉推注,然后静滴维持。胺碘酮一般用于难治病例或伴有血流动力学损害的患儿。口服维持抗心律失常药的选择一般凭经验或借助于电生理检查确定。

四、室上性心动过速

室上性心动过速(简称室上速)是小儿最常见的异位快速心律失常。从广义上讲,室上速是指异位激动在希氏束分叉以上的心动过速,主要由折返性机制产生,少数为自律性增高或并行心律。折返性室上速以房室折返性心动过速(旁道参与)最常见,其次为房室结折返性心动过速(双径路),后者的发生近年有增加的趋势。房性和交界性异位心动过速通常与心脏病变(如心肌病)或先天性心脏病术后有关。

【临床表现】

折返性室上速的特点是突发突止,可由急性感染促发,通常在安静时发作。发作可持续数秒,也可持续数小时。发作时心率大多超过180次/分,偶尔可达300次/分。唯一的主诉可能是患儿感到心跳快。许多患儿对发作耐受良好,短阵发作对生命无危害。如发作时心率极快,或发作持续时间长,可感到心前区不适,甚至可发生心力衰竭。

婴幼儿室上速的诊断比较困难。在这一年龄段,患儿不能主诉症状,通常情况下心率本身就快,即使无室上速,哭吵时心率更快。婴幼儿室上速就诊时常伴心力衰竭,因为室上速可发作数小时而未被发现。发作时心率多在200~300次/分之间。如发作持续6~24小时或更长,且心率极快,患儿可显得极度病态,脸色灰,烦躁不安,呼吸急促,肝大,可以有发热及白细胞增多。如室上速在胎儿发生,可引起严重心力衰竭及胎儿水肿。

新生儿室上速发作时为窄QRS波群(<0.08秒),仅在50%~60%的新生儿可见到P波,但在食管电极多可见到。与窦性心动过速的鉴别比较困难。如发作时心率大于230次/分,P波电轴异常(正常P波在Ⅰ导联及avF正向),则室上速的可能性大。此外,室上速时心率比较固定,而窦性心动过速时心率易受迷走及交感张力的变化而变化。室上速与室性心动过速(以下简称室速)的鉴别十分重要,因为地高辛可促使室速的患儿发生室性颤动。P波缺乏,QRS波群宽大,与窦性时不同,则室速的可能性大。

与室上速有关的旁道有两种:隐匿性旁道与显性旁道(WPW综合征或预激综合征)。预激综合征的患儿60%~70%可发生室上速,其典型心电图表现在未发作时通常可见,主要表现为 PR 间期缩短、δ 波及宽 QRS 波群。室上速发作时,如冲动自房室结前传、旁道逆传,则 QRS 波群正常;如冲动自旁道前传,房室结逆传,则 QRS 波群宽大畸形。有前传功能的旁道比较容易发展成更严重的心律失常,特别是如发生房性颤动时。

【实验室检查】

24 小时动态心电图(HOLTER)可用于监视治疗过程及发现短阵无症状性室上速。床边食管调搏可用于室上速的诊断、鉴别诊断及药物治疗疗效的评价。在难治性病例,可在心导管实验室里进行更详尽的电生理检查。电生理检查时,多极导管可置于心脏的不同部位,根据激动顺序可识别异位起搏点或旁道的位置。电生理检查时还可诱发心动过速,并评价药物疗效。这些检查也是射频消融的前提。

【治疗】

刺激迷走神经,如在年长儿将脸浸于冰水,或在婴儿将冰袋置于脸上可终止发作。年长儿还可教予提高迷走张力的方法来终止发作,如 Valsalva 法、屏气、饮冰水、采取特殊的体位等。当这些手法无效时,可选用下述几种药物治疗。如患儿稳定,首选腺苷快速静脉推注,因为腺苷起效快,对心肌收缩性影响小。去氧肾上腺素也可应用,通过压力反射来增加迷走张力。此外,还可应用抗心律失常药物如奎尼丁、普鲁卡因胺及普萘洛尔。在年长儿,还可应用钙通道阻滞剂维拉帕米来终止发作。在 1 岁以下婴儿,维拉帕米可减少心输出量、发生低血压及心搏停止,因而维拉帕米在 1 岁以下年龄禁用。在危重情况下,如已发生严重心力衰竭,首先推荐直流同步电复律。

一旦患儿转为窦性心律,应选用长效药物维持治疗。在无旁道前传的患儿,地高辛或普萘洛尔是主要的治疗手段。如有预激综合征,地高辛或钙通道阻滞剂可增加旁道前传,应予避免。这些患儿可长期口服普萘洛尔。在顽固的患儿,还可应用普鲁卡因胺、奎尼丁、氟卡因、普罗帕酮、索他洛尔或胺碘酮。应该认识到,大多数抗心律失常药有致心律失常作用及负性肌收缩力作用。

心脏正常的患儿如因长期心动过速而发生心力衰竭,心律转为窦性后心功能通常恢复正常,但这一过程可能需几天至几周。生后 3、4 个月内发生室上速的患儿复发的机会较年长儿低。这些患儿有 40% 的缓解机会,通常在诊断后治疗一年,然后逐渐减药,观察是否复发。

如需应用几种药物控制发作,或药物的副作用不能耐受,药物的治疗效果差,可选择射频消融。在部分旁道患儿,也可选用外科消融。

【几种特殊类型的室上性心动过速】

1.心房异位性心动过速　在儿科不常见,特征为心率不固定(很少超过 200 次/分),可见 P 波,但电轴异常,可慢性持续性或慢性阵发性。这种类型的房性心动过速通常由单个异位自律病灶引起,而不是通常的折返机制。有一简单方法识别这两种机制,即迷走或药物治疗时观察心电图。折返机制时心动过速突然停止,自律性心动过速时心率逐渐减慢,然后又逐渐增快。房性异位性心动过速较通常的折返性心动过速难以用药物控制。如用单一药物不能控制,可进行射频消融,国外报道成功率可达 90% 以上。

2.紊乱性或多源性房性心动过速　特征为三种或以上的异位 P 波,三种或以上的 PP 间期,常见 P 波阻滞,PR 间期不等。这种心律失常最常发生在 1 岁以下的婴儿,通常无心脏病变,但有些病例可能与病毒性心肌炎有关。这种类型的心律失常药物治疗难以奏效,常需多种药物联合应用。幸运的是如发生在婴儿,通常在 3 岁前可自行终止。

3.加速性交界性异位性心动过速(JET)　为自律性(非折返性)心动过速,交界心率超过窦性心率,因而可出现房室分离。这种心律失常最常见于心脏外科手术后早期,非常难以控制。减少儿茶酚胺类药物的用量及控制发热是重要的辅助治疗方法。这些患儿的 JET 常未经特殊治疗而自发消失。JET 也可以是洋地黄中毒的表现,在这种情况下,洋地黄应停用。术后 JET 胺碘酮治疗比较有效。需长期用药的患儿可选用胺碘酮或索他洛尔。

五、心房扑动

心房扑动(简称房扑)系由于激动在心房内快速环形运动所产生的一种主动性快速而规则的心律失常。较少见,占心律失常的 2% 左右。发作时 P 波消失,代之以连续、快速、规则、大小相同的锯齿状的扑动波(F 波),各波间无等电位线,其频率多在 300～400 次/分,少数可达450 次/分(平均 300 次/分)。室律规则(房室传导比例固定或完全房室传导阻滞)或不规则(房室传导不固定)。

在年长儿,房扑通常发生在有先天性心脏病的基础上。新生儿房扑通常心脏正常。房扑可发生在急性感染期间,但最常见于心房扩大患儿,如二尖瓣或三尖瓣的长期关闭不全,三尖瓣闭锁,Ebstein 畸形或风湿性二尖瓣狭窄。房扑也可发生在姑息性及纠治性房内手术后。房扑不控制易发生心力衰竭。提高迷走张力的方法(如颈动脉窦压迫、将脸浸于冰水)或给予腺苷通常可使心率暂时减慢。直流电复律可使房扑即刻转为窦性,在许多场合下是首选的方法。先天性心脏病患儿发生慢性房扑时,血栓栓塞与中风的机会增加,因此在电复律前应用抗凝剂。洋地黄通过延长房室结传导时间来减慢心室率。洋地黄化后通常需给予 I 类抗心律失常药如奎尼丁、普鲁卡因胺来维持疗效。III 类药物如胺碘酮、索他洛尔可用于对 I 类无效的患儿。如药物治疗无效,可予以射频消融或外科消融治疗。心脏正常的新生儿患儿,如对地高辛有效,应用药 6～12 个月,然后停药。

六、心房颤动

心房颤动(简称房颤)在儿童少见,在婴儿罕见。房颤时心房激动紊乱,节律快于房扑(300～700 次/分),心室律及脉搏不规则。房颤通常是心房长期牵张扩大的结果,多见于患风湿性二尖瓣病变的年长儿。房颤偶尔也可见于心房内手术后,继发于左心房室瓣关闭不全的左心房扩大,WPW 综合征等。房颤也可是家族性的。治疗房颤的首选药物为洋地黄,它可使心室率恢复正常,但此时房颤通常持续(WPW 综合征患儿不可应用洋地黄)。此后可用 I 类抗心律失常药如奎尼丁、普鲁卡因胺或直流电复律来转律。慢性房颤患儿易发生血栓栓塞及中风,应予以华法林抗凝。电复律的患儿也应抗凝。

七、室性心动过速

室性心动过速(简称室速)起源于希氏束分叉部位以下的一系列(3个或以上)宽大QRS波组成的心动过速。频率140～180次/分,小儿可超过200次/分。室速可阵发性或持续性,其病因可为心肌炎、冠状动脉起源异常、致心律失常性右心室发育不良、二尖瓣脱垂、心脏原发肿瘤、心肌病、先天性或获得性QT间期延长、药物、心脏术后(如法洛四联症术后、室间隔缺损术后)。室速也可发生在无明显心脏病变的患儿。室速需与室上速伴差异或旁道前传区别。心室夺获与室性融合波有助于室速的诊断。室速应及时处理,因其可引起低血压或发展成室颤。如血流动力学正常,首选利多卡因。如室速控制,应积极寻找基础原因并纠治之,如电解质紊乱、缺氧或药物中毒。其他可用药物有:普鲁卡因胺、普萘洛尔或胺碘酮。心室超速起搏有时十分有效,但偶尔会引起心室颤动。室速如不是可逆性原因引起,最好应进行电生理检查。

八、心室颤动

心室颤动(简称室颤)为QRS-T波群消失,呈现不规则的、形状和振幅各异的颤动波,频率在150～500次/分。患儿如不迅速恢复有效心搏则死亡。胸前区重击有时可恢复窦性心律。抢救应人工通气下胸外按摩,直流除颤。如除颤无效或室颤复发,可静脉应用溴苄铵托西酸盐,然后再予除颤。异丙肾上腺素是最后可用的方法。室颤恢复后应寻找基础病因。应常规测量QT间期排除QT间期延长综合征。除了有明显可逆性原因外,一般均应作电生理检查。如为WPW综合征,应予消融。如为原因不明或为非可逆性原因引起,应予安置AICD预防猝死。

九、QT间期延长综合征

一种特殊的恶性室性心律失常,尖端扭转型室速可发生于QT间期延长综合征(LQTS)患儿,并可引起晕厥与猝死。约50%的LQTS为家族性:Romano-Ward综合征为常染色体显性遗传,可伴有先天性耳聋;Jirvell-Lange-Nielsen综合征为常染色体隐性遗传。其余病例为散发性。遗传学研究显示心脏的钾、钠通道突变。药物可直接(阿司咪唑)或通过抑制代谢(红霉素,酮康唑)来延长QT间期。

LQTS的临床表现最常见的为晕厥发作,多由运动或惊吓引起。患儿也可表现为抽搐、前晕厥及心悸,约10%的患儿一开始即表现为心搏骤停。LQTS的诊断主要基于心电图及临床标准。需要指出的是不是所有QT间期延长的患儿均为LQTS,而少数LQTS的患儿静态心电图QT间期正常。一般认为心率校正QT间期大于0.47秒高度提示LQTS,而大于0.44秒应怀疑。LQTS的其他特征还有T波切迹、T波电交替、心率低于年龄值、晕厥史(特别是劳力后)、LQTS或不明原因猝死的家族史等。24小时动态心电图及运动试验是重要的辅助诊断手段。

LQTS 的治疗包括 β 受体阻滞剂，其剂量为能降低运动时的心率反应为度。如仍有症状且心率慢者可安置起搏器。手术切除左星状交感神经节也是治疗方法之一。如虽经治疗仍频发晕厥或曾发生过心搏骤停，可建议安装 AICD。

十、缓慢性心律失常

窦性静止与窦房传导阻滞在心电图上可表现为长间隙。前者一般认为是因为激动在窦房结内形成异常，后者为激动在窦房结向周围心房组织传导时发生阻滞。这些心律失常在儿科少见，可见于洋地黄中毒中毒或心房广泛手术后。

房室传导阻滞可分为三种类型，即一度房室传导阻滞、二度房室传导阻滞及三度房室传导阻滞。一度房室传导阻滞：PR 间期延长，但所有心房激动均能传到心室。二度房室传导阻滞：部分心房激动不能传至心室。又可分为二型：莫氏Ⅰ型及莫氏Ⅱ型。在莫氏Ⅰ型，PP 间期固定，PR 间期逐渐延长，直至 P 波后 QRS 波群脱落，脱落后的 PR 间期又缩短，如此反复。在莫氏Ⅱ型，由于房室传导组织有效不应期延长，使心房搏动部分不能下传至心室，发生间歇性心室脱落，但发生心室脱落前后，下传的 P 波，其 PR 间期是恒定的。莫氏Ⅱ型有发生晕厥的可能，并有可能进展。三度房室传导阻滞（完全性房室传导阻滞）：心房激动完全不能到达心室。

先天性完全性房室传导阻滞的发病率一般认为 1/2 万～1/2.5 万活产婴儿，常为自身免疫引起。患儿的母亲常患有系统性红斑狼疮（可无症状），其体内的 IgG 抗体（antiSSA/Ro、anti-SSB/La）可通过胎盘损害胎儿的传导组织。类风湿性关节炎、皮肌炎、或 Sjögren 综合征偶也可引起胎儿传导组织的自身免疫性损伤。自身免疫原因占先天性完全性房室传导阻滞发生率的 60%～70%，心脏结构正常患儿的 80%。有些系统性红斑狼疮母亲的小儿出生时并无传导阻滞，生后 3～6 个月才发生。其他原因包括先天性房室结缺如或房室结纤维化等。新生儿或婴幼儿可出现心力衰竭或心源性脑缺氧综合征。年长儿往往因心率轻度减慢而无明显症状。心电图除显示 PP 间期与 RR 间期各有其固定规律外，QRS 间期及形态多正常。

后天获得性完全性房室传导阻滞的病因有：心肌炎、心脏肿瘤、心内膜炎所致的心肌脓疡、药物或电解质紊乱等，也可发生在心脏手术后。阻滞部位可在房室结、房室束或其分支以下。心电图显示 QRS 波多宽大畸形，时间＞0.1 秒，且心室率较慢，多在 40 次以下，因而症状较明显，轻者可诉疲乏、无力、眩晕，重者可发生心力衰竭或急性心脑缺氧综合征。

无症状且心率＞55 次/分者不需给予治疗，也不应限制患儿的活动。心率较慢而无晕厥或心力衰竭者可口服阿托品、麻黄碱。危重患者可静滴异丙肾上腺素。安置人工起搏器的指征为：①有心力衰竭或心源性脑缺氧综合征者；②心室率显著缓慢（新生儿＜55 次/分，婴儿＜50 次/分，儿童＜40 次/分）；③有频发室早或室速者；④心脏手术后发生三度房室传导阻滞，观察 2～4 周未能恢复者（ACC/AHA 指征为术后高二度或三度房室传导阻滞无缓解趋势或持续至少术后 7 天者）。

十一、病态窦房结综合征

病态窦房结综合征由窦房结或心房传导组织的异常所引起。可发生在无先天性心脏病的患儿,也有报道在同胞中出现,但最常见于先天性心脏病外科纠治术后,特别是大动脉错位 Mustard 或 Senning 手术后。其临床表现主要取决于心率。大多数患儿无症状因而无需治疗。如窦率显著缓慢又无结性逸搏出现,可出现眩晕或晕厥。有时窦缓可与室上速交替出现(快慢综合征),引起心悸、运动不耐受或眩晕。治疗应个体化。如有些快慢综合征的患儿用药物(普萘洛尔、奎尼丁、普鲁卡因胺)控制心动过速时可出现症状性心动过缓。此时可能需药物治疗的同时安置起搏器。

(方素芹)

第四节　感染性心内膜炎

心内膜炎指各种原因引起的心内膜炎症病变,常累及心脏瓣膜,也可累及室间隔缺损处、心内壁内膜或未闭动脉导管、动静脉瘘等处,按原因可分为感染性和非感染性两大类,非感染性心内膜炎包括:风湿性心内膜炎、类风湿性心内膜炎、系统性红斑狼疮性心内膜炎、新生儿急性症状性心内膜炎等,本章主要阐述感染性心内膜炎。

感染性心内膜炎在过去常分为急性和亚急性两个类型。急性者多发生于原无心脏病的患儿,侵入细菌毒力较强,起病急骤,进展迅速,病程在 6 周以内。亚急性者多在原有心脏病的基础上感染毒力较弱的细菌,起病潜隐,进展相对缓慢,病程超过 6 周。由于抗生素的广泛应用,本病的病程已延长,临床急性和亚急性难以截然划分,致病微生物除了最常见的细菌外,尚有真菌、衣原体、立克次体及病毒等。近年来随着新型抗生素的不断出现,外科手术的进步,感染性心内膜炎死亡率已显著下降,但由于致病微生物的变迁,心脏手术和心导管检查的广泛开展,长期静脉插管输液的增多等因素,本病的发病率并无显著下降。

【病因】

1.心脏的原发病变　92%的感染性心内膜炎患者均有原发心脏病变,其中以先天性心脏病最为多见,约占 78%,室间隔缺损最易合并感染性心内膜炎,其他依次为法洛四联症、动脉导管未闭、肺动脉瓣狭窄、主动脉瓣狭窄、主动脉瓣二叶畸形、房间隔缺损等;后天性心脏病如风湿性瓣膜病、二尖瓣脱垂综合征等也可并发感染性心内膜炎,随着小儿心脏外科技术的发展,越来越多的小儿心脏病得以纠正、根治,但因此而留置在心腔内的装置或材料(如心内补片、人造心脏瓣等)是近年来感染性心内膜炎常见的易患因素。

2.病原体　几乎所有种类的细菌均可导致感染性心内膜炎,草绿色链球菌仍为最常见的致病菌,但所占比例已显著下降,近年来金黄色葡萄球菌、白色葡萄球菌、肠球菌、产气杆菌等革兰阴性杆菌引起的感染性心内膜炎显著增多,真菌性心内膜炎极少见。立克次体及病毒感染所致的心内膜炎甚罕见,少数情况下,感染性心内膜炎由一种以上的病原体引起,常见于人工瓣膜手术者。其他致病因素如长期应用抗生素、皮质激素或免疫抑制剂等。

3.诱发因素　约1/3的患儿在病史中可找到诱发因素,常见的诱发因素为矫治牙病和扁桃体摘除术。近年来心导管检查和介入性治疗、人工瓣膜置换、心内直视手术的广泛开展,也是感染性心内膜炎的重要诱发因素之一,其他诱发因素如长期使用抗生素、肾上腺皮质激素、免疫抑制剂等。

【病理及病理生理】

正常人口腔和上呼吸道常聚集一些细菌,一般不会致病,只有在机体防御功能低下时可侵入血流,特别是口腔感染、拔牙、扁桃体摘除术时易侵入血流。当心腔内膜,特别是心瓣膜存在病理改变或先天性缺损时,细菌易在心瓣膜、心内膜和动脉内膜表面粘着、繁殖,从而形成心内膜炎;但若形成一种病变尚需下列条件,即双侧心室或大血管之间有较大的压力差,能够产生高速的血流,经常冲击心内膜面,使之损伤,心内膜下胶原组织暴露,血小板和纤维蛋白聚积形成无菌性赘生物,当有菌血症时,细菌易在上述部位黏附、定居,并繁殖,形成有菌赘生物。在病理上,受累部位多在压力低的一侧,如室间隔缺损感染性赘生物常见于缺损的右缘、三尖瓣的隔叶及肺动脉瓣;动脉导管在肺动脉侧;主动脉关闭不全在左心室等。当狭窄瓣孔及异常通道两侧心室或管腔之间的压力差越大时,湍流越明显,在压力低的一侧越易形成血栓和赘生物。当房间隔缺损、大型室间隔缺损、并发心力衰竭等时,由于异常通道两侧压力差减小,血流速度减慢,湍流相对不明显,一般较少并发感染性心内膜炎。

本病的基本病理改变是心瓣膜、心内膜及大血管内膜面附着疣状感染性赘生物。赘生物由血小板、白细胞、红细胞、纤维蛋白、胶原组织和致病微生物等组成,心脏瓣膜的赘生物可致瓣膜溃疡、穿孔,若累及腱索和乳头肌,可使腱索缩短及断裂,累及瓣环和心肌时,可致心肌脓疡、室间隔穿孔、动脉瘤等,大的或多量的赘生物可堵塞瓣膜口或肺动脉,致急性循环障碍。

赘生物受高速血流冲击可有血栓脱落,随血流散布到全身血管导致器官栓塞。右心的栓子引起肺栓塞;左心的栓子引起肾、脑、脾、四肢、肠系膜等动脉栓塞,微小栓子栓塞毛细血管出现皮肤瘀点,即欧氏小结。肾栓塞时可致梗死,局灶性肾炎,或弥漫性肾小球肾炎;脑栓塞时可发生脑膜、脑实质、脊髓、脑神经等弥漫性炎症,产生出血、水肿、脑软化、脑脓疡、颅内动脉瘤破裂等病变,后者破裂可引起颅内各部位的出血如脑出血、蛛网膜下腔出血等。

【临床表现】

大多数患者有器质性心脏病,部分病人发病前有龋齿、扁桃体炎、静脉插管、介入治疗或心内手术史,临床症状可归纳为三方面:①全身感染症状;②心脏症状;③栓塞及血管症状。但同时具有以上三方面症状的典型患者不多,尤其2岁以下婴儿往往以全身感染症状为主,仅少数患儿有栓塞症状和(或)心脏杂音。本病起病缓慢,症状多种多样。

1.感染症状　发热是最常见的症状,几乎所有的病例都有过不同程度的发热,热型不规则,热程较长,个别病例无发热,此外患者有疲乏、盗汗、食欲减退、体重减轻、关节痛、皮肤苍白等表现,病情进展较慢。

2.心脏方面的症状　原有的心脏杂音可因心脏瓣膜的赘生物而发生改变,出现粗糙、响亮、呈海鸥鸣样或音乐样的杂音。原无心脏杂音者可出现音乐样杂音,约一半患儿由于心瓣膜病变、中毒性心肌炎等导致充血性心力衰竭,出现心音低钝、奔马律等。

3.栓塞症状　视栓塞部位的不同而出现不同的临床表现,一般发生于病程后期,但约 1/3 的患者为首发症状,皮肤栓塞可见散在的小瘀点,指(趾)的腹面可触到隆起的紫红色的小结节,略有触痛,此即欧氏小结。内脏栓塞可出现脾大、腹痛、血尿、便血,有时脾大很显著;肺栓塞可出现胸痛、咳嗽、咯血、肺部啰音等;脑动脉栓塞则有头痛、呕吐、偏瘫、失语、抽搐甚至昏迷等。病程久者可见杵状指、趾,但无发绀。

【实验室检查】

1.血培养　血细菌培养阳性是确诊感染性心内膜炎的重要依据,凡原因未明的发热、体温持续在 1 周以上,且原有心脏病者,均应积极反复多次进行血培养,以提高阳性率,若血培养阳性,尚应做药物敏感试验。

2.超声心动图　超声心动图检查能够检出直径大于 2mm 以上的赘生物,因此对诊断感染性心内膜炎很有帮助,此外在治疗过程中超声心动图还可动态观察赘生物大小、形态、活动和瓣膜功能状态,了解瓣膜损害程度,对决定是否做换瓣手术有参考价值。该检查还可发现原有的心脏病。

3.CT　对怀疑有颅内病变者应及时做 CT,了解病变的部位范围。

4.其他　血常规可见进行性贫血,多为正细胞性贫血,白细胞计数增高和中性粒细胞升高,血沉快,C 反应蛋白阳性,血清球蛋白常常增多,免疫球蛋白升高,循环免疫复合物及类风湿因子阳性,尿常规有红细胞,发热期可出现蛋白尿。

【诊断】

对原有心脏病的患儿,如出现 1 周以上不明原因的发热应想到本病的可能,诊断除了病史、临床表现外,血培养是确诊的关键,超声心动图对判断赘生物的数目、大小、形态、位置和瓣膜的功能有重要的价值,但结果阴性不能排除本病的诊断。

【治疗】

总的原则是积极抗感染、加强支持疗法,但在应用抗生素之前必须先做几次血培养和药物敏感试验,以期对选用抗生素及剂量提供指导。

1.抗生素　应用原则是早期、联合应用、剂量足、选用敏感的杀菌药,疗程要长。在具体应用时,对不同的病原菌感染选用不同的抗生素:①草绿色链球菌:首选青霉素 G2000 万 U/d,分 4 次,每 6 小时 1 次,静脉滴注,疗程 4~6 周;加庆大霉素 4~6mg/(kg·d),每 8 小时 1 次,疗程 2 周;对青霉素过敏者可选用头孢菌素类或万古霉素。②金黄色葡萄球菌:对青霉素敏感者选用青霉素 G 2000 万 U/d,加庆大霉素,用法同上;青霉素耐药才选用新青霉素Ⅱ或新青霉素Ⅲ 200~300mg/(kg·d),分 4 次,每 6 小时 1 次静脉滴注。治疗不满意或对青霉素过敏者选用头孢菌素类或万古霉素:40~60mg/(kg·d),分 2~3 次静脉滴注,疗程 6~8 周。③革兰阴性杆菌或大肠杆菌:选用氨苄西林 300mg/(kg·d),分 4 次,每 6 小时 1 次静脉滴注,疗程 4~6 周,或用头孢氧哌唑或头孢噻肟三嗪 200mg/(kg·d),分 4 次,每 6 小时 1 次静脉滴注,疗程 4~6 周,加用庆大霉素 2 周。绿脓杆菌感染可加用羟苄青霉素 200~400mg/(kg·d),分 4 次,每 6 小时 1 次静脉滴注。④真菌:应停用抗生素,选用二性霉素 B 0.1~0.25mg/(kg·d),以后每日逐渐增加至 1mg/(kg·d),静脉滴注 1 次,可合用 5-氟胞嘧啶 50~150mg/(kg·

d),分 3~4 次服用;⑤病原菌不明或术后者:选用新青霉素Ⅲ加氨苄西林及庆大霉素,或头孢菌素类;或万古霉素。

上述抗感染药物应连用 4~8 周,用至体温正常,栓塞现象消失,血象、血沉恢复正常,血培养阴性后逐渐停药。

2.一般治疗 包括细心护理,保证病人充足的热量供应,可少量多次输新鲜血或血浆,也可输注丙种球蛋白。

3.手术治疗 近年来早期外科治疗感染性心内膜炎取得了良好效果。对心脏赘生物和污染的人造代用品清创、修复或置换损害的瓣膜,挽救了严重病人,提高了治愈率,手术指征:①瓣膜功能不全引起的中、重度心力衰竭;②赘生物阻塞瓣膜口;③反复发生栓塞;④真菌感染;⑤经最佳抗生素治疗无效;⑥新发生的心脏传导阻滞。

【预后和预防】

在应用抗生素治疗前本病的死亡率几乎为 100%。经合理应用抗生素治疗以来,近年病死率已下降为 20%~25%。约有半数患儿可发生各种并发症如充血性心力衰竭、脑栓塞、肺栓塞、心脏瓣膜破坏、腱索断裂、动脉瘤形成等,残留严重瓣膜损伤者,需进行瓣膜修复或置换术。因此预防感染性心内膜炎发生显得极为重要。有先天性或风湿性心脏病患儿平时应注意口腔卫生,防止齿龈炎、龋齿;预防感染;若施行口腔手术、扁桃体摘除术、心导管和心脏手术时,可于术前 1~2 小时及术后 48 小时内肌注青霉素 80 万 U/d,或长效青霉素 120 万 U1 剂。青霉素过敏者,可选用头孢菌素类或万古霉素静脉注射一次,然后改口服红霉素 30mg/(kg·d),分 4 次服用。连续 2 天。

（方素芹）

第五节　高血压急症

在儿童期高血压急症的主要表现为:①高血压脑病;②急性左心衰;③颅内出血;④嗜铬细胞瘤危象等。

一、高血压急症处理原则

1.处理高血压急症时,治疗措施应该先于复杂的诊断检查。

2.对高血压脑病、高血压合并急性左心衰等高血压危象应快速降压,旨在立即解除过高血压对靶器官的进行性损害。恶性高血压等长期严重高血压者需比正常略高的血压方可保证靶器官最低限度的血流灌注,过快过度地降低血压可导致心、脑、肾及视网膜的血流急剧减少而发生失明、昏迷、抽搐、心绞痛或肾小管坏死等严重持久的并发症。故对这类疾病患儿降压幅度及速度均应适度。

3.高血压危象系因全身细小动脉发生暂时性强烈痉挛引起的血压急骤升高所致。因此,血管扩张剂如钙拮抗剂、血管紧张素转换酶抑制剂及 α 受体、β 受体抑制剂的临床应用,是治疗的重点。这些药物不仅给药方便(含化或口服),起效迅速,而且在降压同时,还可改善心、肾的血流灌注。尤其是降压作用的强度随血压下降而减弱,无过度降低血压之虑。

二、高血压脑病

高血压脑病为一种综合征,其特征为血压突然升高伴有急性神经系统症状。虽任何原因引起的高血压均发生本病,但最常见为急性肾炎。

1.临床表现

头痛并伴有恶心、呕吐,出现精神错乱,定向障碍,谵妄,痴呆;亦可出现烦躁不安,肌肉阵挛性颤动,反复惊厥甚而呈癫痫持续状态。也可发生一过性偏瘫,意识障碍如嗜睡、昏迷;严重者可因颅内压明显增高发生脑疝。眼底检查可见视网膜动脉痉挛或视网膜出血。脑脊液压力可正常亦可增高,蛋白含量增加。

本症应与蛛网膜下腔出血、脑肿瘤、癫痫大发作等疾病鉴别。蛛网膜下腔出血常有脑膜刺激症状,脑脊液为血性而无严重高血压。脑肿瘤、癫痫大发作亦无显著的血压升高及眼底出血。临床确诊高血压脑病最简捷的办法是给予降压药治疗后病情迅速好转。

2.急症处理

一旦确诊高血压脑病,应迅速将血压降至安全范围之内为宜(17.4/12.1kPa左右),降压治疗应在严密的观察下进行。

(1)降压治疗:常用的静脉注射药物包括:①柳胺苄心定:是目前唯一能同时阻滞 α、β 肾上腺素受体的药物,不影响心排出量和脑血流量,因此,即使合并心脑肾严重病变亦可取得满意疗效,本品因独具 α 和 β 受体阻滞作用,故可有效地治疗中毒性甲亢和嗜铬细胞瘤所致的高血压危象;②氯苯甲噻二嗪:因该药物可引起水钠潴留,可与呋塞米并用增强降压作用,又因本品溶液呈碱性,注射时勿溢到血管外;③硝普钠:也颇为有效,但对高血压脑病不做首选,该药降压作用迅速,维持时间短,应根据血压水平调节滴注速度,使用时应避光并新鲜配置,溶解后使用时间不宜超过 6h,连续使用不要超过 3d,当心硫氰酸盐中毒。

常用口服或含化药物为:①硝苯吡啶:通过阻塞细胞膜钙离子通道,减少钙内流,从而松弛血管平滑肌使血压下降,神志清醒,合作患儿可舌下含服,意识障碍或不合作者可将药片碾碎加水 0.5~1ml 制成混悬剂抽入注射器中缓慢注入舌下;②巯甲丙脯酸:为血管紧张素转换酶抑制剂,对于高肾素恶性高血压和肾血管性高血压降压作用特别明显,对非高肾素性高血压亦有降压作用。

(2)保持呼吸道通畅、镇静、制止抽搐:可用苯巴比妥钠(8~10mg/kg,肌内注射,必要时 6h 后可重复)、地西泮(0.3~0.5mg/kg 肌内或静脉缓注,注射速度<3mg/min,必要时 30min 后可重复)等止惊药物,但须注意呼吸。

(3)降低颅内压:可选用 20%甘露醇(每次 1g/kg,每 4h 或 6h 给药 1 次)、呋塞米(每次 1mg/kg)以及 25%血清白蛋白(20ml,1~2/d)等,减轻脑水肿。

二、颅内出血（蛛网膜下腔出血或脑实质出血）

1.临床表现及诊断

蛛网膜下腔出血起病突然，伴有严重头疼、恶心呕吐及不同程度意识障碍。若出血量不大，意识可在几分钟到几小时内恢复，但最后仍可逐渐昏睡或谵妄。若出血严重，可以很快出现颅内压增高的表现，有时可出现全身抽搐，颈项强直是很常见的体征，甚至是唯一的体征，伴有脑膜刺激症。眼底检查可发现新鲜出血灶。腰椎穿刺脑脊液呈均匀的血性，但发病后立即腰穿不会发现红细胞，要等数小时以后红细胞才到达腰部的蛛网膜下腔。1～3d 后可由于无菌性脑膜炎而发热，白细胞增高似与蛛网膜下腔出血的严重程度呈平行关系，因此，不要将诊断引向感染性疾病。CT 脑扫描检查无改变。

脑实质出血起病时常伴头痛呕吐，昏迷较为常见，腰椎穿刺脑脊液压力增高，血性者占80％以上。除此而外，可因出血部位不同伴有如下不同的神经系统症状。

（1）壳核-内囊出血：典型者出现"三偏症"，即出血对侧肢体瘫痪和中枢性面瘫、出血对侧偏身感觉障碍、出血对侧的偏盲。

（2）桥脑出血：初期表现为交叉性瘫痪，即出血侧面瘫和对侧上、下肢瘫痪，头眼转向出血侧。后迅速波及两侧，出现双侧面瘫痪和四肢瘫痪，头眼位置恢复正中，双侧瞳孔呈针尖大小，双侧锥体束征阳性。早期出现呼吸困难且不规则，常迅速进入深昏迷，多于 24～48h 内死亡。

（3）脑室出血：表现为剧烈头痛呕吐，迅速进入深昏迷，瞳孔缩小，体温升高，可呈去大脑强直，双侧锥体束征阳性。四肢软瘫，腱反射常引不出。

（4）小脑出血：临床变化多样，走路不稳是常见的症状，常出现眼震颤和肢体共济失调症状。

颅内出血可因颅内压增高发生心动过缓，呼吸不规则，严重者可发生脑疝。多数颅内出血的患儿心电图可出现巨大倒置 T 波，QT 间期延长。血常规可见白细胞升高，尿常规可见蛋白、红细胞和管型，血中尿素氮亦可见升高。在诊断中尚需注意，颅内出血本身可引起急性高血压，即使患儿以前并无高血压史。此外，尚需与癫痫发作、高血压脑病以及代谢障碍所致昏迷相区别。

2.急症处理

（1）一般治疗：绝对卧床，头部降温，保持气道通畅，必要时做气管内插管。

（2）控制高血压：对于高血压性颅内出血患儿，应及时控制高血压。但由于颅内出血常伴颅内压增高，因此，给予降压药物应避免短时间内血压下降速度过快和幅度过大，否则脑灌注压将受到明显影响。一般低压不宜低于出血前水平。舒张压较低，脉压差过大者不宜用降压药物。降压药物的选择以硝苯吡啶、巯甲丙脯酸和柳胺苄心定较为合适。

（3）减轻脑水肿：脑出血后多伴脑水肿并逐渐加重，严重者可引起脑疝。故降低颅内压，控制脑水肿是颅内出血急性期处理的重要环节。疑有继续出血者可先采用人工控制性过度通气、静脉注射呋塞米等措施降低颅内压，也可给予渗透性脱水剂如 20％甘露醇（1g/kg，每 4～6h 给药 1 次）以及 25％的血清白蛋白（20ml，1～2/d）。短程大剂量激素有助于减轻脑水肿，但对高血压不利,故必须要慎用,更不宜长期使用。治疗中注意水电解质平衡。

(4)止血药和凝血药:止血药对脑出血治疗效果虽有争议,但对蛛网膜下腔出血,对羧基苄胺及 6-氨基己酸能控制纤维蛋白原的形成,有一定疗效,在急性期可短时间使用。

(5)其他:经检查颅内有占位性病灶者,条件允许时可手术清除血肿,尤其对小脑出血、大脑半球出血疗效较好。

三、高血压合并急性左心衰竭

1.临床表现及诊断

儿童期血压急剧升高,可造成心脏后负荷急剧升高。当血压升高到超过左心房所能代偿的限度时就出现左心衰竭及急性水肿。急性左心衰竭时,动脉血压,尤其是舒张压显著升高,左室舒张末期压力、肺静脉压力、肺毛细血管压和肺小动脉楔压均升高,并与肺淤血的严重程度呈正相关。当肺小动脉楔压超过 4kPa(30mmHg)时,血浆自肺毛细血管大量渗入肺泡,引起急性肺水肿。急性肺水肿是左心衰竭最重要的表现形式。患儿往往面色苍白、口唇青紫、皮肤湿冷多汗、烦躁、极度呼吸困难、咳大量白色或粉红色泡沫痰,大多被迫采取前倾坐位,双肺听诊可闻及大量水泡音或哮鸣音,心尖区特别在左侧卧位和心率较快时常可闻及心室舒张期奔马律等。在诊断中应注意的是,即使无高血压危象的患儿,急性肺水肿本身可伴有收缩压及舒张压升高,但升高幅度不会太大,且肺水肿一旦控制,血压则自行下降。急性左心衰竭肺水肿患儿眼底检查如有出血或渗出时,应考虑合并高血压危象。

2.急症处理

(1)体位:患儿取前倾坐位,双腿下垂(休克时除外),四肢结扎止血带。止血带压力以既能阻碍静脉回流又低于动脉压为度,相当于收缩压及舒张压之间,每 15min 轮流将一侧肢体的止血带放松。该体位亦可使痰较易咳出。

(2)吗啡:吗啡可减轻左心衰竭时交感系统兴奋引起的小静脉和小动脉收缩,降低前、后负荷。对烦躁不安、高度气急的急性肺水肿患儿,吗啡是首选药物,可皮下注射盐酸吗啡 0.1～0.2mg/kg,但休克、昏迷及呼吸衰竭者忌用。

(3)给氧:单纯缺氧而无二氧化碳潴留时,应给予较高浓度氧气吸入,活瓣型面罩的供氧效果比鼻导管法好,提供的 FiO_2 可达 0.3～0.6。肺水肿时肺泡内空气与水分混合,形成泡沫,妨碍换气。通过含有乙醇的雾化器(口罩给氧者乙醇浓度为 30%～40%,鼻导管给氧者乙醇浓度为 70%)吸氧可有效降低空气与水的混合,每次不宜超过 20min。但乙醇的去泡沫作用较弱且有刺激性,应加以注意。近年有报道用二甲基硅油消泡气雾剂治疗,效果良好。应用时将瓶倒转,在距离患儿口腔 8～10cm 处,于吸气时对准咽喉或鼻孔喷雾 20～40 次,一般 5min 内生效,最大作用在 15～30min,必要时可重复使用。如低氧血症明显,又伴有二氧化碳潴留,应使用间歇正压呼吸配合氧疗。间歇正压呼吸改善急性肺水肿的原理,可能由于它增加肺泡压与肺组织间隙压,降低右心房充盈压与胸腔内血容量;增加肺泡通气量,有利于清除支气管分泌物,减轻呼吸肌工作,减少组织氧耗量。

(4)利尿剂:宜选用速效强效利尿剂,可静脉滴注呋塞米(每次 1～2mg/kg)或利尿酸钠

(1mg/kg,20ml液体稀释后静脉滴注),必要时 2h 后重复。对肺水肿的治疗首先由于呋塞米等药物有直接扩张静脉作用,增加静脉容量,使静脉血自肺部向周围分布,从而降低肺静脉压力,这一重要特点在给药 5min 内即出现,其后才发挥利尿作用,减少静脉容量,缓解肺淤血。

(5)洋地黄及其他正性肌力药物:急性左心衰竭是洋地黄的应用指征。应采用作用迅速的强心剂如西地兰静脉注射,首次注入洋地黄化量的 1/2,余 1/2 分为 2 次,每隔 4～6h 给药 1次。如需维持疗效,可于 24h 后口服地高辛维持量。如仍需继续静脉给药,每 6h 注射 1 次 1/4 洋地黄化量。毒毛旋花子苷 K,一次静脉注射 0.007～0.01mg/kg,如需静脉维持给药,可8～12h重复 1 次。使用中加强监护,以防洋地黄中毒。

多巴酚丁胺为较新、作用较强、不良反应较小的正性肌力药物。用法为静脉滴注 5～10μg/(kg·min)。

(6)降压治疗:应采用快速降压药物使血压迅速降至正常水平以减轻左室负荷。硝普钠为一种强力短效血管扩张剂,直接使动脉和静脉平滑肌松弛,降低周围血管阻力和静脉贮血。因此,硝普钠不仅降压迅速,还能减低左室前、后负荷,改善心脏功能,为高血压危象并急性左心衰竭较理想的首选药物。一般从 1μg/(kg·min)开始静滴,在监测血压的条件下,无效时每 3～5min 调整速度渐增至 8μg/(kg·min)。此外,也可选用硝苯吡啶或巯甲丙脯酸,但忌用柳胺苄心定和肼苯哒嗪,因柳胺苄心定对心肌有负性肌力作用,而后者可反射性增快心率和心输出量,加重心肌损害。

(吕　静)

第六节　心力衰竭

心力衰竭(以下简称心衰)指心脏不能泵出足够的血液以满足机体代谢所需的一种病理生理状态。可因心肌功能受损或血流动力学负荷过重引起。

心肌收缩功能受损所导致的心输出量降低,常见于心肌缺血性心脏病或原发性心肌病患者。因心脏舒张期充盈不足所致心输出量减少者少见,如流入道梗阻(二尖瓣狭窄、三房心)、限制性心肌病、缩窄性心包炎。在小儿,最常见的心力衰竭原因为心脏结构异常所造成的心室负荷异常,尽管此时心肌收缩力可能仍然正常。心脏负荷异常可包括心室压力负荷过重和容量负荷过重。如存在流出道梗阻(主动脉瓣狭窄、水肿、肺动脉瓣狭窄)时,心室后负荷增加,即压力负荷增加;如有大量左向右分流、瓣膜严重反流或体循环动静脉瘘时则容量负荷增加。此外,在代谢亢进和(或)后负荷降低时,如甲状腺功能亢进、贫血,心脏需泵出更多血量以提供足够的氧和其他营养物质以满足机体的需要,由此而造成的心力衰竭称高排血量型心力衰竭。上述原因可单独或共同存在。

【病因学】

(一)胎儿心力衰竭

随着胎儿超声检查的广泛应用,临床上越来越多胎儿心力衰竭得到了诊断,其主要表现为腹腔、心包腔、胸腔的积液,严重时可有胎儿水肿。最常见原因为持续性室上性心动过速,可伴或不伴心脏结构异常。完全性房室传导阻滞伴缓慢心室率可在母亲患有红斑狼疮时出现。心脏结构异常伴严重的瓣膜反流所致者及出生前卵圆孔早闭导致胎儿心力衰竭者较少见。此外,原发性心肌病如心内膜弹力纤维增生症、先天性心肌病和病毒性心肌炎所致者亦不常见。高排血量型心力衰竭可能与严重的贫血(Rh同种免疫性疾病、珠蛋白生成障碍性贫血、双胎间输血)或体循环动静脉瘘有关。

(二)新生儿心力衰竭

足月新生儿充血性心力衰竭多因心肌功能障碍所致,常见于围生期窒息所致的一过性心肌缺血,表现为血清心肌酶增高、乳头肌功能障碍伴房室瓣严重反流。继发原因包括代谢紊乱(低血糖、低血钙)和败血症,病毒性心肌炎为少见原因。

除前述的各种原因引起的严重贫血外,分娩时婴儿严重出血所致的贫血及其他溶血性贫血可致高排血量型心力衰竭。心律失常同样可导致心力衰竭。

出生后第一天出现心力衰竭的心脏结构异常的心脏病多见于典型的右心室容量负荷过重者,最常见的畸形包括可能因三尖瓣发育不良所致的严重三尖瓣反流、Ebstein畸形、一过性心肌缺血;肺动脉瓣缺如综合征所致严重肺动脉瓣反流少见,此时可闻及高调来回样病理性杂音。

1.新生儿早期心力衰竭(出生后第1周):结构性心脏畸形尤其是左心室流出道梗阻(严重主动脉狭窄、水肿、主动脉弓中断)伴动脉导管闭锁,是导致心力衰竭的最重要原因,典型表现为动脉导管关闭而左心室后负荷急剧增高。在左心发育不全综合征时,动脉导管的收缩导致体循环、冠状动脉血流降低,临床上即出现心力衰竭的表现。严重肺动脉瓣狭窄可表现为右心心力衰竭,但心房水平的右向左分流造成的中央型青紫更多见。在早产儿,在肺血管阻力快速降低时,若伴有呼吸窘迫综合征,血液通过未闭的动脉导管形成大量的左向右分流。

引起心力衰竭的其他原因,如继发的心肌功能障碍、心律失常如前所述。继发于围生期窒息的一过性心肌功能障碍少见。少数非心脏原因如肾脏异常和内分泌异常亦可致心力衰竭。

2.小婴儿心力衰竭(出生后2至3个月):左向右分流型的心脏结构畸形多在此时期出现心力衰竭的典型表现,这与生后肺血管阻力降低和肺血流量增加有关。非青紫型先天性心脏病包括动脉导管未闭、室间隔缺损、房室间隔缺损可在此时期出现心力衰竭,亦可偶见于房间隔缺损。青紫型先心病如永存动脉干、不伴肺动脉血流梗阻的单心室和完全性肺静脉异位引流等常因伴氧合和非氧合血的混合和肺血流量增多而出现心力衰竭表现。同样,左冠状动脉异常起源于肺动脉者,可由于肺动脉压力下降使来自肺动脉的冠脉供血减少而出现心力衰竭。

心肌收缩功能的损害可因扩张型心肌病所致,其病因至今不明,亦可能与代谢性疾病有关。婴儿糖原累积症(Ⅱ型)自6周至3个月即可表现为心力衰竭症状及体征,其他症状包括肌张力减低、肌肉无力、跟腱反射消失。

非心脏原因如肾脏、内分泌疾病亦少见。因早产儿慢性肺部疾病所致单纯右心力衰竭并不少见,尽管体格检查时仍以胸部体征为主。

3.儿童及青少年心力衰竭在儿童及青春期出现心力衰竭症状者并不常见。在手术前伴有心力衰竭的先天性心脏病患者往往在儿童早期即有心力衰竭的症状。但本年龄组亦可见许多后天性损害而致心力衰竭者。

【病理生理】

心脏异常负荷、心肌收缩或舒张功能异常均可致心力衰竭,心功能变化可用压力—容积关系曲线表示。随着容量负荷的增加,如大量的左向右分流,心室舒张末期容量增加,充盈压增加,致体肺静脉淤血。另一方面,压力负荷增加,如水肿,致每搏量减少。为保持正常每搏量,舒张末期压力及容积增加,临床出现静脉淤血症状。心肌收缩功能降低,压力,容积曲线降低,心脏射血功能减少。为恢复每搏量,舒张末期压力和容积继续增加。舒张期充盈受损,舒张期压力—容积曲线左移,使一定的舒张末期压力下,每搏输出量减少。为维持一定的心输出量,必须使血容量增加,以增加心室的充盈。舒张期充盈压增加临床表现为静脉的淤血。

心力衰竭的细胞学表现为肌纤维膜、肌浆网、肌纤维异常。在心力衰竭患者常存在由钙离子流出所诱发的心奋收缩耦联过程异常。有研究表明,在人类充血性心力衰竭患者及动物实验中肌浆网 ATP 酶、钙离子摄取功能降低。这些异常可降低肌浆网可释放的钙离子浓度而降低心肌收缩力,直接导致舒张期延长。同时对于肾上腺素能兴奋作用反应降低。人类心力衰竭患者后期心脏 β 受体数量减少,同时对于 β 受体激动剂的正性肌力作用反应降低。对于衰竭的心肌该反应利于减少能量消耗,亦是心力衰竭患者使用受体阻滞剂的原因之一。但受体敏感性降低可使心肌收缩力进一步降低。

心力衰竭时心脏代偿机制调节心脏及循环系统之间的关系。神经体液调节导致心力衰竭综合征。肾素血管紧张素醛固酮系统和交感神经系统的活化直接导致心肌毒性和外周血管收缩,致心室重构和心室功能恶化。水钠潴留导致心脏扩大,继发性心房扩张致心房利钠因子释放,具有利尿、使尿钠增多、血管扩张的作用,但该因子导致心力衰竭的机制不明。根据 Frank-Starling 机制,心室扩张将导致每搏量增加。但扩张的心室为维持心室收缩压力需增加室壁张力,这将使耗氧量增加。为此心肌逐渐代偿性肥厚以降低室壁张力和降低心肌耗氧量。多种机制和体液刺激导致此心肌肥厚。但严重的心肌肥大将导致心内膜下缺血。压力负荷过重常导致室壁增厚直至心力衰竭晚期心室才出现扩张。相反,心腔扩张在任何时期均为心脏容量负荷过重的表现。为增加心输出量,肾上腺素能活性增加。β-肾上腺素能活性增强致心率和心肌收缩力增加以改善体循环心输出量。提高 α 肾上腺素能活性可导致心输出量的重分配,机体可以通过肾脏、胃肠道和皮肤血管床的收缩来减少这些器官的血供,以保证心肌和中枢神经系统的供给。随着后负荷的增加,心收缩功能将进一步受到损害。

新生儿代偿机制不完善,心脏舒张期容量较高,因而舒张期容量储备有限。此外,心肌的静止张力较任何牵张程度都高,意味着心室顺应性减低,因此不能充分耐受容量负荷的增加,舒张末期压力过高在早期即可发展为肺水肿。心肌收缩使新生儿心肌静息长度下产生的张力低于成人,与其中无收缩成分占优势有关。此外,对于后负荷增加而产生张力的能力亦有限。新生儿尚有心室间的相互依赖。因此,一侧心室的压力或容量负荷增加将影响充盈特征和另一侧心室的充盈和功能。

【遗传学】

基因表达改变在心力衰竭的病理生理学机制中所起的作用已受到足够地重视。大量工作集中于遗传性心肌病的研究。编码肌小节蛋白包括肌球蛋白链、肌钙蛋白和心肌收缩系统的其他成分的基因发生突变已被证明可致家族性肥厚性心肌病。家族性扩张性心肌病被认为与基因突变有关,包括 X 性连锁扩张性心疾病中的营养障碍基因突变及晚近发现的肌动蛋白基因突变。儿童慢性心肌病的其他病因,如先天性心脏病等的分子水平研究较少。许多慢性心肌病都有一共同的基因表达形式,即胎儿基因程序的表达上调,胎儿肌动蛋白和肌凝蛋白亚型亦出现表达。此外,已有研究证实,可以改变衰竭心肌获取钙离子能力的钙调蛋白也有显著变化。在形成心功能衰竭的过程中,常伴随有其他蛋白通过转录、翻译、磷酸化激活等方式进行的调节。衰竭的心脏可通过增加血管紧张素转换酶活性和心肌张力使心肌细胞局部释放血管紧张素 Ⅱ。心肌细胞表面血管紧张素 Ⅱ 受体活性导致磷酸化作用的连锁反应,可以使包括细胞生长和肥大的几个基因出现转录。β 肾上腺素能系统的重要作用已被转基因鼠模型所证实。具有心肌特异性 $β_2$ 受体过度表达型的转基因鼠患扩张型心肌病的比例较高。β 肾上腺素能信号系统其他方面的过度表达同样可损害心室功能。儿科心血管病工作者所面临的挑战是应用这些成果来治疗他们的病人。

【临床表现】

在充血性心力衰竭的诊断中病史非常重要。婴儿主要的体力消耗为吃奶,常见症状为吃奶时呼吸急促,易疲劳。以后安静时亦可出现。此外,有反复下呼吸道感染病史。肾上腺素能神经紧张性增强致多汗,吃奶时尤甚。由于热能摄取减少而消耗增多,患儿生长发育落后。年长儿及青少年可表现为体重减轻、精神不振,另一方面,水潴留可致体重在短期内增加。呼吸急促、活动能力降低为特征性表现。年长儿偶有端坐呼吸或发作性夜间呼吸困难病史,但该主诉在儿科极少见。偶有继发于胃肠道淤血的食欲降低、恶心等症状。心力衰竭代偿阶段过度的水盐摄入可加重心力衰竭的症状和体征。

体格检查可发现体循环心输出量减少,体肺循环静脉淤血,心动过速是机体增加心输出量的一种适应性代偿。体循环血量减少表现为肢端发凉、毛细血管再充盈时间延长、周围血管搏动减弱。心脏检查时心力衰竭的征象常被心脏结构异常所遮盖,心脏常扩大。顺应性下降、相对僵硬的心室快速充盈可导致第三心音增强而形成奔马律,此外,还有呼吸急促、呼吸困难和肋间隙凹陷等肺静脉淤血体征。婴儿的小气道水肿可致哮鸣音,湿啰音少见,一旦出现为并发肺炎的表现。严重充血性心力衰竭时,因肺内液体积聚,气体交换出现障碍产生轻度的青紫。低心输出量和氧摄取量增加导致周围性发绀,体静脉淤血表现为肝大。婴儿由于颈部短,颈静脉扩张不易观察。外周水肿在婴儿极少见,即使在年长儿亦仅当右侧心力衰竭严重或心室充盈严重受限如限制性心包炎和限制性心肌病时才出现。

由纽约心脏协会制定的分类方法对于判定年长儿和青少年心力衰竭严重程度有重要作用。该分类方法依据机体因疲劳综合征引起的活动能力受限程度以及是否有因心脏疾病导致的心悸、呼吸困难或咽峡炎来进行判定。Ⅰ级,活动能力不受限;Ⅱ级,一般体力活动后出现上述症状;Ⅲ级,轻微活动即可出现;Ⅳ级,安静时出现症状。对于婴儿和幼儿,Rose 等曾提出另一种分类方法,Ⅰ级,无活动受限及症状;Ⅱ级,有中等程度的呼吸急促或吃奶时多汗、疲劳及喂奶时间延长、生长发育落后;Ⅲ级,上述症状明显;Ⅳ级,安静时即可有呼吸急促、呻吟或多汗。

【辅助检查】

1.胸部 X 线摄片　胸部 X 线片检查均表现为心影扩大,限制性心肌病和缩窄性心包炎例外。肺血管纹理常增多,与肺动静脉淤血鉴别较困难。胸腔积液少见。

2.心电图　心电图对诊断心力衰竭无特异性,可表现为非特异性的 T 波及 ST 段改变。

3.实验室检查　由于肺静脉严重淤血,血气分析示动脉氧分压降低和呼吸性酸中毒。另一方面,代谢性酸中毒意味着严重的体循环障碍。电解质紊乱包括低钠血症、低氯血症和碳酸氢盐增加。低钠血症为水潴留所致,肾脏对呼吸性酸中毒的代偿导致低氯血症和碳酸氢盐增加。

4.超声心动图　超声心动图可了解潜在的心脏结构损害及血流动力学异常。此外,尚可无创性估计心脏收缩和舒张功能。另外,对心力衰竭患者的随访和对治疗效果的评价的系列研究对临床具有一定的指导意义。

5.心导管检查　诊断性心导管检查并非必需的检查,但对诊断和治疗有特殊意义时仍需进行。对疑有心肌病和心内膜弹力纤维增生症者需行心内膜心肌活体组织检查。心力衰竭导致心律失常者可考虑心电生理检查。

【治疗】

一般治疗包括卧床休息、抬高头部和肩部以改善肺功能,限制液体摄入量,高热能饮食,吸氧,呼吸困难严重时予以机械通气支持。如有大的左向右分流,吸氧宜慎重,因其可降低肺血管阻力而加重左向右的分流。

特殊治疗方法需根据不同的病因而定。但以下原则适用于大多数患者:药物治疗,消除诱发因素(如感染,心律失常,电解质紊乱)及对导致心力衰竭的根本原因进行手术或心导管介入治疗。循环系统机械支持(主动脉内球囊泵或心室辅助系统)可帮助患儿顺利度过危险期。对于晚期心力衰竭患者心脏移植为唯一的可行措施。

心力衰竭的药物治疗,可以减轻体循环静脉淤血(利尿剂),改善心肌收缩功能(正性肌力药物)或减轻心脏后负荷(血管扩张剂)。

1.利尿剂　利尿剂用于减轻心脏过多的容量负荷,降低心室壁压力,从而消除心肌重构的潜在刺激因素。临床常用的利尿剂有袢利尿剂、醛固酮拮抗剂和噻嗪类(氯噻嗪、美托拉宗)。袢利尿剂(呋塞米、依他尼酸)常用且有效。螺内酯为一种醛固酮拮抗剂,有较轻的利尿效果但因可降低成人心力衰竭患者死亡率和住院率近来正在引起关注。通常和呋塞米联合使用以减少尿中钾离子的丢失。氯噻嗪利尿作用较弱,美托拉宗为一种较强的噻嗪类利尿剂,患儿伴有严重的水潴留且对呋塞米不敏感时使用有确切疗效。常见并发症有电解质、酸碱平衡紊乱(低钠血症、低钾血症、使用保钾利尿剂所致的高钾血症、低血容量所致的代谢性碱中毒)。长期使用袢利尿剂和噻嗪类利尿剂可致高尿酸血症,但患儿常无症状。

2.地高辛　地高辛为治疗婴儿和儿童心力衰竭的最基本、最常用的洋地黄糖苷类药物,其主要作用为抑制钠钾泵 ATP 酶活性,减少钠离子由细胞内流出导致钠钙竞争及钠钾交换机制的运行。细胞内钙离子浓度逐渐增加,使心肌收缩能力增强。心收缩力的增强和临床症状的改善并不一致。有证据表明,强心贰可以提高副交感神经以及动脉血管压力感受器的活性,从而降低中枢交感神经冲动,产生一种有利的神经体液调节作用。

地高辛可静脉用于急性的或严重的心力衰竭。但其他可静脉给药的正性肌力药物可能更安全更有效。许多婴儿和儿童,可不用负荷量只用维持量口服,4 至 5 天内可达洋地黄化量。

地高辛治疗量和中毒量非常接近,使用时应慎重,以避免致命的并发症。地高辛中毒临床表现多样。心外表现包括恶心,呕吐,视力障碍和行为异常。心律失常包括心动过缓、室上性心动过速、室性心动过速、异位节律。地高辛中毒治疗包括停药,测定血药浓度,治疗心律失常,避免低钾血症,如有生命危险可使用特异性抗原结合抗体。

3.其他 正性肌力药物对于低心排状态的紧急处理可使用某些正性肌力药物静脉滴注,通常此类药物主要具有 β_1 受体兴奋作用。多巴胺直接刺激 β_1 受体,使心肌释放去甲肾上腺素。多巴酚丁胺是另一种 β_1 受体兴奋剂,但其影响心肌收缩力的作用与前者相比较弱。小剂量的肾上腺素增强心肌收缩力的同时可扩张收缩的血管床,大剂量有强烈的血管收缩作用。异丙肾上腺素只是 β_1 受体和 β_2 受体激动剂,因其可致心律失常临床而少用。

4.血管扩张剂 血管扩张剂可降低心脏前后负荷,一定剂量时可降低血压。血管扩张剂通过舒张小动脉平滑肌以降低后负荷;另一方面可降低前负荷,以减少肺体循环静脉的淤血。在术后早期,如需控制血压和调节前、后负荷以便达到最大的心输出量,临床上常用硝普钠、硝酸甘油、氨力农、米力农。另一方面,如需长期减轻后负荷,则用硫酸肼屈嗪和血管紧张素转换酶抑制剂。

本类药物中,只有血管紧张素转换酶抑制剂被证实在成人中长期使用可降低死亡率。除血管扩张作用外,ACE 抑制剂可防止和逆转心肌纤维化。在临床上用血管紧张素转换酶抑制剂治疗患有大量左向右分流的先天性心脏病和扩张型心肌病的婴儿和儿童时,效果良好。临床上多选用卡托普利和依那普利。应用这些药物可造成高钾血症,因此临床上不应同时补钾,亦不必使用保钾利尿剂(如螺内酯)。

5.磷酸二酯酶抑制剂 新型的磷酸二酯酶抑制剂可提高心肌收缩力和扩张外周血管。目前,临床上常用的氨力农和米力农主要通过作用于磷酸二酯酶Ⅲ,来抑制 cAMP 的灭活,心肌细胞内 cAMP 增加可使细胞内钙离子增加和心肌收缩力增强。血管平滑肌中 cAMP 的增加可抑制蛋白激酶活性导致血管扩张和后负荷减低。副反应包括低血压、心律失常和血小板减少,尤在使用氨力农后易发生。目前,北美洲多家医疗中心对儿科心脏术后低心排综合征高危人群预防性使用米力农的安全性和有效性的随机双盲安慰剂对照研究正在进行中。

6.β 受体阻滞剂 近来的临床应用表明,β 受体阻滞剂可通过肌细胞的生物学改变提高心肌收缩力,增加左心室射血分数,降低左心室容量负荷。其可能的机制是屏蔽儿茶酚胺的心肌毒性作用,上调 β_1 受体的表达以及逆转过度的神经体液刺激。第三代 β 受体阻滞剂(卡维地洛、布新洛尔)另有血管扩张作用,可有效改善血流动力学。有限的研究表明,对儿童此类药物可改善左心室功能,提高运动耐量,减少了特发性心肌病、药物诱发或遗传性心肌病的心脏移植几率。上述结论尚无对照,迄今为止预期的随机化试验仍在进行中。

【展望】

随着对心力衰竭发病机制的不断深入了解,新的治疗方法不断涌现。新的药物包括血管紧张素受体拮抗剂,内皮素受体拮抗剂,肾素拮抗剂,中枢神经激素调节剂等。其中某些药物正在成人中试用,但要在儿童中应用尚需进一步研究。

(王洪伟)

第七节　室间隔完整型肺动脉闭锁

室间隔完整型肺动脉闭锁(PA/IVS)是少见的发绀型先天性心脏病之一,约占先天性心脏畸形的1%。未经治疗50%以上死于新生儿期,85%于6个月内夭折。病变包括肺动脉瓣交界融合呈隔膜状闭锁,瓣环有不同程度的狭窄,肺动脉总干呈轻度或中度狭小。三尖瓣和右心室发育不良,室间隔完整,伴有继发孔房间隔缺损或卵圆孔开放,动脉导管未闭是患儿生存的必要条件。心脏大血管连接正常。

【病理解剖】

本病不是单纯的肺动脉病变,重要病理变化包括右心室和三尖瓣的发育不良和冠状动脉畸形,很少伴有主肺动脉间的侧支血管。肺动脉闭锁一般在瓣膜或在瓣膜与漏斗部两处。前者肺动脉瓣呈隔膜样闭锁,可见三瓣叶交界完全融合,肺动脉瓣环和肺动脉干都可接近正常;后者较少见,肺动脉瓣基部仅呈浅凹样改变,漏斗部闭锁或严重发育不良,肺动脉瓣环发育不良,肺动脉干也较细小。根据右心室发育程度可分为三型:Ⅰ型,右心室流入部、小梁部、流出部均存在,但右心室肥厚,心室腔小(占53%);Ⅱ型,流入部、流出部存在,小梁部缺如(19%);Ⅲ型,仅有流入部,其他两部分因心肌增厚而使腔室消失(28%)。三尖瓣几乎都有不同程度的发育不良。临床上以三尖瓣环的直径来判断右心室的发育程度,用以指导手术方式。约10%室间隔完整型肺动脉闭锁患儿可通过右心室与冠状动脉床之间的心肌窦状隙交通来获取冠脉血供亦称依赖右心室的冠状动脉循环。

【病理生理】

因心房水平有右向左分流,新生儿出生时即有发绀。只有动脉导管开放时,患儿才能生存,因这是肺血的唯一来源。肺动脉闭锁的患儿出生后其肺血流量和血氧饱和度完全依赖动脉导管的直径大小而决定。若动脉导管在出生后收缩或功能性关闭,将造成肺血不足,出现低氧血症加重和代谢性酸中毒,甚至死亡。由于右心室的血液没有出路,进入右心室的血液经三尖瓣反流入右心房或在心肌收缩时通过心肌窦状隙而进入冠状动脉循环。体静脉回流的血液通过卵圆孔或房间隔缺损到左心房与肺静脉血混合进入左心室及主动脉。但卵圆孔或房间隔缺损的直径大小可限制右向左分流的血量,若其直径小可导致右心房高压而产生体静脉淤血,体循环低心排血量症状。

【临床表现】

多数患儿出生数日出现面颊、口唇、指端青紫,短时间气促、发绀加剧,呼吸困难,进行性低氧血症,导致代谢性酸中毒。发绀的程度取决于动脉导管到肺的血流量的多少,若伴大的动脉导管发绀程度可较轻。大多在胸骨左缘可闻及三尖瓣反流的全收缩期杂音,或闻及动脉导管的收缩期杂音且第一、第二心音单一,心脏杂音变化较多。

心电图:左心室电压优势,右胸前导联电压低于正常儿所见,提示右心室发育不良。

胸部X线片:患儿出生时心脏不大或轻度增大,肺动脉段凹陷或平直,不同程度的肺血减少。当三尖瓣关闭不全时,右心房增大,若三尖瓣严重反流时,则心脏增大明显。

超声心动图:二维多普勒超声心动图可显示右室流出道缺如或狭小,为特征性表现。并能显示肺动脉瓣闭锁、右心室和三尖瓣的发育不良、右室壁肥厚和右心腔小、三尖瓣的反流、房间隔缺损的大小及肺动脉干和其分支的发育程度,测量动脉导管的大小能对其缺氧程度和预后作出判断。

【诊断】

根据病史、体征,结合超声心动图、心电图和 X 线胸片可作出诊断。心导管检查是评估冠状动脉解剖和确定是否存在右室心肌窦状隙交通冠脉畸形的唯一可靠手段。选择性心血管造影应包括右心室造影,可清楚显示右心室腔大小、三尖瓣反流以及右心室漏斗部盲端。逆行主动脉插管于动脉导管开口部位的造影可满意显示肺动脉干盲端及左、右肺动脉状况,从而测量漏斗部至肺动脉盲端间的分隔距离。

【治疗】

目前尚无适合所有病例并获得一致认同的治疗策略。室间隔完整型肺动脉闭锁发病情况罕见,个体化的治疗经验相对有限。理想的治疗方案由个体病例的形态学和生理学基础而定。

1.术前准备 在新生儿期一经诊断为室间隔完整型肺动脉闭锁,应尽快建立静脉通路输注前列腺素 E_1,保持动脉导管开放,改善缺氧,纠正代谢性酸中毒。如有灌注不足现象,须正性肌力药物维持。对缺氧严重的重症新生儿应予机械通气、药物镇静及肌松药。

2.手术原则 保证肺动脉血流的适宜供应,改善低氧血症和纠正代谢性酸中毒以维持生存;同时做右心室减压术,促使右心室发育,为以后的二次根治术创造条件。分期的姑息手术在室间隔完整型肺动脉闭锁的治疗中占有相当重要的地位。

3.手术方法

(1)一期根治术:右心室发育良好,室间隔三部分均存在,可在体外循环下切开肺动脉瓣环,并用同种或异种带瓣补片扩大右室流出道。同时修补房间隔缺损,结扎动脉导管未闭。

(2)二期根治术:目前对室间隔完整型肺动脉闭锁治疗的概念是分期手术,结合个体化的原则。二期手术的原则是经一期姑息手术后如果右心室发育良好则二次手术采取双心室修补术;若姑息手术后右心室发育仍差,仅能做生理纠正术或改良 Fontan 术或 1½ 心室修补。

1)一期姑息手术:新生儿或 3~6 个月小婴儿动脉导管功能关闭或细小时,缺氧加重并出现代谢性酸中毒,必须尽早行体-肺分流术或中央型分流术。如果小婴儿此阶段动脉导管供血能够满足肺血需求,未产生严重低氧血症,且右心室发育尚可,则可随访至 1 周岁左右直接行二期根治手术。

不同姑息手术的选择:右心室腔发育稍差但接近正常,仅为肺动脉瓣膜闭锁,可单行肺动脉瓣切开术;右心室室间隔三部分均存在或仅漏斗部消失者,宜做体外循环下右心室流出道-肺动脉干补片扩大术,同时行改良体肺动脉分流术;右心室的漏斗部和小梁部均不存在,仅做体-肺动脉分流术;对于依赖右心室的冠状动脉异常者,仅能做体-肺动脉分流术。

2)二期双心室修补:姑息术后密切随访二维超声心动图观察右心室发育和三尖瓣环大小,如发育已明显改善则行心导管造影检查证实。早期姑息手术后 1~4 年,右心室发育不良已转为轻至中度,心房水平右向左分流变为轻度或双向分流;三尖瓣反流从重度转向轻度。手术包括关闭未闭卵圆孔或房间隔缺损,解除右室流出道梗阻。

3)改良 Fontan 术或双向腔肺分流:右心室明显发育不良,经一期姑息术后仍未得到改善,6 个月至 1 岁可行双向腔肺分流,4 岁以后再行改良 Fontan 术。

4)$1\frac{1}{2}$ 心室修补术:一期姑息术后或未行姑息术的婴儿随访至婴儿后期,右心室间隔流入部、小梁部和流出部均存在,心室腔仍小,三尖瓣反流中度以上。可行切开闭锁的肺瓣和右心室流出道扩大补片疏通,动脉导管结扎,上腔静脉与右肺动脉行双向腔肺分流术,心房内保留小房缺。随访待右心室发育功能改善时,行心导管介入房间隔缺损伞片封堵治疗。

(顾 涛)

第八节 完全性肺静脉异位引流

完全性肺静脉异位引流(TAPVD)为较少见的发绀型先心病,约占先心病发病率的 1.5%~3%。男女之比约为 2:1。部分以单独畸形存在,也可并发复杂畸形。由于肺静脉血回流易受阻,往往并发肺动脉高压。如不采取手术治疗,75% 患儿在 1 岁内死亡。

【病理解剖】

根据 Darling(1957 年)提出的分类法,按肺静脉引流位置分为 4 型:①心上型:约占 45%,左、右肺静脉在左心房后汇合经垂直静脉引流至无名静脉再回流入右上腔静脉。罕见垂直静脉在左肺动脉和左总支气管之间上行,在此处易受压造成肺静脉回流梗阻;②心内型,约占 25%,全部肺静脉直接引流入右心房或经肺静脉总干引流至冠状静脉窦,在肺静脉总干和冠状静脉窦之间可能发生梗阻;③心下型,约占 25%,经沿食管前方下行的垂直静脉穿过膈肌食管裂孔与门静脉、静脉导管或下腔静脉连接,回流血液经过高阻力肝血管床到达右心房,或垂直静脉下行途中受压,均可引起肺静脉梗阻;④混合型,占 5%,肺静脉同时连接到以上不同部位。本病几乎全都存在左、右心房间的交通,即房间隔缺损或卵圆孔未闭,25%~50% 合并动脉导管未闭,有肺静脉梗阻者左右交通发生率更高。动脉导管未闭可将部分肺动脉血引流入降主动脉,减轻由肺静脉梗阻导致的肺动脉高压。合并法洛四联症、右室双出口、主动脉弓离断、大动脉转位等复杂心脏畸形者常有无脾综合征。

【病理生理】

完全性肺静脉异位引流由于肺静脉的氧合血全部回流入右心房,与体静脉血混合后通过房间隔缺损这一唯一通道进入左心房,因此只有心房内右向左分流才能生存,否则出生后很快死亡。这类患儿左心房容量小,左心室容积在正常下限。可能与肺静脉异位引流造成的大量左向右分流有关。由于左心房接受的是腔、肺静脉混合血,左心室搏出血液氧饱和度降低,临床上出现发绀。

完全性肺静脉异位引流的病理变化与房间隔缺损交通口的分流量大小有关。若心房间缺损小,为限制性房间隔缺损,右房内的混合血较难进入左心房,使体循环血量减少;而右心房的血液经右心室入肺循环血流量明显增多,因此较早的出现肺充血、肺动脉高压,严重者出现肝大、颈静脉怒张等右心衰竭症状；如心房内缺损较大，混合静脉血大量进入左心房，早期出现发绀，但右心室和肺循环血量相对较少，肺动脉高压和右心衰竭的症状出现较迟。

【临床表现】

临床症状取决于肺静脉有无梗阻、心房间通道大小和并存的其他心脏畸形。心房间通道小者出生后早期即出现肺动脉高压和右心衰竭，症状发展快，病情严重。肺静脉无梗阻，心房间通道大者肺动脉高压较迟出现，早期发绀或因肺静脉血较好地大量层流入左心房，发绀不明显，病情发展较缓。婴儿期患儿生长缓慢，呼吸急促，心跳偏快和轻度发绀，往往被误诊为肺炎和呼吸窘迫综合征。体检可无特异性杂音，胸骨左缘肺动脉瓣区Ⅱ～Ⅲ级收缩期喷射性杂音，第二心音分裂并亢进。胸骨左下缘可能听到舒张期隆隆样杂音。心浊音界增大，心前区可有抬举性搏动，杵状指（趾）一般较轻。

【诊断】

早期出现气促、喂养困难、青紫的婴儿，心脏杂音无特异性，需结合辅助检查尽早明确诊断。

1.X 线胸片检查　肺血增多，肺动脉段突出，右房、右室增大，心上型者上纵隔阴影增宽。心影呈"8"字形或雪人形；心内型和心下型者类似房间隔缺损或并有肺动脉高压的 X 线特征。

2.心电图　电轴右偏，不完全右束支传导阻滞，右室肥厚，右房增大。

3.超声心动图　超声心动图及彩色多普勒检查为本病重要的确诊手段，可显示上腔静脉明显增宽，右心房、右心室内径增大，室间隔呈反向运动，肺静脉与左房不连接。左房后方探到液性暗区为确诊本病的重要依据，此液性暗区即是汇总静脉。彩色多普勒检查可发现血流自右房经房间隔缺损向左房分流。

4.右心导管及造影　右心导管检查可测得上腔静脉、右房、右室和肺动脉的血氧饱和度均增高且几乎相近，右房压力增高，周围动脉血氧饱和度降低。心导管可进入异位引流的肺静脉。选择性肺动脉造影时见肺静脉畸形引流的途径、部位，同时可显示有无肺静脉回流梗阻。

【治疗】

TAPVC 解剖畸形没有自愈可能，且易早期发生肺动脉高压，一旦有肺静脉回流梗阻，则预后较差，患儿未经治疗大多在婴儿期死亡。

1.手术适应证　①凡有肺静脉回流梗阻和伴有肺动脉高压，发现急性充血性心力衰竭，一经诊断就应立即手术。心下型肺静脉梗阻最常见，往往伴有重度肺动脉高压，手术死亡率较高。②对没有肺静脉回流梗阻和肺动脉高压者，可先采用非手术治疗，包括应用强心、利尿、血管扩张药，改善心功能、防止肺部感染，1 岁内择期手术。

2.手术方法

(1)心上型 TAPVD：

1)心脏上翻法：体外循环辅助下，将心尖翻起，分离暴露出左心房和肺静脉共汇，分别做平行切口侧一侧吻合。结扎垂直静脉。

2)左、右房联合切口法：经右房切口入路，右心房横切口从右心房体前面横行向左，通过房间沟卵圆窝水平至左心耳根部；同时肺静脉总干正中做长轴切口，与左心房后壁相对应，采用吸收线使两切口吻合。结扎垂直静脉。

3)左心房顶部方法:在上腔静脉和升主动脉之间右肺动脉下方分离出肺静脉共汇,左房顶部沿着汇总静脉长轴做平行切口,从左心耳根部直至房间隔,对应左房切口的汇总静脉做同样大小的切口,使之吻合。左侧心包外分离结扎垂直静脉。

(2)心内型 TAPVD:经右心房切口,发现扩大的冠状静脉窦,将房缺至冠状静脉窦之间的房隔组织切除,并切除冠状静脉窦与左房部分间隔,形成人造无顶冠状静脉窦,然后用心包补片将冠状静脉窦开口隔入左房侧。

(3)心下型 TAPVD:将心脏上翻暴露肺静脉总干,在近横膈处结扎,肺静脉总干的近心端做一纵形切口,然后在左心房后壁相对应处作一切口,两者间做吻合。

(顾　涛)

第九节　完全型大动脉转位

完全型大动脉转位(TGA)是新生儿期严重的发绀型复杂先天性心脏病,发病率仅次于法洛四联症。约占先天性心脏病总数的 7%～10%,居发绀型先心病的第二位,男女患病之比为 2～4:1。

【病理解剖】

完全型大动脉转位的定义是心房与心室连接顺序一致,而心室与大动脉连接顺序不一致,即主动脉从前方起源于右心室,肺动脉从后方起源于左心室,体-肺两大循环完全分隔互不连接,生存依赖于体-肺循环间交通,否则患儿出生后无法存活。其最明显的解剖特征之一是主动脉圆锥或漏斗部上移,远离心脏的其他三组瓣叶。肺动脉瓣与二尖瓣之间存在纤维连接,这种连接方式如同大动脉位置关系正常时主动脉瓣与二尖瓣之间的纤维连接。主动脉下圆锥的存在使主动脉瓣位置比肺动脉瓣高。大动脉的位置变异较大,最多见为主动脉和肺动脉前后位,即主动脉在前,肺动脉在正中后方,其次为主动脉在右前,肺动脉在左后,较少见大动脉侧侧位。

常见合并畸形:一般都伴有动脉导管,卵圆孔未闭或继发孔型房间隔缺损,大约 1/3 的患儿伴有室间隔缺损,其他合并有肺动脉瓣狭窄、主动脉缩窄、左室流出道梗阻、冠状动脉起源及走行异常等畸形。

冠状动脉分类方法有:LEIDEN 和 Yacoub 标准等。

目前最常用的方法是:LEIDEN 分类标准。Sinus 1 指解剖上位于左后的冠状窦,发出前降支和回旋支冠状动脉;Sinus 2 指解剖上位于右后的冠状窦,发出右冠状动脉,缩写为 1AD,Cx,2R。若单根冠状动脉可以表示为 2R,AD,Cx,说明在右后瓣窦发出右冠状动脉,左冠状动脉前降支和回旋支。若同一瓣窦分别发出两根冠状动脉,则可表示为 1AD,2R,2Cx,说明左后瓣窦发出左冠状动脉前降支,右后瓣窦分别发出右冠状动脉和回旋支。

完全型大动脉转位的病理解剖可分为四型:

(1)完全型大动脉转位伴室间隔完整(TGA/IVS):约占 50%。室间隔是完整的,无左室流出道梗阻,一般伴有卵圆孔未闭或房间隔缺损和动脉导管未闭。

(2)完全型大动脉转位伴室间隔缺损(TGA/VSD):约占30%～35%。室间隔缺损多为单一缺损,少数为多发性。室缺部位可分为膜周型、圆锥隔型、房室隔缺损型、连接不良型及肌性室隔型。

(3)完全型大动脉转位伴室间隔缺损及左室流出道梗阻(TGA/VSD,LVOTO):约占10%～15%。左室流出道梗阻的常见原因是圆锥隔向后移位,肺动脉瓣狭窄以及瓣下膜样或隧道样狭窄。

(4)完全型大动脉转位伴左室流出道梗阻(TGA,LVOTO):约占5%～10%。常见原因是动力性肺动脉瓣下狭窄。由于右室压超过左室,室隔左移引起。

【病理生理】

完全型大动脉转位中,体-肺循环完全分隔呈"并联循环",回流到右心室的体静脉血泵到了体循环,同样回流到左心室的肺静脉血泵到肺动脉,出现严重的低氧血症。一般婴儿在出生后即出现青紫,室间隔完整型的大动脉转位,主要依赖动脉导管和卵圆孔未闭的存在,使一部分含氧的动脉血进入体循环得以生存。一旦动脉导管出生数日后闭合,如无伴随房间隔缺损或室间隔缺损,患儿将不能存活。伴有室间隔缺损的大动脉转位,由于存在大的室间隔缺损,左右心室之间血液混合量大,缺氧不严重,但肺血流量增加可导致心力衰竭和肺动脉高压,产生早期肺血管梗阻性病变。大动脉转位伴有室间隔缺损和左室流出道梗阻,血流动力学取决于室间隔缺损的大小和左室流出道梗阻的程度,其病理生理与法洛四联症相似。

【临床表现】

完全型大动脉转位伴室间隔完整者症状出现较早,动脉导管一旦闭合,临床表现严重的低氧血症和酸中毒。生后即可有严重发绀、呼吸急促。若合并大的室间隔缺损,又伴有动脉导管未闭,血液混合较好,则发绀及酸中毒不太显著,症状出现较前者迟,出生后数天或数周后有呼吸困难、发绀表现,但易发生充血性心衰。完全性大动脉转位伴室间隔缺损及左室流出道梗阻者,症状出现较前者更迟,有发绀但不严重,多无心衰,肺血减少,临床表现与法洛四联症相似。体检有发绀面容,呼吸急促,胸前心脏杂音可不明显,但伴有大室间隔缺损者,杂音较响。

【诊断】

患儿出生后缺氧、发绀病史,体征及辅助检查作为依据,明确诊断主要依赖二维超声心动图,必要时心导管和选择性心血管造影。

1.心电图　多数患儿心律呈窦性,电轴右偏,右室增大;如伴室间隔缺损,则有双心室增大。

2.X线胸片　肺血增多、蛋形心影、上纵隔影窄小。

3.超声心动图　具有诊断性价值。可明确主动脉、肺动脉主干和根部的相对位置、瓣膜的大小、左右冠状动脉的位置和起源及心内房、室间隔缺损的位置和大小。也可明确主动脉弓、峡部和导管区域的大小,应警惕该区域可能存在的发育不良或狭窄。还能显示心室收缩能力、室壁活动及左室壁厚度、左室容量和大小,以做术前手术适应证评估。

4.心导管和选择性心血管造影　进一步明确诊断,显示室间隔缺损位置和大小,有无左室流出道狭窄，两大动脉位置关系及外周肺小动脉和主动脉弓降部的发育情况。

【手术治疗】

1.手术适应证　完全型大动脉转位由于出生后严重缺氧，如不及时治疗，约有50%以上死于出生1个月内，90%于1周岁内夭折。因此疾病本身就是外科手术适应证。

2.术前准备　①新生儿出生后切忌高浓度吸氧，以免动脉导管早期关闭；②对于已出现低氧血症的患儿，静脉应用前列腺素 E_1 5ng/(kg·min)，保持动脉导管开放；③纠正代谢性酸中毒；④严重缺氧者，气管插管，呼吸机机械辅助呼吸；⑤应用正性肌力性药物和利尿剂改善心功能。

3.手术方法　完全型大动脉转位外科治疗分为生理性血流转位和解剖学血流转位两大类。生理性血流转位术是指心房水平的血流转换，包括 Senning 术及 Mustard 术两种。解剖学血流转位术是指两大动脉水平的血流转位，包括 Switch 术、Rastelli 术、Lecompte 术、Nikaidoh 术。根据患儿的解剖条件、年龄及伴发的心内畸形来决定手术方法。

(1)姑息性手术：

1)房间隔球囊造口术(Rashkind 术)：目前多在出生1个月内施行大动脉转换术，已较少采用此术。

2)肺动脉环缩术(Banding 术)：伴巨大室间隔缺损或多发室间隔缺损，早期先行肺动脉环缩，防止肺动脉高压，至6个月或1岁后再行矫治术。

3)体-肺动脉分流术(Blalock-Taussig 分流术)：对伴有肺动脉狭窄的患儿，严重低氧血症，不适合行大动脉转换术时，可行体-肺动脉分流术。如心房间隔缺损小，分流少，同时行房间隔扩大术，以改善低氧血症。

(2)根治手术：

1)Mustard 术或 Senning 术：为心房内调转术。手术适应证为：室间隔完整的完全型大动脉转位，失去行 Switch 手术的时机，左室与右室压力比小于0.6者。Mustard 术后易发生心律失常和腔静脉、肺静脉血回流梗阻。但术后两者都因右心室不能长期承受体循环压力，导致三尖瓣关闭不全，即功能性三尖瓣关闭不全，因此目前临床上较少采用，仅作为大动脉双调转术中应用。

2)Switch 术：大动脉转换术。1975年 Jatene 发表成功报道。此法是治疗新生儿和小婴儿大动脉转位最理想的矫治方法。适合于左心室发育良好者，且无左室流出道梗阻或肺动脉瓣狭窄、无严重的梗阻性肺血管疾病。术中将主动脉、肺动脉切下后换位，并将左、右冠状动脉分别取下移植到新主动脉上，达到解剖上的矫治。

由于患儿出生后左心室功能逐步退化，手术年龄取决于当时左心室功能。当有室间隔缺损或动脉导管足够大时，左心室压力能维持在体循环压力的2/3以上，左心室能在较长时期内适应一期大动脉转换术，但手术年龄一般不超过3个月，否则可能出现肺血管阻塞性病变。但在室间隔完整时，左心室在出生后几周内就明显缩小，Switch 手术在出生后2周内最合适，一般不超过1个月。年龄大于4~8周龄的患者左心室与右心室压力比<0.6，是二期 Switch 手术的适应证。

3)Rastelli 术：适合大动脉转位伴室间隔缺损和左心室流出道梗阻的患儿。在心内建立室间隔缺损至主动脉的内隧道,使左心室血流经室间隔缺损至主动脉,右心室至肺动脉通过心外管道连接。手术年龄以 3～4 岁以上为好,否则由于心外人工管道不能随着年龄的增长而生长,远期并发症多,需多次手术置换。

4)Lecompte 术:1980 年该术式开始用于治疗右心室双出口,很快被用于大动脉转位伴室间隔缺损和肺动脉瓣狭窄的矫治。经右心室切口扩大室间隔缺损内隧道补片建立左室流出道。该术式最主要的特点是不采用心外管道,而是将肺总动脉和升主动脉交叉换位(Lecompte 调转),肺动脉的后壁与右心室切口的上缘吻合,形成新右室流出道的后壁,前壁用心包补片扩大。

5)Nikaidoh 术:1984 年,Nikaidoh 首先采用该方法纠治大动脉转位伴室间隔缺损和左室流出道梗阻获成功。该术式把主动脉连同瓣环以及自体冠状动脉一起取下,作为一个整体移植到原来肺动脉瓣环所在位置;剪开圆锥隔扩大室间隔缺损,采用补片连续缝合关闭室间隔缺损和主动脉下方的空间,从而扩大了左室流出道和右心室流出道;最后把肺总动脉后壁和右心室切口上缘直接缝合,前壁用心包补片扩大。

(顾 涛)

第七章　消化系统疾病

第一节　腹痛

腹痛是小儿常见症状之一,多为腹腔脏器和组织的器质性或功能性病变引起,也可由腹外疾病引起。疼痛部位多与所在脏器有关。

【诊断要点】

引起腹痛的原因很多,出现腹痛与患儿的年龄关系十分密切。小儿年龄愈小,愈不能准确表达腹痛性质和部位,新生儿尤其如此。腹痛病因极其复杂,临床医师必须仔细观察客观症状,体征及其演变,及时明确诊断,给予有效治疗。

1.首先判断小儿是否有腹痛　婴儿尖声嚎哭可能是剧痛,抱起后若嚎哭立即停止,一般可排除剧痛。较大儿童,若腹痛不影响游戏、食欲、睡眠,不伴面色改变,往往表示腹痛不严重;若双手捧腹或两腿蜷曲则表示腹痛严重。

2.确定是腹内疾病还是腹外疾病　需要注意的是腹外疾病除有腹痛外还有其他系统症状和体征。

3.判断腹痛为外科性或内科性　一般地说,腹痛离脐部愈远,则器质性疾病可能性愈大,而疼痛在右侧者外科性疾病比左侧更为多见。急骤起病、剧痛,特别是疼痛持续超过 3 个小时;先有腹痛,后有发热(如阑尾炎、胆结石继发感染、出血性小肠炎等);先腹痛,然后频繁呕吐,但不腹泻,尤其伴有便秘、肛门不排气、腹胀等更提示梗阻性疾病的可能;有压痛及腹肌紧张(往往腹肌紧张超过压痛);摸到肿块可考虑外科疾病。

4.确定腹痛与疾病的关系　急性腹痛起病的部位多是病变器官所在的部位,不同部位腹痛与疾病之间有一定关系。

5.详细询问病史　包括患儿的发病年龄、发病时间及发作情况、腹痛的性质、腹痛的部位、腹痛的诱因及伴随症状等。

【检查项目】

1.体格检查

(1)一般情况:面色,表情,体位,精神状态,呼吸,体温。脉搏,血压。

(2)腹部检查:腹部是否平坦或膨胀,有无肠型蠕动波,腹式呼吸是否存在。明确压痛部位,范围,有无肌紧张、反跳痛,有无肿块。肝浊音界是否存在,腹腔内有无积液,了解肠道充气分布状况及有无肿块。了解肠鸣音亢进或消失。

（3）腹部穿刺：根据穿刺物不同性质及量多少判断腹内不同病变，有脓为腹膜炎，有混浊腹水或血水为肠梗阻。

（4）直肠指诊：了解直肠周围盆腔有无压痛，了解直肠内外有无肿物，了解直肠腔有无狭窄及黏膜水肿、溃疡、息肉，拔指后有无排便、排气，有无血便。

2.一般检查　白细胞总数及分类提示有无感染，血红蛋白的下降与失血程度有关，尿常规检查区别腹痛是否与泌尿系统感染有关，血、尿淀粉酶检查确定有无胰腺炎，大便常规可作为诊断肠炎、菌痢及便血疾病的依据。粪便寄生虫检查可以确立肠道寄生病的诊断。

3.血生化检查　测定血钠、血钾、血钙，血 pH 检查，$PaCO_2$、PaO_2 测定，正确反映酸碱代谢及呼吸状态，为手术准备提供依据。

4.特殊检查　腹部正侧位、卧位 X 线平片，CT 对外科急腹症较为重要，常能明确肠梗阻、肠穿孔、腹膜炎等的诊断，胃肠钡剂可证实消化道溃疡、憩室、息肉等诊断 PPD 试验对结核诊断有帮助。疑为胰腺炎时，应测定血和尿的淀粉酶。伴黄疸者血胆红素、尿三胆及尿血红蛋白检查可明确诊断。

【临床思维】

1.急性内科性腹痛

（1）婴儿肠痉挛：多发生于 3 个月以下健康婴儿，突发性哭闹，常在夜间发作，哭闹时面部潮红，口周苍白，腹部胀而紧张，双腿向上蜷起，足发凉，双手紧握。发作间歇时则全腹柔软，不胀，无固定压痛点或腹肌紧张，无肠型或包块，但是肠鸣音活跃。患儿一般不发热。白细胞计数正常。

（2）肠系膜淋巴结炎：多见于学龄前儿童，通常与上呼吸道感染或急性胃肠炎同时存在，可由病毒、细菌感染，常累及回盲部的肠系膜淋巴结。早期可有发热、呕吐，也可伴有腹泻或便秘。腹痛部位多见于右下腹及脐周，也可在腹部任何部位，疼痛呈持续性或间歇性疼痛，有轻微不固定压痛。无腹肌紧张和反跳痛。血象正常或轻微升高。部分病例腹部超声检查可发现肿大的肠系膜淋巴结。本病应与阑尾炎相鉴别。

（3）过敏性紫癜：本病多见于学龄儿童，50％病人首发症状为腹痛，同时可伴恶心、呕吐。腹痛多表现为阵发性脐周绞痛，也可波及腹部任何部位，甚至可在右下腹部，似阑尾炎，可有压痛，但很少有反跳痛。部分患儿白细胞总数增高达 $20.0 \times 10^9/L$，伴核左移。血沉可增快。C反应蛋白和抗“O”可呈阳性。以腹痛为表现的过敏性紫癜患儿，容易被误诊和漏诊，有时被认为是急腹症。最终要有皮肤紫癜出现才能确诊，但需要严密观察。腹型紫癜应与肠套叠，肠梗阻、阑尾炎等相鉴别。

2.慢性内科性腹痛　再发性腹痛为儿童一种反复发作性腹痛。病程超过 2 个月以上，发作次数至少超过 3 次，发作严重时可影响患儿正常活动，而发作间歇期表现如常。腹痛呈痉挛性或绞痛性，程度不一。疼痛部位大多在脐周，其他也可在上、下腹或其他部位。大多在晨起、常伴有厌食、呕吐、头痛、头晕、苍白、疲劳、腹泻和便秘症状。粪便常规及隐血试验、肝功能、幽门螺旋杆菌检查、腹部超声检查、腹部立位平片、腹部 CT、消化道钡剂、纤维镜检查等消化系统方面检查。

3.外科性腹痛

(1)肠旋转不良:部分肠旋转不良的患儿以再发性腹痛为临床表现,可伴随呕吐。钡剂显示胃和十二指肠扩张,钡剂通过缓慢,十二指肠位置异常或十二指肠空肠襻于右侧腹部垂直下行即可确诊。

(2)十二指肠壅积症:典型表现为餐后上腹部胀痛或绞痛,有时疼痛可位于右上腹或脐周。俯卧位或胸膝位可以减轻疼痛。部分患儿表现出类似十二指肠溃疡的疼痛。久病儿童可出现神经过敏样官能症。X线钡剂检查特征显示十二指肠水平部(第三段)钡剂出现突然垂直形中断现象或笔杆样压迫;受阻近段肠管强有力的顺向蠕动及逆向蠕动构成的钟摆运动;俯卧位时钡剂顺利通过,逆向蠕动消失。必要时做选择性肠系膜上动脉造影,可显示与十二指肠在解剖上的关系。

【处置原则】

1.病因治疗 一旦腹痛的病因确定后,即可根据不同病因分别予以治疗。

2.对症治疗 对内科性功能性腹痛给予解痉药,如颠茄合剂、阿托品、普鲁本辛等。未确诊前忌用吗啡等止痛药。消化性溃疡给予相应治疗。

3.外科性腹痛 采用纠正水、电解质平衡紊乱、止痛、抗感染,有手术指征时行手术治疗。

(方素芹)

第二节 腹泻

小儿腹泻是多病原、多因素引起的以腹泻为主的一组疾病,多发生在5岁以下小儿,尤以2岁内婴幼儿多见,夏季及秋末初发病数最高。

【诊断要点】

1.流行病学史 年龄、性别、居住环境、个别或集体发病、散发性或流行性、季节、最近有无腹泻病接触史等。如细菌性腹泻多发生在夏季、病毒性腹泻常在秋冬季节流行。霍乱更有流行病学史。

2.过去用药情况 长期接受广谱抗生素治疗的患儿,突然发生严重腹泻,须考虑金黄色葡萄球菌肠炎。长期接受广谱抗生素、激素或免疫抑制药治疗的体弱患儿,出现顽固性腹泻,粪便为黄色水样,有时呈豆腐渣状或有较多泡沫、带黏液、色绿者,应注意白色念珠菌性肠炎。

3.粪便的性质 饥饿性粪便指粪质少、黏液多、色深绿呈碱性反应,见于长期饥饿或母乳不足的婴儿;糖(淀粉)过多粪便为深棕色、水样有泡沫(发酵)便、呈酸性反应,表示糖类消化不良;脂肪粪便为淡黄色、液体、量多、发亮、在便盆内可滑动,在尿布上有油腻感,不易洗掉,表示脂肪消化不良;小肠炎粪便为稀糊状,或为蛋花汤样甚至水样,常无肉眼脓血。病毒性肠炎粪便多为白色米汤样,或淡黄色稀水样;结肠炎粪便为黏液、脓血便;阿米巴痢疾粪便以血便为主似猪肝色,粪便混有鲜血,并有大量黏液。粪质极少,伴有阵发性腹痛者应考虑肠套叠。大量鲜血水样或果酱样粪便,腥臭味并有发热、腹痛、腹胀者多为出血性坏死性肠炎。

4.腹痛 分泌性腹泻可无或只有轻度腹痛。严重腹痛以渗出性腹泻和侵袭性腹泻多见。

腹痛的部位可能提示病变部位。小肠病变的疼痛位于脐周或右下腹(回肠);结肠病变的疼痛多位于下腹部;痢疾的直肠受累则多有里急后重。腹泻而无腹痛,提示非炎症性肠功能紊乱。

5.呕吐　吐出物多系不消化物,严重时吃什么吐什么。严重酸中毒时可呕吐咖啡水样物。轮状病毒性肠炎患儿呕吐常发生在腹泻之前。腹泻出现后呕吐持续 1～2 天停止。

6.发热　各种肠炎可有不同程度发热。结肠炎发热尤为明显,可高达 39～40℃。

【检查项目】

1.体格检查

(1)全身检查:一般腹泻患儿可有不同程度脱水、酸中毒。体检可发现患儿表情烦躁或淡漠、昏睡,呼吸正常或深快、带果酸味,口唇湿润或干燥、前囟和眼眶正常或凹陷,皮肤弹性正常或减低,脉搏正常或快弱,四肢温暖或厥冷,根据上述表现并结合腹泻次数和大便量、呕吐及尿量的多少来判断脱水、酸中毒的程度。腹泻伴全身性感染者,如肺炎、中耳炎、脑膜炎、肾盂肾炎、败血症者应全面查体,以发现相应体征。

(2)腹部检查:腹部检查要注意腹型,腹部呈舟状或膨隆,肠鸣音低或亢进,腹部压痛部位,有无包块及包块大小、部位、压痛、形状和移动性。

(3)肛门指诊:可提供大便性状、直肠是否干瘪无气、盆腔有无肿物、有无肛门异常等。肛门指诊对新生儿及小婴儿呕吐,疑为低位性肠梗阻更为重要。

2.粪便检查　包括肉眼检查、排便量和气味。显微镜检查包括涂片和病原体染色。粪便常规检查见红、白细胞、脓细胞、吞噬细胞者多属杆菌痢疾或侵袭性肠炎;查见寄生虫卵或原虫者如梨形鞭毛虫病或阿米巴痢疾;查见大量真菌孢子及菌丝者为真菌性肠炎。

3.粪便培养　腹泻应进行细菌培养。各种肠炎可培养分离出相关的病原。

4.血清学检查　用免疫血清学方法,形成抗原抗体复合物,可以检测未知抗原或抗体。已采用的有免疫荧光测定(IFT)、反相间接血凝试验(RIHAT)、乳胶凝集试验(LTA)、固相放射免疫试验(RIA)、对流免疫电泳试验(CIE)和酶联免疫吸附试验(ELISA)等多种方法,酶联免疫吸附试验敏感性较强特异性较高、方法简便,可在一般医院检验室应用,为轮状病毒肠炎的临床诊治和流行病学研究提供了较为可靠快速的方法。

5.分子生物学检测　如聚丙烯酰胺凝胶电泳(PAGE)、多聚酶链反应(PCR)等检测法,可对核酸进行分析,以确定病原。

6.特殊检查

(1)十二指肠、空肠液检查:有无寄生虫(梨形鞭毛虫),做细菌分类和菌落计数,可了解肠道微生态有无变化。十二指肠黏膜活检,可观察组织学变化及测定双糖酶数量及活性。

(2)纤维结肠镜检查:对慢性细菌性痢疾、阿米巴痢疾、或慢性血吸虫病有鉴别诊断价值。

(3)X 线钡剂灌肠:可鉴别局限性肠炎、溃疡性结肠炎、肠吸收不良综合征等慢性腹泻病例。

(4)其他检查:如脑电图、头颅 CT、磁共振、内镜检查等酌情选择应用。

【临床思维】

1.渗出性腹泻病

(1)细菌性痢疾:多在夏秋季发病,有不洁饮食史;多发生在 1～5 岁小儿,突然发病出现呕吐、腹部绞痛、高热、虚脱和排出大量无臭味带黄绿色水样便。数小时内出现黏液脓血便,可有排便急迫感和里急后重。可出现假性脑膜炎,定向力障碍、昏迷和惊厥,少数可并发脑炎。中毒型细菌痢疾,常表现骤然发病,惊厥 3 次以上并迅速进入昏迷和休克。大便常规白(脓)细胞+～+++,红细胞+～++,可见吞噬细胞;大便细菌学培养痢疾杆菌阳性可确诊为菌痢。

(2)侵袭性大肠埃希菌肠炎:潜伏期 18～24 小时,起病突然、腹泻重、伴寒颤、发热、恶心、呕吐、全身不适、腹痛、常有里急后重。抗生素治疗有效。确诊依赖大便细菌学培养及血清学证实,也可以用 PCR 检测。

(3)空肠弯曲菌肠炎:夏季多见。有发热等全身中毒症状,腹泻为黏液便、黏液脓血便或血便。腹痛以右下腹明显,易被误诊为阑尾炎。以血便为主者易被误诊为肠套叠。确诊依赖大便细菌学培养。

(4)耶尔森菌肠炎:多在冬春季发病,以婴幼儿多见。表现为急性胃肠炎,每天腹泻 3～10次,水样便或黏液便,部分为脓血便或血便。约半数发热,从短期高热到持续数周的低热不等。年长儿易出现肠系膜淋巴结炎,与阑尾炎相似。严重者可发生肠穿孔和腹膜炎。病程一般1～3 周,少数可迁延数月。也有部分病例出现肠道外变态反应病变表现,如皮疹、关节炎、结节性红斑等。确诊依赖大便细菌学培养。也可用血清学抗体检查或 PCR 方法。

(5)伤寒沙门菌肠炎:全年均有发生,夏季多见,大多数患儿为新生儿和婴儿,常常引起暴发流行。腹泻大便为绿色稀糊状、带黏液和脓血便,大便每天数次至数十次。严重的患儿可出现败血症和感染性休克。确诊依赖细菌学大便培养和血培养。

2.侵袭性腹泻病 发病初期可发热、呕吐,继之出现腹泻每天数次至数十次,为稀水便、水样便、蛋花汤样便且每次量多,含少量黏液,腹痛不明显。容易出现脱水症状。腹部柔软,肠鸣音亢进。全身中毒症状较轻,稀水便、水样便、蛋花汤样便,每次量多,大便水分多。便常规仅见少量脂肪球和少量白细胞。在非侵袭性腹泻病中,病原可以是细菌、病毒、寄生虫等。最终确诊依赖病原学检查。

3.非侵袭性腹泻病

(1)致病性大肠埃希菌(EPEC)肠炎:发病季节多在 5～8 月份,婴幼儿多见。病初可发热,大便每天 3～10 次,便量较多,呈蛋花汤样便,带奶瓣和黏液,有特殊腥臭味。诊断依据大便培养及血清型鉴定。

(2)产毒性大肠埃希菌(ETEC)肠炎:产毒性大肠埃希菌以 7～10 月份为高发季节,起病急,大便每天 10～20 次,水样便伴腹部绞痛、发热、恶心、呕吐、精神萎靡等。确诊依赖细菌学大便培养大肠埃希菌并检测 LT、ST 阳性。

(3)黏附性大肠埃希菌(EAEC)肠炎:多见于婴幼儿,腹泻大便为黄色稀水便。可引起小儿迁延性和慢性腹泻病。诊断依据大便培养及血清型鉴定。

4.非感染性腹泻病-食饵性腹泻病 多因为先天因素或后天因素对某些食物成分不耐受和吸收不良出现的腹泻病,如乳糖、葡萄糖、半乳糖、蔗糖、海藻糖等。或由于添加辅食不当。出生后喂食乳类或糖类即出现腹泻;3 个月以内的小婴儿过早添加淀粉类或脂肪类辅食,因为此时婴儿的消化能力尚不足;突然断奶或改变食物品种;一次吃的食物过多过杂或过冷等。患儿因为吃了某种食物而出现一过性或迁延性或慢性腹泻,一般为稀糊样便或稀水样便,极少见脓血便。通过停止吃可疑的食物或去除可疑的成分,腹泻明显好转。对一些迁延性或慢性腹泻,停止可疑的食物,可好转和治愈。大便常规可见少量脂肪球,也可检测到一些未被消化分解的糖类。

5.症状性腹泻病 症状性腹泻病又叫肠道外感染性腹泻病,多见于婴幼儿。有急性腹泻的表现,每天数次至十余次,为稀水样便或稀糊样便,无脓血便及黏液便。可伴有恶心、呕吐、腹胀、腹痛等消化系统症状,同时出现其他系统的症状,如持续高热、哭闹、咳嗽、气促、尿频、尿痛、苍白、贫血貌、精神差、反应差、表情淡漠等。为稀水样便或稀糊样便,呈非侵袭性腹泻病的大便性状,而又有全身中毒症状的反常现象。大便常规检查无脓细胞和红细胞,仅有少量脂肪球;有全身中毒症状如发热、精神差、面色难看、血象高等;大便常规检查结果与全身中毒症状不符合的反常现象;认真体检和进行各种辅助检查可发现相应肠道外感染的证据,因肠道外感染性腹泻病是由于发热和病原体的毒素作用而并发的腹泻。因儿童对肠道外感染表达困难,所以应认真检查,发现肠道外感染尤其重要,以免耽误病情。

6.过敏性腹泻病 患儿进食某些食物数分钟至数十分钟内出现腹泻,有时还伴有其他系统的过敏症状和体征,如湿疹、荨麻疹、鼻炎、哮喘等。腹泻为稀水样便,稀糊样便,也可黏液便,有时带血丝。可伴有恶心、呕吐、腹痛、腹胀。消化道以外的症状有休克、湿疹、荨麻疹、鼻炎、哮喘、头痛等。食物激发试验是确定致敏食物最可靠的方法,可用食物原材料或食物干粉口服进行试验。速发反应应该在激发后立即发生,或不超过 2 小时。延迟反应则可在数小时或数天后才发生。如果患儿的病史中提供不出致敏食物的线索,则需要用排除食谱法来确定致敏食物。

(1)牛奶蛋白过敏性腹泻病:该病的发生率为 1‰~7‰,年龄越小,发生率越高。母亲摄入牛奶蛋白抗原可以进入母乳中,从而引起母乳喂养儿发生牛奶过敏。可致使小儿空肠黏膜受损,绒毛萎缩,上皮细胞更新加快,导致吸收不良。

(2)大豆蛋白过敏性腹泻病:多见于<6 个月小婴儿,进食豆奶粉后可出现稀水便、带血丝稀便或血水便。患儿无发热、腹痛等中毒症状。大便常规有较多的红细胞,偶见白细胞。

(3)麦胶过敏性腹泻病:是一种遗传性疾病,具有此遗传体质的患儿对麦类食物中所含的麦胶过敏,一旦进食此类食物,即可引起小肠广泛病变,而发生吸收不良综合征。发病大多隐袭,症状可轻可重,部分可无症状。典型病例表现为脂肪泻,粪便量多,色淡,油脂状,恶臭。患儿通常有厌食、呕吐、腹痛、腹泻等症状。停食麦类食物症状缓解。

7.药物性腹泻病 引起腹泻的常用抗生素有头孢菌素类如头孢克洛等,青霉素类如氨苄青霉素等,大环内酯类如红霉素等。腹泻轻的患儿仅有大便次数的增多,可表现为稀糊状便、水样便。重者可出现黏液便、黏液脓血便、血水便,有时为脂肪泻,有时粪便中可出现片状、管状伪膜。常见的伴随症状有纳差、恶心、呕吐、腹痛等。大便常规检查仅有少许白细胞和脂肪球。血水便或黏液便时,显微镜下可发现脓细胞、红细胞,有时可见真菌丝或孢子。大便培养为非肠道正常菌群,应考虑肠道菌群失调。伪膜性肠炎时,厌氧菌培养有难辨梭状芽胞杆菌生长,真菌性肠炎时可见真菌生长。大多数为轻型腹泻,停药后自愈。严重的抗生素引起以下腹泻病:

(1)伪膜性肠炎:导致伪膜性肠炎的抗生素有林可霉素、克林霉素、头孢菌素类、红霉素、氨苄青霉素、羟氨苄青霉素、利福平、克拉霉素、甲硝唑等,以前两种药物最为常见。有大量使用抗生素或手术,出现非特异性腹泻、腹胀、腹痛、发热、白细胞升高等现象,应该考虑伪膜性肠炎的可能。X线检查腹部平片可见小肠扩张,结肠积气但无液平;可见指印征。大便培养可发现难辨梭状芽胞杆菌生长。大便中可用 ELISA 检测到难辨梭状芽胞杆菌毒素 A 和毒素 B。

(2)真菌性肠炎:腹泻多为稀糊状便或水样便。次数由数次至数十次,较少腹痛及血便。有时伴有鹅口疮。大便涂片及培养可见较多的真菌,肠镜检查黏膜有充血水肿,有时也可见白色假膜。

【处置原则】

慢性腹泻必须尽可能地寻找病因,针对病因治疗。切忌长期使用抗生素,以免引起肠道菌群失调。对病因难明者,宜采用微生态疗法及中医疗法。

急性感染性腹泻的治疗包括纠正水与电解质紊乱;控制肠内、外感染;调整饮食;加强护理;对症治疗等方面。

1.液体疗法 急性腹泻时通常发生不同程度脱水、酸中毒,婴儿尤为严重,应积极采取措施以防脱水进一步加重,及时纠正电解质及酸碱平衡紊乱。

(1)口服补液疗法:是 WHO 推荐的一种治疗腹泻脱水的经济、有效、安全、易于掌握的方法。其理论是基于小肠的钠离子-葡萄糖偶联转运吸收机制,口服补液盐(ORS)含有适量的葡萄糖可促进钠和水的吸收。口服补液盐的配方:氯化钠 3.5g,碳酸氢钠 2.5g,氯化钾 1.5g,无水葡萄糖 20g,混合装入袋中。用时加饮用水 1000ml。剂量按轻度脱水 50~80ml/kg,中度80~100ml/kg,8~12 小时服完。重度脱水伴休克,频繁呕吐,心肾功能不全者及新生儿不宜用 ORT。ORT 配方在不断改进中,使之更适合生理需要。

(2)静脉输液疗法:严重脱水、酸中毒患儿或伴周围血循环衰竭、休克者,必须静脉输液,以扩充血容量、迅速纠正酸中毒、恢复水、电解质平衡和机体正常生理功能。补液包括累积损失量、继续丢失量和当日生理需要量。

常用静脉输液应包含丢失的电解质,根据脱水的程度和性质确定所输液体的成分。第 1日输液总量中度脱水 120~150ml/kg,重度脱水 150~180ml/kg,以先快后慢的滴速输入。脱水基本纠正后,可改用 ORT 继续补液。

2.饮食疗法 目前不主张禁食,但应避免食不易消化的食物。重症腹泻患儿吐泻较重者,可暂禁食 8 小时,待呕吐好转后,逐步恢复饮食。

3.抗生素疗法

(1)病毒性肠炎:不需应用抗生素,可试用中药制剂。

(2)大肠埃希菌肠炎:可选用庆大霉素、氨苄青霉素、复方新诺明或某些头孢菌素,口服。

(3)空肠弯曲菌肠炎:可用红霉素、阿莫西林、阿奇霉素、复方新诺明、利福昔明。

(4)耶尔森菌肠炎:多数菌株对庆大霉素、氯霉素、多黏菌素,某些头孢菌素和复方新诺明敏感。

(5)鼠伤寒沙门菌肠炎:可选用复方新诺明、氯霉素、阿莫西林或某些头孢菌素。

(6)金黄色葡萄球菌肠炎:使用新型青霉素、万古霉素、第一代头孢菌素等治疗。

(7)真菌性肠炎:可选用制霉菌素,氟康唑等治疗,疗程 7~10 天。

(8)阿米巴病:甲硝唑为各型阿米巴的首选药物,25～50mg/(kg·d),分 3 次服,连用 7～10 天。还可使用盐酸吐根碱、磷酸氯喹等。

4.对症疗法　对高热、腹痛、腹胀、呕吐等做对症处理。WHO 不提倡使用止泻药物,但对腹泻严重或治疗困难者可试用思密达、磷酸铝凝胶、次碳酸铋等药物。

5.微生态疗法　有助于恢复肠道正常菌群生态平衡,抵御病原微生物定植、侵袭,从而起到治疗腹泻的作用。常用思连康、连合生促菌生、金双歧、丽珠肠乐、回春生、培菲康、乐托尔、乳酸菌素等制剂。

(李　贝)

第三节　小儿胃食管反流病

胃食管反流(GER)有生理性和病理性两种。正常人每天都有短暂的、无症状的生理性胃食管反流,这并不引起食管黏膜的损伤。当胃内容物反流至食管导致组织损伤而引起症状则为病理性反流,随之出现的一系列疾病症状,统称为胃食管反流病(GERD)。

小儿胃食管反流症是指由于胃内容物不受控制地从胃反流入食管,甚至口腔而引起的一系列顽固性呕吐、反胃及食管炎症状,呼吸道症状,甚至神经精神症状的上消化道运动障碍性疾病。它可以导致小儿营养不良、生长发育迟缓、食管炎、反复发作的肺炎、支气管炎、哮喘,甚至婴儿猝死综合征(SIDS)。

小儿胃食管反流病是一种消化系统常见病,据报道,美国 GERD 的人群发病率在 25%～35%之间。我国,由胃食管反流引起的反流性食管炎患病率达 5%,近年国外研究发现 GERD 在儿童,尤其在新生儿及早产儿中有较高的发病率,并认为它与早产儿的呼吸暂停、喂养困难及吸入性肺炎等密切相关。因此,胃食管反流问题已经越来越被人们所关注,并作了广泛的研究。

【病因及发病机制】

目前认为 GERD 的发生和发展是多种因素综合作用的过程,包括防止过度胃食管反流和迅速清除食管内有害物质两种机制的功能障碍。

(一)抗反流机制

1.食管下端括约肌张力减低　食管下端括约肌(LES)是一段位于食管远端长约 1.0～3.5cm 特化的环行肌,它能产生并维持超过胃内压约 1.33～5.33kPa(10～40mmHg)的静息压来防止反流,还可在咳嗽、打喷嚏或用力而使腹内压突然增高时迅速做出反应。20 世纪 80 年代前,许多学者认为食管下端并无括约肌存在,只是经测压证实该处有一段高压区,有括约肌样作用。近年来,随着微解剖研究的深入,提示这种肌肉结构确实存在,并由此构成食管腹段至膈上的 2～4cm 的高压带,其压力随胃内压的增高而增加,构成最有效的抗反流屏障。LES 的功能受神经及体液双重调节。迷走神经及胃泌素使食管下端括约肌静息压(LESP)升高,而胰泌素、胆囊收缩素(CCK)及肠抑胃肽(GIP)等则使其下降。LES 的成熟还与受孕后日龄(胎龄＋出生后日龄)呈正相关,故新生儿、尤其早产儿更易发生胃食管反流。当 LESP 低下时就不能有效地对抗腹腔与胸腔之间的正性压力梯度而导致持续的胃食管反流,在腹内压突然增加时也不能做出充分的反应,则胃内容物将被逆排入食管。研究发现 GERD 患者、尤其是伴重度食管炎及 Barrett 食管患者的 LESP 明显低于正常人,因而食管下端括约肌(LES)功能不全以及食管下端括约肌静息压(LESP)降低是 GERD 最重要的发病因素之一。

然而多项研究表明,LESP 正常者也会发生胃食管反流,而较轻型的 GERD 患者的 LESP也往往是正常的。研究中还发现新生儿 LESP 并不低于年长儿及成人,所以 GERD 的发生可能不仅仅是由于 LESP 的降低。目前研究认为 LES 一过性松弛(TLESR)是正常人生理性胃食管反流及 LESP 正常的 GERD 患者的主要发病机制。在原发性蠕动(由吞咽引起的蠕动)过程中,LES 松弛 3～10 秒以允许吞咽的食团进入胃内,而 LES 一过性松弛并不发生于正常蠕动之后,持续时间也较长,约 10～45 秒。在此过程中,LESP 下降至 0 时括约肌即不再具有抗反流作用了。这就解释了正常人的生理性反流及 LESP 正常的 GERD 患者的发病原因。国外文献报道,约 50% 以上的 GERD 属于 TLESR,TLESR 伴发酸反流的发生率达 82%。正常受试者中 40%～50% 的 TLESR 伴胃酸反流,GERD 患者中 TLESR 伴胃酸反流则达 60%～70%。这些都提示了 TLESR 是引起胃食管反流的主要因素。

2.解剖因素　除了 LES 外,这段食管的一些解剖因素无疑也起着抗反流屏障的作用。当腹内压升高时,食管腹段被钳夹呈扁形,从而起到抗反流作用,因此食管腹段越长,此功能则越完善。3 个月以下的婴儿食管腹段很短,所以极易发生胃食管反流;胃食管交角(His 角)为锐角,能使胃黏液在食管口外侧形成一活瓣而抗反流。食管手术及食管裂孔疝可令此角变钝,抗反流作用减弱;另外,膈角在吸气时可主动收缩,起到了食管外括约肌的作用,可加强 LES 的抗反流能力。而食管裂孔疝的形成破坏了外括约肌抗反流机制,因此这类患儿亦常伴有胃食管反流。

(二)食管清除机制

胃食管反流发生后,如果侵蚀性物质被很快地清除出食管,那么食管黏膜并不会受到损伤。正常情况下,在重力、食管蠕动、唾液及食管内产生的碳酸氢盐的共同作用下,食管通过两个步骤进行酸的清除。第一步容量清除:大部分反流物由于其自身重力和 1～2 次食管蠕动性收缩的联合作用而被迅速清除,但食管黏膜仍为酸性;第二步由吞下的碱性唾液及食管黏膜自身产生的碳酸氢盐缓冲,中和残留在食管壁上的酸性物质。

GERD 与食管这种清除能力的削弱密切相关。在一些 GERD 患儿中常可见食管蠕动振幅降低,继发性蠕动减弱或消失。另外,睡眠中发生的反流尤其容易损伤食管。因为平卧睡眠时,反流物失去了重力的作用因而清除的速度被延缓了;其次,人在睡眠时实际上停止了吞咽和大量分泌唾液,所以既无原发性蠕动也无充分的唾液可用于中和食管内的酸。

(三)食管黏液屏障

正常的食管黏膜屏障包括 3 部分:①上皮前屏障,指附着的黏液,含不移动水及碳酸氢根,能对胃蛋白酶起到阻挡作用,也能中和反流物中的 H^+;②上皮屏障,指上皮间紧密排列的多层鳞状上皮细胞,使反流物难以通过;③上皮后屏障,主要指黏膜下丰富的毛细血管及其提供的 HCO_3^-,又称血管屏障。当食管黏膜屏障防御机制不全时,胃酸和胃蛋白酶以及十二指肠反流物——胆酸及胰液刺激食管,损伤黏膜,引起反流性食管炎、Barrett 食管甚至食管腺癌。

近来有研究表明,食管黏膜的损伤程度与每一次反流的时间长短密切相关,时间越长损伤程度越深。

(四)其他

1.胃排空功能 目前认为餐后胃排空延迟可使胃内容量增大,胃内压增高,从而刺激胃酸分泌并使 LES 腹内功能区长度缩短,同时可诱发 TLESR 参与 GERD 的发病。文献报道大约有 50% 的 GERD 患儿同时伴有胃排空延迟。

2.药物影响 阿司匹林和其他非甾体类抗炎药物(NSAIDS)对黏膜都具有侵蚀性。流行病学研究提示,服用这类药物可引发 GERD。有食管狭窄的患者尤其易感 NASIDS 引发的食管损伤。而没有食管狭窄的患者,NASIDS 引发 GERD 的机制尚不明了。

【临床表现】

(一)临床症状

GERD 的临床表现轻重不一,随年龄而不同。新生儿常表现为喷射状呕吐乳汁或奶块;婴幼儿则表现反复呕吐,严重的可导致营养不良和生长发育迟缓;年长儿可自诉反酸或餐后及平卧时有酸性液体反流至口腔。另外,胃灼热是 GERD 的又一主要症状。这是一种位于胸骨后的不适或烧灼样感觉,多起源于上腹部,放射至胸部甚至咽喉部或背部。当反流已引起食管黏膜损伤甚至溃疡时,患者会诉吞咽痛,体检可发现剑突下压痛。

(二)并发症

1.食管炎及其后遗症 这是 GERD 最主要的并发症,它的发生与 LESP 异常及食管廓清能力减弱密切相关。由于反流物不断地刺激食管壁而令其充血水肿,年长儿会感到胸骨下烧灼痛,胸闷饱胀,甚至吞咽困难或疼痛,严重的还可发生呕血、黑便及贫血。如果长期反流,食管黏膜则会发生糜烂、溃疡、纤维组织增生及瘢痕形成等一系列改变,最后食管壁的顺应性下降,导致食管狭窄,患者逐渐出现吞咽困难。这种情况在成人中的发生率约为 8%~20%,在儿童中则很少见。另一并发症是 Barrett 食管,下端食管的鳞状上皮被化生的柱状上皮所代替。除了反流因素外,幽门螺杆菌(H.pylori)的感染也可促进 Barrett 食管的发生。这种较严重的并发症通常发生于中年人和老人,而儿童中相当少见。内镜下见到大段红色和丝绒样质地的柱状上皮从胃食管交界处向上延伸,与临近苍白、光滑的鳞状上皮形成鲜明对比为其特征性内镜表现。Barrett 上皮不引起症状,因此大多数患者仅有 GERD 的基本表现,甚至并无 GERD 症状。但它是胃食管交界处发生腺癌的重要危险因素,发病率较正常人群高 30~50 倍。

2.呼吸道症状 有文献报道,胃食管反流是儿童反复、慢性咳嗽的主要因素之一。另外,反复的呼吸道感染、呛咳、声音嘶哑、屏气、年长儿支气管哮喘发作等都与之有关。国内对哮喘患儿的胃食管反流研究显示,哮喘儿的各项反流指标均高于对照组,其病理性 GER 检出率为 39%。各种原因的哮喘患者都易发生 GER,而 GER 又可诱发或加剧哮喘的发生。在新生儿及婴幼儿中,GERD 极易引起吸入性肺炎,有时甚至导致吸入性窒息、早产儿或婴儿猝死综合征的严重后果。

【诊断】

对于有典型病史的患者,如自诉有典型的胃灼热、反酸,且经抑酸治疗迅速好转的,GERD

的诊断即可成立。对那些症状、体征均不典型或抑酸治疗效果不佳的患者,则需进一步检查。钡餐可显示食管炎的征象,如食管壁的糜烂、溃疡及狭窄,还可显示钡剂的反流从而提示反流程度。但钡餐对食管炎的诊断敏感程度不如内镜检查,内镜检查不仅可以直观黏膜损伤情况,还可从任何异常部位取活体组织检查。另外,24 小时食管 pH 监测则是一种在诊断 GERD 中具有更高灵敏性、特异性,且更方便、快捷、先进的方法。它可以明确酸反流的形式、频率和持续时间,能反应反流与症状之间的关系,被称之为 GERD 诊断的"金标准"。大量文献报道,该方法弥补了症状分析及内镜检查的局限性,对鉴别生理性与病理性 GER,深入了解 CER 与食管炎的关系,特别是对 GERD 的诊断与疗效判定提供了可靠的依据。目前该法已试行于早产儿 GER 的早期筛查。

【治疗】

GERD 的治疗一般根据症状的轻重不同可分为非系统性治疗、系统性内科治疗和外科手术治疗。目的在于加强食管的抗反流防御机制,减少胃食管反流;减缓症状,预防和治疗并发症以及防止复发。

(一)非系统性治疗

对于症状较轻、无器质性病变的患儿可采用保守疗法,通过改变饮食和体位来达到治疗目的。如少量多餐,避免高脂肪及巧克力等可能降低 LES 张力、延缓胃排空的食物;婴儿可进食黏稠食物,休息时保持头抬高 30°的俯卧位等。在此基础上如仍有症状可服用抗酸剂。

(二)系统性药物治疗

对症状较重、非系统性治疗无效或治疗后复发的患儿,需要给予系统的药物治疗。常用的药物包括制酸剂、黏膜保护剂及促胃动力药。

1.抑制酸分泌药

(1)H_2 受体阻滞剂:它能阻断组胺与壁细胞膜上 H_2 受体结合,从而减少胃酸分泌,减少反流物的酸度和量。临床上常用的有西咪替丁、雷尼替丁和法莫替丁等。

(2)质子泵抑制剂:它通过抑制壁细胞上的 H^+-K^+-ATP 酶活力阻断胃酸的分泌。目前认为,质子泵抑制剂能更快地缓解反流症状,加速反流性食管炎的愈合,尤其对中重度食管炎及其并发症,此药应作为首选。有研究证实,质子泵抑制剂在成人中长期使用(1 年以上)能有效控制 GERD 并且安全。在儿童,曾有研究人员对患有 GERD 的弱智儿童群体长期随访,证实该类药物对各种程度的反流性食管炎都相当有效,且未发现不良反应。由此可见,质子泵抑制剂是一种有效且安全的 GERD 治疗药。

2.黏膜保护剂 常用的为铝碳酸镁。其独特的网络状结构,不仅可以迅速中和胃酸,还能吸附胆汁,对胃酸和胆汁反流引起的症状均有较好的疗效。另外,临床上还经常使用硫糖铝及蒙脱石散,能增加黏膜对酸的抵抗力及促进黏膜上皮的修复。

3.促胃动力药 GERD 是一种上消化道动力障碍性疾病,因此,对 GERD 的治疗首先应该改善消化道动力。

(1)甲氧氯普胺:为周围及中枢神经系统多巴胺受体拮抗剂,能促进内源性乙酰胆碱的释放,增加食管收缩幅度并促进胃排空。但因其对神经系统副作用明显,故临床上逐渐少用。

(2)多潘立酮:此药为外周多巴胺受体拮抗剂,能促进胃排空,协调胃、十二指肠运动,增强食管蠕动和 LES 张力。该药对血-脑屏障渗透力差,对脑内多巴胺受体几乎无抑制作用,故无精神与神经不良反应,但 1 岁以下婴儿血-脑屏障功能发育尚不完全,仍应慎用。

(3)西沙比利:为第三代胃肠动力药。它通过促进胃肠道肌层神经丛副交感神经节后纤维乙酰胆碱释放来加强食管、胃、小肠及结肠的推进性运动,加快胃肠道排空,增加食管下端括约肌张力。而且该药安全系数大,无严重副作用,故可长期使用。

(三)抗反流手术

儿科 GERD 需要进行手术治疗的比较少见,大约仅占 5%～15%,这些患儿往往是由于食管外症状,如反复吸入性肺炎及窒息等呼吸道症状,才需要手术治疗。当前,抗反流手术的方式很多,国外开展最多的是 Nissan 胃底折叠术。其机制是人工造成一个加强的食管下端高压区以利抵抗胃内容物反流。Nissan 术应用至今已有 40 余年,仍被认为是最安全有效的方法,能迅速有效地解除 GERD 的症状。

另外,近年来利用腹腔镜下行 Nissan 胃底折叠术日益增多。Lobe 和 Schier 分别在 1993 和 1994 年报道了小儿 GERD 在腹腔镜下的 Nissan 术。理论上,腹腔镜下胃底折叠术有手术更安全、损伤更小以及恢复时间更快等优点,但对它的远期疗效尚有争议。有研究显示,这种方法的远期疗效无论从临床上还是各种检查上,都显示出很高的失败率,尤其在重度 GERD 患者中。然而,这一技术无疑为小儿 GERD 的治疗开辟了新途径,并且随着这一新技术的日益成熟,它必将在 GERD 治疗中发挥重要作用。

(李　贝)

第四节　食管失弛缓症

食管失弛缓症指先天性食管贲门部肌肉持续痉挛导致食管下端功能性梗阻、近端食管扩张与肥厚。又称贲门痉挛或巨食管症。本病多见于成年人,小儿较少见。

【病因】

尚不清楚,有下列几种学说:

1.先天性因素　可能与食管下端肌间神经丛中的神经节细胞发育不良有关。

2.后天性因素　感染、中毒或维生素缺乏等原因引起的神经节细胞退行性变。

3.其他因素　如自主神经功能紊乱引起。

【病理】

1.正常情况下,食物下咽后刺激食管引起贲门暂时性舒张开放,食物通过后贲门恢复紧闭。

2.发生失弛缓症时,吞咽食物时食管下括约肌不能松弛而出现梗阻。

3.长期慢性梗阻,导致食管近端扩张、肥厚,局部粘膜发生慢性炎症,粘膜水肿、溃疡,最后形成瘢痕狭窄。

【诊断】

1.吞咽困难、呕吐、营养不良、贫血等。

2.胸骨后胀痛。

3.咳嗽、哮喘及吸入性肺炎等症状。

4.食管钡餐检查见食管下端及贲门部明显狭窄,近端扩张,呈"漏斗"形。

5.食管下括约肌压力测定,高压带压力明显升高,超过 4kPa(30mmHg)以上。

【治疗】

1.新生儿或小婴儿一般采用非手术治疗。如口服解痉药物或行食管扩张。

2.1 岁以上则需手术治疗,行食管下端及贲门肌肉纵切开术(Heller 手术)。

【预后】

预后良好,90%以上症状消失。

【随访】

术后长期随访,了解有无症状复发或胃食管反流。

(顾 涛)

第五节 周期性呕吐综合征

周期性呕吐综合征(CVS)又称再发性呕吐综合征(RVS),是一种严重影响患儿和家长身心健康和生活质量的临床综合征。该病最早由法国的 Heberden 提出和英国的 Samuel Gee 进一步描述。近年来被明确归入功能性胃肠道疾病,目前公认的定义为 3 次或反复多次的发作性顽固的恶心和呕吐,每次发作持续数小时至数日,2 次发作间期有长达数周至数日的完全无症状间隙期。CVS 常于儿童期发病,主要在学龄前期,除胃食管反流症外,CVS 被认为是引起儿童反复呕吐的第二位常见原因。CVS 患者不存在任何代谢、神经及消化等系统的异常。

一、CVS 流行病学

CVS 可发生在各个民族和种族,但真正的流行病学和发生率尚不完全清楚。20 世纪 60 年代 Gullen 调查了 1000 名 4～15 岁澳大利亚儿童。cvs 的发病率为 2%～3%;90 年代 Abu-Arateh 等报道 CVS 在 2165 名 5～15 岁英国苏格兰儿童中发病率为 1.9%;本世纪初 Ertekin 等报道美国俄亥俄州儿童 CVS 发病率为 0.4%。CVS 通常在儿童起病,主要在学龄前期,儿童平均发病年龄是 4.8 岁,国外资料显示,多数有偏头痛家族史。男女均可发病,女稍多于男(55∶45)。

二、CVS 的病因和发病机制

CVS 的发病机制还不十分清楚,近年来的研究认为与偏头痛、线粒体、离子通道、脑肠轴、内分泌激素异常以及自主神经功能不良有关。也有认为与遗传有关。

1.偏头痛及相关因素 早在19世纪就观察到,CVS与偏头痛存在广泛的临床联系,二者的发作有惊人的相似之处,即均呈刻板、周期性发作,可持续数小时至数天,有面色苍白、嗜睡、恶心、厌食及畏寒等,均为自限性疾病。发作间期完全健康。CVS家族成员中有较高的偏头痛发病率,部分CVS以后可进展为偏头痛,抗偏头痛药物普遍被推荐用于治疗CVS,并取得很好的疗效。

2.下丘脑-垂体-肾上腺轴和刺激应答 由下丘脑-垂体-肾上腺素轴(HPA)调节的应激反应显示对CVS发病起作用。感染、生理和心理因素已被鉴定为CVS的触发因素。研究发现CVS患儿发病前有过度的HPA激活,表现为血清促肾上腺皮质激素(CRF)、糖皮质激素水平升高及随后血清血管升压素、前列腺素E_2和血尿儿茶酚胺水平增加,部分患儿表现发病时有高血压及液体潴留。目前较为注意的是CRF在CVS中的发病作用。CRF的清晨峰值也可解释CVS多于清晨发作的原因。

3.自主神经功能不良 自主神经系统对CVS既有中枢性又有周围性的作用。CVS发病时许多症状如苍白、发热、嗜睡、恶心、呕吐及过量流涎等都为自主神经功能紊乱症状。近年研究发现,与对照组相比CVS显示有明显增高的交感神经心血管张力。

二、CVS临床表现

1.CVS分期和分级 CVS分为4个时期:①间歇期:几乎没有症状;②前驱期:有接近于发作的表现,通过药物尚能控制;③呕吐期:持续而强烈的恶心、呕吐、干呕和其他症状;④恢复期:恶心很快停止,患者恢复食欲及精神状态。

按发病严重程度不同分为3级:①轻度:不影响学习和生活;②中度:学习和生活有困难;③重度:不能学习,生活受到很大影响。

2.CVS临床表现特点 CVS以反复发生、刻板发作的剧烈恶心、呕吐为特征,持续数小时到数天。间歇期无症状,可持续数周到数月。每日发作时间比较固定,通常在晚上或凌晨。一旦发作,在最初的数小时内便达到最大强度,发作和停止却非常快速,呈一种"开-关"刻板模式。

发作时常伴有自主神经和胃肠道症状:如苍白、嗜睡、虚弱、流涎,对光、声音、气味不耐受,少数有高血压,胃肠道症状除呕吐外,腹痛、干呕、厌食及恶心是最常见症状,80%的病例存在诱发因素,包括生理、心理应激和感染。心理应激包括正面因素(生日和节日)和负面因素(家庭和学校因素),饮食因素以及体力消耗和缺乏睡眠,月经期女孩也是典型的诱发因素。

四、CVS的诊断和鉴别诊断

1.诊断CVS需注意的问题 虽然CVS有较独特的临床表现,但因呕吐症状为非特异性,因此诊断CVS前先要求排除常见的或较易治疗的疾病和器质性疾病。详细询问病史在CVS的诊断中非常重要。文献提示:以下关键问题的答复是肯定的,则诊断CVS的可能性占70%以上:"患者是否以前有过≥3次类似呕吐、间隙期完全正常,每次发作都类同,呕吐最严重时超过1次/15min,伴面色苍白、嗜睡、腹痛、厌食和恶心;有偏头痛家族史。"

2.CVS 诊断标准

(1)伦敦 CVS 国际诊断标准(1994 年制定)

1)必需条件:①3 次或以上发作性呕吐,持续数小时至数天;②发作间歇期无症状,长达数周至数月;③刻板的反复发作,有相同的发作时间和症状持续时间;④无器质疾病因素(缺少实验室或影像学证据)。

2)支持条件:①发作具有自限性;②伴随症状包括恶心、腹痛、头痛、运动病、畏光及倦怠;③相关体征有发热、苍白、脱水、过度流涎及社交不能。其中恶心和倦怠被认为具有诊断价值。

(2)罗马Ⅱ标准(1999 年制定):小儿 CVS 诊断标准:①3 个或 3 个周期以上剧烈的恶心、顽固性呕吐,持续数小时到数日,间隙期持续数日到数月;②排除代谢性、胃肠道及中枢神经系统器质性疾病。

(3)罗马Ⅲ标准(2006 年制定):小儿 4 岁婴幼儿及儿童、青少年(4～18 岁)周期性呕吐综合征诊断标准:必须符合①2 次或以上发作性剧烈恶心、顽固性呕吐,持续数小时甚至数天;②间歇期为健康状态,可持续数周到数月。

3.鉴别诊断及所需的辅助检查　CVS 的诊断需排除以下三类疾病:胃肠疾病、胃肠外疾病,同时必须注意与慢性呕吐相区别(表 7-1、表 7-2)。

表 7-1　CVS 需要鉴别的疾病

消化系统	消化性损伤:食管、胃炎及胃溃疡等;畸形:旋转不良等;炎症性肠病:慢性阑尾炎;肝胆病:胆囊收缩不良等;胰腺炎;家族性自主神经功能不良及假性梗阻
神经系统	腹型偏头痛、慢性鼻窦炎、颅压增高(肿瘤)及腹型癫痫
泌尿系统	继发性于输尿管膀胱连接点梗阻的急性肾盂积水、肾石
代谢/内分泌	Addison 病、糖尿病及嗜铬细胞瘤;有机酸血症:丙酸血症、脂酸氧化障碍、线粒体病、尿素循环障碍、氨基酸尿、急性间断性卟啉症及 Hypothalamic surge
其他	由催吐剂引起呕吐;焦虑及抑郁

表 7-2　CVS 与慢性呕吐的区别

特征	CVS	慢性呕吐
女:男比例	3:1	1:1
发作时间	夜间	每天任何时候
前驱症状	常见	不常见
病因	非胃肠道因素占 65%	胃肠道因素占 72%
发作频率	<9 次/月(每 2 周至 3 个月)	≥9 次/月(约 36 次)
呕吐次数	>4 次/h(约 11～14 次)	<4 次/h(约 1.5 次)
血清生化异常(%)	14	2
白细胞增多(%)	3	2
偏头痛家族史(%)	40～60	11～14

五、CVS 的治疗

因 CVS 的病因和发病机制尚未完全明确,目前尚无特殊治疗方法证明对 CVS 绝对有效。尽管有争议,综合的经验治疗仍是有效控制、减少及缩短发作的手段。治疗分为发作期支持治疗和预防用药治疗。

(一)急性发作期治疗

1.支持治疗　给予舒适安静的环境,避免光及强声刺激等不良触发因素,补液,纠正水电解质紊乱和酸碱平衡,保证热量供应。

2.药物治疗　可应用 5-羟色胺 3(5-HT$_3$)受体阻滞剂静脉止吐,同时使用镇静药(如地西泮)或抗组胺药(苯海拉明)效果较好。效果不佳可联合给氯丙嗪和异丙嗪或氯丙嗪和苯海拉明。

Olden 等发现静脉滴注地西泮可改善许多患儿的症状,尤其是劳拉西泮每 0.5~1 小时静脉滴注 1~2mg。持续 24~72 小时,这可能是该药作用于肠道神经和中枢神经的 γ-氨基酪氨酸受体减轻症状。此外,可用 H$_2$ 组胺受体拮抗剂(雷尼替丁)或质子泵抑制剂(奥美拉唑)减轻腹痛或不舒适导致的持续性干呕和呕吐。

(二)缓解预防期治疗

治疗目的是减少呕吐发作频率,如果发作频率 1 个月超过 1 次或发作延长每次持续 3~7 天时,推荐预防治疗。预防治疗药物:抗阻胺药(赛庚啶)、抗抑郁药(阿米替林)及 β 受体拮抗剂(普萘洛尔)等。国外专家比较推荐 5 岁以下儿童开始应用赛庚啶。5 岁或更大儿童推荐用抗抑郁药物如阿米替林。普萘洛尔在两个年龄组都被推荐为二线用药。

剂量:普萘洛尔 0.6~1.5mg/(kg·d),分 3 次口服,最大剂量 3mg/(kg·d),通常有效剂量为 10mg,3 次/d。禁忌证:哮喘、心衰、心脏传导阻滞及雷诺综合征。阿米替林从 0.2~0.4mg/(kg·d)开始,睡前服,剂量可每周逐渐增加 10mg 到最大剂量 1.5mg/(kg·d)。禁忌证:青光眼、癫痫发作及严重心脏病。赛庚啶 0.25~0.4mg/(kg·d),分 2~3 次口服,最大剂量 0.5mg/(kg·d)。禁忌证:哮喘、青光眼或泌尿系统梗阻。

(三)精神治疗

CVS 不仅对患儿,对整个家庭都是一种威胁。由于反复发病使他们感到沮丧和压抑。所以除了使用药物治疗外,还应让家长了解家庭环境不良的情绪均可诱发呕吐发作,积极给予心理治疗。

六、病程及预后

20 世纪 60 年代小样本提示,儿童 CVS 发作结束于 14 岁前,病程中位年龄为 6 年,发病年龄越早、病程也越长,小于 3 岁发病,病程持续 3~8 年,8 岁以后发病,病程分别为 5.8、4.9 及 2.9 年。近年有报道到 18 岁时 75% 患儿呕吐停止,27% 发展为偏头痛。对大多数患者来说 CVS 是偏头痛相关疾病。

（李　贝）

第六节 功能性便秘

【病因】

便秘作为一个症状可由许多疾病引起,如肠管器质性病变、肠管平滑肌或神经源性病变、结肠神经肌肉病变、内分泌或代谢性疾病、系统性疾病、神经系统疾病、神经心理障碍、药物性因素等,称继发性便秘。功能性便秘可能与以下因素有关:饮食不足、食物不当或食物过敏、排便习惯及精神因素、肠道运动功能失常、肠激素异常、肠道菌群失调、心理创伤及遗传因素。

【临床表现】

1.大便性状及频率 每周排便≤2次,大便干结如坚果样或球形硬便,大块粪便曾堵塞马桶。

2.排便困难 出现排便费力和排便疼痛,小婴儿排便时哭闹。

3.大便带血 大便外层覆盖鲜红色血性液体或便后滴血,手纸染血。

4.大便失禁 有大便节制行为,肛门周围或内裤污粪。

5.腹痛、腹胀及腹部包块 腹胀,年长儿诉左下腹部疼痛,有时呈痉挛样,疼痛难忍。左下腹触痛,可扪及坚硬的团块状或条索样包块。

6.肛门指检 肛周红斑或肛裂,直肠空虚或粪便嵌塞,指套染血。

7.其他 伴随症状包括易激惹、食欲下降和(或)早饱、恶心或呕吐等。随着大量粪便排出,伴随症状立即消失。

【辅助检查】

1.实验室检查 T_3、T_4、TSH、血糖、尿糖测定排除内分泌、代谢性疾病等所致的便秘。

2.腹部X线片及钡剂、钡灌肠检查 观察肠管分布、长度,测量直肠肛门角,观察肠管蠕动强度、肠腔是否扩张或狭窄,有无肿物、梗阻、气腹,了解排钡功能。

3.肛肠镜及乙状结肠镜检查 有直肠出血或梗阻现象时,可考虑行此检查。

4.结肠传输试验 不透X线标志物法、核素法及呼气H_2法均可测定胃肠传输时间。

5.肛门直肠测压 通过肛管直肠的静态、动态压力及反射检测,了解肛管直肠的控制能力和括约能力。

6.B超、CT、MRI及超声内镜 B超检测肛门内括约肌、肛门外括约肌以及外周的脂肪组织,检测肛门括约肌的厚度、瘢痕和缺损的位置。CT直观地了解肛门括约肌、耻骨直肠肌的形态和发育程度。MRI检测直肠肛门各肌群的形态、脊柱和骶前情况,是肛门直肠畸形患者的诊断手段之一。超声内镜(EUS)可贴近胃肠道检测管壁的结构,如结构破坏、紊乱、内部回声异常或明显增厚则提示病变存在。

7.排便造影、肛管直肠感觉检查、球囊排出实验、立体向量测定及肌电图 目前在儿童的应用较少。

【诊断标准】

1.≤4 岁儿童,至少符合下列 2 项条件,并持续 1 个月:①每周排便≤2 次;②排便动作训练后每周至少出现 1 次大便失禁;③有大便潴留史;④有排便疼痛和哭闹史;⑤直肠内存在大量粪便团块;⑥排出的粪便粗大以至于堵塞马桶。

2.>4 岁儿童,诊断肠易激综合征的依据不足,符合下列 2 项或 2 项以上症状,每周至少 1 次,持续 2 个月以上:①每周在厕所排便≤2 次;②每周至少有 1 次大便失禁;③有保持体位或过度克制排便史;④排便疼痛或排便困难史;⑤直肠中有巨大的粪块;⑥排出的粪便粗大以至予堵塞马桶。

【鉴别诊断】

1.先天性巨结肠　　出生后排便延迟,腹胀,呕吐,钡灌肠可见典型狭窄段、移行段和扩张段。肛门直肠测压,直肠肛管松弛反射阴性,肠壁活组织检查狭窄段无神经节细胞。

2.乙状结肠冗长症　　因乙状结肠过长而大量储存粪便致便秘,常伴乙状结肠扩张,腹部 X 线片、钡灌肠检查可鉴别。

3.先天性隐性脊柱裂　　主要表现为顽固性便秘、大便失禁及腹胀,骶尾部 X 线片可鉴别。

4.甲状腺功能减退症　　有腹胀、便秘等消化道表现,可出现特殊面容和体态,智力低下,血清 T_4 降低,TSH 明显增高。

5.肠易激综合征(IBS)便秘型　　腹泻、便秘交替,排便费力,患儿一般情况好,无生长发育不良表现,腹部 X 线片、钡灌肠可鉴别。

【治疗】

1.一般治疗

(1)护理:除粪便嵌塞外,指导并鼓励患儿排便。

(2)营养管理:由护士对患者的营养状况进行初始评估,记录在《住院患者评估记录》中。总分≥3 分,有营养不良的风险,需在 24h 内通知营养科医师会诊。

(3)疼痛管理:由护士对患者的腹痛进行初始评估,疼痛评分在 4 分以上的,应在 1h 内报告医师,联系麻醉医师会诊。

(4)心理治疗:甚为重要,向患儿及家长解释排便的生理过程和便秘的发生机制,使其了解便秘的病因及治疗策略,并积极参与治疗过程。

2.对症治疗　　解除阻塞,酌情选择以下方法。

(1)开塞露:对急性便秘效果好,可去除直肠、结肠内积聚的粪便。

(2)等渗盐水灌肠:<10kg 体重的患儿灌肠液体量按 60ml/5kg 计算。多数儿童经 1~2 次灌肠可清除积存的大便。

(3)如灌肠方法不能去除粪块梗阻,可戴手套以手指掏出嵌塞的粪块,但应动作轻柔,避免损伤直肠黏膜及肛门括约肌。

3.对因治疗,防止粪便再积聚

(1)饮食调节:注意纤维素摄入,避免挑食偏食。食物中添加植物纤维 30g/d,治疗 2 周可明显增加肠蠕动效应。如小麦纤维素(非比麸),小儿每次 1.75g,加水 100ml,每日 1~2 次,疗程 7d。

(2)缓泻药：①乳果糖溶液，1～2ml/(kg·d)，可分次给药，最多不超过 15ml。其味甜，作用温和，无严重不良反应，是治疗小儿便秘较理想的药剂。②聚乙二醇 4000，用于 8 岁以上儿童，每次半袋，每天 1～2 次；或每天 1～2 袋，一次顿服，每袋内容物溶于 1 杯水中后服用。聚乙二醇 4000 是线性长链聚合物，通过氢键固定水分子，使水分保留在结肠内，增加粪便含水量并软化粪便，恢复粪便体积和重量至正常，促进排便的最终完成，从而改善便秘症状。③液状石蜡，不被吸收，不消化，润滑肠黏膜和粪便，阻止肠黏膜吸收水分，软化大便。用量为每次 0.5ml/kg，长期服用可影响维生素 K、维生素 A、维生素 D 的吸收，婴儿禁忌。④番泻叶，为刺激性泻药，长期使用可使结肠壁神经丛受损，用药次数尽量减少。⑤麻油，主要含芝麻素、麻油酚、维生素 E、植物甾醇和卵磷脂，服后 3～4h 产生导泻作用，儿童服用 5～10ml 无不良反应。

(3)微生态调节药：便秘患者存在肠道菌群失调，肠道益生菌可降低肠道 pH、刺激肠蠕动、改善肠内发酵过程，有通便作用。

(4)排便训练：晨起或餐后 30min 进行(此时胃结肠反射活跃)。①定时排便，每天晨起或餐后 30min；②限时排便，一般 5～10min，如不能较快排便，不要催促或责骂，也不要长期蹲坐，否则可引起脱肛或加重便秘；③令年长儿学会正确的排便用力方法，呼气后屏气("瓦乐萨尔瓦"动作)增加腹内压将粪便推入肛管而排便。

(5)生物反馈训练：是控制排便功能的训练方法，包括气囊生物反馈法和肌电生物反馈法，已用于学龄儿童功能性便秘和大便失禁者。生物反馈疗法对治疗功能性便秘有确切疗效，无不良反应。

(6)心理治疗：心理学相关治疗包括药物治疗、行为学治疗，这类治疗多用于病程长、症状反复发生或有心理行为障碍的难治儿童。

（李　贝）

第七节　功能性消化不良

功能性消化不良(FD)是指有持续存在或反复发作的上腹痛、腹胀、早饱、嗳气、厌食、胃灼热、泛酸、恶心及呕吐等消化功能障碍症状，经各项检查排除器质性疾病的一组小儿消化内科最常见的临床综合征。功能性消化不良的患儿主诉各异，又缺乏肯定的特异病理生理基础，因此，对这一部分患者，曾有许多命名，主要有功能性消化不良、非溃疡性消化不良(NUD)、特发性消化不良、原发性消化不良、胀气性消化不良以及上腹不适综合征等。目前国际上多采用前三种命名，而"功能性消化不良"尤为大多数学者所接受。

【流行病学】

FD 发病十分普遍，美国东北部郊区 507 名社区青少年调查发现，5%～10%的受调查者具有典型的消化不良症状。西伯利亚青少年消化不良调查表明，女性患病率为 27%，男性为 16%。意大利北部校园儿童研究表明 3.5%存在溃疡样消化不良的表现，3.7%存在动力障碍样消化不良，但本研究中未纳入 12 岁以上的青少年，所以患病率低。一项在儿科消化专科门诊进行的研究表明,4～9 岁功能性胃肠病患儿中,13.5%被诊断为消化不良,10～18 岁中有 10.2%有消化不良。

在我国此病有逐年上升的趋势,以消化不良为主诉的成人患者约占普通内科门诊的 11%、占消化专科门诊的 53%。国内儿科患者中功能性消化不良的发病率尚无规范的统计。

【病因及发病机制】

FD 的病因不明,其发病机制亦不清楚。目前认为是多种因素综合作用的结果。这些因素包括了饮食和环境、胃酸分泌、幽门螺旋杆菌感染、消化道运动功能异常、心理因素以及一些其他胃肠功能紊乱性疾病,如胃食管反流性疾病(GERD)、吞气症及肠易激综合征等。

(一)饮食与环境因素

FD 患者的症状往往与饮食有关,许多患者常常主诉一些含气饮料、咖啡、柠檬或其他水果以及油炸类食物会加重消化不良。虽然双盲法食物诱发试验对食物诱因的意义提出了质疑,但许多患儿仍在避免上述食物并平衡了膳食结构后感到症状有所减轻。

(二)胃酸

部分 FD 的患者会出现溃疡样症状,如饥饿痛,在进食后渐缓解,腹部有指点压痛,当给予制酸剂或抑酸药物症状可在短期内缓解。这些都提示这类患者的发病与胃酸有关。

然而绝大多数研究证实 FD 患者基础胃酸和最大胃酸分泌量没有增加,胃酸分泌与溃疡样症状无关,症状程度与最大胃酸分泌也无相关性。所以,胃酸在功能性消化不良发病中的作用仍需进一步研究。

(三)慢性胃炎与十二指肠炎

功能性消化不良患者中大约有 30%～50%经组织学检查证实为胃窦胃炎,欧洲不少国家将慢性胃炎视为功能性消化不良,认为慢性胃炎可能通过神经及体液因素影响胃的运动功能,也有作者认为非糜烂性十二指肠炎也属于功能性消化不良。应当指出的是,功能性消化不良症状的轻重并不与胃黏膜炎症病变相互平行。

(四)幽门螺杆菌感染

幽门螺杆菌是一种革兰阴性细菌,一般定植于胃的黏液层表面。幽门螺杆菌感染与功能性消化不良关系的研究结果差异很大,有些研究认为幽门螺杆菌感染是 FD 的病理生理因素之一,因为在成人中,功能性消化不良患者的胃黏膜内常可发现幽门螺杆菌,检出率在 40%～70%之间。但大量的研究却表明:FD 患者的幽门螺杆菌感染率并不高于正常健康人,阳性幽门螺杆菌和阴性幽门螺杆菌者的胃肠运动和胃排空功能无明显差异,且幽门螺杆菌阳性的 FD 患者经根除幽门螺杆菌治疗后其消化不良症状并不一定随之消失,进一步研究证实幽门螺杆菌特异性抗原与 FD 无相关性,甚至其特异血清型 CagA 与任何消化不良症状或任何原发性功能性上腹不适症状均无关系。目前国内学者的共识意见为幽门螺杆菌感染为慢性活动性胃炎的主要病因,有消化不良症状的幽门螺杆菌感染者可归属于 FD 范畴。

(五)胃肠运动功能障碍

许多的研究都认为 FD 其实是胃肠道功能紊乱的一种。它与其他胃肠功能紊乱性疾病有着相似的发病机制。近年来随着对胃肠功能疾病在生理学(运动-感觉)、基础学(脑-肠作用)及精神社会学等方面的进一步了解,并基于其所表现的症状及解剖位置,罗马委员会制定了新的标准,即罗马Ⅲ标准。罗马Ⅲ标准不仅包括诊断标准,亦对胃肠功能紊乱的基础生理、病理、神经支配及胃肠激素、免疫系统做了详尽的叙述,同时在治疗方面也提出了指导性意见。因此罗马Ⅲ标准是目前世界各国用于功能性胃肠疾病诊断、治疗的一个共识文件。

该标准认为:胃肠道运动在消化期与消化间期有不同的形式和特点。消化间期运动的特点则是呈现周期性移行性综合运动。空腹状态下由胃至末端回肠存在一种周期性运动形式,称为消化间期移行性综合运动(MMC)。大约在正常餐后4~6小时,这种周期性、特征性的运动起于近端胃,并缓慢传导到整个小肠。每个MMC由4个连续时相组成:Ⅰ相为运动不活跃期;Ⅱ相的特征是间断性蠕动收缩;Ⅲ相时胃发生连续性蠕动收缩,每个慢波上伴有快速发生的动作电位(峰电位),收缩环中心闭合而幽门基础压力却不高,处于开放状态,故能清除胃内残留食物;Ⅳ相是Ⅲ相结束回到Ⅰ相的恢复期。与之相对应,在Ⅲ期还伴有胃酸分泌、胰腺和胆汁分泌。在消化间期,这种特征性运动有规则的重复出现,每一周期约90分钟左右。空腹状态下,十二指肠最大收缩频率为12次/分,从十二指肠开始MMC向远端移动速度为5~10cm/min,90分钟后达末端回肠,其作用是清除肠腔内不被消化的颗粒。

消化期的运动形式比较复杂。进餐打乱了消化间期的活动,出现一种特殊的运动类型:胃窦-十二指肠协调收缩。胃底出现容受性舒张,远端胃出现不规则时相性收缩,持续数分钟后进入较稳定的运动模式,即3次/分的节律性蠕动性收缩,并与幽门括约肌的开放和十二指肠协调运动,推动食物进入十二指肠。此时小肠出现不规则、随机的收缩运动,并根据食物的大小和性质,使得这种运动模式可维持2.5~8小时。此后当食物从小肠排空后,又恢复消化间期模式。

在长期的对FD患者的研究中发现:约50%FD患者存在餐后胃排空延迟,可以是液体或(和)固体排空障碍。小儿FD中有61.53%胃排空迟缓。这可能是胃运动异常的综合表现,胃近端张力减低、胃窦运动减弱以及胃电紊乱等都可以影响胃排空功能。胃内压力测定发现,25%功能性消化不良胃窦运动功能减弱,尤其餐后明显低于健康人,甚至胃窦无收缩。儿童中,FD患儿胃窦收缩幅度明显低于健康儿。胃容量-压力关系曲线和电子恒压器检查发现患者胃近端容纳舒张功能受损,胃顺应性降低,近端胃壁张力下降。

部分FD患者有小肠运动障碍,以近端小肠为主,胃窦-十二指肠测压发现胃窦-十二指肠运动不协调,主要是十二指肠运动紊乱,约有1/3的FD存在肠易激综合征。

(六)内脏感觉异常

许多功能性消化不良的患者对生理或轻微有害刺激的感受异常或过于敏感。一些患者对灌注酸和盐水的敏感性提高;一些患者即使在使用了H_2受体拮抗剂阻断酸分泌的情况下,静脉注射五肽胃泌素仍会发生疼痛。一些研究报道,球囊在近端胃膨胀时,功能性消化不良患者的疼痛往往会加重,他们疼痛发作时球囊膨胀的水平显著低于对照组。因此,内脏感觉的异常在功能性消化不良中可能起到了一定作用。但这种感觉异常的基础尚不清楚,初步研究证实功能性消化不良患者存在两种内脏传入功能障碍,一种是不被察觉的反射传入信号,另一种为感知信号。两种异常可单独存在,也可以同时出现于同一患者。当胃肠道机械感受器感受扩张刺激后,受试者会因扩张容量的逐渐增加而产生感知、不适及疼痛,从而获得不同状态的扩张容量,功能性消化不良患者感知阈明显低于正常人,表明患者感觉过敏。

（七）心理社会因素

心理学因素是否与功能性消化不良的发病有关一直存在着争议。国内有学者曾对186名FD患者的年龄、性别、生活习惯以及文化程度等进行了解，并做了焦虑及抑郁程度的评定，结果发现FD患者以年龄偏大的女性多见，它的发生与焦虑及抑郁有较明显的关系。但目前尚无确切的证据表明功能性消化不良症状与精神异常或慢性应激有关。功能性消化不良患者重大生活应激事件的数量也不一定高于其他人群，但很可能这些患者对应激的感受程度要更高。所以作为医生，要了解患者的疾病就需要了解患者的性格特征及生活习惯等，这可能对治疗非常重要。

（八）其他胃肠功能紊乱性疾病

1.胃食管反流性疾病（GERD） 胃灼热和反流是胃食管反流的特异性症状，但是许多GERD患者并无此明显症状，有些患者主诉既有胃灼热又有消化不良。目前有许多学者已接受了以下看法：有少数GERD患者并无食管炎，许多GERD患者具有复杂的消化不良病史，而不仅是单纯胃灼热与酸反流症状。用食管24小时pH监测研究发现：约有20%的功能性消化不良患者和反流性疾病有关。最近Sandlu等报告，20例小儿厌食中，12例（60%）有胃食管反流。因此，有充分的理由认为胃食管反流性疾病和某些功能性消化不良的病例有关。

2.吞气症 许多患者常下意识地吞入过量的空气，导致腹胀、饱胀和嗳气，这种情况也常继发于应激或焦虑。对于此类患者，治疗中进行适当的行为调适往往非常有效。

3.肠易激综合征（IBS） 功能性消化不良与其他胃肠道紊乱之间常常有许多重叠。约有1/3的IBS患者有消化不良症状；功能性消化不良患者中有IBS症状的比例也近似。

【临床表现及分型】

临床症状主要包括上腹痛、腹胀、早饱、嗳气、厌食、胃灼热、泛酸、恶心和呕吐。病程多在2年内，症状可反复发作，也可在相当一段时间内无症状。可以某一症状为主，也可有多个症状的叠加。多数难以明确引起或加重病情的诱因。

1989年，美国芝加哥FD专题会议将功能性消化不良分为5个亚型：反流样消化不良、运动障碍样消化不良、溃疡样消化不良、吞气症及特发性消化不良。目前采用较多的是4型分类：①运动障碍样型；②反流样型；③溃疡样型；④非特异型。

1.运动障碍样消化不良 此型患者的表现以腹胀、早饱及嗳气为主。症状多在进食后加重。过饱时会出现腹痛、恶心，甚至呕吐。动力学检查约50%～60%患者存在胃近端和远端收缩和舒张障碍。

2.反流样消化不良 突出的表现是胸骨后痛，胃灼热，反流。内镜检查未发现食管炎，但24小时pH监测可发现部分患者有胃食管酸反流。对于无酸反流者出现此类症状，认为与食管对酸敏感性增加有关。

3.溃疡样消化不良 主要表现与十二指肠溃疡特点相同，夜间痛，饥饿痛，进食或服抗酸剂能缓解，可伴有反酸，少数患者伴胃灼热，症状呈慢性周期性。内镜检查未发现溃疡和糜烂性炎症。

4.非特异型消化不良 消化不良表现不能归入上述类型者。常合并肠易激综合征。

但是，2006年颁布的罗马Ⅲ标准对FD的诊断更加明确及细化：指经排除器质性疾病、反复发生上腹痛、烧灼感、餐后饱胀或早饱半年以上且近 3 个月有症状,成人根据主要症状的不同还将 FD 分为餐后不适综合征(PDS,表现为餐后饱胀或早饱)和腹痛综合征(EPS,表现为上腹痛或烧灼感)两个亚型

【诊断及鉴别诊断】

(一)诊断

对于功能性消化不良的诊断,首先应排除器质性消化不良。除了仔细询问病史及全面体检外,应进行以下的器械及实验室检查:①血常规;②粪隐血试验;③上消化道内镜;④肝胆胰超声;⑤肝肾功能;⑥血糖;⑦甲状腺功能;⑧胸部 X 检查。其中①~④为第一线检查,⑤~⑧为可选择性检查,多数根据第一线检查即可基本确定功能性消化不良的诊断。此外,近年来开展的胃食管 24 小时 pH 监测、超声或放射性核素胃排空检查以及胃肠道压力测定等多种胃肠道动力检查手段,在 FD 的诊断与鉴别诊断上也起到了十分重要的作用。许多原因不明的腹痛、恶心及呕吐患者往往经胃肠道压力检查找到了病因,这些检查也逐渐开始应用于儿科患者。

(二)功能性消化不良通用的诊断标准

1.慢性上腹痛、腹胀、早饱、嗳气、泛酸、胃灼热、恶心、呕吐、喂养困难等上消化道症状,持续至少 4 周。

2.内镜检查未发现胃及十二指肠溃疡、糜烂和肿瘤等器质性病变,未发现食管炎,也无上述疾病史。

3.实验室、B 超及 X 线检查排除肝、胆、胰疾病。

4.无糖尿病、结缔组织病、肾脏疾病及精神病史。

5.无腹部手术史。

(三)儿童功能性消化不良的罗马Ⅲ诊断标准

必须包括以下所有项:

1.持续或反复发作的上腹部(脐上)疼痛或不适。

2.排便后不能缓解,或症状发作与排便频率或粪便性状的改变无关(即除外肠易激综合征)。

3.无炎症性、解剖学、代谢性或肿瘤性疾病的证据可以解释患儿的症状。

诊断前至少 2 个月内,症状出现至少每周 1 次,符合上述标准。

(四)鉴别诊断

1.胃食管反流   胃食管反流性疾病功能性消化不良中的反流亚型与其鉴别困难。胃食管反流性疾病具有典型或不典型反流症状,内镜证实有不同程度的食管炎症改变,24 小时食管 pH 监测有酸反应,无内镜下食管炎表现的患者属于反流样消化不良或胃食管反流性疾病不易确定,但两者在治疗上是相同的。

2.具有溃疡样症状的器质性消化不良   包括:十二指肠溃疡、十二指肠炎、幽门管溃疡、幽门前区溃疡、糜烂性胃窦炎。在诊断功能性消化不良溃疡亚型前,必须进行内镜检查以排除以上器质性病变。

3.胃轻瘫   许多全身性的或消化道疾病均可引起胃排空功能的障碍,造成胃轻瘫。较常见的原因有糖尿病、尿毒症及结缔组织病。在诊断功能性消化不良运动障碍亚型时,应仔细排

除其他原因所致的胃轻瘫。

4.慢性难治性腹痛(CIPA)　CIPA患者70%为女性,多有身体或心理创伤史。患者常常主诉有长期腹痛(超过6个月),且腹痛弥漫,多伴有腹部以外的症状。大多数患者经过广泛的检查而结果均为阴性。这类患者多数有严重的潜在的心理疾患,包括抑郁、焦虑和躯体形态的紊乱。他们常坚持自己有严重的疾病并要求进一步检查。对这类患者应提供多种方式的心理、行为和药物联合治疗。

【预防】

并非所有的功能性消化不良的患儿均需接受药物治疗。有些患儿根据医生诊断得知无病及检查结果亦属正常后,可通过改变生活方式与调整食物种类来预防。如建立良好的生活习惯,避免心理紧张因素和刺激性食物,避免服用非甾体类消炎药。对于无法停药者应同时应用胃黏膜保护剂或 H_2 受体拮抗剂。

【治疗】

(一)一般治疗

一般说来,治疗中最重要的是在医生和患者之间建立一种牢固的治疗关系。医生应通过详细询问病史和全面细致的体格检查取得患者的信赖。经过初步检查之后,应与患者讨论鉴别诊断,包括功能性消化不良的可能。应向患者推荐合理的诊断和检查步骤,并向患者解释他们所关心的问题。经过诊断性检查之后,应告诉患者功能性消化不良的诊断,同时向他们进行宣教、消除疑虑,抑制"过分检查"的趋势,将重点从寻找症状的原因转移到帮助患者克服这些症状。

医生应该探究患者的生活应激情况,包括患者与家庭、学校、人际关系及生活环境有关的事物。改变他们的生活环境是不太可能的,应指导患者减轻应激反应的措施,如体育锻炼和良好的饮食睡眠习惯。

还应了解患者近期的饮食或用药的改变。要仔细了解可能使患者症状加重的食物和药物,并停止使用。

(二)药物治疗

对于功能性消化不良,药物治疗的效果不太令人满意。目前为止没有任何一种特效的药物可以使症状完全缓解。而且,症状的改善也可能与自然病程中症状的时轻时重有关,或者是安慰剂的作用。所以治疗的重点应放在生活习惯的改变和采取积极的克服策略上,而非一味地依赖于药物。在症状加重时,药物治疗可能会有帮助,但应尽量减少用量,只有在有明确益处时才可长期使用。

下面介绍一下治疗功能性消化不良的常用药物:

1.抗酸剂和制酸剂

(1)抗酸剂:在消化不良的治疗用药中,抗酸剂是应用最广泛的一种。在西方国家这是一种非处方药,部分患者服用抗酸剂后症状缓解,但也有报告抗酸剂与安慰剂在治疗功能性消化不良方面疗效相近。

抗酸剂(碳酸氢钠、氢氧化铝、氧化镁、三硅酸镁):在我国常用的有碳酸钙口服液、复方氢氧化铝片及胃达。这类药物对于缓解饥饿痛、反酸及胃灼热等症状有较明显效果。但药物作用时间短,须多次服用,而长期服用易引起不良反应。

(2)抑酸剂:抑酸剂主要指 H_2 受体拮抗剂和质子泵抑制剂。

H_2 受体拮抗剂治疗功能性消化不良的报道很多,药物的疗效在统计学上显著优于安慰剂。主要有西咪替丁、雷尼替丁及法莫替丁等。它们抑制胃酸的分泌,无论对溃疡亚型和反流亚型都有明显的效果。

质子泵抑制剂奥美拉唑,可抑制壁细胞 H^+-K^+-ATP 酶,抑制酸分泌作用强,持续时间长,适用于 H_2 受体拮抗剂治疗无效的患者。

2.促动力药物　根据有对照组的临床验证,现已肯定甲氧氯普胺(胃复安)、多潘立酮(吗丁啉)及西沙比利对消除功能性消化不良诸症状确有疗效。儿科多潘立酮应用较多。

(1)甲氧氯普胺:有抗中枢和外周多巴胺作用,同时兴奋 5-HT_4 受体,促进内源性乙酰胆碱释放,增加胃窦-十二指肠协调运动,促进胃排空。儿童剂量每次 0.2mg/kg,3~4 次/日,餐前 15~20 分钟服用。因不良反应较多,故临床应用逐渐减少。

(2)多潘立酮:为外周多巴胺受体阻抗剂,可促进固体和液体胃排空,抑制胃容纳舒张,协调胃窦-十二指肠运动,松弛幽门,从而缓解消化不良症状。儿童剂量每次 0.3mg/kg,3~4 次/日,餐前 15~30 分钟服用。1 岁以下儿童由于血-脑屏障功能发育尚未完全,故不宜服用。

(3)西沙比利:通过促进胃肠道肌层神经丛副交感神经节后纤维末梢乙酰胆碱的释放,增强食管下端括约肌张力,加强食管、胃、小肠和结肠的推进性运动。对胃的作用主要有增加胃窦收缩,改善胃窦-十二指肠协调运动。降低幽门时相性收缩频率,使胃电活动趋于正常,从而加速胃排空。儿童剂量每次 0.2mg/kg,3~4 次/日,餐前 15~30 分钟服用。临床研究发现该药能明显改善消化不良症状,但因心脏的副作用,故应用受到限制。

(4)红霉素:虽为抗生素,也是胃动素激动剂,可增加胃近端和远端收缩活力,促进胃推进性蠕动,加速空腹和餐后胃排空,可用于 FD 小儿。

3.胃黏膜保护剂　这类药物主要有硫糖铝、米索前列醇、恩前列素及蒙脱石散等。临床上这类药物的应用主要是由于功能性消化不良的发病可能与慢性胃炎有关,患者可能存在胃黏膜屏障功能的减弱。

4.5-HT_3 受体拮抗剂和阿片类受体激动剂这两类药物促进胃排空的作用很弱,用于治疗功能性消化不良患者的原理是调节内脏感觉阈。但此类药在儿科中尚无用药经验。

5.抗焦虑药　国内有人使用小剂量多虑平和多潘立酮结合心理疏导治疗功能性消化不良患者,发现对上腹痛及嗳气等症状有明显的缓解作用,较之不使用多虑平的患者有明显提高。因此,在对 FD 的治疗中,利用药物对心理障碍进行治疗有一定的临床意义。

(李　贝)

第八节　急性阑尾炎

急性阑尾炎为儿童常见的急腹症,但其发病率较成人低,6 岁以上占 90%,12 岁为高峰,2 岁以下少见,新生儿罕见。婴幼儿阑尾炎误诊率高,并发症多,穿孔率高达 40%。

【病因】

1.阑尾腔的梗阻　可因阑尾壁淋巴滤泡增生,纤维性增厚或瘢痕使腔隙狭窄;或肠石、异物、寄生虫(尤为蛔虫)等;胃肠功能紊乱导致阑尾的血管和肌肉痉挛性梗阻。

2.阑尾解剖因素　即腔小的盲管,容易引流不畅,以及位置异常或扭曲。

3.感染因素　小儿呼吸道感染,肠炎细菌容易通过阑尾丰富的血流进入阑尾,或细菌未被滤过而停留在丰富的淋巴组织。

【病理】

根据炎症程度,有 3 种不同病理类型:

1.单纯性或称卡他性阑尾炎　主要是粘膜水肿、充血,粘膜下层多核细胞浸润。

2.化脓性阑尾炎　粘膜及浆肌层炎症浸润、破坏,多核细胞浸润,阑尾腔内可积脓。

3.坏死性阑尾炎　阑尾壁全层广泛坏死,系膜亦明显水肿、血管栓塞。

【诊断】

(一)临床表现

1.典型病例脐周或上腹痛,呈持续性可伴阵发性加剧,约 6～12h 后转移至右下腹固定疼痛。不典型可仅有右下腹压痛和肌紧张。

2.一般腹痛后常有恶心、呕吐,而且体温上升,38℃左右。有时有稀便或腹泻,个别有便秘。

3.直肠指诊:可有直肠右侧壁敏感或触痛,阑尾穿孔形成脓肿时可扪及波动性包块。

(二)实验室检查

血常规检查 WBC 升高,中性粒细胞亦明显升高。

(三)特殊检查

B 超可以发现肿大增粗的阑尾和阑尾周围脓肿。

(四)鉴别诊断

应与肠痉挛、急性肠系膜淋巴结炎、过敏性紫癜、急性胃肠炎、肠蛔虫症、梅克尔憩室炎、右侧输尿管结石等鉴别。

【治疗】

婴幼儿阑尾壁薄,大网膜发育不完善,容易穿孔并发弥漫性腹膜炎,一旦确诊后多主张早期切除。但在下列情况下可行非手术治疗。①卡他性阑尾炎,症状轻,发病时间短,家属拒绝手术;②阑尾穿孔已久,脓肿局限且张力不高,一般情况好。目前,小儿腹腔镜阑尾切除的报告已逐渐增加,其具有手术创伤小、术后恢复快等优点。

(顾　涛)

第九节　肠蛔虫外科并发症

肠蛔虫症在学龄儿童最多见,近年来由于卫生水平提高已有下降,蛔虫寄生于小肠常可引起蛔虫性肠梗阻、肠扭转、胆道蛔虫、阑尾蛔虫等。

(一)蛔虫性肠梗阻

【病因】

1.驱虫方法或用药不当,增加了蛔虫的兴奋性后活动扭结成团。

2.寄生宿主的环境改变,发烧、呕吐、腹泻、饮食不洁、吃生冷或刺激性食物,肠功能紊乱诱发蛔虫兴奋性增强。此外,虫头部的唇齿可直接损伤肠粘膜,肠管可产生反射性痉挛,增加梗阻。

【病理】

肠梗阻致肠管扩张,毛细血管渗透性变化,水电解质失调,梗阻持久后可导致肠壁坏死、穿孔、腹膜炎,蛔虫还可经穿孔进入腹腔。

【诊断】

1.病史:腹痛,常为阵发性脐周痛。梗阻发生后可为持续性腹痛。初为反射性呕吐,频繁呕吐胃内容物,晚期可吐粪样物、咖啡样物,且可吐出蛔虫。多数便秘,少数初起有粘液便,如便血时考虑肠扭转。过去史中有时有头痛、失眠、磨牙甚至惊厥等与蛔虫毒素有关的症状。

2.体检:腹软,可扪及一或数个大小不等的条状肿块,粉团感,手指按压肿块可变形,肿块消失时无压痛。

3.血常规检查:白细胞计数轻度升高,嗜酸性细胞可增高,有时达10%以上。大便可检出蛔虫卵。

4.X线腹部平片有肠梗阻液平,肿块相应处可见条索状或斑点状卷曲的蛔虫阴影。

5.B超可见肿块处有虫体活动变化的影像。

【鉴别诊断】

应与阑尾炎肿块、肠套叠、腹腔结核相鉴别。

【治疗】

1.非手术治疗　解痉驱虫疗法。驱虫疗法可采用氧气驱虫,氧气从置入胃管注入,每岁100～150ml,速度不宜太快,总量10～20min注入;驱虫药常用枸橼酸哌嗪,160mg/(kg·d),每日≤3.2g,连续2～3d,再用温盐水低压灌肠,以利虫体排出。还可用四咪唑(驱虫净),噻吩嘧啶(驱虫灵)、噻嘧啶(抗虫灵)或中药驱虫。

2.手术治疗

(1)指征:①有腹膜刺激征;②腹腔内有游离气体;③非手术治疗无效。

(2)方法:①纵行切开健康肠壁,先取远端再取近端蛔虫,尽量取净,再横缝肠壁;位于末端回肠蛔虫可驱入结肠,术后再给驱虫药排出;②肠坏死需作切除吻合。

(3)注意事项:①取虫中不要将肠腔内容物和虫体污染腹腔;②腹腔应彻底冲洗,严防虫体遗留腹腔发生蛔虫肉芽肿。

（二）胆道蛔虫症

【病因、病理】

病因同蛔虫性肠梗阻，但可能还有 Oddi 括约肌因炎症等收缩力下降有利蛔虫侵入或低胃酸使喜碱蛔虫逆行向上有关。蛔虫进入胆道直至肝管，小肝管或肝内，个别可出现黄疸，虫卵或死虫体可作为核心形成胆道结石。

【诊断】

1.突发性阵发性钻顶样剧烈上腹疼痛。疼痛时患儿面色苍白，辗转不安，屈体捧腹，全身冷汗，疼痛可骤然停止，患儿立即安静，数十分钟后再发。疼痛时可放射至右肩。

2.呕吐胃和十二指肠内容物，含胆汁，可吐蛔虫。

3.合并胆道感染时可出现寒战、高热，有时出现黄疸。

4.腹部体检仅有右上腹深压痛，与剧烈腹痛形成明显对比。

5.血常规与蛔虫肠梗阻一致，B超胆道见虫体影像可确诊。静脉胆道造影如显示胆总管有蛔虫阴影亦可确诊。十二指肠引流液镜检有蛔虫卵可以诊断。

【治疗】

1.绝大多数可经非手术解痉、驱虫、抗感染治疗痊愈。

2.纤维胃十二指肠镜既可检查与诊断，又可夹取蛔虫，但操作困难。

3.手术：

（1）指征：①经非手术治疗1周后仍不能缓解；②有明显感染或其他合并症，如中毒症状明显、肝脓肿；③胆道内有死虫而不能排出者。

（2）方法：切开胆总管取出蛔虫后置"T"管引流。胆囊除有明显病变或已被蛔虫侵入外，一般不需切除。

（顾　涛）

第十节　慢性胃炎

慢性胃炎是指各种原因持续反复作用于胃黏膜所引起的慢性炎症。慢性胃炎发病原因尚未明了，各种饮食、药物、微生物、毒素以及胆汁反流，均可能与慢性胃炎的发病有关。近年的研究认为幽门螺杆菌的胃内感染是引起慢性胃炎最重要的因素，其产生的机制与黏膜的破坏和保护因素之间失去平衡有关。

【病因及发病机制】

1.幽门螺杆菌　自从1983年澳大利亚学者 Warren 和 Marshall 首次从慢性胃炎患者的胃黏液中分离出幽门螺杆菌以来，大量的研究表明，幽门螺杆菌与慢性胃炎密切相关。在儿童中原发性胃炎幽门螺杆菌感染率高达40%，慢性活动性胃炎高达90%以上，而正常胃黏膜几乎很难检出幽门螺杆菌。感染幽门螺杆菌后，胃部病理形态改变主要是胃窦黏膜小结节，小颗粒隆起，组织学显示淋巴细胞增多，淋巴滤泡形成，用药物将幽门螺杆菌清除后胃黏膜炎症明显改善。此外成人健康志愿者口服幽门螺杆菌证实可引发胃黏膜的慢性炎症,并出现上腹部痛、恶心及呕吐等症状;用幽门螺杆菌感染动物的动物模型也获得了成功,因此幽门螺杆菌是慢性胃炎的一个重要病因。

2.化学性药物　小儿时期经常感冒和发热,反复使用非甾体类药物如阿司匹林和吲哚美辛等,使胃黏膜内源性保护物质前列腺素 E_2 减少,胃黏膜屏障功能降低,而致胃黏膜损伤。

3.不合理的饮食习惯　食物过冷、过热、过酸、过辣、过咸,或经常暴饮暴食、饮食无规律等均可引起胃黏膜慢性炎症,食物中缺乏蛋白质及 B 族维生素也使慢性胃炎的易患性增加。

4.细菌、病毒和(或)其毒素　鼻腔、口咽部的慢性感染病灶,如扁桃腺炎、鼻旁窦炎等细菌或其毒素吞入胃内,长期慢性刺激可引起慢性胃黏膜炎症。有报道 40％ 的慢性扁桃腺炎患者其胃内有卡他性改变。急性胃炎之后胃黏膜损伤经久不愈,反复发作亦可发展为慢性胃炎。

5.十二指肠液反流　幽门括约肌功能失调时,使十二指肠液反流入胃增加。十二指肠液中含有胆汁、肠液和胰液。胆盐可减低胃黏膜屏障对氢离子的通透性,并使胃窦部 G 细胞释放胃泌素,增加胃酸分泌,氢离子通过损伤的黏膜屏障并弥散进入胃黏膜引起炎症变化、血管扩张及炎性渗出增多,使慢性胃炎持续存在。

【临床表现】

小儿慢性胃炎的症状无特异性,多数有不同程度的消化不良症状,临床表现的轻重与胃黏膜的病变程度并非一致,且病程迁延。主要表现是反复腹痛,无明显规律性,通常在进食后加重。疼痛部位不确切,多在脐周。幼儿腹痛可仅表现不安和正常进行行为改变,年长儿症状似成人,常诉上腹痛,其次有嗳气、早饱、恶心、上腹部不适及泛酸。进食硬、冷、辛辣等食物或受凉、气温下降时可引发或加重症状。部分患儿可有食欲缺乏、乏力、消瘦及头晕,伴有胃糜烂者可出现黑便。体征多不明显,压痛部位可在中上腹或脐周,范围较广泛。

【实验室检查】

1.胃酸测定　浅表性胃炎胃酸正常或偏低,萎缩性胃炎则明显降低,甚至缺酸。

2.幽门螺杆菌检测　包括胃镜下取胃黏液直接涂片染色,组织切片染色找幽门螺杆菌,幽门螺杆菌培养,尿素酶检测。其次是非侵袭法利用细菌的生物特性,特别是幽门螺杆菌的尿素酶水解尿素的能力而形成的呼气试验(^{13}C-尿素呼气)检测幽门螺杆菌。血清学幽门螺杆菌 IgG 抗体的测定,因不能提供细菌当前是否存在的依据,故不能用于目前感染的诊断,主要用于筛选或流行病学调查。以上方法中,以尿素酶法为最简便、快速,常一步完成。^{13}C-尿素呼气试验,因此法价格昂贵,临床普及受到限制。

3.其他检查　在 A 型萎缩性胃炎(胃体胃炎)血清中可出现壁细胞抗体、胃泌素抗体和内因子抗体等。多数萎缩性胃炎的血、尿胃蛋白酶原分泌减少,而浅表性胃炎多属正常。恶性贫血时血清维生素 B_{12} 水平明显减少。

【X 线钡餐检查】

X 线钡餐检查对慢性胃炎的诊断无多大帮助。依据国外资料,胃镜确诊为慢性胃炎者 X 线检查显示有胃黏膜炎症者仅 20％～25％。虽然过去多数放射学者认为,胃紧张度的障碍、蠕动的改变及空腹胃内的胃液,可作为诊断胃炎的依据,但近年胃镜检查发现,这种现象系胃动力异常而并非胃炎所致。

【胃镜检查】

胃镜检查是慢性胃炎最主要的诊断方法,并可取黏膜活体组织做病理学检查。慢性胃炎在胃镜下表现为充血、水肿,反光增强,胃小凹明显,黏膜质脆易出血;黏液增多,微小结节形成,局限或大片状伴有新鲜或陈旧性出血点及糜烂。当胃黏膜有萎缩改变时,黏膜失去正常的橘红色,色泽呈灰色,皱襞变细,黏膜变薄,黏膜下血管显露。病理组织学改变,上皮细胞变性,小凹上皮细胞增生,固有膜炎症细胞浸润,腺体萎缩,炎症细胞主要是淋巴细胞及浆细胞。

【诊断与鉴别诊断】

慢性胃炎无特殊性表现,单凭临床症状诊断较为困难,对反复腹痛与消化不良症状的患儿确诊主要依靠胃镜检查与病理组织活体检查。根据有无腺体萎缩诊断为慢性浅表性胃炎或慢性萎缩性胃炎。根据炎症程度分为轻度(炎症浸润仅限于黏液的浅表 1/3)、中度(炎症累及黏膜的浅层 1/3～2/3)及重度(炎症超过黏膜浅层 2/3 以上);若固有层内有中性粒细胞浸润则说明"活动性"。此外,常规在胃窦大弯或后壁距幽门 5cm 内取组织切片染色,快速尿素酶试验或细菌培养,或 ^{13}C-尿素呼气试验检查幽门螺杆菌,如阳性则诊断为"幽门螺杆菌相关性胃炎"。发现幽门口收缩不良,反流增多,胆汁滞留胃内,病理切片示纤维组织增生,常提示胃炎与胆汁反流有关。

鉴别诊断:在慢性胃炎发作期时,可通过胃镜、B 超、24 小时 pH 监测综合检查,排除肝、胆、胰、消化性溃疡及反流性食管炎。在胃炎发作期,应注意与胃穿孔或阑尾炎早期鉴别。

【预防】

早期去除各种诱发或加重胃炎的原因,避免精神过度紧张、疲劳与各种刺激性饮食,注意气候变化,防止受凉,积极治疗口腔及鼻咽部慢性感染灶,少用对胃黏膜有刺激的药物。

慢性胃炎尚无特殊疗法,无症状者无需治疗。

1.饮食:宜选择易消化无刺激性食物,少吃冷饮与调味品。

2.根除幽门螺杆菌:对幽门螺杆菌引起的胃炎,尤为活动性胃炎,应给予抗幽门螺杆菌治疗。

3.有腹胀、恶心、呕吐者,给予胃动力药物,如多潘立酮及西沙比利等。

4.高酸或胃炎活动期者,可给予 H_2 受体阻滞剂:西咪替丁、雷尼替丁和法莫替丁。

5.有胆汁反流者,给予胃达喜、熊去氧胆酸与胆汁酸结合及促进胆汁排空的药。

(张 鑫)

第十一节 消化性溃疡

消化性溃疡主要是指发生在胃和十二指肠的溃疡,亦可发生于与酸性胃液接触的消化道其他部位。目前认为溃疡形成由于对胃和十二指肠黏膜损害的侵袭因子(如胃酸及胃蛋白酶)与黏膜自身的防御因素(如黏膜屏障等)之间失去平衡的结果。各年龄儿童均可发病,以学龄儿多见。婴幼儿以继发性溃疡多见,学龄儿则以原发性溃疡多见。

中医称本病为"胃疡",并发消化道出血者则属"呕血""便血"范畴。主要因饮食失节,情志失调,胃气素虚而致病。

(一)西医

【诊断要点】

1.病史 新生儿多伴有可引起应激性溃疡的原发疾病,如早产、败血症、呼吸窘迫综合征等;年长儿多有饥饱失调、忧思过度等病史,或有导致溃疡的药物史;家族中可询问到溃疡病史。

2.症状 临床症状随年龄差异而各有特点。

(1)婴幼儿以反复呕吐、生长缓慢和消化道出血为主要表现。

(2)学龄前儿童,常为脐周腹痛,进食后疼痛加重,反复呕吐及消化道出血。

(3)学龄期儿童,表现为上腹部隐痛、胀痛或烧灼痛。可伴嗳气、反酸、呕吐、便秘。胃溃疡多在进食后 0.5～2 小时作痛,十二指肠溃疡在空腹时或夜间疼痛,进食后常可缓解。可突然发生消化道出血。

3.体征 并发消化道出血时可见贫血貌面容,腹部体征可见压痛主要位于剑突下及中上腹或脐周。如并发穿孔,可有明显的腹部压痛、反跳痛、腹肌紧张和腹胀。如有幽门梗阻,除腹痛外可见胃蠕动波和扩大的胃型轮廓,闻及蠕动音、拍水声。

4.检查

(1)上消化道内镜检查:是诊断溃疡病准确率最高的方法,可以直观了解溃疡病变情况,还可于内镜下进行控制活动性出血治疗。

(2)X 线钡剂检查:发现持久充盈的溃疡壁龛影是可靠的诊断依据。

(3)幽门螺杆菌检查:可通过胃黏膜组织切片培养、尿素酶试验、血清学 Hp 抗体检测、放射性核素标记尿素呼吸试验等方法检测。

【治疗原则】

1.一般治疗 无证据表明特殊膳食可促进溃疡愈合,故无需严格限制,但应避免粗糙和刺激性大的饮食,如辛辣、酸醋作料,浓茶、咖啡等。定时进食,不吃零食,睡前不加餐。生活要有规律性,睡眠充足,避免过分疲劳及精神紧张。不用非甾体类抗炎药。

2.药物治疗 胃酸不高的溃疡,宜选用胃黏膜保护药如硫糖铝、枸橼酸铋钾、蒙脱石粉、麦滋林-S 颗粒剂;而胃酸较高的溃疡应用较强的抑酸药,如 H_2 受体拮抗药、质子泵抑制药、中和胃酸的抗酸药;有 HP 感染的消化性溃疡,同时加用抗幽门螺杆菌治疗,临床常用抗生素为枸橼酸铋钾、阿莫西林、甲硝唑、克拉霉素、呋喃唑酮。目前多主张联合用药:以质子泵抑制药为中心的"三联"药物方案,即质子泵抑制药＋上述抗生素中两种,持续 1～2 周;以铋剂为中心的"三联"或"四联"药物方案,即枸橼酸铋钾 4～6 周＋2 种抗生素(阿莫西林 4 周、甲硝唑 2 周、克拉霉素 2 周、呋喃唑酮 2 周)或同时＋H_2 受体拮抗药 4～8 周。

具有以下三项或以上特征者称为难治性溃疡:多发性;复合性;溃疡直径大于 2cm;病程超过 2 年;有出血穿孔史;H_2 受体拮抗药效果不佳或停药后复发。治疗上选用抗复发治疗:①长期维持治疗。按临床情况,适当延长用药时间,小剂量巩固治疗。②选用复发率低的药物,联合、规律、合理用药。③间歇治疗。根据发作情况决定。H_2 受体拮抗药：1 年发作 1 次。疗程为 8 周；1 年 2 次，16 周；1 年 3 次以上，长期维持。用奥美拉唑疗程减半。④消除 HP。⑤去除致病因素。

急性出血时，应积极监护治疗，以防止失血性休克。应监测生命体征如血压、心率及末梢循环。禁食的同时注意补充足够血容量，如失血严重时应及时输血。应积极进行消化道局部止血(如喷药、胃镜下硬化、电凝治疗)及全身止血。

【治疗方案】

1.推荐方案　硫糖铝，每日 10～25mg/kg，4 次/d，疗程为 4～8 周；法莫替丁每日 0.9mg/kg，睡前 1 次口服，疗程为 2～4 周。

2.可选方案　枸橼酸铋钾(胶体次枸橼酸铋)，每日 6～8mg/kg，3 次/d，疗程为 4～6 周；西米替丁(甲氰咪胍)每日 10～15mg/kg，分 4 次于饭前 10～30 分钟口服，疗程为 4～8 周。

3.抗 Hp 治疗方案

(1)奥美拉唑(洛赛克)，每日 0.6～0.8mg/kg，清晨顿服，疗程 2 周；阿莫西林每日 50mg/kg，分 3 次口服，疗程 2 周；甲硝唑每日 25～30mg/kg，分 3 次口服，疗程 2 周。

(2)枸橼酸铋钾(胶体次枸橼酸铋)，每日 6～8mg/kg，3 次/d，疗程为 4～6 周；克拉霉素每日 15～30mg/kg，分 3 次口服，疗程为 2 周；呋喃唑酮每日 5～10mg/kg，分 3 次口服，疗程为 2 周；雷尼替丁每日 3～5mg/kg，每 12 小时 1 次，或睡前 1 次服，疗程为 4～8 周。

临床经验：由于溃疡在各个年龄阶段的好发部位、类型和演变过程不同，症状和体征也有所不同，诊断应根据各个年龄的溃疡发病特点给予正确判断，并同时考虑相应的鉴别诊断可能。新生儿消化性溃疡大多在生后 24～48 小时发生，以突然上消化道出血和穿孔为主要特征，重者引起腹膜炎或休克，病死率高。以消化道出血为主要表现者，应注意与以下疾病鉴别：新生儿出血症、新生儿咽血综合征、弥散性血管内凝血等。婴幼儿期(2 个月至 3 岁)消化性溃疡起病可急可缓，以急性应激性溃疡多见。急性起病表现为突发的呕血、黑粪、穿孔性腹膜炎。慢性起病表现为厌食、反复呕吐、脐周不规则疼痛、体重增长缓慢等。婴儿期的消化性溃疡需与急性坏死性肠炎和肠套叠鉴别。学龄前(3～6 岁)消化性溃疡患儿常诉腹部不适，模糊持久的饱胀、隐痛，位于上腹或定位不准而指定全腹或脐部，进食后加重。有时可伴恶心、反酸、食欲不振。十二指肠溃疡多于胃溃疡。需与腹痛性过敏性紫癜及肠道寄生虫症相鉴别。学龄期儿童消化性溃疡临床表现越来越接近成年人，主要为反复发作上腹痛或脐周痛，有时可伴嗳气、反酸、便秘，病程长的可有消瘦。亦有因突发呕血、黑粪甚至休克，或慢性贫血才查出是消化性溃疡病。应注意与腹型癫痫、急性肝炎等鉴别。西医治疗的目的是缓解和消除症状，促进溃疡愈合，防止复发，预防并发症。治疗中要做好疾病宣教工作，取得患者合作，严格按医嘱完成治疗疗程。

(二)中医

【病因病机】

中医学认为本病发病主要与饮食失节、情志失调，以及脾胃亏虚有关。

1.饮食不节　进食不规律，时而暴饮暴食，时而饥饿过度，致消化功能紊乱，食滞不化，或滋食膏粱厚味，湿热内生郁于脾胃，消化失常，胃失和降致病。

2.情志失调　患儿所欲不随,学习负担过重,忧思过度,均可致情志不畅,肝气郁结,肝失疏泄,脾胃升降失调致病。

3.脾胃亏虚　小儿脾常不足,或久病不愈,延及脾胃,或劳倦内伤,损及脾胃,或用药不当伤及脾胃。脾阳受损,寒从中生,可致虚寒胃痛;胃阴受伤,胃腑失养,可致阴虚火郁之胃痛。

【辨证论治】

本病的病理基础为脾胃运纳失常,气血瘀滞不畅,所谓不通则痛。治疗多用理气止痛之通法,对通法的运用要根据寒热虚实的不同分别施治,寒凝当散寒行气,食积者当消积导滞,气滞者当疏肝理气,血瘀者当活血化瘀,阳虚者当温阳益气,阴亏者当养阴益胃。但理气药多为辛香燥热之品,临床运用中当中病即止,以免耗气伤阴。

1.肝胃不和证

(1)主症:胃脘胀痛,痛引胸胁,胸闷嗳气,善太息,嗳气矢气后疼痛稍缓,舌淡苔薄,脉弦。

(2)治法:疏肝理气,调和肝胃。

(3)处方:越鞠丸加减。7剂,每日1剂,分2次煎服。组成:栀子6g,苍术6g,川芎3g,香附3g,山栀子6g,神曲5g,柴胡5g,白芍6g,枳壳5g,甘草3g,煅瓦楞子10g。加减:嗳气反酸者,加陈皮5g,旋覆花5g;呕吐者,加法半夏3g,生姜6g。

2.肝胃郁热证

(1)主症:胃脘灼热,痛势急促,泛酸嘈杂,口干口苦,心烦易怒,大便秘结,舌红苔黄,脉弦数。

(2)治法:清肝和胃。

(3)处方:左金丸合金铃子散加减。7剂,每日1剂,分2次煎服。组成:黄连2g,吴茱萸2g,延胡索5g,川楝子(炒)5g,栀子5g,青皮5g,浙贝母5g,蒲公英5g。加减:呕吐者,加生姜汁、竹茹各10g;便秘者,加大黄5g;呕血者,加白及6g。

3.血瘀络伤证

(1)主症:胃脘疼痛,痛有定处,痛如锥刺,食后痛甚,反复黑粪,甚至呕血,舌质紫暗,脉弦涩或细涩。

(2)治法:化瘀止痛,宁络止血。

(3)处方:失笑散合大黄黄芩黄连泻心汤。7剂,每日1剂,分2次煎服。组成:五灵脂10g,炒蒲黄10g,参三七5g,延胡索5g,大黄炭5g,黄芩5g,黄连5g。加减:便血者,加地榆炭5g;气虚者,加党参10g,白术5g;气滞者,加陈皮5g,青皮5g。

4.脾胃虚寒证

(1)主症:胃痛隐隐,泛吐清水,喜暖喜按,得食则舒,遇冷加重,神疲乏力,面色萎黄,舌淡苔白,脉沉细。

(2)治法:温中健脾。

(3)处方:黄芪建中汤合良附丸。7剂,每日1剂,分2次煎服。组成:黄芪15g,白芍5g,桂枝3g,生姜2片,大枣3枚,甘草3g,高良姜5g,香附5g,饴糖10g。加减:遇寒痛甚,四肢不温者,加干姜5g,人参10g;泛酸者,去饴糖加乌贼骨10g。

5.胃阴不足证

(1)主症:胃脘隐痛或灼痛,口燥咽干,烦热似饥,食欲减退,大便干结,舌红少津,脉细数或虚弱。

(2)治法:养阴益胃。

(3)处方:益胃汤。7剂,每日1剂,分2次煎服。组成:沙参10g,麦冬10g,玉竹10g,生地黄10g,竹叶6g,石膏10g,半夏6g,天花粉10g,扁豆10g,川楝子6g,大枣2枚。加减:有瘀滞者,加丹参10g,桃仁6g;纳差者,加陈皮6g,麦芽10g。

【中成药处方】

1.云南白药胶囊 每服0.5～1粒,2～3次/d。组成:蒲黄、白及等。功效:化瘀止血,活血止痛。主治:消化道出血。

2.健胃愈疡片 每服2～4粒,4次/d。组成:白及、白芍、柴胡、党参、甘草、青黛、延胡索、珍珠层粉。功效:疏肝健脾,解痉止痛,止血生肌。主治:肝郁脾虚、肝胃不和型消化性溃疡活动期。

3.香砂养胃丸 每服4～8丸,3次/d。组成:木香、砂仁、白术、陈皮、茯苓、半夏(制)、香附(醋制)、枳实(炒)、豆蔻(去壳)、厚朴(姜炙)、广藿香、甘草。功效:温中和胃。主治:脾胃虚寒兼有气滞的胃痛呕吐。

(三)中西医结合

【思路】

消化性溃疡根据纤维内镜所见分期,分为活动期、愈合期和瘢痕期。中医西医在各期的消化性溃疡的治疗中各有特色,临床宜分期论治,各取所长。

1.活动期西药制酸,中药疏肝止痛 活动期临床可见腹痛、厌食、恶心、呕吐及呕血黑粪等。西医主要治疗方法为抑制胃酸分泌、强化黏膜防御能力及抗HP治疗,经治疗后,常常胃痛胃胀等不适改善不明显,可以配合中药辨证施治。消化性溃疡久发胃脘刺痛或固定不移的隐痛,夜间或进食痛甚,多为久病血伤在络,胃络血凝之故,治当主用辛润活血通络,消散胃络凝瘀。络凝之初淤血常与气滞相兼,平素间歇性胃痛胀满,一遇情志不遂疼痛加剧,胀及两胁,故活血化瘀同时应注意疏肝理气,调和肝胃。临床可选用健胃愈疡片。

2.愈合期西药护胃,中药温补托疮利修复 本病经过前期治疗,反酸嘈杂消失,HP检测阴性,病情稳定之后治疗要转入促进溃疡面的愈合。西药可用柱状细胞稳定剂,中药托补之法能有效地修复损伤的胃黏膜,促进溃疡愈合。本病宜温补气血兼化瘀生肌为治。临床可选用愈疡速胶囊。

3.瘢痕期中药健脾养胃防复发疗效好 溃疡见效易而治愈难,防止复发更困难。国外西药组治愈后1年内复发率达60%～80%,国内抗复发治疗后复发率减至12%～28%。中医药抗复发具有一定优势,应当发挥其长,巩固疗效。一般在溃疡病发作期治愈或溃疡壁龛影消失后不能放弃治疗,要恒守健脾养胃法以防止复发,可用炙黄芪、太子参、白术、茯苓、薏苡仁、甘草等甘补运脾之药健脾益胃,禁用香燥之品以免损伤胃黏膜,若有口干舌红等表现者,可用山药、百合、大枣、莲子肉、乌梅之养胃阴。总之,以甘补平淡之药拨动脾胃纳运之灵机,与此同时可配合解郁、安神、抗焦虑之药,对防止复发有重要意义。

【处方】

1.处方一　西咪替丁片,0.1g/次,口服,2次/d;阿莫西林,125mg/次,口服,3次/d;枸橼酸铋钾,50mg/次,口服,3次/d;健胃愈疡片,2粒/次,4次/d。

2.处方二　麦滋林,0.5袋/次,口服,3次/d;愈疡速胶囊,2粒/次,3次/d。

愈疡速胶囊组成:三七参、白及、五倍子、黄连。

(四)注意事项

1.一般无需卧床休息,在急性发作期或伴有严重并发症如出血量较大或幽门梗阻、呕吐重、水和电解质紊乱时,可卧床休息有利于缓解症状。尽量使儿童保持心情愉快,避免精神刺激。

2.饮食一定要有规律性,每日3～4餐即可,选择柔软易于消化的食物喂养,避免进食过冷及辛辣刺激食物,忌用阿司匹林、肾上腺皮质激素等对胃黏膜有损害的药物。

(胡　英)

第十二节　消化道出血

消化道出血是指由消化道及其他系统疾病致呕血和(或)便血。临床表现视其出血量的不同而定,出血量大、速度快,可致出血性休克;若少量慢性出血,则无明显的临床症状,仅有大便潜血阳性,部分患儿可出现慢性贫血表现。根据出血部位不同分为上消化道出血和下消化道出血。

一、病因

1.消化道局部病变

(1)食管:胃食管返流和各种病因所致食管炎,门脉高压所致食管下段静脉曲张破裂,食管贲门黏膜撕裂症,食管裂孔疝等。

(2)胃和十二指肠:是消化道出血最常见的部位。各种原因所致胃溃疡或胃炎、十二指肠球炎或溃疡(大多由过量的胃酸和幽门螺杆菌感染所致),胃肿瘤等。

(3)肠:多发性息肉、肠管畸形、美克尔憩室、肠套叠,各种肠病如急性肠炎、克罗恩病(克隆病)、溃疡性结肠炎、急性坏死性小肠结肠炎、直肠息肉、痔疮、肛裂及脱肛。

2.感染性因素

各种病原微生物引起的肠道感染(如痢疾、肠伤寒、阿米巴痢疾等)。

3.全身性疾病

(1)血液系统疾病:血管异常如过敏性紫癜、遗传性出血性毛细血管扩张症,血小板异常如原发性或继发性血小板减少、血小板功能障碍,凝血因子异常如先天性或获得性凝血因子缺乏等。

(2)结缔组织病:系统性红斑狼疮,结节性多动脉炎,白塞病等。

(3)其他:食物过敏、严重肝病、尿毒症等。

二、分类

1.假性胃肠道出血

可由咽下来自鼻咽部的血液(如鼻出血时)引起。新生儿吞咽来自母亲的血液也是假性胃肠道出血的原因。进食红色食物(如甜菜根、红凝胶)或某些药物后的呕吐物可类似呕血;进食铁剂、铋剂、黑莓或菠菜后排出的大便可类似黑便。

2.真性上消化道出血

出血发生于屈氏韧带近端。常见病因包括食管炎、胃部腐蚀性病变、消化性溃疡、Mallory-Weiss综合征(严重呕吐导致食管胃连接处或略低部位一处或多处黏膜撕裂,表现为呕血或黑便)或食管静脉曲张。

3.真性下消化道出血

出血发生于屈氏韧带远端。轻微出血表现为大便带血丝或排便后出几滴血,多由肛裂或息肉引起。炎症性疾病如炎症性肠病、感染性结肠炎表现腹泻,大便中混有血液。严重出血(便血或大便中有血凝块)的病因包括炎症性肠病、美克尔憩室、溶血尿毒综合征、过敏性紫癜和感染性结肠炎。

三、临床表现

1.慢性出血

慢性、反复小量出血,可无明显临床表现,但久之可导致患儿贫血、营养不良。大便外观正常或颜色稍深,潜血实验为阳性。

2.急性出血

(1)呕血:为上消化道出血的主要表现,呕出的血液为鲜红色或咖啡色,主要取决于血在胃内停留时间,时间短则为鲜红色,反之则为咖啡色。

(2)便血:可为鲜红色、暗红色、果酱样和柏油样,主要取决于出血部位及血液在胃肠腔内停留的时间,上消化道出血或血液在肠腔停留时间长者表现为暗红色或柏油样,下消化道出血或血液在肠腔停留时间短者为红色,越近肛门出血颜色越鲜红。

(3)发热:根据原发病和出血量多少可出现不同程度发热,感染性疾病所致出血常伴高热,大量出血由于血红蛋白分解吸收常导致低热,少量出血一般不导致发热。

(4)腹痛:肠腔内积血刺激导致肠蠕动增强,引起痉挛性疼痛和腹泻。

(5)氮质血症:大量出血时,血红蛋白分解吸收引起血尿素氮增高;出血导致休克,肾血流减少,肾小球滤过率下降,休克时间过长,导致肾小管坏死等均可导致氮质血症。

(6)失血性休克:出血量低于血容量10%时,无明显症状和体征;出血量达血容量10%～20%时,出现脸色苍白,脉搏增快,肢端发凉,血压下降;达20%～25%时,出现口渴,尿少,脉搏明显增快,肢端凉,血压下降,脉压差减小;到25%～40%时,除上述症状外,出现明显休克症状;＞40%时,除一般休克表现外,还有神志不清,昏迷,无尿,血压测不出,脉压差为零。

四、实验室检查

1.血常规检查

血红蛋白、红细胞计数、红细胞压积均下降,网织红细胞增高。

2.大便常规

大便呈黑色、暗红或鲜红色,潜血试验阳性。

3.肝、肾功能检查

除原发肝病外,消化道出血时肝功能大多正常。

五、特殊检查

1.内窥镜检查

(1)胃镜检查:对食管、胃和十二指肠出血的部位、原因和严重程度均有较准确的判断。一般在消化道出血 12～48h 内进行检查,其阳性率较高,但应掌握适应证。原则上患儿休克得到纠正,生命体征稳定而诊断不确定,需要决定是否手术治疗时应尽早进行胃镜检查,以利做出正确诊断,给予及时合理的治疗,并可预防出血的复发。

(2)小肠镜检查:由于设备的限制,现在小儿小肠镜只能到达屈氏韧带前后,在一个限的范围内检查,真正意义上的小儿全小肠镜检目前尚未开展。国外在成人中试用胶囊式的电子内镜对全消化道检查,其对小肠的检查填补了传统内镜的不足,但未见用于小儿的报道。

(3)肠镜检查:对以便血为主的下消化道出血,采用结肠镜检查可较准确诊断结肠病变,并可针对病变的种类采取相应的内镜下止血治疗,如电凝、激光、微波等。

2.X 线检查

必须在患儿病情稳定、出血停止后 1～2d 进行。钡餐透视可诊断食道及胃底静脉曲张、胃、十二指肠和小肠疾病。钡灌肠透视可对直肠及结肠息肉、炎性病变、肠套叠、肿瘤和畸形做出诊断。但诊断的准确率不如内镜,而对消化道畸形的诊断价值较高。空气灌肠透视对肠套叠有诊断和复位作用。

3.造影

通过选择性血管造影可显示出血的血管,根据情况可栓塞治疗。

4.核素扫描

放射性^{99m}Tc 扫描,可用于诊断出美克尔憩室和肠重复畸形;活动性出血速度<0.1ml/min,用硫酸胶体 Tc 静脉注射能显示出血部位;活动性出血速度≥0.5ml/min,^{99m}Tc 标记红细胞扫描,能较准确标记出消化道出血的部位。

5.判断出血是否停止

如有以下情况要考虑有活动性出血:①反复呕血或鼻胃管洗出血性液体,反复排血便(红色、暗红色、黑色或柏油样便或大便潜血试验阳性);②循环衰竭经有效治疗后未得到明显改善,或好转后又恶化,中心静脉压波动稳定后又下降(<5cmH$_2$O);③红细胞计数、血红蛋白、

红细胞压积下降,网织红细胞升高;④补液扩容后,尿量正常,但血尿素氮持续增高;⑤内镜、核素扫描、血管造影等检查提示有活动性出血。

六、鉴别诊断

1.诊断中应注意的问题

(1)认定:首先认定是否属消化道出血;排除食物或药物引起血红色及黑便的原因,如动物血和其他能使大便变红的食物、炭粉、含铁剂药物、铋剂。

(2)排除消化道以外的出血原因:包括:①鉴别是呕血还是咳血;②排除口、鼻、咽部出血。

(3)估计出血量:根据上述临床表现进行判断(15min 内完成生命体征鉴定)。

(4)鉴别出血部位。

2.询问下列关键病史

(1)有关疾病史:胃食管反流病、慢性肝病、炎症性肠病、肾功能不全、先天性心脏病、免疫缺陷、凝血障碍等。

(2)近期用药史及目前用药:阿司匹林或其他非甾体类抗炎药、类固醇激素、肝毒性药物、能引起食管腐蚀性损伤药物。

(3)有关症状:剧烈呕吐或咳嗽、腹痛、发热或皮疹;出血的颜色、稠度、出血部位及出血时伴随症状。

(4)有关家族史:遗传性凝血障碍病、消化性溃疡病、炎症性肠病、毛细血管扩张病等。

3.体格检查应判断以下项目

(1)生命体征:心率加快是严重失血的敏感指征,低血压和毛细血管充盈时间延长是严重低血容量和休克的表现。

(2)皮肤:有无苍白、黄疸、淤点、紫绀、皮疹、皮肤血管损伤、肛周皮肤乳头状瘤等。

(3)鼻和咽部:有无溃疡和活动性出血。

(4)腹部:腹壁血管、脐部颜色、腹腔积液、肝大、脾大。

(5)其他:肛裂、痔等。

七、治疗

1.一般抢救措施

对严重出血或存在低血容量的患儿,要保持呼吸道通畅、维持呼吸和循环功能,予面罩给氧,建立两条通畅的静脉通道;取血查全血细胞计数、血小板计数、交叉配血、凝血酶原时间(PT)、部分凝血活酶时间(PTT)、肝功能检查,并测定电解质、尿素氮和肌酐。一次血红蛋白或血细胞压积正常不能排除严重出血。治疗可给生理盐水或乳酸盐林格液,每次 10ml/kg,静脉输入,直至患者情况稳定。如持续出血应输全血。

置留胃管,可判断出血情况、胃减压、温盐水灌洗,给凝血药物,抽出胃酸和反流入胃的物质。选择胃管时直径要尽可能大,距末端 5cm 处需留置侧孔,以温生理盐水 5ml/kg 洗胃,至少 3 次。勿使用冷盐水,可导致低体温。洗胃时胃内液体不能排空多属胃管阻塞引起,可更换胃管。

严密观察生命体征和病情变化,心电、呼吸、血压监测、血气分析、出入量记录(注意尿比重)。

补充血容量,纠正酸碱平衡失调。输液速度和种类应根据中心静脉压和每小时尿量来决定。如已出现低血容量休克,应立即输血。成人一般须维持 PCV>30%,Hb>70g/L,儿童应高于此标准,并根据病情进行成分输血。

2.饮食管理

休克、胃胀满、恶心患儿禁食;非大量出血者,应尽早进食;有呕血者,一旦呕血停止 12~24h,就可进流食;食管静脉曲张破裂者应禁食,在出血停止 2~3d 后,仅给低蛋白流食为宜。

3.药物治疗

药物治疗的目的是为减少黏膜损伤,提供细胞保护或选择性减少内脏流血。

(1)降低内脏血供:垂体后叶素主要用于食管、胃底静脉曲张破裂所致出血。静脉滴注垂体后叶素,能选择性减少 60%~70% 的内脏血供(主要使肠系膜动脉和肝动脉收缩,减少门静脉和肝动脉的血流量,从而使门脉压降低)。应用剂量为 0.002~0.005U/(kg·min),20min 后如未止血,可增加到 0.01U/(kg·min)。体表面积为 1.73m² 时,垂体后叶素使用剂量为 20U 加入 5% 葡萄糖溶液中 10min 内注入,然后按 0.2U/min 加入 5% 葡萄糖溶液维持静点。如出血持续,可每 1~2h 将剂量加倍,最大量 0.8U/min,维持 12~24h 递减。有学者推荐成人剂量为 0.1U/(min·1.73m²)增加到 0.4U/(min·1.73m²)。加压素的不良反应包括液体潴留、低钠血症、高血压、心律失常、心肌和末梢缺血。成人使用时联合硝酸甘油可减少心肌缺血的不良反应,儿童患者可使用。

生长抑素及其衍生物能选择性作用于血管平滑肌,使内脏供血降低 25%~35%,门脉血流乃至门脉压力下降;内脏血管强力收缩而不影响其他系统的血流动力学参数,也不影响循环血压和冠脉张力;对门脉高压患者,生长抑素可以抑制其胰高糖素的分泌,间接阻断血管扩张,使内脏血管收缩,血流下降。生长抑素还有其他如抑酸、抑制胃动力及黏膜保护作用。成人临床应用显示合并症明显低于垂体后叶素。

(2)止血药:肾上腺素 4~8mg 加入生理盐水 100ml 中分次口服;去甲肾上腺素 8mg 加入 100ml 冷盐水中经胃管注入胃内,保留半小时后抽出,可重复多次;16mg 去甲肾上腺素加 5% 葡萄糖溶液 500ml 于 5h 内由胃管滴入;凝血酶 200U 加生理盐水 10ml 注入胃内保留,每 6~8h 可重复 1 次.此溶液不宜超过 37℃,同时给予制酸剂,效果会更好;云南白药、三七糊等均可用于灌注达到止血效果。

立止血有凝血酶样作用及类凝血酶样作用,可用 1kU,静脉滴注或肌注,重症 6h 后可再肌注 1kU,后每日 1kU,共 2~3d。

止血敏能增加血液中血小板数量、聚积性和黏附性,促使血小板释放凝血活性物质,缩短凝血时间,加快血块收缩,增强毛细血管抵抗力,降低毛细血管通透性,减少血液渗出。

(3)抗酸剂和胃黏膜保护剂:体液和血小板诱导的止血作用只有在 pH>6 时才能发挥,故 H₂ 受体拮抗剂的应用对控制消化性溃疡出血有效。可用雷尼替丁(静脉内应用推荐剂量为

1mg/kg，每 6～8h 给药 1 次）；重症消化性溃疡出血应考虑用奥美拉唑，剂量 0.3～0.7mg/(mg·d)，静脉滴注，硫糖铝可保护胃黏膜，剂量 1～4g/d，分 4 次。

(4)内镜止血：上消化道出血可用胃镜镜下止血。食管和胃底静脉曲张破裂出血，可在胃镜引导下注入硬化剂，使曲张静脉栓塞机化，达到止血和预防再出血；亦可行曲张静脉环扎术以达到上述目的，但技术要求高。胃和十二指肠糜烂、溃疡出血，可根据病情的不同，选择不同的止血方法，如直接喷洒药物、电凝、激光、微波和钳夹止血等方法。结肠、直肠和肛管出血，可用结肠镜止血，有电凝、激光、微波和钳夹止血等方法；如息肉出血，可进行息肉切除。

4.手术治疗

(1)手术适应证：大量出血，经内科治疗仍不能止血，并严重威胁患儿生命。复发性慢性消化道出血引起的贫血不能控制。一次出血控制后且诊断明确，有潜在大出血的危险者。

(2)手术方式：主要根据不同的病因、出血的部位，选择不同的手术方式。

(3)腹腔镜治疗：国外开展腹腔镜进行腹部探察、止血成功，进行小肠重复畸形的治疗。

（吴海燕）

第十三节　溃疡性结肠炎

【病因】

病因未明，可能与自身免疫原因、感染、饮食过敏、遗传、精神因素有关。

【临床表现】

有持续或反复发作的腹泻、黏液脓血便伴腹痛、里急后重和不同程度的全身症状。病程多在 4～6 周或以上。可有关节、皮肤、眼、口和肝、胆等肠外表现。

【辅助检查】

1.结肠镜检查　病变多从直肠开始，呈连续性、弥漫性分布，表现为：①黏膜血管纹理模糊、紊乱或消失、充血、水肿、易脆、出血和脓性分泌物附着，亦常见黏膜粗糙，呈细颗粒状；②病变明显处可见弥漫性、多发性糜烂或溃疡；③缓解期患者可见结肠袋囊变浅、变钝或消失，以及假息肉和桥形黏膜等。

2.钡剂灌肠检查　①黏膜粗乱和(或)颗粒样改变；②肠管边缘呈锯齿状或毛刺样，肠壁有多发性小充盈缺损；③肠管短缩，袋囊消失呈铅管样。

3.黏膜组织学检查　活动期和缓解期的表现不同。

(1)活动期：①固有膜内有弥漫性、慢性炎性细胞和中性粒细胞、嗜酸性粒细胞浸润；②隐窝有急性炎性细胞浸润，尤其是上皮细胞间有中性粒细胞浸润和隐窝炎，甚至形成隐窝脓肿，可有脓肿溃入固有膜；③隐窝上皮增生，杯状细胞减少；④可见黏膜表层糜烂、溃疡形成和肉芽组织增生。

(2)缓解期：①中性粒细胞消失，慢性炎性细胞减少；②隐窝大小、形态不规则，排列紊乱；③腺上皮与黏膜肌层间隙增宽；④Paneth 细胞化生。

4.手术切除标本病理检查　肉眼和组织学上可见上述溃疡性结肠炎的特点。

【诊断标准】

在排除细菌性痢疾、阿米巴痢疾、慢性血吸虫病、肠结核等感染性结肠炎以及结肠克罗恩病、缺血性结肠炎、放射性结肠炎等疾病的基础上,可按下列标准诊断:①具有上述典型临床表观者为临床疑诊,安排进一步检查;②同时具备临床表现和结肠镜检查或钡剂灌肠检查中任何1项,可拟诊为本病;③如再加上黏膜组织学检查或手术切除标本病理检查的特征性表现,可以确诊;④初发病例,临床表现和结肠镜改变均不典型者,暂不诊断溃疡性结肠炎,需随访 3～6 个月,观察发作情况;⑤结肠镜检查发现的轻度慢性直乙状结肠炎不能与溃疡性结肠炎等同,应观察病情变化,认真寻找病因。

1.临床类型　可分为初发型、慢性复发型、慢性持续型和暴发型。初发型指无既往史而首次发作;暴发型指症状严重,血便每日 10 次以上,伴全身中毒症状,可伴中毒性巨结肠、肠穿孔、脓毒血症等并发症。除暴发型外,各型可相互转化。

2.严重程度　可分为轻度、中度和重度。

轻度:患者腹泻每日 4 次以下,便血轻或无,无发热、脉搏加快或贫血。红细胞沉降率(ESR)正常。

中度:介于轻度和重度之间。

重度:腹泻每日 6 次以上,伴明显黏液血便。体温＞37.5℃,脉搏＞90/min,血红蛋白＜100g/L,ESR＞30mm/h。

3.病情分期　分为活动期和缓解期。Southerland 疾病活动指数(DAI),也称 Mavo 指数,较为简单实用。慢性活动性或顽固性溃疡性结肠炎指诱导或维持缓解治疗失败,通常为糖皮质激素抵抗或依赖的病例。前者指泼尼松龙足量应用 4 周不缓解,后者指泼尼松龙减量至10mg/d 即无法控制发作或停药后 3 个月复发者。

4.病变范围　分为直肠、直乙状结肠、左半结肠(脾曲以远)、广泛结肠(脾曲以近)、全结肠。

5.肠外表现和并发症　肠外可有关节、皮肤、眼部、肝、胆等系统受累;并发症可有大出血、穿孔、中毒性巨结肠和癌变等。

【鉴别诊断】

1.急性感染性结肠炎　各种细菌感染,如痢疾杆菌、沙门菌属、直肠杆菌、耶尔森菌、空肠弯曲菌等。急性发作时发热、腹痛较明显,外周血血小板不增加,粪便检查可分离出致病菌,抗生素治疗有效,通常在 4 周内消散。

2.阿米巴肠炎　病变主要侵犯右半结肠。也可累及左半结肠,结肠溃疡较深,边缘潜行,溃疡间黏膜多属正常。粪便或结肠镜取溃疡渗出物检查可找到溶组织阿米巴滋养体或包囊。血清抗阿米巴抗体阳性。抗阿米巴治疗有效。

3.血吸虫病　有疫水接触史,常有肝、脾大,粪便检查可见血吸虫卵,孵化毛蚴阳性,急性期直肠镜检查可见黏膜黄褐色颗粒,活检黏膜压片或组织病理检查可见血吸虫卵。免疫学检查亦有助于鉴别。

4.结直肠癌　多见于中年以后,直肠指检常可触及肿块,结肠镜和 X 线钡剂灌肠检查对鉴别诊断有价值,活检可确诊。须注意溃疡性结肠炎也可引起结肠癌变。

5.肠易激综合征　粪便可有黏液,但无脓血,显微镜检查正常,结肠镜检查无器质性病变的证据。

6.其他　其他感染性肠炎(如肠结核、真菌性肠炎、出血坏死性肠炎、抗生素相关性肠炎)、缺血性结肠炎、放射性肠炎、过敏性紫癜、胶原性结肠炎、白塞病、结肠息肉病、结肠憩室炎以及人类免疫缺陷病毒(HIV)感染合并的结肠炎应与本病鉴别。此外,应特别注意因下消化道症状行结肠镜检查发现的轻度直肠、乙状结肠炎需认真检查病因,观察病情变化。

【治疗】

1.治疗原则

(1)确定溃疡性结肠炎的诊断:从国情出发,强调认真排除各种"有因可查"的结肠炎;对疑诊病例可按本病治疗,进一步随诊,但建议先不应用糖皮质激素。

(2)掌握好分级、分期、分段治疗的原则:分级指按疾病的严重度,采用不同药物和不同治疗方法。分期指疾病的活动期和缓解期,活动期以控制炎症和缓解症状为主要目标;缓解期则应继续维持缓解,预防复发。分段治疗指确定病变范围以选择不同的给药方法,远段结肠炎可采用局部治疗,广泛性结肠炎或有肠外症状者则以系统性治疗为主。溃疡性直肠炎治疗原则和方法与远段结肠炎相同,局部治疗更为重要,优于口服用药。

(3)参考病程和过去治疗情况确定治疗药物、方法和疗程,尽早控制发作,防止复发。

(4)注意并发症,以便估计预后、确定治疗终点和选择内、外科治疗办法。注意药物治疗过程中的不良反应,随时调整治疗。

(5)判断全身情况,以便评估预后和生活质量。

(6)综合性、个体化处理原则:包括营养、支持、心理和对症处理;内、外科医师共同会诊以确定内科治疗的限度和进一步处理方法。

2.内科治疗　活动期的治疗目标是尽快控制炎症,缓解症状;缓解期应继续维持治疗,预防复发。

(1)活动期的治疗

①轻度溃疡性结肠炎:可选用5-氨基水杨酸(5-ASA)制剂(艾迪莎,etisa),对于远端型(病变<25cm)局部用5-ASA;病变>25cm直至脾曲者,采用5-ASA口服合并局部联合应用。其剂量为艾迪莎20~30mg/(kg·d),分2~3次口服。

②中度溃疡性结肠炎:病变超过脾曲直至盲肠者(广泛型),5-ASA口服与局部联合应用结合激素治疗为最佳方案。5-ASA治疗2~4周后,如果对治疗无反应,应换用口服糖皮质激素泼尼松或泼尼松龙1~2mg/(kg·d)。

③重度溃疡性结肠炎:一般病变范围较广,病情发展较快,需及时处理,给药剂量要足,治疗方法如下。a.如患者尚未服用过糖皮质激素,可口服泼尼松或泼尼松龙1~2mg/(kg·d),观察7~10d,亦可直接静脉给药;已使用糖皮质激素者,应静脉滴注氢化可的松10mg/(kg·d)或甲泼尼龙1~1.5mg/(kg·d),分次静脉给予。口服糖皮质激素5mg以上、持续2个月以上者应检查骨密度。b.肠外应用广谱抗生素控制肠道继发感染,如硝基咪唑、喹诺酮类制剂、氨苄西林或头孢类抗生素等。c.应使患者卧床休息,适当输液、补充电解质,以防水、电解质平

衡紊乱。d.便血量大、血红蛋白<90g/L和持续出血不止者应考虑输血。营养不良、病情较重者可给予要素饮食,病情严重者应给予肠外营养。e.严重广泛的溃疡性结肠炎静脉应用糖皮质激素仍无效者可考虑给予环孢素2～4mg/(kg·d),静脉滴注,通常1周内即起效。由于药物的免疫抑制作用、肾毒性作用以及其他不良反应,应严格监测血药浓度。因此,从医院监测条件综合考虑,主张该方法在少数医学中心使用:对于激素依赖者,建议加用硫唑嘌呤(AZA)1.5～3mg/(kg·d)或6-巯基嘌呤(6-MP)1～1.5mg/(kg·d)。美国食品药品监督管理局(FDA)建议,患者在接受硫唑嘌呤或6-MP前应进行TPMT基因型或表型检测,但仍应监测血常规。f.上述治疗无效者考虑应用生物制剂,如英利昔单抗,初始剂量为5mg/kg,静脉滴注时间超过2h。g.如上述药物疗效不佳,应及时请内、外科医师会诊,确定结肠切除手术的时机和方式。h.慎用解痉药和止泻药,以避免诱发中毒性巨结肠。i.密切监测患者的生命体征和腹部体征变化,尽早发现和处理并发症。

(2)缓解期的治疗:除初发病例、轻症远端结肠炎患者症状完全缓解后可停药观察外,所有患者完全缓解后均应继续维持治疗。维持治疗的时间尚无定论,可能是3～5年甚至终身用药,诱导缓解后6个月内复发者也应维持治疗。糖皮质激素无维持治疗的效果,在症状缓解后应逐渐减量,过渡到用5-氨基水杨酸制剂维持治疗。维持缓解建议采用与诱导缓解相同剂量的5-ASA,除非不能耐受药物的不良反应。同时给予叶酸口服。

(3)其他治疗:对5-ASA和免疫抑制药均无效者,应考虑应用新型生物制剂,如抗肿瘤坏死因子α(TNF-α)单克隆抗体,亦可用益生菌维持治疗。中药方剂中不乏抗感染、止泻、黏膜保护、抑制免疫反应的多种药物,作为替换治疗的重要组成部分,可以辨证施治,适当选用。多种中药灌肠制剂治疗溃疡性结肠炎也有一定的疗效,但需进一步按现代医学的原理进行科学总结。治疗中应注重对患者的教育,以便提高治疗的依从性、早期识别疾病发作和定期随访。

3.外科手术治疗

(1)绝对指征:大出血、穿孔、明确或高度怀疑癌肿以及组织学检查发现重度异型增生或肿块性损害伴轻、中度异型增生。

(2)相对指征:①重度溃疡性结肠炎伴中毒性巨结肠、静脉用药无效者;②内科治疗症状顽固、体能下降、对糖皮质激素抵抗或依赖的顽固性病例,替换治疗无效者;③溃疡性结肠炎合并坏疽性脓皮病、溶血性贫血等肠外并发症者。

4.癌变的监测　对病程8～10年或以上的广泛性结肠炎、全结肠炎和病程30～40年或以上的左半结肠炎、直乙状结肠炎患者,溃疡性结肠炎合并原发性硬化性胆管炎者,应行监测性结肠镜检查。至少每2年1次,并做多部位组织活检。对组织学检查发现有异型增生者,更应密切随访,如为重度异型增生,一经确认即行手术治疗。

(柏燕东)

第十四节　克罗恩病

【病因】

病因尚未明确,可能与自身免疫、病毒感染、有毒物质刺激或过敏体质有关,亦存在遗传因素。

【临床表现】

慢性起病、反复发作的右下腹或脐周腹痛、腹泻,可伴腹部肿块、梗阻、肠瘘、肛门病变和反复口腔溃疡,以及发热、贫血、体重减轻、发育迟缓等全身症状。阳性家族史有助于诊断。

【辅助检查】

1.影像学检查　胃肠钡剂造影,必要时结合钡剂灌肠。可见多发性、跳跃性病变,呈节段性炎症伴僵硬、狭窄、裂隙状溃疡、瘘管、假息肉和鹅卵石样改变等。腹部超声、CT、MRI可显示肠壁增厚、腹腔或盆腔脓肿、包块等。

2.肠镜检查　结肠镜应达回肠末段。可见节段性、非对称性的黏膜炎症,纵行或阿弗他溃疡、鹅卵石样改变,可有肠腔狭窄和肠壁僵硬等。胶囊内镜对发现小肠病变,特别是早期损害意义重大。双气囊小肠镜更可取活检助诊。如有上消化道症状,应行胃镜检查。超声内镜有助于确定病变的范围和深度,发现腹腔内肿块或脓肿。

3.黏膜组织学检查　内镜活检最好包括炎症和非炎症区域,以确定炎症是否节段性分布。每个有病变的部位至少取2块组织,注意病变的局限或片状分布。病变部位较典型的改变有:①非干酪性肉芽肿;②阿弗他溃疡;③裂隙状溃疡;④固有膜慢性炎性细胞浸润、腺窝底部和黏膜下层淋巴细胞聚集;⑤黏膜下层增宽;⑥淋巴管扩张;⑦神经节炎;⑧隐窝结构大多正常,杯状细胞不减少等。

4.手术切除标本病理检查　可见肠管局限性病变、节段性损害、鹅卵石样外观、肠腔狭窄、肠壁僵硬等特征。除上述病变外,病变肠段镜下更可见穿壁性炎症、肠壁水肿、纤维化以及系膜脂肪包绕等改变,局部淋巴结亦可有肉芽肿形成。

【诊断标准】

在排除肠结核、阿米巴痢疾、耶尔森菌感染等慢性肠道感染和肠道淋巴瘤、憩室炎、缺血性肠炎、白塞病以及溃疡性结肠炎等基础上,可按下列标准诊断:①具备上述临床表现者可临床疑诊,安排进一步检查。②同时具备临床表现和影像学检查或肠镜检查者,临床可拟诊为本病。③如再加上黏膜组织学检查或手术切除标本病理检查,发现非干酪性肉芽肿和其他1项典型表现或无肉芽肿而具备上述3项典型组织学改变者,可以确诊,即强调临床拟诊、病理确诊。不过由于这些条件在临床上难以满足,使该诊断标准应用受限。④初发病例、临床表现和影像学检查或内镜检查以及活检难以确诊时,应随访观察3~6个月,如与肠结核混淆不清者应按肠结核做诊断性治疗4~8周,以观后效。

克罗恩病诊断成立后,诊断内容应包括临床类型、严重程度(活动性、严重度)、病变范围、肠外表现和并发症,以利全面评估病情和预后,制订治疗方案。

1.临床类型 可参考疾病的主要临床表现作出,按 2005 年蒙特利尔世界胃肠病大会克罗恩病分类中的疾病行为分型,可分为狭窄型、穿通型和非狭窄非穿通型(炎症型)。各型可有交叉或互相转化,涉及治疗方案的选择。

2.严重程度 严重度与活动性均反映克罗恩病的严重程度,常合并使用。克罗恩病的严重度可参考临床表现作出,无全身症状、腹部压痛、包块和梗阻者为轻度;明显腹痛、腹泻、全身症状和并发症为重度;介于两者之间者为中度。克罗恩病活动指数(CDAI)可正确估计病情和评价疗效(表 7-3)。

表 7-3 简化克罗恩病活动指数计算法

临床表现	0 分	1 分	2 分	3 分	4 分
一般情况	良好	稍差	差	不良	极差
腹痛		无	轻	中	重
腹泻(稀便每天 1 次记 1 分)					
腹部肿块		无	可疑	确定	伴触痛
并发症(关节痛、虹膜炎、结节性红斑、坏疽性脓皮病、阿弗他溃疡、裂沟、新瘘管和脓肿等)(每种症状记 1 分)					

≤4 分为缓解;5~8 分为中度活动期;≥9 分为重度活动期

3.病变范围 病变部位和范围参考影像学检查和内镜检查结果确定,可分为小肠型、结肠型、回结肠型。此外,如消化道其他部分受累,亦应注明,受累范围>100cm 者属广泛性。

4.肠外表现和并发症 肠外表现可有口、眼、关节、皮肤、泌尿以及肝、胆等系统受累;并发症可有肠梗阻、瘘管、炎性包块或脓肿、出血、肠穿孔等。

【鉴别诊断】

1.肠结核 诊断克罗恩病应首先排除肠结核。肠结核患者既往或现有肠外结核史,临床表现少有肠瘘、腹腔脓肿和肛门病变;内镜检查病变节段性不明显,溃疡多为横行,浅表且不规则。组织病理学检查对鉴别诊断最有价值,肠壁和肠系膜淋巴结内大而致密的、融合的干酪样肉芽肿和抗酸杆菌染色阳性是肠结核的特征。不能除外肠结核时应行抗结核治疗。亦可做结核菌培养、血清抗体检测或采用结核特异性引物行聚合酶链反应(PCR)检测组织中结核杆菌 DNA。

2.白塞病 推荐应用白塞病国际研究组的诊断标准:①反复发生口腔溃疡,过去 12 个月内发病不少于 3 次;②反复发生生殖器溃疡;③眼病;④皮肤病变;⑤皮肤针刺试验阳性(无菌穿刺针刺入患者前臂,24~48h 出现直径>2mm 的无菌性红斑性结节或脓疱)。确诊需有①加其他任意 2 项特征。

3.其他需鉴别的疾病 包括缺血性结肠炎、显微镜下结肠炎、放射性肠炎、转流性肠炎、药物性肠病(如 NSAIDs)、嗜酸细胞性肠炎、恶性淋巴瘤和癌等。对于一些难以与克罗恩病鉴别的疾病,应密切随访观察。

4.溃疡性结肠炎与克罗恩病的鉴别 根据临床表现、内镜检查和组织学特征不难鉴别溃疡性结肠炎和克罗恩病。临床上前者为结肠性腹泻,常呈血性,口腔溃疡与腹部肿块少见;后者腹泻表现不定,常有腹痛和营养障碍,口腔溃疡、腹部肿块和肛门病变常见。内镜和影像学检查,前者为直肠受累,弥漫性、浅表性结肠炎症;后者以回肠或右半结肠多见,病变呈节段性、穿壁性、非对称性,典型者可见鹅卵石样改变、纵行溃疡和裂沟等。组织学上,前者为弥漫性黏膜或黏膜下炎症,伴浅层糜烂、溃疡;后者为黏膜下肉芽肿性炎症,呈节段性分布或灶性隐窝结构改变,近端结肠偏重等特征。对于结肠炎症性肠病一时难以区分溃疡性结肠炎与克罗恩病者,临床上可诊断为IBD类型待定(IBDU),观察病情变化。未定型结肠炎(IC)常为病理检查未能确诊时使用。抗中性粒细胞胞质抗体(ANCA)和酿酒酵母菌抗体(ASCA)检测有助于两者的鉴别。

【治疗】

1.治疗原则

(1)克罗恩病治疗目标与溃疡性结肠炎相同,为诱导和维持缓解,防治并发症,改善患者的生活质量。

(2)在活动期,诱导缓解治疗方案的选择主要依据疾病的活动性、严重度、病变部位以及治疗的反应和耐受性而决定。在缓解期必须维持治疗,防止复发。出现并发症应及时以相应的治疗。

(3)与溃疡性结肠炎相比,克罗恩病有如下特点:①疾病严重程度与活动性判断不如溃疡性结肠炎明确;②临床缓解与肠道病变恢复常不一致;③治疗效果不如溃疡性结肠炎;④疾病过程中病情复杂多变。因此,必须更重视病情的观察和分析,更强调个体化的治疗原则。

(4)尽管相当部分的克罗恩病患者最终难免手术治疗,但术后复发率高,因此克罗恩病的基本治疗仍是内科治疗。应在治疗过程中慎重评估手术的价值和风险以及手术范围,以求在最合适的时间施行最有效的手术。

(5)所有克罗恩病患者必须戒烟,并注意包括营养支持、对症和心理治疗的综合应用。

(6)对重症患者均应采用营养支持治疗,可酌情给予要素饮食或完全肠外营养,以助诱导缓解。

2.内科治疗　克罗恩病治疗原则与溃疡性结肠炎相似,治疗方案略有不同。氨基水杨酸类药物应视病变部位选择,作用逊于溃疡性结肠炎,免疫抑制药、抗生素和生物制剂使用较为普遍。

(1)活动期的治疗

①回结肠型克罗恩病:a.轻度。口服足量的柳氮磺吡啶(SASP)或5-ASA作为初始治疗,艾迪莎20～30mg/(kg·d),分2～3次口服。有条件者口服布地奈德9mg/d,则疗效更佳。b.中度。糖皮质激素作为初始治疗,也可用布地奈德。合并感染时加用抗生素,如甲硝唑15mg/(kg·d),分2次服用。不推荐应用5-ASA。c.重度。首先使用糖皮质激素,口服泼尼松或泼尼松龙1～2mg/(kg·d),观察7～10d,亦可直接静脉给药,静脉滴注氢化可的松10mg/(kg·d)或甲泼尼龙1～1.5mg/(kg·d),分次静脉给予。口服糖皮质激素5mg以上,持续2个月以上者应检查骨密度。对于激素依赖者,建议加用硫唑嘌呤(AZA)1.5～3mg/(kg·d)或6-巯基嘌呤(6-MP)1～1.5mg/(kg·d)。美国食品药品监督管理局(FDA)建议,患者

在接受硫唑嘌呤或 6-MP 前应进行 TPMT 基因型或表型检测,但仍应监测血常规。上述药物治疗无效或不能耐受者应对手术治疗进行评估,或有条件的可使用生物制剂,如英夫利昔,每次 5mg/kg。初始治疗有效但之后无效的,可考虑本品 10mg/kg。

②结肠型克罗恩病:a.轻、中度,可选用 5-ASA 或柳氮磺吡啶。可在治疗开始即使用糖皮质激素。远段病变可辅以局部治疗,药物和剂量同回结肠型克罗恩病。b.重度,药物选择同重度回结肠型克罗恩病。

③小肠型克罗恩病:a.轻度,回肠病变可用足量的 5-ASA 控释剂;广泛性小肠克罗恩病,营养治疗作为主要治疗方法。b.中、重度,使用糖皮质激素(最好是布地奈德)和抗生素,推荐加用 AZA 或 6-MP,不能耐受者可改为甲氨蝶呤(MTX)17mg/m² 。营养支持治疗则作为重要辅助治疗措施。如上述治疗无效,则考虑应用英夫利昔或手术治疗。

④其他:累及胃、十二指肠者治疗与小肠型克罗恩病相同,可加用质子泵抑制药;肛门病变,如肛瘘时抗生素为第一线治疗。AZA、6-MP、英夫利昔对活动性病变有疗效,或加用脓肿引流、皮下置管等;其他部位瘘管形成者治疗与上述中、重度的诱导缓解方案相同,亦可考虑应用英夫利昔和手术治疗,具体方案需因人而异。

(2)缓解期的治疗:强调戒烟。首次药物治疗取得缓解者,可用 5-ASA 维持缓解。药物剂量与诱导缓解的剂量相同。反复频繁复发和(或)病情严重者,在使用糖皮质激素诱导缓解时,应加用 AZA 或 6-MP,并在取得缓解后继续以 AZA 或 6-MP 维持缓解,不能耐受者改用小剂量 MTX;使用英夫利昔诱导缓解者推荐继续定期使用以维持缓解。但最好与其他药物(如免疫抑制药)联合使用。上述维持缓解治疗用药时间与溃疡性结肠炎相同,一般为 3~5 年甚至更长。

(3)其他治疗:基于发病机制研究的进展,有多种免疫抑制药物,特别是新型生物制剂可供选择。亦可用益生菌维持治疗。中药方剂中不乏抗感染、止泻、黏膜保护、抑制免疫反应的多种药物,作为替换治疗,可辨证施治,适当选用。应注重对患者的教育,以提高治疗的依从性、早期识别疾病发作和定期随访。

3.手术治疗和术后复发的预防

(1)手术指征:手术治疗是克罗恩病治疗的最后选择,适用于积极内科治疗无效而病情危及生命或严重影响生存质量者,以及有并发症(穿孔、梗阻、腹腔脓肿等)需外科治疗者。

(2)术后复发的预防:克罗恩病病变肠道切除术后的复发率相当高。患者术后原则上均应用药预防复发。一般选用 5-ASA。硝基咪唑类抗生素治疗克罗恩病有效,但长期使用不良反应多。AZA 或 6-MP 在易于复发的高危患者中考虑使用。预防用药推荐在术后 2 周开始,持续时间不少于 2 年。

4.癌变的监测　小肠克罗恩病炎症部位可能并发癌肿,但不发生于结肠,应重点监测小肠。结肠克罗恩病癌变危险性与溃疡性结肠炎相近,检测方法相同。

(赵雪莲)

儿科疾病临床诊治与进展

（下）

胡　英等◎编著

吉林科学技术出版社

第十五节　细菌性肝脓肿

肝脏受到感染后,因未及时正确处理而形成肝脓肿。常见有细菌性和阿米巴性两种,儿童期多发于5岁以下,临床表现有发热、肝区疼痛和肝大。近年来因有各类新型有效抗生素的应用,细菌性肝脓肿发生率明显降低。

【病因和病理】

在多数病例中,最常见的需氧微生物包括大肠埃希菌、金黄色葡萄球菌、克雷白杆菌和肠球菌。最常见的厌氧菌是类杆菌。厌氧链球菌和梭形杆菌属。

细菌侵入肝脏的途径有以下几种:①经门静脉系统,这是细菌侵入的主要途径。消化道化脓性病变如化脓性阑尾炎、梅克尔憩室炎、菌痢等。新生儿脐炎患儿也可通过脐静脉-门静脉途径引起肝脓肿。②经肝动脉系统,全身各部的化脓性病灶,如疖肿、骨髓炎、败血症均可经血液循环导致肝脓肿。③经胆道系统,小儿可因胆道系病变而继发胆道感染、化脓性胆管炎,如感染不能控制,细菌可逆行播散,形成肝脓肿。④因肝脏外伤、肝脏肿瘤继发感染或腹腔手术后感染腹膜炎等也可出现肝脓肿。

细菌性肝脓肿的部位主要在肝脏右叶,约占总病例的80%。多发脓肿较单发脓肿多见,大脓肿往往是由许多多发性小脓肿破溃融合而成。大体观与正常的相比,肝脓肿呈黄色,被褐色的肝实质包围。肝脏通常肿大,在腔内充满脓液的部位,触之有波动。受累的肝包膜有炎症反应,肝脏经常与邻近的脏器或膈肌粘连。但小的深藏肝实质的脓肿少有这种表现。

【临床表现】

主要症状是寒战、高热、肝区疼痛和肝大。起病较急,体温常可高达39～40℃,多表现为弛张热,伴有大量出汗、恶心、呕吐、食欲缺乏和周身乏力。肝区钝痛或胀痛多属持续性,有的可伴右肩牵涉痛,右下胸及肝区叩击痛,肿大的肝有压痛;如脓肿在肝前下缘比较表浅部位时,可伴有右上腹肌紧张和局部明显触痛。严重时或并发于胆道梗阻者,可出现黄疸。

【诊断和鉴别诊断】

细菌性肝脓肿常常因其临床症状无特异性而不易在早期做出诊断,应根据临床表现及B超、CT等影像学检查全面考虑。

化验检查白细胞计数增高,X线胸腹部透视:右叶脓肿可使右膈肌升高,运动受限;肝阴影增大有时出现右侧反应性胸膜炎或胸腔积液。B型超声检查其阳性诊断率可达96%以上,为确定脓肿穿刺点或手术引流进路提供了方便,可作为首选的检查方法。穿刺脓液除做细菌涂片检查和培养外,应作抗生素敏感试验,以便选择有效抗菌药物。CT检查的阳性率也在90%以上。

肝右叶脓肿可穿破而形成膈下脓肿,也可向右胸穿破,左叶脓肿则偶可穿入心包;脓肿如向腹腔穿破,则发生急性腹膜炎。少数情况下,胆管性肝脓肿穿破血管壁,引起大量出血,从胆道排出。在临床上表现为上消化道出血。

在细菌性和阿米巴性肝脓肿早期,由于其症状、体征、放射学特征相似,而难以鉴别。其他要鉴别的疾病有:肝包虫病和先天性肝囊肿合并感染、膈下脓肿、右侧肾周围脓肿、右侧脓胸等。

1.阿米巴性肝脓肿　见细菌性与阿米巴性肝脓肿的鉴别表(表7-4)。

表 7-4　细菌性肝脓肿与阿米巴性肝脓肿的鉴别

	细菌性肝脓肿	阿米巴性肝脓肿
病史	继发于胆道感染或其他化脓性疾病	继发于阿米巴痢疾后
症状	病情急骤严重,全身脓毒症症状明显,有寒战、高热	起病较缓慢,病程较长,可有高热,或不规则发热、盗汗
血液化验	白细胞计数及中性粒细胞可明显增加。血液细菌培养可阳性	白细胞计数可增加,如无继发细菌感染,血液细菌培养阴性。血清学阿米巴抗体检测阳性
粪便检查	无特殊发现	部分患者可找到阿米巴滋养体或结肠溃疡面(乙状结肠镜检)黏液或刮取涂片可找到阿米巴滋养体或包囊
脓液	多为黄白色脓液,涂片和培养可发现细菌	大多为棕褐色脓液,无臭味,镜检有时可找到阿米巴滋养体。若无混合感染,涂片和培养无细菌抗阿米巴药物治疗有好转
诊断性治疗	抗阿米巴药物治疗无效	抗阿米巴药物治疗有好转
脓肿	较小,常为多发性	较大,多为单发,多见于肝右叶

2.膈下脓肿　两者可同时存在,但膈下脓肿大多数发生在手术后或消化道穿孔之后,可表现明显的全身症状,高热、乏力、厌食、消瘦等。局部症状以右季肋部疼痛为明显,向右肩部放射。X线透视可见患侧膈肌升高,随呼吸活动度受限或消失、肋膈角模糊、积液。B超或CT检查对膈下脓肿的诊断及鉴别诊断有重要意义。

3.肝包虫病　又称肝棘球蚴病,是囊状幼虫寄生在肝脏。诊断主要根据棘球蚴病的流行病区,有无密切接触史,病程缓慢,肝区呈囊性肿大,血中嗜酸性粒细胞增高。包虫囊液皮内试验阳性,补体结合试验阳性。

【治疗】

1.非手术治疗　脓肿尚未形成或多发性小脓肿,应非手术治疗。使用大剂量的有效抗生素和全身支持治疗,以控制炎症,促使脓肿吸收自愈。在未确定致病菌之前,可先用广谱抗生素,待细菌培养及抗生素敏感试验结果,再决定调整抗菌药物。在应用大剂量抗生素的同时,应积极补液,纠正水与电解质紊乱,给予维生素,必要时可反复多次输入小剂量新鲜血液和血浆,或采用静脉高营养,改善肝功能和增强机体抵抗力。

单个较大的化脓性肝脓肿可在B超引导下穿刺吸脓,尽可能吸尽脓液后注入抗生素至脓腔内。

经皮穿刺肝脓肿置管引流可适用于直径＞5cm单发性脓肿,如为多发性脓肿,可将较大的脓肿引流。适宜B超显示液性暗区明显,穿刺脓液稀薄患者。经皮穿刺脓肿置管引流应注意:对婴幼儿在穿刺前应给予镇静剂,注意定位要准确,选择脓肿最浅表部位,可避免损伤大血管和胆管。引流管内径不宜太细,以 3mm 为宜,并定时用抗生素溶液冲洗引流管,保持其通畅。引流管应固定,最好与皮肤缝合,防止脱出。拔管时间不宜过早,一般在无脓液引流后 3 天或 B 超显示脓肿<1cm 时才能拔除。

2.手术治疗

(1)脓肿切开引流术:对于估计有穿破可能或已穿破的较大脓肿,在应用抗生素治疗的同时,应积极进行脓肿切开引流术。脓液黏稠,脓液呈蜂窝状,置管引流失败的患儿也应及时行脓肿切开引流。现在多采用经腹腔切开引流术。

(2)肝叶切除术:对于慢性厚壁肝脓肿和脓肿切开引流后脓肿壁不塌陷,留有死腔或窦道长期流脓不愈,以及肝叶多发性脓肿且该肝叶已严重破坏,失去正常功能者,可行肝叶切除术。急诊肝叶切除术,因有使炎症扩散的危险,一般不宜施行。

附:阿米巴性肝脓肿

在细菌性肝脓肿一节鉴别诊断中已提到阿米巴性肝脓肿,阿米巴性肝脓肿是肠道阿米巴感染的并发症。阿米巴原虫从结肠溃疡侵入门静脉所属分支而进入肝内。阿米巴性肝脓肿绝大多数是单发的,主要应与细菌性肝脓肿鉴别。

阿米巴性肝脓肿首先应考虑非手术治疗,以抗阿米巴药物(甲硝唑、氯喹、依米丁)治疗和必要时反复穿刺吸脓以及支持疗法为主。儿童患阿米巴性肝脓肿,甲硝唑应用剂量为每日 35~50mg/kg,分次日服,连服 10 天。依米丁和脱氧依米丁可能有心脏毒性,但在甲硝唑治疗无效时,可以服用。

手术治疗

1.经皮肝穿刺脓肿置管闭式引流术 适应于病情较重、脓肿较大,有穿破危险者,或经抗阿米巴治疗,同时行多次穿刺吸脓,而脓腔未见缩小者。应在严格无菌操作下,行套管针穿刺置管闭式引流术。

2.切开引流 适应于:①经抗阿米巴治疗及穿刺吸脓,而脓肿未见缩小,高热不退者;②脓肿伴继发细菌感染,经综合治疗不能控制者;③脓肿已穿破入胸腹腔或邻近器官;④脓肿位于左外叶,有穿破入心包的危险,穿刺抽脓又易误伤腹腔脏器或污染腹腔者。

(顾 涛)

第十六节 门静脉高压症

门静脉高压症是由于门静脉系统压力持续性增高所引起的一组临床综合征。主要表现为胃底食管静脉曲张伴消化道出血、腹水和脾大合并脾功能亢进。

【门静脉系统的解剖概要】

1.肝是身体里唯一享受双重血液供应(门静脉和肝动脉)的器官。门静脉主干是由肠系膜上静脉和脾静脉汇合而成,后者又收集肠系膜下静脉的血液。门静脉主干在肝门处分为左、右二支,分别进入左、右半肝,逐渐分支,其小分支和肝动脉小分支的血流汇合于肝小叶内的肝窦,然后流入肝小叶的中央静脉,再经肝静脉流入下腔静脉。门静脉无瓣膜,其压力通过流入血量和流出阻力形成。门静脉系位于两个毛细血管网之间：一端是胃、肠、脾、胰的毛细血管网，另一端是肝小叶内的肝窦(肝的毛细血管网)。门静脉和肝动脉之间关系密切，当门静脉血流增加，肝动脉血流就减少，如门静脉血流减少，肝动脉血流即增加。把这种关系称做肝动脉缓冲反应，当门静脉入肝血流量发生变化时，肝动脉调节血流量以维持肝窦内血液灌注的相对稳定。

2.门静脉系与腔静脉系之间存在有四个交通支。

(1)胃底、食管下段交通支：门静脉血流经胃冠状静脉、胃短静脉，通过食管胃底静脉与奇静脉、半奇静脉的分支吻合，流入上腔静脉。

(2)直肠下端、肛管交通支：门静脉血流经肠系膜下静脉、直肠上静脉与直肠下静脉、肛管静脉吻合，流入下腔静脉。

(3)前腹壁交通支：门静脉(左支)的血流经脐旁静脉与腹上深静脉、腹下深静脉吻合，分别流入上、下腔静脉。

(4)腹膜后交通支：在腹膜后，有许多肠系膜上、下静脉分支与下腔静脉分支相互吻合。

【病因】

按阻力增加的部位，可将门静脉高压症分为肝前、肝内和肝后三型。儿童期新生儿胆道闭锁是肝内型主要原因之一，另一种先天性肝纤维化病，属少见肝病。儿童其他罕见肝内型还有 α_1 抗胰蛋白酶缺乏症，局灶胆管硬化，慢性活动性肝病和放疗、化疗后并发症。

肝前型门静脉高压症的常见病因是肝外门静脉血栓形成(脐炎、腹腔内感染如急性阑尾炎和胰腺炎、创伤等)、先天性畸形(闭锁、狭窄或海绵样变等)和外在压迫(转移癌、胰腺炎等)。儿童门静脉栓塞往往与围生期脐炎有关。还有门静脉海绵样病变在儿童门脉高压中常遇见，可以是先天性门静脉系统发育异常引起，也可以继发于各种原因，如新生儿脐炎、腹膜炎、严重脱水、败血症、脐静脉插管换血等造成，但仍近一半患儿无明显原因。

肝后型门静脉高压症亦称为肝上型门静脉高压症，有布-加综合征、严重右心衰和缩窄性心包炎等。布-加综合征因血栓形成、纤维化、腔内隔膜或肿瘤而致肝静脉或肝上的下静脉阻塞，除引起门静脉高压外，肝脏充血，肝功能受损。高凝状态、红细胞增多症、系统性红斑狼疮、服用避孕药和恶性肿瘤化疗药物也可能是其诱因。

【临床表现】

发生门静脉高压症后首先导致门静脉主干和属支迂曲、扩张，侧支循环开放食管和胃底静脉曲张；脾脏发生脾窦扩张，纤维组织增生，继而充血性脾大，脾功能亢进，毛细血管床的滤过压增加，低蛋白血症促使腹水形成。

1.消化道出血　由食管曲张静脉破裂所致，是门静脉高压症最常见、最严重的并发症。出血常突然发生，表现为大量呕血，有时出血较隐匿，以黑粪为首发症状。在扩张的交通支中最有临床意义的是在食管下段、胃底形成的曲张静脉。

2.脾大、脾功能亢进　门静脉血流受阻后，首先出现充血性脾大。门静脉高压症时可见脾窦扩张、脾内纤维组织增生、单核-吞噬细胞增生和吞噬红细胞现象。临床上除有脾大外，还有外周血细胞减少，最常见的是白细胞和血小板减少，称为脾功能亢进。

患儿多出现贫血、血小板明显减少时会发生皮肤淤斑，鼻出血、齿龈出血等出血倾向；在临床上近 1/4 门脉高压患儿因腹部脾大就医。

3.腹水 门静脉压力升高,使门静脉系统毛细血管床的滤过压增加,同时肝硬化引起的低蛋白血症,血浆胶体渗透压下降及淋巴液生成增加,促使液体从肝表面、肠浆膜面漏入腹腔而形成腹水。门静脉高压症时虽然静脉内血流量增加,但中心血流量却是降低的,继发刺激醛固酮分泌过多,导致钠、水潴留而加剧腹水形成。

约 20% 的门静脉高压症患者并发门静脉高压性胃病,胃黏膜微循环发生障碍,导致胃黏膜防御屏障的破坏所致。

【诊断】

根据病史和三个主要临床表现:脾大和脾功能亢进、呕血或黑便、腹水,一般诊断并不困难。当急性大出血时,应与胃、十二指肠溃疡大出血等鉴别。但由于个体反应的差异和病程的不同,实验室检查和其他辅助检查有助于确定诊断。

1.血常规与肝功能检查:脾功能亢进时,血细胞计数减少,以白细胞计数和血小板计数最为明显。如有出血、营养不良、溶血或骨髓抑制等则可以引起贫血。血生化检测中以肝功能检查为重要,常反映为血浆白蛋白降低而球蛋白增高,白、球蛋白比例倒置。由于许多凝血因子在肝合成,加上慢性肝病患者有原发性纤维蛋白溶解,所以凝血酶原时间可以延长。天冬氨酸转氨酶和丙氨酸转氨酶超过正常值的 3 倍,表示有明显肝细胞坏死。碱性磷酸酶和 γ-谷氨酰转肽酶显著升高,表示有淤胆。在没有输血因素影响的情况下,血清总胆红素超过 $51\mu mol/L$($3mg/dl$),血浆清蛋白低于 $30g/L$,说明肝功严重失代偿。还应作乙型肝炎病原免疫学和甲胎蛋白检查。

2.腹部超声检查可以显示腹水、肝密度及质地异常、门静脉扩张。多普勒超声可以显示血管开放情况,测定血流量,但对于肠系膜上静脉和脾静脉的诊断精确性稍差。

3.食管吞钡 X 线检查:在食管为钡剂充盈时,曲张的静脉使食管的轮廓呈虫蚀状改变;排空时,曲张的静脉表现为蚯蚓样或串珠状负影,但这在内镜检查时更为明显。

4.腹腔动脉造影的静脉相或直接肝静脉造影,可以使门静脉系统和肝静脉显影,了解静脉受阻部位和侧支循环回流情况,可为外科处理中分流术式的选择作参考。

5.内镜检查:可观察食管、胃静脉的曲张程度,通过内镜还可测定食管曲张静脉压力,门静脉高压症患者发生上消化道出血时,内镜可查明出血的部位。

近年,逐步开展磁共振血管成像技术,以及 CT、经腹腔镜肝活检、经皮肝穿刺活检等技术,在诊断和治疗门静脉高压症患儿中有重要检查价值。

【治疗】

外科治疗门静脉高压症,主要是针对门静脉高压症的并发症进行治疗。

对有食管胃底静脉曲张但没有出血的患者,不宜做预防性手术,重点是内科的护肝治疗。当发生出血时,外科治疗的主要目的在于紧急制止食管胃底曲张静脉破裂所致的大出血,而决定食管胃底曲张静脉破裂出血的治疗方案,要依据门静脉高压症的病因、肝功能储备、门静脉系统主要血管的可利用情况和医师的操作技能及经验。评价肝功能储备,可预测手术的后果和非手术患者的长期预后。目前常用 Child 肝功能分级来评价肝功能储备。Child A 级、B 级和 C 级患者的手术死亡率分别为 0～5%、10%～15% 和超过 25%。

表 7-5　Child 肝功能分级

	A	B	C
血清胆红素(μmol/L)	34.2	34.2~51.3	>51.3
血浆清蛋白(g/L)	>35	30~35	<30
腹水	无	易控制	难控制
肝性脑病	无	轻	重、昏迷
营养状态	优	良	差、消耗性

1.非手术治疗

(1)支持疗法:包括维护血循环、保持呼吸通畅和保护肝功能三方面,以维持患儿的稳定。保持安静,绝对卧床、尽量少搬动患儿。立即建立静脉输液通路、吸氧和生命体征的监测。保持呼吸道通畅,避免呕吐物堵塞气道。留置胃管、导尿管,禁食,补液输血防止休克。患儿生命体征稳定以后,可考虑进行胃镜检查。

(2)食管静脉曲张破裂出血的药物治疗:目的在于通过减少门静脉的血流量以达到降低门静脉压力。现常用药物为加压素,其可引起广泛的血管收缩,尤其对肝、脾和胃肠道血管床的小静脉、小动脉及微血管有明显的收缩作用,使门静脉的血流减少,从而降低门静脉压力。儿童的剂量和用法是,首剂 0.3U/kg,溶于葡萄糖溶液或 0.9% NaCl 溶液内,经 20 分钟静脉滴注;随之以 0.3U/(kg·h)的速度,持续静脉滴注。另一种类似合成药物特利加压素三甘氨酸-赖氨酸-加压素,结构和药理作用与加压素类似,但不良反应较轻。儿童的推荐用法是,首剂 0.04mg/kg。缓慢静脉注射>1 分钟,维持量为 0.02~0.04mg/kg,每 4 小时静脉缓注 1 次,持续使用 24~36 小时,直至出血得到控制。近十年来也推荐生长抑素(施他宁),奥曲肽(善得定)等药物,但儿童病例中经验较少。

(3)气囊填塞:在急性出血期用三腔气囊管压迫止血是一种迅速有效的止血方法,原理是利用充气的气囊分别压迫胃底和食管下段的曲张静脉,以达到止血目的。通常用于对血管加压素或内镜治疗食管胃底静脉曲张出血无效的患者。

(4)内镜治疗:经纤维内镜将硬化剂(国内多选用鱼肝油酸钠)直接注射到曲张静脉腔内,使曲张静脉闭塞,其黏膜下组织硬化,以治疗食管静脉曲张出血和预防再出血。并发症是食管溃疡、狭窄或穿孔。

(5)经颈静脉肝内门体分流(TIPS)TIPS 系影像学 CT 和 B 超监视下新的介入治疗技术。通过经皮颈静脉穿刺插管到达肝静脉,将特制穿刺针穿过肝实质进入门静脉。放置引导钢丝后反复扩张,最后在肝实质内形成隧道并置入一个可扩张的管状金属支架,由此建立人工瘘管以实现门体分流。一般在药物和内镜止血无效时选用,或作为肝移植前的过渡手段,但不适合肝外型门静脉高压症。该技术的并发症有肝内血肿、腹腔内出血、胆道出血、肝性脑病,分流支架自身还会发生狭窄、阻塞或感染。

2.手术治疗　手术治疗目的是通过各种术式的分流和断流,以降低门静脉压力,阻断门奇静脉间的反常血流,从而达到止血目的。手术目的仅是治标不是治本,对肝内型门脉高压症或肝功能衰竭终末期肝移植是唯一治本的外科措施。

（1）门体分流术：可分为非选择性分流、选择性分流（包括限制性分流）两类。

非选择性门体分流术是将入肝的门静脉血完全转流入体循环，代表术式是门-腔静脉端侧分流术，将门静脉肝端结扎，防止发生离肝门静脉血流。门静脉与下腔静脉侧侧分流术，即离肝门静脉血流一并转流入下腔静脉，减低肝窦压力，有利于控制腹水形成。非选择性门体分流术治疗食管胃底曲张静脉破裂出血效果好，但肝性脑病发生率高达 $30\%\sim50\%$，易引起肝衰竭。非选择性门体分流术还包括肠系膜上-下腔静脉"桥式"（H 形）分流术和中心性脾-肾静脉分流术（切除脾，将脾静脉近端与左肾静脉端侧吻合）。术后血栓形成发生率较高。

选择性门体分流术：保存门静脉的入肝血流，同时降低食管胃底曲张静脉的压力。代表术式是远端脾-肾静脉分流术，该术式的优点是肝性脑病发生率低。但有大量腹水及脾静脉口径较小的患者，一般不选择这一术式。儿童门体静脉分流术常因门静脉血管周径较细，血管吻合也较困难，术后易发生血栓形成，目前治疗常选用脾肾静脉分流术。后者适应证应严格控制，即：①门静脉高压症患儿有食管静脉曲张反复出血，经非手术治疗无效；②一般情况良好，肝功能为 Child A、B 级；③年龄在 5～8 岁以上，脾静脉直径在 6～8mm 以上；④急性大出血停止，一般情况已恢复。如患儿肝功能不良，合并腹水、黄疸和低蛋白血症，存在孤立肾或左肾静脉畸形，脾脏已切除，均视为手术禁忌证。

（2）门体静脉断流术手术方法很多，阻断部位和范围也各不相同，其中以贲门周围血管离断术最为有效，不仅离断了食管胃底的静脉侧支，还保存了门静脉入肝血流。贲门周围血管可分成四组：①冠状静脉；②胃短静脉；③胃后静脉；④左膈下静脉。据成年人的经验断流术合理性主要体现在：①维持门静脉的入肝血流。门静脉中含有各种营养因子，对维持正常肝脏组织结构和生理功能均有重要作用。术后不发生肝性脑病，患者生存率、生活质量均优于分流术者。②直接针对造成大出血的胃底、贲门区的侧支血管，止血确切。断流术也存在缺点：术后门静脉压力更趋升高，可促使已离断的侧支循环重建，导致再度出血。断流术后胃壁淤血更加严重，进一步加重门静脉高压性胃病。儿童中临床经验少，需不断总结。

患儿有严重脾大，合并明显的脾功能亢进，最多见于晚期血吸虫病，也见于脾静脉栓塞引起的左侧门静脉高压症。对于这类患者单纯行脾切除术效果良好。对于肝硬化引起的顽固性腹水，有效的治疗方法是肝移植。

（顾　涛）

第十七节　婴儿肝炎综合征

【病因】

病因复杂，主要有宫内感染和围生期感染、先天性遗传代谢病、肝内胆管发育异常等，由环境、遗传等因素单独或共同造成病变。

1.感染　包括肝的原发性感染和全身感染累及肝。临床上所谓的 TORCH 综合征包括了主要的感染病原，即弓形虫、风疹病毒、巨细胞病毒（CMV）、单纯疱疹病毒（HSV）以及嗜肝病毒、EB 病毒、柯萨奇病毒 B 组、艾柯病毒、腺病毒等。细菌感染如金黄色葡萄球菌、大肠埃希菌、沙门菌、厌氧菌、肺炎球菌、链球菌等,以及一些条件致病菌,往往在全身感染时累及肝。近年来梅毒螺旋体引起肝炎综合征的病例有所增加,人类免疫缺陷病毒(HIV)等新的病原体的母婴传播引起的肝炎综合征亦应引起注意。

2.先天性代谢异常　先天性代谢异常可以累及肝,但只有少数人会引起严重的、持续的肝损害。一般来说,有代谢性累积病变都伴有显著的肝大,而有肝损伤者往往为中等度肝大。

(1)糖类代谢异常:如遗传性果糖不耐受症、半乳糖血症、糖原贮积症等。其中与婴儿肝炎综合征相关的糖原贮积症主要有Ⅰ、Ⅲ、Ⅳ型。

(2)氨基酸及蛋白质代谢异常:酶缺陷使正常代谢途径发生阻滞,其中遗传性酪氨酸血症等可以造成持续性肝损伤。

(3)脂质代谢异常:系一组遗传性疾病,由于类脂质代谢过程中某些酶的遗传性缺陷,使得原本能被该酶分解的某些类脂质沉积在单核巨噬细胞系统及其他组织内,呈现充脂性组织细胞增殖。如戈谢病、尼曼匹克病、Wolman's病等。

(4)胆汁酸代谢异常:如进行性家族性肝内胆汁淤积症(PFIC)、肝动脉发育不良、Zellweger's综合征(脑-肝-肾综合征)等。

(5)抗胰蛋白酶缺乏症:是由于抗胰蛋白酶缺乏,中和白细胞弹性蛋白凝固酶等抗蛋白酶作用减弱,使自体组织遭到破坏而致病。可造成肝细胞损伤、汇管区纤维化伴胆管增生以及胆管发育不良等类型改变。

3.先天性胆道闭锁、胆管扩张和肝内胆管发育不良

(1)先天性胆道闭锁:是发生于胎儿后期、生后早期及新生儿期的一种进行性病变,由于某种原因导致肝内和肝外胆管的阻塞,使胆汁排泄的通道梗阻,并逐步形成不同程度的胆道闭锁。多数学者认为,围生期感染(特别是病毒感染)所致的炎症病变是导致本病的重要因素,因胆道炎症原因造成先天性胆道闭锁的约占80%,而因先天性胆管发育不良造成胆道闭锁者仅占10%。

(2)先天性胆管扩张症:又称先天性胆总管囊肿,是一种由于多种因素参与的先天性发育畸形。胚胎时期胰、胆分化异常,胆总管和胰管未能正常分离,胰液反流入胆管,胆总管远端狭窄,胆道内压力增高,Oddi括约肌神经肌肉功能失调,是本病的综合致病因素。

(3)Caroli病:又称先天性肝内胆管扩张症,为常染色体隐性遗传,以男性多见,一般以复发性胆管炎为主要特点。可伴有先天性肝纤维化、肝外胆管扩张或其他纤维囊性病。

4.其他　包括肝内占位病变及累及肝的全身恶性疾病等。

【临床表现】

多在生后1～2个月起病,由于影响的脏器多,临床表现很复杂。主要表现为黄疸。往往因为生理性黄疸持续不退或退而复现前来就诊。

1.主要表现

(1)黄疸:常为婴儿肺炎综合征的首发症状,多于3个月内发生。可与新生儿生理性黄疸重叠或间隔再现。注意询问黄疸出现时间、演变情况;大小便颜色及动态变化有助于临床分型和鉴别诊断。

(2)肝大:超过相应各年龄组正常上限或质地改变。

(3)脾大:常见于肝、脾同时受累的疾病,如CMV、风疹病毒和弓形虫感染;糖原贮积病Ⅳ

型;溶酶体累积病等。或继发于肝硬化。

2.一般表现

(1)消化道症状:食欲异常、恶心、呕吐、腹胀、腹泻等。

(2)营养障碍:体重不增或增重不理想,甚至营养不良(由于吸收不良,肝合成、利用减少,摄入不足或继发感染时消耗增多)。

(3)脂溶性维生素缺乏(胆汁淤积所致):佝偻病较为常见,还可见维生素 K 依赖性凝血因子缺乏症。

(4)贫血:铁缺乏;维生素 E 缺乏和感染因素致免疫性损害导致溶血。

3.伴随症状

(1)神经系统损害:如智力低下、肌张力降低、肢体瘫痪、惊厥等。可见于先天性 CMV、风疹病毒感染和先天性弓形虫病;新生儿 HSV 感染;代谢障碍性疾病,如半乳糖血症、尼曼-匹克病、戈谢病等。

(2)先天畸形:见于先天性感染。

(3)眼部病变:白内障,见于半乳糖血症、先天性风疹。视网膜病,见于先天性 CMV、风疹病毒感染和弓形虫病。

(4)生化代谢紊乱:如低血糖、乳酸中毒、高脂血症(糖代谢异常);阴离子间隙增宽+代谢性酸中毒(氨基酸和脂肪酸代谢异常等)。

4.临床分型

(1)肝炎型:肝损害为主,黄疸前期症状不明显。

(2)淤胆型:皮肤、巩膜黄疸较深,尿色深,而大便色浅或陶土色,形成明显反差。

(3)重症型:若出现肝性脑病、出血倾向、腹水等严重肝损害表现者称为重症型。

【辅助检查】

1.基本检查　①肝功能检查。②凝血功能。③腹部(肝、脾)B 超。

2.感染性病因检查

(1)特异性抗体检测:弓形虫、风疹病毒、巨细胞病毒、单纯疱疹病毒以及嗜肝病毒、EB 病毒等,以巨细胞病毒感染最为常见。

(2)病原标志检测:巨细胞病毒 DNA,其他病毒 DNA 检测。

(3)培养:细菌或真菌培养、病毒分离。

3.代谢性肝病筛查

(1)初筛试验:空腹血糖、血气分析、阴离子间隙测定。

(2)空腹低血糖+代谢性酸中毒者,应考虑糖代谢异常性肝病,可进一步做尿半乳糖测定、果糖耐量试验、胰高血糖素试验、白细胞或组织内相应酶活性测定、肝活检糖原染色等明确缺陷病因。

(3)代谢性酸中毒+阴离子间隙增宽者,应考虑氨基酸和脂肪酸代谢异常,进一步做血、尿有机酸和氨基酸分析。

(4)铜蓝蛋白检测等。

4.影像学及特殊检查

(1)动态十二指肠引流:有助于排除肝外胆道闭锁或肝内胆管完全缺如。

(2)肝胆 B 超:肝门部纤维斑块提示肝外胆道闭锁的特征性改变。

(3)腹部 CT 或 MRI。

(4)经胰总管逆行胆道造影(ERCP)。

(5)肝活检组织学检查。

(6)骨髓穿刺和淋巴结等组织活检诊断血液病等。

【鉴别诊断】

先天性肝外胆道闭锁症

1.病史:紧随胎便后大便一直呈灰白、淡黄色。

2.体征:黄疸日益加深。

3.辅助检查:早期肝功能多属正常,以后逐渐异常,常于 3~4 个月发现胆汁性肝硬化;胆红素升高以直接胆红素升高显著;肝 B 超未见胆囊的动态变化;动态十二指肠引流检测胆汁和胆色素始终无。

4.必要时可行剖腹探查。

【治疗】

1.一般治疗　应补充维生素 A、维生素 D、维生素 E、维生素 K,对淤胆型者更有必要。

2.对症治疗

(1)利胆退黄:①苯巴比妥口服具有改善与提高酶活力及促进胆汁排泄作用,早期可用。②可以用中药利胆治疗,如茵栀黄、消炎利胆片。③静脉滴注苦参碱、思美泰。

(2)护肝改善肝细胞功能:①三磷腺苷、辅酶 I 有保护肝细胞、促进肝细胞新陈代谢的作用,也可辅以 B 族维生素及维生素 C。②促进肝细胞增生的肝细胞生长因子,如威佳。③保肝解毒的葡醛内酯,促进肝解毒与合成功能的还原型谷胱甘肽。④降酶作用显著有联苯双酯、百赛诺。

(3)其他处理:①低蛋白血症时可用白蛋白制剂。②凝血因子缺乏时可用维生素 K_1 或凝血酶原复合物。③有丙种球蛋白低下及反复感染时可用 IVIG。④可应用维生素 D 制剂和钙剂治疗低血钙惊厥和佝偻病。⑤有感染时可适当选用抗生素。⑥泼尼松 2mg/(kg·d)对部分病例有一定疗效,在症状明显好转后逐步减量,其作用可能在消除肝细胞肿胀、减轻黄疸,并延迟肝组织的纤维化等方面。疗程按临床情况而定,一般应用 4~8 周。

3.对因治疗　比较困难,对病毒感染所致者,常缺乏特殊药物。

(1)若为巨细胞病毒感染,如符合抗病毒治疗适应证,可用更昔洛韦治疗,方法为二期疗法。①诱导治疗:更昔洛韦 5mg/kg(静脉滴注时间>1h),每 12 小时 1 次,持续 2~3 周。②维持治疗:更昔洛韦 5mg/kg,每天 1 次,连续 5~7d,总疗程 3~4 周。若诱导治疗 3 周病毒学检查显示无效,应考虑耐药毒株感染或继发耐药;维持阶段若疾病进展,可考虑再次诱导治疗。

(2)某些遗传性代谢缺陷病,如半乳糖血症应停用乳类,改用豆浆、米粉等喂养,并辅以维生素、脂肪等营养必需物质;酪氨酸血症给予低苯丙氨酸、低酪氨酸饮食。

(3)手术治疗:对于胆道闭锁,手术治疗是首选。到肝硬化阶段,肝移植是本病的根治方法。

4.预防

(1)预防关键是母孕期避免各种疾病感染及患肝炎,可使本病发病率下降,定期产检。

（2）对患有急性期或恢复期乙型肝炎以及乙肝病毒携带的孕母用乙肝人类免疫球蛋白做被动免疫。

（3）有死胎流产史的妇女,怀孕前做优生优育检查。

【并发症及处理】

1.肝衰竭

（1）出现下列情况应考虑肝衰竭:①黄疸加重,血清总胆红素≥17μmol/L 或每日上升≥17.1μmol/L。②胆酶分离。③昏迷,血氨升高,脑电图异常。④皮肤黏膜出血,内脏出血,凝血功能障碍。⑤腹水。⑥低血糖,低血钾,低蛋白血症,酸碱失衡。

（2）治疗:①一般支持治疗。a.卧床休息,减少体力消耗.b.加强病情监护;c.高糖类、低脂肪、适量蛋白饮食;d.静脉补给足够的液体和维生素;e.积极纠正低蛋白血症,补充白蛋白或新鲜血浆,并酌情补充凝血因子;f.注意纠正水、电解质及酸碱平衡紊乱。②促肝细胞生长素使用。

2.肝性脑病　①去除诱因,如严重感染、出血及电解质紊乱等。②低蛋白饮食。③应用乳果糖促进氨的排出。④视患者的电解质和酸碱平衡情况酌情选择精氨酸等降氨药物。⑤酌情使用支链氨基酸或支链氨基酸、精氨酸混合制剂以纠正氨基酸失衡。

3.脑水肿　①有颅内压增高者,给予高渗性脱水药,如 20％甘露醇,但肝肾综合征患者慎用。②利尿药,一般选用呋塞米,可与渗透性脱水药交替使用。

4.肝肾综合征　①大剂量利尿药冲击,可用呋塞米持续泵入。②限制液体入量。③肾灌注压不足者可应用白蛋白扩容或药物。

（方素芹）

第十八节　急性胰腺炎

一、疾病概述

急性胰腺炎是由于胰液外溢入胰脉间质及其周围组织所引起的急性炎性反应,与病毒感染、药物、胰分泌管阻塞以及某些全身性疾病或暴饮暴食有关。约半数以上是由腮腺炎病毒或上腹部钝伤引起,约 30％病例原因不明。小儿急性胰腺炎比较少见,患者多为年长儿童。

二、病历书写要点

（一）临床特点

1.症状　多发生于 4 岁以上小儿。起病急,主要表现为上腹疼痛,呈持续性剧痛,可有阵发性加剧,常位于上腹中部,可向左腰部放射,伴恶心、呕吐,呕吐物为食物与胃、十二指肠分泌液。严重病例除急性重病容外,可有脱水及早期出现休克症状,并因肠麻痹而致腹胀。由于胰腺头部水肿压迫胆总管末端可出现黄疸,小儿罕见。

2.体征　全腹压痛,上腹部明显,严重者可有肌紧张以剑突处最明显。急性出血性胰腺炎可见脐部(Cullen 斑)或腰部(Grey Turner 斑)皮肤呈青紫色,系皮下脂肪被外溢胰液分解,毛细血管出血所致。

3.症状加重及缓解因素

加重因素:腹痛未控制者进食。

缓解因素:休息,能进食者较长时间限制脂肪摄入。

4.并发症　早期可发生水、电解质紊乱和低钙血症,严重者发生休克。后期可形成胰腺假性囊肿。

(二)鉴别诊断

本病需与下列疾病鉴别(表 7-6)。

表 7-6　急性胰腺炎的鉴别

误诊征象	疾病	病因或诱因	误诊征象特征	伴随症状与体征	相关检查
腹痛	急性出血性坏死性肠炎		好发于儿童,起病急骤,起病为稀水黏液大便,粪隐血强阳性,逐渐出现血便如洗肉水样、赤豆汤样,腥臭味,重症常出现休克	主要症状为腹泻、呕吐、腹胀、高热。重症常出现休克	粪隐血强阳性,腹部 X 线平片有特征性表现
	急性阑尾炎	细菌感染	急性起病,转移性右下腹疼痛,疼痛呈持续性,或阵发性剧烈绞痛	常伴有恶心、呕吐、腹胀,右下腹固定性压痛,局限性腹肌紧张	血常规示白细胞和中性粒细胞增高
	肠扭转	肠襻以其系膜为长轴发生扭转或肠管本身扭结,造成肠腔梗阻	突然发作的腹部绞痛,多在脐周,患儿不能平卧,喜取胸膝位或蜷曲侧卧位	呕吐频繁、腹胀、便血,严重者可致中毒性休克,肠穿孔等,腹部可扪及压痛的扩张肠襻	腹部 X 线平片可见扩张明显的孤立肠襻,称"假肿瘤"征,有时有液平,有时可见含螺旋的充气肠襻,或在脐部附近有一软组织影
	急性胆囊炎	胆囊感染	右上腹剧烈疼痛,胆囊区压痛,莫菲征阳性	伴恶心、呕吐及发热	B 超示胆囊肿大

三、规范诊断

1.诊断标准

(1)急性腹痛发作伴有上腹部压痛或腹膜刺激征。

(2)血、尿或腹水中淀粉酶和(或)血清脂肪酶高于正常2倍以上。

(3)影像学检查、手术或活检见到胰腺炎症、坏死、出血等间接或直接的改变。

具有含第一项在内的2项以上标准并排除其他急腹症者即可诊断。

2.病理分型

(1)水肿型:胰腺水肿、充血、体积增大,胰液排出受阻,血、尿淀粉酶升高。

(2)出血坏死型:病情进展快,胰腺缺血、出血、坏死,呈深红色或紫黑色,胰液流入腹腔引起弥漫性腹膜炎。血钙显著降低,可出现手足搐搦及休克,病死率高。

3.疗效判定　治愈:血、尿淀粉酶正常,临床症状消失,影像学检查正常。

四、医嘱处理

(一)接诊检查

1.血常规　白细胞计数可升高。

2.淀粉酶　常为主要诊断依据。正常<64U(苏氏比色法),急性胰腺炎患儿则高达500U以上。血清淀粉酶发病3h后可增高,并逐渐上升,24~28h达高峰后又渐下降,持续3~5d。尿淀粉酶12~24h开始升高,下降较慢,以Winslow法测定>128U即有意义,急性胰腺炎常>256U,但准确性较血淀粉酶差。有10%~15%的患者血清淀粉酶正常。

3.血清脂肪酶　较淀粉酶更特异,当疑有胰腺炎而淀粉酶正常时可测定此酶。发病24h后始升高,持续升高8~14d。正常值为0.5~1U。

4.腹腔穿刺　严重病例血清淀粉酶不增高,如腹腔渗液多,可行腹腔穿刺。根据腹腔渗液的性质(血性、混有脂肪坏死)及淀粉酶测定有助于诊断。

5.B超检查　对水肿型胰腺炎及后期并发胰腺囊肿者有诊断价值,前者显示胰腺明显增大,后者显示囊性肿物与胰腺相连。

6.CT检查　弥漫性或局限性胰腺增大、水肿、胰腺密度轻度降低或正常,胰腺周围组织模糊,胰周积液。CT或MRCP(磁共振胰胆管造影)是诊断急性胰腺炎最可靠的手段。

(二)规范处理

1.一般治疗　禁食,减少胰腺分泌。严重者胃肠减压,减少胃酸避免促进胰腺分泌。禁食及胃肠减压时,宜输入营养物质(如合成营养液)并根据胃肠减压及出液量补充水、电解质等,以维持水、电解质平衡。当腹痛控制后,可逐渐给予流食。

2.非手术治疗

(1)维持水电解质平衡及抗休克:脱水严重或出现休克的患儿,应首先恢复血容量,可输2:1等张含钠液、血浆或全血等,按10~20ml/kg,于30~60min内输入,8~10h内纠正其累计损失量。应用多巴胺、多巴酚丁胺、山莨菪碱等抗休克治疗。有尿后补钾,并注意热量、维生素供给,同时要防治低钙血症、高糖血症等。

(2)抑制胰腺外分泌。①抗胆碱能药物:山莨菪碱、阿托品等,可减少胃酸和胰液分泌。②H_2受体拮抗药:包括西咪替丁、雷尼替丁、奥美拉唑等,可减少胃酸分泌,间接抑制胰腺分泌,同时防止应激性胃黏膜病变的发生。③生长抑素:治疗急性出血坏死型胰腺炎效果较好。④胆囊收缩素受体拮抗药:丙谷胺可明显减轻急性胰腺炎的病理改变及改善症状。

(3)解痉镇痛:阿托品每次 0.01~0.02mg/kg,最大不超过 0.4mg,必要时 4~6h 重复一次。

(4)防治感染:急性胰腺炎多数由胆道疾病引起,故多数应用抗生素。选用抗生素时,既要考虑菌种的敏感性,又要考虑该药对胰腺有较好的渗透性。首选药如西拉司丁、环丙沙星、氧氟沙星,厌氧菌感染可用甲硝唑。

(5)其他治疗:抑制胰酶活性的药物:抑肽酶,1 万~5 万 U/d 静脉滴注,连用 9d,适用于较重型的急性胰腺炎。②腹膜灌洗:清除或减少大量有害的血管活性因子。

3.手术治疗 适用于:①内科治疗 24~48h,症状及体征进一步恶化,出现并发症者。②胆源性急性胰腺炎处于急性状态,需要外科手术解除梗阻者。③疑有出血性坏死性胰腺炎,经短时间治疗不缓解。④胰腺假性囊肿形成,尤其较巨大者,病情缓解后,可行引流术。⑤不能排除其他外科急腹症者。

(三)注意事项

对于急性胰腺炎患者应禁食,减少胰腺分泌。严重者宜胃肠减压,减少胃酸避免促进胰腺分泌。

五、诊治进展

奥曲肽为人工八肽生长抑素,儿童急性轻症胰腺炎有较好疗效,其作用机制为抑制胰腺分泌,松弛 Oddis 括约肌,对胰腺实质细胞膜有直接保护作用。

研究表明,C 反应蛋白(CRP)、血钙水平、CT 可作为急性胰腺炎病情严重程度的辅助参考指标,CRP≥110mg/L 时,重症胰腺炎存在的可能性增加。

(方素芹)

第十九节 环状胰腺

环状胰腺指胰腺组织在十二指肠呈环状或钳状压迫的先天性畸形,发病率为 1:6000,是先天性十二指肠梗阻原因之一,约占十二指肠梗阻性疾病的 10%~30%。

【病因】

胚胎第 4 周原肠的肌层突出两个隆起,为胰腺始基(胰芽),背侧始基在十二指肠的后方向左侧迅速生长,发展成胰体、胰尾及胰头的一部分;腹侧始基则位于十二指肠前方,又分为位置相对的左右两叶,始基左叶逐渐萎缩而消失。胚胎第 6 周时,腹侧始基右叶连同 Wirsung 管(即胰管)伴随十二指肠向右向后旋转,与胰腺背侧始基融合成为胰头的另一部分,同时 Wirsung 管与背侧始基的 Santorini 管(副胰管)融合成主胰管,当 Santorlm 管存留时,则形成副胰管。

环状胰腺的病因学的学说有:①炎症产生胚胎期背侧始基头部和腹侧始基的胰腺组织增生肥大,并从十二指肠的两侧围绕肠壁融合成环形;②腹侧始基右叶尖端固定于十二指肠壁,在十二指肠向右旋转时,始基右叶被牵拽绕过十二指肠右侧面,与背侧始基融合而形成环状胰腺;③腹侧始基左叶存留,正常情况下,胰腺腹侧始基的左叶在胚胎早期就已萎缩消失,如果左叶存留下来,则两叶始基可环绕十二指肠的前面和后面而形成环胰;④潜在胰芽融合停滞,胚胎早期,有构成胰腺组织能力的潜在胰芽保留在原肠内,正常情况下这些潜在的胰芽互相融合,形成胰腺的腹侧和背侧始基,再由原肠发出。如果这种融合的过程于中途停顿,而在稍晚时期在同一平面的腺体再进行环形融合,则形成环状胰腺。

【病理】

环状胰腺是真正的胰腺组织,有胰岛和腺泡组织,呈一片薄薄的狭长带,宽度为 0.5～0.8cm 不等,环绕于十二指肠降部,相当于胰胆管开口的壶腹部水平或其远端。在环状胰腺内有一导管,由前面绕过十二指肠右壁之外后侧,进入主胰管或单独开口于十二指肠。环状胰腺虽然属于十二指肠外部组织,但常向十二指肠壁内生长,并与肠壁各层组织互相交织直达黏膜下层。有时候胆总管下部通过环状胰腺的后面,使其受压或弯曲成角而致阻塞。此外,环胰还常与十二指肠闭锁或狭窄并存。因为十二指肠发育过程中经过的"充实期"与十二指肠旋转和胰腺两个始基融合的阶段恰好在同一胚胎时期,如果在这个阶段有发育障碍,这些畸形将同时出现。充分认识以上事实,对指导临床选择手术方法甚为重要,说明为何单纯切断环胰或部分切除环胰均会招致不良后果。

环状胰腺常并发其他畸形,约为 30%～75%,常见为先天愚型、肠旋转不良、先天性心脏病、梅克尔憩室、直肠肛门畸形及食管闭锁。也有合并十二指肠隔膜以及环状胰腺头部位于闭锁的十二指肠两盲端之间的报道。呈半环形胰腺如十二指肠发育正常可无十二指肠梗阻的征象。

【临床表现】

临床症状主要表现为十二指肠梗阻,取决于环状胰腺对十二指肠的压迫程度,部分病例可终生无症状。

1.母亲妊娠期羊水过多　与其他先天性高位肠梗阻情况相似,患儿母亲常有羊水过多史,羊水量多者可达 8000ml。约半数患儿出生体重在 2500g 以下。

2.发病年龄　视十二指肠受压程度而定,压迫严重者,于新生儿期就出现症状。不完全梗阻者可在任何年龄发病,甚至到晚年出现症状。

3.十二指肠完全性梗阻　十二指肠降部完全梗阻是由环状胰腺压迫紧窄所致。患儿主要症状是呕吐,往往在出生后 1～2 天内或第 1 次喂奶即出现呕吐,呕吐为持续性,呕吐物多含黄绿色胆汁。如环状胰腺压迫在壶腹部水平或近端,则呕吐物为胃内容物或咖啡样物。体检可见胃区饱满膨胀,有时见胃型和胃蠕动波。但部分病例因连续呕吐,扩张的胃和十二指肠内容物排空而腹胀消失,由于频繁呕吐使患儿迅速出现消瘦、脱水、电解质紊乱和体重下降。患儿因误吸并发吸入性肺炎时,出现呼吸急促、呛咳,甚至导致心衰,使病情更趋危重。

环状胰腺患儿一般均有正常胎粪排出,少数病例胎粪排出延迟。但每次排胎粪量少而且黏稠,胎粪排净时间延长。

4.十二指肠不完全性梗阻　症状出现较迟,表现为间歇性呕吐,呕吐物中多呈带酸味的宿食。进食后上腹部饱满膨胀、打嗝、嗳气、胃纳不佳。有时胃区可叩击出振水音。症状表现随年龄俱增,呕吐间歇时间缩短,身体发育及营养状况均受障碍。

5.黄疸　新生儿病例可出现黄疸。当环状胰腺压迫胆总管下端引起梗阻,使肝内胆汁淤积,胆总管扩张而发生黄疸,血清中直接胆红素上升,最高可达 21.7mg/dl。

6.胃、十二指肠溃疡　有人认为,环状胰腺位于壶腹部近端时,胆汁和十二指肠内碱性液量减少,削弱了对胃酸的中和作用,致胃、十二指肠黏膜受胃酸侵蚀而发生消化性溃疡及溃疡出血,这种症状在年龄较大的儿童中可以见到。

【诊断和鉴别诊断】

腹部平片见到典型的"双泡征"或"单泡征"、"三泡征",是十二指肠梗阻型疾患的共同表现。术前诊断十二指肠梗阻并不困难,但在新生儿病例要在短时间内区别环状胰腺还是肠闭锁却有一定的难度,因为这两种畸形在 X 线上表现相似,而且又常同时并存,结合病史,不排胎粪或排油灰样胎便可有助于鉴别。为进一步确诊可作钡餐或碘油造影检查,当钡剂在十二指肠降部受阻时,首先考虑为环状胰腺。环状胰腺压迫十二指肠所致十二指肠梗阻时,钡餐检查可显示十二指肠球部和幽门管扩张,降部呈现内陷,降部以下钡剂不能通过,可呈线形狭窄或节段性缩窄,钡剂排空延迟。如果十二指肠梗阻在第三部时,则以肠旋转不良、异常腹膜系带压迫的可能性最大。有人认为,新生儿病例经腹部立位片检查,确诊有十二指肠梗阻时就应采取剖腹手术,不宜再做过多的检查,以防止检查时搬动以及钡剂误吸对患儿造成损害。呕吐物不含胆汁时,应与肥厚性幽门狭窄鉴别,后者在钡餐检查时显示幽门管固定性延长,狭窄而呈浅弧线形状,幽门前区呈鸟嘴状表现。钡剂灌肠检查,可协助排除先天性肠闭锁及肠旋转不良,钡剂灌肠检查显示正常结肠时,可为环状胰腺提供诊断依据。

【治疗】

1.术前准备　新生儿病例伴脱水者,迅速补充液体和电解质,按血液生化检查结果纠正酸碱失衡和电解质紊乱。置胃肠减压,防止误吸。合并肺部感染经静脉输给抗生素,注射维生素 K 和维生素 C,预防术后出血。

慢性十二指肠梗阻患者,应纠正营养不良和慢性脱水。术前数日每天补给氨基酸和脂肪乳剂。低蛋白血症者输 1～2 次白蛋白,全身情况改善后手术。手术前两日给流质饮食,术前日晚用生理盐水洗胃,并给适量的抗生素预防感染。

2.手术

(1)十二指肠-十二指肠菱形吻合手术:适用于环胰较狭小的新生儿病例。其优点有操作简便,恢复十二指肠连贯性,符合肠道生理,吻合口通畅,缝合后吻合口呈菱形开放,故为多数学者所采纳。

(2)结肠后十二指肠-空肠 Roux-Y-吻合手术:对于年龄较大或环状胰腺宽厚者,作菱形吻合术时必须分离环状胰腺的上、下缘组织,易发生出血或胰腺损伤,可做本手术。

(3)胃-空肠侧侧吻合术:此术式可导致十二指肠近端盲端综合征和空肠边缘性溃疡,现已很少使用。

3.术后监护及处理 新生儿术后应转送至重症监护室,密切监护。置于暖箱,维持液体量 80~100mg/(kg·d),同时补充胃管内的液体丢失。尿量一般应达到 40~50ml/(kg·d),尿比重 1.005~1.015。体重稳定提示补液恰当,密切监测血糖、电解质、胆红素水平以避免低血糖、酸中毒及核黄疸。

当观察到肠运动并同时伴胃肠减压颜色变清,量少于 1ml/kg,并可闻及肠鸣音和大便排出时,可去除胃管,开始喂养。一般至少需要 5~12 天的时间。新生儿先试喂少量开水,如无不良反应再喂奶。年长儿给适量流质饮食再逐渐增加食量,切忌操之过急。全身情况差或营养不良者,术后给 5~7 天短期静脉营养以促进吻合口愈合。继续用抗生素预防感染。细心观察腹部变化,有无切口感染及吻合口并发症的发生。

【术后并发症的处理】

1.吻合口狭窄 是较常见的手术后并发症。十二指肠吻合口切口太小,吻合时切口边缘组织内翻过多,吻合口呈直线形而非菱形等均可造成吻合口狭窄。手术后十二指肠梗阻症状继续存在,往往需重新作菱形吻合术。

2.十二指肠盲端综合征 十二直肠吻合口位置过高,切口远离环状胰腺上缘,吻合后易发生十二指肠盲端综合征。患儿经常呕吐含胆汁胃内容物,影响营养物质摄取及生长发育。需要再次手术行十二指肠-空肠 Roux-Y-吻合术。

3.吻合口瘘 多因吻合技术欠佳所致,如缝合过稀或过密,单层吻合时缝针穿过黏膜太深,缝合线结扎太紧影响吻合口血运,肠壁两切缘对合不良及吻合口有张力等均可导致吻合口瘘发生。术前严重低蛋白血症也是吻合口愈合不良原因之一。因此做好术前准备改善全身情况,手术操作细致、规范等都很重要。一旦发生吻合口瘘应立即胃肠减压、开腹置双套管腹腔引流,必要时胃造口置管于十二指肠腔内引流和空肠造口插置营养管滴注营养液,加强支持疗法或 TPN 治疗。

(顾 涛)

第二十节 腹膜炎

一、原发性腹膜炎

原发性腹膜炎是指腹腔内无原发病灶的急性化脓性感染,又称自发性腹膜炎。原发性腹膜炎与胃肠道及阑尾炎穿孔造成的继发性腹膜炎不同。原发性腹膜炎在小儿较成人多见,发生于女孩者较多,约为男孩的 3 倍。

【病因】

本症最多见的致病菌是肺炎双球菌,有时为溶血性链球菌、葡萄球菌及大肠埃希菌。多数患儿发病前有上呼吸道感染、肾病综合征,女孩有阴道炎等病史。细菌进入腹腔的途径一般为:

1.血行播散　致病菌如肺炎双球菌和链球菌,从呼吸道或泌尿系的感染灶,通过血行播散至腹膜。多数病例起源于菌血症,即细菌经血运到达腹腔。有人发现该病部分病例血培养和腹腔脓液培养都是同一菌种;另外,部分病例在发病前有上呼吸道感染或急性扁桃体炎病史,也支持是血行性感染。

2.上行性感染　女孩患外阴、阴道炎,细菌可通过子宫、输卵管直接向上播散至腹腔。这可能是女孩较男孩发病率高的原因。在女孩原发性腹膜炎剖腹手术时,往往发现两侧输卵管伞明显充血、水肿,提示输卵管有炎症改变。

3.经淋巴道感染　少数患儿患有胸部感染性疾病,如肺炎或胸膜炎,同时伴有原发性腹膜炎,说明细菌可能经淋巴管传播到腹腔。

4.直接播散或透壁性播散　正常情况下,肠腔内细菌是不能通过肠壁的。但在某些情况下,如肝硬化并发腹水、肾病、猩红热或营养不良等机体抵抗力低下时,肠腔内细菌即有可能经肠壁移行到腹腔,引起腹膜炎。这种病例约占原发性腹膜炎的 20%～30%。

【病理生理】

腹膜受到炎症刺激后,腹膜有充血、水肿,同时产生渗出液,由于细菌和纤维蛋白凝固,所以渗出液浑浊呈脓性。肠壁各层均有明显炎症,肠系膜淋巴结也肿大。渗出液的性质与病原菌有关;链球菌具有溶解透明质酸酶的作用,故渗出液稀薄,可带血色,无臭味;肺炎球菌感染的脓液含纤维素多,稠厚,草绿色,无臭味;葡萄球菌含凝固酶,脓液黏稠,色黄白,无臭味;大肠埃希菌分解糖能力强,产酸、产气,脓液稠厚,草绿色。在厌氧菌混合感染时,有典型的粪臭味。

腹膜炎治愈后,脓液吸收、纤维蛋白沉积于脏器浆膜表明,形成不同程度的肠粘连,大多粘连无不良后果。一部分肠管粘连可造成扭曲或形成锐角,发生机械性肠梗阻。由于渗出液刺激和肠壁水肿,导致肠蠕动抑制,肠管膨胀和麻痹。由于腹膜面积广,大量渗出可使细胞外液减少引起全身脱水、电解质紊乱,严重时可使循环量减少,致使循环衰竭。同时大量细菌和毒素吸收可产生毒血症或败血症。

【临床表现】

典型的原发性腹膜炎起病急骤,一般无明显先驱症状或仅有上呼吸道感染,少数病例有肝炎、肾病史,以高热、呕吐、腹痛、腹胀为主要症状。

1.腹痛　小儿腹痛为突然发生,常较剧烈,患儿哭吵不安,持续性腹痛,阵发性加剧。腹痛遍及全腹或位于脐周,继而频繁呕吐,吐出食物残渣及胆汁。有时盆腔由于受到炎症刺激,少数病例可出现腹泻或尿频。

2.发热　患儿于腹痛的同时出现高热、寒战,体温可高达 39℃以上,有时导致惊厥。

3.急性病容　患儿面色苍白,发绀,多有严重脱水及中毒症状,有时神志模糊,对外界反应迟钝,脉搏增快而细弱。晚期病例一般情况差,呈半昏迷状态,有谵语、面容憔悴,呼吸困难,口唇有疱疹,皮肤干燥,呈严重脱水状。但早期用抗生素治疗的病例,症状较轻,一般情况较好。

4.腹部体征 腹膨胀,全腹都有压痛及肌紧张。但在婴幼儿时期,腹肌紧张常不明显。早期肠鸣音可能正常,以后消失。部分病例可因肠壁或盆腔受刺激而出现腹泻或尿频,有时甚至有黏液血便。直肠指检,在直肠膀胱凹或直肠子宫凹有触痛,一般无肿块,少数病例在腹腔或盆腔形成局限性脓肿。

肾病综合征并发腹膜炎时,一般病情较缓和,中毒症状也较轻,多见于学龄儿童,患儿表现突然腹痛伴发热,腹壁及阴囊水肿加重,有时脐下腹壁发红并有压痛。

【诊断与鉴别诊断】

小儿突发剧烈腹痛、呕吐,伴有高热和神志改变,出现腹胀、全腹压痛及肌紧张,血液检查可见白细胞比一般的腹膜炎要高得多,往往在$(20\sim40)\times10^9$/L 之间,中性粒细胞可增高到90%以上者,应考虑原发性腹膜炎。

临床常需要与下列疾病鉴别:

1.阑尾穿孔性腹膜炎 这是鉴别诊断中最主要的疾病。阑尾炎的发病没有原发性腹膜炎急骤,体温、脉搏、神志的变化比较轻微,呕吐次数比较少。患儿阑尾炎时腹部疼痛和肌紧张以右下腹部最显著,而原发性腹膜炎则一开始就呈广泛性腹胀、肌紧张和压痛。阑尾炎的白细胞数增多也不及原发性腹膜炎。有时腹腔穿刺抽取脓液检查是必要的,原发性腹膜炎的脓液往往如米汤水样,涂片检查多可发现革兰阳性双球菌,而阑尾穿孔性腹膜炎的腹水涂片往往为革兰阴性杆菌。

2.肺炎 肺炎患儿可以有压痛、呕吐、高热及中毒症状,酷似原发性腹膜炎。但患肺炎的小儿多有呼吸急促、咳嗽、鼻翼扇动等呼吸道症状,胸部 X 线摄片可发现肺部渗出病变,当分散小儿注意力时,腹部检查无腹肌紧张和明显压痛。

3.急性出血性坏死性肠炎 可有高热、腹痛、中毒及休克,与原发性腹膜炎相似。这类患儿多有腹泻、血便史,排出呈洗肉水样或果酱样便,带有特殊腥臭味,白细胞增加不显著,一般腹部柔软,如果有肠坏死病变,则有明显的局限性压痛,腹部平片示肠壁内有积气征。

4.中毒性菌痢 此病好发在夏季。骤然发病,有高热、恶心、呕吐、阵发性腹痛(哭闹)伴腹泻,严重者伴有中枢神经症状,如昏睡、谵妄、惊厥等,全腹可有压痛。上述症状与原发性腹膜炎相似,但菌痢腹泻次数较多,粪便带黏液及脓血.腹部虽有压痛而无肌紧张。应多次观察粪便并进行培养。

【治疗】

原发性腹膜炎病情较轻或肾病合并腹膜炎者,应以非手术疗法为主,多数患儿可以治愈。

非手术疗法包括:①根据细菌种类选用大剂量有效抗生素,但临床上往往在短时间内无法判断细菌种类,如果首先考虑原发性腹膜炎,可以先应用大剂量青霉素,每 6 小时静脉冲击一次,2～3 次一般可以见效,如果体温仍然很高,腹膜炎症状没有减轻,应考虑继发性病变;②纠正脱水及电解质紊乱;③必要时可输血或血浆,以改善一般情况,同时给予大量多种维生素;④放置胃管持续胃肠减压,以减轻腹胀。

应用非手术疗法,如果 24 小时内病情未见好转或反而加重,中毒症状较重、腹腔渗液较多的病例,以及不能排除继发性腹膜炎者,均应及早手术治疗。

手术通常采用右上腹横切口或右侧腹直肌切口,进入腹腔内,先吸取脓汁,如无臭味则可疑为原发性腹膜炎。应常规检查阑尾及回盲部是否正常,同时探查输卵管、卵巢。确定诊断后,吸净脓汁,并用生理盐水冲洗,直至抽出液清晰为止。原发性腹膜炎的病例,阑尾及小肠浆膜层可继发有充血,在情况许可下可将阑尾切除,但目前对是否同时切除阑尾仍存在不同看法;同样,对是否进行腹腔冲洗、腹腔抗生素灌洗及放置腹腔引流管等,均存在不同意见。原则是根据病情,不增加手术打击,不延长手术时间,吸尽脓液,术后常规应用大剂量敏感抗生素,一般均可以达到临床疗效。

【预后】

目前原发性腹膜炎的死亡率由于抗生素的大量应用,已经明显降低,如果没有其他疾病基础,一般预后较好。但对于严重的肾病、肝病患儿,治疗存在困难,特别是白血病化疗期病例,由于免疫功能的抑制,仍存在死亡病例。

二、胎粪性腹膜炎

胎粪性腹膜炎是在胎儿时期发生肠道穿孔,胎粪进入腹腔后引起的无菌性化学性腹膜炎,在出生后短期内出现腹膜炎和(或)肠梗阻症状,是新生儿及婴儿常见的急腹症之一,个别病例迟至出生后数月或更晚时间出现症状,病死率较高。

【病因】

胎粪是由脂肪、盐类、消化液混合组成,在胎龄 4 个月时已出现于小肠并可到达回盲瓣,5个月时到达直肠,此时或以后发生肠穿孔均可引起胎粪外溢而发病。胎粪性腹膜炎是一种发生在子宫内的病理过程,在胚胎期由于某种原因造成肠管穿孔,胎粪进入腹腔引起无菌性、异物及化学性炎症。对肠穿孔的原因尚不十分清楚,有人认为肠管阻塞(如肠闭锁、肠狭窄)或肌层发育缺陷是穿孔的原因,这种原因只能在少数病例中找到,如肠闭锁、肠狭窄、肠套叠、肠扭转、内疝等,有些病例可能是肠壁局部血运障碍,如胎儿坏死性小肠结肠炎、肠壁肌层缺损、肠系膜血管梗死以及继发性肠穿孔(胎儿阑尾炎、憩室炎、肠重复畸形或溃疡穿孔)等。

【病理】

胎儿肠管穿孔后胎粪溢入腹腔,含有各种消化酶,引起无菌性炎性反应,大量纤维素渗出,造成腹腔内广泛粘连,可将穿孔堵塞封闭。腹腔渗液及坏死组织可大部分被吸收,但黏稠的胎粪堆积在穿孔的周围与腹腔炎性渗出液混合,受胰液的影响钙质沉淀而形成钙化斑块。患儿出生后可无任何症状,但随时有出现粘连性肠梗阻的可能。如果肠穿孔未封闭或在长期溢漏后才封住,则可有膜状组织包裹部分肠袢,形成假性囊肿。如肠管穿孔未愈合,肠内容物不断流入腹腔,囊腔可逐渐增大,充满于腹腔,肠管互相粘连成团,固定于后腹壁,肠管表面被一层纤维组织所包裹。如果肠穿孔发生于分娩前几天之内,出生时穿孔仍开放,腹腔内可充满染有胎粪的腹水,出生后患儿吞咽空气或开始进奶,则出现气腹,相继由于细菌侵入引起化脓性腹膜炎,也可出现局限性液气腹或腹腔脓肿。

【临床表现】

由于胎粪性腹膜炎的病理类型不同。临床表现亦不一样。临床上一般分为腹膜炎型和肠梗阻型两种类型。

1.腹膜炎型　于生后3~5天发病,患儿多为未成熟儿,一般状态欠佳,主要症状为呕吐、腹胀和便秘。呕吐多发生在第一次喂奶以后,呕吐频繁,呕吐物含胆汁,有时含陈旧性血液;腹胀明显呈圆形,多于出生后即出现,且逐渐加重。腹壁发亮,色泽青紫,静脉怒张,有明显水肿,新生儿腹肌不发达,反应能力低下,无明显的腹膜刺激症状。有时可能触及坚硬的钙化块,叩诊呈鼓音,并有移动性浊音,肠鸣音多减弱或消失。患儿生后可有少量胎粪排出或无胎粪排出。又可分为以下两种类型:

局限性腹膜炎包裹性气腹型:出生时肠穿孔尚未愈合,但溢入腹腔的胎粪在穿孔肠袢的周围形成一个纤维性包裹性的假性囊肿,内含有气体和液体,并很快发展为局限性腹腔脓肿。X线片可见一个液平面,膈下无游离气体。钙化斑块可散在假性囊壁上或腹腔其他部位。临床表现为腹部局限性膨隆,局部压痛和腹壁红肿,但尚能进奶和排便,也可出现肠梗阻或败血症症状。

弥漫性腹膜炎游离气腹型:出生时肠穿孔仍存在,未被粘连所包裹,迅速发生细菌性腹膜炎。出生后即频繁呕吐,腹部极度膨隆,严重时影响呼吸而出现呼吸困难、发绀等症状。腹壁静脉怒张,腹壁水肿和发红,甚至阴囊或阴唇水肿,体温低下,皮肤出现花纹,呈中毒性休克。X线直立位腹部片示横膈抬高及膈下游离气体,肝脏下垂,腹部不透明,肠道仅见少量气体,巨大气液平面横贯全腹。钙化斑块可在腹腔任何部位甚至达阴囊。

2.肠梗阻型　在穿孔已经闭合的病例中,腹腔内遗留广泛的肠粘连,出生后可随时出现呕吐、腹胀和便秘等肠梗阻症状。与一般机械性肠梗阻一样,表现为完全性,不完全性或绞窄性肠梗阻,梗阻可以是高位的,亦可以是低位的,一般以回肠末端梗阻较多见,本型多于新生儿时期发病,亦可见于婴幼儿时期。随年龄增长而逐渐减少。因为时间越久粘连逐渐吸收,发生肠梗阻的机会日渐减少。在儿童期常见的粘连性肠梗阻,如无其他原因造成粘连性肠梗阻时,其中部分病例可能是胎粪性腹膜炎所致。此型也分两个亚型:

新生儿肠梗阻型:出生时肠穿孔已愈合,存在粘连与钙化。由于伴有肠闭锁或肠狭窄等,新生儿有典型的肠梗阻表现,发生胆汁性呕吐、腹胀,X线摄片显示肠管扩张和多个液平面,且有明显的钙化斑块。

无症状(可能伴发肠梗阻)型:出生时肠穿孔早已闭合,腹腔内虽有粘连但无肠梗阻。部分病例胎粪性粘连及钙化斑块逐渐吸收,可终身无症状。有时在诊断其他疾病时,X线检查发现腹腔内有钙化块。部分病例可在以后发生粘连性肠梗阻,由粘连索带所引起,多数发生在2~6个月年龄时,也有在2~3岁时发病。

【诊断和鉴别诊断】

1.产前诊断　随着影像检查技术的提高,胎粪性腹膜炎的产前诊断已有报道,胎粪性腹膜炎产前B超有以下征象:腹腔内钙化斑块、羊水过多、腹水、散在及孤立的回声区和肠蠕动增加,但不能预示预后。

2.X线检查　X线检查可凭腹腔内钙化斑诊断本病。X线摄片有液气腹或包裹性液气腹的改变,其钙化影常呈团块状,黏附于腹壁某部,由于肠管广泛粘连成团如鸡卵大小或稍大一些的团块,钙化影常呈较宽的大环状或散在的小斑块状。少数为细条状或小点状,包裹性液气腹周围镶以较宽的大环状影,也是此型的特殊所见;有的表现为肠梗阻伴局限性团块状钙化,多分布在右中下腹部及下腹部。婴幼儿或儿童则仅仅表现为机械性完全或不完全性肠梗阻。

3.腹腔穿刺 对腹膜炎型胎粪性腹膜炎,腹部高度膨隆、呼吸困难、伴有发绀,可考虑腹腔穿刺。根据腹腔渗出液的性状对诊断有参考价值且可改善呼吸,减轻患儿的中毒症状。

患儿生后有腹膜炎或肠梗阻症状,X线腹部平片上有特征性的钙化阴影即可确诊。但腹膜炎型胎粪性腹膜炎尚需与新生儿胃穿孔、新生儿坏死性小肠结肠炎相鉴别。

1.新生儿胃穿孔 病因不明,可能与新生儿胃酸偏高,胃内压增高及先天性胃壁发育缺陷有关。穿孔多位于胃前壁大弯侧,且多为胃破裂型(即胃穿孔直径大于2cm者),患儿于生后2～3日内发病,出现典型的新生儿腹膜炎的症状及体征,病情迅速恶化,与腹膜炎型胎粪性腹膜炎极相似,X线摄片可见大量液气腹,但胃泡影多消失。

2.新生儿急性坏死性小肠结肠炎 本病近年来报道较多,于生后7～10天发病,多见于未成熟儿,主要症状有高热、呕吐、腹膜炎的临床表现,腹部摄片无钙化斑,与胎粪性腹膜炎鉴别。

【治疗】

治疗原则如临床表现为不完全性肠梗阻,原则上应尽可能采用非手术疗法,如临床表现为腹膜炎或完全性肠梗阻,及早手术治疗,按以下病理类型选择治疗方法。

1.腹膜炎型 腹膜炎型的唯一正确疗法是手术疗法,一般经过短期的准备,包括保温、补液、纠正水电解质平衡失调,高度腹胀者应吸氧、胃肠减压。必要时应行腹腔穿刺,常可抽到稠厚的绿色液和多量气体,以解除腹胀而改善呼吸循环,同时进行充分的术前各项准备,但腹腔穿刺应予输入一定量液体后进行,并应缓慢抽吸以防因腹压迅速下降而加重病情。手术方法应依据局部病理和全身的具体情况而异,如能找到穿孔部位,则进行穿孔部位造瘘比较安全,伴有肠闭锁、肠狭窄或有肠坏死者根据全身情况可进行肠切除肠吻合术。如穿孔处未找到,则只能作单纯腹腔引流术。如系局限性气腹型,则以腹腔引流为主。

2.肠梗阻型 对不全肠梗阻时,先采用非手术疗法,包括禁食、胃肠减压、补液、纠正水电解质失衡以及口服中药粘连松解汤或口服液体石蜡等,使部分患儿解除梗阻而治愈。但采用非手术疗法的时间不宜过长,并应在治疗过程中密切观察病情,梗阻症状不见缓解或反而加重者,应及时手术治疗。临床表现为完全性肠梗阻或绞窄性肠梗阻,应及时手术,手术中应注意以下几点:①本病腹腔内广泛粘连,应以单纯分离松解梗阻部位的粘连束带,解除梗阻为原则,不应过多的分离粘连的肠管,以免粘连分离过于广泛,渗血多,导致患儿休克,术后也会再次粘连;②钙化斑下边即肠穿孔的部位,剥离时易造成肠穿孔,一般不作切除,如不切除钙化斑梗阻不能解除时,应连同附着的肠管一并切除。

术后处理及术后并发症的防治:本病特别是腹膜炎型多于新生儿时期以新生儿腹膜炎入院。术后常见的并发症为肺炎及硬肿症,故术后管理是提高治愈率的关键,应注意:①加强呼吸管理,及时纠正低氧血症,应在新生儿监护室(NICU)由专人管理,充分吸氧,及时清除呼吸道分泌物,保持呼吸道通畅;②保温及加强新生儿室的无菌管理,低温是诱发肺炎及硬肿症的主要因素,室温要保持在25～28℃、湿度在60%～65%左右;③选用有效的抗生素,联合应用;

④营养维持,因肠管广泛粘连,术后不能过早进食,应给以全静脉营养(TPN)或定期输血及白蛋白等。

【预后】

胎粪性腹膜炎的死亡率甚高,近年有所下降,但仍约为30%。有作者报道已降至10%,其经验在于产前作出诊断、围术期严密监护以及儿外科医生、新生儿医生、妇产科医生的密切配合。

三、乳糜腹

乳糜腹是由于某种原因造成腹腔内淋巴系统的淋巴液溢出,导致腹腔内大量乳糜样腹水。此病较少见,多发于小儿,特别是1岁以内的婴儿。

【病因】

乳糜腹的病因很复杂,可分为先天性和后天性。

先天性是腹腔淋巴管先天异常所致,即胸导管、肠系膜淋巴总干或乳糜池处发育不全、缺如、狭窄等导致肠淋巴管内压增高、扩张及破裂,或有先天性裂隙。

后天性为外伤损伤了淋干管导致乳糜腹的发生;腹腔内的感染,特别是肠系膜淋巴结结核或结核性腹膜炎可继发乳糜腹;肿瘤或纤维束带压迫可使淋巴管阻塞,远侧淋巴管淤滞、扩张、破裂,形成乳糜腹。

【病理】

肠腔中的脂肪消化成脂肪酸及甘油单酯后被小肠黏膜上皮细胞吸收,重新合成甘油三酯,然后以乳糜微粒形式进入淋巴管。由于进入淋巴管内的是乳糜,故小肠淋巴管、乳糜池及胸导管中的淋巴液呈乳状,其物理性状是白色乳状液、无臭,呈碱性反应,比重为1.010~1.021,静置后可分为三层,上层为乳状,中层水样,下层为白色沉淀。白细胞计数约为$5\times10^9/L$,以淋巴细胞为主,培养无细菌生长。

当乳糜液漏出进入腹腔后引起无菌性化学性腹膜炎改变,腹膜及肠系膜充血、水肿、肥厚,肠壁浆膜下布满白色细小弯曲的乳糜管条纹,肠管苍白。组织学检查:腹膜增厚,纤维组织增生,被覆一层炎性渗出物,血管扩张、充血、出血,并有散在慢性炎症细胞浸润,肉芽组织形成,呈慢性增生性腹膜炎改变。

【临床表现】

本病可为急性腹膜炎型和慢性腹膜炎型。

急性腹膜炎型较少见,于大量进食,特别是脂肪餐后4~6小时发病,为乳糜液突然进入腹腔,导致急性化学性腹膜炎。表现为急性腹痛,最初腹痛范围广泛,位置不定,有时为绞痛,并逐渐加剧。伴有恶心、呕吐,腹部膨胀,全腹压痛或局限性压痛,常伴右下腹或左下腹局限性压痛和肌紧张。早期肠鸣音亢进,晚期减弱,易误诊为急性阑尾炎或溃疡病穿孔。

慢性腹膜炎型,乳糜液缓慢漏入腹腔,对腹膜刺激较轻,炎症反应也较轻,无明显腹膜刺激症状。表现为腹部逐渐膨隆,体重下降或不增,低蛋白血症及营养不良,严重者可影响呼吸、循环功能。腹部检查见腹胀、腹壁静脉怒张,叩诊有移动性浊音。有的可见阴囊积液,或阴囊及下肢水肿。

【诊断】

腹腔穿刺抽出乳糜样腹水是最简单可靠的诊断方法。腹水为乳白色,无菌分类以淋巴细胞为主。根据以上特点可与假性乳糜腹水及漏出性腹水相鉴别。腹部 B 超检查,发现大量腹水。淋巴管造影不但可以确定病因,还可确定淋巴液漏出的部位和范围,但乳幼儿下肢的淋巴管造影十分困难,有时即使造影时发现在腹部有瘘口,手术中也很难明确具体位置。

【治疗】

确诊后应尽早治疗,若治疗不及时常因并发细菌感染或低蛋白血症而死亡。治疗方法有保守治疗和手术治疗。

1.保守治疗　包括饮食疗法或静脉高营养和穿刺抽液。一般先采用禁食和全静脉高营养疗法,禁食后腹腔淋巴流量减少,有利于破裂的淋巴干修复愈合,疗程 2~4 周;随后采用特殊饮食疗法,用低脂肪、中链脂肪酸、高蛋白、多维生素饮食,尽量减少长链脂肪酸的摄入,中链脂肪酸由小肠黏膜吸收后,可以不经过肠淋巴系统输送,而直接进入门静脉,故给中链脂肪酸不但可以补充营养,而且可以减少乳糜液的漏出。如果腹胀影响呼吸,同时应行腹腔穿刺抽液疗法以缓解呼吸困难,每次穿刺应尽量抽出乳糜液,根据乳糜液渗出的快慢,一般 1~2 周抽液一次,有的病例腹水逐渐减少而治愈。

2.手术疗法　对急性乳糜腹、外伤性乳糜腹,有明显的原发病者,如肿瘤所致乳糜腹,以及经保守治疗 4~6 周无效或病情加重者,可行手术治疗,手术的目的是解除病因、缝合结扎漏孔或行分流手术。

(1)解除病因的手术:乳糜腹可能因炎症、肿瘤或纤维束带压迫淋巴总干引起。手术应切除肿瘤、松解束带解除压迫。

(2)缝合结扎乳糜漏孔:部分病例术中可见腹后壁肠系膜根部附近有裂孔,淋巴液不断自漏孔溢出,应将裂孔结扎,并放置引流。为了容易找到裂孔,有人于术中自肠系膜根部注入 Evan 蓝作淋巴管指示剂有助于寻找淋巴管裂口。也有人于术前 2~5 小时进脂肪饮食,喂服含苏丹红的奶,可有助于寻找裂孔。

(3)分流手术:对术中找不到病因和裂孔者,可行分流手术。分流手术的种类很多,最常用的为:①腹腔大隐静脉分流术。即切开股三角部,游离大隐静脉,结扎其诸属支,游离长度 12~15cm,然后切断远端,经腹腔最低部位打孔,将大隐静脉近端返转拉入腹腔,同腹膜作吻合。②腹腔静脉分流术:将带有单向活瓣的 LeVeen 管,一端留在腹腔,另一端自腹腔引出经大隐静脉置入髂内静脉,超过膈水平或到右心房,单向瓣使静脉和腹腔之间保持 0.294~0.490kPa(3~5cmH$_2$O)的压力,在腹压增高时,乳糜液能直接流入静脉,使乳糜循环建立新的平衡。③淋巴结静脉分流术:有人报道将腹腔肿大的淋巴结横或直切开,保留进入淋巴结的淋巴管,然后将淋巴结切面与下腔静脉或髂静脉或其分支作吻合,而获得治愈。

另外,对找不到的病因和裂孔者,也可仅作腹腔引流。术后继续采用保守治疗,也能治愈。

【预后】

本病经及时正确的治疗,多数能治愈,近远期疗效良好,很少有复发者。

(顾 涛)

第二十一节 直肠脱垂症

直肠脱垂简称脱肛,是婴幼儿常见病,好发于 4 岁以内,小于 1 岁者罕见,随年龄增长多可自愈。

【病因】

本病多数由先天性发育因素和后天性因素相互作用所引起。

先天性因素主要指婴幼儿盆腔组织发育尚未完善,如婴幼儿骶骨弯曲未形成,近乎平直。直肠与肛管处于一条直线上。腰椎弯曲也未形成,骨盆向下倾斜不够。因而在腹压增加时,直接作用到小儿的肛管,易发生直肠脱垂。此外,年龄越小,Douglas 腔越深,膀胱直肠陷窝或子宫直肠陷窝亦越深,固定直肠的力量越弱。婴幼儿直肠前陷凹腹膜返折过低,直肠纤维鞘与盆筋膜的融合尚未完全形成,直肠肛管周围组织疏松,当腹腔压力增加时压迫直肠前壁,形成直肠脱垂。婴幼儿乙状结肠系膜较长,活动度较大,近端结肠的活动范围亦大,有时乙状结肠下端也可脱出。小儿特别是婴幼儿,支持直肠的周围组织发育欠佳,也是容易脱肛的重要因素,如直肠动脉对直肠有重要的支持作用,但在小儿该动脉分散而细小;婴幼儿的会阴和盆内器官尚未发育成熟,会阴部组织较松弛,固定直肠的作用较弱。

后天性因素指长期腹内压增高,如患百日咳、慢性气管炎、慢性痢疾、泌尿系结石等,易诱发脱肛。长期营养不良,盆底脂肪组织减少,支持直肠的周围组织薄弱。有些小儿体质良好,但有久坐便盆的不良习惯,长时间使肛管与直肠处于一条直线上,腹压增加时易发生直肠脱垂。另有神经性因素,如腰骶部脊髓脊膜膨出者,肛门括约肌麻痹;直肠肛管损伤,手术破坏肛门括约肌等。

【病理分型】

只有直肠黏膜层脱出是不完全脱垂或部分脱垂。直肠壁各层同时脱出,即直肠从肛门套叠脱出是完全脱垂。临床分为三型或三度。

1.Ⅰ型 排便或腹压增加时,仅直肠黏膜脱出肛门外,系直肠下部黏膜与肌层附着松弛所致,最长达 3～4cm,为小儿特有类型。部分脱出呈半环状,全周脱出呈环状,色鲜红。由肛门正中向外形成放射状纵沟,肛管与黏膜间有返折沟,可触及两层折叠的黏膜,质软,便后脱出的黏膜自行还纳。如脱出时间久者,黏膜呈暗紫色,无光泽。反复脱垂者,黏膜水肿、肥厚、粗糙,甚而有溃疡或出血点。

2.Ⅱ型 排便或腹压增加时,直肠全层脱出肛门外,呈圆锥形,略向后方弯曲,顶端凹陷。表面有环状多个黏膜皱襞,色淡红或暗红,触之较厚有弹性。患儿肛门松弛,脱垂后需用手方能托回。Ⅰ型长期脱垂可发展为此型。

3.Ⅲ型　少见,排便或腹压增加时,肛管、直肠管全层或部分乙状结肠脱出肛门外。呈椭圆形。肛门极松弛,黏膜糜烂出血,分泌物较多。

【临床表现】

早期症状是用力排便后肛门口出现红色肿块,便后还纳。在反复发作后,每次排便均有脱出,越来越长,便后不能自动回缩,必须用手托或轻揉方能还纳。体质衰弱者在跑跳、走路、下蹲、打喷嚏或哭闹等腹压稍增加时,即有肿块脱出。由于直肠黏膜经常脱垂,受摩擦、刺激,出现充血、水肿、分泌物增多、出血、溃疡,甚至坏死,此时复位较困难。发生绞窄性直肠脱垂时,伴剧痛。直肠完全脱垂时有下腹部胀痛及肛门下坠感,尿频,有便意、但排便不多,且有粪未排尽的感觉。体查可见会阴部中央一个球状或圆锥形肿块,红色或暗红色,表面有自中央向外的放射状纵沟,触之仅为两层黏膜,质柔软,可滑动。如直肠完全脱垂,脱出肠管较长,表面有多个环状黏膜皱襞,肛门黏膜常与脱垂肠段一起脱出。如为Ⅲ型脱垂,黏膜充血水肿明显,皱襞消失,在肿块之外围有一深的环形穹窿,用手指或探针插入,也许在较高处方可触到黏膜返折,肿块还纳后肛门口松弛。脱出的肠管长久不能还纳,可发生嵌顿,肠管水肿、出血、糜烂、溃疡、甚而坏死。

【诊断】

根据病史及临床表现即可确诊。临床上有时需与严重肠套叠的套入部自肛门脱出者及直肠息肉相鉴别,个别患者需行肛门镜检查方可确诊。

【治疗】

1.保守治疗　适用于Ⅰ型脱垂者。应先去除发病诱因,如咳嗽、腹泻和便秘等,有便秘者给缓泻剂,必要时灌肠。训练每日定时排便的习惯与正确的排便姿势,切忌坐便盆时间过长。Ⅱ型以上的脱垂复位时,在肠管上涂凡士林,轻揉还纳。对体质虚弱、重度营养不良及肛门松弛较重者,除了加强营养疗法外,可用粘膏固定两侧臀部,中央留孔排便,每隔 3～5 天更换 1 次,持续 3～4 周。

直肠脱垂暂不能复位又无肠坏死者,可采取温湿敷 20～30 分钟,待水肿减轻后再试行复位。

2.硬化疗法　多数患儿经过保守治疗均能治愈,少数未愈患儿可采取硬化治疗,该疗法主要适用于 5 岁以上严重脱垂者,或 5 岁以下经保守治疗未愈者。可选用的硬化剂较多,如含 0.5%～1% 普鲁卡因的 75% 酒精、5% 明矾甘油合剂、0.25%～1% 普鲁卡因的 50% 葡萄糖液、5% 石炭酸甘油、5% 鱼肝油酸钠以及 30% 盐水溶液等,其作用机制是使直肠黏膜与肌层发生粘连,或使直肠周围形成瘢痕,以增强其支持作用。

3.手术疗法　仅适用于少数年长儿的Ⅲ型脱垂,经硬化疗法治疗无效者。可选用肛门周围箍绕术、直肠悬吊术或直肠脱垂切除术。

(顾　涛)

第二十二节　肛门周围脓肿

肛门周围脓肿常见于婴幼儿,病原菌以金黄色葡萄球菌为主。成人肛门周围脓肿多为大肠埃希菌。

【病因】

肛门皮下及肛管周围的软组织被肛提肌纤维和盆筋膜分隔为不同间隙,内有丰富的血管、淋巴、脂肪和结缔组织。一旦感染可由肛管直肠直接向周围组织间隙蔓延,或经淋巴、血源感染。小儿肛周皮肤及直肠黏膜局部防御能力薄弱是引起肛周脓肿的主要因素,小儿肛周皮肤和直肠黏膜娇嫩,极易被干燥粪块刮伤,或被尿便浸渍和粗糙的尿布擦伤。随着小儿年龄的增长,局部防御能力增强,肛周感染发生率显著下降。肛门周围脓肿也可继发于肛裂、痔及直肠炎症等。

有报道肛周围脓肿与免疫功能低下有密切关系,新生儿感染的防御机制尚未发育健全,直肠黏膜尚无浆细胞,白细胞吞噬能力及免疫球蛋白的生成均较弱。血清中的免疫球蛋白 IgG 来自母体,生后 3～4 周黏膜固有层的浆细胞才产生 IgA。某些粒细胞减少性疾病如急性白血病、再生障碍性贫血、先天性家族性粒细胞缺乏症等,可合并肛门周围脓肿。

【病理】

小儿肛门周围脓肿常起源于肛门腺窝及肛门腺炎症。开始为肛门直肠周围组织反应性蜂窝组织炎,以后炎症局限形成脓肿。脓肿多在肛门附近的皮下及直肠黏膜下。如不及时治疗,可穿入直肠周围组织,如会阴、前庭、大阴唇和阴道,形成各种直肠瘘。小儿深部的骨盆直肠间隙脓肿较少见。

【临床表现】

患儿出现无原因的哭闹不安,仰卧位或排便时哭闹更重,体温升高可达 38～39℃。检查发现肛门局部出现红、肿、热、痛炎症改变。开始较硬、以后中央变软,颜色暗红,出现波动,破溃后有脓汁排出。可伴有拒乳、食欲减退、精神不振。炎症位于肛门前方时可有排尿障碍。可出现腹泻。年长儿能诉说肛门周围痛,走路或排便时加重,不愿取坐位或用一侧臀部坐,喜卧于健侧、屈腿,以减轻疼痛。

【诊断】

肛周脓肿诊断并不困难。但临床上多数就诊较晚,有的脓肿已经破溃才来就诊。应注意早期发现,以便及时治疗。

【治疗】

炎症急性浸润期采取保守疗法,用温热水肛门坐浴或用少量温盐水保留灌肠,也可经肛门给予抗炎栓剂;外敷清热解毒中药如水调散等;口服缓泻剂,使大便通畅。全身应用抗生素,预防并发感染。对新生儿及婴儿为防止尿布污染,加重感染,须加强肛门护理。

脓肿形成期,局部有明显波动或穿刺有脓时,采取切开引流。做放射状切口,大小与脓肿一致,放置引流条并保持引流通畅。术后 48～72 小时取出引流条,换用油质纱条,直至创面长出肉芽,脓汁减少。为保持局部清洁,每日用 1：5000 高锰酸钾溶液坐浴。

（顾　涛）

第二十三节　肛裂

【病因】

肛裂多由于慢性便秘,粪块干硬,排便时肛门口过度扩张撕裂所致。先天性肛门狭窄、肛门成形术后扩张肛门方法不当亦可引起肛裂。极少数由其他疾病引起。

【病理】

肛裂表现为肛管上皮浅而短的裂隙,呈线状或梭状,早期创缘整齐,有弹性,适当治疗后即可愈合。继发感染时,形成慢性溃疡,创缘不整齐、水肿、变厚、质硬,底部肉芽生长不良,纤维组织逐渐增生,成为陈旧性溃疡。严重者创口底部可形成瘘管。因神经暴露于裂隙内,产生疼痛引起内括约肌反射性收缩,日久形成瘢痕狭窄,致排便困难。小儿肛裂多于慢性溃疡阶段即停止发展,由于小儿肛周皮肤和黏膜的弹性较强,肛门括约肌的紧张度较弱,多数去除病因后可吸收愈合。合并感染后,可形成"哨兵痔",形态似外痔,但其内容不是血栓,且与肛裂共存。2 岁以下骶骨发育尚未成熟,直肠肛管近呈直线,粪块对肛管四周压力较均衡,故肛裂可发生在肛管任何方位。年长儿与成人相似,肛裂多发生于肛管后方正中,主要由于肛提肌大部分附着于肛管两侧,使肛管前后部不如两侧壁坚韧,矢状面上肛管与直肠形成夹角,后方受粪便的压迫较重,并影响肛管后方正中部位血液回流。

【临床表现】

表现为肛门疼痛,排便时加重,便血。轻者仅在排便时痛,便后缓解。严重时肛门疼痛可持续数小时。患儿常因惧怕疼痛而不敢排便,使粪便潴留,加重便秘,粪块更硬,下一次排便疼痛更为剧烈,造成恶性循环。便血为鲜血,量不多,常在排便终末出现数滴鲜血。有时只有血丝附在粪便表面,或便纸上有血迹。

【诊断】

根据临床表现,并结合肛门检查,即可确诊。患儿于截石位或膝肘位,嘱其放松肛门,轻柔扒开肛门皱褶,可清楚看到肛裂的位置和程度。但注意患儿可能因肛诊引起剧痛而拒绝检查。

【治疗原则】

1.保守疗法　婴幼儿肛裂以保守疗法为主,包括治疗便秘和局部处理:①调整饮食结构,多食蔬菜、水果等,使粪便软化,必要时可服液体石蜡或灌肠,养成规律排便的卫生习惯。②局部采用热敷、温水或高锰酸钾溶液坐浴,以减轻外括约肌痉挛并缓解疼痛。③清洁肛裂创面,每日 3～4 次,并外敷抗生素软膏或中药生肌膏等,促进创面愈合。④反复发生肛裂者,可用普鲁卡因和酒精封闭注射。起到阻断神经,减轻疼痛,改善血液循环作用。

2.手术疗法　适用于慢性肛裂或急性肛裂经保守疗法无效者。在麻醉下轻柔扩张肛管,解除括约肌痉挛,注意用力适度。沿肛裂边缘皮肤和黏膜做一尖端向上的楔形切口,一并切除肛裂、痔、溃疡、乳头及溃疡基底增厚的纤维组织,形成新鲜的创面,促使其愈合,也可缝合创面,但若发生感染时,需及时拆除缝线,以利引流。术后每日换药,外用中药或坐浴,适当服缓泻剂。临床上为解除内括约肌痉挛,也可行内括约肌切开术,应在肛门后方或侧方切开括约肌,但注意可能出现污便、出血及感染等并发症,需要谨慎进行。

(顾　涛)

第八章　泌尿系统疾病

第一节　急性肾小球肾炎

急性肾小球肾炎是由不同病因所致的感染后免疫反应引起的急性弥漫性肾小球炎性病变,临床以水肿、血尿、少尿和高血压为主要表现。多见于3岁以上的小儿,其发病主要与乙型溶血性链球菌感染有关,亦可为其他细菌或病毒感染。

本病属于中医"皮水"范畴,认为本病的发生,外因为感受风邪、水湿或疮毒,内因为肺、脾、肾三脏功能失调。

(一)西医

【诊断要点】

1.病史　病前1～3周多有上呼吸道感染、扁桃体炎、猩红热等,或有脓皮病、淋巴结炎等。

2.症状

(1)一般病例有水肿,先始于眼睑、头面,渐及全身,指压凹陷不明显,同时有血尿、少尿或伴高血压。学龄前儿童每日尿量少于300ml,学龄儿童每日尿量少于400ml为少尿。

(2)严重病例起病1～2周可有下列任何一种严重症状。①严重循环充血:呼吸急促,烦躁不安。②高血压脑病:血压骤升,头痛,呕吐,一过性失明,昏迷,抽搐。③急性肾功能不全:严重少尿或尿闭,氮质血症,发展为急性肾衰竭者较少。

3.体征　严重循环充血时颈静脉怒张,频咳,咳吐粉红色泡沫痰,肺底细湿啰音,心率快,奔马律,肝脏迅速增大。

4.检查

(1)尿沉渣红细胞＞5个/高倍视野,沉渣中红细胞管型有诊断意义。相差显微镜下红细胞形态60%以上为变异形。

(2)尿蛋白定性常为＋～＋＋,绝大多数24小时尿蛋白＜1g,50%患者＜每日500mg。尿蛋白以白蛋白为主,持续3～4周,恢复先于血尿的消失。

(3)常有轻中度贫血。血沉增快,2～3个月恢复正常。

(4)血清补体C_3和C_4均下降,尤其是C_3下降,6～8周恢复正常。

(5)血清抗链球菌溶血素"O"(ASO)阳性率为50%～80%,3～5周滴度达到高峰,50%患者半年内恢复。

（6）脓皮病引起的肾炎 ASO 往往不高,可测血清抗脱氧核糖核酸抗体（ADNase-B）和抗透明质酸酶（AHase）。

【治疗原则】

1.一般治疗

（1）急性期需卧床休息 2～3 周,直到肉眼血尿消失,水肿减退,血压下降,即可下床作轻微活动。

（2）注意饮食和水、钠摄入量并满足热卡需要,待尿量增,氮质血症消除即应恢复正常蛋白供应（见生活宜忌）。

2.药物治疗

（1）抗感染治疗:有感染灶者,用青霉素 10～14 天以消除感染。对病程 3～6 个月或以上,尿常规异常且考虑与扁桃体病灶有关者可于病情稳定时做扁桃体摘除术。

（2）利尿:经控制水盐入量仍水肿少尿者可用噻嗪类利尿药,如无效,可用强力的髓襻利尿药如呋塞米（速尿）。

（3）降压:凡经休息、控制水盐、利尿后,而血压仍高者均应予降压药,如硝苯地平、肼酞嗪、利血平、二氮嗪、硝普钠等。

（4）治疗循环充血状态:纠正水钠潴留,恢复正常血容量。对表现为肺水肿者除一般对症处理外还可以用硝普钠。

【治疗方案】

1.推荐方案 青霉素 80 万 U,肌内注射,2 次/d;氢氯噻嗪 1～2mg/(kg·d),2 次/d;硝苯地平:口服或舌下含服,每日 0.25～0.5mg/kg,分 3～4 次服。

2.可选方案 氨苄西林:每日 50～100mg/kg,分 2 次静脉滴注;呋塞米:小儿口服时用量 2～5mg/(kg·d),注射时每次 1mg/kg,1～2 次/日;利舍平:小儿首剂可依 0.07mg/kg(最大每次不过 2.0mg),可用肌内注射,经过 1～2 剂后改口服 0.02～0.03mg/(kg·d),分 2～3 次口服。

临床经验:青霉素使用一般 7～10 天,没必要长期使用,过敏者选用红霉素。利尿药一般选用噻嗪类,不要用保钾利尿药和渗透性利尿药,呋塞米最大剂量为 5mg/kg,应用利尿药时应注意补钾;硝普钠应新鲜配制,整个输液系统须用黑纸包裹遮光,严密监测血压、心率等;肾衰竭对症治疗效果不明显,应尽早透析治疗。

（二）中医

【病因病机】

本病外因为感受风邪、水湿或疮毒,内因为先天禀赋不足或素体虚弱。正气不足,邪伏于里,伤及脏腑,导致肺、脾、肾三脏功能失调。

【辨证论治】

1.水毒内闭证

（1）主症:尿少或无尿,全身水肿,面色苍白,神疲嗜睡,肢冷畏寒,头晕头痛,恶心呕吐,胃纳呆滞,舌质淡红,舌苔腻,脉沉弦。

（2）治法:利水泄浊,温阳通络。

(3)处方:五苓散合黄连温胆汤。5剂,每日1剂,分2次煎服。组成:茯苓6g,猪苓6g,桂枝4g,白术6g,泽泻5g,车前子3g,薏苡仁6g,附子2g,黄连3g,半夏3g,枳壳5g。加减:神志昏愦加石菖蒲3g,郁金3g;恶心呕吐加干姜2g,陈皮6g;腹胀而尿闭加牵牛子3g,大腹皮3g;大便秘加大黄3g,枳实4g。

2.痰热互结证

(1)主症:小溲骤减或点滴不通,壮热烦躁,心烦口渴,皮肤紫斑,或尿血、便血,肢厥,舌质绛紫,舌苔黄,脉细数。

(2)治法:清热解毒,凉血散瘀。

(3)处方:犀角地黄汤。5剂,每日1剂,分2次煎服。组成:犀角(代)3g,生地黄3g,丹参4g,牡丹皮4g,赤芍5g,玄参5g,菘蓝6g,白茅根6g,小蓟3g,竹叶6g,连翘6g。加减:壮热烦躁加羚羊角3g,石决明3g,大黄3g,黄芩6g;大便秘结加桃仁4g,大黄3g;厥脱加枳实6g,人参6g,麦冬10g。

3.肾虚不固证

(1)主症:小便递增或骤然增多,神疲乏力,腰酸腿软,形体消瘦,唇甲色淡,皮肤干燥,心烦口干,舌红少苔,脉象细数。

(2)治法:补肾固摄。

(3)处方:麦味地黄丸。7剂,每日1剂,分2次煎服。组成:熟地黄6g,麦冬8g,五味子3g,山茱萸3g,杜仲6g,煅龙骨3g,煅牡蛎3g,赤芍6g,牡丹皮6g,泽泻6g,砂仁2g。加减:若腰酸背痛,加桑寄生6g,杜仲6g。

4.气血亏虚证

(1)主症:小便如常,食欲欠佳,面色萎黄,精神不振,舌淡红,苔薄白,脉濡软。

(2)治法:补益气血。

(3)处方:八珍汤。7剂,每日1剂,分2次煎服。组成:党参6g,黄芪6g,山药6g,茯苓6g,白术6g,苍术6g,陈皮6g,当归6g,白芍6g,生地黄6g,牡丹皮6g。加减:若尿血,加益母草4g,茜草4g,白茅根4g。

5.阴阳虚衰证

(1)主证:无尿,精神恍惚,气短息弱,形寒肢冷,口唇青紫,舌淡苔薄,脉微欲绝。

(2)治法:回阳救阴,活血利水。

(3)处方:参附汤。3剂,每日1剂,分2次煎服。组成:人参3g,附子2g,桂枝3g,熟地黄4g,牛膝3g,茯苓6g,薏苡仁6g,麦冬10g,丹参2g,白茅根3g。

【中成药处方】

1.杞菊地黄丸　口服,水蜜丸每次6g,小蜜丸每次9g,大蜜丸每次1丸,每日2次。组成:枸杞子40g,菊花40g,熟地黄160g,山茱萸(制)80g,牡丹皮60g,山药80g,茯苓60g,泽泻60g。功效:滋肾养肝。主治:用于肝肾阴亏,眩晕耳鸣,羞明畏光,迎风流泪,视物昏花。

2.知柏地黄丸　口服。每次6g(约4/5瓶盖),每日2次。组成:知母、黄柏、熟地黄、山茱萸(制)、牡丹皮、山药、茯苓、泽泻。辅料为蜂蜜、糊精、滑石粉。功效:滋阴降火。主治:用于阴虚火旺,潮热盗汗,口干咽痛,耳鸣遗精,小便短赤。

（三）中西医结合

【思路】

急性肾小球肾炎最常见的病原菌为 A 组溶血性链球菌,首选抗生素为青霉素,水肿,高血压的对症治疗在急性期西药均有较好的疗效,但同时也有不良反应。据临床研究证实,中西医结合治疗能改善急性期症状,降低一些不良反应。中医辨证施治在减轻水肿、消除血尿及蛋白尿,改善食欲,增进体力等方面有其独特的优势。

【处方】

1.处方一 五苓散加减 5 剂,每日 1 剂,煎水服,早晚分服;青霉素 80 万 U,肌内注射,2次/d,连用 5～7 天,青霉素过敏者可用常规量红霉素口服。

五苓散组成:黄芩、茯苓、泽泻、薏苡仁、车前子、生栀子、生地黄、白茅根各 10g。舌质红者可加牡丹皮 6g,虎杖 8g。气虚或脾虚者加炒白术 10g,黄芪 10g,山药 10g。血瘀者加紫丹参 9g。

2.处方二 银翘散加减 5 剂,每日 1 剂,煎水服,早晚分服;青霉素 80 万 U,肌内注射,2次/d,连用 5～7 天,青霉素过敏者可用常规量红霉素口服。

银翘散组成:金银花 10g,连翘 10g,黄芩 8g,茯苓 12g,薏苡仁 12g,泽泻 12g,茵陈 18g,黄柏 5g,车前子 12g,焦山楂 12g,山药 8g,紫丹参 8g。

（四）注意事项

1.起病 3 周内应卧床休息,直至肉眼血尿消失、水肿消退、血压恢复正常方可下床做轻微活动,并逐渐增加活动量。

2.血沉接近正常后可以上学,但在 3 个月内仍应避免重体力活动,尿沉渣红细胞绝对计数正常后力可恢复正常活动。

3.在水肿、少尿、高血压期间,一般病例饮食应适当限制水、钠、钾、蛋白质的摄入,给富含维生素的低盐饮食,蛋白质摄入量保持 1g/(kg·d),如有氮质血症,则应供给优质的动物蛋白,不超过 0.5g/(kg·d),以免加重肾脏负担,给高糖以满足热卡的需要。有水肿和高血压者其食盐的摄入量也应控制在 1～2g/d,水肿严重者还需控制水的入量。

4.防治链球菌感染是本病根本的预防。一旦发生乳蛾、丹痧、脓疱病及皮肤疮疖时应积极治疗,感染后 2～3 周定期查尿常规,及时发现异常。

5.增强体质,注意卫生,尽量减少皮肤和呼吸道感染。

（胡 英）

第二节 肾病综合征

肾病综合征(NS)是由多种原因引起的肾小球毛细血管通透性增加,导致血浆内大量蛋白质从尿中丢失的临床综合征。具有大量蛋白尿,低蛋白血症,高脂血症和不同程度的水肿四大特点。以大量蛋白尿、低蛋白血症为必备条件。男性发病较多,男:女为3.7:1。肾病综合征按病因可分为原发性、继发性、先天性三种类型。本节主要叙述原发性肾病综合征。

中医无肾病综合征之病名,多因肾阳虚不能化气行水所致,故本病归属于中医"水肿""阴水""虚劳"的范畴。

(一)西医

【诊断要点】

1.病史 一般起病缓慢,常无明显诱因,大约30%有病毒或者细菌感染发病史,70%肾病复发与病毒感染有关。

2.临床表现

(1)水肿,开始于眼睑,以后逐渐遍及全身,呈可凹性,严重者可出现胸腔积液、腹水和阴囊水肿。

(2)易并发各种感染,呼吸道感染最常见,其次为皮肤感染,泌尿道感染及腹膜炎。

(3)可伴有蛋白质营养不良,营养不良性贫血及生长发育迟缓。

(4)可并发低钠血症、低钾血症及低钙血症,有的病例可发生低血容量性休克。

(5)有的病例可发生动脉或静脉血栓,以肾静脉血栓最常见。

3.检查

(1)尿液分析:①常规检查:尿蛋白定性多在+++以上,约有15%有短暂显微镜下血尿,大多可见透明管型、颗粒管型和卵圆脂肪小体。②蛋白定量:24小时尿蛋白定量>50mg/kg为肾病综合征范围内的蛋白尿。尿蛋白/尿肌酐,正常儿童上限为0.2,肾病>3.5。

(2)血清蛋白、胆固醇和肾功能测定:血清总蛋白及清蛋白降低,清蛋白<30g/L可诊断为肾病综合征的低蛋白血症。血清蛋白电泳见清蛋白比例减少,α_2球蛋白比例增加,γ球蛋白多见降低。血清胆固醇>5.7mmol/L为高脂血症。

(3)血清补体测定:微小病变型肾病综合征或单纯型肾病综合征患儿血清补体水平正常,肾炎型肾病综合征患儿血清补体可下降,血清补体C_3降低。

(4)系统性疾病的血清学检查:对新诊断的肾病患者需检测抗核抗体(ANA),抗ds-DNA抗体,Smith抗体等。对具有血尿、补体减少并有临床表现的尤其重要。

(5)高凝状态和血栓形成的检查:多数原发性肾病患儿都存在不同程度的高凝状态,血小板增多,血小板聚集率增加。血浆纤维蛋白原增加,尿纤维蛋白裂解产物(FDP)增高。对怀疑血栓形成者可行彩色多普勒B型超声检查以明确诊断,有条件者可行数字减影血管造影(DSA)。

(6)经皮肾穿刺组织病理学检查:多数儿童肾病综合征不需要进行此项检查,肾病综合征活体组织检查的指征:①对糖皮质激素治疗耐受或频繁复发者;②对临床部分病例可有轻重不等的肾功能障碍和氮质血症,部分病例尿纤维蛋白裂解产物(FDP)增高。

(7)清洁中段尿培养和药敏试验:对疑有尿路感染的病儿应争取在抗生素和糖皮质激素治疗前做该项检查。

【治疗原则】

1.一般治疗 除水肿显著或并发感染,或严重高血压外,一般不需要卧床休息,病情缓解后逐渐增加活动量。显著水肿和严重高血压时应短期限制水、钠的摄入,病情好转后不必继续限盐,活动期病例供盐1~2g/d,蛋白质摄入1.5~2g/(kg·d),以高效价的动物蛋白为宜。对于严重的全身水肿,而静脉注射呋塞米不能达到利尿效果的患者,可以用静脉滴注清蛋白。

2.药物治疗　糖皮质激素为目前诱导肾病缓解的首选药物,多采用中、长程疗法。泼尼松先从 1.5～2.0mg/(kg·d)(最大剂量不超过 60mg/d),分 3～4 次服用,共 4 周。若尿蛋白 4 周内转阴,则改为每次 2mg/kg,隔日早餐后顿服,再用 4 周以后每 2～4 周减量 1 次,直至停药。中程疗法疗程必须达 6 个月。若治疗 4 周后尿蛋白未转阴,可继续用药 4 周,若经 8 周治疗尿蛋白转阴,则改以 2mg/(kg·次),隔日早餐后顿服,再用 4 周。以后每 2～4 周减量 1 次,直至停药。长程疗法疗程必须达 9 个月。其他药物包括免疫抑制剂雷公藤多苷、环磷酰胺等、肝素、双嘧达莫、尿激酶抗凝;血管紧张素转化酶抑制药卡托普利、依那普利、福辛普利等。

3.对症处理　对糖皮质激素耐药或者未使用激素,而水肿较重伴尿少者可配合使用利尿剂,但需密切观察出入水量、体重变化及电解质紊乱。在应用糖皮质激素的过程中每日应给维生素 D 400U 及适量钙剂。

【治疗方案】

1.推荐方案　中、长程疗法,适用于各种类型的肾病综合征。

2.可选方案　短程疗法:泼尼松 2mg/(kg·d),最大剂量不超过 60mg/d,分次服用,共 4 周,4 周后改用 1.5mg/kg 隔日晨顿服,共 4 周,全疗程共 8 周,然后骤然停药。

(二)中医

【病因病机】

小儿禀赋不足,久病体虚,外邪入里,致肺脾肾三脏之虚是发生本病的主要因素。而肺脾肾三脏功能虚弱,气化、运化功能失常,封藏失职,精微外泄,水液停聚则是肾病综合征的主要病机。

肾病的病情演变,肺肾气虚、脾肾阳虚为主,久病不愈,反复发作或者长期使用激素,可阴损及阳,肝失滋养,出现肝肾阴虚或者气阴两虚之证。

【辨证论治】

1.脾虚湿困

(1)主症:肌肤水肿,按之不起,面色不华,倦怠乏力,纳少便溏,小便短少,或兼有腹胀、胸闷,四肢欠温,舌苔白腻,脉沉缓。

(2)治法:健脾利水。

(3)处方:参苓白术散合防己黄芪汤。7 剂,每日 1 剂,水煎服,分 2 次服。组成:党参 8g,白术 8g,茯苓 6g,甘草 3g,山药 8g,扁豆 6g,莲子肉 5g,砂仁 6g,黄芪 8g,防己 5g,桔梗 3g。

2.脾肾阳虚

(1)主症:面色㿠白,全身水肿,以腰腹下肢为甚,按之没指,神疲乏力,形寒肢冷,小便短少,舌淡胖,苔薄白。

(2)治法:温肾健脾。

(3)处方:真武汤。7 剂,每日 1 剂,分 2 次煎服。制附子 3g,茯苓 9g,白术 5g,干姜 5g,白芍 6g,生姜 5g。加减:水湿过重,加桂枝、猪苓、泽泻;若肾水上泛,兼咳嗽、胸满气促不能平卧,合己椒苈黄丸,药用防己、椒目、葶苈子、大黄。

3.肝肾阴虚

(1)主症:头痛头晕,目睛干涩或视物模糊,面红潮热,心烦易怒,舌红,苔少,脉细弦数。

(2)治法:养阴补肾,平肝潜阳。

(3)处方:知柏地黄丸。7剂,每日1剂,分2次水煎服。地黄8g,山药6g,牡丹皮6g,山茱萸5g,泽泻6g,茯苓5g,黄柏6g,知母5g,女贞子6g,枸杞子6g。

4.气滞血瘀

(1)主症:水肿不显,常伴腰痛,面色晦暗,皮肤不泽,舌有瘀点,苔少,脉弦涩。

(2)治法:活血化瘀,行气消滞。

(3)处方:桃红四物汤加减。5剂,每日1剂,分2次水煎服。桃仁5g,红花3g,党参8g,黄芪6g,熟地黄6g,山茱萸3g,牡丹皮5g,泽泻6g,山药6g。

【中成药处方】

1.昆明山海棠 每次3片,每日3次。用于单纯性肾病。

2.金匮肾气丸 每次3g,每日2次,温开水化服。用于肾病脾肾阳虚者。

3.雷公藤总苷 每日1mg/kg,分2～3次口服,疗程为2～3个月。

(三)中西医结合

【思路】

西医主要是激素治疗,其次是对症支持治疗,而激素的不良反应是很显而易见的,长期应用激素可产生很多不良反应,有时相当严重。激素导致的蛋白质高分解状态可加重氮质血症,促使血尿酸增高,诱发痛风和加剧肾功能减退。大剂量应用有时可加剧高血压、促发心衰。激素应用时的感染症状可不明显,容易延误诊断,使感染扩散。激素长期应用可加剧这种疾病的骨病,甚至产生无菌性股骨颈缺血性坏死。大量中西医结合临床治疗肾病综合征表明,中药可以明显减少西药的不良反应,减少患儿的发病率,改善预后。

1.中西医结合治疗水肿 中医在治疗临床效果明显,通过辨证论治,脾虚水肿者则补脾,脾肾阳虚水肿者则补脾肾,肝肾阴虚所致的头晕眼花者则滋补肝肾,气滞血瘀者则通过活血化瘀,通调水道达到祛瘀利水消肿。

2.中西医结合治疗减少激素的不良反应 糖皮质激素长期用于儿童,不仅有以上的不良反应,还会影响患儿的生长发育,使生长延缓,大剂量应用还可致惊厥。首先合用中药可以减少激素的用量,而且还可以根据激素的不良反应选择运用一些减少其不良反应的中药。如针对消化道不良反应的,可以选择加用健脾胃的中药,减少胃肠道反应。

【处方】

1.处方一 金匮肾气丸,每次3g,每日2次;再口服泼尼松10mg,3次/d;同时煎服真武汤7剂,每日1剂,分2次煎服。适合于脾肾阳虚患儿。

2.处方二 肾炎消肿片,每次2片,3次/d;口服泼尼松10mg,3次/d。同时煎服参苓白术散合防己黄芪汤,7剂,分2次煎服。适用于脾虚湿困证的水肿。

(四)注意事项

肾病综合征的预后转归与病理变化和对糖皮质激素治疗的反应密切相关,其治疗需要一个长期的坚持过程。微小病变型预后最好,局灶节段性肾小球硬化预后最差。肾病综合征发病具有遗传基础,具有一定的复发率。复发在第一年比以后更常见,3～4年未复发者,其后有95%的机会不会复发。对于长期服用激素治疗的患儿,激素的不良反应表现比较明显,尤其是女孩、多毛、向心性肥胖等现象常常不能被接受,所以应对家属和患儿进行教育,应使父母及患儿很好地了解肾病的有关知识,积极配合治疗及定期随访,以便调整药物的剂量。

(胡 英)

第三节 泌尿道感染

小儿泌尿道感染又称尿路感染(UTI),指细菌侵入尿路所引起的炎症,占该系疾病的8.5%,轻可为无症状菌尿,重至急性肾盂肾炎。婴幼儿泌尿道感染是发热、肾实质及功能损伤的常见原因,而且对肾脏的损害远重于成人。小儿泌尿道感染常继发于泌尿道畸形,但也可发生于尿路正常的健康儿童。

【流行病学】

尿路感染在门诊患者中发生率仅次于上呼吸道感染。10岁以内儿童,约1%男孩及3%女孩最少有一次有症状的尿路感染。在1岁以内男婴患尿路感染的几率大于女婴,未行包皮环切术小儿的感染几率是已行者的10倍,约2.7%的男婴和0.7%的女婴患病。在学龄期,男童的患病率降至不足1%,而女童则升至1%~3%。第一次尿路感染后,1年内女孩约49%复发尿路感染,而男孩约25%有复发。婴儿期尿路感染,女孩较男孩少见,但多次复发较为多见。

【病因及发病机制】

1.细菌因素 常见的致病菌为革兰阴性杆菌,通常为大肠埃希菌,占80%以上,具有特殊的细胞膜O抗原。其他少见的有奇异变形杆菌、肺炎杆菌、铜绿假单胞菌及肠球菌。实验发现肠球菌特别难以治疗,并具有多重耐药性和对肾有特殊的亲和力。致病菌的表面结构,如菌毛、纤毛等可加强对泌尿道的损伤。纤毛参与黏附和红细胞凝集,反映了致病菌的毒力。致病菌的毒力导致肾盂肾炎或膀胱炎。具有特殊毒力造成尿路感染的细菌,其尿路毒性因素破坏泌尿道防御保护机制,这种特殊毒性在粪便菌株中找不到。

对上行尿路感染而言,细菌必须先从尿道周围区域扩展到膀胱,在尿中未被冲刷掉并且增殖,然后经输尿管到达肾脏。细菌黏附是建立感染的第一步,其次才是侵入组织,造成细胞损坏及炎症。而急性肾盂肾炎所致肾损害,与其说是细菌直接造成的,不如说是宿主清除细菌的防御机制所致更为合理。

2.宿主因素 宿主的易感性可有差别,并与遗传及家族因素相关。它包括解剖异常(肾盂输尿管交界部或膀胱输尿管连接部梗阻、膀胱输尿管反流、输尿管重复畸形、异位输尿管口、输尿管膨出)、母乳喂养、排尿功能不良及便秘等。急性肾盂肾炎时,宿主与入侵细菌间的相互作用,受恰当的临床诊断、合理抗生素应用的调节,产生不同程度的炎症反应。细菌侵入肾实质,可诱发免疫及炎症反应。炎症时溶菌酶从粒细胞进入肾小管,同期释出超氧化物产生氧自由基,不仅作用于细菌也损害肾小管细胞。肾小管细胞坏死,炎症扩散至间质、更加重肾损害。同期血管内粒细胞积聚,局部水肿造成缺血。溶菌酶、氧自由基及缺血共同作用损害间质,最终导致肾瘢痕。有些小儿急性肾盂肾炎后遗有肾实质瘢痕,可引起高血压、蛋白尿及肾功能不全。然而也有部分有显著泌尿道感染的小儿,并未产生这些结果。

(1)原发性膀胱输尿管反流即没有膀胱出口梗阻的情况下尿液从膀胱反流入输尿管、肾盂及肾盏,反流可能与输尿管口外移及膀胱动力学功能不成熟有关。如有菌尿,则反流使膀胱内细菌迅速到达输尿管及肾脏。在没有症状的小儿人群中,原发性膀胱输尿管反流的发生率为0.4%~1.8%。年龄越小,发生反流的频率越高。随时间的推移,小儿不断发育,轻度反流可自消。自消是膀胱发育成熟过程中解剖学改变还是动力学改变的结果,目前尚不完全清楚。

(2)膀胱过度活动与膀胱输尿管反流相关。有些人提出不正常的膀胱动力学改变,是后天性膀胱输尿管反流的一个因素。膀胱逼尿肌不稳定收缩时,尿道括约肌收缩,引起膀胱内压上升可能造成小儿偶发或持续性的膀胱输尿管反流。采用抗胆碱药物治疗,控制膀胱的无抑制性收缩,可以提高反流消失比例。很多有反复泌尿道感染幼儿有膀胱逼尿肌不稳定收缩,这可能是引起和加重膀胱输尿管反流的重要因素。在处理膀胱输尿管反流时须考虑膀胱动力学因素。

【临床表现】

泌尿道感染诊断对抗生素治疗及预防肾损伤极为重要。婴幼儿泌尿道感染,缺乏特异性临床表现,约有5%的发热与尿路感染有关。此外还有如易激惹、进食差、恶心呕吐、烦躁、喂养不佳、腹泻等不适。儿童泌尿道感染时尿路症状也不多,可有间歇性排尿不适、排尿困难、尿痛、耻骨上区疼痛或尿失禁,均很不明确。对于没有局限性体征,或只有含糊尿路症状的小儿,都应疑有尿路感染。

解剖梗阻基础上的感染性肾损害的潜在危险更大,如后尿道瓣。小儿有泌尿道感染时,约半数可检出有膀胱输尿管反流,膀胱输尿管反流更多出现严重肾瘢痕。

【诊断】

婴儿泌尿道感染无特异性的表现。对疑有泌尿道感染的患儿应特别注意泌尿生殖系统的解剖异常,如肾区或耻骨上肿物及触痛;女童会阴部检查少数情况下可发现异位输尿管开口、输尿管囊肿或尿道分泌物;男童患附睾炎或附睾睾丸炎时睾丸会有肿痛。腰骶部瘢痕、骶骨区域脂肪垫或隐窝等体征提示神经源性膀胱功能障碍的可能性,需要进一步检查。

其他部位感染的情况,可并发尿路感染。对于病情严重的患儿,即使有其他部位感染,也应留取尿液行标本检查。耻骨上膀胱穿刺取得的样品通常特异性高,菌落计数低。其主要缺点是穿刺会引起患儿及父母的不适。

1.尿液分析　尿液分析通常有4种方法可用于诊断泌尿道感染:①每高倍镜视野下的尿沉渣中>5个白细胞可诊断为"脓尿",应疑有尿路感染。如有成堆白细胞,则对诊断的意义更大。②每高倍镜视野下未染色的尿沉渣中发现细菌。③尿白细胞酯酶检测反应尿中来自白细胞分解而产生的酶,但是这一检查在婴儿中的可信度略低。④尿中亚硝酸盐检测,食入的硝酸盐会被尿中的革兰阴性菌分解为亚硝酸盐,因此可检测尿中的亚硝酸盐用以诊断泌尿道感染。虽然没有哪一项或几项联合检查可以取代尿培养这一金标准,但是这些检查可预示尿培养的阳性结果,在这些患者中可以进行试验性治疗。

膀胱在正常情况下是无菌的,但尿排出时,经过外阴可有杂菌污染,如前所述尿培养的取样方式是重要影响因素。因此不能只根据有无细菌生长作为诊断依据,须做菌落计数。如菌落计数>10万/ml,可诊为泌尿道感染。菌落计数1万～10万/ml为可疑,<1万/ml提示为污染。值得注意的是膀胱穿刺尿标本培养时有细菌生长就应诊断为泌尿道感染。

2.影像检查 小儿有泌尿道感染需做肾、膀胱超声及排尿性膀胱尿道造影检查(VCUG)。男童排尿性膀胱尿道造影可检出尿道异常,如后尿道瓣膜、前尿道瓣膜等。女童为了少接触放射线可做核素膀胱造影。即刻的肾核素扫描可显示炎症,但最好在炎症后1个月再做肾核素扫描,以检出肾瘢痕。排尿性膀胱尿道造影目前仍是诊断膀胱输尿管反流的金标准。

影像学表现取决于检查方法。静脉尿路造影是泌尿道主要的成像方法,大部分患儿无明显异常,其他的表现有炎症和水肿引起的肾影增大或肾影局部增大,分泌功能受损或延迟,集合系统扩张。初期正常或增大的肾脏,可能由于瘢痕形成导致晚期肾脏缩小。肾超声可表现为整个肾增大或局部低回声或高回声,提示局部炎症。局限性非液化性的炎症,可累及一个或多个肾小叶。其他的超声表现包括肾盂壁增厚、低回声、局部或弥漫高回声和输尿管扩张。CT或高分辨超声可显示局部灌注不良。高分辨率肾超声与肾核素扫描在诊断肾盂肾炎、肾实质受损情况时灵敏度相当。

泌尿道感染的小儿,约半数以上尿路解剖正常,无肾积水或膀胱输尿管反流。泌尿道感染后,约10%～40%小儿肾核素扫描检出肾瘢痕。小儿有发热的泌尿道感染,用肾核素DMSA来评估急性肾盂肾炎及肾实质瘢痕灵敏度较高。急性期示踪剂减少区,常是可逆性肾缺血,恢复期后,可显示紧密相连的肾实质瘢痕。约2/3发热的泌尿道感染小儿,做肾核素扫描时可发现有肾实质感染,这些患儿中40%可发生肾瘢痕。小儿急性肾盂肾炎期,即刻给予有效抗生素,大多数肾可恢复,不留瘢痕。

经大宗病例长期随诊,发现肾超声、静脉尿路造影和肾核素扫描任何一个单独的影像学检查均可能漏掉约一半的进行性肾瘢痕的检出,而三个检查都正常的小儿,不会发生进行性肾瘢痕。三个影像检查中如有两个异常,发生进行性肾损害的危险会增大17倍。最重要的危险问题是肾瘢痕、膀胱输尿管反流及反复尿路感染。

【治疗】

排尿功能不良和便秘的诊断及治疗是成功处理小儿泌尿道感染的重要组成部分。

曾有泌尿道感染病史的小儿,做排尿性膀胱尿道造影期间须用小剂量抗生素作预防。有膀胱输尿管反流或排尿功能障碍,应持续用预防性抗生素,直至危险因素消失。

儿童泌尿系统感染治疗的原则是一旦诊断泌尿道感染就应尽量减少肾损害。对其快速诊断和合理使用抗生素是防止肾损害的关键。临床和实验的数据表明,早期抗生素治疗是防止肾纤维化和其他并发症最有效的方法。有人注意到在有双侧膀胱输尿管反流及肾瘢痕,并伴有症状的尿路感染的患儿中,有96%被延误诊断及治疗。得到即刻诊断及治疗的患儿,发生肾瘢痕者远较延误者低。感染72小时后才用抗生素治疗,就不能避免肾损害发生。

治疗小儿尿路感染,应从正确收集尿液做细菌定量培养开始。在急性感染期,未得到药物敏感试验结果前,常需先用抗生素治疗。迅速使用强力有效抗生素可防止肾瘢痕形成或减少其范围。口服抗生素可能有效,对危重婴幼儿尤其伴发热呕吐时,在得到尿、血培养结果前就应静脉给药。

没有尿路器质性病变和排尿功能障碍的泌尿道感染,10天有效抗生素治疗一般可奏效。

小儿复发率可达 80％,有人主张治疗复发感染,应继续给予数月的预防性药物治疗,这样可减少复发率。虽然对治疗的时间存在争议,大部分针对伴发热的泌尿道感染的幼儿研究认为,总的治疗时间应该为 7～10 天。有了培养和药物敏感性实验的结果后,如需要应更换有效抗生素,持续治疗 7～10 天。大多数情况下可口服对致病菌敏感的窄谱抗生素。新的提示是喹诺酮类药物抗菌谱广,特别对铜绿假单胞菌有特殊活性,在成年人中广泛使用,因其对儿童有软骨毒性限制了它的使用。严格的检测发现谨慎使用喹诺酮类药物时可无软骨毒性。某些情况下如铜绿假单胞菌引起的上尿路感染是喹诺酮类药物使用的良好指征。2005 年之前喹诺酮类药物还未用于儿童泌尿道感染的治疗,但是临床实验证实了它在儿童中使用的安全性和有效性,现今在某些国家已被用于儿童。

流行病学资料表明,5％～10％的泌尿道感染小儿有梗阻性尿路病变,另外 21％～57％有膀胱输尿管反流,肾盂肾炎小儿中 25％～83％有膀胱输尿管反流。原有尿路器质性病变或排尿功能障碍基础上的泌尿道感染,发生肾瘢痕的可能性明显增加。对泌尿道感染的患儿应重视排尿功能障碍和尿路器质性病变的诊治。这些小儿泌尿道感染控制后常需给予抗菌药物预防。最有争议的问题是,小儿有泌尿道感染并有膀胱输尿管反流时,手术治疗还是保守治疗。由于有一定比例的小儿膀胱输尿管反流可自消,部分小儿虽有膀胱输尿管反流如无感染可不产生肾瘢痕,一般认为轻、中度反流（Ⅰ、Ⅱ、Ⅲ度反流）宜采用保守治疗。近年来由于抗反流手术成功率高达 96％～98％,并缩短了住院时间,也有人主张Ⅲ度者可用手术矫治。绝大多数人同意严重反流需手术矫治。经膀胱镜输尿管口黏膜下注射 Deflux 是膀胱输尿管反流微创治疗手段,对轻中度反流一次注射反流消失率在 90％左右,可避免长期服用预防量抗生素;对重度反流一次注射反流消失率接近 80％,可多次注射。近十年在欧美特别是欧洲应用广泛,效果良好。

预防性抗生素的应用时的理想药物特点应该是:血清内药物浓度低,而尿内药物浓度高,价廉,患儿易耐受,对胃肠道无或仅有轻微刺激。对反复多次感染或肾实质已有不同程度损害者,疗程可延长至 1～2 年。为防止产生耐药菌株,可采用轮替用药,即:每种药用 2～3 周后轮换。

近 10 年,在分子水平上积累了细菌毒性因素及尿路感染致病机制的知识,已研制出了大肠埃希菌疫苗,可以有效预防尿路解剖正常小儿的大肠埃希菌肾盂肾炎,但并不能预防所有类型的感染。

（顾　涛）

第四节　IgA 肾病

IgA 肾病是 1968 年由 Berger 首先描述的,以系膜增生及系膜区显著弥漫的 IgA 沉积为特征的一组肾小球疾病。其临床表现多种多样,以血尿最为常见。IgA 肾病可分为原发性和继发性两种类型,后者常继发于肝硬化、肠道疾病、关节炎以及疱疹性皮炎等疾病,也以肾小球系膜区显著的 IgA 沉积为特点。原发性 IgA 肾病在世界许多地方被认为是一种最常见的肾小球肾炎,而且是导致终末期肾衰的常见原因之一。

【流行病学】

本病依赖病理诊断,因此其在普通人群中的发病率并不清晰。现有的流行病学资料均是以同期肾活体组织检查乃至肾脏病住院人数作参照对象统计得来的。中华儿科学会肾脏病学组统计全国 20 个单位,1979～1994 年共 2315 例肾活检标本中,IgA 肾病 168 例,占 7.3%。该病在年长儿及成人中更多见,在原发性肾小球疾病肾活体组织检查中,IgA 肾病在北美占 10%左右,欧洲 10%～30%,亚太地区最高,我国为 30%,日本甚至高达 50%。

【病因及发病机制】

病因还不十分清楚,与多种因素有关。由于肾组织内有 IgA、C_3 或/和 IgA、IgG 的沉积,因此 IgA 肾病是一种免疫复合物性肾炎,其发病与 IgA 免疫异常密切相关,目前有关研究已深入到 IgA 分子结构水平。

(一)免疫球蛋白 A 的结构与特征

IgA 是一种重要的免疫球蛋白,约占血清总免疫球蛋白的 15.2%,80%的血清 IgA 是以单体四条链的形式出现,单体间的连接靠二硫键和 J 链稳定。依 α 重链抗原性不同,将 IgA 分为 2 个血清型,即 IgA_1 和 IgA_2。

IgA_1 是血清中的主要亚型,占 80%～90%,IgA_2 仅占 10%～20%。IgA_1 绞链区比 IgA_2 长 1 倍,IgA_2 又可分为 $IgA_2m(1)$ 和 $IgA_2m(2)$,尽管血清 IgA_2 浓度仅及 IgA_1 的 1/4,但分泌液中 IgA_2 浓度与 IgA_1 相等。在 $IgA_2m(1)$ 结构中,α 链与轻链闯无二硫键,靠非共价键连接,但轻链间及 α 链间则由二硫链相连接。

另一种形式的 IgA 称为分泌型 IgA(SIgA),存在于人的外分泌物中,如唾液、眼泪、肠内分泌物以及初乳中。分泌型 IgA 与血清型不同,它是一个二聚体分子,带一个 J 链和另一个外分泌成分(SC)组成 $(IgA)_2$-J-SC 复合物。而血清型则是 $(IgA)_2$-J 组成。

J 链由 137 个氨基酸构成,分子量 1500,是一种酸性糖蛋白,含 8 个胱氨酸残基,6 个与链内二硫链形成有关,而 2 个与 α 链的连接有关。已知 α 链的 C 末端有 18 个额外的氨基酸残基,J 链是通过与 α 链的 C 端的第 2 个半胱氨酸残基与 α 链相连的。两者都是由浆细胞产生,并且在分泌时就连接在一起了。

SC 是由黏膜组织或分泌腺体中的上皮细胞合成的,通过二硫键同人 SIgA 的两个单体 IgA 中的一个相连接,SC 是由 549～558 个氨基酸组成的多肽链,分子量约 7 万,糖基含量高达 20%。其多肽链上有 5 个同源区,每个同源区由 104、114 个氨基酸组成,这些同源区在立体结构上与 Ig 相似。现已知连接到 α 链是在 Fc 区,但精确定位尚不清楚。SIgA 的构型可能是:①一种堆加起来的 Y 型排列;②末端对末端的排列,两个 IgA 通过 Fcα 区相连接,组成双 Y 字形结构。

局部组织浆细胞产生的 $(IgA)_2$-J 通过:①与上皮细胞基底侧表面的 SC 结合后,形成 IgA-J-SC,转送到一个囊泡中的顶端表面而分泌出去;②$(IgA)_2$-J 经淋巴管进入血液循环,同肝细胞表面的 SC 结合而清除,再经肝细胞的囊泡机制而转送入胆道,并最终进入肠道。

血清 IgA 末端相互连接可形成末端开放的多聚体,而且一个明显的特征是多聚体大小的异质性,血清中 IgA 有 20%是以多聚体形或存在的,且沉降系数为 10S、13S 及 15S 不等,此外

IgA 有易于同其他蛋白质形成复合物的倾向,这都是由于 α 链的氨基酸残基极易于形成分子间的二硫键。IgA 分子结构的这些特性在 IgA 肾病的发生上有重要意义。

(二)IgA 在肾小球系膜区的沉积

在 IgA 肾病中,IgA 沉积的方式与肾小球的病理变化是相平行的。系膜区的 IgA 沉积伴随系膜增生,毛细血管上的沉积则伴随血管内皮的改变。

引起 IgA 沉积的病理因素有:①抗原从黏膜处进入体内并刺激 IgA 免疫系统,抗原成分范围很广,包括微生物及食物(卵白蛋白、牛血清白蛋白、酪蛋白和胶)等;②IgA 免疫反应异常导致高分子量的多聚 IgA 形成;③结合抗原的多聚 IgA 通过静电(λ 链)、受体(FcaR)或与纤维连接蛋白结合而沉积于肾脏,已发现血清中 IgA-纤维连接蛋白复合物是 IgA 肾病的特征;④其他 IgA 清除机制(如肝脏)的受损或饱和。

现有的研究表明,IgA 肾病中在肾小球内沉积的 IgA 主要是多聚的 λ-IgA_1,IgA 肾病患者的血清 IgA、多聚 IgA 和 λ-IgA_1 水平均可见增高。患者 B 细胞存在 β-1,3 半乳糖基转移酶(β-1,3GT)的缺陷,导致 IgA_1 绞链区 O 型糖基化时,末端链接的半乳糖减少,这一改变可能影响 IgA、与肝细胞上的寡涎酸蛋白受体(ASGPR)结合而影响 IgA 的清除,而且能增加其与肾脏组织的结合而沉积。

Harper 等采用原位杂交技术研究发现 IgA 肾病肠道黏膜表达合成多聚 IgA 的必需成分 J 链 mRNA 水平降低,而骨髓则升高。此外,扁桃体 $PIgA_1$ 产生也增多。由于扁桃体 PIgA 产量远低于黏膜及骨髓,因此,沉积在肾组织中的 $PIgA_1$ 可能主要来源于骨髓而非扁桃体及黏膜。

(三)IgA 肾病的免疫异常

对 IgA 肾病体液及细胞免疫的广泛研究,表明 IgA 肾病患者存在免疫异常,包括:

1.自身抗体 Fomesier 等已在肾病病人血清中发现有针对肾脏系膜细胞胞浆大分子成分的抗体。此外还有针对基底膜 Ⅰ、Ⅱ、Ⅲ 型胶原纤维、层黏蛋白及 Gliadin 等成分的抗体。在部分病人血液中还发现 IgA 型抗中性粒细胞胞浆抗体(IgA-ANCA)。IgA 肾病接受同种肾移植后,在移植肾中重新出现 IgA 肾病病理改变者高达 40%～50%,这些资料均说明自身抗体在 IgA 肾病的发病中起重要作用。

2.细胞免疫 研究表明,细胞免疫功能的紊乱也在 IgA 肾病发病中起重要作用。IgA 特异性抑制 T 细胞活性的下降导致 B 淋巴细胞合成 IgA 的增加。T 辅助细胞(Th)数在 IgA 肾病活动期也增多,因此活动期时 Th/Ts 增高。具有 IgA 特异性受体的 T 细胞称为 Tα 细胞,Tα 细胞具有增加 IgA 产生的作用。有人发现 IgA 肾病尤其是表现为肉眼血尿的患者 Tα 明显增多,Tα 辅助细胞明显增多导致了 IgA 合成的增多。

3.细胞因子与炎症介质 许多细胞因子参与了免疫系统的调节,包括淋巴因子、白介素(IL)、肿瘤坏死因子以及多肽生长因子,这些细胞因子对于行使正常的免疫功能起重要作用,在异常情况下也会导致细胞因子网络的失调,从而产生免疫损伤。在肾小球系膜细胞增生的过程中,细胞因子与炎症介质(补体成分 MAC、IL_1、MCP-1 及活性氧等)发挥着重要作用。

4.免疫遗传 已有家族成员先后患 IgA 肾病的报道,提示遗传因素在 IgA 肾病中有重要作用。IgA 肾病相关的 HLA 抗原位点也报道不一,欧美以 Bw_{35},日本和我国以 DR_4 多见,也有报道我国北方汉族以 DRW_{12} 最多见,此外还有与 B_{12}、DR_1 以及 IL-RN.2 等位基因、ACE D/D 基因型相关的报道。

【病理】

光镜表现为肾小球系膜增生,程度从局灶、节段性增生到弥漫性系膜增生不等。部分系膜增生较重者可见系膜插入,形成节段性双轨。有时还见节段性肾小球硬化、毛细血管塌陷及球囊粘连。个别病变严重者可出现透明样变和全球硬化,个别有毛细血管管袢坏死及新月体形成。Masson 染色可见系膜区大量嗜复红沉积物,这些沉积物具有诊断价值。Ⅰ、Ⅲ、Ⅳ型胶原及层黏蛋白、纤维结合蛋白在 IgA 肾病肾小球毛细血管袢的表达明显增加,Ⅰ、Ⅲ型胶原在系膜区表达也明显增加,多数患者肾小管基底膜Ⅳ型胶原表达也增加。

电镜下主要为不同程度的系膜细胞和基质增生,在系膜区有较多的电子致密物沉积,有些致密物也可沉积于内皮下。近年报道,肾小球基底膜超微结构也有变化,10%左右的 IgA 肾病有基底膜变薄,究竟是合并薄基底膜病还是属于 IgA 肾病的继发改变尚不清楚。

【临床表现】

本病多见于年长儿童及青年,男女比为 2:1,起病前多常有上呼吸道感染的诱因,也有由腹泻及泌尿系感染等诱发的报告。临床表现多样化,从仅有镜下血尿到肾病综合征,均可为起病时的表现,各临床表现型间也可在病程中相互转变,但在病程中其临床表现可相互转变。

80%的儿童 IgA 肾病以肉眼血尿为首发症状,北美及欧洲的发生率高于亚洲,常和上呼吸道感染有关(Berger 病);与上呼吸道感染间隔很短时间(24~72 小时),偶可数小时后即出现血尿。且多存在扁桃体肿大,扁桃体切除后多数患者肉眼血尿停止发作。

也有些患儿表现为血尿和蛋白尿,此时血尿既可为发作性肉眼血尿,也可为镜下血尿,蛋白尿多为轻-中度。

以肾病综合征为表现的 IgA 肾病约占 15%~30%,三高一低表现突出,起病前也往往很少合并呼吸道感染。

亦有部分病例表现为肾炎综合征,除血尿外,还有高血压及肾功能不全。高血压好发于年龄偏大者,成人占 20%,儿童仅 5%。高血压是 IgA 肾病病情恶化的重要标志,多数伴有肾功能的迅速恶化。不足 5%的 IgA 肾病患者表现为急进性肾炎。

【实验室检查】

1.免疫学检查　约 1/4~1/2 病人血 IgA 增高,主要是多聚体 IgA 的增多;约 1/5~2/3 患儿血中可检出 IgA 循环免疫复合物和/或 IgG 循环免疫复合物;少数患者有抗"O"滴度升高;补体 C_3、C_4 多正常。IgA 型类风湿因子以及 IgA 型 ANCA 也时常为阳性,有人认为血中升高的 IgA-纤维结合蛋白复合物是 IgA 肾病的特征性改变,有较高诊断价值。

2.免疫病理　肾脏免疫病理是确诊 IgA 肾病唯一关键的依据。有人进行皮肤免疫病理检查发现,20%~50%病人皮肤毛细血管壁上有 IgA、C_3 及备解素的沉积,Bene 等报告皮肤活体组织检查的特异性和敏感性分别为 88%和 75%。

【诊断】

1.诊断　年长儿童反复发作性肉眼血尿并多有上呼吸道或肠道感染的诱因,应考虑本病;

表现为单纯镜下血尿或肉眼血尿或伴中等度蛋白尿时,也应怀疑 IgA 肾病,争取尽早肾活体组织检查。以肾病综合征、急进性肾炎综合征和高血压伴肾功能不全为表现者也应考虑本病,确诊有赖肾活体组织检查。

2.WHO 对本病的病理分级

Ⅰ级:光镜大多数肾小球正常,少数部位有轻度系膜增生伴/不伴细胞增生。称微小改变,无小管和间质损害。

Ⅱ级:少于 50% 的肾小球有系膜增生,罕有硬化、粘连和小新月体,称轻微病变,无小管和间质损害。

Ⅲ级:局灶节段乃至弥漫性肾小球系膜增宽伴细胞增生,偶有粘连和小新月体,称局灶节段性肾小球肾炎。偶有局灶性间质水肿和轻度炎症细胞浸润。

Ⅳ级:全部肾小球示明显的弥漫性系膜增生和硬化,伴不规则分布的、不同程度的细胞增生,经常可见到荒废的肾小球。少于 50% 的肾小球有粘连和新月体。称弥漫性系膜增生性肾小球肾炎。有明显的小管萎缩和间质炎症。

Ⅴ级:与Ⅳ级相似但更严重,节段和/或球性硬化、玻璃样变以及球囊粘连,50% 以上的肾小球有新月体,称之为弥漫硬化性肾小球肾炎。小管和间质的损害较Ⅳ级更严重。

【治疗】

既往认为对本病尚无特异疗法,而且预后相对较好,因此治疗措施不是很积极。但近年来随着对本病的认识深入,有许多研究证明积极治疗可以明显改善预后。IgA 肾病从病理变化到临床表现都有很大差异,预后也有很大区别,因此,治疗措施必须做到个体化。

1.一般治疗　儿童最多见的临床类型是反复发作性的肉眼血尿,且大多有诱因如急性上呼吸道感染等,因此要积极控制感染,清除病灶,注意休息。短期抗生素治疗对于控制急性期症状也有一定作用。对于合并水肿、高血压的患儿,应相应给予利尿消肿,降压药物治疗,并采用低盐、低蛋白饮食。

2.肾上腺皮质激素及免疫抑制剂　对于以肾病综合征或急进性肾炎综合征起病的患儿,应予以皮质激素及免疫抑制剂治疗。日本曾作全国范围多中心对照研究,采用泼尼松及免疫抑制治疗 IgA 肾病的患儿,其远期肾功能不全的比例要明显低于使用一般性治疗的患儿。

Kabayashi 曾回顾性研究二组病人,一组为 29 例,蛋白尿>2g/d,泼尼松治疗 1～3 年,随访 2～4 年,结果表明早期的激素治疗(Ccr 在 70ml/min 以上时)对于稳定肾功能及延缓疾病进展有益。对另一组 18 例蛋白尿 1～2g/d 的 IgA 肾病也采用皮质激素治疗,同时以 42 例使用双嘧达莫及吲哚美辛的 IgA 患者作对照,治疗组在稳定肾功能及降压蛋白尿方面明显优于对照组。

Lai 等报告了一个前瞻性随机对照试验结果,17 例患者每日服用泼尼松 4 个月,与 17 例对照组相比,平均观察 38 个月,两组内生肌酐清除率无显著差异,泼尼松治疗对轻微病变的肾病综合征患者,可明显提高缓解率,但有一定不良反应。这一研究提示泼尼松治疗对于 IgA 肾病是有益的。

有人报道一组对成人 IgA 肾病的对照研究以考察硫唑嘌呤和泼尼松的疗效。66 例病人使用硫唑嘌呤和泼尼松,结果表明其在减慢 IgA 肾病进展方面,与 48 例未接受该治疗的对照组比较是有益的。

最近,Nagaoka 等报道一种新型免疫抑制剂——咪唑立宾,用于儿童 IgA 肾病治疗,该药安全、易耐受,可长期服用,并能显著减少蛋白尿和血尿程度,重复肾活体组织检查证实肾组织病变程度减轻。

有关应用环孢霉素的报道较少,Lai 等曾应用环孢素 A 进行了一个随机、单盲对照试验,治疗组及对照组各 12 例,患者蛋白尿大于 1.5g/d,并有肌酐清除率减退 [Ccr(77±6)ml/min],予环孢素 A 治疗 12 周,使血浆浓度水平控制在 50～100ng/ml。结果显示蛋白排泄显著减少,同时伴随着血浆肌酐清除率提高,但这些变化在终止治疗后则消失。

总之,免疫抑制剂在治疗 IgA 肾病方面的功效仍有待评价。Woo 和 Wallker 分别观察了环磷酰胺、华法林、双嘧达莫及激素的联合治疗效果,结果与对照组相比,在治疗期间可以降低蛋白尿并稳定肾功能,但随访 2～5 年后,肾功能保护方面与对照组相比较无明显差异。

3.免疫球蛋白　在一组开放的前瞻性的研究中,Rostoker 等人采用大剂量免疫球蛋白静脉注射,每日 1 次,每次 2g/kg,连用 3 个月,然后改为 16.5% 免疫球蛋白肌肉注射,每次 0.35ml/kg,每半月 1 次,连用 6 个月,结果发现,治疗后尿蛋白排泄由 5.2g/d 降至 2.2g/d,血尿及白细胞尿消失,肾小球滤过率每月递减速率由 -3.78ml/min 减慢至 0。

4.鱼油　IgA 肾病患者缺乏必需脂肪酸,而鱼油可补充必需脂肪酸,从而防止早期的肾小球损害。鱼油富含长链 ω-3-多聚不饱和脂肪酸、EPA 及 DHA,这些物质可代替花生四烯酸,作为脂氧化酶和环氧化酶的底物而发挥作用,改变膜流动性,降低血小板聚集。早在 1984 年 Hamazaki 收集 20 例 IgA 肾病患者做了初步研究,治疗组接受鱼油治疗 1 年,肾功能维持稳定,而未接受鱼油的对照组,则显示血浆肌酐清除率的降低。

1994 年 Donadio 进行了多中心的双盲随机对照试验。共收集 55 例病人,每日口服 12g 鱼油为治疗组,51 例病人服橄榄油为对照组,所选病例中 68% 的基础血肌酐值增高,初始观察终点是血肌酐上升 >50%,结果为在治疗期间(2 年),鱼油组仅 6% 的病人进展到观察终点,而对照组达 33%,每年血肌酐的增高速率在治疗组为 0.03mg/dl,对照组为 0.14mg/dl。4 年后的终末期肾病发生率,对照组为 40%,治疗组则为 10%,结果有统计学显著意义,没有病人因不良反应而停止治疗。表明鱼油可减慢 GFR 的下降率。该作者在 1999 年又报道了上述病例远期随访结果,表明早期并持续使用鱼油可明显延缓高危 IgA 肾病患者的肾衰竭出现时间。

5.其他　Copp 最近组织了一个为期 6 年的前瞻多中心双盲随机对照研究,以探讨长效服用贝那普利,0.2mg/(kg·d),对中等程度蛋白尿、肾功能较好的儿童和青年 IgA 肾病患者的治疗功效,试验于 2004 年已完成。

以往有人采用苯妥英钠 5mg/(kg·d)治疗 IgA 肾病,发现可降低血清中 IgA 及多聚 IgA 水平,且血尿发作次数减少,但循环免疫复合物未减低,且远期疗效不肯定,近年已很少使用。

中医中药治疗 IgA 肾病也有一定疗效,对于中等程度的蛋白尿,使用雷公藤多贰片 1mg/(kg·d)治疗 3 个月,可获明显疗效。

6.透析及肾移植　对终末期肾衰患者可行透析及移植治疗。

【预后】

成人 IgA 肾病 10 年后约 15% 进展到终末肾功衰竭,20 年后升至 25%～30%。儿童 IgA

肾病预后好于成人,Yoshikawa 报道 20 年后 10％进展到终末肾衰竭。影响预后的因素很多,重度蛋白尿、高血压、肾小球硬化以及间质小管病变严重均是预后不良的指标;男性也易于进展;肉眼血尿与预后的关系尚存争议。据报道,IgA 肾病患者从肾功能正常起每年 GFR 的减低速度为 1～3ml/min,而表现为肾病综合征的 IgA 肾病病人 CFR 递减率为 9ml/min。合并高血压时,GFR 减低速度更是高达每年 12ml/min,因此,控制血压和蛋白尿在 IgA 肾病治疗中至关重要。

(董琳琳)

第五节　系统性红斑狼疮性肾炎

系统性红斑狼疮(SLE)是一种公认的自身免疫性疾病,其病变大多累及数个系统或器官。本病多发于青少年女性,男女比例为 1∶7～1∶9。60％以上病人年龄为 15～40 岁,儿童发病高峰年龄在 10～14 岁之间,约 1/3 患儿为 5～10 岁,极少发生于婴幼儿。人群总发病率无确切资料,国外资料估计在 6.5/10 万～48/10 万之间,黑人与亚裔人群发病率较高,国内发病率约为 70/10 万。肾脏病变在 SLE 病人中很常见,约 40％～70％ SLE 患儿有狼疮肾炎(LN)的临床表现。肾活体组织检查一般病理检查发现肾病变者可达 90％,进一步作免疫荧光及电镜检查发现有不同程度肾病变者近 100％。LN 患儿约占在全部 LN 病人的 4％～10％,但儿童LN 病变往往严重,难治病例更多。

SLE 部分病人以肾外症状为主,肾损害轻;另一部病人则以肾损害为主要表现,肾外症状不明显,后者易误诊为原发性肾小球疾病。

【病因】

SLE 病因尚未阐明,多数学者认为是有一定遗传特征的个体,在多种触发因素(如感染及理化环境因素)作用下,发生免疫紊乱所致的自身免疫性损伤,LN 具有明显的免疫复合物性肾炎特征。

1.遗传因素　遗传流行病学资料发现 SLE 具有家族聚集倾向,同卵双生子 SLE 发病一致率达 25％～70％,明显高于异卵双生子(2％～9％)。本病患者近亲发病率也高,国外报道 12％SLE 患儿近亲中患有同类疾病,其他自身免疫性疾病发病率也高于人群总发病率。但大量的遗传病学研究分析证实 SLE 是多基因遗传,位于第 6 对染色体中的多个基因位点与发病有关,尤其是遗传性补体基因缺陷(C_1r、C_1s、C_2 及 C_4 等早期补体成分缺陷)。人类白细胞抗原(HLA)基因(HLA-B_8、BW_{15}、DR_2 及 DR_3)、T 细胞表面抗原受体(TCR)基因以及免疫球蛋白基因等经典免疫应答基因的多态性也与罹患 SLE 有关。其中日本人和中国人 HLA-DR_2 位点频率增高,西欧血统白人 HLA-DR_2 和/或 DR_3 位点频率增高,我国南方汉人 SLE 发病与 DRB_1 * 0301 及 DQB_1 * 0608 有关,美国黑人与 DRB_1 * 1503、DQA1 * 0102 和 DQB_1 * 0602 有关。B 其他人群研究未发现 HLA-Ⅱ类基因与 SLE 发病有如此相关性。

进一步研究发现某些 HLA-Ⅱ类基因位点多态性与 SLE 患者产生自身抗体有关,尤其是不同 HLA-DQ 等位基因所共有的多态性序列可能导致某种自身抗体的产生。如含高水平

dsDNA 抗体患者中,96%具有 HIA-DQB1＊0201(与 HIA-DR₃ 和 DR₇ 连锁)、DQB1＊0602(与 DR₂ 和 DRw₆ 连锁)或 DQB1＊0302(与 HLA-DR₄ 单倍型连锁)等位基因。另一些人发现抗心磷脂抗体阳性的 SLE 患者与 HLA-DQB₁＊0301(DQw₇)、＊0302(DQw₈)、＊0303(DQw₉)及＊0602(DQw₆)等位基因密切相关。因此,推测 SLE 患病基因位于 MHC 区域,与 HLA-Ⅰ类及Ⅱ类基因呈连锁不平衡性。

正常情况下补体成分在免疫复合物的固定和有效清除中起着关键作用,这些成分因遗传基因缺陷而缺乏时,将导致免疫复合物在肾脏沉积而得病。但资料表明补体缺陷在 SLE 中并不多见,且补体缺陷者肾病变也常不严重,临床表现不典型,累及男孩多,因此它不代表多数 SLE 的发病特征,同时表明致 SLE 的遗传基因肯定具有多种复杂特征。

2.环境与感染因素　紫外线被认为是触发 SLE 的病因之一;实验发现紫外线(主要是紫外线 290～320nm)可诱使皮肤角质细胞产生白细胞介素-1(IL-1)、IL-3、IL-6 及肿瘤坏死因子(TNF);紫外线还可以减弱巨噬细胞对抗原的清除以及抑制 T 细胞活化;约有 1/3 的 SLE 患者对光过敏或紫外线照射后发病。资料表明紫外线可使细胞内 DNA 转化为胸腺嘧啶二聚体,使其抗原性增强,诱生抗 DNA 抗体。

某些药物可促使 SLE 患者光过敏,如磺胺药及四环素;有些药物可诱发产生自身抗体如普鲁卡因胺和肼苯达嗪等。有些香料、染料、染发水、烟火熏烤食品及菌类也可诱发 SLE。有人认为这药物或化学物质与细胞核蛋白结合后,发生抗原性变性,也是引发机体自身免疫损伤的重要原因。

感染诱发 SLE 也研究较多。近年资料发现人类免疫缺陷病毒(HIV)感染者可发生 SLE;感染单纯性疱疹病毒可引起患者血清 Sm 抗原浓度升高;SLE 患者血清中常见多种病毒抗体滴度增加(如风疹、EB 病毒、流感及麻疹等),尤其是 C 型 RNA 病毒。

3.内分泌因素　SLE 患者多数为女性,且不论男女,患者雌激素水平均增高,雄激素水平降低。推测高水平雌激素可直接作用 B 细胞,使其活化,导致分泌自身抗体的活化 B 细胞大量扩增。在实验动物中发现雌激素可使其病情加重,而雄激素可使病情减轻。

4.自身组织抗原变异　紫外线照射、药物、化学物质以及病原感染等多种因素均可能破坏自身组织,暴露组织隐蔽抗原或使正常组织抗原结构改变,激发机体自身免疫损伤。

【发病机制】

目前有关 SLE 发病机制尚无一致结论,多数学者认为发病环节可能是多元性的。较为一致的结论是具有一定遗传趋向的个体,在某些触发因素作用下,发生以自身组织为靶目标的异常免疫反应。其最终免疫损伤的机制是 T 细胞功能紊乱,B 细胞多克隆活化,自身抗体与自身组织抗原结合后发生免疫复合物性疾病,LN 更具有免疫复合物性炎症的明显特征。

1.T 细胞功能紊乱　SLE 患儿细胞免疫功能低下,T 细胞亚群间失衡,T 细胞绝对数减少,主要是 T 抑制细胞绝对数减少,且其程度与疾病活动性有关。T 细胞对 B 细胞的调控功能异常,致病性 B 细胞克隆活性增强,自身抗体水平上升。T 细胞功能紊乱可能源自细胞内信号传递异常,如细胞黏附分子异常,引起细胞间相互识别,黏合,信号传递障碍等,可能在 SLE 发病机制中具有重要作用。

2.B 细胞多克隆活化　动物实验研究提示 B 细胞多克隆活化,诱发产生过多的致病性抗

DNA 抗体,大量资料证明 SLE 患者在活动期有类似 B 细胞多克隆活化证据,且预示病情严重与疾病进展。

3.免疫复合物致病　研究表明 DNA-抗 DNA 抗体是引起肾脏损害的一对主要抗原抗体复合物(免疫复合物),除此之外 Sm 抗原、SS_A 抗原、肾小球基底膜(GBM)抗原、肾小管基底膜(TBM)抗原与相应的抗体结合形成的免疫复合物均可能与肾组织损伤有关。且不同抗体的免疫复合物与不同类型肾损害有关;如抗 RNP(核糖核蛋白)及 Sm 抗体阳性时,肾损害者少。但另有研究发现抗 SS_A、RNP 及 Sm 抗体阳性时,多为膜性肾病;弥漫增殖性狼疮肾炎上述抗体阳性率均低或滴度低;高亲和力 DNA 抗体阳性及低补体血症者多为弥漫增殖性肾炎。

除 T、B 细胞功能紊乱产生大量致病性自身抗体的直接损伤外,免疫复合物是一个重要的致病原因,其主要机制是:

1.循环免疫复合物　抗体与各种抗原在循环中形成免疫复合物后,经循环沉积于肾脏,由经典途径激活补体,吸引中性粒细胞,释放炎症介质,引起肾脏损害。

2.原位免疫复合物　实验发现 ssDNA 对肾小球基底膜有亲和力,经循环 ssDNA 先植入肾小球,再吸引循环中的抗 ssDNA 抗体与之结合,在原位形成免疫复合物,激活补体,诱生炎症,这种肾炎常为膜性狼疮性肾炎。

3.抗 GBM 及抗 TBM 抗体　这些抗体直接与肾组织(GBM 和 TBM)反应,引起肾损伤,若发现免疫荧光在 GBM 呈线样 IgG 沉积,提示狼疮肾炎因抗肾组织抗体介导而致病。

4.免疫复合物清除障碍　正常人可以通过多种途径清除不断产生的免疫复合物,其中补体途径最为重要,SLE 患者因 C_3 缺乏或红细胞膜上 C_3b 受体减少,导致巨噬细胞清除机制减弱,是免疫复合物沉积及致病的重要原因。

【病理改变】

狼疮肾炎病变既可累及肾小球,也可累及肾小管以及肾血管及间质。其病变程度、范围及类型因人而异,至今尚缺乏一种完善的病理分类形式。儿童狼疮肾炎多使用 WHO 分类法及国际小儿肾脏病科研协作组(ISKDC)分类法,并用 Pirani 积分法作为补充,且 Pirani 积分法较病理分型更能反映肾病变的严重性和活动性,也能反映狼疮肾炎的治疗效果。

(一)WHO 病理分型

括弧中为国际小儿肾脏病科研协作组(ISKDC)分类法。

1.WHO Ⅰ 型(ISKDC1a,1b)　本型罕见,为正常肾小球或轻微病变,极少部分患儿免疫荧光或电镜下可见肾小球有少许沉积物。

2.WHO Ⅱ 型(ISKDC2a,2b)　系膜增殖型肾小球肾炎,病变局限于系膜区,表现为程度不等的系膜细胞和基质增多,系膜区免疫沉积物阳性,仅有轻度节段性系膜增生者为 2a 型,系膜和系膜细胞增生为 2b 型。本型多表现为轻度血尿或蛋白尿,很少发生肾功能不全。

3.WHO Ⅲ 型(ISKDC3a、3b 和 4a)　局灶节段增殖型肾小球肾炎,部分肾小球存在急性或慢性病变,如节段性细胞增生,细胞坏死,内皮细胞增生,纤维素样坏死,白细胞浸润,透明血栓,系膜区和毛细血管壁见 IgG、IgA、C_1q、C_3、C_4 及白细胞介素等沉积。约半数以上肾小球正常。临床上可表现为蛋白尿、血尿,高血压和轻度肾功能不全,亦可为肾病综合征。ISKDC4a 指 50% 以上肾小球受累。

4.WHOⅣ型(ISKDC5a,5b) 弥漫增生性肾炎,狼疮肾炎中半数以上是本型,病变广泛且严重,几乎全部肾小球受累,呈活动性毛细血管内增殖性改变,中性粒细胞渗出,纤维素样坏死;毛细血管壁显著增厚,管壁内透明血栓;坏死节段常见细胞性新月体;严重病例呈弥漫性坏死和新月体性肾炎,部分病例呈不同程度肾小球硬化。免疫荧光见所有肾小球、肾小管、包氏囊及球外毛细血管基底膜有各种免疫球蛋白及补体沉积,尤其是内皮下沉积明显,呈"满堂亮"现象。不规则大块内皮下沉积物使光镜下见毛细血管袢僵硬,毛细血管基底膜增厚呈"白金耳"现象。

本型还存在严重的小管间质病变、显著的单核细胞浸润以及坏死性血管炎。临床上本型患儿多为重症;血尿、蛋白尿、高血压、肾病综合征及肾功能不全,如不给予积极治疗,易进展为终末期肾衰竭。

5.WHOⅤ型(ISKDC6) 膜性肾病,病变似特发性膜性肾病,表现为毛细血管袢的弥漫性增厚,后期基底膜增厚呈钉突样表现,但不同的是同时也见一定程度系膜与内皮细胞增生及系膜基质扩张。本型可进一步分为Ⅴ$_a$型:与原发性膜性肾病极似,细胞增生及浸润不明显;Ⅴ$_b$型:伴弥漫性系膜病变;Ⅴ$_c$型:伴局灶节段性细胞增生,浸润与硬化;Ⅴ$_d$型:伴弥漫增生性病变或新月体形成;a、b亚型较c、d亚型预后好,表明附加病变影响预后。

6.WHOⅥ型 肾小球硬化型,此型与其他肾小球疾病晚期硬化相似,常伴随以上各型肾小球病变,如局灶节段或弥漫增殖性病变。部分人表现为单纯肾小球硬化。

狼疮肾炎可以发生病理类型转化,如局灶增殖转化为弥漫性增殖,膜性肾炎转化为局灶节段增殖或弥漫增殖,系膜增殖可转变为局灶节段增殖等。

(二)肾小管及间质病变

狼疮肾炎中约50%～70%有肾小管间质病变,常见于弥漫增殖型,也见于局灶型,少见于膜型肾炎,罕见于系膜增生型。病变以小管萎缩,小管基底膜增厚,电子致密物沉积于小管基底膜及间质,严重者出现小管坏死。

(三)肾小血管病变

常见以下几种类型;①高血压引起的血管病变常见;②小叶间动脉及出入球小动脉呈内皮细胞肿胀、破坏,血管内血栓,IgG及C$_3$沉积于血管壁,无炎症反应;③坏死性小血管炎,抗中性粒细胞胞浆抗体(ANCA)阳性;④肾脏血栓微血管病,在无坏死的基础上出现肾小动脉及间质毛细血管血栓,继而发展为肾小球硬化。

(四)活动性与慢性病变的判断

肾活检后可用半定量积分子方法评定病变情况,指导治疗:公认的活动性指标,如①肾小球节段性坏死;②肾小球细胞明显增生;③基底膜铁丝圈样改变;④内皮下及系膜区较多电子致密物沉积,核碎片及苏木素小体;⑤细胞新月体;⑥肾小血管病变;⑦间质广泛水肿及单核细胞浸润。有活动性病变者主张积极给予皮质激素及免疫抑制剂治疗。慢性病变的证据,如①肾小球硬化;②纤维新月体;③肾小管萎缩;④肾间质纤维化;⑤肾小囊粘连;⑥肾小血管硬化。成年病人的资料认为这些慢性化指标,对预后的价值,就Ⅳ型病变而言有用,其五年存活率明显降低,重复肾活体组织检查动态观察意义更大。

【临床表现】

(一)全身性表现

多种多样,80%以上有发热,热型多样,高热、低热、间歇或持续发热。均有不同程度的食欲缺乏、乏力和体重下降。

(二)皮肤黏膜症状

70%~80%狼疮患儿有皮肤黏膜损害,典型的蝶形红斑仅见于50%病例,皮疹位于两颊和鼻梁,为鲜红色,边缘清晰,呈轻度水肿性红斑,可见毛细血管扩张和鳞屑。炎症重时可见水疱及痂皮。红斑消退后一般无瘢痕,无色素沉着。

(三)其他皮肤黏膜症状

小儿盘状红斑较成人少,可见出血疹、斑疹、网状青斑、荨麻疹、紫癜、口腔溃疡及鼻黏膜溃疡。患儿日光照身后皮损加重或出现新的皮疹。约10%~20%患儿始终无皮疹表现。

(四)肌肉骨骼症状

约70%~90%患儿有关节和肌肉症状,如关节炎和关节痛,约1/3患儿伴有肌痛。关节炎既可呈游走性,也可呈持续性,很少见关节破坏和畸形。

(五)心血管症状

可见心包炎、心脏炎、全心炎及各种小血管炎,雷诺现象在儿科少见。近年已开始注意有患儿发生冠状动脉炎及心肌梗死的病例。

(六)浆膜炎

30%患儿出现多浆膜炎,如无菌性胸膜炎、腹膜炎、急性狼疮性肺炎及肺出血。上述病变可表现为急性发热、呼吸困难、咳嗽、胸痛及胸水症;腹痛、腹泻、恶心、呕吐及腹水症,若发生肠道坏死、穿孔,需外科治疗;严重肺出血可迅速死亡。

(七)血液系统症状

多有不同程度贫血,50%患儿外周血白细胞数减少,15%~30%患儿血小板减少,少数患儿以血小板减少为首发症状。

(八)神经系统症状

狼疮脑炎是SLE严重的并发症,相对发生率约30%(20%~50%),有5%患儿以神经系统症状为首发症状,表现为弥漫性脑功能障碍(意识和定向障碍,智能和记忆力下降,精神异常等)或局限性脑功能障碍,如癫痫和脑血管意外,偏瘫及失语。周围神经病变少见,表现为多发性周围神经炎。

(九)其他症状

有肝脏肿大(75%)、肝功异常以及脾肿大(25%)。浅表淋巴结肿大(约50%)。可出现巩膜炎、虹膜炎及视网膜炎等眼部症状。

(十)肾脏症状

狼疮肾炎在SLE中很常见,且是危及远期生命质量的关键因素。狼疮肾炎临床表现主要有以下6种形式。

1.轻型　无症状蛋白尿或(及)血尿,约30%~50% LN患儿表现此型,无水肿,无高血压,仅表现为轻~中度蛋白尿(常<2.5g/d)和/或血尿。

2.慢性肾炎型　起病隐匿,缓慢进展的肾炎综合征。有不同程度肾功能不全,高血压。

3.急性肾炎或急进性肾炎综合征　其中 35%～50%患者有高血压,不同程度蛋白尿,尿沉渣中有较多红细胞管型,肾功能不全或衰竭。急性肾炎起病类似链球菌感染后急性肾炎。急进性肾炎起病类似其他急进性肾炎,表现为急性进展的少尿性急性肾衰竭。但这两种起病方式在 LN 中均少见。

4.肾病综合征　此型约占 LN 总数的 40%,临床上可表现为单纯性肾病综合征或肾病综合征伴明显肾炎综合征。

5.肾小管损害型　肾小管酸中毒伴肾钙化、肾结石及尿镁丢失,LN 病人中约 44%有不同程度肾小管功能损害。

临床类型间也可转变,当血尿、蛋白尿、肾功能减退及高血压加重时均提示临床类型或病理类型发生转变,预后不良。

【实验室检查】

（一）尿液检查

蛋白尿、血尿、细胞及蛋白管型常见。

（二）血液检查

大多有不同程度贫血,部分人白细胞减少,血小板减少,90%以上患者血沉明显增快,血白蛋白降低,球蛋白升高,以球蛋白升高为主,但若有重度蛋白尿,球蛋白绝对值也降低。

（三）免疫学检查

1.抗核抗体（ANAs）　若免疫荧光分析 ANA 呈周边型对 SLE 诊断最有意义,提示dsDNA 抗体阳性,该抗体对 SLE 有高度特异性,且与疾病活动性相关。

2.抗双链 DNA（dsDNA）抗体　直接检测 dsDNA 抗体阳性率为 50%～80%,但特异性大于 90%,且往往提示有肾脏损害,偶见于干燥综合征、类风湿性关节炎及活动性肝炎。

3.抗 Sm 抗体　约 25%～40%病人抗 Sm 抗体阳性,但其特异性可达 99%。

4.其他自身抗体　抗单链 DNA（ssDNA）抗体,阳性率高,特异性不强,26%～45%病人抗核糖核蛋白（RNP）抗体阳性,但特异性不高。抗干燥综合征（SS）A、B 抗体敏感性及特异性均差。有坏死性血管炎时抗中性粒细胞胞浆抗体（ANCA）阳性,抗心磷脂抗体阳性病例常见病情呈复发性,多发性动、静脉栓塞,血小板减少及流产。

5.补体 C_1q、C_3、C_4 及 CH_{50} 在 SLE 活动期常降低。

6.循环免疫复合物阳性。

（四）狼疮细胞

狼疮细胞（LEC）在 SLE 病人中阳性率可达 60%～85%.但也可见于其他结缔组织病。

（五）狼疮带试验

取材于暴露在阳光下的正常皮肤,用直接免疫荧光检测表皮与真皮连接处,可见一条 IgG 和 C_3 沉积的荧光带,80%活动期 SLE 病人阳性,其他自身免疫性疾病也可呈阳性。

【诊断与鉴别诊断】

1.诊断标准　本病诊断标准大多参考美国风湿病学会 1982 年提出的诊断条件,在 11 项标准中符合 4 项或以上即可诊断本病(表 8-1)。国内成人多中心试用该标准特异性为 96.4%,

敏感性为 93.1%，主要漏诊的是早期、轻型及不典型病例。中华风湿病协会 1987 年提出的标准增加了低补体 C_3 及皮肤狼疮带试验及肾活检特征后，其诊断特异性为 93.6%，敏感性提高到 97.5%，并可早期发现以原发性肾病综合征起病的患者。

表 8-1 系统性红斑狼疮诊断标准

标准	定义
1.颊部红斑	遍及颊部的扁平或高出皮肤固定性红斑,常不累及鼻唇沟部位
2.盘状红斑	隆起红斑上覆有角质性鳞屑和毛囊栓塞,旧病灶可有皮肤萎缩性疤痕
3.光敏感	日光照射引起皮肤过敏
4.口腔溃疡	口腔或鼻咽部无痛性溃疡
5.关节炎	非侵蚀性关节炎,累及 2 个或 2 个以上的周围关节,特征为关节的肿、痛或渗液
6.浆膜炎	①胸膜炎——胸痛、胸膜摩擦音或胸膜液或②心包炎——心电图异常,心包磨擦音或心包渗液
7.肾脏病变	①蛋白尿>0.5g/d 或>+++;②细胞管型——可为红细胞、血红蛋白、颗粒管型或混合性管型
8.神经系异常	①抽搐——非药物或代谢紊乱,如尿毒症、酮症酸中毒或电解质紊乱所致;②精神病——非药物或代谢紊乱,如尿毒症、酮症酸中毒或电解质紊乱所致
9.血液学异常	①溶血性贫血伴网织细胞增多或②白细胞减少<4000/μl,至少 2 次或③淋巴细胞减少<1500/μl,至少 2 次或④血小板减少<100×10^9/L(除外药物影响)
10.免疫学异常	①LE 细胞阳性或②抗 dsDNA 抗体阳性或③抗 Sm 抗体阳性或④梅毒血清试验假阳性
11.抗核抗体	免疫荧光抗核抗体滴度异常或相当于该法的其他试验滴度异常,排除药物诱导的"狼疮综合征"

2.鉴别诊断 注意与其他风湿性疾病,如幼年类风湿性关节炎全身型和多关节型、皮肌炎、硬皮症、混合性结缔组织病以及多发性血管炎等鉴别。本病也易与各类肾病、心脏病、溶血性贫血、血小板减少性紫癜、组织细胞增多症、慢性活动性肝炎及神经系统疾病混淆。

【治疗】

特别强调治疗的个体化。特别是要注意心、肾及神经系统并发症的及时干预治疗,充分考虑药物治疗的利弊及得失后确定近期和远期的治疗方案,并认真评价治疗风险与效益,让患儿监护人充分知晓。

（一）一般治疗

急性期、活动期及重症均强调休息、加强营养和避免日晒,静止期逐步恢复活动及上学。服免疫抑制剂期间尽量不到公共场所,减少感染机会,若发生感染应积极治疗,要避免使用诱发狼疮和肾损害的常用药物(磺胺、肼苯达嗪、普鲁卡因胺、对氨基水杨酸、青霉素及氨基甙类药物);局部皮损若无继发感染,可涂泼尼松软膏。

（二）免疫抑制剂

1.糖皮质激素 是治疗 SLE 基本药物,主要作用于 G_0 期淋巴细胞,有强烈抗炎作用。

常用量为泼尼松 $1\sim2mg/(kg \cdot d)$(总量$<60mg/d$),分 3 次口服,病情缓解、实验室检查基本正常后改为隔日顿服,病情稳定后可以减至小剂量($0.5\sim1mg/kg$,隔日)长期用药,维持疗效。临床发现多数狼疮肾炎患儿单用泼尼松治疗无效,尤其是Ⅳ型狼疮肾炎,急进性狼疮肾炎肾上腺皮质激素治疗更不敏感。甲泼尼龙冲击治疗(每次 $15\sim30mg/kg$,总量$<1g/$次,每日 1 次,3 次一疗程,间隔 $1\sim2$ 周可重复一疗程,共 $2\sim3$ 疗程后用中、小剂量泼尼松维持治疗,可使部分狼疮肾炎患儿迅速缓解,肾功能较快好转。

糖皮质激素长期使用,易发生条件致病菌感染、骨质疏松、高血压、水电解质紊乱、精神病以及消化道出血等多种毒副作用。

2.细胞毒类药物 很多观察均认为皮质激素联合细胞毒性药物治疗狼疮肾炎,疗效远较单用皮质激素或单用细胞毒类药物好。联合用药还可大大减少皮质激素的用药量,提高疗效。常用的细胞毒类药物有环磷酰胺(CTX)、硫唑嘌呤以及氮芥。其中以 CTX 使用最广泛,疗效最好。CTX 主要作用于 S 期,对整个细胞周期均有作用,能有效抑制抗体产生,抗细胞毒及抗炎症介质作用也很明显,其免疫抑制效应强烈而持久。皮质激素联合 CTX($2\sim2.5mg/(kg \cdot d)$)对保存肾功能有明显作用。近年资料表明 CTX 大剂量冲击用药,较口服 CTX 不良反应更少,肾脏保护效果更好。CTX 冲击方案尚未成熟,最积极的方案是每次 $8\sim12mg/kg$,每日 1 次,连用 2 日一疗程(总量$<1g/$疗程),至少间隔 2 周用一疗程,连用六疗程后改为 3 个月一疗程,维持 2 年;也有每月一疗程,连用 6 个月后停药的半年方案以及每月 1 次连用 6 个月,再3 个月一次维持 2 年的长疗程治疗方案。1992 年 NIH 研究小组报告的前瞻性研究结果认为,长疗程较半年疗程在保护肾功能方面疗效更好,只有 10% 病人进入终末期肾衰。CTX 大剂量冲击治疗应注意消化道副反应和采取水化措施($60\sim80ml/(kg \cdot d)$或 $2000ml/m^2$ 电解质平衡液持续静滴),防止出血性膀胱炎。目前尚无资料确切证明口服方案与冲击方案对性腺影响的大小。

3.硫唑嘌呤 每天 $2.5mg/kg$ 治疗严重弥漫增殖型 LN,可减少皮质激素用量,与皮质激素联合口服 CTX 效果相同。甲泼尼龙冲击治疗后可用小剂量泼尼松及硫唑嘌呤维持治疗。

4.苯丁酸氮芥 $0.2mg/(kg \cdot d)$分 3 次口服,疗程 $2\sim3$ 个月,其对性腺的不良反应与致癌作用并不比 CTX 小。

5.环孢霉素 A 选择性作用于辅助性 T 细胞,间接抑制 B 细胞产生抗体,但毒副作用大,尤其是肾脏的毒副作用。一般仅在 CTX 不能使病情缓解者选用环孢毒素 A;急性期用药 $5\sim7mg/(kg \cdot d)$,维持用药 $4mg/(kg \cdot d)$,可作为激素、细胞毒类及抗凝剂三联用药的候选药物之一。

(三)抗凝剂

狼疮肾炎病人多呈高凝状态,尤其是使用肾上腺皮质激素之后,血小板聚集力增强,血纤维蛋白原升高,不但可发生肾小球毛细血管血栓,还易并发肾静脉等大血管血栓,应予抗凝治疗。严重弥漫增殖型 LN 可用肝素 $100U/kg$ 或蝮蛇抗栓酶 $0.01U/kg$($<0.25U/$次,每日 $1\sim2$ 次)静滴或口服双嘧达莫 $3\sim8mg/(kg \cdot d)$。有肯定血栓形成者可用尿激酶每次 $200\sim600U/kg$,溶于葡萄糖水 200ml 中静滴,每日一次,14 天一疗程。

(四)血浆置换

可清除部分致病性抗体、抗原及免疫复合物,但价格昂贵,多用于对其他治疗无反应的严重 LN 患儿,对狼疮脑患儿效果较好。也有人主张在急进性 LN 患儿给甲泼尼龙冲击治疗同时给予血浆置换疗法,每日置换 2~4L,连续 3 天。

(五)静脉注射用丙种球蛋白

静脉注射用丙种球蛋白(IVIG)对部分狼疮患儿有一定疗效,可抑制 B 细胞产生抗体,可改变抗体及抗原比例,使免疫复合物易于清除。可使部分 CTX 耐药的患儿病情缓解。

(六)全身淋巴结 X 线照射

有报告用 X 线照射全身淋巴结(20Gy/4~6 周),可使部分病人取得一定疗效,肌酐清除率好转,dsDNA 抗体减少,甚或停用泼尼松。

(七)抗 CD_4 单克隆抗体

可使 T 细胞数下降,B 细胞抑制,蛋白尿减少,血浆蛋白升高。

【预后】

早年 LN 患儿多死于尿毒症,死亡率达 60%~80%,近年因正确诊断,分型及诊疗手段改变,其死亡率已下降至 18.9%~25.4%。下列因素可能影响预后:

1.临床表现 持续大量蛋白尿、血尿、高血压、贫血及血肌酐水平已升高者预后不良,反复感染也影响预后。

2.病理类型 Ⅰ、Ⅱ型一般不发展为终末期肾,预后不良者多死于并发症;Ⅲ型可能发展成慢性肾衰竭,但 5 年存活率仍达 75.8%。Ⅳ型病情危重,预后不良,但及时正确治疗,5 年生存率可从 25% 提高到 80%。Ⅴ型若有附加增生性病变(c、d 亚型)则预后不良,与Ⅳ型相似。公认有大量内皮下电子致密物沉着、合并血管病变及肾功能恶化需替代治疗者预后恶劣。

3.家长、患儿对治疗目标的理解和支持以及环境因素也同样影响预后。

(董琳琳)

第六节　急性肾衰竭

急性肾功能衰竭(ARF)简称急性肾衰,是由各种原因使双肾的排泄功能在短期内迅速减退的一组临床综合征。临床以在数小时或数日内急剧肾功能减退,出现氮质血症,水、电解质紊乱和代谢性酸中毒为特征的一组综合征。狭义的急性肾衰指急性肾小管坏死(ATN)是由于急性肾缺血或中毒引发的局灶性或弥漫性肾小管上皮细胞损伤或坏死,同时肾功能急剧衰退,ATN 约占实质性肾衰的 75%。

一、病因

按病因不同,急性肾衰可分为肾前性、肾性、肾后性三大类。

(一)肾前性肾衰

是由于各种原因引起的有效血容量减少,导致肾灌注压下降,从而引起肾小球滤过率降低以及排泄能力下降,使代谢产物积聚、水电介质酸碱平衡失调。

(二)肾性肾衰

是由于各种病因引起突然严重的肾实质损害所致,包括肾小球、肾小管、肾间质、肾血管性疾病所致。其中以急性肾小管坏死最为常见。

(三)肾后性肾衰

是由于肾集合管和肾以下尿路急性梗阻致使梗阻上方的压力增高和肾实质受压所致。按梗阻发生部位又可分为肾内梗阻和肾外梗阻;尿路内梗阻和尿路外梗阻。

二、发病机制

急性肾衰发病机制十分复杂,不同的病因引起的急性肾衰发病机制各不相同,目前尚无一种学说能圆满解释各型肾衰的发病机制,可能是多种因素综合作用的结果。我们以 ATN 为例,简述急性肾衰的发病机制。

不论是肾缺血还是肾毒性的 ATN 均使肾血流量减少,这常是 ATN 的其始因素,近来研究表明持续、严重的局部肾血流和氧供给紊乱与 ATN 的维持期有关。肾血流动力学改变主要表现为肾内血管收缩和外髓低灌注。参与肾血流动力学改变的血管活性物质主要有以下几种:①肾素-血管紧张素系统的激活,导致血管紧张素Ⅱ浓度升高;②内皮素释放增多和血管源性舒张因子产生下降的不平衡;③肾内儿茶酚胺分泌增加;④血栓素 A_2(TXA_2)产生增多和前列素 PGI_2 合成明显减少;⑤心钠素、抗利尿激素和一些细胞因子如血小板活化因子、肿瘤坏死因子、白介素-1 等可能参与不同病因导致的 ATN 发病过程。

肾小管功能异常是 ATN 的重要发病机制,ATN 是通过不同的机制导致肾小管损伤的。一般分为两大类:中毒性和缺血性损伤。有毒物质通过共价键或非共价键的方式于肾小管上皮细胞中的大分子物质、脂质等结合使后者失去活性或产生活性氧增加。缺血性 ATN 中肾小管功能损伤对肾小球滤过率下降起关键性作用。初期由于缺血使 ATP 储存下降,随后通过一系列的生化改变如细胞内 Ca^{2+}、钙蛋白酶活化等使细胞功能不全发生亚致死损伤或脱落,最终使细胞死亡。此外,缺血再灌注损伤产生大量氧自由基,亦使肾小管上皮细胞死亡。坏死脱落的上皮细胞阻塞肾小管管腔、管腔中的滤液通过损伤部位返流入肾间质以及管球反馈是使肾小球滤过率下降的重要机制。

三、临床特点

(一)临床分型

肾功能衰竭的临床表现有三型。

1.少尿型急性肾衰

以少尿或无尿为特点者,称为少尿型急性肾衰;每日尿量通常在 50～400ml。

2.非少尿型急性肾衰

以无明显少尿或无尿表现,但肌酐清除率迅速下降,血尿素氮及肌酐迅速升高,称为非少尿型急性肾衰;每日尿量不少于 500ml,常在 1000ml 以上。

3.高分解型急性肾衰

一部分患儿发生于组织分解代谢极度增高的情况下,致每天的血尿素氮＞14.3mmol/L、肌酐＞17μmol/L 的速度递增,称为高分解型急性肾衰。

(二)临床表现

急性肾衰的临床经过可分为起始期、少尿期、多尿期和恢复期。

1.起始期

指在此阶段肾组织学损伤开始发生,此期的长短取决于不同的病因,以原发病的症状和体征为主要表现。

2.少尿期

主要表现为少尿或无尿,少尿:尿量＜250ml/(m² · d)、无尿:尿量＜50ml/(m² · d)。少尿期一般持续 7～14 天。少尿期若水分摄入未严格控制,可导致高血压、水肿和心力衰竭。电解质紊乱表现为低钠血症、高钾血症、高镁血症、高磷血症和低钙血症。此外还有代谢性酸中毒和氮质血症。由于代谢产物无法排出体外和内环境的紊乱,可出现全身各系统的症状和并发症。感染是 ARF 最常见的并发症,也是主要的死亡原因,以尿路感染、呼吸道感染、手术部位的感染和败血症最为常见。心血管系统的并发症主要是高血压、心力衰竭、心律失常和心包炎。消化系统的症状出现最早,表现为食欲减退、恶心呕吐、腹胀腹泻等,有的可出现消化道出血。神经系统主要表现为头痛、昏睡、意识模糊、扑翼样震颤、阵挛性肌抽搐等尿毒症脑病。血液系统主要表现为正细胞正色素性贫血,并随肾功能的恶化而加重。出血倾向多因 DIC、血小板减少或功能异常所造成。此外,还有皮肤干燥、水肿,出汗部位可有尿素结晶析出等表现。

3.多尿期

此期患儿尿量逐渐增多,学龄儿童＞1400ml/d(学龄前＞800ml/d、幼儿＞600ml/d、婴儿＞500ml/d)。该期持续 1～3 周。因尿量增多使水分和电解质随之排出,故可出现脱水、低钠和低钾血症。

4.恢复期

各种临床表现逐渐消失,肾功能逐渐恢复,但尿比重仍＜1.020,需数月才可恢复。

5.高分解型肾衰

指由于烧伤、大面积外伤、挤压伤、大手术、严重感染等原因所致的急性肾衰。临床表现重,中毒症状明显,神经系统症状突出。严重的高血钾和代谢性酸中毒是此型肾衰的主要死因。临床常伴有多器官功能衰竭,病情危重。

6.非少尿型肾衰

临床表现较少尿型轻,并发症少,病死率亦较少尿型低。

四、治疗

(一)一般治疗

积极治疗原发病,及时纠正低血压、低血容量;中毒者应尽早使用解毒剂或血液透析。

(二)少尿期治疗

1.严格控制液体摄入量

24小时液体量=(前一天尿量+不显性失水量+异常丢失量)-食物代谢和组织分解产生的内生水量。使少尿期患者每天体重下降$0.5\%\sim1\%$为适当。

2.供给足够的热量、限制蛋白质的摄入

热量每天$30\sim40$kcal/kg,蛋白质每天$0.5\sim0.8$g/kg,高分解代谢型患者每日蛋白质$1.5\sim2.0$g/kg,应予以优质蛋白质。脂肪占总热卡的$30\%\sim40\%$。不食含高钾的食物如橘子、香蕉、海带、豆类制品等。对于透析病人,饮食中的热量、蛋白质及其他成分可不严格限制。

3.尽早使用利尿剂

呋塞米(速尿)的使用:速尿属于襻利尿剂,襻利尿剂能降低肾小管细胞代谢,减少对氧的需求;同时,尿流增快会减少输尿管堵塞和尿液生成后的回流。开始剂量$1\sim2$mg/kg,静脉注射,2小时无尿,可增至$3\sim5$mg/kg;尿量仍不增加,可加到$6\sim8$mg/kg。仍无效,不宜再用。速尿仅能增加尿量并不增加肾小球滤过率,不能改善预后,且大剂量的速尿有肾毒性,需注意。

4.甘露醇

甘露醇通过渗透性利尿增加毒素的排出,同时通过扩充血容量增加肾血流量,还可减轻毛细血管内皮细胞、肾小管上皮细胞及肾间质的水肿,可预防或减轻肾小管阻塞。常用于肾毒性药物、造影剂中毒及大手术后预防肾小管坏死的发生。静脉注射剂量为每次0.5g/kg。甘露醇还可和速尿同时使用。甘露醇可用来鉴别肾前性与肾性肾功能衰竭。但对已有明显高血容量或心功能不全者禁用。最常见的不良反应是电解质紊乱,注射过快可致一过性头痛、眩晕、视力模糊等。大剂量快速静注可导致肾小管上皮细胞损伤,甚至诱发急性肾功能衰竭,称为甘露醇肾病。充血性心衰、急性肺水肿、进行性肾衰无尿伴高血容量者、严重脱水无尿者、活动性颅内出血者禁用。

5.多巴胺

小剂量的多巴胺$(0.5\sim3\mu g/(kg\cdot min))$通过肾血管床多巴胺受体的激活,扩张肾内血管以增加肾血流量;中等剂量的多巴胺$(3.0\sim10.0\mu g/(kg\cdot min))$,可刺激心肌$\beta_1$肾上腺能受体,在增加心排量的同时也能增加肾血流量;急性肾功能衰竭早期应用多巴胺$(1\sim5\mu g/(kg\cdot min))$静脉滴注可明显增加肾血流量、肾小球滤过率和尿钠的排出,降低外周血管阻力和血液黏滞度,与速尿合用疗效更好。但需注意多巴胺仅在急性肾衰早期使用有效。另外使用时需注意不良反应:可引起心动过速和其他心律失常、心肌缺血和梗死、抑制缺氧时呼吸和极危重儿的肺分流。

6.纠正电解质紊乱和酸中毒

(1)低钠血症在少尿期急性肾衰的患儿大多为稀释性低钠,临床无症状只需严格限制入水量便可纠正。当血 Na<120mmol/L 时,伴有低钠综合征时可给予 3%NaCl,每千克 12ml 可提高血钠 10mmol/L。少尿期血钠应维持在 140～145mmol/L。

(2)高钾血症本症是急性肾衰的重要死亡原因之一。治疗时血钾应控制在 6mmol/L 以下,轻度高血钾(小于 6mmol/L),应严格控制含钾的食物和药物摄入。积极纠正酸中毒,可促使钾向细胞内移动。当血钾大于 6.5mmol/L 时,应积极处理:①10%葡萄糖酸钙 0.5～1ml/kg 静脉注射,一般 5 分钟起效,10 分钟后无效可重复一次,每天 2～3 次,可对抗高钾时心肌毒性作用。②5%碳酸氢钠每次 3～5ml/kg,15 分钟后无效可重复一次,促使钾向细胞内移动。③静脉注射葡萄糖和胰岛素,胰岛素用量从 0.5～1U/kg 计算,1 单位胰岛素需供给葡萄糖 4 克,30 分钟起效。④阳离子交换树脂口服或灌肠,0.5～1g/kg,分 2～3 次,每克树脂可换出 1mmol 的钾。⑤血钾继续升高,可采用透析,包括血液透析和腹膜透析。

(3)低钙血症补充 10%葡萄糖酸钙,剂量同上。

(4)高血磷时予以氢氧化铝凝胶,每日 3 次,每次 30ml;或碳酸钙等磷吸附剂治疗。低钙合并高镁时静脉滴注葡萄糖酸钙有效。但应注意在急性肾衰时,纠正电介质紊乱最有效的方法是透析。

(5)酸中毒的治疗轻度酸中毒无需治疗,因为碱性溶液均为钠盐,易引起血容量过多而致心衰。严重酸中毒(pH<7.25,PCO₂<2kPa,HCO₃<15mmol/L)可酌情补充碳酸氢钠或乳酸钠。需注意补碱后易诱发低钙抽痉,故需及时补钙。

7.钙通道阻滞剂

可减少钙向细胞内流,维持细胞内外钾和钠的平衡;还可扩张肾血管,增加肾血流量,对部分缺血性急性肾衰有保护作用。

8.血管紧张素转换酶抑制剂(ACEI)

能有效的抑制血管紧张素Ⅱ的产生和激肽的降解,增加肾血流量,并可改善肾血流动力学。

9.并发症的治疗

(1)高血压的处理严格限制水盐的摄入,应用扩血管药。硝普钠直接扩张小动脉和小静脉而降压,剂量 0.5～8μg/(kg·min),静脉滴注,即时起效,根据血压调整滴速并维持。

(2)感染的处理无感染时不宜用抗生素,有感染及早使用有效且无肾毒性或低肾毒性的抗生素。

(3)消化道出血的处理此为急性肾衰致死原因之一。出血是由于应激性溃疡所致,使用碳酸钙抗酸剂治疗并可降低血磷。另外组胺 H₂ 受体拮抗剂可防止急性肾衰的消化道出血,已出血者应用甲氰咪胍 5～10mg/kg,每 12 小时一次。

10.透析治疗

包括血液透析和腹膜透析,腹膜透析特别适用于血流动力学不稳定,血压下降、心衰或有出血倾向者,对高分解型急性肾衰以及手术、开放性损伤后所致的肾衰宜血液透析。儿童由于腹膜面积相对较成人要大,腹膜透析效率可达血透的 50%,而血透时插管又较为困难,所以儿童尤其婴幼儿急性肾衰时首选腹膜透析。目前主张早期预防性透析,有利于原发病的治疗和康复,并能减少肾衰的并发症。透析指征:①少尿或无尿 2 天;②尿毒症症状明显;③容量负荷过重,持续高血压药物治疗无效或出现心衰、急性肺水肿;④严重代谢性酸中毒,pH<7.2或HCO_3<12mmol/L;⑤血钾≥6.5mmol/L,心电图有高血钾表现;⑥血肌酐>580.4μmol/L～707.2μmol/L,BUN>28.6mmol/L。

11.中药保留灌肠

组方以大黄为主,因大黄有强大的解毒作用,能降低血尿素氮和肌酐;同时以大黄为首活血化淤药可改善微循环、加速血流量、改善组织代谢、促进肾修复。一般50～100ml左右灌肠液肛门滴注15～30分钟,保留2～3小时后放出,每天1次,3天1个疗程,休3天可行第2个疗程,共3个疗程。推荐组方为:大黄15～30g,黄柏15～30g,白头翁30g,槐花15g,细辛3～4.5g。

12.多尿期治疗

多尿期开始时,肾功能尚未恢复,仍按少尿期原则处理。2周左右随着尿素氮和肌酐的下降并接近正常时,应注意随着利尿而出现的脱水、电介质紊乱的处理。血肌酐接近正常时应增加饮食中蛋白质摄入量。

(包　华)

第七节　慢性肾衰竭

慢性肾衰竭是指各种原因造成的慢性进行性肾实质损害,呈进行性不可逆转的肾小球滤过率下降,导致氮质血症、代谢紊乱和各系统受累的临床综合征。当进展到需肾透析或移植方可维持生命时称为终末期肾病(ESRD)。CRF小儿中的发生率国内尚无确切数据,国外报道为每百万人口中4～5人。

【病因】

慢性肾衰竭的病因以各种原发性及继发性肾小球肾炎占首位,其次为泌尿系统先天畸形(如肾发育不良,先天性多囊肾,膀胱输尿管反流等)及遗传性疾病(如遗传性肾炎,肾髓质囊性病,Fanconi综合征等)。全身性系统疾病中以肾小动脉硬化、高血压及结缔组织病等多见。近年来肾间质小管损害引起的CRF也逐渐受到人们的重视,糖尿病肾病、自身免疫性与结缔组织疾病及肾损害引起的CRF也有上升趋势。Topel统计欧洲37个肾移植中心总结286例<15岁儿童肾移植病例其终末期肾病的分布:慢性肾小球肾炎52.3%,慢性肾盂肾炎20.8%,遗传性肾病8.0%,血管性肾病4.5%,多囊肾3.0%,药物性肾病2.4%,先天性肾发育不全1.6%,其他(包括胱氨酸沉积症、草酸盐沉积症、Alport综合征及溶血尿毒综合征)7.4%。然而,要注意到,反流性肾病是小儿终末期肾衰的重要原因之一,我院的资料表明,在小儿慢性肾功能不全的病因中,虽然获得性肾小球疾病仍占重要地位(占45.9%),但已与先天性和遗传性肾脏疾病平分秋色(占45.9%)。与10年前我院资料相比,病因结构发生了显著的变化。其常见病因获得性肾小球疾病比例下降(66.7%→45.9%),先天性和遗传性肾脏疾病比例明显增加(33.3%→45.9%)。结合20世纪70年代中期起的国外统计资料,也发现由获得性肾小球疾病引起的慢性肾功能不全逐渐减少,取而代之占主导地位的是先天性和遗传性肾脏疾病。后

者在发达国家所占的比例高,而在发展中国家所占的比例相对低。

【发生机制】

有关慢性肾衰竭的发病机制,历年来先后提出过"尿毒症毒素学说"、"矫枉失衡学说"、"肾小球高滤过学说"、"脂肪代谢紊乱学说"以及"肾小管高代谢学说"等等,晚近又有人提出"蛋白尿学说"、"慢性酸中毒学说"以及高蛋白饮食、肾内低氧对肾功能的影响等。加强CRF的发病机制、重视延缓CRF病程进展的研究,已成为重要课题。

1.健存肾单位的血流动力学改变　肾单位受损或失用后,剩余健全的肾单位一系列适应性改变即负担起全肾功能性代偿及小球、小管各部分间的适应,部分健存肾单位功能高于正常,引起单个肾单位的肾小球滤过率增高,肾小球毛细血管压力增加,内皮细胞增生,系膜区基质增多,小球体积增大,逐步出现肾小球硬化。

2.矫枉失衡学说　20世纪60年代末、70年代初,Bricker等根据CRF的一系列临床和实验研究结果,提出了矫枉失衡学说。这一学说认为,CRF时体内某些物质的积聚,并非全部由于肾清除减少所致,而是机体为了纠正代谢失调的一种平衡适应,其结果又导致新的不平衡,如此周而复始,造成了进行性损害,成为CRF患者病情进展的重要原因之一。CRF时甲状旁腺素(PTH)升高造成的危害是本学说最好的证据。随着GRF降低,尿磷排泄量减少,引起高磷血症。由于血清中钙磷乘积的升高,一方面使无机盐在各器官(包括肾脏)沉积,出现软组织钙化;另一方面,低钙血症又刺激了PTH的合成和分泌,代偿性促进尿磷排泄而升高血钙。但对甲状旁腺的持续性刺激则又导致甲状旁腺的增生及继发性甲状旁腺功能亢进(SHP),从而累及骨骼、心血管及造血系统等。矫枉失衡学说对于进一步解释各种慢性肾脏疾病进展的原因,加深人们对GRF时钙磷代谢紊乱及SHP发病机制的认识具有重要意义,因此一直为各国学者所推崇。近30年来,这一领域的研究取得了重大进展和新的提高。首先,磷的潴留并非产生SHP的始动因素;只有当肾衰竭进入晚期(GFR<20ml/min)时,患者才出现磷的潴留。高磷血症不仅可以通过低钙血症,还可以通过其他途径直接或间接促进PTH的分泌。磷对甲状旁腺还可能具有直接作用,因为低磷饮食可在血清中钙和$1,25-(OH)_2D_3$浓度无变化的情况下,降低PTH及其前体PTH mRNA的水平。其次,低钙血症也并非引起SHP的唯一直接原因。除了低钙血症外,还有其他重要因素参与了SHP的形成。现已证实SHP的发生和发展最重要的机制是:①$1,25-(OH)_2D_3$的缺乏和甲状旁腺对$1,25-(OH)_2D_3$的抵抗;②血钙水平对PTH分泌的调控作用减弱,即所谓调控点(set-pomt,指降低血清PTH水平至50%所需的钙离子浓度)上移,骨骼对PTH提高血钙的调节作用具有抵抗,加重了低钙血症;③肾脏对PTH的降解作用障碍,使血循环中残留的PTH片段增加等。最近的研究表明口服补充生理剂量的$1,25-(OH)_2D_3$并不能完全抑制PTH的分泌,而仅仅在应用$1,25-(OH)_2D_3$冲击治疗导致体内超生理浓度时才能完全抑制PTH分泌,因此有学者提出甲状旁腺对$1,25-(OH)_2D_3$存在抵抗。现已知甲状旁腺的主细胞中存在维生素D特异性受体(VDR),CRF时这种受体的密度和结合力均降低,使$1,25-(OH)_2D_3$作用下降。

3.尿毒症毒素　目前已知的尿素、多胺类、胍类、中分子量物质及甲状旁腺素在尿毒症期血浓度都增高。它们对心脏、促红细胞生成素、Na-K-ATP酶、神经、肌肉以及血小板聚集代谢等均有一定毒性。

4.肾小管间质损伤　　肾小管间质病变与肾小球疾病进展的关系已受到重视。这种肾小管间质的形态学上的变化如肾小管萎缩、肾间质细胞浸润及间质纤维化一旦发生后,则进一步通过小管内阻力增加、正常的管球反馈功能丧失以及不能维持正常的渗透梯度等功能改变,加剧肾功能恶化。

5.饮食影响　　膳食中高蛋白摄入可使入球小动脉扩张,加剧肾小球的高灌注损伤,并可加剧蛋白尿。膳食中盐过高除影响全身血压外,观察到还可致肾小球容积加大和硬化,磷的摄入亦应限制,低磷饮食可防止钙磷盐沉积于血管壁和组织,抑制甲状旁腺的分泌。高脂血症除影响内皮细胞外,还刺激肾小球系膜的增生及细胞外基质的积聚,而易发生肾小球硬化。

6.肾素-血管紧张素系统(RAS)　　在肾脏病进展中,血管紧张素Ⅱ(AⅡ)的作用也受到重视。AⅡ可通过以下机制导致或加重肾脏病的进展:①作为一种血管活性物质,优先收缩肾小球出球小动脉,引起肾小球高滤过损伤;②可使系膜细胞收缩影响肾小球超滤系数;③促进水盐重吸收和兴奋肾交感神经;④作为促肾生长因子,除使系膜细胞增生肥大外,还能刺激其他血管活性物及细胞因子产生(如 $TGF-\beta_1$),导致细胞外基质进行性积聚;⑤抑制细胞外基质的降解;⑥因引起肾小球高滤过而加重蛋白尿;⑦促进肾小管上皮细胞氨的产生,后者又通过激活补体引起肾损伤;⑧促进肾小管上皮细胞钠的重吸收,增加肾组织氧耗,引起肾组织氧供相对不足,加重肾损害。

【临床表现】

(一)电解质、酸碱代谢失常

1.水代谢　　早期由于浓缩功能减退,尿量不减少或反而增多,晚期尿量才有减少,终末期可发展到无尿。患者对水代谢调节能力减退,当水分摄入过多时,易在体内潴留并形成稀释性低钠血症,摄入过少时也易引起体内水分不足。

2.钾代谢　　有高钾血症趋势,细胞内钾的积聚与 Na-K-ATP 酶活力下降有关。高钾血症可随外伤、手术、麻醉、输血、酸中毒及突然更改饮食等而加剧,慢性肾衰时血钾升高是一方面,但总体钾的存储量仍降低,所以保持钾的正常平衡仍是重要。

3.钠代谢　　CRF 可以维持钠正常平衡状态相当长时间,这与健存肾单位及利钠激素等体液因子有关。

(1)钠消耗型:盐分丢失型肾病因细胞外液的缩小及低血压等均有钠的丢失。很多疾病可引起盐分丢失,如肾盂肾炎、肾髓质囊性病、肾积水及间质性肾炎等,这类病人的集合管往往不能吸收运输过来足够量的钠盐而出现低钠。

(2)钠潴留型:当摄入钠过多时,不能正常排泄以致钠潴留,体内细胞外容量增加,发生高血压、肺充血与心脏扩大,甚至心力衰竭。

4.酸碱平衡　　慢性肾衰病人早期肾小管合成氨的代偿能力未全丧失,可动员体内其他缓冲系统来代偿代谢性酸中毒,如呼吸系统,组织代偿如骨盐的丢失等。当病情进展,健存肾单位进一步减少,GFR<20ml/min 时肾脏排泄有机酸能力下降,排氨能力减低,引起酸中毒。当血 pH<7.25 时要警惕合并酮症酸中毒。

5.其他电解质　　慢性肾衰病人不能充分排泄氯离子,高氯血症与钠浓度成正比;血钙浓度往往降低,慢性肾衰患者常能忍受低血钙而不致搐搦,这些患者的肠道钙的吸收能力下降,口服活性维生素 D 可提高血钙浓度；当 GFR＜20ml/min 时,血镁可升高,尿排泄镁减少。病人多数无症状,不需处理。当血镁较高(＞2mmol/L)有临床症状时则可应用排钠利尿剂,促镁排出,纠正脱水,必要时给透析疗法。GFR＜20ml/mm 时,血磷升高较明显,病情进展到肾脏排磷进一步减少。

(二)血管系统

1.高血压　常见原因有①GFR 下降、NO 分泌减少,使 VDML 血管减低的髓脂质下降,引起细胞外容量增加,心搏出量增加,继而外周阻力增加,血管壁增厚;②肾素、血管紧张素及醛固酮系统活跃,肾素分泌过多。

2.心包炎　尿毒性心包炎似由不明的生化物质、尿酸沉积及代谢异常所引起。属纤维性心包炎,有渗出、出血,可闻及心包摩擦音,偶发生心包填塞。

3.心肌病　可在晚期出现,有不同程度的心肌肥厚,间质纤维化,心肌钙化,草酸盐沉积。临床表现心脏扩大,心输出量减少,各种心律失常。

(三)胃肠系统

胃纳减退,常见有呕吐及恶心等症状,加重了水、盐代谢及酸碱平衡紊乱,负氮平衡加剧,对钙的吸收下降。另外消化道出血也较常见,由于黏膜有弥散性小出血点炎症及溃疡引起。

(四)精神神经症状,乏力、失眠、激惹、压抑、记忆力减退或反抗心理行为

尿毒症伴有继发性甲状旁腺功能亢进时可使脑细胞钙离子浓度增高,出现不正常脑电图。临床可有谵妄、木僵,甚至昏迷。周围神经症状如痛性肢体麻痹,深腱反射消失,肌肉软弱、痉挛甚至感觉消失,被认为与体内中分子物质积聚有关。

(五)血液系统

1.贫血　呈正血色素、正细胞性贫血,随肾功能减退而加剧。主要由于肾脏产生促红细胞生成素减少有关;其次为红细胞寿命缩短,饮食中铁及叶酸摄入不足也参与一定因素。另外,中性粒细胞趋化性改变,淋巴细胞功能受抑制,免疫功能降低。

2.出血倾向　可有鼻出血,损伤后出血不止。消化道出血与出血时间延长、血小板功能异常、黏附聚集能力降低及第三因子释放减少有关。

(六)糖、蛋白及脂肪代谢障碍

GRF 时肾脏清除胰岛素能力减退,血中胰岛素升高。慢性肾衰患者一般都有负氮平衡、血浆及细胞内游离氨基酸谱异常及低白蛋白血症。血甘油三酯增高,低密度脂蛋白增高,高密度脂蛋白降低,可能与脂蛋白酯酶及肝酯酶活性下降有关。

(七)其他

GFR 降到一定程度时可有高尿素血症及高尿酸血症,皮肤有瘙痒,伴色素沉着,身上散发一股尿毒症臭味,与尿素分泌增加排出减少有关。GRF 患者由于营养不良,免疫功能低下,易罹患各种感染。小儿由于摄入不足及内分泌紊乱等因素可有生长发育迟缓,或发生肾性佝偻病。

【诊断与鉴别诊断】

慢性肾衰到晚期各种症状明显时容易诊断,重要的是认识早期的慢性肾衰竭,设法延缓肾功能进行性恶化。慢性肾衰分期:①肾功能不全代偿期,血肌酐为 110～177μmol/L(1.2～

2mg/dl),CFR 剩余 50%~80%,无临床症状;②肾功能不全失代偿期(氮质血症期):血肌酐为 178~445μmol/L(2~5mg/dl),GFR 剩余 25%~50%,可有轻度贫血、酸中毒、夜尿及乏力;③肾衰竭期(尿毒症期):Cr 为 446~707μmol/L(5~8mg/dl),GFR 剩余 10%~25%,有明显消化道症状及贫血体征,可有代谢性酸中毒及钙、磷代谢异常;④终末期肾病:Cr 大于等于708μmol/L(8mg/dl),GFR 剩余小于 10%,有各种尿毒症症状,包括消化、神经及心血管各系统功能异常,水、盐代谢紊乱,酸碱失衡明显,严重贫血。

目前临床上多使用慢性肾脏疾病(CKD)概念,CKD 的定义:①肾损害(病理、血、尿及影像学异常)≥3 个月;②GFR<60ml/(min·1.73m²),持续时间≥3 个月。具有以上两条的任何一条者,就可以诊断为 CKD。CKD 分期为:1 期 GFR>90ml/(min·1.73m²);2 期 GFR 60~89ml/(min·1.73m²);3 期 CFR 30~59ml/(min·1.73m²);4 期 GFR 15~29ml/(min·1.73m²);5 期 GFR<15ml/(min·1.73m²)。5 期即为尿毒症期。

引起 CRF 病因多种,如由肾小球疾病引起者多有水肿,尿液异常者较易诊断。但部分患者症状隐匿,无明显肾脏疾病史。某些症状如纳差、不爱活动、夜尿或遗尿等症状无特异性。也有因贫血待查、难治性佝偻病、生长发育迟缓以及多饮多尿而来就诊者,则需经仔细的体检、尿液检查(包括比重)及血生化肾功能等测定以及时检出 CRF,并尽量寻找病因。如由泌尿系先天性畸形的肾发育不良、多囊肾及遗传性疾病如 Alport 综合征引起的肾衰,发病年龄较早。1~2 岁即出现症状。常无水肿,以身材矮小及肾性骨病较多见。肾小球疾病引起的 CRF 多见于较大儿童,常>5 岁,可伴贫血、高血压及水肿,有中等量蛋白尿、血尿及低比重尿,或合并继发性尿路感染。肾衰的急性发作尚需与急性肾衰竭相鉴别。两者的临床表现相似,病因及诱因也有部分相同,但大多数急性肾衰预后良好,少部分患者恢复期后可逐渐发展到 CRF。由于先天性或遗传性肾脏疾病而致慢性肾功能不全的,小儿明显多于成人,并且小儿以先天泌尿系统发育异常为多,而成人的先天性或遗传性肾脏疾病则主要见于先天性多囊肾。

【治疗】

虽然造成慢性肾功能不全的一些原发病尚无特异治疗,但有相当一部分因素引起的肾功能损害是可逆的,如感染、尿路梗阻、脱水及有效循环血量的减少等,及时去除诱因,肾功能仍有部分或全部恢复的可能。有些治疗能延缓慢性肾功能不全的发展。鉴于经济的原因,目前国内仅少数单位开展肾脏替代治疗,对于小儿慢性肾衰竭的治疗,多为对症处理,因此,重点应做到早期诊断,明确病因,纠正代谢紊乱,防治并发症,避免引起肾功能急剧恶化的诱因发生等。

(一)饮食疗法

低蛋白摄入为传统疗法,因肾功能减退到一定程度时不能有效排出蛋白分解产物,高蛋白饮食必然加重氮质血症。但小儿处于生长发育阶段,故需供给一定量优质蛋白质(必需氨基酸含量较高食物),减少植物蛋白摄入。根据 GFR 下降程度计算摄入蛋白质的量为与 0.5~1.5g/(kg·d)。主食以麦淀粉、红薯、芋艿及土豆等含蛋白较低的食物替代部分米、面,有利于促进肠道内尿素氮的吸附,后由大便排出。蔬菜、水果一般不予限制。有高钾血症时避免水果过分摄入。补充必需氨基酸并配合低蛋白饮食,摄入体内后可利用含氮代谢产物,促进蛋白质合成,减轻氮质血症,维持正氮平衡。常用的口服有肾灵片(含 9 种必需氨基酸)也称开同片,静脉滴注的有肾必氨(含 9 种必需氨基酸)注射液。

(二)纠正水、电解质紊乱及酸碱平衡失调

对有水肿、高血压、心功能差及少尿、无尿者应严格限制摄入量,详见急性肾衰竭一节。当有吐、泻或消化道失血等脱水、休克现象应即予以纠正,以保证肾小球的有效肾血流量及滤过率。对慢性肾衰患者均需适当限制钠盐的摄入,成人不超过 5g/d,小儿依次酌减。

对伴有稀释性低钠血症,如血钠不低于 120mmol/L,无临床症状者,一般不需补钠。血钠<120mmol/L 伴有低钠症状时可口服氯化钠 2～4g/d,或用氯化钠静脉滴入。计算公式按(130－患者的血钠毫当量数)×0.6×kg 体重＝所需钠毫克当量数。常用为 3% NaCl,1ml 3% NaCl 含钠 0.5mmol,先给总量的 1/2,以后根据血压、心脏及复查血钠决定是否再补。尿毒症时血钾常在正常高限,若血钾＞6.0mmol/L,则需予以治疗。常用药物有 10% 葡萄糖酸钙每次 0.5～1ml/kg,静脉缓注,或 5% 碳酸氢钠每次 3～5ml/kg,静脉滴注。当血钾＞6.5mmol/L,或心电图有高血钾心肌损害时需给透析治疗。轻度酸中毒不予处理。当 TCO_2<13mmol/L 伴临床症状时应予治疗。口服 Shohl 氏溶液(枸橼酸 70g 加枸橼酸钠 50g,以蒸馏水冲到 500ml,1ml 含 1mmolNa,按钠 2～3mmol/(kg·d)给予。或用 5%$NaHCO_3$ 静脉滴注,按下面公式(30－缓注实测得的 TCO_2 数)×0.5×kg 体重＝所需的 5% $NaHCO_3$ 毫升数。先给 1/2～2/3 量,以后根据血压、水肿程度、心功能及 TCO_2 和随访的数据决定是否需继续纠正酸中度。高磷血症应限制磷的摄入和使用结合剂,常用药物为碳酸钙。适当补充铁、锌,避免铝的摄入。

(三)各系统症状处理

1.肾性骨病 定期监测血钙、血磷,并防止甲状腺功能过度亢进及骨骼外钙化治疗。控制高血磷,使用磷结合剂。补充钙盐,如碳酸钙、乳酸钙或葡萄糖酸钙,同时加用活性维生素 D_3,常用有双氢速固醇,或 1,25-$(OH)_2D_3$,剂量每日 1 次 0.25μg/片,逐渐过渡到隔日 1 次或每周 2 次口服。每 2 周随访血钙,当血钙达 11mg/dl(2.75mmol/L)时应减量或停服。

2.控制高血压 慢性肾衰高血压的基本处理原则为延缓肾衰的进展,其多数为容量依赖性,故需限制钠的摄入和使用利尿剂。常用药物有双氯噻嗪、氯噻酮及肼屈嗪等。当 Ccr<15ml/(min·1.73m²)时,一般利尿药往往疗效不高,可应用呋塞米,剂量由小到大,逐渐递增。降压药常用为血管紧张素转换酶抑制剂(ACEI)中的蒙诺(福辛普利 fosinopril)或贝那普利,此类药可扩张出入球小动脉,但出球小动脉扩张更明显,从而使肾小球内压力降低,有利于延缓肾小球病变的进展,减少蛋白尿。β受体阻滞剂通过抑制肾素而减少醛固酮分泌和水、钠潴留,起到降血压作用;临床应用的药物有普萘洛尔及阿替洛尔(苯氧胺)等。钙拮抗剂是使 L型钙通道活性降低,抑制钙离子进入血管平滑肌细胞,使血管平滑肌张力降低,全身动脉扩张,血压下降;临床常用药物有硝苯地平(心痛定)及维拉帕米等。已证明控制了高血压的慢性肾脏病患者其 GFR 下降速度低于未控制血压的患者。

3.贫血与出血 自从 20 世纪 80 年代应用重组人红细胞生成素(γHuEPO)治疗 CRF 患者的慢性贫血以来,基本上可使大多数病人不再接受输血。剂量为 50～100U/(kg.次),隔天一次皮下注射。血细胞压积上升到 35%时减为每周 2 次,使其维持在 35%～40%左右,注意该药可使血黏度增加,血压升高。治疗期间需随访血清铁及转铁蛋白饱和度等各种参数。及时供应铁剂、叶酸及维生素 B_{12} 等。最近发现一种新的红细胞生成成刺激蛋白（NESP），为一糖蛋白，半衰期是促红细胞生成素的 3 倍，治疗慢性肾衰中贫血，可更有效地维持患者的血红蛋白浓度。有出血严重者给予小量新鲜血或血浆。透析疗法可改善血小板功能和血小板第三因子的释放，有助于减少出血。严重出血时可酌用抗纤溶止血剂。

4.防止小管、间质损伤　肾小管受损重要原因之一是氨产生增加，可激活 C_3 直接引起肾间质炎性反应。给予重碳酸钠碱性药物时则尿中产氨下降，尿蛋白减少，理论上碱性药物有保护小管、间质受损的作用。

晚期尿毒症到终末期 Ccr<5% 时，内科治疗不能见效只能通过透析疗法维持生命，以达最终肾移植目的。

（包　华）

第八节　下尿路梗阻

尿路梗阻按照梗阻的部位可分为上尿路梗阻及下尿路梗阻。输尿管膀胱开口以上的梗阻为上尿路梗阻。膀胱出口及其以下的梗阻为下尿路梗阻。

先天性尿道梗阻是最严重的尿路畸形之一，也是少数几种新生儿期即威胁患儿生命的疾患之一。即使得到最合适的治疗，也常导致终身性的尿失禁和肾功能损害。尿路梗阻的发病年龄影响病理解剖变化，胎儿及婴儿尿路梗阻所产生的尿路扩张程度较儿童及成人严重，对发育中的肾危害更大。小儿下尿路梗阻常见的原因有神经性膀胱功能障碍，膀胱内、外的肿瘤，尿道瓣膜以及外伤性尿道狭窄等。本节仅述男孩下尿路梗阻最常见的先天畸形后尿道瓣膜症和前尿道瓣膜症。

一、后尿道瓣膜症

后尿道瓣膜症是男性先天性下尿路梗阻中最常见的疾病。发病率估计为 8000~25000 名男婴中有一例。严重者并发先天性双肾发育异常或肺发育不良，小儿不能存活。

【病理分类】

Young 首先把后尿道瓣膜症分为三型：Ⅰ型是一对瓣膜像大三角帆样，起自精阜，远端走向前外侧膜部尿道的近侧缘，两侧在中线汇合，仅留一孔隙。可逆行插入导尿管，但排尿时，瓣膜膨大，突入膜部尿道，甚至可达球部尿道，导致梗阻；瓣膜的组织结构为单一的膜性组织，但瓣膜基底较肥厚；病因不清楚，偶有家族史；有人认为是尿生殖窦发育不正常，更多的人认为是中肾管发育不正常，该类型无正常的尿道表面黏膜皱褶。Ⅱ型是指黏膜皱襞从精阜走向膀胱颈，大多不造成梗阻。Ⅲ型瓣膜位于精阜远端膜部尿道，呈环状隔膜样，中央有一孔隙，约占梗阻性后尿道瓣膜的 5%；瓣膜主要成分为黏膜；同Ⅰ型瓣膜一样，可逆行插入导尿管，但排尿时瓣膜膨出突入后尿道或球部尿道，造成梗阻；形成的原因推测为尿生殖膈分化不全所致。

Ⅰ、Ⅲ型两类瓣膜的病理构成虽不相同，但临床表现、治疗方法及预后均无明显区别，甚至尿道镜检查也难以辨别。

后尿道瓣膜症的原因不清楚,可能是多基因的,与其他中肾管发育异常的家族性异常相似。

【病理生理】

后尿道瓣膜于胚胎形成的早期就已出现,可引起泌尿系统及其他系统的发育异常及功能障碍。

1.肺发育不良　胎儿尿是妊娠中、后期羊水的主要来源。后尿道瓣膜的胎儿因肾功能差,膀胱出口梗阻排尿少,导致羊水减少。羊水过少妨碍胎儿胸廓的正常活动及肺在子宫内的扩张,造成肺发育不良。生后患儿常有呼吸困难、发绀、呼吸窘迫综合征、气胸及纵隔气肿,多死于呼吸衰竭。

2.肾小球、肾小管异常

(1)肾滤过功能不良主要原因是肾发育不良,肾表面有许多小囊泡,肾质地变硬。导致肾小球滤过功能差的另一原因是反复泌尿系感染。由于后尿道瓣膜造成的尿潴留及输尿管反流极易导致泌尿系感染,使肾实质萎缩,肾功能低下。

(2)肾小管功能异常是由上尿路压力增高破坏肾的集合管系统,造成肾小管浓缩功能障碍、尿量增多、尿比重下降。其尿量可以是正常尿量的 2~4 倍,即获得性肾性多尿症或肾性糖尿病。无论液体摄入量多少及有无脱水,尿液排出均增多,从而使输尿管逐渐扩张,同时也增加了膀胱容量。

(3)后尿道瓣膜多合并程度不同的肾积水、输尿管扩张,其原因除膀胱输尿管反流外,还有因后尿道瓣膜引起的膀胱内压力增高,使上尿路尿液引流不畅。应评估膀胱是否能够完成低压储尿和完全排空两项基本功能。

后尿道瓣膜合并膀胱输尿管反流占 40%~60%。反流原因是膀胱压力增高,使输尿管口抗反流机制失调,输尿管口周围有憩室形成也是引起反流的另一原因。有些病例是胚胎期输尿管芽位置异常而引起反流。膀胱输尿管反流更加重了肾实质、肾曲管的破坏,易发生反复泌尿系感染,造成肾瘢痕形成、远期高血压、肾衰竭等并发症。

(4)大量资料表明尿道瓣膜切除术后经过尿动力检查约 75% 有膀胱功能异常,包括膀胱低顺应性、逼尿肌过度活动及肌源性衰竭等。后尿道瓣膜切除术后的膀胱功能异常被称为"瓣膜膀胱综合征"。膀胱功能异常可因膀胱肌肉收缩不良、膀胱颈肥厚等造成排尿困难所致,也可由膀胱容量相对小,膀胱括约肌收缩功能差引起,准确的原因尚不十分清楚。

【临床表现】

由于年龄和后尿道瓣膜梗阻的程度不同,临床表现各异。

产前超声检查已经普遍,很多先天性尿路畸形可于胎儿期被检出,后尿道瓣膜症被检出的机会位于肾盂输尿管连接部梗阻,巨大梗阻性输尿管之后居第三位。在产前被检出的尿路畸形中,胎儿有后尿道瓣膜症者约 10%。如胎儿期未被检出,新生儿期可有排尿滴沥、费力,甚至急性尿潴留。严重肾积水或过度充盈的膀胱可触及腹部肿物。新生儿期可有尿性腹水。还可因肺发育不良引起的呼吸困难、发绀、气胸或纵隔气肿。如小儿出生后未被诊断,可有反复泌尿系感染和败血症,甚至生长发育迟滞。有很多婴儿常因表现其他症状而被延误诊断。这些婴儿在得到正确诊断前往往接受了不恰当的治疗,使病情恶化。患儿因肾功能不良可有高血压及多饮多尿。

需要注意新生儿腹水并不多见,可有不同原因,包括尿路梗阻性病变,胃肠道畸形,心率紊乱或宫内感染。其中最多见是继发于尿路梗阻性病变的尿性腹水,主要是后尿道瓣膜症。尿液多由肾实质或肾窦漏出,膀胱减压可防止腹水的积聚。如腹水量大,腹部膨胀可引起呼吸困难,需做腹腔穿刺引流减压。临床上观察到,由于尿外渗引起尿性腹水,减轻了肾内压力,一定程度上减小肾损害保护了肾功能。

学龄期儿童多因排尿异常就诊。表现为尿线细、排尿费力,也有表现尿失禁、遗尿。有的儿童系所谓"非梗阻性瓣膜",排尿症状不典型,影像学检查只见有尿道环周的充盈缺损,但无典型尿道及继发的膀胱病变,亦不一定有残余尿;尿动力学检查可显示排尿压增高及尿流率降低,电灼瓣膜后排尿压及尿流率恢复正常,尿道形态也趋正常。

【诊断】

产前超声检查可见肾、输尿管积水,一般均是双侧;膀胱膨胀且壁增厚;长而扩张的尿道前列腺部及羊水量少。这些检查所见需于小儿出生后做超声复查核实,确诊要靠排尿性膀胱尿道造影。

各年龄段典型排尿性膀胱尿道造影可见瓣膜近端的尿道前列腺部伸长,扩张,膀胱颈肥厚,膀胱壁肥厚、扩张,成小梁及假性憩室而呈松塔状。$40\% \sim 60\%$病例并发膀胱输尿管反流。梗阻远端尿流显影极细并非狭窄,而是通过的尿液过少充盈不良,有些可见瓣膜影。

静脉尿路造影可见双侧肾、输尿管积水,肾浓缩能力差时显影很淡,膀胱明显成小梁。

肾核素扫描可了解分肾功能。

膀胱尿道镜检查往往安排在手术同期进行。于后尿道可清晰看见从精阜腹侧两侧发出的瓣膜走向远端,在尿道前侧截石位 12 点处汇合,于膜部尿道呈声门样关闭。尿道镜进入膀胱顺利,但退出经过瓣膜时有过门槛样梗阻感,通常可见到膀胱内有小梁及憩室形成。

还应做尿动力学检查,术前术后测定尿流率有重要的临床意义,术后需尿动力学复查了解膀胱储尿期和排尿期功能有无异常及判断预后。

【治疗】

近年来,由于进一步了解后尿道瓣膜症的病理生理及内镜的应用等因素,使后尿道瓣膜症得到早期诊断及治疗,降低了死亡率。疗效与梗阻及肾发育异常的程度有密切关系。

1.产前干预:由于肺发育不良、肾衰竭是新生儿期后尿道瓣膜患者死亡的主要原因,所以需要根据相应的指征进行干预。但是产前干预有一定的危险性,Harrison 认为对于胎儿期诊断的后尿道瓣膜患者,如果肾功能很好或很差均不宜进行产前治疗,前者肾脏功能有足够代偿能力至产后;后者的肾功能无恢复可能,干预无意义。产前干预的适应证是产前超声诊断后尿道瓣膜症、羊水减少,经过抽取羊水检查证明肾脏本身有能力产生足够的羊水。如果羊水减少,肺已经发育成熟,可以提前引产,产后监护。宫内治疗是做膀胱羊膜腔引流。

2.后尿道瓣膜症患儿的治疗因年龄、症状及肾功能不同而异。主要原则是纠正水电解质失衡,控制感染,引流尿液解除下尿路梗阻。

有的患儿经尿道插入导尿管即可通畅引流和控制感染。若患儿营养状况差,感染不易控制,需做膀胱造口或膀胱造瘘引流尿液。极少数患儿用以上引流方法无效,如果明确输尿管有梗阻需考虑做输尿管皮肤造口或肾造瘘。一般情况好转后的婴幼儿及肾功能较好的儿童可用尿道内镜电灼瓣膜。

电灼瓣膜后应定期随访,观察膀胱能否排空,有无反复泌尿系统感染及肾功能恢复情况。术后2～3个月复查膀胱尿道造影及静脉尿路造影。小儿一般状况改善较快,但膀胱恢复要慢得多,而扩张输尿管的恢复更慢。对原有膀胱输尿管反流的患儿要观察反流是否改善或消失。当膀胱功能恢复正常,排尿压力降低以及肥厚的膀胱逼尿肌恢复时,很多病例原有膀胱输尿管反流可能会改进或消失。拟行防反流的输尿管膀胱再吻合术前应做尿动力学检查评估膀胱功能,有膀胱功能异常会影响抗反流手术成功率,并且可能造成进一步肾损害。

【并发症及处理】

1.膀胱输尿管反流　膀胱输尿管反流与治疗效果相关,虽然目前的治疗效果已经有明显改善,但合并双侧反流者效果仍然不佳。后尿道瓣膜症继发的膀胱输尿管反流在电灼瓣膜后有1/3自行消失;1/3在给预防量抗生素的治疗下可控制感染;另1/3反流无改善,反复尿路感染。应该注意的是有时重度膀胱输尿管反流也有自愈的可能。而且一定要复查尿动力学检查,因为膀胱功能不良导致的膀胱内压增高,残余尿量增多,也是输尿管反流不能消失的因素。改进膀胱功能后也能使部分反流好转。抗反流手术应用方法最多的是Cohen膀胱输尿管再吻合术。手术时机应在电灼瓣膜后6个月以上,待膀胱及输尿管条件改善后。

2.膀胱功能异常　一部分患儿经电灼瓣膜后仍持续有排尿困难或尿失禁,上尿路扩张无好转,应考虑为膀胱功能异常。应根据尿动力学检查结果制定相应治疗方案。对膀胱低顺应性、逼尿肌过度活动可用抗胆碱类药物治疗;对膀胱肌肉收缩不良、排尿时腹压增高,残余尿量增多可用清洁间歇导尿。对经过以上治疗无效,膀胱顺应性差,安全容量低者,可做膀胱扩大。膀胱扩大术后尿动力学评估更为重要,特别是排空情况,常需进一步指导和干预。

【预后】

由于对后尿道瓣膜症的深入认识以及产前诊断、治疗技术的提高,后尿道瓣膜症患儿的死亡率已由原来的50%降至5%左右,其中新生儿死亡率为2%～3%。对后尿道瓣膜症应长期随诊,有些患儿是在青春期或成年早期发生肾衰竭。肾衰竭的原因目前认为是两方面综合造成的,一方面是胚胎期即存在的严重尿路梗阻造成肾发育异常,另一方面是生后梗阻、反流、感染和膀胱功能障碍所造成的进一步肾损害。后尿道瓣膜合并的肾发育不良造成的肾功能受损很难恢复,这类患者最终处理方法是血液透析或肾移植。

肾功能预后与以下因素有关。预后好的因素:①产前诊断在24周以后,24周以前尿路正常;②B超检查:至少在一侧肾脏内有正常肾乳头;③肌酐在88μmol/L以下;④无膀胱输尿管反流;⑤尿失禁在5岁前好转;⑥合并尿性腹水或大尿囊、一侧重度输尿管反流而对侧肾脏正常、巨大膀胱憩室等使尿液缓冲,保护正常肾脏。预后差的因素:①产前诊断在24周以前;②B超检查:双侧肾脏强回声,肾脏内无正常肾乳头;③肌酐在88μmol/L以上;④双侧膀胱输尿管反流;⑤尿失禁无好转。

后尿道瓣膜肾衰竭晚期需做肾移植。

二、先天性前尿道辨膜

先天性前尿道瓣膜是男性患儿中另一种较常见的下尿路梗阻,可伴发尿道憩室,本病较后尿道瓣膜少见。后尿道瓣膜发生率7～10倍于前尿道瓣膜。

【病因与病理】

前尿道瓣膜及憩室的胚胎学病因尚不明确,有可能是尿道板在胚胎期某个阶段融合不全,也可能是尿道海绵体发育不全使局部尿道缺乏支持组织,尿道黏膜因而向外突出。

前尿道瓣膜一般位于阴茎阴囊交界处的前尿道,也可位于球部尿道或其他部位。两侧瓣膜从尿道背侧向前延伸于尿道腹侧中线会合。同后尿道瓣膜一样不妨碍导尿管插入,但阻碍尿液排出,造成近端尿道扩张。严重梗阻时与后尿道瓣膜所造成的损害相同。前尿道瓣膜约1/3伴发尿道憩室。憩室一般位于阴茎阴囊交界部尿道内。憩室分为两种:①有颈的小憩室,不造成梗阻,可并发结石而出现症状。②广口憩室,被尿液充满时,远侧唇构成瓣膜,伸入尿道腔引起梗阻,憩室尿道近端的后唇不影响排尿。做尿道镜检查时仔细观察,前尿道瓣膜同样有不造成梗阻的后唇。

【临床表现】

患儿有排尿困难、尿滴沥,膀胱有大量残余尿。如憩室被尿液充满时,可于阴茎阴囊交界处出现膨隆肿块,排尿后仍有滴沥,用手挤压肿块有尿排出。若并发结石可被触及。危重患者临床表现与后尿道瓣膜相同。婴幼儿常有反复泌尿系感染、败血症、电解质紊乱、肾功能不全及尿毒症,表现为发热、脓尿、腹部肿块、生长发育迟滞,由此反而忽视排尿困难症状。

【诊断】

需详细了解病史及体检。泌尿系平片观察有无结石。静脉尿路造影了解上尿路情况。重度前尿道瓣膜也常引起肾输尿管积水。静脉尿路造影及肾核素扫描了解肾功能、分肾功能;也应进行尿动力学检查。

排尿性膀胱尿道造影可明确诊断。造影显示阴茎阴囊交界处前尿道近端尿道扩张,伴憩室者可见尿道腹侧憩室影像。梗阻远端尿道极细,同样由充盈不良引起,并非尿道狭窄。膀胱可有小梁及假性憩室形成,可有膀胱输尿管反流。尿道镜检查能清晰地观察到瓣膜的形状、位置。

【治疗】

有电解质紊乱及泌尿系感染的患儿应对症治疗,插导尿管引流下尿路,纠正电解质紊乱,控制感染。前尿道瓣膜若一般状态差、上尿路损害严重,应先行耻骨上膀胱造瘘或造口,待改善后再处理瓣膜。对新生儿、小婴儿造成梗阻的广口憩室可先施尿道憩室造瘘,日后切除憩室,修复尿道。

单纯前尿道瓣膜可经尿道电灼瓣膜,简单有效。

合并有憩室的病例应采用手术切除,对憩室大、位置明确的病例可直接在憩室部位做阴茎阴囊交界部腹侧切口。对憩室小、位置不确切的病例,可先从耻骨上切开膀胱,从尿道内口顺行向外插入导尿管,受阻处即为瓣膜位置。

(顾 涛)

第九节　遗传性肾脏疾病

一、遗传性进行性肾炎

遗传性肾炎,又称 Alport 综合征(AS),属一种家族性慢性进行性肾炎,临床特征以血尿为主,部分病例可表现为蛋白尿或肾病综合征。常伴有神经性听力障碍及进行性肾功能减退。自 1927 年被首次报道以后,至今在其遗传方式、临床表现及病理特点方面的认识已比较清楚。且近十年来随着分子生物学的迅猛发展,对于 AS 的研究已进入分子水平和基因水平。

【病因及遗传学】

AS 是一种以血尿及进行性肾脏损害为主要表现的肾小球基底膜(BM)病,可伴有眼、耳等肾外表现。电镜下,基底膜表现为弥漫性厚薄不均,可有分层现象,此为特征性的病理改变。

病变的根本原因为基底膜的重要组分 IV 型胶原不同 cc 链(α_1-α_6)的突变,其编码基因称为 COL4A1-COL4A6,分别位于不同的染色体上。约 85% AS 病人为性连锁显性遗传(XIAS),致病基因定位于 X 染色体长臂中段 Xq22,为编码 IV 型胶原 α_5 链(COL4A5)基因突变所致;其余病人为常染色体隐性遗传(ARAS)和常染色体显性遗传 AS(ADAS),前者致病基因为 COL4A3 或 COL4A4 基因,而后者具有遗传多源性。

运用免疫组织化学技术,检测肾组织及皮肤组织中 IV 型胶原不同 α 链的表达,可帮助临床上诊断此病及确定遗传方式。另一方面,人们不仅确定了 Alport 综合征的致病基因,且已通过各种方法检测出了 300 余种 XLAS 和数种 ARAS 的突变基因,并开始逐步探讨患者基因型与表现型之间的关系。

然而在发病机制方面,从 IV 型胶原编码基因上单个或多个碱基突变,直至 BM 上的相应病变,由于缺乏动态的、系统的研究,人们尚不清楚这其中的许多具体环节。目前正在开展有关的动物模型的建立和研究。

【病理】

早期肾脏体积正常或增大,病情进展后肾脏体积逐渐缩小。在光镜下肾小球正常或轻度上皮细胞增生及系膜基质增加。晚期系膜细胞增生,肾小球和肾小管基膜增厚,分层,包氏囊壁增厚并发展到肾小球硬化。肾小管细胞萎缩,或伴部分扩张,可有蛋白管型。间质可有灶性炎症细胞浸润,也可发展到纤维化。40% 病例在皮髓质交界处的间质中有泡沫细胞浸润。此种泡沫细胞的胞浆含有中性脂肪、黏多糖、胆固醇及磷脂。电子显微镜检查典型者为肾小球及肾小管基膜变薄及不规则增厚。肾小球增厚的基膜伴致密层分裂,或重叠板层样改变,其间含有电子致密颗粒。近年来发现肾小球基底膜(GBM)有变薄、增厚及两者相间病变。变薄的 GBM 可达正常厚度的 1/4,而增厚的 GBM 可达正常厚度的 2~5 倍,为节段性变薄与增厚的 GBM 并存。肾小球上皮部分足突可以融合或伴微绒毛形成。免疫荧光检查通常为阴性。偶尔也能见到某些免疫球蛋白如 IgM、补体 C_3 等在肾小球内轻度沉积;一般认为系对病变肾小球内的非特异性黏附,无致病意义。

【临床表现】

1.肾脏表现 多数以持续性或间歇性血尿为主要表现,血尿为肾小球性。也可表现为程度不等的蛋白尿以及肾病样蛋白尿,常于急性感染时加剧。受累男孩的发病可早在出生后第一年,血压升高的发生率和严重性,随年龄而增加,且多发生于男孩。受累男孩肾脏几乎全部将发展至终末期肾脏病,但进展速度各家系之间有差异,根据终末期肾衰竭的发生年龄可分为青少年型(31岁前发生)和成年型(31岁以后发生)。

2.神经性耳聋 约30%～40%患者可伴有高频区(4000～8000Hz)神经性耳聋,随着年龄的增长,小儿于学龄期逐渐出现以上症状,男性尤多见。两侧耳聋程度可以不完全对称,但为进行性的,耳聋将渐及全音域。脑干电测听显示听力障碍发生于耳蜗部位。

3.眼病变 约15%患者合并有眼病变,最具特征性的眼部异常为前圆锥形晶状体,即晶状体中央部位突向前房。确认这一病变常需经眼科裂隙灯检查。其他常见的眼部异常为黄斑周围色素改变,在黄斑区中心凹周围有致密微粒沉着,先天性白内障及眼球震颤等。

4.血液系统异常 与肾脏病相关的巨血小板减少症已有报道,此症患者血涂片血小板计数多在$(30\times10^9\sim70\times10^9)$/L,血小板呈球形,临床可表现有轻度出血倾向,但极少发生术后严重出血现象。同时外周血涂片还可见粒细胞甚至巨噬细胞内包涵体。

5.弥漫性平滑肌瘤 某些青少年型Alport综合征家系或患者伴有显著的平滑肌肥大,受累部位常为食管、气管和女性生殖道(如阴蒂、大阴唇及子宫等),出现相应的症状,如吞咽困难及呼吸困难等。

【诊断】

1.常用临床症状、体征结合病理学检查来诊断 ①血尿,多数伴有不等量的蛋白尿。血尿以镜下为主,或伴以间歇性发作的肉眼血尿。以肾病综合征形式出现者也需提高警惕。②阳性家族史,有重要参考价值。③伴同症状,如高频区神经性耳聋,和(或)眼部白内障,圆锥形晶状体等都有诊断价值。④肾脏病理显示肾小球基膜广泛不规则增厚、劈裂,并与变薄的基膜并存。间质可有较多的泡沫细胞浸润。这种细胞也可见于慢性肾炎及类脂性肾病的膜性肾小球肾炎,但在数量及分布部位上(皮、髓质交界处较多)特点也有助于诊断。

以上几项条件中如有3项即可诊断,但其中病理变化中肾小球基膜的改变不可缺少。

2.基因诊断 近年应用分子生物学技术研究ALport基因,尤其是COL4A5基因(长约240碱基,51个外显子),诊断可达基因水平。此外,对肾脏组织和皮肤活检组织检测Ⅳ型胶原的α_5链的表达,如在上皮的基膜上缺乏也可高度拟为X连锁显性遗传性肾炎,敏感率约75%。此外,且能检测出女性无症状的致病基因携带者。

【鉴别诊断】

1.良性家族性血尿 病人可有阳性家族史。临床主要表现为无症状性单纯性血尿,肾脏病变不呈进行性,故又名良性血尿。病理改变光镜下正常。电镜下特征为弥漫性GBM变薄,为正常人的1/3～2/3厚度,肾小球内无电子致密物沉积。近年来发现家族性薄基底膜病(TBMD)的Ⅳ型胶原α_4(COL4A4)有变异,有些性连锁型AS病人可同时合并有薄基底膜病变。

2.IgA 肾病　临床表现主要为反复发作的血尿,少数病例仅呈无症状性蛋白尿,或血尿合并有蛋白尿,甚至为肾炎性肾病症状。可有高血压、水肿及大量蛋白尿。病理改变以系膜增生性肾炎为多见,其次为轻微病变及局灶增生性肾炎。少数病例呈弥漫增生性肾炎及灶性新月体形成,有时肾小球基膜变薄,该病定义即在免疫病理中显示单纯 IgA 或以 IgA 为主的免疫球蛋白沉积于肾小球系膜区。一般呈颗粒状或块状分布,部分病例在毛细血管壁上也有 IgA 沉积,而遗传性肾炎则无免疫沉积。肾活体组织检查在电镜下无遗传性肾炎的各种病变。

【治疗】

遗传性肾炎为一先天性遗传性疾病,至今尚无特效治疗。以对症及控制并发症为主,预防继发性尿路感染。防止过度疲劳及剧烈体育运动。遇有感染时避免应用肾毒性药物。

终末期肾衰竭阶段则依靠透析疗法维持生命,等待肾移植。由于 Alport 综合征病人体内缺乏基膜抗原,在肾移植后可产生抗 GBM 的抗体,以致移植肾发生抗 GBM 肾炎(Goodpasture 综合征)。故有作者主张对这些病人进行肾移植后应密切追踪尿常规、肾功能及血清抗 GBM 抗体,至少追踪 1 年。

二、薄基底膜肾病

薄基底膜肾病(TBMN)首次报道于 1966 年,McConville 描述了一组表现持续血尿而无高血压、水肿及肾功能不全的患儿,经详细的泌尿系统检查如静脉肾盂造影、膀胱镜、排泄性膀胱尿道造影及尿培养等均无异常发现,其中大部分患儿进行了肾活体组织检查,在光镜下除个别病例显示系膜细胞轻度增生外无其他异常发现,而家系调查发现大部分患儿有明确的血尿家族史,故称为“良性家族性血尿”。1973 年,Rogers 报道了一个 4 代 34 例成员的家系,其中8 例有持续血尿而无肾功能不全及眼、耳异常,这些病例的肾活体组织检查光镜及免疫荧光无异常,而电镜示 GBM 弥漫变薄。这一研究首次揭示了良性家族性血尿的病理特征。近年来,随着研究的深入,发现 TBMN 除有血尿外,还可表现蛋白尿、高血压甚至肾功能不全,有些TBMN 并无血尿家族史,而且 GBM 变薄还可见于其他多种疾病,所以目前多主张用“薄基底膜肾病(TBMN)”替代“良性家族性血尿”的命名。

TBMN 并不少见,而且是小儿以及成人常见的血尿原因之一。Cosio 等对 1078 例肾活体组织检查标本的回顾性分析发现,TBMN 占成人肾活检患者的 5%。在成人血尿患者中,TBMN 占 31%。在小儿中,TBMN 的发生率更高,它分别占小儿肾活体组织检查患者和小儿血尿患者的 9% 和 50%。

【病因和发病机制】

1.基因突变　以往认为 80%～100% 的 TBMN 患者有阳性血尿家族史,而且部分家系调查表明 TBMN 的遗传方式为常染色体显性遗传,但近期研究示 TBMN 中仅有 43% 的患者证实有阳性血尿家族史,提示除遗传因素外还有其他原因。Lemmink 等报道在一良性家族性血尿家系中(先证者证实为 TBMN),证实有编码 α_4(Ⅳ)链的基因 COL4A4 的 897 位甘氨酸(Gly)被谷氨酸(Glu)替代的突变,因此推测 TBMN 可能因编码Ⅳ型胶原的基因突变所致。但 Piccini 等通过基因连锁分析除外了 TBMN 的基因定位于常染色体 2q35-37,此处正是编码

$\alpha_3(\text{IV})$ 和 $\alpha_4(\text{IV})$ 链的基因 COL4A3 和 COL4A4 所在。有关 COL4A4 或 COIAA3 基因是否为致 TBMN 的唯一或主要的基因以及 TBMN 的确切发病机制仍未阐明,有待今后进一步研究。

2.获得性 GBM 变薄　　GBM 主要由肾小球脏层上皮细胞合成,当脏层上皮细胞功能受损时可引起IV型胶原合成和分布异常而影响 GBM 厚度。有学者报道类风湿性关节炎伴有尿异常的病人中,接受金制剂——硫代苹果酸金钠治疗者的 GBM 厚度较未接受治疗者明显变薄,而且肾小球上皮细胞内有金颗粒沉着者 GBM 最薄,提示类风湿性关节炎病人 GBM 变薄与金制剂治疗有关。对一例临床表现为血尿及咯血而酷似 Goodpasture 综合征的病人行连续肾活体组织检查,发现在疾病活动期其 GBM 厚度变薄,在疾病恢复期 CBM 增厚,即 GBM 厚度呈可逆性改变。晚近又分别有学者报道了主动脉炎综合征及 Crohn 病合并有 TBMN。这些疾病与 TBMN 是否有关,是否纯属巧合仍未知。

3.血尿原因　　至于 GBM 变薄何以发生血尿目前尚不清楚。有学者应用"修复缺陷假说"予以解释,认为肾小球毛细血管壁存在红细胞可以通过的自然孔道,当 GBM 变薄时,孔道数目增加,长度变短,使红细胞渗漏增加而发生血尿。

【病理改变】

1.光镜检查　　没有具有诊断意义的病理改变。多数患者肾小球及肾小管间质均正常,部分患者仅有些非特异性改变,如肾小球系膜细胞及系膜基质的轻-中度的增生。

2.免疫荧光检查　　多数患者免疫荧光检查阴性,偶可见 IgM 和/或 C_3 在系膜区的沉积,但强度较弱,个别患者亦可见节段性毛细血管壁纤维蛋白原沉积。

3.电镜检查　　对 TBMN 的诊断至关重要。弥漫性 GBM 变薄是该病唯一的或最重要的病理改变。GBM 变薄主要是由于上皮侧 GBM 部分的缺如或减少所致。部分患者甚至可见 GBM 节段菲薄呈线样改变,有些节段 GBM 极度变细而不复存在。患者肾小球内(系膜区及毛细血管祥)无电子致密物的沉积。TBMN 临床表现为血尿伴大量蛋白尿者与单纯血尿或血尿伴轻、中度蛋白尿者的 GBM 厚度之间无显著性差异,而且光镜的异常程度与电镜下 GBM 变薄的程度无关。

【临床表现】

TBMN 可发生于任何年龄,根据已有的报道,最小年龄 1 岁,最大年龄 86 岁;女性多见,男女比例约为 1:2~1:3。绝大部分患者以血尿为主要临床表现,其中大部分表现为持续性镜下血尿,少部分患者在上呼吸道感染或剧烈运动后可出现发作性肉眼血尿。部分患者在血尿同时伴有轻、中度蛋白尿,偶为肾病范围的大量蛋白尿,还有极少部分患者表现为孤立性蛋白尿。多数研究显示 TBMN 患者血压正常,但有学者对成人 TBMN 患者进行平均 12 年的随访后发现有 30%~35%患者发生了高血压。有报道 7%~14%的 TBMN 有腰痛发作,这种腰痛常为单侧性,且常与肉眼血尿同时发生。绝大部分 TBMN 长期随访预后良好,但少数患者(<10%)可出现肾功能不全,而且极个别患者可发展为终末期肾衰竭而需透析治疗。TBMN 患者无耳聋和眼病变。

【诊断与鉴别诊断】

(一)诊断

该病的诊断依赖于肾脏超微结构的观察。电镜下 GBM 变薄是 TBMN 诊断的必备条件,但何谓变薄尚未统一。GBM 厚度在生后早年生长迅速,9 岁后生长缓慢,40 岁达高峰,女性 GBM 厚度小于男性。而且 GBM 厚度与标本的固定方法亦有关,若仅用铱酸固定肾组织可使标本在脱水阶段被抽提出大量的脂质和少量的蛋白质而影响 GBM 的厚度。所以各单位应建立各自的不同年龄、不同性别 GBM 厚度的正常范围。测量 GBM 厚度的方法有算术均数和调和均数法两种。算术均数法应选择适宜的 GBM 节段即上皮细胞膜和内皮细胞膜均清晰可见,此方法测出的 GBM 厚度为偏态分布;而调和均数法则随机测量毛细血管袢 GBM 厚度,且测出的 GBM 厚度为正态分布。因此,Dische 提出手工测量 2 个或 2 个以上肾小球的 GBM 厚度的调和均数是目前最适宜的方法。

(二)鉴别诊断

1.TBMN 和 Alport 综合征(AS)　TBMN 和 AS 同属基底膜病,在慢性、家族性及血尿等方面相类似。当 AS 有典型临床表现(进行性肾功能减退、高频性神经性耳聋和眼病变)及特征性病理改变(电镜下 GBM 广泛增厚、撕裂,并常与变薄的 GBM 并存)时与 TBMN 不难鉴别。但儿童 AS 可仅表现为单纯性血尿,且 GBM 变薄可为唯一病理改变,若仅依临床表现及电镜检查易将早期 AS 误诊为 TBMN,此时可行免疫组织化学检查予以鉴别,即 TBMN 的 GBM 内保留有 Goodpasture 抗原,而 AS 却缺乏这种抗原,故前者肾组织可被 Goodpasture 综合征病人的抗 GBM 血清正常着色,而后者不着色。研究证实 AS 是由于编码 IV 型胶原的基因突变所致:X 连锁显性遗传型 AS 因编码 α_5(IV)链的基因 COL4A5 突变所致;伴弥漫性平滑肌瘤的 X 连锁显性遗传型 AS 因编码 α_5(IV)和 α_6(IV)链的基因 COL4A5 和 COL4A6 突变所致;常染色体隐性遗传型 AS 因编码 α_3(IV)链的基因 COL4A3 或编码 α_4(IV)链的基因 COL4A4 突变所致。随着对 TBMN 研究的开展,正如前述,在 TBMN 患者中证实有编码 α_4(IV)链的基因 COL4A4 的突变,与常染色体隐性遗传型 AS 相类似,而且又有学者观察到 TBMN 和 AS 可同时存在于同一家系中。因此,TBMN 可能为 AS 的变异型。但有关 TBMN 与 AS 的确切关系尚未阐明,有待今后进一步的研究。

2.TBMN 和 IgA 肾病　TBMN 和 IgA 肾病均可以血尿为主要临床表现,但临床上 IgA 肾病多见于男性,蛋白尿较严重,肉眼血尿、血尿合并蛋白尿及肾功能不全的发生率较 TBMN 高,特征性病理改变为免疫荧光示单纯 IgA 或 IgA 为主的免疫球蛋白在系膜区的弥漫沉积,电镜示电子致密物在系膜区的沉积。以上这些特点可鉴别 TBMN 和 IgA 肾病。但最近研究发现 IgA 肾病可合并 GBM 弥漫变薄。有关 IgA 肾病伴 GBM 变薄者的临床过程各家报道尚不一致,多数认为 IgA 肾病伴 GBM 弥漫变薄者病理改变较轻,大多为轻度系膜增生性肾炎,而且这类病人预后良好,肾功能不全的发生率较 GBM 正常的 IgA 肾病低。GBM 变薄除见于 IgA 肾病外,还可见于系膜增生性肾小球肾炎、局灶节段肾小球硬化、狼疮性肾炎、急性肾小管坏死、新月体肾炎及间质性肾炎等多种疾病,分析认为当 GBM 变薄时患者可能易罹患其他肾脏疾病。

3.TBMN 和腰痛-血尿综合征(LPH)　如前所述,TBMN 可有腰痛发作,且 Hebert 等报道近50％的IPH患者肾活体组织检查有GBM变薄,作者认为腰痛可能是由于红细胞阻塞肾小管所致。最近又有学者观察到TBMN患者的高钙尿症、高尿酸尿症及肾结石的发生率明显高于IgA肾病及健康人,且高钙尿症、高尿酸尿症与肉眼血尿和腰痛发作明显相关。有关TBMN患者腰痛原因以及尿代谢异常与TBMN的关系有待进一步研究。

【治疗和预后】

绝大部分TBMN呈一良性经过,无需特殊治疗。避免各种感染和过度疲劳,避免不必要的治疗和肾毒性药物的应用,以及对少数高血压患者进行血压控制,无疑是有益的。临床上以大量蛋白尿或肾病综合征为主要表现者对肾上腺皮质激素治疗敏感。有学者报道应用血管紧张素转换酶抑制剂可使50％患者的肉眼血尿及腰痛发作减轻,但其作用机制尚未明确。鉴于部分TBMN可能出现蛋白尿、高血压甚至肾功能不全,所以长期随访是必不可少的。

三、先天性肾病综合征

先天性肾病综合征(CNS)指生后3个月内起病的肾病综合征。它具有儿童型肾病综合征一样的临床表现,即出生时或出生后3个月内出现大量蛋白尿、高度水肿、高脂血症及低蛋白血症等。但其病因、病理变化及预后等与年长儿或成人不同。

通常分为两大类:①原发性者:包括芬兰型先天性肾病综合征、弥漫性系膜硬化、微小病变及局灶节段性硬化;②继发性者:可继发于感染(先天梅毒、先天性毒浆原虫病、先天性巨细胞包涵体病、风疹、肝炎、疟疾及艾滋病等)、汞中毒、婴儿系统性红斑狼疮、溶血尿毒综合征、甲髌综合征、Drash综合征及肾静脉血栓形成等。原发性者最初报道均来自芬兰,故以之命名,并以芬兰型先天性肾病综合征为其典型代表。其发生率于芬兰约为1.2/10万。

【病因和发病机制】

已明确芬兰型先天性肾病综合征是一种常染色体隐性遗传性疾病,其基因定位于19号染色体长臂,发病机制渐渐得以阐明。1966年Norio对57个芬兰家系进行遗传调查,明确此征为常染色体隐性遗传性疾病,现知其缺陷基因定位于19号染色体长臂13.1。1983年Vernier等以阳离子探针PEI检测5例先天性肾病综合征,发现GBM的阴离子位点数量减少,该作者认为硫酸类肝素的减少是引起本征中肾小球滤过膜对蛋白通透性增高的原因。1998年Karl Tryggrason等报告本症有肾小球足突间的裂孔隔膜上nephrin的异常,为编码nephrin的基因NPHS1突变所致。

【病理】

病理所见因病期早晚不一。在疾病的早期阶段,肾小球可能正常,也可能呈现局灶节段性硬化,系膜细胞及系膜基质增生;呈现弥漫性肾小管囊性扩张。在疾病的晚期阶段,肾小球毛细血管袢塌陷,呈现弥漫性硬化;肾小管广泛扩张、萎缩;间质炎症细胞浸润及纤维化。有人曾称本征中最具特色的改变是近曲小管囊性扩张,被称为"小囊性病",但发现肾小管的这一病变可能系获得性,是由于持续的大量蛋白尿和(或)小管内尿流受阻,致未完全成熟的肾单位出现小管囊性改变。

免疫荧光检查病早期无 Ig 和补体沉着。免疫电镜检查显示足突间裂孔隔膜上 nephrin 异常。电镜示内皮细胞肿胀,上皮细胞足突融合,基膜皱缩等。

【临床表现】

很大一部分 CNS 的患儿有阳性家族史。多数患儿为 35～38 周早产、体重偏低,常为臀位,常有宫内窒息史,Apgar 评分偏低,羊水中有胎粪。本征特征是大胎盘,正常儿胎盘不超过胎儿体重的 25%,而 Huttenen 的报告中胎盘占体重 0.42,而正常对照为 0.18。母亲妊娠期常合并妊娠中毒症。羊水 AFP 水平增高是患儿的特征性改变,由于在宫内排蛋白尿,在妊娠 16～22 周时,羊水的 AFP 水平增高。出生后常见特殊的外貌,如:鼻梁低、眼距宽、低位耳、颅缝宽、前囟和后囟宽大,还常见髋、膝及肘部呈屈曲畸形。半数于生后 1～2 周内即见水肿,也可迟至数月后始为家长发现。其后常见腹胀、腹水及脐疝。患儿蛋白尿明显且持续,最初为高度选择性蛋白尿,疾病后期则选择性下降,患儿并有明显的低白蛋白血症和高脂血症。

由于蛋白质营养不良,患儿常有生长发育落后,也有伴发胃食道反流和幽门狭窄的报告。由于持续的肾病状态,又常导致其他的病理生理变化。如①由于尿中丢失 Ig 和补体系统的 B 因子、D 因子致免疫力低下,发生多种继发感染(如肺炎、败血症、腹膜炎、脑膜炎及尿路感染等);感染是导致本征死亡的主要原因。②患儿常呈高凝状态,甚至发生血栓、栓塞并发症,Mahan 等的病例中 10% 有此类并发症。可见于多处血管如外周动脉、矢状窦、肾、肺和其他静脉。③由于尿中丢失 T_4 和甲状腺结合蛋白而甲状腺功能减退;丢失转铁蛋白而致缺铁性贫血;丢失维生素 D 结合蛋白而维生素 D 不足。

随年龄增长,肾功能逐渐缓慢减退,生后第二年 GFR 常 $<50ml/(min \cdot 1.73m^2)$,并有相应的慢性肾功能减退的血生化改变,多数患儿 3 岁时已需透析或肾移植。

【诊断和鉴别诊断】

出生 3 个月内出现的肾病综合征为先天性肾病综合征。芬兰型的临床诊断依赖于:①家族史;②宫内已有蛋白尿,于临床出现症状时,血中白蛋白多已 $<10g/L$,当纠正血中白蛋白至 $15g/L$ 时,尿中蛋白可 $>20g/L$;③胎盘大($>$出生体重的 25%);④临床表现、且 6 个月内 GFR 常仍系正常;⑤除外其他已知病因;⑥肾活体组织检查。

【产前诊断】

产前诊断常借助于羊水中的甲胎蛋白(AFP)。AFP 是一种正常的胎儿期的蛋白,由胎儿肝、卵黄囊及消化道合成,其分子大小及电化学特性与血中白蛋白者相似。妊娠 13 周时胎儿血中浓度达到高峰。当胎儿发生蛋白尿时,则 AFP 随尿蛋白进入羊水中。故对曾分娩过本病小儿的孕妇于再次妊娠 11～18 周时检测羊水的 AFP 可有助于产前诊断。但应注意此种蛋白之增高还可见于有神经管畸形的小儿,但神经管畸形者除羊水中 AFP 增高外,胆碱酯酶也增高,可资鉴别,此外 AFP 还可见于双胎及 Turner 综合征等。近年由于对 NPHSI 基因序列的研究,已有望做出确切产前诊断。

鉴别中应首先除外已知病因致成的继发性者,因原发病的治疗(如继发于梅毒的抗梅毒治疗)可望肾病缓解。结合引起继发性者的原发病本身其他临床和化验表现,多可明确诊断。小婴儿有不能解释的肾病综合征伴外生殖器异常,则应考虑到 Drash 综合征。此征 Drash 1970

年报告,表现为肾胚胎瘤(Wilm瘤)、男性假两性畸形及肾脏受累(可表现为肾病综合征);部分病例仅有二联表现。其肾脏病理表现为弥漫性肾小球系膜硬化和肾小管萎缩,其病变于肾皮质表层的肾小球重于近髓质者。

能引起原发性先天性肾病综合征者,除芬兰型先天性肾病综合征外尚可由弥漫性系膜硬化引起,此病围生期无异常,胎盘大小正常,起病虽也可早在新生儿期,但多在出生3个月以后,本症较早进入肾功能减退,因尿毒症而死亡。病理上早期为系膜硬化及肾小球毛细血管祥塌陷,并无细胞增生;后期则肾小球硬化和肾小管、间质纤维化。此外偶见由微小病变、局灶节段性硬化病理改变引起者,其对肾上腺皮质激素治疗效应同年长儿。

婴儿型肾病综合征(INS)与CNS的起病均是发生在出生后第一年,但INS起病较CNS晚,常在第一年的后半年起病,尤其很少在出生后3个月内起病。目前认为主要是由于肾小球基底膜的完整性受到破坏,其通透性增加致大量蛋白尿滤出。

【治疗】

FNS对肾上腺皮质激素治疗反应差,常表现为对肾上腺皮质激素抵抗。大多数患儿在起病后一年内死亡,但很少因为肾衰竭,而是多死于严重的感染、营养不良、腹泻及电解质紊乱等。主要是对症和支持治疗。

1.尽量减轻水肿 限盐、使用利尿剂。对严重低白蛋白血症,或伴低血容量表现者可输注无盐白蛋白。芬兰有主张自生后4周即静脉输白蛋白,维持其血浆蛋白在15g/L以上,则此时一般可无水肿且生长发育接近正常。

2.维持营养 给高热量及足够蛋白质的饮食。

3.防治感染 感染为主要死亡原因,应注意保护,一旦发生感染应及时积极治疗,通常不预防性投用抗生素。必要时可间断地应用丙种球蛋白制剂。

4.治疗继发性甲状腺功能减退 有高凝者给双嘧达莫(潘生丁)及小量阿司匹林。Holmber等报告1985~1989年期内17例中有5例发生栓塞并发症,1989年后29例自4周起加用华法林治疗,无1例发生栓塞并发症。一般患儿血压正常,后期血压增高者予以降压药。

5.近年有报告应用血管紧张素转换酶抑制剂(ACEI),也有报告伴用吲哚美辛(消炎痛),可减轻其蛋白尿者。

6.唯一彻底治疗是行肾移植 通常于2岁后或体重达7kg时进行。对蛋白尿严重者可先行肾切除术(终止蛋白尿),靠透析维持生命等待移植。1992年Mattoo等报告行一侧肾切除术,减少尿蛋白排出,而另一肾维持肾功能,认为此法能减少每月白蛋白的输注。

【预后】

本征预后已大为改观,有作者报告1987年后肾移植的34例随访3.7年,其移植肾存活率于1、2、3年时分别为94%、81%及81%;GFR于1、3年时分别为73.7%和75.3%。患儿情况好,只1例发生慢性排异及高血压。

继发性CNS随着其病因的不同而有着不同的预后,如感染所致者,采用强有力的抗感染治疗,病情常明显好转。

(王洪伟)

第十节　肾血管性高血压

儿童高血压中65%～80%为继发性高血压。肾血管性高血压(RVH)即为其中之一。肾血管性高血压,主要指肾动脉狭窄,系指单侧或双侧肾动脉及/或其分支病变使肾脏缺血引起的高血压。虽然在高血压中的发病率<5%。但是可根治的小儿高血压的病因之一,由于诊断方法、治疗技术、血管显微外科和肾移植的进展,本病的早期诊断和治疗后的效果有很大改观。

【病因】

1.先天性肾动脉纤维肌肉发育不良　是国外报道的小儿和青少年RVH的主要病因,病变多发生于肾动脉的中段或远段。常累及其分支,常见有几种:①内膜纤维增生:主要是肾动脉主干的狭窄和变形,血管造影显示中段有局灶性狭窄;②中层纤维增生:呈间断性破坏和增厚,多蔓延至肾动脉中远段,血管造影呈念珠状阴影;③纤维肌肉增生:肾动脉壁呈同心性增厚,肾动脉造影示肾动脉及其分支有光滑的狭窄;④外膜下纤维增生:致肾动脉严重狭窄,动脉造影示不规则狭窄及丰富的侧支循环。

2.多发性大动脉炎　一种非特异性慢性血管炎症性疾病,是我国成人和小儿发生RVH的主要病因。此病多见于10岁以上女童,婴幼儿中少见,男女之比为1∶8。基本病变是动脉中层的弹力纤维组织增生变性和不同程度的小圆形细胞浸润,最终导致血管壁增厚,疤痕形成,血管壁弹性消失,管腔狭窄或动脉瘤样膨出。主要侵犯主动脉弓,胸、腹主动脉其分支,60%～70%累及一侧或双侧肾动脉。病变常位于肾动脉于腹主动脉的起始部狭窄,引起高血压。其他血管病变如溶血尿毒综合征、结节性多动脉炎、Ehlers-Danlos综合征及川崎病等。

3.其他　肾动脉血栓形成或栓塞,见于外伤或新生儿时期有脐静脉插管史者,肾动脉静脉瘘,肾动脉瘤,移植后肾动脉狭窄及先天性肾动脉异常(肾动脉均匀细小扭曲或狭窄),肾发育不良和成神经纤维瘤病的肾动脉受累,以及其他肾肿瘤和肾囊肿使肾动脉受纤维索带及动脉旁淋巴结压迫等。

也有根据病变所在的部位分为主要侵犯肾门的肾动脉疾病、肾内肾动脉疾病和肾动脉外的病变。

【发病机制】

在肾血管性高血压中肾素-血管紧张素-醛固酮系统(RAAS)起主要作用。可用两种Glodblatt经典模型来阐明。第一种双肾单夹,类似于单侧RVH。系钳夹肾动脉的一侧使钳夹侧肾动脉血流量减少。通过刺激压力和化学感受器致密斑,使肾素分泌增多。血管紧张素Ⅱ(ATⅡ)形成增多后,通过①直接使全身小动脉收缩;②刺激醛固酮释放,致水、钠潴留;③ATⅡ能刺激交感神经,使其活力增强,还可刺激肾上腺髓质合成并释放去甲肾上腺素增多,引起高血压。但此作用机制可通过对侧肾压力性排尿作用部分代偿,最终不出现钠潴留,其结果是:①缺血侧肾素分泌增多;②对侧正常肾由于血压升高及钠潴留的负反馈作用,使肾素分泌抑制;③缺血肾血流减少;④ATⅡ诱发血管收缩导致高血压。ATⅡ受体拮抗剂或血管紧张素转移抑制剂(ACEI)可使ATⅡ作用减弱,血压下降,但抑制了对侧肾素的反馈抑制,肾素及

ATⅡ反而增加。第二种是单肾单夹。为钳夹一例肾动脉,而对侧肾被切除,孤立肾与此种模型较为一致。这样,压力性利尿排钠作用不再发生,导致钠潴留。同时反馈抑制了肾素分泌,外周血浆肾素水平在急性期后正常或降低。单用 ACEI 不能防止高血压的发生,若同时利尿排钠,可使血压下降。此种 RVH 可以是肾素依赖型,也可以是容量依赖型。双侧肾动脉狭窄是否与此一致尚有争论。

此外激肽释放酶-激肽-前列腺素系统在 RVH 的发病机制中也有一定作用,激肽由激肽释放酶激活后,促进前列腺素合成。两者可使全身小动脉扩张,外周血管阻力降低,肾血管扩张,肾血流量增加,促进了水钠排出。在 Glordblatt 动物模型中,尿中激肽释放酶活力降低,以上因素又参与了高血压的发生。

RVH 的发生与肾动脉狭窄发生的速度和时期有一定关系,肾动脉发生栓塞的数分钟内可出现高血压,即急性期,此时多为肾素依赖性高血压,如应用 ACEI 可使血压迅速有效地下降,数日或数周后进入过渡期,此期的血浆肾素和血管紧张素仍维持较高水平,但钠、水潴留已起作用,ACEI 的应用仍可使血压下降,但速度减慢。最后是慢性期,水、钠潴留和血容量扩张对肾素的分泌起了抑制作用。

【临床表现】

(一)症状

肾血管性高血压可发生在任何年龄,已有许多婴儿病例报告,最小者仅为 7～10 天。男女发病率相似,症状轻重不一。小婴儿可有呕吐、发育营养差、充血性心力衰竭及急性肾衰竭等表现。可因为头痛特别是枕部头痛、眩晕、急躁、过度兴奋、不安及疲乏而就医。重症病人可有高血压脑病,有一过性视力障碍及抽搐等,有的可表现为行为异常或好动等。

大多数患儿是由于严重高血压已存在相当时间,诊断时多已出现心、脑、肾等靶器官受累的症状。

病因为大动脉炎患者,尚可伴有低热、乏力和关节痛等症状。

(二)体征

1.高血压　几乎一半的患儿在常规体检时发现高血压。小儿收缩压或舒张压超过该年龄及性别组的第 95 百分位数值(P_{95}),相当于超过同年龄、同性别组平均值 2 个标准差为高血压;介于 P_{95}～P_{99} 者,为有意义的高血压,超过 P_{99} 者为严重高血压,RVH 患者均为严重高血压。眼底检查可呈现不同程度高血压眼底改变。Ⅰ度正常眼底;Ⅱ度有局灶性小动脉痉挛;Ⅲ度有渗出伴或不伴有出血;Ⅳ度视乳头水肿。

2.血管杂音　约有 1/3～2/3 患儿(多为大动脉炎患者)在中上腹部和/或腰背肋脊角处可闻及血管杂音,空腹时更易听到呈收缩期和舒张期连续性杂音,若听诊器从中上腹向旁平行移动时杂音增强则更有临床意义。此外尚需注意大动脉炎所致的缺血症状,若累及无名动脉,可出现桡、肱动脉搏动减弱或消失;若累及髂动脉,可致跛行、手足凉,股动脉及足背动脉搏动减弱或消失。

(三)实验室检查

血常规、尿常规及尿细菌学检查,血尿素、肌酐、钾、钠、钙、氯化物及血气分析应列为常规检查。大多数患者以上检查结果正常。当严重高血压有继发性肾损害时可出现蛋白尿、血尿素和肌酐升高。

心电图多呈左心室高电压或左心室肥大。X线胸片可见左心室增大,也曾见 RVH 致全心衰竭者呈全心普遍增大,肺淤血表现。

【诊断】

对高血压患儿需进一步检查血清内生肌酐清除率,钾、钠、氯化物及血气分析,血、尿醛固酮、尿儿茶酚胺及其代谢产物和香草苦杏仁酸(VMA)测定,以初步除外肾实质性高血压以及内分泌系、神经、心血管系等疾病所致者,如:主动脉缩窄、原发性醛固酮增多症和嗜铬细胞瘤等。拟诊为 RVH 者,进行以下检查以明确有无肾动脉狭窄存在,并了解肾动脉狭窄的部位、病变性质和程度。病理资料表明,当肾动脉管腔截面积减少>50%~80%以上才有可能发生 RVH。

(一)筛选检查

1.快速连续静脉肾盂造影(IVP)　在注射造影剂后 1、2、3、5、10、15 分钟摄片,了解双肾大小、肾脏显影及排泄情况,阳性标准是:①缺血侧肾脏长径缩短 1~1.5cm 以上(正常小儿左肾稍大于右肾 0.8cm);②患肾肾盂肾盏显影延迟,不显影和/或显影浓度降低;③后期造影剂排泄延迟。此法在小儿的符合率为 42%~65%,假阴性者多为双肾动脉狭窄或肾动脉分支狭窄。检查时还可静脉注射利尿剂,可使健侧肾盂造影剂迅速"洗脱",患肾由于肾小球滤过率少,造影剂排出缓慢,从而扩大了两肾排泄造影剂的差别,有利于提高 RVH 的诊断。

2.彩色多普勒超声检查　可通过二维超声图像了解双肾大小有无差异,如一侧肾动脉狭窄,患肾比健侧明显缩小。又可通过多普勒超声检查探查双肾动脉直径、血流量及流速,了解有无肾动脉主干狭窄,为一种快速、无创、重复性好的筛选检查。

3.放射性核素检查　可初步了解分侧肾的血流灌注、分泌和排泄功能。近年来应用^{99m}锝二巯基丁二酸(^{99m}Tc-DTPA)肾动态显像,可更全面地反映两侧肾的大小、肾灌注高峰出现时间、肾功能及两肾间差异程度,还可做 ACEI 抑制试验以增强健肾和患肾对示踪剂在双肾的灌注、分泌和排泄的差异程度,提高了该检查的敏感性和特异性。

4.血浆肾素活性和血管紧张素抑制试验

(1)外周血浆肾素活性(PRA)测定:肾素分泌有昼夜节律性,PRA 活性上午 8 时许最低,中午至晚上 8 时分泌量最高,PRA 与高血压程度不呈简单的平行关系。由于 RVH 存在的时间、单侧或双侧及严重程度的不同,PRA 值的变化很大。患者的 PRA 可显著增高,少数正常或降低。此外,其测定又受钠摄入、体位、年龄及所用降压药等多种因素的影响。需在停用降压和利尿药 2 周后检测,而停用降压利尿药有发生高血压严重并发症的危险,又因小儿原发性高血压、肾实质性高血压,PRA 亦可升高,故对 RVH 的诊断的敏感性和特异性均很差。

(2)血管紧张素抑制试验:比较方便的是采用口服卡托普利,通过口服卡托普利,可阻断 AT Ⅱ 生成,通过负反馈效应使肾素分泌显著增多,以提高检查的敏感性和特异性,观察试验前后 PRA 的变化。方法:试前 2 周停服利尿及降压药,给普食,患儿取平卧位,卡托普利(开博通)按 0.7mg/kg 加水 20ml 口服(服药后盛药容器需以温开水冲洗,再次服下),在服药前 30 分钟及服药后 1 小时采血测 PRA 及血压,阳性结果是:①舒张压下降≥15%;②血 PRA 用药前>5ngAI/(ml·h),用药后>10ngAI/(ml·h),用药后比用药前 PRA 之差>4ngAI/(ml·

h)。用卡托普利后,AT II 生成减少,钠潴留反馈抑制肾素分泌解除,肾素分泌增加。此试验观察用药后 PRA 上升幅度比血压下降更有诊断意义。阳性结果提示外科手术可取得良好效果。但此试验有严格的术前准备和要求才能取得可靠数据,临床上不很适用。

(二)确诊检查

1.数字减影血管造影(DSA) 为一项以电子计算机为辅助的 X 线成像技术,其原理是应用数字式视频影像处理系统,在一张血管造影片中,减去一张尿路平片的骨骼及软组织等阴影。由于消除了其他组织阴影,只剩下唯一的肾动脉图像,使肾动脉显影的清晰度明显提高,可辨认到肾实质内直径<1mm 大小的血管。

2.肾动脉造影 对筛选试验阳性或筛选试验阴性而仍高度怀疑 RVH 者可作此项检查。采取经皮穿刺插管做血管造影可较好显示包括了弓状动脉在内的肾动脉及其分支的病变、部位、范围、狭窄程度及侧支循环情况,为确诊 RVH 的可靠方法。据此可确定手术治疗方式,估计手术疗效。必要时于造影同时还可施行腔内血管扩张术(PTA)治疗,幼年儿童因血管细小,且又不合作,有时需在静脉麻醉辅助下施行,有一定的危险性。此项检查前有如伤口出血、血管栓塞和急性肾衰竭等并发症,故应慎重选择病例,术前需作好充分准备。如造影前,应控制高血压,以防伤口出血,造影后立即静注 20%甘露醇 20~40ml,继予补液,以减少急性肾衰竭和血管栓塞的并发症。

3.磁共振血管成像(MRA) 是一种可靠的非创伤性检查方法,对 RVH 诊断的准确性可与 DSA 相同或更完美,因为它是三维空间肾动脉的血管像,可清晰显示肾动脉在主动脉开口处的情况。同时它可以避免由肾动脉造影可能引起的碘过敏、出血、血栓形成等危险和并发症。适用于对血管造影剂过敏,心、肾功能不全或有出血素质者。但对幼年儿童来说成像时要求屏气 20~30 秒,尚难以配合。

【治疗】

(一)内科治疗

饮食中应低盐少钠,注意休息。药物治疗原则为控制高血压,以防止发生高血压严重并发症的危险,避免肾功能损害,或使已受损的肾功能得到改善,减少心、眼、脑等靶器官的损伤。作为手术前准备或其他原因不能或不愿进行手术者,常联合应用以下药物以达到控制血压的目的。

1.β受体阻滞剂 可通过抑制肾素而减少醛固酮分泌和水钠潴留而起降压作用,可用盐酸普萘洛尔(心得安)1~3mg/(kg·d),分 3 次服,阿替洛尔(氨酰心安)或美托洛尔(倍他洛克)学龄前小儿按成人剂量 1/4~1/2 给药,每日 1~2 次。

2.血管紧张素抑制剂(ACEI) 可抑制 AT II 的血管收缩和醛固酮分泌作用,对 RVH 有良好的效应,尤其对合并心力衰竭者更为合适。但对一侧肾已有严重肾实质病变,一侧为肾动脉狭窄(RAS)或双侧 RAS 患者,可能诱发急性暂时性肾功能不全,不宜应用,因 ACEI 可减少 AT II 生成使肾小球出球动脉舒张致肾小球滤过率下降,以致用药后肾功能恶化。用药 1 周后要随访血尿素氮和肌酐,并定期以 B 超声检查随访肾脏大小变化。新一代高效低毒长效的 ACEI 如依那普利和福辛普利已应用于临床,后者从肾和胆汁两条途径排泄,对肾功能已有不全者(Cr 30~60ml/min)亦可应用。

3.利尿剂　常与其他降压药联合使用,单独使用效果欠佳,对低肾素性高血压最有效,常用有氢氯噻嗪,按 1～2mg/(kg·d),分 2～3 次口服,注意低血钾副作用。

4.钙离子通透阻滞剂　如硝苯地平,可减低血管阻力,保持肾脏血流灌注,通过扩张血管而起降压作用,安全可靠,用于治疗单侧或双侧肾动脉狭窄性高血压。舌下含片 3～5 分钟可起降压作用,亦用于高血压危象的紧急处理。

5.硝普钠　严重高血压,伴有心、脑器官损害,心功能不全及肾功能不全者,应紧急处理,但降压不能过快或降至正常,以控制血压不发生高血压脑病水平为宜。静脉滴注硝普钠效果可靠,剂量为 1～8μg/(kg·min)持续静滴,以后每分钟增加 0.1～0.2μg/kg,直至生效或出现不良反应,停止输注后药效只维持 2～5 分钟,因其作用时间短暂,应同时与其他降压药联合应用。

(二)外科治疗

1.腔内血管扩张术(PTA)　在行动脉造影确立诊断时即可行该手术,如 PTA 未成功或扩张后发生再狭窄可重复再扩张,对 PTA 无效者可作自体肾移植术或血管重建术。若一侧肾已失去功能或旁路手术失败,对侧肾功能良好者可根据病情施行部分或全肾切除术。近年来由于肾移植和显微外科的发展,肾脏冷却保存可达 24 小时,有充分时间修复肾动脉,又有肾动脉体外整形术以治疗 RAH。

2.肾动脉腔内支架术　以膨胀性支架放置于经球囊导管扩张的狭窄肾动脉获得成功,为本病治疗开创了新途径。

(包　华)

第十一节　原发性遗尿症

【病因】

小儿遗尿症的病因和发病机制还不明确,可能与器质性病因、精神心理因素、遗传及基因等有关。

1.排尿控制中枢发育不全或发育迟缓　完成排尿的神经次高级中枢位于脑干和脊髓,婴幼儿排尿主要由次高级中枢控制,其排尿的控制是一种反射性行为,即膀胱充盈时诱导逼尿肌收缩并协调性引起括约肌舒张。整个过程无须意识参与。

2.睡眠和觉醒功能发育迟缓　膀胱充盈的传入冲动不足以使患儿从睡眠转入觉醒状态,高的唤醒阈是夜间遗尿有关的致病因素之一。

3.神经内分泌因素　遗尿症患儿在夜间缺少正常垂体激素-精氨酸抗利尿激素的分泌,导致相对较多的夜间尿量和较低夜间尿渗透压,可能同时还有肾小管、肾小球反馈功能的紊乱。

4.遗传因素　遗尿症患儿中常有家族史。双亲中有一个遗尿,则 44% 的小儿遗尿,双亲都遗尿,则 77% 小儿遗尿。双胞胎有更高的一致性。小儿和双亲的遗尿缓解年龄相似。研究发现,遗尿基因位于 13 号染色体的长臂上,是常染色体显性遗传。

5.精神心理因素　遗尿症患儿的感情紊乱略多于正常儿童。增加儿童生活中的应激,不适应新环境或其他一些损伤,都与继发性遗尿症有关。

6.膀胱功能失常　研究发现,部分遗尿症小儿有功能性膀胱小容量和膀胱逼尿肌过度活跃。

7.隐性脊柱裂　隐性脊柱裂可以无明显的临床症状,也可以导致尿动力学改变,引起排尿功能异常。这主要取决于脊柱裂部位是否对低位排尿中枢及其反射环路造成影响而定。

【临床表现】

WHO制定的标准为:≥5岁,每月至少1夜尿床,持续至少3个月。我国目前多采用美国标准:≥5岁、睡眠状态下不自主排尿>2次/周,持续至少3个月。

【辅助检查】

尿液分析、肾功能、泌尿系B超、骶尾部X线检查等排除继发性疾病。

【鉴别诊断】

遗尿可以是许多疾病的一种临床症状,包括肾病、神经系统疾病和某些器质疾病。原发性遗尿症主要应与继发性遗尿症及有夜间尿床症状的尿失禁(如癫痫)相鉴别。

1.区分是尿失禁还是遗尿。尿失禁是指尿液不自主的从尿道流出,其发病的原因主要有:①下尿道梗阻或神经源性膀胱尿潴留导致膀胱过度膨胀,尿液溢出。②膀胱逼尿肌张力持续增加或尿道括约肌过度松弛,以致尿液不能控制。如夜间癫痫发作时。③尿道括约肌松弛。根据年龄及排尿时间两者鉴别不难,遗尿症多见于儿童期,夜间熟睡后不自觉地排尿于床上,以原发性多见;尿失禁多见于年龄相对大的儿童,日间也可发生,多继发于泌尿系感染、结石或癫痫等。

2.区分遗尿是继发性还是原发性。无任何泌尿系统、神经系统、行为心理障碍及内分泌系统症状疾病,且从婴儿期起病的遗尿为原发性遗尿;否则为继发性遗尿。

3.若为继发性遗尿,寻求其病因。①精神创伤和行为问题:如与家庭分开,父亲或母亲死亡或离异等,此类常为间歇性或一过性;②泌尿系统疾病:下尿道畸形或梗阻合并泌尿系感染、肾功能不全及肾小管疾病等;③全身性疾病:糖尿病、尿崩症、镰状细胞贫血、便秘、某些食物过敏等;④神经系统疾病:如大脑发育不全。

【治疗】

治疗原则为心理行为治疗与药物治疗相结合。

1.生活管理　建立合理的生活、饮食习惯。小儿白天不宜过度疲劳,晚上不宜过度兴奋,晚餐后不宜饮水,晚餐中不宜过食蛋白质及盐类。家长的耐心和鼓励是综合治疗的重要组成部分。

2.唤醒训练　湿度报警器帮助将遗尿症患儿于膀胱充满尿液前从睡眠中唤醒,报警系统已被证明是原发性夜间遗尿症有效的治疗方法,有效率在70%~80%。

3.膀胱功能训练　此方法较适应于夜间多次尿床或白天尿湿的孩子。白天鼓励患儿多饮水,有意识地使膀胱多储尿(忍尿),然后再训练排尿中途停止、再排尿,以训练膀胱括约肌的功能。

4.激励性行为疗法　统一设置"日程表",记录每天有无遗尿发生,如无遗尿则给予口头表扬或奖励患儿喜欢的小礼物。当出现遗尿时,和患儿一道分析可能引起遗尿的因素,给予安慰、鼓励。

5.药物治疗　目前常用的有精氨酸加压素、自主神经类药物及中枢兴奋药物。精氨酸氨加压素适用于夜间 ADH 不足、夜尿多的遗尿患者。以 3 个月为 1 个疗程,优点是见效快,缺点是有不同程度的不良反应并且停药后易复发。自主神经类药物中抗胆碱药物可增加功能性膀胱容量,减少膀胱的无抑制性收缩,故对尿动力学紊乱所致遗尿症有效。入睡前口服,如白天也有遗尿或尿频、尿急,可每天 3 次口服。中枢兴奋药常用麻黄碱,入睡前口服,对膀胱颈和后尿道的收缩力有增强作用。近年还有中氨芬酯,主要作用于中枢外周神经系统,增加膀胱容量,对中枢神经的作用包括抗抑制活动,使易于"唤醒"。

（吕　静）

第十二节　泌尿生殖系损伤

一、肾损伤

肾损伤是小儿泌尿系损伤中最多见的损伤,腹部受伤时较成人易发生肾损伤,小儿肾损伤中穿通伤少见,75% 为钝挫伤,大多数为交通事故所致。

【病因】

1.解剖因素　①小儿肾脏的相对体积较成人大;②肾周脂肪少;③肾脏位置较低得不到肋骨及腹肌的保护。

2.暴力损伤　由于解剖上关系,小儿在受到直接暴力如车祸和间接暴力如坠落伤极易导致小儿肾损伤。

【病理】

1.肾挫伤　肾实质挫伤,肾被膜及集合系统完整。

2.肾撕裂伤　肾实质挫伤,肾被膜破裂,形成包膜下血肿。

3.肾实质全层裂伤　肾实质裂伤通向肾盂,肾被膜及集合系统完整性中断,出现尿外渗。

4.肾断裂伤　断裂伤的肾组织缺血坏死。

5.肾蒂损伤　肾蒂血管或肾血管部分或全部撕裂。

【诊断】

(一)临床表现

1.休克　创伤造成大出血,血容量减少,血压下降,面色苍白,脉搏快而微弱。

2.血尿　镜下或肉眼血尿,血凝块若阻塞输尿管则出现肾绞痛;若膀胱血凝块较多,出现排尿困难。肾蒂血管断裂可无血尿,即血尿程度不能表示肾损伤的严重程度。

3.疼痛　腰部疼痛,若合并腹部其他损伤可出现腹痛,肾区叩痛阳性。

4.包块　若肾损伤后有尿外渗或肾周血肿,可出现肾区肿块。

(二)实验室检查

化验检查:尿常规发现镜下血尿;血常规出现红细胞及血红蛋白下降。

(三)特殊检查

1.超声波检查　可发现肾损伤部位及肾周血肿和肾周积液。

2.放射性核素肾扫描　显示放射性核素分布不均匀,血管损伤处肾皮质血流灌注差;有利于明确损伤部位及程度,了解肾蒂血管受损情况。

3.X线检查

(1)静脉肾盂造影:判断肾脏功能,了解肾集合系统形态和造影剂外渗情况。

(2)CT:可以准确了解肾损伤,肾区血肿和尿外渗情况,可代替静脉肾盂造影检查。

(3)选择性肾动脉造影:对肾蒂血管损伤意义较大,部分病例可进行栓塞治疗。

(四)诊断

1.明显外伤病史,腰部疼痛同时伴镜下或肉眼血尿,可作出初步诊断。

2.辅助诊断:①B超了解有无肾周血肿和尿外渗;②静脉肾盂造影:了解肾功能,造影剂外渗;③放射性核素肾扫描明确肾血流灌注情况。

【治疗】

(一)保守治疗

适应于轻度肾外伤,包括:①绝对卧床休息;②使用止血药物和抗生素治疗;③B超监测患肾情况;④复查静脉肾盂造影,了解肾功能。

(二)手术治疗

1.适应证　①肾蒂血管撕裂;②严重尿外渗;③肾周血肿逐渐增大;④无法控制的肉眼血尿。

2.手术方法　①肾周引流术:用于尿外渗及肾周血肿;②肾修补术:肾皮质撕裂者;③部分肾切除术:用于肾上、下极断裂者;④血管吻合术:肾蒂血管撕裂伤;⑤自体肾移植术:血管断裂无法吻合者;⑥单侧肾切除术:健侧肾功能正常,患肾广泛碎裂伤或肾蒂撕裂严重,血管无法吻合者。

二、输尿管损伤

小儿输尿管损伤大多数为肾盂输尿管连接处撕裂伤,尿液外渗形成包块,表现隐匿,及时诊断困难,晚期输尿管断端可闭锁,继而导致肾积水和肾功能损害。

【病因】

1.间接暴力　坠落时脊柱过度伸直或侧弯导致输尿管肾盂撕脱伤;车祸时车轮压伤腹部,将肾向上推挤,也可导致输尿管起始部断裂,常为双侧。

2.穿通伤　锐器或火器穿通伤,直接导致输尿管断裂,断裂部位为受伤处,小儿较少见。

3.医源性损伤　多为行盆腔手术时的误伤,如巨结肠根治术中分离乙状结肠和直肠时。

【病理】

小儿输尿管损伤大多数为肾盂输尿管连接处撕脱伤,尿液外渗形成包块,晚期输尿管断端可闭锁,继而导致肾积水和肾功能损害。

【诊断】

(一)临床表现

1.输尿管损伤早期可无明显不适,容易被家长忽视病情而不能及时就诊。

2.腰部疼痛,往往受伤数周后腰部钝痛,发热;查体时在腰部可扪及包块,有时有压痛。

(二)特殊检查

1.B超检查　肾下极可见无回声包块,同时发现肾盂积水扩张。

2.静脉肾盂造影　大剂量延迟摄片见肾盂扩张,输尿管中断,有时可显示肾下极下方团块状密度增高阴影。

3.CT　见输尿管中断,肾下极下方囊性肿块。

4.膀胱镜逆行造影　可显示输尿管损伤部位。

(三)诊断

1.外伤史,应详细询问受伤情况。

2.患侧腰部可扪及囊性肿块。

3.B超检查及静脉肾盂造影辅助诊断。

【治疗】

1.输尿管一期吻合术　受伤时即明确诊断者和手术中当即发现损伤者。

2.囊肿切除和肾盂输尿管成形术　对就诊时间晚,已形成局限性囊肿者可同时进行。若局部感染严重应先行囊肿引流,延期行肾盂输尿管成形。

3.输尿管膀胱再植术　用于手术中输尿管下段损伤,将输尿管游离后直接植入膀胱壁。

4.小肠代输尿管手术　用于输尿管缺损段长,肾功能良好者。

三、膀胱损伤

X儿膀胱损伤较成人多见,因为小儿膀胱未完全降至盆腔,位置较高,腹部损伤时易损伤膀胱。

【病因】

1.间接暴力　小儿膀胱尚未完全下降到盆腔,下腹部发生的钝性损伤可导致膀胱破裂;另外,骨盆骨折也能引起膀胱损伤。

2.穿透伤　小儿少见,主要为坠落时尖物直接刺破膀胱。

3.病理性膀胱破裂　梗阻性膀胱尿潴留使膀胱极度扩张可发生破裂。

【病理】

1.膀胱挫伤　损伤局限在粘膜或肌层,膀胱完整性良好。

2.腹腔内膀胱破裂　膀胱完全充盈时受损伤,尿液进入腹腔。

3.腹膜外膀胱破裂　膀胱空虚或轻微充盈时破裂,尿液渗到腹膜外膀胱周围。

【诊断】

(一)临床表现

1.血尿　主要为膀胱挫伤和小裂伤所致。大多数为肉眼血尿,甚至排出血凝块。

2.腹膜炎　腹腔内破裂,使尿液进入腹腔导致腹膜炎,逐渐加重出现肠麻痹甚至败血症。

3.尿外渗　尿液经破裂口渗至下腹壁、阴囊、耻骨联合处后方及大腿内侧,按压疼痛,可见明显水肿。

4.排尿障碍　尿液外渗后患儿有尿急,但无尿排出,置入导尿管示膀胱空虚或少许血尿,经导尿管注入一定量无菌生理盐水,片刻后抽出液体量明显少于注入液体量。

(二)特殊检查

X线检查:膀胱造影显示造影剂进入腹腔或腹腔外膀胱周围。平片示骨盆骨折。

(三)诊断

结合外伤病史及体征可作出初步判断;导尿管内无尿液流出,经导尿管注入无菌生理盐水到膀胱后,回抽明显减少或消失基本可明确诊断;必要时进行膀胱造影。

【治疗】

1.留置导尿管:适用于膀胱挫伤。

2.手术治疗:膀胱破裂者均需手术治疗。手术包括:①膀胱修补;②膀胱周围外渗尿液引流;③耻骨上膀胱造瘘。

3.抗生素治疗。

四、尿道损伤

尿道外伤较多见,且大多数为后尿道损伤合并骨盆骨折,处理较困难;若处理不当会导致尿道狭窄,严重者需再次手术。

【病因】

1.车祸　车祸导致骨盆骨折,合并尿道膜部断裂;往往合并肛门直肠及膀胱损伤及会阴部广泛皮肤撕脱伤。

2.骑跨伤　多在玩耍时发生,损伤尿道球部,合并伤少。

【诊断】

(一)临床表现

1.尿潴留　受伤后尿流不能排出,膀胱充盈,下腹部可扪及膨胀的膀胱。

2.尿道口出血　多为全血或血尿,有时为血凝块;导尿管不能进入膀胱。

3.尿外渗　尿道膜部损伤尿液渗到腹膜外膀胱周围,逐渐到会阴及阴囊。尿道球部损伤首先表现阴囊及会阴部肿胀。

4.会阴部检查　肛门直肠撕裂伤,若在女孩常合并有阴道损伤。

（二）特殊检查

1.骨盆 X 线平片　示骨盆骨折。

2.膀胱尿道造影　导尿管放置尿道外口,注入造影剂,见造影剂外逸到膀胱周围,而膀胱不能显影。

（三）诊断

1.外伤后排尿困难,同时尿道口出血。

2.导尿管不易插入膀胱,经尿道外口注入造影剂可明确诊断。

【治疗】

（一）抗休克治疗

尿道损伤往往合并严重骨盆骨折,出血量大;故应补充血容量及抗生索抗感染治疗。

（二）手术治疗

1.择期尿道修补术　患儿损伤严重,如合并复杂的骨盆骨折、膀胱损伤和肛门直肠及阴道撕裂伤,以及医师经验不足等情况,单纯行耻骨上膀胱造瘘手术,待 3～6 个月后行尿道修补术。

2.一期尿道吻合术　完全性尿道断裂,膀胱回缩明显,医师技术成熟时,在行耻骨上膀胱造瘘手术同时游离尿道断端,经耻骨后或会阴部行尿道吻合术,尿道内留置导尿管 4～6 周。

（顾　涛）

第十三节　儿童肾移植

儿童肾移植一般指受者年龄在 18 岁以下的移植,在国际上大约开始于 20 世纪 80 年代中期,晚于成人,与透析一起成为儿童终末期肾功能衰竭的最重要的替代性治疗手段。它不仅能够缓解尿毒症症状,而且能改进、甚至完全纠正骨骼发育迟缓、性成熟障碍、认知和心理功能损害。功能良好的肾脏可以提高儿童的生活质量,这是透析所不能做到的。

一、适应证

原则上凡终末期肾功能衰竭均可行肾移植。如多种肾脏疾病进展至终末期阶段、经一般治疗无效,或各种原因致成的不可逆肾功能衰竭,均可行肾移植。由于小儿对尿毒症的耐受较成人差,故适应证的实验室检查指标较成年人适当放宽。但实际工作中应参考年龄、供肾,特别原发疾病等多方面具体情况而定。某些原发疾病可以在移植肾上复发。在这种情况下,有必要采取相应的措施来预防或治疗原发疾病的复发。易于移植肾上复发的疾病如:①局灶性节段性肾小球硬化(FSGS):FSGS 患儿行肾移植后原发病在移植肾的复发率较高,据报道复发率为 30％～50％。约半数的复发会导致移植肾的功能丧失。如果第一次移植肾由于复发而失功,那么第二次移植肾复发 FSGS 的危险性明显增加(85％),尽管存在着原发病复发问题,但普遍观点认为 FSGS 并不是肾移植的禁忌证;②膜增生性肾小球肾炎(MPGN):Ⅰ型

MPGN 移植后发生组织学上的复发比较常见,复发率可以达到 70%,其中约 1/3 造成移植肾丧失功能。移植后几乎所有的 II 型 MPGN 都有组织学上的复发,但是有临床表现者少见;③IgA 肾病:尽管 IgA 在移植肾上沉着的比率为 25%～50%,但 IgA 肾病的临床复发非常少见;④过敏性紫癜性肾炎:该病组织学复发率为 1/3～3/4,但临床复发率比较低。一般建议在新的紫癜停止出现至少 6～12 个月后行肾移植;⑤溶血尿毒综合征:该病移植后复发率为 10%～25%。在原病的症状完全消失前行肾移植、活体亲属供肾、使用环孢素 A 等因素可能与复发率增高有关;⑥狼疮肾炎:虽然系统性红斑狼疮是一种全身性疾病,但是移植肾狼疮肾炎的复发率很低;⑦草酸盐沉积病:目前草酸盐沉积病患儿肾移植后的效果较差,因为术后一旦复发,草酸盐将沉积在移植肾上造成移植肾失功。对原发性草酸盐沉积病患儿采用肝肾联合移植可能是一种有效的方法;⑧胱氨酸病:胱氨酸病患儿肾移植后肾存活率与其他患儿的肾存活率相似,虽然胱氨酸在移植肾间质中沉积较常见,但这并不影响移植肾功能。

二、禁忌证

存在不适于应用免疫抑制剂的疾病:如严重的全身感染、肝功能严重损害、活动性结核、糖尿病等,术后应慎重选用免疫抑制剂。恶性肿瘤、不能修复的严重下尿路畸形(如脑脊膜膨出并发神经原性膀胱等)都是肾移植的禁忌证。

三、供肾的选择

儿童肾移植具有更广泛的供肾来源:成人供肾移植给 10 岁以上的儿童,技术操作与成人肾移植无差别;成人肾移植给婴幼儿需克服手术操作中一些困难;体重 7～8kg 以下的婴幼儿宜使用儿童供肾;取自 5 岁以下小儿的尸体肾移植给年龄较大的儿童可获满意的肾功能。儿童肾移植更容易从亲属中获取活体肾移植,无论在组织相容性还是缩短缺血时间上都更具优越性,从而降低排斥反应的发生率。另有成功病例报道将新生儿尸体双肾连同主动脉、腔静脉一并切下并移植给先天性马蹄肾肾功能衰竭的患儿。

四、配型问题

HLA 配型仍为最重要。但在多囊肾病人的肾移植时,如 HLA 不全配仍有较高的生存率(尸肾移植 60%、活肾移植 78%)。而传统意义上的 ABO 配型在活体肾移植中已通过移植前的血浆置换、免疫吸附处理及移植后免疫抑制剂的有效应用成功克服 ABO 障碍,这更加拓宽了儿童肾移植的供肾来源。

五、手术技术的特殊性

1.儿童肾移植常发生移植物大小和髂窝的空隙不成比例,需将移植肾置入腹膜后、盲肠后、腹腔内。体重＞20kg 的儿童移植手术方法与成人相同。＜20kg 的小儿取腹正中切口入腹腔,游离盲肠,将供肾移植于腹膜后,肾动静脉分别与主动脉、腔静脉(或髂总动静脉)吻合,成人供肾体积相对较大时,须将肾脏横置于右侧腹腔内,肾血管与腹部大血管吻合。

2.儿童肾移植(＜5 岁)吻合技术需顾及儿童器官的生长过程,至少有半圈采用间断缝合,对边连续缝合进行吻合。

3.在开放移植肾血流时需考虑婴幼儿心搏出量及收缩压,当不能满足成人供肾血流动力学要求,应尽快输血 100～200ml,保持患儿的足够血容量;当阻断主动脉进行血管吻合时,可继发酸中毒,宜给予 5% NaHCO₃ 1～2ml/kg。

4.移植前切除双肾的对象:经血透不能控制的恶性高血压、慢性肾盂肾炎或多囊肾合并感染不易控制时建议移植前切除双肾。对进展迅速的肾小球肾炎,因血循环中存在抗肾小球基膜抗体,为防止移植后复发,亦应切除病肾,待血循环中抗体消失 6 个月后再行肾移植手术。

5.下尿路异常的矫正:先天性泌尿道畸形患儿在肾移植前应药检查膀胱功能,如膀胱输尿管反流伴肾积水,应施行肾、全输尿管切除术。膀胱有慢性炎症、神经性膀胱病变,应移植前切除膀胱并在腹膜后形成回盲袋代膀胱。

六、免疫抑制剂的应用

接受肾移植患儿的免疫抑制治疗方案和原则与成人相同。目前,所有免疫抑制方案的核心为钙神经蛋白阻断剂(环孢素 A 或 FK506),联合应用类固醇激素和辅助抗增殖药物(硫唑嘌呤或骁悉)。根据 1999 年 NAPRTCS 的年度报告,74% 使用环孢素 A,22% 使用 FK506。多数病人用骁悉代替硫唑嘌呤。儿童由于其生理、代谢特点,应用免疫抑制剂有独特性。①儿童的免疫防御较成人强,儿童肾移植术较成人更易发生急性排斥反应。②糖皮质激素用量较高,将抑制儿童的生长发育。③儿童对 CsA 代谢较成人快,难以达到稳定理想的 CsA 浓度,要兼顾移植后排斥反应及 CsA 肾毒性两方面的效应。

(一)糖皮质激素(Pred)

在儿童中长期应用皮质类固醇激素会产生许多不良反应,主要问题有影响患儿正常生长发育和增加感染的机会。其他副作用还有骨无菌性坏死、白内障、库欣样改变、糖耐量降低、高血压、多毛和消化性溃疡。为减少激素的不良反应,将强的松每日用药量逐渐减少,或改为隔日用药。可考虑在保持移植肾功能良好的情况下超过 2 年后完全停药,但部分患儿则因排斥反应而需重新服用激素。

(二)钙神经蛋白阻断剂

儿童与成人 CsA 的用法有很大不同,由于肝脏细胞色素 P450 代谢活性更高,导致更快的药物血浆清除率,当按照 mg/kg 折算剂量时用量更大。按体表面积折算剂量与每日三次给药方案对小儿更好。CsA 最主要的副作用是肾毒性和高血压,但其他副作用如多毛、齿龈增生、皮肤粗糙等外观改变更为突出。对青少年,尤其女孩,可引起严重情感压抑,甚至危险的不依从。换用 FK506 可能改善这些副作用。两种药物引起的肾毒性反应无明显差异。

（三）西罗莫司（SRL）

有英国研究者在欧洲、澳大利亚、加拿大三国的临床实践中将 SRL＋CsA＋Pred 与 SRL＋Pred 相比较，提出 SRL＋CsA＋Pred 移植后治疗 3 个月，继而 CsA 减量的方案更为安全有效，在肾功能及血压控制上效果更佳。

（四）生物性免疫移植剂

使用 OKT3 或抗胸腺细胞球蛋白等做抗体诱导，儿童和成人无明显差异。抗 CD25 单克隆抗体效果好，使用方便，更适合儿童。在儿童尸体肾移植中，使用抗体诱导者，移植物 5 年存活率升高 10％，急性排斥反应减少 30％，并出现较晚。

七、并发症

儿童肾移植后除了急慢性排斥反应外，另一些并发症包括感染、高血压、高血脂、生长障碍、恶性肿瘤等与肾病复发都不同程度的影响着移植的预后。

（一）感染

儿童肾移植后的感染包括：细菌、真菌、病毒、原虫等，多发生于尿路、肺部、伤口、动静脉瘘及中枢神经系统，其诱因包括导尿管的持续放置、大剂量激素的应用、粒细胞缺乏、肾周脓肿、尿瘘及糖尿病等。细菌感染一旦发展为败血症，死亡率为 35％～75％，是移植后最常见的死亡原因。病毒感染中以疱疹病毒族多见，CMV 感染率占 8％，也越来越多的引起重视，水痘感染往往是致死性。

（二）肾移植后的肾病复发

常见于局灶节段型肾小球肾炎、IgA 肾病、系膜增殖性肾炎、草酸盐沉积症、溶血尿毒综合征；往往会发生急性肾小管坏死、肾功能减退，但长期随访结果移植肾存活率并不受复发影响。二次肾移植复发率略高于首次肾移植，首次肾移植复发后进行二次肾移植有 75％～80％复发。对复发的处理主张血浆置换与免疫抑制剂（CsA、CTX、MTX）联合应用可改善一些肾移植后复发的重症病例的存活率。

（三）高血压、高血脂、生长迟缓

严重影响肾移植患儿的长期生活质量。高血压常见于术后早期，与继发性肾动脉狭窄、大量糖皮质激素应用及排斥反应有关。另有人提出成人供肾在小儿体内灌注不足造成肾素分泌增加而形成移植后高血压。当血压过高时必须使用抗高血压药物，ACEI 类、血管紧张素受体拮抗剂已作为首选控制血压的药物。高血脂与高血压成为心血管并发症的重要危险因素。通过饮食控制及降脂药物的应用控制血脂成为决定肾移植预后又一因素。国外对生长迟缓的肾移植患儿人应用了人类重组生长激素 rhGH 进行治疗取得了良好效果，尤其在一些移植肾功能低下的患儿，必须应用 rhGH 才能使生长迟缓得以改善。但长期 rhGH 的应用是导致排斥反应的危险因素。

（四）恶性肿瘤

儿童肾移植可能并发恶性肿瘤，其中主要是恶性淋巴瘤与皮肤癌，这可能与免疫抑制剂应用导致的免疫紊乱有关。德国报道儿童肾移植有 2.6％发生恶性肿瘤。

八、儿童肾移植的前景与存在问题

（一）儿童肾移植的存活率

对于各年龄段的患儿，接受肾移植后的生存率都大于接受透析者，存活率日益提高。来自北美儿童肾移植协会（NAPRTCS）等组织的报道给予我们极大的信心。对于初次接受肾移植者，其1、2、5年的生存率分别为97％、96％和94％。初次接受肾移植者，无论其供者来自尸体，还是活体，生存率均高。接受活体供肾者其1、2、5年的生存率分别为98％、97％和95％；接受尸体供肾者其1、2、5年的生存率分别为97％、95％和92％。小于2岁患儿移植物生存率仍最低。

自1987年起，NAPRTCS报告了6500例接受肾移植的儿童病例，移植失败的主要原因是慢性排异反应，占31％。其他原因包括：血栓形成（12％）、原发病复发（6％）、患者不依从（3.6％）、移植物无功能（2.6％）、感染（2.2％）、肿瘤（1.2％）及其他原因（10％）。

患者死亡的原因中感染占35％，其他死因包括心肺疾病（16％），肿瘤（11％）和移植失败后使用透析出现的并发症（2.4％）。死亡病人中45％移植物功能良好。

以下因素对于儿童患者的存活率有很大影响：

1.供者来源

对于各年龄段接受活体肾移植的患儿，其远期及近期生存率均较好。有数据表明，优于尸体肾移植，可提高10％～20％。年龄较小优越性更高，5年存活率提高20％～50％。缩短缺血时间，精确进行人类HLA配型和完善的术前准备均可改善活体移植肾的存活率。

2.受者年龄

小于6岁，尤其是小于2岁的患儿，移植物存活率明显较低，尤其是接受尸体供肾者。小于2岁患儿接受活体和尸体肾移植的5年存活率分别为80％和52％。这主要由于开始6个月的早期移植后死亡。相对较高的血管栓塞率和不可逆急性排斥反应是移植物早期死亡的主要原因。

3.供者年龄

16～40岁供者提供的肾脏其存活率最高。供者年龄越大，肾功能下降越快。儿童供肾尤其6岁以下儿童供肾的移植物存活率也明显降低。

4.抗体诱导

多克隆抗体或OKT3抗体诱导可用于排斥反应的预防治疗，或用来避免早期应用钙神经蛋白阻断剂后出现肾毒性。在肾移植中，使用抗体诱导可使移植物5年存活率提高10％。

5.恶性肿瘤

肾移植后接受免疫抑制治疗的患者并发恶性肿瘤的机会增多。在儿童肾移植受者最常见的肿瘤为淋巴瘤，其他常见肿瘤还有皮肤癌、肝癌、肉瘤、甲状腺癌、Kaposi肉瘤、子宫颈癌、头颈部癌、卵巢癌、肾癌等。

6.移植中心规模

据报道，大型儿童肾移植中心的移植成功率高于小型中心。移植物长期存活率更高。

7.儿童移植过程中的不依从问题

在移植术后,至少一半接受尸体肾移植的患儿出现严重的不依从性,青少年可高达60%。可为部分或全部不依从。部分性不依从可表现为间或漏用药或多用药,其原因可为遗忘、误解、治疗剂量改变,或发生引起患儿对用药失去信心的事件。儿童的完全不依从通常由情绪或心理社会紧张性刺激引起。

(二)儿童肾移植存在的问题

与成人肾移植相比,儿童肾移植存在的问题较多,主要有以下方面:

1.外科技术因素

随着受者年龄的减小,外科手术技术的难度逐渐加大,2岁以下受者的肾移植最为困难,术后死亡率较高。如使用成人供肾,要解决大肾脏小腹腔问题(即移植肾安放部位)。由于移植物相对较大,血管吻合所需时间更长,缺血时间也长,故发生移植物早期无功能的比例更大。手术中需防止血容量减少,在移植肾开放血液循环时,密切监测血压、中心静脉压等血流动力学指标,适当加快输血、输液速度,避免发生血容量不足。婴幼儿接受成人供肾时,在开放循环后大量血液流入相对较大的移植肾内,会突然发生血容量不足,引起血压下降、甚至休克、心跳骤停。移植的肾脏通常位于腹膜外,以便于临床监测和介入。对于曾进行下肢血液透析的患儿,可能出现血管吻合问题。在移植术前,应进行详细的评估工作。

2.泌尿系统问题

儿童肾功能衰竭的原因多为泌尿系统先天性畸形,在移植前或移植的同时要处理好患儿的泌尿系畸形问题,以恢复正常的尿道解剖和功能状态。相关的方法包括输尿管再植以纠正反流和膀胱扩大或改建等。下尿路畸形不是移植的禁忌证,对于如神经源性膀胱、膀胱协同失调、尿道狭窄等应尽量及时发现和处理。

3.骨骼生长迟缓

骨骼生长迟缓是慢性肾衰竭和ESRD患儿的显著特征之一。生长迟缓的严重程度与肾衰开始的年龄直接有关,年龄越小,程度越重。通常,移植后生长情况有所改善,但是多数病人不能达到正常标准。主要与移植时的年龄和皮质类固醇激素用量有关。患儿年龄越小,早期移植越有利于其身高的增长,说明及时进行肾移植对患儿的生长有帮助。大于12岁儿童移植后常常不生长或生长幅度很小。类固醇激素可以通过减少生长激素释放、降低胰岛素样生长因子的活性,直接危害软骨生长,减少钙吸收,或增加肾磷丢失。目前的儿童抗排斥方案中已注意减少每日激素用量,使用隔日给药方法,或逐渐减药至完全停药。

接受肾移植儿童使用重组生长激素(rhGH)可以大大提高生长速率和SDS值。但也有报道,rhGH可以提高异体免疫反应的敏感性,除可危害移植物功能外,还可能导致急性排斥。NAPRTCS的数据没有观察到这些副作用,近期报道513例接受rhGH5年以上的肾移植儿童,与对照组相比,最终身高较好,移植物功能的改变与对照组无差别,也未发现不利的副作用。

(三)儿童肾移植中的一些具体问题

移植前患儿是否曾行透析治疗及其采用何种方式?

儿童终末期肾功能衰竭行移植前多经透析治疗,以腹膜透析为主。在北美,肾移植前42.

2%的患儿行腹膜透析;27.4%行血液透析;5.7%行腹膜与血液联合透析;还有 24.6%未行透析而直接行肾移植。肾移植前的透析方式对移植肾存活率没有影响,腹膜透析者以往曾并发腹膜炎对移植肾存活率也没有影响。有资料表明移植术前行透析治疗组与未行透析治疗组相比,两组的尸肾存活率与排斥反应的发生率没有差异。

在移植术前不进行透析治疗而直接行肾移植称为 PET,PET 的主要优点是患儿的生活质量较高、不耽误生长发育、避免了透析及由此引起的并发症。但 PET 并不是对每个肾功能衰竭患儿都适合,如当患儿有难治性高血压、严重蛋白尿或难以控制的泌尿系感染时,需切除原病肾,这些患儿需透析等待供肾来源;某些少尿型的肾功能衰竭患儿需立即行透析治疗;还有一些特殊的原发病在肾移植前需要一定阶段的透析治疗作为准备。

要取得更好的、高质量的长期存活,尚需要多学科紧密合作,建立一定规模的儿童肾移植中心。

（耿瑞花）

第九章 血液系统疾病

第一节 小儿贫血

贫血是指末梢血中单位容积血液中单位容积内的红细胞数、血红蛋白量明显低于正常值称为贫血。小儿贫血在我国目前发病率相当高,对小儿的生长发育危害极大,必须认真防治。1972年世界卫生组织曾提出,6个月至6岁血红蛋白<110g/L;6～14岁血红蛋白<120g/L作为小儿贫血的诊断标准;我国小儿血液学会议暂定:血红蛋白在新生儿期<145g/L,1～4个月时<90g/L,4～6个月<100g/L者作为贫血诊断标准。

贫血可依据血红蛋白和红细胞数量降低的程度分为轻度、中度、重度、极重度,即血红蛋白,6个月至6岁以90～120g/L,红细胞$(3～4)\times10^{12}$/L,为轻度贫血;血红蛋白60～90g/L,红细胞$(2～3)\times10^{12}$/L,为中度贫血;血红蛋白30～60g/L,红细胞$(1～2)\times10^{12}$/L,为重度贫血;血红蛋白<30g/L,红细胞$<1\times10^{12}$/L,为极重度贫血。贫血可依据红细胞平均体积(MCV)、红细胞平均血红蛋白量(MCH)和红细胞平均血红蛋白浓度(MCHC)三项数值,将贫血分为四类(表9-1)。

表 9-1 贫血的细胞形态分类

	MCV(fl)	MCH(pg)	MCHC(g/L)
正常值	80～94	28～32	320～380
大细胞性	>94	>32	320～380
正细胞性	80～94	28～32	320～380
单纯小细胞性	<80	<28	320～380
小细胞低色素性	<80	<28	<320

贫血尚应从疾病发生的原因和机制进行分类,造成贫血的主要原因是红细胞的生成与破坏两者失去平衡,故大体可分为失血性、溶血性和红细胞生成不足三大类。失血性贫血如外伤性出血、消化道溃疡、肠息肉、钩虫病引起的出血等;溶血性如新生儿溶血症、6-磷酸葡萄糖脱氢酶缺陷症、地中海贫血、遗传性球形红细胞增多症、脾功能亢进等;红细胞生成不足主要分造血物质缺乏和骨髓造血功能障碍,前者如缺铁性贫血、巨幼细胞性贫血,后者如再生障碍性贫血。

一、营养性缺铁性贫血

营养性缺铁性贫血是由体内铁缺乏致使血红蛋白合成减少,而引起的一种小细胞低色素性贫血,为小儿贫血中最常见者,尤以婴幼儿发病率最高,对小儿健康危害较大,是我国重点防治的小儿疾病之一。

本病证可归属于中医"血虚"、"虚劳"、"萎黄"、"疳证"等范畴。

【病因病理】

(一)西医的病因病理

1.缺铁的原因

(1)生长发育过快:婴儿期生长发育快,1岁时体重较出生时增加3倍,早产儿体重增加更快,喂哺食物中含铁量不敷生长发育的需要,故婴儿期为该病发生最多的年龄。

(2)铁的入量不足:食物是供给铁的主要来源,无论人乳或动物乳含铁都较少。如长期以乳类喂养,未及时添加肉类、肝、蛋黄、青菜、水果等含铁丰富的动、植物辅食,或偏食者,则易发生缺铁性贫血。

(3)铁的丢失过多:正常婴儿每天排出的铁量相对比成人为多。以不经加热处理的鲜牛奶喂养的婴儿可能因对蛋白过敏而发生小量肠出血,每天失血约0.7ml。每失血1ml即损失铁0.5mg,长期小量失血便可导致缺铁。同样,肠息肉、梅克尔憩室、膈疝、钩虫病等也是导致出血、缺铁的常见原因。

(4)先天储铁不足:正常新生儿体内储存铁及出生后红细胞破坏释放的铁,一般可供生后3～4个月造血的需要,但早产儿、双胞胎、生后脐带结扎过早、孕母患缺铁性贫血,均可导致新生儿体内储铁不足,在出生后或3～4个月内就发生缺铁性贫血。

(5)铁的吸收障碍:食物搭配不合理可影响铁的吸收,慢性腹泻则增加铁的排泄。

2.发病机制

铁是合成红细胞血红蛋白的原料。当体内缺铁或铁的利用发生障碍时,血红蛋白的合成减少。食物中的铁主要从十二指肠及空肠上部黏膜吸收,肠道吸收的铁和红细胞破坏释放的铁均通过血浆中的转铁蛋白结合,随血液循环转运到组织中储存或至骨髓中参与造血。转运至骨髓组织中的铁进入幼红细胞内,经线粒体摄取与原卟啉结合形成血红蛋白,缺铁时血红素合成不足,血红蛋白相应减少,因此,新生的红细胞中血红蛋白不足,细胞浆减少,形成小细胞低色素性贫血。但由于缺铁对细胞的分裂、增殖影响较小,故红细胞的数量减少程度远不如血红蛋白减少明显。

(二)中医病因病机

中医学认为"小儿脾常不足",初生之儿形气未充,脾更虚弱。血液的化生,主要来源于脾胃中的水谷精微,即《灵枢·决气篇》所说:"中焦受气取汁,变化而赤,是谓血。"同时,血液的化生,必须有营气的参与,营气是血液的重要组成部分。此外,血的生成还来自肾精的转化,肾主骨、生髓、藏精,精髓充盈,则可化生为血。血由心所主,归藏于肝,统摄于脾,循行于脉中,濡润全身。由此可见,血液的化生过程要通过脾、胃、肺、心、肝、肾等脏腑共同完成。其中脾与肾对血的生成又至关重要。由于小儿"脾常不足"、"肾常虚",故而容易产生贫血。若因母乳不足,饮食偏嗜,营养缺乏,脾胃虚弱,血液生化乏源;或因喂养失宜,如过饥、过饱,脾胃损伤,精微无从运化,气血不能化生,终至气血亏虚而为贫血。或可因脏腑虚损,如先天禀赋不足,肾气不充,脏腑功能低下,体质虚弱,因虚致损,气血不足;或大病久病,精气耗夺,伤及脾、胃、心、肝等脏,使气血不生,血枯失荣,形成贫血。此外,诸虫寄生,如蛔虫、钩虫、绦虫寄生肠道,吸取机体营养,耗损气血,日久亦可引起贫血。

【临床表现】

(一)症状与体征

任何年龄均可发病,以6个月至2岁最多见。起病缓慢,逐渐出现面色、皮肤、口唇、甲床苍白,疲乏无力,食欲差,不爱活动。年长儿可诉头晕、眼花、耳鸣。消化系统症状如食欲减退、异食癖、消化不良。神经系统症状如烦躁不安,智力减退,注意力不集中。由于骨髓外造血,肝脾有不同程度大,淋巴结亦可肿大。贫血加重时,呼吸和脉搏代偿性增快,心脏扩大,心前区有收缩期杂音。上皮组织异常时出现指趾甲扁平、反甲、脆裂。因细胞免疫功能降低常合并感染。

(二)中医辨证

1.气血不足 面色萎黄或苍白,少气懒言,神疲乏力,食欲缺乏,舌淡,苔薄,脉虚弱。

2.脾胃虚弱 形体消瘦,口唇、指甲泛白,面色萎黄,四肢乏力,气短懒言,不思纳食,大便溏泄,舌质淡,苔薄白,脉细无力。

3.肝肾阴虚 面色不华,口唇、指甲色淡,肌肤失泽,头晕、耳鸣,两眼干涩,腰腿酸软乏力,潮热盗汗,两颧潮红,指甲薄反枯脆,舌淡红,少苔,脉细数无力。

4.心脾两虚 面色萎黄,口唇、指甲轻度色淡,肌肤不泽,心悸,气短,虚烦不寐,食少,便溏,头晕目眩,倦怠乏力,食少纳呆,舌淡,苔薄白,脉细弱。

【实验室检查】

1.血象 血红蛋白和红细胞减低,以血红蛋白降低为主,呈小细胞低色素性贫血。红细胞平均体积(MCV)$< 80fl(80\mu m^3)$,平均血红蛋白量(MCH)$< 26pg$,平均血红蛋白浓度(MCHC)$< 310g/L$。血涂片检查,可见红细胞大小不等,小者居多,染色浅淡,中央苍白区扩大。白细胞和血小板一般无变异。网织红细胞正常或轻度减少。

2.血清铁蛋白 是诊断缺铁最灵敏的指标,其放射免疫法测定的正常值为:< 3个月婴儿为$194\sim238\mu g/L$,3个月以后为$18\sim91\mu g/L$。低于$12\mu g/L$提示缺铁。缺铁合并感染、肿瘤、肝脏和心脏疾病时,SF值可不降低,此时可测定不受这些因素影响的红细胞内碱性缺铁蛋白帮助诊断。

3.血清铁 血清铁降低$< 9.0\sim10.7\mu mol/L$(正常值$12.8\sim31.3\mu mol/L$或$75\sim175\mu g/dl$)。

4.总铁结合力 总铁结合力增高,其生理变异较小,在病毒性肝炎时可增高,转铁蛋白饱和度(TS)< 0.15有诊断意义。

5.红细胞游离原卟啉(FEP)测定 原卟啉值增高$> 0.9\mu mol/L$(正常值$0.09\sim0.9\mu mol/L$)。因缺铁红细胞内原卟啉不能完全与铁结合成血红素,故游离原卟啉值增高。

6.骨髓象 骨髓总数增加,幼红细胞增生活跃,以中、晚幼红细胞增生明显,各期红细胞均较小,胞浆量少边缘不规则,染色偏蓝,粒细胞系和巨核细胞一般正常。

【诊断与鉴别诊断】

1.诊断依据　缺铁性贫血可根据喂养史、病史、临床表现和血象特点一般可作出初步诊断。必要时做骨髓检查。有条件的可作有关铁代谢的生化放射免疫测定。

2.鉴别诊断　地中海贫血、维生素 B_6 缺乏性贫血、铁粒幼红细胞性贫血等也可表现为小细胞低色素性贫血,可依据各病特点加以鉴别。

【治疗】

(一)西医治疗

1.铁剂治疗　口服铁剂,宜选用二价铁盐如硫酸亚铁(含铁 20%)、富马酸铁(含铁 30%)、葡萄糖酸亚铁(含铁 11%)等。口服剂量以元素铁计算一般为每次 1～2mg/kg,2～3/d。同时口服维生素 C 以促进铁的吸收。铁剂应用至血红蛋白正常后 1～2 个月再停药,以增加储存铁。对不能耐受口服铁剂或患胃肠疾病口服吸收不良而贫血又较重者,才考虑铁剂注射。注射铁剂有右旋糖酐铁、山梨醇枸橼酸铁等。但铁剂注射易致不良反应,故应慎用。治疗中最好测定血清铁蛋白,以避免铁过量,如口服 3 周仍无效,应考虑是否有诊断错误或其他影响疗效的原因。

2.输血治疗　重症贫血并发心功能不全或明显感染者,以尽快改善贫血状态,可予输血,输血以少量多次为宜,每次量一般不超过 5～10ml/kg。贫血愈重,一次输血量应愈小,速度应愈慢。极重患者以输压缩红细胞为宜。

(二)中医治疗

1.气血不足

治法:益气补血。

方药:八珍汤加减。黄芪 8g,党参 10g,白术、茯苓、当归、白芍各 6g,甘草 3g,熟地黄、川芎各 5g,大枣 2 枚。

腹胀纳果去熟地黄加砂仁 6g,苍术 4g,以开胃宽中、化湿健脾;虚烦心悸者加夜交藤、柏子仁各 6g,酸枣仁 5g,以养心安神。

2.脾胃虚弱

治法:健运脾胃,化生气血。

方药:参苓白术散加减。党参 10g,茯苓、白术、砂仁、山药、鸡内金、扁豆各 6g,谷芽、麦芽、莲子、薏苡仁各 8g,甘草 3g,红枣 2 枚,陈皮 5g。

本方重在健脾与运脾,使脾胃健运,饮食增加,方能吸收精微,化生气血。若因诸虫寄生以致脾胃失健者,则症见异食癖,脐周腹痛,磨牙龂齿,粪检发现寄生虫卵,治疗则宜先驱虫,然后再以本方调理。

3.肝肾不足

治法:补益肝肾,调养气血。

方药:左归丸加减。熟地黄 6g,炙甘草 3g,山茱萸、山药、枸杞子、菟丝子、龟甲胶(烊化)、鹿胶(烊化)、当归、女贞子各 5g。

潮热盗汗加珍珠母、鳖甲各 4g,生龙牡 5g;头晕加石决明 4g;震颤加僵蚕 3g,钩藤 5g。

4.心脾两虚

治法:补益心脾,益气生血。

方药:归脾汤加减。黄芪 10g,党参、熟地黄各 6g,白术 5g,当归、炙甘草、砂仁各 3g,木香、龙眼肉、陈皮各 2g。

心悸明显加麦冬 4g,五味子 3g,少寐多梦加炒枣仁、柏子仁各 3g;纳呆腹胀加焦三仙各 6g。

(三)其他疗法

1.一般疗法　加强护理,治疗原发病,防止感染,合理安排饮食,逐渐增加富有铁质及维生素 C 的食物。

2.单方验方　红枣 10 枚,皂矾(研粉)6g,先将红枣去核捣烂,再加皂矾粉末捣匀,捻成 40 丸,干蒸消毒瓶装,1 丸/次,2/d 口服。20d 为 1 个疗程。主要适用于钩虫病引起的缺铁性贫血,于驱虫与治贫血有双重作用。

【护理】

加强妇幼保健,防止早产,合理喂养,纠正偏食的不良习惯。按时添加含铁丰富的辅食,防治感染性疾病和肠道寄生虫病。对早产儿、低体重儿、双胞胎儿应自 2 个月后补充铁。

二、营养性巨幼红细胞性贫血

营养性巨幼红细胞性贫血是由缺乏维生素 B_{12} 和(或)叶酸引起的一种大细胞性贫血。临床以贫血、红细胞减少较血红蛋白降低明显,红细胞的胞体变大,骨髓中出现巨幼红细胞。维生素 B_{12} 和(或)叶酸治疗有效。此病在部分农村地区尚不少见。

中医学本病属"血虚"范畴,临床除血虚见症外,常伴随心神方面的症状,涉及的脏腑主要以心、脾、肝、肾为主,故临床分型论治与缺铁性贫血亦不尽相同。

【病因病理】

(一)西医的病因病理

人体所需要的维生素 B_{12} 和叶酸主要从食物中摄入。新鲜绿叶蔬菜、水果、酵母、谷类、动物肝、肾等食物中则含叶酸比较丰富,而动物性食物如肉、肝、禽蛋、海产食品中含维生素 B_{12} 多。当母乳和食物中缺乏维生素 B_{12} 和叶酸,或胃肠道慢性疾患、肝脏疾病等原因使吸收利用发生障碍时,均可导致体内储存下降以致匮乏。此外,由于生长发育快,摄入不敷生理需要,急慢性感染消耗增多、维生素 C 缺少、药物影响也是导致本病的因素。

维生素 B_{12} 和叶酸均为核酸合成过程中不可缺少的物质。维生素 B 在细胞核去氧核糖核酸(DNA)的合成过程中,催化甲基四氢叶酸转变成四氢叶酸,后者再参与 DNA 的合成。当维生素 B_{12} 和(或)叶酸缺乏时,红细胞内的 DNA 合成不足,幼红细胞核的 DNA 减少,使细胞核分裂时间延长,细胞增殖速度减慢,胞浆中核糖核酸(RNA)蓄积,而红细胞中血红蛋白合成照常进行,结果使红细胞体变大,胞浆相对较多,红细胞生成减少,形成细胞核发育落后于胞浆的巨幼红细胞。加之巨幼红细胞本身缺陷,在骨髓中易遭破坏,进入血液的成熟红细胞寿命缩短,因而引起贫血。粒细胞系及巨核细胞系亦因之发生不同的巨幼变。

此外,维生素 B_{12} 除造血作用外,对保护神经系统的正常功能也有作用,缺乏时有明显的神经症状。

（二）中医的病因病机

中医学关于血虚的病因病机，已于缺铁性贫血中叙述。本病证在病机变化上，除血虚为特征以外，因血虚以致心神失养和心主血脉的功能失调比较突出。故临床出现表情呆滞，反应迟钝，语言和智力落后，手足颤抖，甚至站立行走迟缓等，其病变脏腑主要涉及心、脾、肝、肾为主。

【临床表现】

（一）症状与体征

本病多见于婴幼儿，＜2 岁者在 96％以上。起病缓慢，见面色黄，疲倦无力，头发稀疏发黄，颜面虚胖，或伴轻度水肿，恶心，呕吐，食欲缺乏，腹泻，舌面光滑，可有杨梅舌，舌可因舌颤动与下切齿摩擦引起溃疡；肝脾大，以肝大多见，贫血重者心扩大，可听到收缩期杂音；严重者可出现紫癜。有的贫血重但无神经系统症状；有的贫血不严重而神经系统症状却很明显，且持续时间较长。

精神神经系统症状主要表现为呆滞，少哭不笑，哭而无泪，反应迟钝，面无表情，智力和动作发育落后。患儿经常嗜睡，不认亲人，重者出现不规则的震颤，表现为上肢、头部、唇、舌颤动，继而全身颤动，重者睡眠时亦颤动。哭声嘶哑、颤抖。甚至吸吮、吞咽困难。少数病儿膝腱反射亢进，浅反射消失，出现踝阵挛。上述精神神经症状与贫血的程度不完全成正比例。

（二）中医辨证

1.心脾两虚　面色黄，爪甲无华，疲倦乏力，表情呆滞，头发稀疏发黄，少哭不笑，智力落后，心悸气短，食少纳呆，舌淡胖，苔薄，脉细。

2.脾肾阳虚　面色苍白，精神萎靡，眼神呆滞，睡时露睛，手足颤动，形寒肢冷，食少便溏，小便清长，舌淡胖，舌面光滑，脉沉细。

3.肝肾阴虚　面色苍白，发稀枯黄，爪甲无华，目无神采，哭而无泪，反应迟钝，头身手足震颤，头目晕眩，站立行走迟缓，智力和动作发育落后，疲倦善卧，舌淡苔薄白，舌体疼痛，脉细数。

【实验室检查】

1.血象　红细胞数的减少比血红蛋白降低明显，红细胞体积增大、染色深、大小不等、大者多见。红细胞平均体积（MCV）＞96fl，平均血红蛋白含量（MCH）＞32pg。平均血红蛋白浓度（MCHC）正常。白细胞数减少。粒细胞胞体增大，核分叶过多，还可见巨晚幼粒细胞和巨杆状核粒细胞。血小板数可减少，体积变大。网织红细胞计数常减少。

2.骨髓象　骨髓有核细胞增生活跃，以红细胞系统增生为主，粒：红比值常倒置。各期幼红细胞均出现巨幼变，表现为胞体变大，核染色质疏松，细胞核晚熟。粒细胞系胞体巨大，核染色质松散，核分叶过多，出现巨多叶核粒细胞。巨核细胞系胞体甚大，核分叶过多，血小板大。

3.血清维生素 B_{12} 叶酸含量测定　血清维生素 B_{12}＜100μg/L（正常值 200～800μg/L）提示维生素 B_{12} 缺乏。血清叶酸＜3μg/L（正常值 5～6μmol/L）提示缺乏。

【诊断与鉴别诊断】

1.诊断依据　根据发病年龄，喂养史，临床表现及血象特征。骨髓象发现巨幼红细胞，可作出诊断。同时有明显精神神经症状，单纯用乳品喂养的婴儿，其因有长期素食史的可推断为

维生素 B_{12} 缺乏所致;合并舌炎的应考虑叶酸缺乏的存在。测定血清维生素 B_{12} 和叶酸含量即可确定诊断。

2.鉴别诊断　本病应与白血病、再生障碍性贫血、慢性溶血性贫血,大脑发育不全等进行鉴别。

【治疗】

(一)西医治疗

维生素 B_{12} 缺乏所致,肌内注射维生素 B_{12},每次 $100\mu g$,每周 $2\sim3$ 次,连用 $2\sim4$ 周或至血象恢复正常为止。对于维生素 B_{12} 吸收缺陷所致的患者,应给予长期肌内注射维生素 B_{12} 治疗, $1mg/d$。当有神经系统受累的表现时,应按 $1mg/d$ 剂量连续肌内注射至少 2 周。单纯缺乏维生素 B_{12} 时,不宜加用叶酸治疗,以免加剧精神神经症状。

叶酸缺乏所致,口服叶酸 $5mg/$次, $3/d$,连服数周至临床症状明显好转,红细胞和血红蛋白恢复好转, $2\sim4d$ 网织红细胞增加, $4\sim7d$ 达高峰;以后血红蛋白、白细胞和血小板亦随之增加, $2\sim6$ 周后红细胞和血红蛋白可恢复正常。在用以上药物治疗的同时,添加含有多种维生素的食品,可以缩短用药时间,并避免复发。震颤者应给予镇静药。加强护理,预防感染,并应积极治疗继发感染及其他并发症。重症贫血可予输血。

(二)中医治疗

1.心脾两虚

治法:补脾养心,益气生血。

方药:归脾汤加减。党参 10g、黄芪、白术各 6g,茯神 9g,首乌 8g,木香 4g,龙眼肉、熟地黄、当归、远志、酸枣仁各 5g,甘草 3g。

食少便溏,恶心、腹胀,脾虚不运者去当归、熟地黄,加砂仁、陈皮、红枣各 5g,生姜 3g,以健胃;皮肤瘀点瘀斑者加仙鹤草、茜草炭、阿胶以养血止血。

2.脾肾阳虚

治法:温补脾肾,益气养血。

方药:右归丸加减。党参 10g,巴戟天 3g,当归、黄芪、熟地黄各 6g,益智仁、阿胶(烊化)、补骨脂、山茱萸、菟丝子、枸杞子各 5g。

畏寒肢冷明显者加附子(先煎)4g,肉桂 5g 温补肾阳;腹泻明显者去熟地黄,当归,加白术、茯苓各 6g 健脾止泻。

3.肝肾阴虚

治法:滋养肝肾,补益精血。

方药:左归丸加减。何首乌 8g,菟丝子、山茱萸、桑椹子、龟甲胶(烊化)、枸杞子各 5g,当归、白芍、熟地黄、茯神、女贞子、旱莲草各 6g。

震颤和头晕目眩较重者,加菊花、草决明各 5g,钩藤 4g 养肝熄风;皮肤瘀斑者加水牛角 10g,仙鹤草 5g 以凉血止血。

【预防】

注意改善哺乳期乳母的营养,合理喂养,及时添加含维生素 B_{12} 和叶酸的辅食,年长儿纠正偏食的不良习惯。

三、红细胞葡萄糖-6-磷酸脱氢酶缺陷症

红细胞葡萄糖-6-磷酸脱氢酶(G-6-PD)缺陷症(蚕豆病、药物性溶血性贫血)是由于红细胞G-6-PD遗传性溶血性疾病。临床以进食蚕豆或使用某些氧化药物后诱发急性溶血性贫血为特征。我国南方地区发病较多,北方亦有发病,多发生在小儿,男性发病高于女性。

本病中医属"黄疸"和"血虚"的范畴,四川地带俗称"胡豆黄",因观察到本病常在进食胡豆(即蚕豆)后引起急性发黄,故名。治疗上急性期可按"黄疸",恢复期常依照"血虚"进行辨证论治。

【病因病理】

(一)西医病因病理

红细胞 G-6-PD 缺陷以不完全性显性方式遗传,其遗传结构基因位于 X 染色体上,男性杂合子和女性纯合子 G-6-PD 缺陷者均可发病,女性杂合子其 G-6-PD 活性为中度缺陷,大都不发生溶血,故男性发病高于女性。

因红细胞从血浆中摄取葡萄糖后,需经无氧糖酵解通路和磷酸戊糖旁路两种代谢途径获得能量。在后一途径中,G-6-PD 是 6-磷酸葡萄糖转变为 6-磷酸葡萄糖酸反应中必要的脱氢酶,系列反应过程中脱下的 H^+,使三磷酸吡啶核苷(NADP)获 H^+ 而生成还原型三磷酸吡啶核苷(NADPH),后者是谷胱甘肽还原酶的辅酶,能使红细胞内氧化型谷胱甘肽(GSSG)还原为还原型谷胱甘肽(GSH)。还原型谷胱甘肽的主要作用是维持红细胞膜的完整性和保护红细胞免受氧化的损害。

在红细胞 G-6-PD 缺乏的小儿,除食蚕豆发生溶血外,或使用某些具有氧化特性的药物(如伯氨喹啉、解热镇痛药、磺胺类药、呋喃类药、新生儿使用维生素 K、接触樟脑丸气味等),或因感染等诱因时,血液中大量红细胞膜受到破坏,则发生急性溶血。

(二)中医病因病机

中医学认为本病系因禀赋缺陷,外感湿热,内外合邪而致病。湿热阻遏中焦,脾胃升降失常,湿与热蒸,伤及气血,以致血败。故急性期临床多有寒热、头痛、疲乏、恶心呕吐、腹痛、面目发黄、小便短赤如浓茶等。重症患者,湿热不攘,气血逆乱,内窜厥阴,可致昏迷、惊厥;湿热败血弥漫三焦,水毒内闭,则出现呕恶嗜睡、尿少尿闭等危重证候。恢复期则因气血消耗,正气未复,又常表现为脾胃气血亏虚的征象。

【临床表现】

(一)症状与体征

根据诱发溶血性贫血的不同原因,可分为以下五种临床类型。

1.药物性溶血性贫血　是由于服用某些具有氧化特征的药物而引起的急性溶血。此类药物包括抗疟药(奎宁、伯氨喹啉等)、镇痛退热药(非那西汀、安替比林)、磺胺类药、碱类药(氨茶碱等)、硝基呋喃类(呋喃西林、呋喃唑酮)、萘、苯胺、维生素 K 及奎尼丁、丙磺舒等。常在服药后 $1 \sim 3d$ 出现急性血管内溶血。临床表现有头晕、厌食、恶心、呕吐、疲乏等症状,继则出现黄疸、血红蛋白尿,严重者可出现少尿、无尿、酸中毒和急性肾功能衰竭。溶血过程呈自限性是本

病的主要特点,轻症的溶血持续 $1\sim2d$ 或 1 周左右,临床症状逐渐改善而自愈。

2.蚕豆病 常见于<10 岁小儿。男孩多见,常于蚕豆成熟季节流行,进食蚕豆或蚕豆制品均可致病,母亲食蚕豆后哺乳可使婴儿发病。一般在进食蚕豆或其制品后 $24\sim48h$ 内发病,表现为急性血管内溶血,其临床表现与伯氨喹啉型药物性溶血相似。

3.新生儿黄疸 在广东、香港等地由 G-6-PD 缺乏引起的新生儿黄疸并不少见。感染、病理产物、缺氧、给新生儿哺乳的母亲服用氧化剂药物,或新生儿穿戴有樟脑丸气味的衣服等均可诱发溶血,但也有不少病例无诱因可查。主要症状为苍白、黄疸,大多于出生 $2\sim4d$ 后达高峰。半数患儿有肝脾大,贫血大多为轻度或中度。血清胆红素增高,重者可导致胆红素脑病。

4.感染诱发的溶血 细菌、病毒感染如沙门菌感染、细菌性肺炎、病毒性肝炎和传染性单核细胞增多症等均可诱发,G-6-PD 缺乏者发生溶血,一般在感染后几天之内突然发生溶血,溶血程度大多较轻,黄疸多不显著。

5.先天性非细胞性溶血性贫血(CNSHA) 本病可分为两型:磷酸己糖旁路中酶的缺陷所致者为Ⅰ型,其中以 G-6-PD 缺乏所致者较为常见;糖无氧酵解通路中酶缺乏所致者为Ⅱ型,以丙酮酸激酶缺乏较为常见。Ⅰ型患者自幼年起出现慢性溶血性贫血,表现为贫血、黄疸、脾大;可因感染或服药而诱发急性溶血。

(二)中医辨证

1.湿热蕴蒸 急性发病,畏寒发热,恶心呕吐,疲乏无力,心慌气短,巩膜和皮肤发黄,小便短赤或如浓茶,舌苔黄腻,脉滑数。

2.水毒内闭 面色深黄,尿少尿闭,恶心呕吐,胸闷腹胀,口中秽气,头晕嗜睡,甚至昏迷。舌淡,苔腻,脉濡细数。

3.气血亏虚 面色淡白或萎黄,唇甲苍白,头晕心悸,倦怠乏力,胃纳不佳,舌质淡,苔薄白,脉细弱。

【实验室检查】

1.血象 血红蛋白及红细胞显著下降,呈正细胞正色素性贫血,网织红细胞增高,白细胞计数增高,在 $20\times10^9/L$,呈核左移现象。

2.尿化验 有血红蛋白尿,尿胆原阳性。

3.高铁血红蛋白还原试验 还原率<0.3 为显著酶缺陷,$0.74\sim0.31$ 为中间型,正常>0.75,此试验可出现假阳性或假阴性,故应配合其他有关实验室检查。

4.变性球蛋白小体生成试验 在溶血时阳性细胞>0.05;溶血停止时呈阴性。不稳定血红蛋白病患者此试验亦可为阳性。

5.血片染色 G-6-PD 显著缺乏者红细胞空影为 80% 以上,中度缺乏者 $20\%\sim79\%$,正常人在 2% 以下。

6.G-6-PD 活性测定 其活性显著降低。

【诊断】

在蚕豆产区特别是新鲜蚕豆上市季节,小儿突然发生急性溶血者应首先警惕本病。应详细询问家庭成员和患者病史中是否有类似急性溶血发病史,并详细询问此次发病前是否有进食蚕豆及其制品、或其他氧化性药物史、或新生儿黄疸、或自幼出现原因未明的慢性溶血者,均可考虑本病。再结合实验室检查即可确诊。

【治疗】

(一)西医治疗

对急性溶血患者,应去除诱因,应供给足够水分,注意纠正电解质失衡,口服碳酸氢钠使尿液保持碱性,防止血红蛋白在肾小管内沉积。贫血严重者输鲜血是急救的关键,但供血者应无本病病史。重症病人可给予足量肾上腺皮质激素治疗。治疗过程中,应密切注意心、肾功能,尤其是防止急性肾功能衰竭。

(二)中医治疗

1.湿热蕴蒸

治法:清热利湿。

方药:茵陈蒿汤合赤小豆当归散加减。茵陈、山栀、大黄(后下)、当归、赤小豆、凤尾草各5g,白茅根、车前草、赤茯苓、夏枯草各6g。

恶寒发热者加柴胡6g以解肌退热;呕吐者加紫苏叶5g,黄连3g以化浊止呕;黄疸加深出现神昏、惊厥者加钩藤5g,羚羊角6g(或水牛角)以清肝熄风。

2.水毒内闭

治法:温阳泄浊。

方药:茵陈附子汤加减。茵陈、大黄(后下)、茯苓、泽泻各5g,附子(先煎)4g,白术、薏苡仁各6g。

呕吐频繁者加玉枢丹以辟浊止呕;嗜睡神昏者加苏合香丸以开窍醒神。

3.气血亏虚

治法:益气养血。

方药:归脾汤加减。党参10g,黄芪、白术、熟地黄、茯神各6g,当归5g,远志4g,甘草、生姜、红枣各3g。

本证型亦可选用八珍汤。兼黄疸未退者加茵陈5g,车前草6g以利湿退黄。

【预防】

既往史中曾患本病者,应避免进食蚕豆及其制品、氧化性药物,新生儿避免穿樟脑丸气味衣服,并注意加强对感染性疾病的防治。

(胡　英)

第二节　再生障碍性贫血

再生障碍性贫血(AA,简称再障)是一种由于多种原因引起的骨髓造血功能代偿不全,临床上出现全血细胞减少而肝、脾、淋巴结不增大的一组综合病征。在美国及欧洲,儿童再障的发病率为 $0.2/10$ 万~ $0.6/10$ 万。国内尚缺乏儿童再障发病率的资料。根据1987年宝鸡再障会议全国调查资料报告,我国(成人与儿童)再障的发病率为 $0.72/10$ 万,其中急性再障为 $0.11/10$ 万,慢性再障为 $0.60/10$ 万。

【病因】

(一)原发性

原因不明,多见于青壮年。

(二)继发性

1.药物及化学因素 已有几十种药物引起再障的报告,但其中以氯霉素为最多。药物引起再障机制可能是由于:①毒性反应,这与剂量大小有关,多数可逆;②个体特敏性,其与药物剂量相关性差,常不可逆。接触化学因素如苯、油漆、汽油、农药等也与再障发生有关。

2.物理因素 各种电离辐射。

3.感染因素 急、慢性感染,包括细菌(伤寒等)、病毒(肝炎、EBV、CMV、微小病毒 B_{19} 等病毒)、寄生虫(疟原虫等)。

4.遗传因素 如 Fanconi 贫血,纯红再障等,再障亦可见于双胎。

5.其他 阵发性睡眠性血红蛋白尿、骨髓增生异常综合征等。

【发病机制】

1.多能造血干细胞缺乏或缺陷 病儿 $CD34^+$ 细胞数量明显减少,造血干细胞增殖能力下降。动物实验和病人骨髓干细胞培养发现,90%以上的培养集落形成单位(CFU-C)低于正常值,红系爆式集落形成单位(BFU-E)和(CFU-E)亦低于正常。并发现 CFU-C 形成的细胞丛/集落比值升高,提示 CFU-C 的自我更新和增殖能力受损。进一步研究发现,再障病儿的造血干细胞对造血生长因子(HGFs)反应性降低。

2.造血微环境缺陷 造血微环境包括骨髓的微循环和基质。正常骨髓微环境是维持正常造血的必要条件。实验证明当骨髓微循环遭到破坏,即使输入干细胞亦不能生长,只有在微循环重建后才能见到干细胞的再生。基质细胞可分泌许多生长因子,如干细胞因子(SCF)、Flt3(为一种造血细胞刺激因子配体)、IL-3、IL-11 等,它们能刺激造血细胞增殖、分化等功能。

3.免疫紊乱 细胞免疫和体液免疫紊乱导致造血细胞增殖调节异常。实验资料提示为数不少的再障病人常有抑制性 T($CD3^+$、$CD8^+$)淋巴细胞增多,辅助性 T($CD3^+$、$CD4^+$)淋巴细胞减少,$CD4^+/CD8^+$ 比值倒置(正常范围因年龄、性别而有所区别)。IL-2 活力亢进,NK 细胞和干扰素等具有抑制造血干细胞增殖分化作用的细胞及因子活性增加。体液免疫紊乱也可引起再障的发生,部分再障患儿血浆中可有抗造血细胞抗体存在。

上述发病机制在同一个病儿身上可同时存在,也可单独存在,也可几种因素同时在不同程度上存在。因此,临床疗效易受到多种因素的影响。

【临床表现、分型和诊断标准】

本病主要以进行性贫血、皮肤黏膜及(或)内脏出血和反复感染为特点,而多无肝、脾及淋巴结增大。小儿再障分为:

(一)先天性(体质性)或遗传性

1.Fanconi 贫血。

2.先天性角化不良症。

3.Shwachman-Diamond 综合征本征为伴有胰腺功能不良的先天性再障。

4.网状组织增生不良症。

5.无巨核细胞性血小板减少症。

6.家族性再障。

7.白血病前期,骨髓增生异常综合征,7号染色体单体。

8.非血液学综合征如 Down,Dubowitz,Seckel 综合征等。

(二)获得性

1.特发性　原因不明。

2.继发性　继发于物理、化学、生物因素等。药物、毒物、感染、肝炎等。

(1)电离辐射。

(2)药物及化学品:①可意料者:细胞毒性药物,苯等;②特异体质性:氯霉素,消炎止痛药,抗癫痫药,金制剂等。

(3)病毒:①疱疹病毒、EB病毒和巨细胞包涵体病毒;②肝炎病毒:乙型肝炎病毒(HBV)和丙型肝炎病毒(HCV);③微小病毒 B_{19};④人类免疫缺陷病毒(HIV)。

(4)免疫性疾病:①嗜酸性细胞增生性筋膜炎;②低丙种球蛋白血症;③胸腺瘤。

(5)怀孕。

(6)阵发性睡眠性血红蛋白尿(PNH)。

(7)白血病前期。

【诊断标准】

(一)急性再障(亦称重型再障Ⅰ型,SAA-Ⅰ)

1.临床表现　发病急,病程短(1~7个月),贫血呈进行性加剧,常伴严重感染,皮肤、黏膜广泛出血或内脏出血。约 1/3 病儿肝可有轻度大(肋下 2cm 以内),但脾及淋巴结却不大。

2.血象　除血红蛋白下降较快外,须具备以下 3 项目中之 2 项:①网织红细胞<1%,绝对值<0.015×10^{12}/L;②白细胞总数明显减少,中性粒细胞绝对值<0.5×10^9/L;③血小板<20×10^9/L。

3.骨髓象　①多部位增生减低,三系有核细胞明显减少,非造血细胞增多;②骨髓小粒空虚,非造血细胞如浆细胞、组织嗜碱细胞及脂肪细胞增多。

(二)慢性再障

1.临床表现　起病缓慢,病程长(1 年以上),贫血、出血、感染较轻。

2.血象　血红蛋白下降速度较慢,网织红细胞、白细胞、中性粒细胞及血小板值常较急性再障为高。

3.骨髓象　①三系或两系细胞减少,至少一个部位增生不良。如局灶增生良好,则红系常见晚幼红比例增多,巨核细胞明显减少;②骨髓小粒中脂肪细胞及非造血细胞增加。

4.当慢性再障在病程中病情恶化临床表现、血象及骨髓象与急性再障相同时,称为重型再障Ⅱ型(SAA-Ⅱ)。

此外,尚有依据骨髓造血祖细胞培养的结果将再障分为 4 型:①造血干细胞缺陷(约占50%~60%);②T 抑制细胞增加(约占 21.4%~33%);③患者血清中抑制因子增加(约21.4%);④造血微环境缺陷(约占 7.1%)。

【实验室检查】

1.血象:外周血三系细胞减少,急性再障者大多呈正细胞、正色素性贫血,但慢性再障者通常为大细胞性正色素性贫血。网织红细胞<1%;白细胞总数大多降低,但也有正常者,此时常出现淋巴细胞相对值增高。

2.骨髓象:急性型者为增生低下或重度低下,慢性型者多呈增生不良,可见灶性增生。巨核细胞明显减少,非造血细胞增多,骨髓小粒中淋巴细胞加非造血细胞常>50%。骨髓增生程度可分为:

(1)增生极度减低型:多部位骨髓未发现或仅见少许造血细胞,多为网状细胞、浆细胞、组织嗜碱细胞、淋巴细胞及脂肪细胞。

(2)增生减退型:多部位或部分骨髓原始或幼稚细胞缺如,仅见少量造血细胞,以成熟型为主,非造血细胞增多。

(3)增生(正常)型:骨髓增生正常,巨核细胞数减少,非造血细胞增多。

(4)增生活跃型:红系或粒系较正常多见,原始及幼稚细胞也可见,巨核细胞少见,非造血细胞不多见。该型应除外溶血性贫血。

儿童再障以后两型多见。

3.血清铁、镁、锌升高。

4.血清 EPO、游离红细胞原卟啉(FEP)增加。

5.Ts淋巴细胞功能异常,急性型 T、B淋巴细胞严重受累,NK 细胞及 $CD4^+/CD8^+$ 比值明显低于慢性型。

6.造血干/祖细胞培养:CFU-E,GM-CFU 均减少。

【鉴别诊断】

再障须与白血病、骨髓增生异常综合征、骨髓纤维化、阵发性睡眠性血红蛋白尿(PNH)、严重缺铁性贫血、巨幼红细胞性贫血、脾功能亢进、骨髓转移瘤、噬血细胞综合征、恶性组织细胞病、恶性淋巴瘤等鉴别。鉴别的主要依据为骨髓涂片、骨髓活检及相应的细胞和分子生物学检查。

【治疗】

由于再障的发病原因与发病机制复杂,每种类型又无特异性实验指标可用于指导临床选药,因此,再障的治疗目前仍然主要采用临床经验进行选药,给治疗带来一定的盲目性。近年来,有关研究再障的新技术不断涌现,如 T 淋巴细胞亚群(包括 T 辅助/抑制细胞、自然杀伤细胞、细胞毒 T 细胞、树突状细胞、B 细胞等)、单核/巨噬细胞、$CD34^+$ 造血干/祖细胞及其亚群的流式细胞仪(FCM)分析,造血祖细胞集落培养等,有望使再障的治疗更具实验依据。

(一)急性再障(重型再障)的治疗

1.去除病因　对一切可疑的致病因素,均应立即停止接触、应用。

2.防治感染　急性再障预后凶险,病死率可高达80%以上,死亡的主要原因之一是严重感染。因此,积极预防和治疗感染是降低死亡率的重要措施。病人应隔离保护,输注新鲜血浆、丙种球蛋白或白细胞悬液,以增加患儿对感染的抵抗力。一旦出现感染,应及早使用强力有效的抗生素。在没有明确病原体感染之前,通常需要广谱抗生素、抗真菌药及抗病毒药联合应用。一旦证实了感染的病原体及其敏感药物,则可根据对病原体敏感的药物进行合理选药。

3.防止出血　颅内出血或其他脏器严重出血是本病致死的另一重要原因。当血小板计数下降至 $20×10^9/L$ 时,出血的机会则大大增加,应积极输注足量的血小板或新鲜全血,要求使血小板数量至少达到 $20×10^9/L$ 以上。血小板成分输注,从正常人 1 单位(400～500ml)全血中可提取 1 个单位血小板血浆,平均含 10^{11} 个血小板,输入 1 个单位血小板/M^2 能增加 1.2万/μl 血小板数。肾上腺皮质激素虽然不能增加血小板的数量,但它们具有改善血管脆性的作用,从而有利于减少出血的机会。

4.纠正贫血　当病情进展迅速,血红蛋白＜40g/L 时,有可能出现贫血性心功能衰竭和组织缺氧的表现,应尽快输血,但输血速度宜缓慢,以防促进心功能衰竭。

5.免疫抑制剂治疗　目前常用的有以下几种药物:

(1)抗胸腺细胞球蛋白(ATG)或抗淋巴细胞球蛋白(ALG)。

作用机制:杀伤抑制性 T 细胞,促进 $CD4^+/CD8^+$ 比值恢复正常;具有丝裂原作用,刺激淋巴细胞分泌 IL-3 及 CSF,促进造血干细胞增殖;可直接与造血干细胞表面受体结合,促使造血恢复。

ATG、ALG 用法:①马-ATG(H-ATG)每日 10mg/kg,或猪 ATG(P-ATG)15～20mg/(kg·d)或兔 ATG(R-ATG)3～4mg/(kg·d)静滴,连用 5 日,或 ALC 40mg/(kg·d),持续静滴 12 小时,连用 4 日。并加用甲基泼尼松龙 2mg/(kg·d),静脉滴注;②ALG 20mg/(kg·d),持续静滴 4～6 小时,连用 8 日,继给泼尼松 1.5mg/(kg·d),连服 5 日。后者能克服 ALG的不良反应。通常经治疗 1～3 月临床症状及血象改善,有效率达 60％～80％,复发率约 10％左右。上述方案主要用于急性或重型再障的治疗。

本制剂适用于血小板＞$10×10^9/L$ 的病例。首次应用前应作过敏试验,用 1/10 瓶 ALG溶于 100ml 生理盐水内静滴 1 小时,滴注过程中医务人员必须在场,床旁备有地塞米松、氢化可的松、肾上腺素、异丙嗪等急救药品。过敏反应表现为口周及四肢麻刺感、唇及喉肿胀、支气管痉挛、声门水肿、低血压等。出现过敏反应后立即停止静脉滴注 ALG,并加入地塞米松 2～4mg,必要时给予氢化可的松静脉点滴;出现声门水肿立即给予 1:1000 肾上腺素 0.1ml 皮下或静脉注射。一旦发生过敏反应,以后绝对禁止再用本品。在首次给药 12 小时前用异丙嗪 1次,静滴 ALG 前静脉推注地塞米松 4mg,勿用同一输液瓶滴注其他液体及血制品。

用药一周末至两周内可发生血清病,出现发热、皮疹(荨麻疹、麻疹样或猩红热样)、淋巴结增大、关节酸痛,严重表现有面部及四肢水肿、少尿、喉头水肿、哮喘、末梢神经炎、头痛、谵妄,甚至惊厥。一旦出现上述任何表现者均应严密监护,仅有皮疹者则可给予异丙嗪、止痒洗剂等对症处理,较重表现者则可给予甲基泼尼松龙 10mg/(kg·d)一次静注,连用 3～4 日。

已知对上述制剂过敏者及存在急性病毒感染者禁用。

(2)环孢霉素 A(CSA):适用于 ATG(或 ALG)不宜应用者。

作用机制:抑制 T 淋巴细胞的活化与增殖,抑制 IL-2 和 γ-干扰素的合成;封闭 T 细胞表面受体,抑制 $CD8^+$ 细胞活性及增殖。

用法:开始时 5mg/(kg·d),分 2 次口服,q12h,连服 2 周,随后根据血浆药物浓度进行调整,使 CSA 血浓度谷值保持在 $200\sim400ng/L$。服药时可将 CSA 溶液掺入牛奶或果汁等饮料内摇匀后服用,以减少其对胃肠道的刺激作用。用药期间应避免高钾食物、含钾药物及保钾利尿剂,以防高血钾的发生。单用有效率约 30%。

不良反应:主要是肾脏毒性,其次是肝脏损害。其他如多毛、皮肤色素沉着、牙龈肿胀、水钠潴留、手足烧灼感、震颤、肌肉痉挛及抽搐(可能与低镁有关),可出现良性乳腺增生及因肾性高血压引起头痛等。此外,也可因细胞毒 T 淋巴细胞下降而易发生卡氏肺囊虫感染。血药浓度的监测可防止严重不良反应的发生。

当患儿合并真菌感染使用抗真菌药如伏立康唑等,可以发生药物间相互作用,此时,CSA浓度可异常增高而可诱发严重的中毒症状,如高血压、急性肾衰竭、抽搐、昏迷等。需及时根据血药浓度而及时调整 CSA 给药剂量。

(3)大剂量甲基泼尼松龙。

作用机制:可明显抑制 CD8$^+$ 细胞活化和增殖,去除 NK 细胞对骨髓的抑制作用。适用于中性粒细胞绝对值$>0.5\times10^9/L$。

用法:$20\sim50mg/(kg\cdot d)$,静滴 3 日,然后每周减半量,直至 $2mg/(kg\cdot d)$后,逐渐改为口服制剂减量维持直至停药。适用于重型再障,有效率约 25%左右。

副作用:主要是感染和高血压,其他可有胃炎、心律失常、高血糖、情绪改变、柯兴氏征、股骨头无菌性坏死等。

(4)抗 T 淋巴细胞单克隆抗体(单抗)。

作用机制:杀伤对骨髓有抑制作用的 CD8$^+$ T 淋巴细胞。

用法:CD4/CD8 正常者,CD3 单抗 10mg,地塞米松 $3\sim5mg$ 加入生理盐水 300ml 中静滴,每日一次,连用 $5\sim10$ 次;CD4/CD8 倒置者,先用 CD3 单抗每次 $5\sim10mg$,每日二次,连用 $3\sim5$ 次,改用 CD8 单抗每次 $5\sim10mg$,连用 $3\sim5$ 次。用前肌注异丙嗪。

(5)大剂量丙种球蛋白。

作用机制:杀伤抑制骨髓造血的淋巴细胞,清除骨髓中可能与再障有关的病毒感染,与干扰素类细胞因子结合,去除其骨髓抑制活性。

用法:一般每次 1g/kg,静脉滴,每 4 周一次,1 次~2 次有效者,可连用 6 次,不良反应少。用药后疗效反应时间不一,约 30%发生于治疗后 3 个月,70%发生于治疗后 6 个月。在无效病例中,仍有 25%可对第二疗程治疗发生反应。与其他免疫抑制剂联合治疗可提高疗效达 $50\%\sim70\%$。

(6)异基因造血干细胞移植:适用于重型再障,病程早期进行移植成活率极高。最好采用 HLA 完全匹配的同胞兄弟/姊妹或非亲缘相关供者,CMV 阴性的骨髓或 G-CSF 动员的外周血干细胞或脐带血。只要患儿无严重器官功能障碍或难治的感染存在时,应尽早(确诊后 2 周~3 周)进行移植。异基因骨髓移植的治愈率可达 70%(已输过血者)至 85%(尚未输血者)。移植成功后再障复发者较少见。

(二)慢性再障治疗

慢性再障的发病机制以造血微循环的缺陷为主,其中一部分发展成重型再障(SAA-Ⅱ型),则与免疫紊乱抑制造血功能有关。慢性再障治疗与急性再障治疗有所区别,急性再障以免疫抑制剂为主,而慢性再障则以雄性激素为主的综合疗法。

1.雄性激素作用机制 ①直接刺激骨髓多能造血干细胞,促进蛋白同化作用;②还原物中5α双氢睾酮具有增加促红细胞生成素(EPO)的产生;③5β双氢睾酮能提高造血干细胞对促红细胞生成素的效应,促使 G_0 期细胞进入增殖周期。雄激素治疗作用需要较长的治疗时间,故必须坚持应用2~4月以上才能作出评价,有时要在治疗6个月后才出现疗效,病情缓解后仍应继续用药3~6月再减量,维持1~2年。国内外雄性激素常用制剂及用法。

不良反应:男性化、儿童骨成熟增速、骨骺融合提前(合用糖皮质激素可防止)、水钠潴留及肝脏损害。要定期检查肝功能,并口服保肝药,若肝损害时应减量或暂停或改用丙酸类代替甲基类。有效率约35%~80%,复发率23%。

2.改善造血微环境药物 包括神经刺激剂和血管扩张剂。其可能作用机制是通过兴奋骨髓神经、扩张骨髓血管,改善骨髓造血微循环,从而刺激和滋养残存造血祖细胞的增殖。

(1)硝酸士的宁:

1)20日疗法:即每日2~6mg,肌注,连用20日,间隔5日。

2)10日疗法:1mg 连用2日,2mg 连用5日,3mg 连用3日,肌注,休10日。

3)5日疗法:即 1mg、1mg、2mg、2mg、3mg,肌注,每天1次,间歇2日。

以上疗法均反复使用,疗程3~6月。有效率53%。不良反应为失眠、肌颤、四肢不自主动作等。

(2)一叶秋碱:每日8mg/kg,肌注,连用1.5~2月,疗程不少于4个月。有效率47%,与康力龙合用疗效可提高到80%。不良反应同硝酸士的宁。

(3)山莨菪碱(654-2):0.5~2mg/(kg·d),静滴,或 10~40mg/(kg·d),睡前日服或0.2~0.5mg/kg,肌注,每日1~2次。连用30日,休7日,重复使用,观察3个月。

(4)莨菪浸膏片:每次 10mg,每日3次,口服,每日递增 10~20mg 至每次 240~300mg,30日为一疗程,休7日后重复。不良反应:口干、视力模糊、排尿困难。疗效尚难肯定。

3.促进造血功能的细胞因子 重组人粒-巨噬细胞集落刺激因子(rhGM-CSF)及粒细胞集落刺激因子(G-CSF):5~10μg/(kg·d),刺激造血干细胞而增加外周血的血细胞数,可与IL-3(每日 1mg/m²)联合应用于骨髓移植或免疫抑制疗法过程中。疗效尚未充分肯定。

4.免疫增强调节剂 目的是提高免疫,增强抗感染能力。常用的有左旋咪唑每日 2mg/kg,一周服2日,连用2月~2年;胸腺肽:可刺激 $CD4^+$ 细胞的增殖,纠正 $CD4^+/CD8^+$ 比例倒置现象。2mg/kg,静滴,每天1次,连用3个月以上,有效率约50%左右。此外还有转移因子、植物血凝素(PHA)等均有有效报道。

5.糖皮质激素 可减少出血倾向。一般应用泼尼松 0.5~1mg/(kg·d),分2~3次口服,多与雄激素合用。

6.中药中西医结合可提高疗效。辨证施治或成药。①阴虚型:滋阴补肾,方剂有大菟丝子饮、当归首乌汤、三胶汤(阿胶、龟板胶、鹿角胶)等;②阳虚型:补肾助阳,方剂有河车大造丸、十四味建中汤等;③阴阳两虚型:大菟丝子饮加助阳药,气血两虚者八珍汤、归脾汤或参芪四物汤加减。成药有全鹿丸、龟鹿二仙胶等。

经中药治疗后可见到:①贫血、出血、感染症状改善,输血减少,随后出现网织红细胞反应,血红蛋白升高,白细胞恢复,血小板逐渐增加;②骨髓红系改善,接着粒系改善,最后巨核细胞系恢复。

【预后】

一般年幼者,无出血感染等症,中性粒细胞>0.5×10^9/L,血小板数>20×10^9/L,骨髓增生型预后较佳。急性再障预后甚差,如未能得到有效治疗者,绝大多数一年内死亡,有的甚至2～3月内夭亡。慢性再障经过治疗后大多数能长期存活,约1/3治愈或缓解,1/3明显进步,1/3仍迁延不愈,少数患者死亡。死亡原因有脑出血或败血症,有的合并继发性含铁血黄素沉着症,死于肝脏功能衰竭、心力衰竭或糖尿病。

（吕　静）

第三节　免疫性血小板减少性紫癜

血小板是止血过程中形成血小板栓子的主要成分,它的数量减少或功能障碍就会引起出血。引起血小板减少的原因根本可归纳为生成减少、破坏过多和分布异常三大类。免疫性血小板减少是临床上常见的疾患,属于血小板破坏过多所致,导致血小板破坏的抗体有自身抗体、药物依赖性抗体和同种抗体。免疫性血小板减少临床上分为原发性、继发性和新生儿免疫性三种。

本节将重点讨论儿童原发性血小板减少性紫癜,并对药物免疫性血小板减少及新生儿同种免疫性血小板减少作适当介绍。

一、原发性（特发性）血小板减少性紫癜

原发性血小板减少性紫癜(ITP)亦称自身免疫性血小板减少性紫癜。临床上分为急性和慢性两种亚型,儿童以急性型多见,发病高峰在2～8岁之间,无性别差异。其基本特点为皮肤、黏膜的自发性出血、血小板减少、出血时间延长、血块收缩不良及血管脆性增加,骨髓涂片可见巨核细胞数正常或增多,并有分化障碍。

【发病机制】

ITP的血小板减少是因外周破坏增加所致,^{51}铬(Cr^{51})标记的病人血小板寿期测定,显示其生活期缩短至1～4小时,甚者短至数分钟。目前认为血小板的这种生活期缩短是与血循环中存在特异的抗体相关。抗体来源途径有:①来源于急性病毒感染后形成的交叉抗体;②来源于抗血小板某种抗原成分的抗体。最近的研究认为血小板糖蛋白(GP)Ⅱb/Ⅲa、GPIb/Ⅸ、GPV是这些抗体的主要靶抗原;③来源于血小板的相关抗体,主要为IgG(PAIgG)。PAIgG在ITP中多明显升高,且其水平与血小板破坏率成负相关。关于PAIgG的来源目前并不十分清楚,分子量分析表明是一种组分真正的抗血小板抗体;另一种组分相当于IgG的免疫复合物,可能为非特异性吸附于血小板膜上的血浆蛋白。与非特异性吸附相关的ITP,PAIgG可不升高。由于上述抗体对血小板的损伤或结合,最终导致被单核-巨噬细胞所清除。破坏场

所有脾、肝和骨髓，主要是脾脏。有研究表明 ITP 病人中白细胞抗原（HLA）B_8 和 B_{12} 表型较高，亦即有此表型的人发病的危险度较大。

【临床表现】

1.急性型　此型约占 ITP 的 80％ 多见于 2～8 岁小儿，男女发病无差异。约 50％～80％的病儿在发病前 1～3 周有一前驱感染史，通常为急性病毒感染，如上呼吸道感染、风疹、麻疹、水痘、腮腺炎、传染性单核细胞增多症等，细菌感染如百日咳等也可诱发，偶有接种麻疹活疫苗或皮内注射卡介苗后发病的。

患者发病急骤，以自发性的皮肤、黏膜出血为突出表现。皮肤可见大小不等的瘀点、瘀斑，全身散在分布，常见于下肢前面及骨骼隆起部皮肤，重者偶见皮下血肿。黏膜出血轻者可见结膜、颊黏膜、软腭黏膜的瘀点，重者表现为鼻出血、牙龈出血、胃肠道出血，甚至血尿，青春期女孩可有月经过多。器官内出血如视网膜出血、中耳出血均少见，罕见的颅内出血当视为一种严重的并发症，常预后不良；深部肌肉血肿或关节腔出血偶或见之。临床上除非严重出血者一般无贫血，不足 10％ 的病例可有轻度脾大。有时病毒感染可致淋巴结增大，此时要注意排除继发性 ITP。

2.慢性型　病程超过 6 个月者为慢性 ITP。本型约占小儿 ITP 总数的 20％，多见于年长儿，男女之比约 1：3。慢性 ITP 发病前多无前驱感染，起病缓慢或隐袭。皮肤、黏膜出血症状较轻，血小板计数多在 $30 \times 10^9 \sim 80 \times 10^9/L$ 之间。皮肤瘀点、瘀斑以四肢远端多见，轻者仅见于皮肤抓痕部位。黏膜出血可轻可重，以鼻出血、牙龈出血及月经过多常见，口腔黏膜次之，胃肠道出血及血尿十分少见。本型可呈持续性或反复发作，后者发作与缓解交替，缓解期长数周至数年，最终约有 30％ 病儿于发病数年后自然缓解，临床反复发作者可有轻度脾大。

【实验室检查】

1.血象血小板计数常 $<20 \times 10^9/L$，重者可 $<10 \times 10^9/L$，血小板体积（MPV）增大。有失血性贫血时血红蛋白下降，网织红细胞升高。白细胞计数多正常，急性型约有 25％ 的病儿可见嗜酸性粒细胞升高。出血时间延长，血块收缩不良，血清凝血酶原消耗不良。

2.骨髓象巨核细胞数正常或增多，分类幼稚型比例增加，产血小板型巨核细胞减少，部分巨核细胞胞质中可见空泡变性现象。红细胞系和粒细胞系正常，部分病例有嗜酸性粒细胞增加，如有失血性贫血时，红细胞系统增生。

3.其他

（1）PAIgG 测定含量明显升高，以急性型更显著。

（2）束臂试验阳性。

【诊断】

根据出血、血小板减少、骨髓象产血小板巨核细胞减少即可作出诊断，PAIgG 测定对诊断有帮助。临床上作出诊断前需排除继发性血小板减少，如再生障碍性贫血、白血病、脾功能亢进、微血管病性溶血性贫血、系统性红斑狼疮、药物免疫性血小板减少性紫癜、急性病毒感染等。

1986 年 12 月中华医学会全国血栓与止血学术会议制定的及 1998 年 6 月儿科血液组在

某地修改的 ITP 诊断标准综合如下：

1.多次化验检查血小板计数减少。

2.脾脏不增大或轻度增大。

3.骨髓检查巨核细胞数增多或正常,有成熟障碍。

4.皮肤瘀点、瘀斑或黏膜出血等临床表现。

5.以下五点中应具备任何一点：

(1)泼尼松治疗有效。

(2)切脾治疗有效。

(3)PAIgG 增多。

(4)血小板相关补体 3(PAC$_3$)增多。

(5)血小板寿命测定缩短。

6.排除继发性血小板减少症。

【治疗】

(一)一般治疗

急性出血及血小板过低宜住院治疗,注意预防感染、外伤,忌用阿司匹林等影响血小板功能的药物,可适当使用止血药,如月经经期过长的女孩可使用甲羟孕酮类药物。

(二)肾上腺皮质激素

皮质激素能抑制抗血小板抗体的产生,降低毛细血管脆性,抑制单核-巨噬系统吞噬吸附有抗体的血小板,因而延长了血小板生存期,减少了其消耗。使用的指征是：①黏膜出血；②皮肤广泛紫癜或瘀斑,尤其是颈部的皮肤；③血小板计数<30×10^9/L；④血小板持续降低超过 3 周；⑤病情加重或进展快；⑥复发性 ITP。

1.泼尼松 1.5～2mg/(kg·d)分 3 次服,用至血小板数恢复近于正常水平即可逐步减量,一般疗程不超过 4 周。如果随减量、停药血小板数亦再次下降,间歇一月左右可重复治疗一疗程。

2.地塞米松冲击疗法主要用于严重的出血,剂量为 1.5～2mg/(kg·d)静滴 5～7 天,作用较泼尼松强而快,若无效,不必延长使用。

3.甲基泼尼松龙(甲基强的松龙)500mg/(m^2·d)[或 20～30mg/(kg·d)]静滴 5 天,指征及作用同地塞米松。

(三)高剂量丙种球蛋白

其主要作用是能封闭巨噬细胞的 Fc 受体,阻止巨噬细胞对血小板的结合与吞噬,降低自身抗体的合成,保护血小板和/或巨核细胞免受抗血小板抗体的损伤。另外由于高剂量丙种球蛋白的输入常能帮助机体摆脱反复呼吸道感染,对治疗也有益。急性 ITP 的治疗总剂量为 2.0g/kg 静脉滴注,可采用 0.4g/(kg·d)静滴 5 天,或是 1.0g/(kg·d)静滴 2 天,必要时 3～4 周后可重复。慢性 ITP 初期高剂量丙种球蛋白治疗时,可给予 1.0g/(kg·d)静滴 2 天,然后根据血小板计数波动情况,定期给予 0.4～1.0g/(kg·d)静滴,以维持血小板计数在安全水平(>30×10^9/L)。有些慢性 ITP 病人使用皮质激素时间过长,此时可使用丙种球蛋白作为一种有效的替代性辅助治疗。

(四)肾上腺皮质激素与高剂量丙种球蛋白联合应用

当病人有广泛的瘀点、瘀斑、黏膜出血或出现器官内出血尤其是颅内出血的症状和(或)体征时,此时应果断地联合应用,剂量同上。紧急时皮质激素多采用地塞米松或甲基泼尼松龙。联合的优点能迅速改善临床症状,使血小板数量迅速升高到安全水平。在皮质激素与丙种球蛋白联合使用的过程中,需要小心观察其毒副反应。前者如血压升高、骨质疏松、库欣综合征及免疫抑制作用等;后者少数病人可出现发热、寒战、头痛等;由于丙种球蛋白中含有血型抗体,也可出现轻度抗人球蛋白试验阳性的溶血。临床上 IgA 缺乏症病人的体内存有抗 IgA 的抗体,商业性丙种球蛋白中含有少量 IgA,此时输注丙种球蛋白时就会出现过敏反应,所幸此种情况极为罕见。

(五)抗-RhD 免疫球蛋白(抗-D 球蛋白)

$25\sim50\mu g/(kg \cdot d)$,静脉注射。$3\sim4$ 天后查血红蛋白和血小板水平,如果显示血小板数上升,则每当血小板数低于 $30\times10^9/L$ 时即可重复使用。如果血红蛋白水平低于 $10g/L$,剂量可增加到 $70\sim80\mu g/(kg \cdot d)$,每隔 $3\sim8$ 周重复给予,以维持血小板水平在 $30\times10^9/L$ 以上。其药理作用是由于抗-D 免疫球蛋白与 RhD 阳性患者的红细胞结合发生一定程度的溶血,由此亦免疫清除了被抗体包被的部分红细胞,并封闭了单核巨噬细胞系统的 FC 受体,因而延长了 ITP 病儿血小板的生存期。血小板计数多在使用 48 小时后上升,故对紧急情况不适用。未切脾的病人较已切脾的病人疗效更好。主要不良反应为溶血引起的发热、头痛、寒战等,血红蛋白平均下降 $17g/L$,多为血管外溶血。国外多用于慢性 ITP,认为便利、安全、便宜,且儿童患者效果更好。

(六)免疫抑制剂

1.长春新碱 $0.02mg/kg$(总量$\leqslant2mg$/次),溶于生理盐水中静脉注射或滴注,每周 1 次,4 周为 1 疗程,间歇 $2\sim3$ 周可重复使用。

2.硫唑嘌呤 $1\sim5mg/(kg \cdot d)$,并需较长时间服用,也可与泼尼松等合用,有时会引起中性粒细胞降低。

3.环磷酰胺   作用与硫唑嘌呤相似,$1\sim2mg/(kg \cdot d)$,分 3 次口服,通常 $2\sim10$ 周后见效。不良反应有骨髓抑制、脱发、出血性膀胱炎,肝功能受损等。

4.环孢霉素   A 抑制 T 淋巴细胞释放白介素-2,可试用于难治性 ITP。$5mg/(kg \cdot d)$分 2 次服用,$2\sim4$ 周后显效,可根据病情连用数月。

5.α-干扰素   每次 $2\times10^6\sim3\times10^6$ 单位皮下注射,隔天一次,$1\sim3$ 周后见效。干扰素的机制尚不清楚,体外可抑制 B 淋巴细胞合成免疫球蛋白。不良反应是注射部位疼痛、出血、发热、头痛、肝功能受损、骨髓抑制等。

免疫抑制剂的不良反应较多,使用中应严密观察,并监测血象,肝、肾功能等。近年国内外还有用抗-CD20 抗体治疗的。

(七)达那唑

属雄性激素类药物,部分难治性 ITP 治疗有效,通常 $300\sim400mg/(m^2 \cdot d)$,分次口服 $2\sim3$ 个月,可与长春新碱合用。不良反应痤疮、多毛、体重增加和肝功能损害。

（八）血小板和红细胞

病人有严重内脏出血，或出现的神经系统体征提示颅内出血时，应紧急输注血小板。若有失血性贫血可同时给予浓缩红细胞。

（九）脾切除

急性 ITP 的重型，具有威胁生命的出血、内科治疗反应差者。慢性 ITP 中血小板计数持续 $<30\times10^6$/L，常有出血且对内科治疗效果差，或经常可能受伤的病儿，都有切脾指征。儿童 ITP 易于控制且预后好，在初诊后的 2 年内很少有必要切脾，有些病儿 4~5 年后仍可自然缓解，加之儿童切脾后易出现暴发性感染，因此切脾手术需要慎重考虑。儿童切脾宜在 6 岁后进行，由于既往多用皮质激素，所以需在术前、术中及术后数天继续使用，常用甲基泼尼松龙 $500\text{mg}/(\text{m}^2\cdot\text{d})$，若病儿有活动性出血则需输注血小板和全血。切脾后约 500% 的 ITP 病儿可完全恢复，对皮质激素及丙种球蛋白敏感的病例可达到 80%~90% 疗效。

（十）血浆置换

如果内科治疗及切脾后，病人的血小板仍持续 $<30\times10^6$/L，临床有严重出血，可采用本疗法以减少循环中抗体量。但本法需特殊设备，价格贵，且维持时间短。

【预后】

急性 ITP 的 85%~90% 患者于 6 个月内自然痊愈，约 10% 转为慢性，病死率约 1%，主要死于颅内出血。慢性 ITP 病儿在 1 年至数年后仍有部分可自发缓解，约有 50%~60% 的病例不必继续治疗或切脾最终能够稳定下来。

二、继发性免疫性血小板减少性紫癜

由于免疫介导的继发性血小板减少性紫癜种类较多。本文简要介绍儿科常见的继发性血小板减少性紫癜——药物免疫性血小板减少性紫癜。

【发病机制】

临床上通过免疫机制引起血小板减少的药物可达上百种，如退热镇痛药、抗生素、植物碱、镇静剂、利尿剂、强心剂、化疗药物、杀虫剂等等。目前所知分子量为 500~1000D 的药物可作为半抗原与血小板膜的一种或多种蛋白成分相结合，形成抗原并刺激机体产生特异性的抗体。这种抗体对药物-血小板复合物有特异性，可直接与血小板的某些成分如膜糖蛋白 GPIb/Ⅸ 和 GPⅡb/Ⅲa 等相结合，被单核-巨噬细胞系统所清除，有的亦可直接激活补体系统引起血小板破坏。

【临床表现】

从摄入药物到引起免疫性血小板减少，临床上常有一潜伏期。该期长短不一，奎宁及奎尼丁类可短至数小时，安替比林类约 2 周，吲哚美辛、金盐等可长达数月。临床症状取决于血小板减少程度和机体的反应，出血是在骨髓巨核细胞失代偿后出现，可有皮肤瘀点、瘀斑、鼻出血、牙龈出血等。严重病例全身皮肤发红，继之发热、寒战，严重出血包括口腔黏膜出血大疱、胃肠道出血、血尿、肺出血、颅内出血；某些服用奎宁的病例兼有微血管病性贫血并发急性肾衰竭。

【实验室检查】

血小板计数降低,重者常<$1×10^9$~$10×10^9$/L,出血时间延长,血块收缩不良;骨髓巨核细胞数正常或增加并伴有成熟障碍。体外有一些测定抗体的办法,例如测定奎宁、奎尼丁等诱导的抗体,可将病人的血清或血浆、正常人血小板、致敏药物混合后进行免疫测定,常用的有血块退缩抑制试验,即病人血清在有相关药物存在条件下抑制了相合血型的血块收缩,表明有与该药物有关的抗体存在。应用流式细胞仪测定抗体会使敏感性提高。体内药物激发试验也有人做过,但较危险。

【诊断】

病史中有可疑药物史,临床上以皮肤黏膜自发性出血为主,实验室可见血小板降低,如测得药物有关的抗体即可诊断。

【治疗】

停用一切可疑药物是治疗本症的关键;糖皮质激素能改善血管完整性而减少出血,根据病情选择口服或静滴。具有威胁生命的严重出血时可输注血小板,也可用血浆交换以减少抗体和药物浓度。此外高剂量丙种球蛋白静滴,免疫抑制剂如长春新碱、环磷酰胺的使用都有帮助。金制剂引起者恢复慢,临床可试用二巯基丙醇增加其排泄率。

【预后】

停用有关药物后,本病能在数天至数周内恢复,极个别病例可死于严重出血如肺出血、颅内出血。

三、新生儿免疫性血小板减少性紫癜

在孕期中母亲的一部分抗体可通过胎盘进入胎儿体内,如果这部分抗体可引起血小板减少,则新生儿可出现血小板减少性紫癜。广义的新生儿免疫性血小板减少性紫癜主要包括药物、新生儿ITP(NITP)、新生儿同种免疫性血小板减少性紫癜(NAIT)。

1.NITP　患有ITP孕母的抗血小板抗体可通过胎盘进入胎儿体内,破坏胎儿的血小板。不论患ITP孕母在孕期或分娩时有否血小板减少,约50%的新生儿可能出现血小板减少。在产前首先要分析孕妇状况对胎儿的影响,如孕母有否血小板降低及其减低程度,是否已切脾,是否分娩过血小板减少的新生儿。如果怀疑胎儿有血小板降低,有条件者可作经皮脐静脉采样测血小板数,当胎儿血小板<$50×10^9$/L时,母亲可试用静脉丙种球蛋白 1g/(kg·d);如孕期已有足够长,必要时亦可进行剖宫产。产后的NITP处理原则基本同ITP,需要同新生儿科医师合作进行。

2.NAIT　发病机制与新生儿溶血相似,胎儿由父亲遗传获得不同于母亲的血小板抗原,通过胎盘进入母体刺激产生相应IgG抗体,该抗体在通过胎盘进入胎儿血循环并破坏其血小板。本病第一胎即可发病,如果产前发病可导致脑积水、脑囊肿、癫痫等后遗症。产后可于数分钟或数小时内发病,症状同血小板减少性紫癜,但常较重;颅内出血可发生于产前或产后,是常见的死因。临床上如果母亲无ITP却娩出先天性血小板减少的新生儿,患儿巨核细胞数增加,此时应考虑 NAIT。确诊的条件需要鉴定母亲的血小板缺乏同种特异性抗原,血清中存在同种血小板抗体。病情不重时可给肾上腺皮质激素、丙种球蛋白静滴,症状重时可输注血小板浓缩制剂,输入母亲的血小板为最安全有效。

(赵雪莲)

第四节　血友病

血友病是一组遗传性凝血功能障碍的出血性疾病,包括血友病甲,即因子Ⅷ(又称抗血友病球蛋白,AHG)缺乏症;血友病乙,即因子Ⅸ(又称血浆凝血活酶成分,PTC)缺乏症;血友病丙,即因子Ⅺ(又称血浆凝血活酶前质,PTA)缺乏症。在先天性出血性疾病中以血友病最为常见,尤其是血友病甲约占85%。据1992年24省、直辖市调查血友病的患病率为2.73/10万。血友病甲、乙、丙的发病比率约为16:3:1。其共同特点为终身有自发的或轻微损伤后长时间出血倾向。

【发病机制】

血友病甲、乙均为 X 连锁隐性遗传,女性传递,男性发病。血友病丙为常染色体显性或不完全性隐性遗传,男女均可发病或是传递者。约1/3患者无家族史,这可能是隔代遗传或基因突变所致。

因子Ⅷ基因很大,长186kb,常见的突变方式是点突变、基因缺失、插入异常片段及内含子22倒位,由于因子Ⅷ基因缺陷导致血友病的发生,重型患儿中约50%发病与内含子22倒位有关。

因子Ⅷ是一种大分子复合物,在血浆中由小分子量具有促凝血活性的Ⅷ:C和大分子量的 von Willebrand 因子(vWF)以非共价键的形式相结合形成复合物,其中Ⅷ:C只占复合物的1%。因子Ⅷ是一种水溶性糖蛋白,可被 X a 或凝血酶激活为Ⅷa。内源性凝血系统中,在 Ca^{2+} 及磷脂存在的条件下,Ⅷa 以辅酶的形式参与因子Ⅸa 对因子 X 的激活,使因子 X 被因子Ⅸa 激活的速度大大提高。

缺乏因子Ⅷ或因子Ⅸ时,凝血活酶生成减少,纤维蛋白凝块形成延迟,凝血时间延长,引起出血症状。vWF 作为因子Ⅷ的载体对其起稳定作用,并参与血小板的黏附、聚集。vWF 水平或功能降低时,可引起因子Ⅷ缺乏及出血倾向。

Ⅷ:C80%由肝窦内皮细胞合成,其余由脾、肺、肾、单核-巨噬细胞等合成;其活性极不稳定,在 4℃贮存 24 小时后可丧失 20%,Ⅷ:C 血浆含量 50μg/L,活性50%~150%,半寿期8~12 小时。因子Ⅸ由肝脏合成,属于依赖维生素 K 的凝血因子,半寿期 18~24 小时,血浆活性 80%~120%。因子Ⅺ由肝脏合成,半寿期为 40~48 小时,4℃下稳定,故本病患儿替代治疗时输入库存血浆即可补充因子Ⅺ。

(一)临床特征

出血症状为本病的主要表现,终身轻微损伤或手术后有持久出血倾向。血友病甲、乙临床表现相似,出血症状出现越早病情越重。血友病甲多在婴儿开始学爬、学走时发病,生后 9 个月内发病者少,偶见新生儿断脐时出血不止,轻症患儿可至成年后才发现。血友病乙重型患儿少见,轻症患儿多,多在 2 岁内发病,少数迟至 5～6 岁。

关节出血是血友病甲患儿的特殊表现之一,约见于 75% 的血友病甲患者。常发生在运动及创伤后,婴儿多为踝关节受累,儿童以膝关节受累常见。出血前有轻度不适,继而关节局部红、肿、热、痛,活动受限。如出血量少,治疗及时,关节血肿可被吸收。但关节的反复出血常导致关节软骨破坏,关节腔变窄,关节周围肌肉萎缩形成慢性血友病性关节炎,甚至关节畸形、功能丧失。

血友病肌肉出血和血肿以下肢、前臂、臀部多见。深部血肿有相应部位疼痛、压迫症状。如出血量多,可引起休克、贫血、黄疸及全身发热。皮下、齿龈、口腔及鼻黏膜易于受伤故为出血多发部位,但皮肤黏膜出血并非为本病的特征,皮肤瘀点、瘀斑少见。如出血发生在咽、喉易引起窒息。消化道出血、血尿亦常见,小儿血尿易误诊为"肾炎"。儿童脱牙或外科手术如拔牙、扁桃体摘除术等若不采取相应措施,会引起持久的渗血或出血。颅内出血少见,可以是自发性,但通常由外伤引起,常危及生命。对伴有剧烈头痛的血友病患儿应警惕颅内出血或硬膜下出血的可能。

血友病丙纯合子患儿有出血倾向,出血较轻,多发生在手术后或外伤后,自发性出血少见;偶有皮肤黏膜出血,青春期女性可有月经过多,出血程度与因子 XI 浓度无明显关系,患儿常合并因子 V、因子 Ⅶ等凝血因子缺乏。杂合子患儿无出血症状。

(二)血友病临床分型

1.重型 因子 Ⅷ或因子 Ⅸ活性<1%,多在 1 岁前出现自发性出血,出血部位多且严重,反复关节内或深部组织(肌肉、内脏)出血,关节畸形多见。

2.中间型 因子 Ⅷ或因子 Ⅸ活性为 1%～5%,多在 1～2 岁时发病,创伤后可引起大出血,关节、肌肉出血多见,但反复发作次数少,很少在未成年前出现关节畸形。自发性出血少见。

3.轻型 因子 Ⅷ或因子 Ⅸ活性为 6%～25%,多在 2 岁后发病,轻微损伤或手术后有出血不止,无自发性出血及关节出血。

4.亚临床型 因子 Ⅷ或因子 Ⅸ活性为 26%～45%,仅在严重创伤、大手术后出血不止才发现本病,容易漏诊。

【实验室检查】

(一)凝血时间延长

激活的部分凝血活酶时间延长,凝血酶原消耗不良,凝血活酶生成试验异常。出血时间、血小板计数、凝血酶原时间均正常。当凝血酶原消耗试验、凝血活酶生成试验异常时,可用纠正试验来鉴别。在经硫酸钡吸附后的正常血浆中存有因子 Ⅷ、XI 而不含因子 Ⅸ,在正常血清中含有因子 Ⅸ和 XI 而不含因子 Ⅷ。因此,若上述两项试验可被硫酸钡吸附后的正常血浆纠正,而不被正常血清纠正,则为血友病甲;若上述两项试验被正常血清纠正,不被吸附血浆纠正,则为血友病乙;若上述两项试验可被正常血清和吸附血浆纠正,则为血友病丙。

(二)血浆中因子 Ⅷ:C 或因子 Ⅸ活性测定(一期法)

该方法简单而常用,也是血友病临床分型的主要依据。

（三）基因诊断

1.DNA 多态性分析 包括限制性内切酶片段长度多态性（RFLP）、可变数目的串联重复序列（VNTR）和短重复序列（STR）分析。用于已获先证者且先证者的母亲是该酶切位点的杂合子的前提下，利用基因内或基因旁与血友病有关的片段长度多态性作为遗传标记，判断疾病基因是否存在，若将所有存在的 RFIP 进行连锁分析，则血友病家系遗传诊断的可靠性达99.9%。

2.致病缺陷直接检测分析 包括变性梯度凝胶电泳（DGGE）和单链构象多态性分析（SSCP），可检测点突变，多用于先证者的基因分析，其突变检出率为80%～90%。

3.Southern 印迹法 主要检测内含子 22 大片段 DNA 倒位的基因缺陷，此缺陷多为重型患者。用于血友病家系成员的遗传咨询。

【诊断】

根据出血症状、病史和家族史即能初步确立血友病的诊断，进一步的出、凝血方面的有关检查可以印证诊断。血友病甲、乙、丙的鉴别可用凝血酶原消耗试验和凝血活酶生成试验的纠正试验来鉴别。如需作遗传咨询或产前诊断时，可进一步作基因分析。本病需注意与 vWD 相鉴别，后者因 vWF 质或量的异常引起血小板功能障碍，可借助于阿司匹林耐量试验、血小板对瑞斯托霉素的诱导无凝集反应及 vWF 因子抗原（vWF:Ag）测定等鉴别。

【治疗】

本病为先天性遗传性疾病，尚无根治疗法。

（一）一般治疗

患儿自幼需加强护理，避免外伤及肌肉注射，避免使用阿司匹林、非甾体类消炎药物及其他影响血小板聚集的药物。外科手术前、术中、术后应补充所缺乏的凝血因子。

（二）局部治疗

皮肤外伤、鼻、齿龈出血可局部压迫止血，或用纤维蛋白泡沫、明胶海绵等蘸鲜血或新鲜血浆敷于伤口处，大而深的伤口清创消毒后以消毒棉球蘸凝血酶、组织凝血活酶或新鲜血浆涂于伤口，并加压包扎，局部冷敷。早期关节出血者，宜卧床休息，患肢夹板固定，置于功能位，冰袋和弹力绷带包扎。严重关节出血在补足所缺乏的因子和严密消毒后，可抽出积血，加压包扎。出血停止、肿痛消失后需进行适当体疗或牵引，防止关节畸形。

（三）替代治疗

是治疗血友病的有效方法，目的是将患儿缺乏的因子提高到止血水平。

1.输血及血浆 轻型及亚临床型的血友病甲或乙患者，治疗上多先采用输新鲜血或新鲜血浆，病儿每输入新鲜血浆 1ml/kg 可提高患者血浆中因子Ⅷ浓度 2%，提高因子Ⅸ浓度 1%，因此血友病甲患儿输新鲜血浆 10ml/kg，每天二次；血友病乙患儿输等量的血浆，每天仅需 1 次。根据临床的病情变化，总量共 1～3 次即可。新鲜血中因子含量低，用量应增加。

血友病丙大手术或严重外伤时需用替代疗法，以鲜血或血浆效果为佳。因子Ⅺ在体外较稳定，可用库存血。输入血浆 7～20ml/kg 可使因子Ⅺ水平提高到 25%～50%，手术前输血浆30ml/kg，以后每天 5ml/kg 或隔日 10ml/kg，维持至伤口愈合。

2.冷沉淀物 系从冰冻新鲜血浆中分出，包括原有血浆中 3% 的血浆蛋白、20%～85% 的

Ⅷ:C 和大量纤维蛋白原。各药厂产品及剂量不一,用前应详细参阅说明书。通常以 400ml 血中冷沉淀物含因子Ⅷ100 单位(u)计算(1u＝1ml 正常新鲜血浆所含因子Ⅷ的量),输入 1u/kg 可提高血浆中因子Ⅷ水平 2%。用量因出血轻重、部位不同而有差异,适用于轻、中型血友病甲。

3.因子Ⅷ浓缩剂　多用人血浆冻干浓缩剂,所需因子Ⅷ的剂量按以下公式计算;所需剂量(u)＝体重(kg)×所需提高的水平(%)×0.5,每 12 小时 1 次。

4.因子Ⅸ浓缩剂　可按 1u/kg 输入,每 24 小时 1 次。

5.重组抗血友病因子　基因工程制备的重组因子Ⅷ效果好,反应少,不传播病毒性疾病,适用于血友病甲。输入 1u/kg 可提高因子Ⅷ2.7%。

替代治疗不良反应是约 3.6%～25% 血友病甲患儿可产生因子Ⅷ抗体;1% 血友病乙患儿产生因子Ⅸ抗体。经常使用血液制品,使患儿易并发肝炎、艾滋病。足量因子Ⅷ制品治疗后,仍不能控制出血或反而加重,提示有因子Ⅷ抗体存在,机体对外源性因子Ⅷ产生免疫反应。根据患者免疫应答反应的不同分为高反应者(血中抗体效价高)和低反应者(抗体效价低)。对这些患者治疗的目的是制止出血、去除抗体。对低反应者可大剂量输入因子Ⅷ,每次 50～100U/kg,8～12 小时 1 次,部分用于中和抗体,部分用于维持止血水平。高反应者的治疗包括①持续性输入因子Ⅷ,每次 100U/kg,每日 2 次,疗程 7～10 天;②输入凝血酶原复合物(75u/kg,每日 2 次)或活化凝血酶原复合物(75u/kg,6～12 小时 1 次),可改善止血功能且止血效果与因子Ⅷ抗体效价无关,但有诱发高凝和血栓的危险;③猪因子Ⅷ浓缩剂,每日 20～100U/kg 静滴,疗程 2～4 周;④重组因子Ⅶa,可与组织因子共同作用激活 X 因子,促进凝血活酶的形成。按 70～100μg/kg,每 2～4 小时静脉给药 1 次;⑤免疫抑制剂,如环磷酰胺。⑥血浆置换术,作为辅助治疗措施,清除因子Ⅷ抗体。

产生因子Ⅸ抗体者输入活化凝血酶原复合物及重组因子Ⅶa 有效。

(四)药物治疗

1.凝血酶原复合物　含有因子Ⅸ,适用于血友病乙中、重度出血患者。剂量同因子Ⅷ浓缩剂,每 24 小时一次,直至达到止血效果。新生儿慎用,因可诱发血栓性栓塞。

2.1-脱氨-8-精氨酸加压素(DDAVP)　可提高因子Ⅷ水平 4 倍,是轻型血友病患者有效的替代治疗。剂量为 0.3～0.4μg/kg,溶于 20ml 生理盐水中缓慢静注,每日 2 次,每疗程 2～5 次;或用滴鼻剂,体重低于 50kg 者,每次 150μg 滴鼻;超过 50kg 者,每次 300μg 滴鼻,每日 2 次。不良反应有轻微心率加快、颜面潮红。应避免摄入过多液体并监测尿液中药物浓度,以防止低钠血症和脑水肿。

3.抗纤溶疗法　保护少量已形成的凝血块不被溶解,用于黏膜出血及拔牙术后的替代治疗。氨基己酸(EACA)0.1g/kg,每日 4 次口服。氨甲环酸(AMCA)5mg/kg,每日 3 次口服;静脉注射 5mg/kg,每日 1～2 次。

上述两种药物应在 DDAVP 治疗或因子Ⅷ替代治疗的情况下使用,连用 7 天或直至血止。忌与凝血酶原复合物同用,血尿患者不宜使用。

4.其他　达那唑是一种合成的 17-烷基化雄性激素,男性化作用弱,可提高因子Ⅷ浓度,降低出血倾向,疗效逊于替代疗法。雷尼替丁 0.1～0.15g/d 口服,剂量随年龄递增,疗程 4 天以上,可提高因子Ⅷ:C 的活性,适用于轻、中型血友病患者,重型患者常无效。

5.血友病乙基因治疗　我国于 1991 年以反转录病毒为载体,进行世界首次血友病乙基因治疗的临床Ⅰ期实验,取得了成功。

【预后】

预后与临床分型、发作次数、出血部位有关,发病年龄越早,预后越差。重型患儿往往因颅内出血、手术后出血而死亡,但随治疗水平的提高和预防治疗的开展,残疾、夭折者均明显减少。加强血友病携带者的检测,对血友病家族中的孕妇进行产前诊断,无疑会降低血友病的发病率。

(吴海燕)

第五节　骨髓增生异常综合征

骨髓增生异常综合征(MDS)是属于骨髓增生性疾病中的一种,在成年人病例中多见,但偶尔在儿童中也有一定比例。MDS 常表现为难治性贫血,伴有苍白、感染发热和出血等症状,外周血象常表现为三系血细胞减少,骨髓增生活跃或明显活跃,且伴有血三系细胞病态造血,原始细胞和早期细胞增多,可达 1%～20%。

儿童 MDS 的发病率较成年人为低,国内尚无确切资料。一般认为,其发生率占儿童血液肿瘤的 3%～7%。国外也仅见 4 个国家和地区的调查报告,Hasle 等报道丹麦 1980～1991 年<15 岁的儿童 MDS 年发病率为 4/100 万,约占该国血液肿瘤的 9%,与加拿大不列颠哥伦比亚的发病率相近(3.1/100 万,占不列颠哥伦比亚血液肿瘤的 6%)。英国报道仅 0.66/100 万,至于这些不同国家间存在的差别的原因不清楚。MDS 的发病率与年龄有一定的关系,婴幼儿MDS 的年发病率显著高于年长儿童,0～2 岁婴幼儿为 11.3/100 万,而 3～14 岁儿童为 2.2/100 万。男孩多于女孩,男女比例为 1.5∶1。近 1/3 患儿伴发先天性或遗传性异常。

一、分类

1982 年,FAB 协作组根据形态学特征将成年人 MDS 分为 5 种类型,包括在难治性贫血(RA)、难治性贫血伴铁粒幼细胞增多(RARS)、难治性贫血伴幼稚细胞增多(RAEB)、转化型难治性贫血伴幼稚细胞增多(RAEB-T)和慢性粒单核细胞白血病(CMML)。上述 5 种类型的MDS 中是否有相对独立的类型,还是各亚型是同一疾病的不同阶段的表现尚未确定。MDS总的转变成白血病的比率为 1/4～1/3 的病例,它可以转变成急性淋巴细胞性白血病(ALL)和急性髓细胞性白血病(AML)的各个亚型。近年来的研究发现,一些儿童和成年人 MDS 类型并不能完全适合 FAB 分类,如治疗相关性 MDS、低增生性 MDS、难治性血细胞减少伴有三系细胞增生异常及伴有骨髓纤维化的 MDS 等。CMML 在儿童中的发生率极低,其临床表现与幼年型粒单核细胞白血病(JMML)非常类似,但发病年龄<5 岁和 HbF 增高有利于 JMML 的诊断,而 CMML 在 5 岁以前儿童中的发生率极低。由于 FAB 分类的局限性,2008 年世界卫

生组织（WHO）提出了新的分类方法（表 9-2）。在该分类方法中，删去了 RAEB-T 亚型，并将幼稚细胞在 20％时即可诊断为 AML。将 RAEB 分为 RAEB-Ⅰ（幼稚细胞在 5％～10％）和 RAEB-Ⅱ（幼稚细胞在 11％～20％），并删去了按 Auer 小体进行分类的规定。将 CMML 归类于骨髓增生性疾病（MPD）。由于儿童 MDS 与成年人病例有所不同，Smith 等建议对儿童 MDS 的分类进行修改，详见表 9-3。

表 9-2　WHO 2008 MDS 分型

难治性血细胞减少伴单系增生异常

 难治性贫血

 难治性中性粒细胞减少症

 难治性血小板减少症

难治性贫血伴铁粒幼细胞增多

难治性贫血伴多系增生异常

难治性贫血伴幼稚细胞增多（RAEB）

 RAEB-Ⅰ（幼稚细胞 5％～10％）

 RAEB-Ⅱ（幼稚细胞 11％～20％）

骨髓增生异常综合征伴孤立 del(5q)

未分类型 MDS

儿童 MDS

 假定疾病：儿童难治性血细胞减少症

表 9-3　儿童 MDS 分类

Ⅰ	骨髓增生异常综合征
	难治性血细胞减少伴多系增生异常（RCMD）
	RCMD-EB
Ⅱ	联合骨髓增生/骨髓增生异常综合征
	幼年型粒单核细胞型白血病（JMML）
	慢性粒单核细胞白血病（CMML）
	BCR/ABL 融合基因阴性的 CML
Ⅲ	唐氏综合征
	暂时性骨髓增生性疾病
	MDS/AML

二、病因及发病机制

MDS 的病因及发病机制尚未完全阐明，但其病因与其他恶性肿瘤类似，包括基因背景、物理因素、化学因素及生物因素等诸多因素综合的结果，其中基因背景在 MDS 的发病机制中占主要地位。近年来，对其分子遗传学上的改变已经有了较为深入的了解。目前认为，MDS 与

CML类似,其基本缺陷存在于单个造血干细胞,使之发生突变形成病变克隆,但与CML不同的是,MDS干细胞中未发现单个基因如BCR/ABL的改变,而是累及多种基因病变。采用X染色体灭活标志、葡糖糖-6-磷酸脱氢酶(G-6-PD)同工酶、X连锁限制性片段多态性、磷酸甘油激酶基因PCR扩增、X-染色体人类雄激素受体位点测定(HUMARA)等方法能发现MDS患者存在明显的遗传学改变,如7号染色体的暂时性缺失或部分缺失、8号染色体三体型等,这些染色体改变导致MDS的发生或继发事件,如5号染色体的缺失可导致编码集落刺激因子如G-CSF和GM-CSF的基因缺陷以及IL-3、IL-4、IL-5、EGR-1、干扰素调节因子1(IRF1)基因缺陷。而且,还可发现在MDS患者中粒细胞和红细胞系的克隆性改变,有些还可能涉及T-和B-淋巴细胞系统的克隆性病变。MDS中的异常干细胞克隆沿着正常干细胞分化的途径分化和增殖,形成分化异常的髓系细胞。这种增生异常的克隆与正常克隆在同一患者中同时存在,形成嵌合体,而异常克隆的生长优势有可能抑制正常克隆的正常分化和增殖,最终导致无效的克隆性造血。由于这些异常的克隆细胞存在分化缺陷,最终产生血细胞减少。如在此基础上,存在Ras基因的突变、FHIT基因改变、WT-1和p53基因的突变等再次基因的打击,这类MDS便可向AML转化。

三、临床表现

(一)MDS的临床表现

MDS的临床表现呈多样性,通常起病隐匿,症状轻重取决于贫血、白细胞和血小板减少的程度和速度。有头晕、乏力、衰弱、食欲减退和长达数月至数年的贫血症状,部分病例可体重减轻。并发症以出血和感染为多见,在未转变为急性白血病的病例中,大多死于此两种原因,两者的发生率分别为20%和40%。有60%~80%的MDS病例具有出血表现倾向,出血症状常表现为皮肤黏膜瘀点和瘀斑,鼻出血、牙龈渗血、血尿、消化道出血,严重者可发生颅内出血。感染中以下呼吸道感染为多见,占60%~70%,其他可表现为肛门周围及会阴部感染、脓疱症和败血症等。易感染者多见于7号染色体单体型MDS,可能与中性粒细胞趋化作用减弱有关。肝、脾、淋巴结肿大虽在骨髓增生性疾病中较多见,但其在儿童MDS中却较为少见。部分病例可有四肢骨关节酸痛。MDS的病程长短不一,最短者2个月,较长者8~10年,个别可达20年,但大多在2年以内。

(二)儿童MDSFAB亚型的特殊表现

1.JMML 也称幼年型粒单核细胞型白血病(JMML),在临床血液学、细胞生物学和分子生物学等方面与成人慢性粒细胞性白血病(CML)明显不同,而与成人CMML相似。JMML主要发生在5岁以下的婴幼儿,男性较女性多见。皮肤损害症状明显,特别是面部皮疹是常见而严重的体征之一,多数患儿脾大,可有巨脾表现,部分肝和淋巴结肿大。外周血中白细胞计数及单核细胞绝对数增多,当患者合并感染时,外周血白细胞数量及单核细胞计数可以明显增高,一旦感染控制,白细胞计数可明显下降。此外,患儿可有贫血、血小板减少,血液中胎儿血红蛋白(HbF)持续明显增高,常>10%,高者可达75%以上。骨髓增生明显活跃,原始细胞及单核细胞增多,巨核细胞减少。病态造血的特征不明显,6%~24%的患儿表现有7号染色体单体(-7)。体外培养CFU-GM呈自发性生长,对GM-CSF刺激敏感性增高。患儿对化疗反应不敏感,生存期短,但急性白血病转化率相对较低,多数患儿死于骨髓衰竭并发症。

2.7号染色体单体型MDS(IMo7S) 特指发生在4岁以下的婴幼儿,其染色体核型表现为-7的综合征。7号染色体单体是儿童MDS较为多见的染色体异常变化,占原发性儿童MDS的40%,伴发先天性或遗传异常的儿童MDS常出现-7。男孩多见,男女比为4.7:1。外周血白细胞和单核细胞增多,贫血、血小板减少,常见幼稚红细胞和幼稚粒细胞,骨髓增生明显活跃。患儿经常发生感染,肝、脾、淋巴结可肿大,易转化为AML。-7在MDS发病中的作用机制尚不明确。

IMo7S与JMML在血液学表现及临床演变方面有所不同,但在流行病学表现方面非常相似。JMML与IMo7S有3个方面表现明显不同:IMo7S一般没有常见于JMML的面部皮损,HbF在IMo7S不升高,或轻微升高,JMML的染色体核型大多为正常。

实际上儿童CMML与-7综合征患儿除了染色体核型特征外,在临床表现与生物学特征相似,故认为-7综合征与CMML是同一疾病的不同表现。考虑到儿童CMML、JMML、IMO7S三者在临床和血液学方面非常相似,1994年国际粒-单核细胞白血病工作组建议将其统称为幼年粒-单核细胞白血病(JMML)。

3.低增生型MDS 尽管在MDSFAB分类中未包括低增生型MDS,在诊断MDS标准中,需要骨髓呈正常增生或高增生性,但它确实存在。该型MDS与重型再生障碍性贫血(SAA)难以鉴别,临床表现与SAA类似,表现为苍白、出血、感染、肝脾淋巴结不肿大,外周血呈现严重的血三系细胞减少,骨髓增生低下,伴有病态造血。采用X染色体灭活标志、葡糖糖6磷酸脱氢酶(G-6-PD)同工酶、X连锁限制性片段多态性、磷酸甘油激酶基因PCR扩增、X-染色体人类雄激素受体位点测定(HUMARA)等方法能发现患者存在明显的遗传学改变,出现异常染色体核型,并易发展成为AML。但如经免疫抑制治疗,部分病例有效,提示免疫紊乱可能是其发病机制之一。对于这些病例的诊断,特别需要与SAA进行鉴别。细胞遗传学改变可能是鉴别该两个疾病的最好标志。

4.治疗相关性MDS(TR-MDS) 对采用放射治疗、化疗(烷化剂)的儿童与成年人具有产生TR-MDS的高风险性。采用烷化剂(如环磷酰胺等)治疗非霍奇金淋巴瘤治疗时,非常容易产生TR-MDS。在尤因肉瘤治疗过程中,TR-MDS的发生率也明显增加。而拓扑异构酶Ⅱ抑制药(表鬼白毒素类药物如VP-16、VM-26等)虽能诱导11号染色体畸变(11q23)而与继发性AML有关,但这类药物导致AML之前并无MDS期。TR-MDS的临床表现与原发MDS类似,但后者的预后更差。

5.伴有先天和遗传缺陷的MDS 有1/3儿童MDS存在先天或遗传异常,如Down综合征、Fanconi综合征、神经纤维瘤Ⅰ型(NF-1)、Bloom综合征、先天性中性粒细胞减少、血小板储存池病、家族性-7综合征、线粒体细胞病、非特异性免疫缺陷及不能分类的其他先天性异常等,这些患儿发病年龄大多大于2岁,AML的转化率较原发性儿童MDS为低。

四、诊断

(一)外周血象

常表现为一系或一系以上血细胞减少,部分患儿网织红细胞百分率增高。贫血一般呈正细胞、正色素性,红细胞大小不一,可见单个核或多核有核红细胞及卵形大红细胞。粒系形态变化较明显,核质发育不平衡,可出现 Pelger-Huet 畸形(分叶减少的中性粒细胞),也可伴分叶过多畸形,或中性粒细胞胞浆中颗粒减少,可见大型血小板或形态异常,电镜下可见空泡形成,糖原减少,微小管缺乏,小管系统扩张等变化,有些患儿血小板计数可正常。但有出血倾向,血小板对胶原、ADP 等诱导的聚集作用异常,黏附性降低。

(二)骨髓涂片

MDS 的骨髓呈病态造血现象,骨髓有核细胞增生活跃或正常,有 1/4 左右病例的骨髓增生低下,而增生活跃时可伴骨髓纤维化,出现骨髓"干抽"现象。红系病态造血表现为,红系增生过多(>60%)或过少(<5%),多数患儿的幼红细胞有巨幼样改变,出现环状铁粒幼红细胞、多核红细胞、核分裂、核凹陷以致核分叶、胞质染色不均匀、多嗜性红细胞及嗜点彩红细胞,尤其是 MDS 转变为白血病前,上述变化为较突出的表现。粒系病态造血表现为颗粒减少或缺如或过大,成熟粒细胞胞质呈嗜碱性,表现为核质发育不平衡现象。细胞核分叶过少(Pelger-Huet 异常)或过多。巨核系病态造血表现为巨核细胞减少,出现小巨核细胞、大单个核巨核细胞、多核巨核细胞、胞质中颗粒加大或形态异常。小巨核细胞及巨大血小板偶尔可出现在外周血象中。

(三)骨髓活检

除了观察骨髓中细胞学改变之外,还可见到下列主要组织学变化。红系前体细胞成熟障碍,常形成分化在同一阶段的幼红细胞岛,伴有早幼红细胞增多;骨髓中原粒细胞和早幼粒细胞离开骨小梁附件呈中心性簇生,这些异位的原粒和早幼粒细胞形成聚集(>5 个粒系前体细胞)或小簇(3~5 个粒系前体细胞),称为异位的不成熟前体细胞(ALIP);巨核细胞形态异常,表现为体积有显著的大小不一,细胞核呈低分叶的鹿角样和不规则的过多分叶,小型巨核细胞(体积仅为正常的 1/6)普遍多见。骨髓组织内细胞增生活跃者(造血组织>50%)有 60%~70%,部分患者增生正常(造血组织 30%~50%),少数患者骨髓造血细胞增生减低(<30%)。还可见骨髓组织中硬蛋白纤维增多,但没有胶原纤维增多的现象。上述变化中,尤其是 ALIP 不仅有诊断价值,而且对估计 MDS 的预后有价值,有 ALIP 的患儿约有 40%可发展成急性粒细胞白血病,平均生存期约为 16 个月,无 ALIP 的 MDS 患儿仅 10%发展成急性粒细胞白血病,平均生存期为 33 个月。

(四)细胞遗传学

约 50%的儿童原发 MDS 具有染色体异常,最为常见的染色体异常有−7、7q−和+8,其次是 6、9、11 数目增加和 11、12、13 的缺失,而一些在成人 MDS 较为多见的染色体异常包括−

5、5q一和一Y 在儿童 MDS 中却不存在。极少数可出现 Ph 染色体。而常见于 AML 的细胞遗传学改变如 t(8;21),t(15;17),t(9;11),t(16;16),t(9;11),t(11;19),t(11;17),t(8;16),and inv(16)等在 MDS 病例中却不常见,如遇这些染色体异常,而骨髓中的原始幼稚细胞数尚未达到诊断白血病的标准时,也应考虑低增生性的白血病或称为白血病前期,将来转化成白血病的可能性极大。细胞遗传学改变对 MDS 预后方面的意义:①正常核型者比异常核型者预后好;②单一异常者比多种异常者好(一7 或 7q一 例外);③核型稳定者比核型演变者好。

(五)造血祖细胞集落培养试验

一般采用 Pike 和 Robinson 建立的造血祖细胞集落培养技术。MDS 时有明显的粒细胞-单核细胞集落形成单位(CFU-GM)形成障碍。凡在琼脂中生长形成 3～20 个细胞的细胞团成为小簇,形成 20～40 个细胞者称大簇,形成 41 个细胞以上的细胞团称为集落。正常人 CFU-GM 体外培养形成中性粒细胞、单核-巨噬细胞或粒细胞性混合集落,细胞分化和形态均正常。MDS 的 CFU-GM 体外培养结果往往集落数低下,细胞集落和细胞簇中细胞成熟度及两者间比例显著低于正常对照组,为急性白血病相似的集落形成和细胞分化障碍。

(六)流式细胞术分析

虽然造血祖细胞集落培养实验提示 CFU-GM 形成障碍,集落计数减低,但流式细胞术分析骨髓 CD34$^+$ 造血干/祖细胞比例通常不低或甚至高于正常(0.5%～1.5%),如 RAEB,可以超过骨髓有核细胞的 5%,并可高达 19%;这一点在鉴别低增生性 MDS 与急性再生障碍性贫血时具有重要的意义,后者 CD34$^+$ 细胞百分数往往严重低于正常范围。此外,MDS 病例骨髓 CD34$^+$CD38$^-$ 细胞百分数明显高于正常范围,说明该病患儿的造血干/祖细胞分化成熟存在障碍,这一点与造血祖细胞集落形成单位培养结果一致。

(七)MDS 患者的机体免疫功能

可有多种免疫功能异常变化,提示有免疫功能紊乱,主要以体液免疫和细胞免疫功能降低为主,出现体液免疫异常和细胞免疫异常的各种表现,但无特异性。这可能与骨髓造血干/祖细胞分化成熟障碍、免疫活性细胞形成受阻有关。

综上所述,儿童 MDS 的诊断标准是无原发 AML 的染色体易位合并以下至少 2 条标准时可以诊断 MDS:①持续不明原因的难治性贫血、中性粒细胞减少或血小板减少;②红细胞系、粒细胞系或巨核细胞系至少二系病态造血;③具有获得性持续存在的克隆性细胞遗传学异常;④骨髓幼稚细胞≥5%。

五、治疗

至今 MDS 尚无肯定有效的治疗方法,支持疗法仍为重要的治疗措施,贫血严重者输血或少浆红细胞,感染时用相应的抗生素。下述疗法有一定的疗效可试用。

(一)刺激造血的药物

1.雄性激素　司坦唑醇(康力龙),剂量为每日 0.1～0.2mg/kg,美雄酮(去氢甲基睾丸素、大力补),剂量为每日 0.3～0.5mg/kg,达那唑,剂量为每日 10～20mg/kg,疗程为 2～6 个月或更长。有 20%～30%的患儿经治疗后,血红蛋白有不同程度的提高,少数患儿血小板和白细胞上升,他们的主要不良反应是肝功能损害和出现男性第二性征。

2.皮质激素　有报道用大剂量甲泼尼龙治疗 RA,剂量为每日 $100mg/m^2$,连用 3d,5 例患儿中 2 例获缓解,但异常的核型未消除,治疗 RAEB 却无效,不良反应是易并发感染和高血压。

3.集落刺激因子　主要为生白能(rhGM-CSF),它能刺激多种血细胞增加,尤其是刺激中性粒细胞增殖和成熟,并抑制恶性克隆。剂量为每日 $120\mu g/m^2$,静脉滴注或皮下注射,间歇用药,用 2～5d,停 2～10d,用药后血象改善,中性粒细胞、单核细胞及血小板增加,骨髓的 CFU-GM、BFU-E 增加。不良反应是肌肉关节痛,过敏反应如皮疹、寒战、发热、心动过速和呼吸困难等。G-CSF 和 EPO 联合应用能使 MDS 的临床和血液学表现改善。

4.白细胞介素-3(IL-3)　是调节造血功能和免疫功能的细胞因子之一,能促进多能干细胞及各种血细胞的祖细胞增殖,增强中性粒细胞、嗜酸性粒细胞和单核细胞的功能,尤其是巨核细胞的生成作用。用法为重组 IL-3 每日 $250\mu g/m^2$,皮下注射,连续 15d,血象和骨髓象有所改善。不良反应是发热伴颈项强直和头痛、骨痛和注射局部红斑。

(二)全反式维 A 酸

对急性早幼粒细胞白血病有肯定的诱导分化作用。治疗 MDS 剂量为每日 20～60mg/m^2,疗程 1～9 个月。不良反应为皮肤黏膜干燥,GPT 升高,颅内压增高等。

(三)干扰素[IFNα₂b,200 万 U/(m²·d)]

每日 1 次,如不良反应严重可改为每周 3 次,皮下注射。不良反应有发热、感冒样症状、ALT 增高、骨髓抑制等。

(四)化学治疗(适合于 RAEB)

1.小剂量阿糖胞苷　剂量为 10～20mg/m^2,每日 1～2 次,皮下注射 10d 至 10 个月,完全和部分缓解率分别为 30%,似乎能延长存活期。

2.小剂量三尖杉碱　0.5～1mg,静脉滴注,每日或隔日 1 次,10～15 次为 1 个疗程,不良反应是骨髓抑制。

3.联合化疗　常见联合化疗方案 HOAP、HA、VP-16＋Ara-C、COAP、DA 等。特别是RAEB 宜采用较为强烈的联合化疗,可能延缓或阻止疾病向急性白血病转化。但联合化疗后骨髓抑制持续的时间比急性白血病化疗后骨髓抑制时间长,且不易恢复,病态造血也难以纠正,容易并发致死性的严重感染,故应慎重。

(五)造血干细胞移植

如患儿一般情况好,骨髓无纤维化,化疗后已缓解,又有组织配型合适的供者,可考虑做造血干细胞移植治疗,以获得治愈或延长生存期。

(六)抗氧化治疗

有报道抗氧剂阿米福汀治疗成年人和儿童 MDS,该制剂具有抗氧化作用,保护造血干细胞免受超氧化基团的破坏作用,成年人及儿童 MDS 均有一定的治疗作用,有 41%左右的 MDS 病例获得细胞学改善,35%左右的病例骨髓幼稚细胞数明显下降,临床治疗结果令人鼓舞。美国COG 正在对阿米福汀治疗儿童 MDS 进行临床试验,以进一步观察其治疗作用及安全性。

（七）其他试验性治疗

一些新药正在成年人 MDS 病例中进行临床试验研究，如去甲基化制剂（如地西他滨、5-杂氮胞嘧啶、Depsipeptide 等）、蛋白酶体抑制剂（PS-341）、抗血管新生药（Rivimid、沙利度胺类药物等）和三氧化二砷等。

（八）分型治疗策略

不同亚型及临床情况应选用不同的治疗方法，RA/RCMD 仅有非输血依赖性贫血，而无严重粒细胞缺乏或严重血小板减少者，应选用诱导分化药、刺激造血药物及补养中药治疗，否则需要行造血干细胞移植；RCMD-EB 则先用 AML 样化学方案治疗后，如有亲缘相合供者则行亲缘造血干细胞移植，如无亲缘相合者则选择异基因非亲缘造血干细胞移植；RAEB-T 者，先采用 AML 样化疗方案治疗，如化疗无效，疾病持续存在或复发者选用造血干细胞移植，如有效，并能获得缓解则可以随访观察。对于具有明显免疫功能异常增强时可试用免疫抑制治疗。

六、预后

单纯 FAB 分型系统无论在成年人还是儿童 MDS 中均无明显的预后作用，因此，已基本被摒弃。而国际 MDS 预后评分系统（IPSS）在成年人病例中具有较好的预后意义，其基本含义是以骨髓中原始细胞百分比为最有效的预后因子，综合细胞遗传学异常、年龄和性别因素全面考虑。

根据 IPSS 分类系统，将 MDS 分为低危、中危 1、中危 2 和高危 4 个组，其中 IPSS 分值在 0 分者为低危，分值在 0.5～1.0 分者为中危 1，分值在 1.5～2.0 分者为中危 2，分值≥2.5 分者为高危。

由于儿童 MDS 病例罕见，IPSS 预后评分系统在儿童患者中尚未得到大量验证。PassmoreSJ 等报道在 65 例儿童 MDS 病例中实施的预后分类系统具有良好的预后意义，该评分系统基于 FAB 分型，结合血小板计数、HbF 含量、细胞遗传学异常的复杂程度等而建立的评分系统，由于该评分系统将 7 号染色体单体型 MDS 剔除在外，因此尚未在多中心协作中得到验证。

（柏燕东）

第六节　白血病

一、儿童急性淋巴细胞白血病

儿童急性淋巴细胞白血病（ALL）是最常见的儿童肿瘤性疾病。近 40 年来，特别是 20 世纪 80 年代以后，对儿童 ALL 的基础和临床研究取得了巨大的成就，儿童 ALL 已成为可以治愈的恶性肿瘤，是当今疗效最好、治愈率最高的恶性肿瘤性疾病之一，给其他儿童恶性肿瘤的治疗带来了信心和合理的临床研究模式。目前小儿 ALL 的完全缓解(CR)率可达 95% 以上，5 年以上持续完全缓解(CCR)率可达 65%~80%。

【发病率及流行病学】

在儿童肿瘤性疾病中，ALL 发病率最高，发病高峰年龄约为 4 岁。根据上海市肿瘤登记系统 1986~1992 年资料，0~14 岁组 ALL 发病数占儿童肿瘤总发病数的 20%，年发病率为 20.90/100 万，0~14 岁累积发病率为 312.55/100 万，男性发病率高于女性，男:女为 1.5:1。

【病因学】

可能导致发生儿童白血病的因素包括遗传、环境、病毒感染、免疫缺陷因素，但对每一个白血病患儿来说常不能确定其个体的致病原因。

1.环境因素 接触电离辐射有利于白血病的发生，第二次世界大战时日本发生原子弹爆炸后，当地白血病发病率增高即证实这一点。接触治疗性辐射也增加白血病的发病率。长期接触苯等有毒化学物品与急性非淋巴细胞白血病有关。其他与 ALL 发病可能有关的化学物品有除草剂、杀虫剂、孕妇酗酒、避孕药、烟草及化学溶剂，但这些因素与 ALL 发病的确切关系尚不肯定。

2.病毒感染 EB 病毒感染可能与 L_3 型 ALL 相关，也有 ALL 发病与 HIV 感染相关的病例报告。

3.免疫缺陷 先天性免疫缺陷者淋巴系统恶性肿瘤的发病率增高。

4.先天性基因(遗传)因素 有报告白血病患儿(包括 ALL)同胞的白血病发病率比普通人群高 2~4 倍。单卵双胎中一个发生白血病后，另一个发生白血病的机会高达 25%；发病年龄越小，另一个发病的机会越高；当发病年龄>7 岁时，另一个发病的机会明显减少。说明白血病的发生可以有先天性遗传因素参与，但确切的基因因素尚未十分明了。

【临床表现】

各类型小儿急性白血病临床表现相似，通常表现为进行性苍白、乏力、食欲减退、盗汗、虚弱、低热和出血倾向。从起病到诊断可长达数月，也可以骤然起病，以不规则发热、急速的进行性苍白、明显的出血症状和骨关节疼痛等症为首发表现，起病数日至数周即得以诊断；但多数病人在起病后 2~6 周内明确诊断。其主要临床表现归结为贫血、出血、发热和白血病细胞对全身各脏器、组织浸润引起的症状。

1.贫血 常早期出现，轻重不等，表现为苍白、乏力、气促、心悸、颜面水肿等，可进行性加重，贫血和出血程度常不成比例。

2.出血 极大部分患儿均有不同程度的皮肤和黏膜出血，表现为皮肤紫癜、乌青和瘀斑，甚至发生皮下血肿。齿龈出血、鼻出血、口腔黏膜渗血，严重者可出现眼底视网膜出血，导致视力减退、颅内压增高。消化道和泌尿道出血，临床表现为便血、呕血和尿血。颅内出血时表现为头痛、呕吐、抽搐和昏迷等。

3.发热与感染 多数患儿起病时有不同程度发热，可为低热、不规则发热、持续高热或弛张热，暂时性热退时常大汗淋漓。发热的原因包括肿瘤性发热和感染性发热，前者用抗生素治疗无效，而用吲哚美辛 0.5mg/kg，每 8 小时口服，热可退净，以此鉴别肿瘤性发热和感染性发热。常见的感染有：呼吸系统感染、败血症、口腔溃疡、皮肤疖肿、肠道感染等，肛周炎也颇为常见。常见的病原菌为大肠埃希菌、铜绿假单胞菌、副大肠杆菌等革兰阴性杆菌、金黄色葡萄球菌和表皮葡萄球菌等革兰阳性球菌，其他还有粪链球菌、克雷白菌、阴沟杆菌、硝酸盐阴性杆菌、黏质沙雷菌、弗氏枸橼酸杆菌等条件致病菌和厌氧菌。此外可有巨细胞包涵体病毒（CMV）、疱疹病毒、EB病毒感染。真菌感染也较常见，有白色念珠菌引起鹅口疮、肛周真菌症、真菌性肠炎和深部真菌感染。上述各种感染可单独发生也可混合感染，临床常表现为不规则或弛张性发热。

4.白血病细胞浸润表现　ALL易有网状内皮系统的浸润，表现为肝、脾和淋巴结轻至重度肿大。骨关节浸润表现为持续性并阵发性加剧的骨、关节疼痛或肿痛，行动受碍，多见于膝、胫骨、胸骨、踝、肩、腕、肘关节处，易被误诊为风湿关节炎或骨髓炎。中枢神经系统浸润时，可表现为颅内压增高，有头痛、呕吐、视神经乳头水肿所致视力模糊，也可引起面瘫等脑神经损害症，甚至发生癫痫样发作，意识障碍等。腮腺浸润时表现为两侧腮腺无痛性增大，质地较硬，无压痛或轻度压痛。睾丸浸润时有单侧或双侧睾丸无痛性肿大，质地坚硬，压痛不明显，透光试验呈阴性。ALL时肾浸润并不少见，可因水肿、尿量尿色改变而就诊，有时肾脏明显肿大可在两侧腹部触及，腹部B型超声或CT可见肾脏有多发性浸润灶。其他如皮肤、胃肠道、肺、胸膜和心脏浸润时，引起相应脏器功能障碍的症状。

【实验室检查及临床分型】

（一）外周血象

ALL时外周血象红系、髓系和巨核系中常有≥2系的异常变化，多数患儿有贫血和血小板减少。低增生性ALL时白细胞数可很低，外周血象类似再生障碍性贫血，三系均降低，也未见幼稚细胞。高增生性时可高至数十万，较多患儿外周血中可见到幼稚细胞。少数患儿可因外周血变化不明显或基本正常而被忽略并延误诊断。外周血的异常变化不能作为白血病的诊断依据，当临床怀疑白血病时，需及时作骨髓穿刺涂片以明确诊断。

（二）骨髓象（细胞形态学检查）

骨髓涂片是确诊白血病的主要依据。绝大多数白血病骨髓涂片表现为有核细胞增生活跃、明显活跃或极度活跃，5%～10%的急性白血病骨髓增生低下，称之为低增生性白血病。诊断ALL的主要依据是骨髓有核细胞中原始和幼稚淋巴细胞总和>30%，此时正常的红系、巨核细胞系、粒系常明显受抑甚至消失。除了白血病细胞明显增生外，有时可伴有不同程度的骨髓纤维组织增生，此时抽取骨髓液较为困难，称之为"干抽"现象。ALL骨髓涂片组织化学染色的典型表现为糖原呈阳性或强阳性，过氧化物酶阴性，非特异性酯酶呈阴性。根据法国、美国和英国（FAB）形态学分类，ALL分为L_1、L_2、L_3型，90%儿童ALL形态分型为L_1，细胞形态较小；L_3型肿瘤细胞的形态与Burkitt's淋巴瘤细胞相似；L_2细胞大小不均，介于L_1和L_3之间。仅依靠骨髓细胞形态学不能鉴别ALL还是非霍奇金淋巴瘤骨髓浸润。

（三）免疫分型

根据单克隆抗体（McAb）对白血病细胞表面分化抗原、胞质免疫球蛋白链的反应，可将ALL分为T、B二大系列。

1.T系淋巴细胞型（T-ALL）约占儿童ALL 10%～15%，常表达T淋巴细胞分化抗原标志,如 CD_1、CD_2、CD_3、CD_4、CD_5、CD_7、CD_8 以及 TdT 等。临床上可伴有纵隔增宽、外周血白细胞计数高。

2.B系淋巴细胞型(B-ALL)约占儿童 ALL 80%~90%,可大致分为未成熟型(以发育成熟过程依次包括 B 淋巴祖细胞性、早期前 B 淋巴细胞性和前 B 淋巴细胞型)和相对成熟型。胞质免疫球蛋白(CyIg)从无到有,继之细胞膜表面免疫球蛋白(SmIg)的出现反映了 B 细胞向成熟方向发育的过程。SmIg 阳性常提示为相对成熟型。B 系淋巴细胞其他常用的分化抗原标记有 TdT、HLA-DR、CD_{19}、CD_{22}、CD_{10}、CD_{20} 以及 CD_{24},其中 CD_{20}、CD_{10}。出现较晚,至前 B 淋巴细胞型才出现。成熟 B 淋巴细胞白血病和 B 细胞性非霍奇金淋巴瘤细胞一样常表达 SmIg。

(四)细胞遗传学检查

1.染色体数量异常染色体数<46 条时称为低二倍体,当染色体<40 条时预后较差。染色体>46 条时称为超二倍体,而>50 条的超二倍体者预后较好。

2.染色体结构异常常见的相对成熟 B 细胞型 ALL 染色体异常有 t(8;14)、t(2;8)、t(8;22),与 B 细胞性非霍奇金淋巴瘤相同。B 系未成熟型 ALL 常见的染色体结构异常有 t(11;v)、t(9;22)、t(1;19)、t(4;11)、t(12;21)等。常见的 T-ALL 染色体结构异常有 t(11;14)、t(8;14)、t(10;14)、t(1;14)t(4;11)等。

现代白血病诊断应包含形态学(M)、免疫学(I)、细胞遗传学(C)和分子生物学(M)即 MICM 综合诊断。ALL 还应作出临床危险型诊断,以指导临床治疗方案的选择。

(五)脑脊液检查

ALL 应常规作脑脊液检查,包括脑脊液常规细胞计数及分类、生化、离心甩片找肿瘤细胞。美国国立癌症研究所(NCI)儿童 ALL 中枢神经系统白血病(CNSL)的诊断标准(表 9-4)。

表 9-4　中枢神经系统白血病的诊断标准

诊断	临床发现
正常(CNS-1)	脑脊液中无淋巴母细胞
可疑(CNS-2)	脑脊液中白细胞数<5/μl,离心甩片见到淋巴母细胞
CNSL(CNS-3)	脑脊液中白细胞数≥5/μl,见到淋巴母细胞或有脑神经症状

(六)影像学检查

胸部 X 线平片可发现是否同时伴有纵隔增宽和肺门淋巴结增大。腹部 B 型超声或 CT 可发现部分病例有不同程度的肾脏、肝脏的浸润性病变及腹腔淋巴结肿大。有骨浸润时骨扫描有异常浓集灶,骨 X 线平片可有虫蚀样病变或骨骺部白血病线。

(七)临床危险程度分型

小儿 ALL 有明显影响预后的危险因素,国际上公认的因素包括:①诊断时外周血白细胞计数≥$50×10^9$/L;②年龄<1 岁或>12 岁;③诊断时有 CNSL;④染色体核型为 t(9;22)或 t(4;11)异常者;⑤泼尼松诱导试验 $60mg/m^2$/d×7 天,第 8 天外周血白血病细胞≥$1×10^9$/L (1000/μl),或治疗 15~19 天时骨髓幼稚淋巴细胞比例仍大于 25%。具备上述危险因素≥1 项者为高危 ALL(HR-ALL),提示预后较差,需较强烈的治疗方案;不存在其中任何 1 项者为标危 ALL(SR-ALL),提示预后较好,在合理治疗下,长期无病生存率可达 70%～85%。

近来国际上普遍认可在诱导缓解治疗结束时(诱导 28 天至 35 天)骨髓微量白血病残留(MRD)水平低于 10^{-4} 时预后好。

【鉴别诊断】

临床诊断 ITP、再生障碍性贫血、粒细胞减少症、传染性单核细胞增多症、各种关节炎、类白血病反应时应想到本病,当不能肯定除外白血病时,即应及时作骨髓穿刺涂片进一步明确诊断。

1.对不明原因的贫血、出血、发热和不能以感染完全解释的发热,以及多脏器浸润症状表现者应考虑本病诊断。

2.对体格检查中发现有与出血程度不相符的贫血、肝、脾、淋巴结肿大者,尤其有腮腺、睾丸和软组织浸润肿大者,以及伴有骨、关节痛明显者应考虑本病的诊断。

3.外周血发现≥2 个系列异常或见有幼稚细胞者应考虑到本病的可能,进一步作骨髓涂片检查。

【治疗】

(一)治疗原则

ALL 以化学治疗(化疗)为主要手段。化疗的主要原则是按临床危险型选择不同强度的治疗方案,强调早期连续合理强烈化疗和坚持长期持续化疗,同时给予鞘内化疗预防 CNSL 的发生。化疗过程中应密切观察,进行有效的对症治疗和并发症的预防和治疗,包括瘤细胞性栓塞,肿瘤溶解综合征,水、电解质平衡,贫血,出血,DIC,各脏器特别是心、肝、肾正常功能的维持,各种感染及各种化疗药物毒副反应的防治。同种异体造血干细胞移植适用于难治性及复发性 ALL,宜在 CR 后进行移植。

(二)化疗

ALL 化疗基本组成部分包括诱导缓解治疗、缓解后巩固治疗、CNSL 预防性治疗、再诱导治疗、和维持治疗。

1.诱导缓解治疗　ALL 诱导缓解治疗首选国内外常用的标准方案 VDLP 方案:即长春新碱(VCR)1.5mg/m²,每周 1 次×4 次;柔红霉素(DNR)30mg/m²,每周 1 次,共 2～3 次(HR-ALL 用 3 次,SR-ALL 用 2 次);左旋-门冬酰胺酶(L-ASP)6000～10000U/m²,隔天 1 次共 6～8 次(HR-ALL 用 8 次,SR-ALL 用 6 次);泼尼松每天 60mg/m²,分三次口服,共 28 天,减停 7 天。95% 病人在 28 天至 35 天时能达完全缓解(CR)。

2.缓解后巩固治疗　推荐用 CAT 方案,环磷酰胺(CTX)800～1000/m2 第 1 天,阿糖胞苷(Ara-C)每日 100mg/m²×7 天,每日分 2 次(q12h),皮下注射;6-硫鸟嘌呤(6-TG)或 6-鸟嘌呤(6-MP),每日 75mg/m²,晚间顿服×7 日;HR-ALL 时可采用中、大剂量 Ara-C,1～2g/m²,q12h×4～6 次,CTX 和 6-mp 同上。

3.CNSL 及其他髓外白血病　预防采用头颅放疗预防 CNSL 者越来越少。推荐用大剂量甲氨蝶呤(HDMTX)和鞘内化疗进行 CNSL 预防。HDMTX 在巩固治疗休疗结束后开始,每隔 10～15 天 1 次,用 3 次,高危(HR-ALL)共 5～6 次,低危(LR-ALL)共用 3～5 次。每次 MTX 剂量为 3000～5000mg(HR)/m²,1/6 静脉推注 15 分钟(不超过 500mg),余量于 24 小时内均匀滴入。在推注后 30～120 分钟之间鞘内注入"三联"化疗(见后)。于治疗起第 37 小时用四氢叶酸钙(CF)15mg/m² 共 6～8 次,首剂静注,以后可改 q6h 口服。有条件者检测血浆 MTX 浓度(<0.1mol/L 为无毒性浓度),以调整 CF 应用的次数和剂量。若 44 小时时<1mol,68 小时时<0.1mol,则 CF 用 6 次即可,否则要延长并增加解救剂量。预防毒性措施包括水化、碱化,化疗前 3 天起口服碳酸氢钠 0.5～1.0g,每日 3 次,化疗当天起用 5% 碳酸氢钠 5ml/kg 静滴,每天补液 1/5 张含钠溶液 3000ml/m²,24 小时内均匀滴入,共 4 天。用药前肝、肾功能必须正常。

鞘内化疗:诱导治疗开始后 2～5 天起每周鞘内注射 MTX、Ara-c、地塞米松(DX)"三联"化疗 1 次,共 5～6 次,以后每 3 月 1 次至治疗结束。MTX 剂量为 12.5mg/m²(最大 12.5mg);Ara-C 1mg/kg(最大 50mg);DX 0～2 岁为 2.5mg,>2 岁 5mg。

4.再诱导治疗　一般在第 3 次 HDMTX+CF 10～14 天起,HR-ALL 的早期强化治疗分 2 个阶段,第一阶段用 VDLP,与诱导治疗的不同之处是 DNR 和 VCR 每周 1 次共 2 次,泼尼松剂量每天 45mg/m² 共 14 天,逐渐减量,7 天内停药,口服。第二阶段用 VP-16 每次 200mg/m²,Ara-c 每次 300mg/m²,每 3 天 1 次,共 3 次,静滴。SR-ALL 的早期强化只用 VDLP。

5.维持治疗　MTX 肌注或口服 20～30mg/m² 每周 1 次共 3 周,同时 6-巯基嘌呤(6-MP)每天 75mg/m² 共 21 天,口服;后接 VCR 1.5mg/m² 1 次,泼尼松剂量每天 45mg/m² 共 7 天;如此每 4 周 1 个周期,周而复始,并根据个体外周血白细胞计数调整 MTX 和 6-MP 剂量,使白细胞计数维持在(2.8～3.0)×10⁹/L。ALL 总治疗期限男孩为 2.5～3 年,女孩 2～2.5 年。

6.CNSL 治疗　按剂量"三联"鞘注化疗 8 次,隔天 1 次至脑脊液中肿瘤细胞消失(一般鞘注 2～3 次后脑脊液大多转阴),以后每周 2 次至总共 8 次。如 CNSL 发生在骨髓 CR 期,则需在脑脊液转阴后增加 1 次全身强化治疗,以避免 CNSL 后全身复发,然后作全颅放疗(⁶⁰C0 或直线加速器)治疗,总剂量为 18Gy,分成 15 次照射,对已有足够身高的大年龄患儿同时作全脊髓放疗,对小年龄患儿则在全颅放疗的同时增加鞘内化疗每周 1 次共 2 次。

7.睾丸白血病(TL)治疗　睾丸异常肿大,怀疑为 TL 时,最好能作活检以确诊。如为双侧 TL,则作双侧睾丸放疗,总剂量为 24～30Gy。若是单侧 TL,可作病侧睾丸手术切除。如起病时已有 TL,应按原治疗方案进行全身性诱导、巩固等治疗,在诱导结束后作 TL 局部治疗。若 CR 中发生 TL,在治疗 TL 的同时,给予 VDLDX 和 VP-16+Ara-c 方案各一个疗程作全身治疗,以免由 TL 引发骨髓复发。

8.并发症的预防及支持治疗

(1)防止肿瘤细胞溶解综合征:淋巴细胞白血病细胞对化疗常十分敏感,在化疗开始时大量的肿瘤细胞被药物杀伤破坏溶解,因此而诱发肿瘤细胞溶解综合征,此种情况常发生在化疗刚开始 1 周内,主要表现为高尿酸血症、高血钾、高血磷、低血钠、低血钙等电解质紊乱,酸碱平衡失调和少尿、无尿、DIC 等。为减慢肿瘤细胞溶解的速度,避免肿瘤细胞溶解综合征形成,对于外周血白细胞计数大于 $50×10^9/L$ 者初始化疗应相对减弱,如仅给泼尼松和长春新碱,在 3～7 天后才给予较强的化疗。对所有诱导期第 1～2 周的新病人均应给予 3000ml/m² 水化、5% 碳酸氢钠 5ml/kg 碱化血液和尿液,监测电解质、尿酸、DIC 指标,保证水、电解质平衡,同时服用别嘌呤醇 200～300mg/(m²·d),以减少尿酸的形成,防止尿酸性肾小管栓塞所致的肾功能不全。

（2）预防感染：注意食品及环境卫生，减少感染机会。应用 SMZco 25～50mg/(kg・d)，诱导期可全程应用，缓解后每周用 3 天，防止发生卡氏肺囊虫肺炎。静脉应用丙种球蛋白每次 200～400mg/kg 可能减少某些感染的机会。化疗期间禁止接种活疫苗，以避免疫苗布散感染。加强口腔和肛门护理，及时治疗如龋齿等潜在感染灶以减少内源性感染。及时处理浅表真菌感染以减少深部真菌感染。

（3）应用 L-ASP 时宜低脂饮食，减少合并急性胰腺炎的机会；注意血白蛋白水平，明显低下时及时补充，以避免低蛋白血症加重感染。定期进行心、肝、肾功能检查，避免脏器功能不全。

（4）适当应用造血刺激因子缩短骨髓抑制期，可能减少感染机会。可应用粒-单刺激因子或粒细胞刺激因子（GM-CSF 或 G-CSF），对缓解中病人在强化疗 48 小时后根据化疗强度适时应用 3～5μg/(kg・d)至白细胞＞$3.0×10^9$/L。

（5）血制品应用：在贫血、出血的预防和治疗中十分重要。

9.随访与病人管理应将白血病治疗视作为一个系统性工程，随访及病人管理是其中十分重要的部分，以保证按时实施治疗计划。要做到正确记录临床实验室检查结果和所有的治疗，详细向病人交代下一阶段的治疗计划及离院后的注意事项。未按时来院接受治疗及随访时主动与家长联系，减少失访者，以提高治愈率和统计的正确性。

二、儿童急性非淋巴细胞白血病

儿童急性非淋巴细胞白血病（AML）约占儿童白血病的 15％～20％，随着生物分子学的进展，对 AML 的发病机制及生物学特性有了更进一步的了解，目前在合理治疗后约有 30％～45％的患儿可获得长期无病生存，较急性淋巴细胞白血病（ALL）的预后仍然明显差。

【流行病学】

在儿童中 AML 与 ALL 发病比例约为 1∶4～5，但在出生后 4 周内诊断的先天性白血病几乎均为 AML。男女发病率无明显差异。据统计近几十年来发病率趋势无明显变化。根据上海市 1990～1992 年的肿瘤登记资料，上海地区 0～15 岁的 AML 年发病率为 4.92/100 万。

【病因学】

1.理化因素　如苯和电离辐射的暴露与 AML 发病有关，但能明确的个体致病因素仅占发病数中的极少部分。日本在原子弹爆炸后 AML 的发病率增高 20 倍，其高峰在接受辐射后 6～8 年。孕期吸烟吸烟也增高 AML 的发病率。在第二肿瘤中，AML 是一种较常见的类型，主要与先前烷化剂如环磷酰胺、氮芥、马利兰等暴露有关，常发生于第一肿瘤 4～5 年后，可先表现为骨髓增生异常综合征（MDS）再发展为 AML，但在 10～12 年后 AML 的发病机会减少。除此以外，鬼臼毒素类药物 VP-16 的暴露与第二肿瘤性 AML 的发病有关，其发病时间常较烷化剂诱发者早。

2.病毒　尚未证实与 AML 发病有关的病毒。

3.先天性遗传　至今在大多数儿童 AML 中未能证实遗传因素的参与，偶有同胞发病或家族性发病的报告。唐氏综合征患儿发生 AML 的机会比正常人群高 14 倍。在同卵双胎中，若一胎在 6 岁前发病，则另一胎发病的机会约为 20%；在 1 岁以前发病者，另一胎发病的机会大大增加；而一胎在 6 岁以后发病者，另一胎的发病机会则较 6 岁前发病者明显下降。一些先天性骨髓性疾病中发生 AML 的机会也增加。

【生物学特征】

AML 存在逃脱顺序化死亡调控的机制，部分细胞永生化。在 M_3 中已明确由于 t(15;17) 造成 PML/RARa 融合，阻断了对细胞的正常分化调控。在 AML 治疗中易产生多药耐药，有多种耐药机制参与，包括 P 糖蛋白，它由多药耐药基因家族中的 MDR 编码，主要功能为主动泵出多种进入细胞的药物而使肿瘤细胞获得耐药性。钙通道阻滞剂和环胞霉素 A 可阻断 P 糖蛋白的功能。AML 常见的特征性染色体异常有 M_2 的 t(8;21) 和 t(3;21)，M_3 的 t(15;17) 和 t(11;17)，M_4Eo 的 inv(16)。

【形态学分类】

根据较公认的法、美、英(FAB)形态学分类，将 AML 分为 M_1 至 M_7 七个类型，各型特征（表 9-5）。

表 9-5　AML 各亚型特征

FAB	通用名	诊断标准	组化	发病年龄(岁) <2	>2
M_1	急性髓系白血病(未成熟型)	幼稚细胞>90%的非红系细胞，10%为分化成熟中的粒系及单核细胞	MP+	17%	25%
M_2	急性髓系白血病(部分成熟型)	幼稚细胞 30%~89%，分化成熟粒细胞>10%，单核细胞<20%	MP+		27%
M_3	急性早幼粒白血病(粗颗粒型)	异常组颗粒早幼粒细胞<20%，常见 Auer rods	MP+		5%
M_{3V}	急性早幼粒白血病(细颗粒型)	早幼粒细胞胞质含细颗粒，肾型核，电镜见多发黑色颗粒	MP+		
M_4	急性粒单细胞白血病	幼稚细胞>30%的非红系细胞，单核系细胞>20%，但<80%，外周血单核细胞>5×10^9/L 或血清溶菌酶升高，NSE+	MP+，NSE+	30%	26%
M_{4Eo}	急性粒单细胞白血病伴嗜酸颗粒	异常的嗜酸粒细胞伴特殊的嗜酸颗粒和粗的嗜碱颗粒	MP+，NSE+，Eos-PAS+		
M_5	急性单核细胞白血病	幼稚及各分化阶段单核细胞>80%的非红系细胞，M_{5a}幼稚单核细胞>80%，M_{5b}幼稚单核细胞<80%	NSE+	52%	16%
M_6	急性红白血病	幼稚细胞>30%的非红系细胞，但 50%的骨髓有核细胞为幼稚细胞	幼红细胞 PAS+		2%

FAB	通用名	诊断标准	组化	发病年龄(岁)	
				<2	>2
M_7	急性巨核细胞白血病	巨核系幼稚细胞>30%的非红系细胞,胞质见空泡,骨髓纤维化	血小板 perox+		5% ～7%

MP:髓过氧化酶;PAS:糖原;NSE:非特异性酯酶;perox:过氧化酶

【临床表现】

儿童急性白血病的临床表现有共性,主要表现为贫血、皮肤黏膜或内脏出血倾向、发热及各种类型感染。与 ALL 不同的是 M_3 型临床有更严重的出血倾向,在治疗前及刚开始治疗时易发生 DIC,而 M_5 型齿龈浸润较多见。除 M_4、M_5 以外,其他 AML 浸润中枢神经系统的机会比 ALL 少。

体格检查除不同程度面色苍白、出血点、紫癜外,半数以上病人有肝、脾、淋巴结不同程度肿大;皮肤、皮下组织浸润时扪及结节,眼眶部浸润时可有眼球突出,这些浸润性肿块(肿瘤部分)切面可因肿瘤细胞所含的髓过氧化酶作用而转化为绿色,因此又将其称为"绿色瘤"。

外周血检查表现为红细胞、血红蛋白不同程度的下降;白细胞计数可明显升高并出现幼稚细胞,或反而减少,此时又称低增生性白血病;血小板一般均中重度减少,偶见正常者。

【诊断】

白血病诊断应包括以下三个内容:细胞形态学、免疫表型和细胞遗传学,随着发展还应包括基因型的分析。

1.骨髓细胞形态学　当临床怀疑白血病时必须进行骨髓涂片作形态学、组织化学染色检查才能明确诊断。骨髓涂片显示常为高度增生,幼稚细胞≥30%,在 30%～100% 之间,约 4/5 病人在形态学和组织化学染色检查后能作出明确的形态分型诊断,另 1/5 病人需进行免疫表型和细胞遗传学分析来进一步鉴别 AML 和 ALL。AML 各型中组织化学染色特征(表 9-5)。

2.免疫表型　当骨髓造血干细胞逐步分化成熟时可表达与特定细胞系和分化阶段相关的免疫表型,在细胞形态学和组织化学染色结果不一致时,免疫表型对诊断起重要作用。90% 的 AML 病人中至少表达 MPO、CD_{33}、CD_{13}、CD_{15}、$CD_{11}b$ 和 CD_{36} 中的一个。有些髓系抗原也表达于幼稚淋巴细胞上,因此也不能仅根据免疫表型来作诊断,4%～25% 的 ALL 可表达至少 1 个髓系抗原,11%～28% 的 AML 同时表达淋巴系抗原。

3.细胞遗传学　AML 中常见的并有特征性的染色体异常有 t(8;21)、t(3;21),常见于 M_2;t(15;17)、t(11;17),常见于 M_3;inv(16)常见于 M_4Eo。

【预后】

较为公认的影响 AML 预后不良因素有以下几点:

1.起病时白细胞总数>$100×10^9$/L。

2.AML 为第二肿瘤。

3.细胞遗传学示单倍体 7,及由 MDS 转化而来的 AML。

除此以外,巨脾、M_4 或 M_5、一个疗程未获缓解也被认为是影响预后的不良因素。

【治疗】

AML 治疗原则是有效药物联合强化疗、注意诱导缓解及继续治疗中的药物剂量强度和给药时间强度,小剂量长期维持治疗对 AML 的无病生存率无影响。治疗合理时,5 年无病生存率为 $30\%\sim45\%$。

1.诱导治疗　国际常用的诱导治疗方案为 DA 方案,即柔红霉素 $40mg/m^2$,qd×3 天;阿糖胞苷(Ara-c)每次 $75\sim100mg$,q12h×7 天。我国特有的三尖杉酯碱对儿童 AML 也有效,与 Ara-C 联合为 HA 方案,即(H)三尖杉酯碱 $4mg/m^2$,qd×9 天;Ara-C 每次 $75\sim100mg$,q12h ×7 天,其诱导缓解率与 DA 方案相似。约 $80\%\sim85\%$ 初治病人在 $1\sim2$ 个疗程后获得缓解。

2.继续化疗　AML 在缓解后可再继续用原方案 $1\sim2$ 疗程作为巩固治疗。从目前进展来说,包含大剂量 Ara-C 的方案可改善 AML 的预后。常用方法为 Ara-C 每次 $2\sim3g/m^2$,q12h ×6 次;联合柔红霉素 $40mg/m^2$×2 天或 VP-16 $160mg/m^2$×2 天,每 $2\sim3$ 周 1 疗程,在巩固治疗之后连续 3 个疗程作为强化治疗。与 AML 不同,ALL 需较长期的低剂量维持化疗,但在 AML 中需连续的骨髓抑制性化疗,持续化疗至 12 个月左右即可停药,延长化疗时间并不改善预后,持续化疗方案可用 HA、DA、大剂量 Ara-C 交替,注意整个治疗期蒽环类抗肿瘤类药物累积剂量,一般控制在 $350mg/m^2$ 以下。具体疗程安排。

全反式维 A 酸对 M_3 有效,可诱导其分化成熟,约 $60\%\sim70\%$ 病人在单用维 A 酸后可获得缓解,但如不加用化疗,仍复发。目前主张对 M_3 病人用 $3\sim10$ 天维 A 酸后起用 AML 诱导化疗,并按 AML 继续化疗。维 A 酸的应用可明显减少化疗诱导的 DIC 发生率,化疗联合维 A 酸的治疗方式对无病生存率的影响优于单用化疗,维 A 酸在缓解后间断给药,如每 $2\sim3$ 个月给 $7\sim14$ 天,化疗仍按 AML 进行。

3.中枢神经系统浸润预防　对 M_4、M_5 需与 ALL 相仿的鞘内化疗作中枢神经系统浸润预防,对其他 AML 是否需预防尚有争论。

4.骨髓移植　AML 预后较 ALL 明显差,特别是有高危因素者更差,因此对这部分病人如有 HLA 相合的相关家属供体应考虑作异体基因基因造血干细胞移植。自身造血干细胞移植是否有效尚有争论,多数报告为与常规化疗者无差异。

5.复发与再治　AML 复发后再治困难,尤其是治疗中复发者,如能获得再次缓解,应争取在短期内作异体基因造血干细胞移植,因再次缓解时间常短暂。

三、儿童慢性粒细胞白血病

慢性粒细胞白血病(CML)是一种骨髓异常增生性疾病,在儿童中分为成人型慢性粒细胞白血病和幼年型慢性粒细胞白血病(JCML),主要为骨髓多能造血干细胞病变。与急性白血病比较病变细胞形态相对成熟,发病相对缓慢,尤其是 CML 自然病程可达数年。

儿童 CML 约占白血病总发病数的 5% 不到,其中 JCML 则更少。

(一)慢性粒细胞自血病

CML 是白血病中最先被认识的一种血细胞疾病,1844 年 Doune 首先描述了它的临床特征,至 1870 年 Neumann 提出本病起源于骨髓而不是脾脏,1960 年 Nowell 和 Hungerford 在费城发现本病的细胞遗传学特征 Ph^1 染色体。

【流行病学】

CML 好发于中年人,40～50 岁为发病高峰,在儿童中 80％病人在 4 岁后发病,60％在 6 岁后发病,也有生后 3 个月即发病的报告。性别无差异,尚未证实有明确的遗传因素参与。辐射与发病有关,但在儿童中未证实这一因素的参与。

【细胞遗传学及生物学特征】

Ph^1 是 CML 的标志性染色体变化,由非随机 t(9;22)(q34;q11)形成。在 9 号染色体断裂点上有 c-abl 基因,它的变异性可大于 100kb。Bcr 基因位于 22 号染色体,是一个变异性很小的 5.8kbDNA 小片段,易位后 $22q^-$ 和 $9q^+$ 结合部形成 bcr/abl 融合基因,编码一个特异的 210kb 蛋白质(P210),它是一种酪氨酸激酶,在肿瘤的发病中起作用。Ph^1 染色体在儿童 CML 中尚有它的特殊情况。

1.Ph^1 阴性 CML 约 5％～10％有典型 CML 临床表现的病例 Ph^1 阴性,可能有以下原因:①其他染色体片段结合于 22q,使 Ph^1 的 22q-在细胞遗传学水平不易检测到;②9 号染色体有断裂或基因重排,但 22q11 未断裂,分子生物学技术可检测出 CML Ph^1 阴性时的这些变化。

2.Ph^1 阳性急性白血病 Ph^1 染色体并不只存在于 CML 中,约 3％～10％的儿童急性白血病有 Ph^1 染色体。Ph^1 阳性急性白血病可以是 CML 急变,也可能是原发的急性白血病。在临床和血液学检查中区别这两种情况很困难,但细胞遗传学结合分子生物学技术检查可发现 Ph^1 阳性急性白血病常为非 CML 特异的非随机的染色体异常 t(9;22)(q34;q11),有 bcr 基因以外的基因重排,并产生 190kb 蛋白(P190),在治疗缓解后骨髓细胞中的 Ph^1 染色体和 P190 即可消失。而 CML 则相反,有 CML 特异的非随机染色体异常 t(9;22)(q34;q11),无论在疾病的哪一个时期,Ph^1 染色体和 bcr 基因重排所产生的 210kb 蛋白(P210)始终存在。

【生物学特征】

1.克隆特征 CML 是一个起源于骨髓单株多能干细胞的获得性疾病,由于多能干细胞有向多个细胞系发育的潜能,CML 急变时具不均一性,如急淋变、急粒变、急单变。

2.细胞生长特性 CML 从单个病变细胞增殖,直至骨髓、外周血、脾脏中堆积大量的 CML 细胞,多种机制参与了这一过程。

3.细胞动力学 CML 慢性期外周血粒细胞数数十倍甚至数百倍于正常粒细胞数,这些细胞可自由循环于骨髓、外周血、脾脏间;CML 细胞的半衰期比正常人粒细胞长 5～10 倍,这些细胞形态学上为未完全成熟的粒细胞,同时形态学上完全成熟的粒细胞半衰期也比正常人长 2～4 倍。CML 细胞的增殖速度比正常人慢,因此细胞寿命延长是 CML 外周血中粒细胞明显增高的主要原因,而不是它的增殖速度。CML 慢性期时髓系定向干细胞明显增多,因此在干细胞培养中粒-单细胞集落形成单位(GM-CFU)数明显增多,可高于正常人 10～20 倍。

4.疾病转化基础 CML 起病时多能造血干细胞发生 c-abl 基因重排,形成肿瘤前期血细胞克隆,这一转化过程中的克隆、出现细胞遗传学变化,即形成 Ph^1 染色体使 bcr/abl 融合,融合基因下调酪氨酸激酶活力,使细胞凋亡紊乱。这些细胞中基因的不稳定性增加和 DNA 复制过程中的自发性错误使病变细胞向更异常的方向发展,直至出现另一个新的细胞遗传学变化。随着这些变化,细胞的增殖与分化失去正常关系,异常克隆抑制正常克隆生长,异常的未成熟克隆呈优势,最终进入急性白血病期。

【临床表现】

CML 分为三个阶段,即慢性期、加速期和急变期。各阶段代表疾病的性质由高增生性、基本正常的相对成熟血细胞成分为主进展为分化停滞、未成熟细胞为优势的过程。

1.慢性期 主要由造血细胞池扩张造成的一系列变化,此期粒细胞数明显增高,主要浸润于骨髓、外周血、脾脏和肝脏,血黏稠度增高。病人有非特异性症状如发热、盗汗、乏力、左上腹饱满或疼痛、骨痛。这些临床情况相对容易控制,这一期平均可持续三年。此期可有很高的白细胞数,称为白血危象,造成血管阻塞并出现相应的临床情况如中枢神经系统症状、呼吸窘迫综合征、视力障碍等。

2.加速期 出现进展性加重的全身症状,如发热、盗汗、乏力、消瘦和出血倾向,肝、脾增大,化疗难于控制。

3.急变期 可缓、可快,约 5% 病人急剧进入急变期。急变期临床表现与急性白血病相似,贫血、出血、发热,肝、脾肿大,并可伴有其他髓外浸润灶。

【实验室检查】

1.外周血象

(1)慢性期:轻度贫血,粒细胞数明显增高伴左移,计数在 $(8.0 \sim 80) \times 10^9 / L$ 之间,平均为 $25 \times 10^9 / L$,大于 $50 \times 10^9 / L$ 的病例较成人多见,涂片分类各期细胞均可见,但未完全成熟粒细胞小于 15%,嗜酸及嗜碱粒细胞绝对值增高,并可见嗜酸嗜碱双染细胞。血小板数常增高,接近 $500 \times 10^9 / L$。

(2)加速期:粒细胞数下降,但原始及幼稚细胞比例明显增高。血小板数下降。此期病人 50% 发展为急性白血病,另约 45% 逐渐发展为骨髓增生异常综合征样状态。

(3)急变期:血小板、血色素进一步下降,原始加幼稚细胞比例进一步增高与急性白血病相似。

2.骨髓象

(1)慢性期骨髓高度增生,以粒系为主,见各阶段细胞,以中晚幼粒细胞及杆状核粒细胞为主,原始加幼稚细胞比例小于 5%。易见嗜碱和嗜酸细胞。骨髓纤维化不明显。偶见类似高雪细胞和海蓝细胞的有脂质沉积的组织细胞。组织化学染色示白细胞碱性磷酸酶(AKP)活力明显减低。

(2)加速期和急变期骨髓中原始加幼稚细胞比例大于 30% 是急变的主要依据,加速期原始加幼稚细胞比例在 5% ~ 30% 之间。60% ~ 70% 病人向髓系急变,但此时过氧化物酶(POX)通常阴性,用单抗检表面抗原检测可发现幼稚细胞中也包含有少量巨核系、红系和单核系细胞。30% 病人向淋巴系急变,大部分为前 B 细胞型,极少数为 T 细胞型。小部分病例有双克隆或多克隆表型,如粒淋双表型(或双克隆)。

3.细胞遗传学 大部分病人 Ph[1] 染色体阳性,同时可检测到 bcr/abl 融合基因(P210)。急变期常有新的染色体变化,如 Phl 复制,8-三体,19-三体,17q 异构等。

【预后】

目前常用的治疗手段可使 CML 的中位生存期达 5 ~ 5.5 年,35% ~ 40% 的病人可生存 7

～8 年。急变后生存期很短,以月计算。影响慢性期长短的不利因素包括脾左肋下大于 15cm,肝右肋下大于 6cm,血小板低于 $150×10^9/L$ 或大于 $500×10^9/L$,外周血幼稚细胞大于 1%或未完全成熟(核左移)细胞大于 20%。

【治疗】

常规化疗很难达到细胞遗传学水平缓解,即彻底清除 Ph^1 染色体阳性细胞。目前异基因骨髓移植仍是 CML 获得长期无病生存的唯一治疗手段。针对 bcr/abl 融合基因的靶向治疗在 CML 治疗中取得了举世瞩目的成绩,可获得细胞/分子遗传学水平缓解,但是否能达到根治,目前尚无结论。慢性期药物治疗的目的是缓解症状、体征和血液学水平的异常表现。对急变期的病例,治疗目的是将其逆转至慢性期。

1.非特异性处理　高尿酸血症,水、电解质紊乱,白血危象,高血小板血症需紧急对症处理(同急性白血病),有脑膜浸润时按脑膜白血病处理。

2.慢性期治疗

(1)单药化疗:标准药物为马利兰或羟基脲,可有效地控制临床症状、体征和血液学变化,但不会使急变期延迟。羟基脲是一种核苷酸还原酶抑制剂,抑制核苷酸转化为脱氧核苷酸,从而影响 DNA 合成,推荐剂量为 $10～20mg/(kg \cdot d)$,根据临床情况作调整,它与马利兰疗效相仿,它的作用时间较短,因此相对安全,全身性的毒副作用也相对较小。马利兰是一种烷化剂,为非细胞周期特异性药物,常用剂量为 $0.06～0.1mg/(kg \cdot d)$,用药 10～14 天后血细胞开始明显下跌、肝、脾缩小晚于血象变化,约 3 个月肝脾完全恢复正常。马利兰特点为作用反应出现较晚但持续时间长,因此在白细胞计数跌至 $(30～40)×10^9/L$ 时药物剂量应减半,至 $20×10^9/L$ 时应停药。停药后 2～3 周内白细胞计数仍可继续下跌。除骨髓抑制外,马利兰尚有肺纤维化、色素沉着、消瘦和低血压等不良反应。

(2)α-干扰素:其作用机制未明确。70%病人对干扰素治疗有效,达到血液学水平缓解。15%病人可达到细胞遗传学水平缓解。α-干扰素和马利兰合用时骨髓抑制严重,缓解率不高于单用 α-干扰素。与羟基脲合用时达缓解时间缩短,毒副反应可以耐受,但并不提高细胞遗传学水平的缓解率。与小剂量阿糖胞苷合用可提高细胞遗传学水平的缓解率和慢性期后期缓解率。α-干扰素与羟基脲合用时推荐用法如下:先用羟基脲,在白细胞数降至 $(10～20)×10^9/L$ 时减停,同时加用 α-干扰素,α-干扰素从小剂量开始,3～7 天后增加剂量,在 2 周内达全量。α-干扰素最好在睡前应用,并同时加用退热剂,以避免发热反应。其他的不良反应尚有疲劳、抑郁、失眠等。当白细胞降至 $2×10^9/L$ 或血小板低于 $50×10^9/L$ 时减量。α-干扰素应长期应用直至加速期或急变期或细胞遗传学水平缓解 3 年以上。

(3)异基因骨髓移植:目前仍是唯一已证实的可治愈 CML 的治疗方法。CML 慢性期非亲缘供体骨髓移植结果(表 9-6)。

表 9-6　CML 慢性期非亲缘供体骨髓移植结果

移植时疾病状态	无病生存率(%)
慢性期第 1 年	45
慢性期>1 年	36

加速期	27
其他临床特征	
急变期	0
血液学水平复发	11
重度 GVHD	54
广泛慢性 GVHD	52
植入失败	11
晚期植入失败	5

(4)靶向治疗:甲磺酸伊马替尼通过特异性抑制肿瘤细胞酪氨酸激酶活性而抑制恶性肿瘤克隆,因具有高度特异性,故与其他化疗药物相比其毒副作用相对低,对 CML 非常有效。经过大型临床研究(IRIS),伊马替尼每天 400mg 与 IFN-α＋Ara-C 随机对照比较,伊马替尼有明显优势,包括血液缓解,细胞遗传学缓解及分子生物学缓解,同时亦延长存活及非进展存活,其后多个临床研究亦有相类结果。伊马替尼现在已是很多临床指示的第一线治疗 CML 药物,但目前尚不明确治疗时间和是否能完全替代异基因造血干细胞移植治愈 CML。

3.急变后治疗　CML 急变后预后不良,对治疗常耐药,急变后平均生存期为 3 个月,急淋变生存期稍长,急变后可按急性白血病相应类型治疗。

(二)幼年型慢性粒细胞白血病

【临床特征】

幼年型慢性粒细胞白血病 JCML)在 FAB 分类中划入骨髓增生异常综合征(MDS),与 CML 一样、JCML 累及多能造血干细胞,外周血白细胞数增高、脾大、碱性磷酸酶活力减低,相对于 CML 来说尚有以下特征:外周血单核细胞比例＞10％,幼稚细胞比例＜5％;骨髓未成熟单核细胞增高,幼稚细胞比例＜30％;Hb-F 升高;高丙种球蛋白血症。MDS 伴有 7 号染色体单体时与 JCML 临床表现相似,但 Hb-F 不高。JCML 与 CML 的鉴别见表 9-7。

表 9-7　JCML 与成人型 CML 的鉴别

临床特征	成人型 CML	JCML
染色体	Ph^1 染色体阳性	Ph^1 染色体阴性
发病年龄	常大于 2 岁	常小于 2 岁
体征		
面部皮疹	无	常见
淋巴结肿大	偶见	常见
脾肿大	明显	可大可小
出血	无	常见
血液学变化		
起病时白细胞数	常大于 $100 \times 10^9/L$	常小于 $100 \times 10^9/L$

临床特征	成人型 CML	JCML
外周血与骨髓中单核细胞增多	无	常见
血小板减少	起病时少见	起病时常见
红细胞异常		
无效红细胞造血	无	存在
红细胞 I 抗原	正常	减少
Hb-F 水平	正常	15％～50％升高
外周血幼红细胞	少见	常见
其他实验室检查		
血、尿溶菌酶	轻度升高	明显升高
免疫球蛋白异常	无	明显升高伴抗核抗体（52％）、抗 Ig-G 抗体（43％）阳性
外周血培养集落形成特性	粒系为优势	几乎多为单核细胞系
对化疗反应	好	差
中位生存期	2～3 年	小于 9 个月

【治疗与疗效】

化疗疗效有限，可单独用 6-巯基鸟嘌呤或与阿糖胞苷联合应用。在多数病例中单纯的对症及支持治疗与采用化疗者生存期相似。联合强化疗在少数病人中取得达 2 年的缓解期。成人型 CML 的药物治疗也可用于 JCML 治疗。异基因骨髓移植是唯一有可能获得长期无病生存的治疗方法。移植后复发仍是个棘手的问题。

（耿瑞花）

第七节　淋巴瘤

一、儿童霍奇金病

1832 年，霍奇金首先对本病在解剖学水平进行描述，因此而命名为霍奇金病（HD），当时认为它是一种脾脏和淋巴结异常性疾病。直至 19 世纪 50 年代以后，由于显微镜技术的发展才对本病有了更进一步的了解，镜下观察到巨大畸形的细胞作为霍奇金病的诊断依据。Stemberg 和 Reed 分别在 1898 年和 1902 年对霍奇金病的组织病理学变化作了全面的定义和说明。Reed 对本病中的巨型多核细胞作了仔细的描述，并否认了这些细胞来自变异型结核的观点，以后这些畸形巨型细胞被命名为 Reed-Stemberg 细胞（R-S 细胞）。霍奇金病的浸润细胞有多样性,多数为形态正常的反应性细胞,其中的 R-S 细胞由相对成熟的淋巴细胞恶性转化而来。

【流行病学】

根据我国上海市肿瘤登记系统,1986～1992 年间,0～14 岁组儿童 HD 的年发病率为 2.39/百万,男女比为 2.3：1。流行病学调查提示疱疹病毒6、巨细胞包涵体病毒、EB 病毒感染可能与发病有关。

【组织病理学】

病变组织中常有正常淋巴细胞、浆细胞、嗜酸粒细胞、组织细胞反应性浸润,伴有细胞形态异常的 R-S 细胞。R-S 细胞大而畸形,直径$\geqslant 15\sim 45\mu m$,有丰富的胞质,多核或多叶核,核膜染色深,有细致的染色质网,在核仁周围形成淡染的圈影、核仁大而明显。未见到 R-S 细胞时很难诊断本病,但在其他一些疾病中如传染性单核细胞增多症、非霍奇金淋巴瘤及其他非淋巴系恶性肿瘤中也可见到类似细胞。

1966 年提出 RYE 分类系统,将 HD 分为 4 个组织学亚型。1994 年 Real 及 2001、2008 年 WHO 又分别在此基础进行了修订,三个分型间的关系及免疫标记特征(表 9-8)。目前国内外均采用 WHO 2008 分型标准。

表 9-8　HD 分型标准变迁及 WHO-2008 分型标准

Rye(1966)	REAL(1994)	WHO(2001、2008)	免疫表型特征
淋巴细胞优势型	淋巴细胞优势型(类肉芽肿)	结节性淋巴细胞优势型(NHPHL)	CD_{20},$CD_{79}a$,BCL6,CD_{45}＋Ig 轻链和/或重链标记呈强＋CD_{15},CD_{30}－
弥漫生长型	经典型	经典型(CHL)	CD_{30}＋,CD_{15}＋,CD_{45}－
结节生长型	结节硬化型	结节硬化型	
结节硬化型	富含淋巴细胞型	富含淋巴细胞型	
混合细胞型	混合细胞型	混合细胞型	
淋巴细胞削减型	淋巴细胞削减型	淋巴细胞削减型	

【临床表现】

1.全身症状　非特异性症状包括发热、乏力、厌食、轻度消瘦、瘙痒。原因不明38℃以上发热或周期性发热、6 个月内体重减轻 10% 以上、大量盗汗时应想到本病。

2.淋巴结肿大　无痛性锁骨上、颈部或其他部位淋巴结肿大为最常见,淋巴结质硬有橡皮样感觉。约 2/3 的病人就诊时有不同程度的纵隔浸润,引起咳嗽等气管、支气管受压症状。肿瘤原发于锁骨上、颈部较多见,腋下、腹股沟、腹腔淋巴结为原发者相对少见。肿块增大时可产生相关部位的压迫症状。

3.可合并免疫功能紊乱　如合并免疫性溶血性贫血,有贫血、黄疸、网织红细胞升高、Coomb 试验阳性。合并免疫性血小板减少症时,有血小板减少、出血倾向、血小板相关抗体增高、骨髓巨核细胞成熟障碍。

【实验室检查】

1.血液学检查　血常规检查常无特异性异常,偶可见到嗜酸粒细胞或单核细胞增多。血沉可增快。

2.淋巴结活检　病理组织形态检查是确诊的必需手段。

3.影像学检查　可选择性作胸部 X 线平片、腹部 B 超、胸部 CT、腹部 CT,以确定病变的范围。由于 ^{67} 镓对淋巴组织亲和力高,可作 ^{67} 镓扫描作为补充检查确定肿瘤浸润范围。

4.骨髓活检　HD 可发生灶性骨髓转移,因此骨髓活检比骨髓涂片容易发现肿瘤细胞,在治疗前应常规作骨髓活检。

【诊断】

完整的诊断必须包括疾病分期,以指导临床治疗与随访,根据体格检查及相关实验室检查可作出分期诊断,较常用的 HD 分期系统为 Ann Arbor 分期(表 9-9)。

表 9-9　HD 的分期

分期	定义
Ⅰ期	单个解剖区淋巴结(Ⅰ),或单个结外病变(Ⅰ$_E$)
Ⅱ期	横膈同一侧的≥2 个淋巴结区病变(Ⅱ)。或横膈同一侧的单个肿块(结外)伴有区域淋巴结浸润或≥2 个淋巴结外病变(Ⅱ$_E$)
Ⅲ期	横膈两侧淋巴结病变(Ⅲ),伴有脾脏浸润(Ⅲ$_S$),伴有结外病变(Ⅲ$_E$),或二者多有(Ⅲ$_{SE}$)
Ⅳ期	广泛的或远处结外转移

【治疗】

主要的治疗手段为化疗和放疗。

(一)放疗

HD 对放疗敏感,20 世纪 70 年代以前,无论年龄、分型和分期的差别均采用放疗。70 年代以后才有专门以儿童为对象的治疗方案。目前对生长期儿童主要采用联合化疗加肿瘤浸润野低剂量放疗,有试图进一步减少或删除放疗的倾向。对已完全发育的青少年局限性病变采用肿瘤扩大野高剂量放疗。常用的放疗野有以下几个:

1.Waldeyer 野　用于 Waldeyer 或耳前淋巴结病变。上颈部病变并以放疗为单一治疗手段时应同时作 Waldeyer 野预防性放疗。

2.横膈上斗篷样野　包括颌下、颏下、颈部、锁骨上下、腋下、纵隔和肺门淋巴结。

3.横膈下野　包括脾和主动脉旁淋巴结。

4.倒"Y"野　包括髂总、髂外、腹股沟淋巴结。

(二)化疗

经典联合化疗方案 MOPP 对成人与儿童的晚期 HD 有 50% 的治愈率。ABVD 方案仍可使 50% 的 MOPP 耐药者获得缓解。MOPP 与 ABVD 联合时耐药者减少。化疗剂量宜大,但过长的维持治疗并不延长缓解期,根据不同分期以 4~6 个疗程为宜。常用的 MOPP、COPP、COPP/ABV 方案(表 9-10)。

表 9-10　HD 化疗方案

化疗方案	药物	剂量	用药安排
MOPP＊（COPP＊＊）	氮芥＊	6mg/m²	第 1,8 天,静脉
21 天一疗程	环磷酰胺＊＊	0g/(m²·2h)	第 1,8 天,静脉
	长春新碱	5mg/m²	第 1,8 天,静脉
	甲基苄肼	100mg/m²	第 1～14 天,分三次口服
	泼尼松	45mg/m²	第 1～14 天,减停 7 天,分 3 次,口服
COPP/ABV	环磷酰胺	750mg/m²	第 1 天,静脉
21 天一疗程	长春新碱	4mg/m²	第 1 天(≤2mg),静脉
	甲基苄肼	100mg/m²	第 1～7 天,分三次口服
	泼尼松	45mg/m²	第 1～14 天,减停 7 天,分 3 次口服
	阿霉素	35mg/(m²·2h)	第 8 天,静脉
	博来霉素	10mg/m²	第 8 天,静脉
	长春碱	6mg/m²	第 8 天,静脉

＊ MOPP 中 M 为氮芥

＊＊COPP 中 C 为环磷酰胺

【预后】

HD 在合理的治疗下预后良好,治愈率可达 80％～90％,但反复复发的晚期广泛病变预后仍不良,HD 可见远期复发。远期死亡者死于治疗相关并发症多于疾病本身。常见的与放疗、化疗相关并影响远期生活质量的并发症有放疗部位的软组织、骨骼发育不良及畸形,放疗野内脏器功能障碍,心、肺功能障碍,不育和第二肿瘤等。

二、儿童非霍奇金淋巴瘤

儿童非霍奇金淋巴瘤(NHL)是源于免疫系统器官和细胞的一系列疾病的总称,包括所有未归类于霍奇金病的恶性淋巴瘤。由于儿童非霍奇金淋巴瘤涉及游走于全身各处的淋巴细胞,其在发病部位和蔓延速度上类似于儿童白血病,倾向于归类为全身性疾病。儿童 NHL 的现代治疗策略与儿童急性淋巴细胞性白血病(ALL)的治疗极其类似。此外,免疫系统细胞具多样性,细胞分化为不同功能的多种细胞,以履行各种机体防御的职责。细胞恶变可发生在这些功能截然不同的细胞及其前体细胞之中,因此,儿童 NHL 的形态学特征、免疫学特征及临床表现均呈现出多样化。

组织病理学、免疫学、细胞学及分子生物学的发展已极大地推动了我们对 NHL 生物学的理解,对正常及恶性淋巴细胞行为学和分子学基础研究的进步也使这些疾病得到了更合理的划分。这些发展直接源于对正常免疫系统生物学及其构成的理解。同时对恶性淋巴瘤的研究也充分增进了我们对正常淋巴细胞发育的认识。

儿童 NHL 治疗的进展是过去 20 年中最为成功疾病之一。超过 75％ 的患儿现在可经现代疗法治愈，而近期研究正着重于治疗减量，以减少治疗的近期和远期的并发症。值得注意的是，疗效的明显进步并非源自新型有效药物的开发，而是基于对 NHL 生物学、免疫学及分子生物学更深刻认知的、更合理的分类系统和相适应的治疗方案的进步和支持治疗的进展。

【流行病学及发病机制】

儿童淋巴瘤的发病率依年龄不同，在世界不同地区也有显著差异。在美国和发达国家，恶性淋巴瘤（包括 NHL 及霍奇金病）是继白血病和脑肿瘤之后第三个常见的儿童恶性肿瘤，在小于 20 岁的少儿中占儿童恶性肿瘤的 15％。10 岁以下的儿童中 NHL 比霍奇金病更为常见，但霍奇金病的相对发病率在大于 10 岁的儿童中迅速上升。15～19 岁之间的儿童霍奇金病发病率几乎是 NHL 的两倍。所有年龄组内男性均占主导地位，但在小于 15 岁的儿童组内尤其显著，约有四分之三的病例发生于男性。NHL 发病率因年龄有显著差异；5 岁以内儿童 NHL 并不常见，仅占所有肿瘤的 3％，NHL 的发病率在整个人生中持续上升，在 10 岁以上的儿童肿瘤中占 8％～9％。此外，特定组织学亚型发病率与年龄有关，如 Burkitt 及 Burkitt 样淋巴瘤在 5～15 岁儿童中多见，而淋巴母细胞性淋巴瘤（LL）的发病率则在各年龄组中比较恒定。弥漫性大 B 细胞淋巴瘤（DLBCL）是一种好发于大龄青少年的疾病，其发病率在整个童年期稳步上升，并在 15～19 岁年龄组内作为主导地位的组织学亚型达到高峰。不同亚型 NHL 的发病率和相对频率在世界各个地区也有很大差异。2002～2005 年上海市肿瘤登记系统统计结果表明上海市 0～14 岁组儿童淋巴瘤年发病率为 9.9/100 万，在儿童肿瘤中占第三位，仅次于白血病和颅内肿瘤，其中近 80％ 为 NHL。

NHL 的病因尚不明确。经流行病学研究评估，迄今为止产前及产后的暴露研究并未发现各种暴露与患淋巴瘤风险增加明确相关。遗传或获得性免疫缺陷综合征或接受免疫抑制治疗的病人中，NHL 的发病率增高。在 Burkitt 淋巴瘤中，免疫球蛋白基因正常重排程序发生错误，并通过易位导致 c-myc 基因的功能失调，使细胞的增殖与分化失衡，最终细胞发生癌变。

【病理分类】

NHL 为一组复杂疾病，无论从细胞形态学、临床表现、免疫表型，还是最近的细胞遗传学/分子生物学均有差异较大的变异。因此历史上各个分类系统里使用的术语复杂而多变，如不同系统中相似的术语常用来指定不同的对象，同时不同系统中不同的术语也用来指定形态学及临床上相似的对象。自从对正常免疫系统有了更深的认识，免疫诊断技术也应用于 NHL 的诊断，NHL 是淋巴细胞在分化成熟过程中某个时期细胞恶变的结果。大约 40％～50％ 儿童 NHL 都起自 T 细胞系；同等比例的病例则来自表达表面免疫球蛋白的 B 细胞肿瘤。仅有不到 10％ 的儿童 NHL 为缺乏表面免疫球蛋白的早前 B 细胞肿瘤。值得注意的是，儿童 NHL 免疫表型特征与在儿童 ALL 有明显不同，后者约 85％ 病例为早前 B 细胞免疫表型，15％ 源自 T 细胞，而仅有不到 2％ 的病例是表达表面免疫球蛋白的成熟 B 细胞表型。NHL 的现代分类方案包含了淋巴细胞性白血病，从而确认了 NHL 与 ALL 之间的紧密关系，并认识到从骨髓浸润的程度区别 ALL 和 NHL 并不合理。纵观所有淋巴系肿瘤，似乎早期 B 系来源淋巴肿瘤常起源于骨髓，临床上表现为 ALL；而 T 细胞及成熟 B 细胞肿瘤分别源于胸腺和肠道淋巴组织的生发中心，较前者更可能起源于髓外部位，临床上则表现为 NHL 为多。大细胞淋巴瘤从形态学和免疫学上均表现有异质性。约 1/3 的儿童大细胞淋巴瘤为 B 细胞肿瘤;1/3 为 T 细胞来源,且通常表达胸腺后"激活"T 细胞的抗原谱;另 30％则来自不确定的谱系(非 T、非 B)。极少数病例来自组织细胞/巨噬细胞系,此类可被称为"真性组织细胞淋巴瘤"。

以欧洲/美国主导的 REAL 淋巴肿瘤分类法将免疫学、分子遗传学及标准形态学结合,并由此形成了 WHO 造血系统及淋巴肿瘤分类法的基石。由此而来的 WHO 分类法将源自前体(淋巴母)淋巴细胞到成熟淋巴细胞各阶段起源淋巴系肿瘤 ALL 和 NHL 均包括在内,基于免疫表型谱(B 细胞或 T 细胞/自然杀伤细胞肿瘤)进一步分类。这一分类系统体现了淋巴细胞在不同成熟阶段恶变所形成的 NHL 和 ALL 自特定的临床、形态学、免疫学、遗传学特征。

根据 WHO 2008 分类标准,儿童 NHL 主要有四个重要类型:成熟 B 细胞肿瘤(包括 Burkitt 淋巴瘤/成熟 B 细胞性白血病、未能进一步分类的 B 细胞淋巴瘤、弥漫大 B 细胞淋巴瘤及纵隔大 B 细胞淋巴瘤亚型),成熟(或周围)T 细胞及自然杀伤细胞肿瘤(包括 ALCL、$CD_{30}{}^+$、T 细胞及裸细胞型),前 B 细胞肿瘤(包括前体 B 淋巴母细胞白血病/淋巴瘤),以及前 T 细胞肿瘤(包括前体 T 淋巴母细胞白血病/淋巴瘤)。

(一)Burkitt 淋巴瘤

Burkitt 淋巴瘤在显微镜下肿瘤细胞弥漫性浸润,细胞小,含圆或卵圆形细胞核、1~3 个强嗜碱性核仁,以及常含有脂泡的嗜碱性胞质。增殖抗原 Ki-67 高表达。零散的残余正常巨噬细胞散布于恶性细胞之间,呈现特征性的"星空"貌。从免疫学上来说,Burkitt 淋巴瘤及其变异型是生发中心 B 细胞肿瘤,细胞膜表达 κ 或 λ 轻链相关的表面免疫球蛋白(常为 IgM),并可表达 B 系相关抗原 CD_{19}、CD_{20}、CD_{22}、$CD_{79}a$ 及 CD_{10},但常不表达末端脱氧核苷酸转移酶(TdT),是否表达 TdT 有助于鉴别 Burkitt 淋巴瘤与 LL。

1％~2％ ALL 患者有 Burkitt 淋巴瘤的形态学及免疫学特征(即 FAB 形态学分类中的 L3 型),常伴有腹部或其余部位的包块性疾病,可以将之视为极晚期 Burkitt 淋巴瘤,对这类患儿应采用晚期 Burkitt 淋巴瘤的治疗方案。绝大多数 Burkitt 淋巴瘤存在非随机染色体易位[t(8;14)(q24;q32)],结果是 8 号染色体上的 MYC 原癌基因与位于 14 号染色体的免疫球蛋白重链基因融合。另两种变异易位可在 15％ 的 Burkitt 淋巴瘤病例中观察到,包括 t(2;8)(p-11.1;q24.1)及 t(8;22)(q24.1;q11.2)。

(二)间变性大细胞淋巴瘤

间变性大细胞淋巴瘤(ALCL)是儿童大细胞淋巴瘤中最常见的亚型,绝大多数归于成熟 T 细胞和自然杀伤细胞肿瘤。ALCL 约占儿童 NHL 的 8％~12％,或儿童大细胞淋巴瘤的 30％~40％。组织学常表现为凝聚性的、奇形怪状的、含丰富胞质的多型性大细胞,包含形状怪异的马蹄形细胞核,有多个或单个明显核仁。免疫学和分子学研究表明,大部分 ALCL 表达 T 细胞抗原。该类肿瘤细胞也表达上皮细胞膜抗原(EMA)和 CD30(Ki-1)抗原 ALCL 常存在特征性非随机染色体[t(2;5)(p23;q35)]平衡易位,染色体 5q35 位上的核磷蛋白基因 NPM,与染色体 2p23 位上的间变性淋巴瘤激酶(ALK),一种酪氨酸激酶基因融合。

(三)淋巴母细胞白血病/淋巴瘤

WHO 将前驱 T 或 B 淋巴母细胞型白血病/淋巴瘤归为同一类,前驱 T 细胞起源者以淋巴瘤为多见,而前驱 B 细胞起源者以白血病多见。同一系列(T 或 B)的白血病或淋巴瘤在病理/细胞形态学、免疫学、生物遗传学均无法鉴别白血病还是淋巴瘤,但临床上前者骨髓原发,而后者骨髓外局部原发。T 系相关抗原表达通常包括 UCHL1（CD45RO）、CD_1、CD_2、CD_3、CD_4、CD_5、CD_7、CD_8、CD_{56}；B 系表达 CD_{19}、CD_{20}、CD_{22}、$CD_{79}a$ 及 CD_{10},类似 B 系白血病,不表达细胞膜表达 κ 或 λ 轻链相关的表面免疫球蛋白（常为 IgM）。前驱 T 和 B 淋巴细胞均表达 TdT。

【临床表现】

NHL 临床表现差异大,一些病人仅有外周淋巴结无痛性肿大,几乎无全身症状,因此在活检后即明确诊断。但有部分病人临床表现复杂而危重,而且病理标本的获得与病理诊断均十分困难。各种病理亚型有相对特殊的临床表现。常见表现有非特异性全身症状,如发热,浅表淋巴结肿大,盗汗。晚期病人出现消瘦、贫血、出血倾向、发热、肝脾大、浆膜腔积液、恶病质等症状和体征。部分病理类型有较为典型的临床表现。

1.淋巴母细胞型淋巴瘤 原发于纵隔较为多见（70％为前 T 细胞性）,肿块常位于前或中纵隔,巨大肿块可压迫气管、上腔静脉、心脏和肺,有时还合并大量胸水,临床出现胸痛、刺激性咳嗽、气促、平卧困难,重者有呼吸困难、发绀、颈头面部及上肢水肿,称为上腔静脉压迫综合征。胸部 X 线平片可见中、前纵隔巨大肿块,可伴有不等量胸水。

2.伯基特型淋巴瘤 原发于腹部较为多见（成熟 B 细胞性,Burkitt）,可有腹痛、腹围增大、恶心、呕吐、大便习惯改变、肝脾肿大、腹水。有时可表现为肠套叠、胃肠道出血、阑尾炎样表现、甚至少数病人发生肠穿孔等急腹症。右下腹肿块较多见,需与炎性阑尾包块、阑尾炎鉴别。鼻咽部也是较多见的原发部位,可表现为鼻塞、打鼾、血性分泌物及吸气性呼吸困难。

3.大细胞型淋巴瘤 70％大细胞型淋巴瘤来源于 T 细胞性,20％～30％为 B 细胞性,尚有部分病人来源于 NK 细胞或不表达 T 或 B 细胞标记的裸细胞。大细胞型 NHL 临床表现相对复杂,病程相对较长,可有较特殊部位的浸润,如原发于皮肤皮下组织、中枢神经系统、肺、睾丸、骨甚至肌肉等。

儿童 NHL 可在诊断时和病程中出现中枢神经系统浸润,并有相应症状与体征,各型 NHL 均可发生,与骨髓浸润同时存在较为多见,包括脑膜、脑神经、脑实质、脊髓、脊髓旁及混合性浸润,出现头痛、呕吐等颅高压症状,或面瘫、感觉障碍、肌力改变、截瘫等。如不给予中枢浸润预防性措施,病程中中枢浸润机会很高,眼神经与面神经受累机会较多。少数病人因中枢浸润所致的临床表现而首诊。

【辅助检查】

1.全身的影像学检查以评估疾病浸润范围,见分期检查。

2.实验室检查:①血清乳酸脱氢酶（LDH）水平与肿瘤成正相关,并和预后相关,因此在治疗前应进行评估;②高肿瘤负荷者可发生心、肝、肾等重要脏器的浸润而致功能不全,治疗前因仔细评估;③高负荷 NHL 在治疗前、初始治疗的一周内易发生肿瘤细胞溶解综合征,因此在这段时间内应定时进行肾功能、血电解质的监测;④进行增强 CT 检查前应先核实肾功能情况,有肿瘤细胞溶解综合征或肾功能不良时应避免增强 CT,因造影剂可能加重肾功能不全;⑤外周血常规检查如存在贫血、血小板减少常提示为晚期或有骨髓浸润;⑥骨髓涂片可除外骨髓浸润;⑦浆膜腔液体沉渣涂片检查结合免疫表型检查有助于诊断、鉴别诊断和肿瘤浸润状态的评估。

【诊断标准】

NHL 的诊断必须依据于病理(细胞)形态学、免疫学和细胞/分子遗传学。病理(细胞)形态学满足 NHL 的基本诊断,免疫学已成为当今 NHL 诊断分型的必要手段,有条件时应尽可能进行相关亚型的分子生物学特征检测,如伯基特淋巴瘤常存在 t(8;14)及其变异,而间变大细胞淋巴瘤常存在 t(2;5)及其变异,使诊断更为可靠。

【疾病分期检查及分期标准】

在治疗前必须先明确分期,常规分期检查包括以下项目:全身体格检查,眼底检查,骨髓活检及涂片,胸腹盆腔影像学检查(以增强 CT 检查为主),脑脊液离心甩片找肿瘤细胞,疑有中枢浸润时增强头颅 MRI 或 CT 以除外颅内转移,疑有骨骼浸润时全身骨扫描。通过以上检查确定肿瘤浸润范围并据此作出临床分期。常用分期标准为 St.Jude 分期系统,标准(表 9-11)。

表 9-11　St.Jude 非霍奇金淋巴瘤分期系统

分期	定义
Ⅰ期	单个淋巴结外肿块或单个淋巴结解剖区受累,除外纵隔及腹部起源
Ⅱ期	横膈同一侧的病变,≥单个淋巴结或淋巴结外肿块,伴有区域淋巴结浸润胃肠道原发(通常为回盲部),伴或不伴系膜淋巴结浸润,基本完全切除
Ⅲ期	横膈两侧有病变
	所有原发于胸腔的病变
	所有广泛的未完全切除的腹腔病变
	所有脊椎旁或硬膜外肿瘤
Ⅳ期	有中枢浸润或骨髓浸润

注:中枢神经系统浸润定义:1.CSF WBC≥5 个/μl,并 CSF 标本离心发现淋巴瘤细胞;或 2.有明确中枢神经系统受累症状或/和体征,如脑神经瘫痪,并不能用其他原因解释;或 3.脊髓浸润;或 4.孤立性脑内肿瘤性病变。骨髓受累定义:1.骨髓穿刺涂片见≥5%但<25%的幼稚淋巴细胞;2.或骨髓活检发现局灶性浸润

【治疗】

(一)整体治疗原则及目标

治疗的目标是使疾病获得完全缓解并长期无病生存,同时获得正常的远期生命质量。治疗原则上以化疗为主,根据不同分期、形态分型或/及免疫分型采用不同药物联合和强度的治疗方案。除中枢浸润、脊髓肿瘤压迫症、化疗后局部残留病灶、姑息性治疗等特殊情况外,常规治疗不推荐放疗。手术主要用于下列情况:①手术活检,尽量争取获得组织标本以明确诊断及分型,如肿块较小并为局限性病变,可将肿块完全切除。估计肿块不能完全切除时应仅做小切口活检术,不推荐肿瘤部分或大部分切除术;②急腹症:出现如肠套叠、完全性肠梗阻、肠穿孔、严重的胃肠道出血等外科急腹症时考虑急诊手术;③二次活检及手术:化疗 3 个疗程后有稳定残留病灶时,应考虑再次活检(手术),为进一步治疗提供依据。

(二)急诊处理

儿童 NHL 临床进展较快,应将之视作急诊,尽快完成各项检查明确诊断。如为巨大纵隔肿块伴有气道及上腔静脉压迫症状,无外周淋巴结肿大,细胞学检查(如骨髓及胸腹腔积液)也

不能诊断时,可选择性采取肿块粗针穿刺活检、纵隔镜活检或胸骨旁切口活检。如此时有危及生命的现象,全身麻醉过于危险,临床及影像学检查符合 NHL,为抢救生命可给予紧急低剂量化疗,12～24 小时后多数病人的压迫症状就可能得到缓解,病情稍稳定后再行活检(24～48 小时内),但此时由于受化疗影响组织细胞学判断可能出现困难,因此应尽量避免先治疗后活检。治疗时间越长病理诊断越困难,因此即使先治疗缓解危及生命的状况,也应积极准备在治疗 48 小时内进行活检手术。有胸膜腔积液或心包积液时可引流改善症状。对已明确诊断的肿瘤负荷较大的患儿,应尽早采用 3～7 天低强度化疗(如糖皮质激素和长春新碱),同时给予水化 2000～3000ml/m² 、5% 碳酸氢钠 5ml/kg 碱化尿液、别嘌呤醇 10mg/kg 抑制过多的尿酸形成,维持水电解质酸碱平衡,避免肿瘤细胞溶解过快造成的肿瘤细胞溶解综合征。刚开始治疗时,输入液体多时可致原有的胸腹腔积液增多,必要时可留置引流。

(三)支持治疗

1.治疗期及治疗结束后 1 月 TMP-SMZ 50mg/(kg·d)分两次口服,每周用三天,大剂量 MTX 前 24 小时至 MTX 血浓度降至<0.1μmol/L 期间停用。以预防肺孢子虫感染。

2.当外周血白细胞<1000/cm³ 或粒细胞绝对计数<500/cm³ 时应用 C-CSF 或 GM-CSF 5μg/(kg·d)至外周血白细胞>2000/cm³ 。

3.血小板减少并有活动性出血或血小板<20×10⁹/L 输注血小板。

(四)各亚型 NHL 的方案选择

根据病理形态学分型及/或免疫分型,分别采用成熟 B 细胞型 NHL(非淋巴母细胞型)或淋巴母细胞型 NHL(免疫表型为前驱 T 或前驱 B)治疗方案,根据分期及分组化疗强度不同。成熟 B 细胞性 NHL(代表性疾病为伯基特淋巴瘤)的化疗方案原则是短程、强烈,以烷化剂和抗代谢性药物(主要是甲氨蝶呤和阿糖胞苷)为主,化疗强度根据临床分组或分期而定。而对前驱 T 或 B 淋巴细胞型 NHL(形态为淋巴母细胞型)的化疗方案原则与急性淋巴细胞白血病(ALL)一致。

【疾病状态评估标准和影响预后因素】

通常在治疗 42～60 天时需要评估肿瘤对治疗的反应,以评介治疗的有效性,并根据疗效反应对治疗方案作适当的修正。疗效评介标准包括:①完全缓解(CR):CT、骨扫描、脑脊液、及体检均未发现残留肿瘤迹象,骨髓涂片<5%幼淋巴细胞、或经病理活检证实残留病灶无肿瘤细胞,并维持 1 个月以上;②部分缓解(PR):肿瘤缩小>50%,但未达 CR,无新发或重新进展病灶,骨髓涂片<5%幼淋巴细胞、脑脊液必须无肿瘤细胞,并维持在 1 个月以上;③好转:所有可检测病灶减少<50%,无新发病灶或重新进展;④进展:原有疾病状态基础上的进展。

影响 NHL 预后的主要因素是初诊时肿瘤的负荷,LDH 水平超过正常值 2 倍、存在中枢浸润和/或骨髓转移时提示肿瘤负荷高,预后相对不良,需要更强烈的治疗。肿瘤对治疗早期的反应也常预示着预后,治疗反应不佳,治疗 42～60 天未能获得完全缓解者预后不良。但影像学水平残留病灶并不一定代表残留病灶内存在活性肿瘤细胞,部分病例残留灶内及仅为坏死组织、纤维组织等非肿瘤性成分,因此有必要进行再次病理活检,以明确残留灶内是否存在肿瘤细胞,对后续治疗方案的确定十分重要,以避免过度治疗和治疗不足。当然病人是否接受了与疾病分型、分期相合适的治疗方案和有效的支持治疗是治疗成败的另一个关键因素。

一、B细胞型非霍奇金淋巴瘤(B-NHL)治疗方案

(一)适应证

1.未治成熟B细胞型NHL,包括①伯基特型(Burkitt's)NHL;②大B细胞型NHL;③成熟B细胞性急性淋巴细胞性白血病[表达sIgM或/和μ重链、λ、κ轻链,并/或肿瘤细胞有t(8;14),t(8;22),t(8;2)]。

2.年龄<21岁。

3.间变大细胞型NHL也可借用本方案。

4.各脏器功能基本正常,无先天性免疫缺陷病,无器官移植史,非第二肿瘤。

(二)分组及治疗计划

1.分组

低危(R1)组:局部肿块手术已完全切除(完全缓解),LDH正常。

中危(R2)组:LDH小于正常2倍的Ⅰ,Ⅱ期。

高危(R3)组:Ⅲ,Ⅳ期,或LDH大于正常2倍。

延迟缓解组(R4)组:2个疗程未获临床完全缓解者。

2.治疗计划(图9-1)

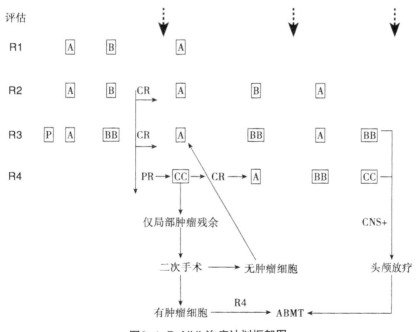

图9-1 B-NHL治疗计划框架图

二、儿童淋巴母细胞型非霍奇金淋巴瘤治疗方案

(一)适应证

1.未治淋巴母细胞型淋巴瘤,包括前驱 T 和 B 淋巴母细胞型。

2.骨髓幼稚细胞<30%

3.年龄<21 岁

4.各脏器功能基本正常,无先天性免疫缺陷病,无器官移植史,非第二肿瘤。

(二)分组及治疗计划

1.分组

低危组:Ⅰ期、Ⅱ期

高危组:Ⅲ期、Ⅳ期

2.治疗计划

化疗流程(图 9-2)

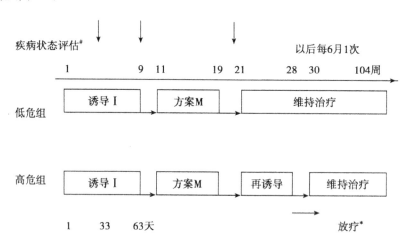

图9-2　淋巴母细胞型NHL治疗框架图

注:#诱导第 33 天评估肿瘤缩小少于 70% 时进入高危 ALL 治疗方案;第 63 天评估仍有局部残留时行再次活检,残留组织中无肿瘤细胞继续原方案,仍有肿瘤细胞进入高危 ALL 方案。

*CNS 受累的患儿再诱导后头颅放疗 12Gy(年龄 1~3 岁)或 18 Gy(年龄>3 岁)。1 岁以下不推荐头颅放疗。睾丸放疗:仅用于再诱导后睾丸活检仍有肿瘤浸润者,总剂量 20Gy。

(王洪伟)

第八节　弥散性血管内凝血

弥散性血管内凝血(DIC)是一种由多种原因引起的发生于许多疾病过程中的复杂的一种获得性出血综合征,主要特点为在某些致病因素的作用下,弥散性微血管内血栓形成,造成微循环障碍,致使多种组织与器官功能紊乱,消耗性凝血障碍及继发性纤维蛋白溶解,而发生休克和出血倾向。

一、诊断要点

(一)急性型 DIC 诊断要点

1.存在易引发 DIC 的基础疾病,如感染、溶血、休克、严重创伤、手术、呼吸窘迫综合征等。

2.有下列两项以上临床表现:①多发性出血倾向;②不能用原发病解释的微循环衰竭或休克;③多发性微血管栓塞的症状、体征,如皮肤、皮下、黏膜栓塞坏死及早期出现的肾、肺、脑等脏器功能不全;④抗凝治疗有效。

3.实验室检查

(1)主要诊断指标有下列 3 项以上异常:①血小板数$<100\times10^9$/L 或呈进行性下降(肝病 DIC 时血小板数$<50\times10^9$/L);②血浆纤维蛋白原含量<1.5g/L(肝病 DIC 时<1g/L 以下),或呈进行性下降,或>4g/L;③3P 试验阳性,或血浆 1,6-二磷酸果糖(FDP)>20mg/L(肝病 DIC 时>60mg/L),或 D-二聚体较正常升高 4 倍以上(阳性);④凝血酶原时间(PT)缩短或延长 3s 以上,或呈动态变化,或 APTT 缩短或延长 10s 以上;⑤抗凝血酶-Ⅲ活性$<60\%$,或蛋白 C 活性降低;⑥血浆纤溶酶原抗原<200mg/L;⑦血浆因子Ⅷ:C 活性$<50\%$;⑧血浆内皮素>80ng/L,或凝血酶调节蛋白较正常升高 2 倍以上。

(2)疑难、特殊病例应有下列实验室检查 1 项以上异常:①因子Ⅷ:C 降低、ⅧR:Ag 升高,Ⅷ:C/ⅧR:Ag 降低;②AT-Ⅲ含量及活性降低;③纤维蛋白肽 A(FPA)升高。或纤维蛋白原转换率增速;④血栓试验阳性。

(二)新生期 DIC 诊断的特点

新生儿期因各种生理功能低下,因此 DIC 诊断标准与年长儿不完全相同,有以下特点:①凝血酶原时间生后 4 天内≥20s(正常 12~20s),4 天后≥15s 有意义;②纤维蛋白原<1.5g/L 有意义(正常 2~4g/L);③凝血酶时间>25s 有意义。

(三)基层医院 DIC 的实验诊断要点

同时有下列 3 项以上异常可确诊。

1.血小板计数$<100\times10^9$/L 或呈进行性下降。

2.血浆纤维蛋白原含量<1.5g/L 或呈进行性下降。

3.3P 试验阳性。

4.PT 缩短或延长 3s 以上或呈动态变化。

5.外周血破碎红细胞＞10％。

6.不明原因的红细胞沉降率降低，或应增快的疾病中红细胞沉降率正常。

（四）鉴别诊断

本病诊断应与原发性纤溶、肝脏疾病等引起的出血相鉴别。

二、治疗

早诊断、早治疗，采取改善微循环、抗凝血、抗纤溶、补充凝血因子等综合治疗。

（一）去除病因

去除 DIC 的原发病因是治疗过程的根本措施。如控制感染、纠正休克、抗癌、抗过敏治疗等。解除病因后 DIC 可停止发展甚至可自愈。

（二）改善微循环

1.右旋糖酐-40（低分子右旋糖酐）　在 DIC 的早期及中期应用，可疏通微循环。首次 10ml/kg 静脉滴注，根据病情每 6～8h 可再给 5ml/kg1 次，全日最大量不超过 30ml/kg。晚期禁用'肾功能不全者慎用。其抗凝作用弱，常与肝素、双嘧达莫合用。

2.血管活性药物　如山莨菪碱(654-2)每次 0.5～1mg/kg，或酚妥拉明每次 0.5～1mg/kg，或阿托品每次 0.01～0.015mg/kg，以解除微动脉痉挛。也可用多巴胺或多巴酚丁胺、异丙肾上腺素等扩张小血管。

（三）抑制血小板凝集药物

1.双嘧达莫（潘生丁）　适用于轻型 DIC，原发病能很快的清除或疑似 DIC 而未肯定或高凝状态者；或 DIC 已控制而在肝素的减量过程中。剂量每日 10mg/kg，加入葡萄糖液中静脉滴注或分 3 次口服。

2.阿司匹林　剂量为每日 10～20mg/kg，分 3 次口服，常与潘生丁合用，用于亚急性 DIC。

（四）肝素抗凝血治疗

1.适应证　①处于高凝状态者；②有明显栓塞症状者；③消耗性凝血期表现，凝血因子、血小板、纤维蛋白原进行性下降，出血逐渐加重，血压下降或休克者；④准备补充凝血因子（如输血、血浆）或应用抗纤溶药物而未能确定促凝物质是否仍在发生作用时，可先应用肝素。

2.禁忌证　①有肺结核咯血、消化道溃疡病出血、颅内或脊髓内有出血，或新生儿产伤时禁用；②有大面积伤口出血或伴有血管损伤者禁用；③DIC 晚期以继发性纤溶为主者；④原有重度出血病如血友病等者；⑤严重肝脏疾病。

3.剂量和用法

(1)高凝状态：每次 1mg/kg（即 125U/kg）溶于 10％葡萄糖液或生理盐水 50～100ml 中于 1h 内静脉滴入，每 4～6h 1 次；也可以每小时 0.12mg/kg(15U/kg)的速度连续静脉滴注 4h，并以试管法监测凝血时间，使其控制在 20～30min。一般用药 3～7 天。此时禁忌输血，否则加重 DIC。目前还主张采用小剂量肝素疗法，剂量每次 30～60U/kg，每隔 12h 皮下注射 1 次，此法简便,无需做凝血检查监测。

(2)低凝状态:试管法凝血时间>12min,有轻度出血时,继续肝素治疗,并输新鲜血1次。

(3)纤溶亢进阶段:出血不止,此时以止血为主,可停用肝素或小剂量肝素(0.25mg/kg)以抗凝,维持试管法凝血时间在17～20min。只要凝血因子补足,肝素不会加重出血。

(4)肝素过量后处理:给肝素后出血加重,试管法凝血时间>2h,说明肝素过量,加用鱼精蛋白对抗,用量与最后1次肝素量相等,每毫克鱼精蛋白可中和肝素1mg。

4.停药适应证　①原发病已控制或解除;②病情好转,出血停止,血压稳定;③凝血酶原时间(24h内)及纤维蛋白原(1～3天内)恢复正常或恢复正常,血小板上升。有条件可用AT-Ⅲ、纤维蛋白肽A、FDP等做判定指标,更为准确。

5.疗效不佳原因　①原发病未解除;②脏器栓塞过重过久,造成不可逆损害;③血浆抗凝血酶原过低;④血小板第4因子(PF_4)过多;⑤酸中毒未纠正;⑥肝素用于纤溶亢进期。

(五)促进纤维蛋白溶解药

选用尿激酶、链激酶。在DIC早期应用,剂量参照成人剂量酌减。

(六)纤溶抑制药

纤溶抑制药仅用于DIC晚期以纤溶亢进为主而出血者。应与肝素合用。常用药物如下。

1.6-氨基己酸　每次0.1～0.12g/kg,稀释后静脉滴注或口服。

2.氨甲环酸　每次8～12mg/kg,每日2次,静脉滴注或口服。

3.抑肽酶　成人剂量8万～12万U/d,好转后2万～4万U/d,小儿量酌减。

(七)其他治疗

1.补充凝血因子　如DIC过程已停止(血浆抗凝血原-Ⅲ正常)或在肝素化后仍继续出血,可输入鲜血、血浆或凝血酶原复合物。但须在抗凝治疗的基础上进行。

(1)输新鲜血浆或全血:每次10～15ml/kg,必要时输浓缩血板1～2U/10kg,可提高血小板(40～90)×10^9/L。

(2)凝血因子制剂:如纤维蛋白原、凝血因子Ⅷ制剂(简称FⅧ)等。

2.糖皮质激素　如原发病需要应用,可在肝素化基础上慎用。

3.中医治疗　可应用川芎嗪、丹参注射液、血府逐瘀汤治疗,有一定疗效。

三、预后

应加强对DIC的预防,积极治疗原发病;防止输液、输血反应,防止溶血、纠正酸中毒;对易促发DIC的疾病,应尽量避免应用促使血小板凝集的药物;早期发现DIC,警惕高凝状态;严重感染或感染性休克患儿,早期应用肝素防止DIC发生;手术患儿,尽量减少组织损伤,从而减少凝血活酶进入血循环;体外循环患儿,注意补充足够肝素,监测凝血时间变化,若发生DIC及时用肝素治疗。

(张　鑫)

第九节 血小板功能异常性疾病

血小板功能异常引起的出血性疾病,是指血小板数量正常但血小板栓子形成缺陷导致的疾病,临床上共同的特点是出血时间延长和出血倾向。出血倾向以皮肤黏膜为主,如皮肤瘀点、瘀斑,牙龈出血、黏膜出血等。多为轻到中度,罕有出血致死者。本病又可分为获得性和先天性两种。前者常发生于其他疾病中,如慢性肝、肾疾病,白血病、骨髓增生紊乱综合征、弥漫性血管内凝血(DIC)、病毒感染、甲状腺机能减退等。某些药物如阿司匹林、肝素、双嘧达莫等是临床常用的干扰血小板功能的药物。本节将重点讨论先天性血小板功能异常性疾病。

先天性血小板功能缺陷性疾病可发生于血小板的黏附、聚集、释放各个阶段,也可见于血小板-凝血蛋白相互作用的缺陷。下面我们将讨论几种较易见的病种。

一、巨大血小板综合征

巨大血小板综合征又称 Bernard-Soulier 综合征(BSS)以轻-中度的血小板减少,血小板体积增大,出血时间延长,凝血酶原消耗不良为特征,这是一种常染色体隐性遗传血小板黏附功能缺陷性出血疾病。

【发病机制】

BSS 的根本问题在于血小板膜糖蛋白 CP I b-IX 和 CPV 缺陷,聚丙烯酰胺电泳表明这实际上是一种缺乏,至今尚未发现 GP I b-IX 数量正常而功能异常的变异型。血小板止血功能的第一步是黏附在受损的血管壁上,以异二聚体形式存在于血小板膜上的 GP I b-IX 是血小板的主要黏附受体。进一步的研究发现 CP I b 由 α、β 两条多肽链组成;其中 α 链含有血管性血友病因子(vWF)的特异受体。在血流的情况下 GP I b 缺乏的血小板不能与血管内皮下基质中的 vWF 相结合,因而就不能实现其黏附功能。GPV 与 GP I b-IX 的关系尚不清楚,可能与膜的稳定性有关,同时它也是血小板膜上对凝血酶原敏感的蛋白,可能是导致凝血酶原消耗不良的原因。血小板的体积变大,推测是由于 GP I b-IX 复合物缺乏,导致血小板膜与细胞骨架失去联系并变形而成。所以 BSS 的出血表现是由于 CP I b-IX 复合物缺乏、血小板数减少、血小板增大而不易转运至受损血管壁的共同作用的结果。另据遗传研究发现 BSS 是由于 GP I bα 和 GPIX 的点上突变所引起。

【临床表现】

杂合子可有血小板体积增大等生物学异常,但无出血症状。纯合子多有中到重度的出血,以皮肤黏膜自发性出血为主,如瘀点、瘀斑、鼻出血、牙龈出血、胃肠道出血、月经过多等,重者也可血尿乃至颅内出血。

【实验室检查】

血小板数减少伴巨大血小板,出血时间延长、凝血酶原消耗不良、血小板黏附功能降低,瑞斯托霉素及人或牛的 vWF 不能诱导血小板聚集,低浓度的凝血酶诱导血小板聚集降低。如作膜糖蛋白测定,可发现血小板膜 GP I b、IX 及 GPV 降低或缺乏。

【诊断】

国内 1981 年制定、1986 年修改的巨大血小板综合征诊断标准如下。

（一）临床表现

1.常染色体隐性遗传,男女均可患病。

2.轻度至中度皮肤、黏膜出血,女性月经过多。

3.肝脾不大。

（二）实验室检查

1.血小板减少伴巨大血小板。

2.出血时间延长。

3.血小板聚集试验加瑞斯托霉素不聚集。加其他诱聚剂,聚集基本正常。

4.血小板玻珠滞留试验可减低。

5.血块收缩正常。

6.vWF 正常。

7.血小板膜缺乏糖蛋白 I b(Gp I b)。

8.排除继发性巨血小板症。

二、血小板无力症

瑞士医师 Glanzmann 于 1918 年首先报道本病,故又称 Clanzmann thrombasthenia(GT)。本病属血小板聚集功能障碍性疾病,为常染色体隐性遗传。其特点是血小板的形态、数量正常,出血时间延长,血块收缩不良或不收缩,聚集功能缺陷。

【发病机制】

GT 的生化缺陷在于血小板膜糖蛋白 CP II b/III a 复合物量的减少、缺失或质的异常。GP II b/III a 在其周围微环境发生改变或因血小板激活使其构型改变时,可作为受体与纤维蛋白原、vWF、纤维连接蛋白、层素等黏附分子结合,介导血小板聚集。当其数量或质量异常时即出现聚集缺陷。这种血小板能正常地黏附到受损的血管内皮下组织,但不能进一步地正常延伸和形成血小板聚集。临床上可分为三个亚型:I 型:GP II b/III a 复合物的量少于正常的 5%;II 型:相当于正常的 5%～25%;III 型:相当于正常的 40%～100%,量无明显减少而结构异常,属变异型。目前研究发现 GP II b 和 GP III a 由不同基因编码,都位于 17 号染色体上(17q21～23)GT 是由于该基因发生了缺失、点突变或插入所致。

【临床表现】

本病为常染色体隐性遗传,因而同一家系中常有多人发病。杂合子出血症不明显,纯合子则可表现皮肤、黏膜的自发出血甚至内脏出血,如皮肤瘀点、瘀斑、鼻出血、牙龈出血、月经过多、血尿、胃肠道出血等,罕见颅内出血。

【实验室检查】

血小板数量及形态正常,但在血片上散在不聚集,出血时间延长,血块收缩不良或不收缩。血小板对 ADP、胶原、肾上腺素、凝血酶诱导的聚集反应缺如或降低,但对瑞士托霉素和 vWF 的诱导的聚集反应正常。如能测定可进一步发现血小板 GPⅡb/Ⅲa 复合物量的减少或质的异常。

【诊断】

1986 年我国修订后的诊断标准如下述。

(一)临床表现

1.常染色体隐性遗传。

2.自幼有出血症状,表现为中度或重度皮肤、黏膜出血,可有月经过多,外伤手术后出血不止。

(二)实验室检查

1.血小板计数正常,血涂片上血小板散在分布,不聚集成堆。

2.出血时间延长。

3.血块收缩不良,也可正常。

4.血小板聚集试验:加 ADP、肾上腺素、胶原、凝血酶、花生四烯酸均不引起聚集;少数加胶原、花生四烯酸、凝血酶有聚集反应。加瑞斯托霉素聚集正常或降低。

5.血小板玻珠滞留试验减低。

6.血小板膜糖蛋白(GP)Ⅱb/Ⅲa(CD41/CD61)减少或有质的异常。

三、血小板释放功能缺陷性疾患

血小板释放功能缺陷是一组异质性很大的疾患,也是遗传性疾患,遗传方式有些至今尚未完全清楚。临床上表现轻-中度的出血,如鼻出血、瘀斑、月经及分娩后出血过多,拔牙及扁桃体摘除等手术后过度出血等,偶有严重出血致死者。实验室检查出血时间大多延长;血小板计数正常或轻度减少,形态正常;凝血因子正常,血小板黏附可降低。提示本组疾患诊断的关键是血小板对 ADP 或肾上腺素的聚集试验第一波正常,第二波显著降低或缺如;对胶原的聚集亦降低,但在高浓度下正常。

本组疾患进一步又分为两大类,一是储存池病(SPD),二是血小板释放障碍性疾患。前者为血小板的致密颗粒、α 或 δ 分别或者联合缺乏;后者为血小板内容物正常,但释放障碍,包括花生四烯酸释放缺陷、环氧化酶缺乏症,血栓素 A_2 合成酶缺乏症等。最后诊断时先要排除继发性血小板释放功能障碍,然后借助检测血小板颗粒内容物、电镜等手段以确诊。我们将重点讨论储存池病。

(一)δ 储存池病(δ-SPD)

又称原发性致密体缺乏症。其基本缺陷是血小板的致密颗粒内含物 ATP、ADP、钙离子、焦磷酸盐、5-羟色胺等减少,其中 ADP 的减少较 ATP 更为显著。δ-SPD 的血小板对 ADP 或肾上腺素的诱导缺乏二相聚集波,胶原诱导的聚集反应降低或缺失,花生四烯酸引起聚集反应亦降低,电镜下可见致密颗粒减少。

α及δ颗粒同时发生缺陷者称为α、δ储存池病(αδ-SPD)其中δ颗粒内容物的减少往往更严重,α颗粒内容物的减少为轻到中度,临床及实验室检查类似δ-SPD。

致密体缺陷又可是其他遗传性疾病的一部分,如 Hermansky-Pudlak 综合征、Chediak-Higashi 综合征、Wiskott-Aldrich 综合征、成骨不全及血小板减少伴桡骨缺如综合征(TAR 综合征)等。

1.Hermansky-Pudlak 综合征　本病属常染色体隐性遗传,特点是眼与皮肤的白化症、单核-巨噬系统内脂质样物质积聚和血小板功能缺陷性出血倾向。血小板中致密体减少或实际缺如,由于5-羟色胺、钙离子和腺嘌呤核苷酸水平很低,因此血小板对 ADP、肾上腺素和凝血酶的诱导缺乏二相聚集波。

2.Chediak-Higashi 综合征　本病属常染色体隐性遗传,特点是中性粒细胞、单核细胞、成纤维细胞和黑色素细胞中常有异常颗粒形成,对细菌和真菌的易感性增高。临床常有眼和皮肤的白化病,出血症较轻,检查粒细胞中异常颗粒常可帮助确诊。

3.Wiskott-Aldrich 综合征　本病属性联隐性遗传疾病,特点是细胞免疫缺陷引起的反复感染、湿疹和血小板减少性出血。患儿血小板数量少,形态小并有致密颗粒减少,临床上多在婴幼儿期发病,出血重,多死于反复感染和出血。

4.TAR 综合征　本病属常染色体隐性遗传,患儿有多发性畸形如骨骼、心、肾等,多见双侧桡骨缺如。血小板常减少伴骨髓巨核细胞数量减少或缺如。

(二)α储存池病

α储存池(α-SPD)又名灰色血小板综合征,这是因为瑞氏染色涂片上的血小板呈灰色的缘故。电镜观察发现患者的巨核细胞及血小板特异性缺乏α颗粒。生化研究发现病人血小板α颗粒蛋白质如血小板第四因子(PF_4)、血小板球蛋白(β-TG)vWF、血小板凝血酶原敏感蛋白、纤维连接蛋白、因子V、高分子量的激肽原、血小板生长因子等降低或缺乏。进一步研究揭示α颗粒蛋白合成正常,但储存障碍;本病同时还兼有传导缺陷。

病人有轻度的血小板数降低,出血时间延长和出血倾向,血小板对凝血酶介导的聚集和释放反应异常,但对胶原和 ADP 诱导的聚集反应不变。瑞氏染色血片上的灰色血小板常可提示诊断,确诊多依赖电镜观察结果。

四、先天性血小板功能异常性疾病的治疗

先天性血小板功能异常性疾病至今仍缺乏特异性治疗药物及措施,但注意护理避免外伤,病儿有不同程度出血时,恰当地给予处理是必要的。

(一)护理

在诊断明确的病儿,医务人员应尽量向家长说明病情,告诉家长如何护理孩子,教育孩子自我保护,避免外伤,减少出血。

（二）局部出血

不重时，多可用明胶海绵、凝血酶等压迫止血，青春期月经过多时可采用避孕药如复方炔诺酮以控制月经量。

（三）1-脱氧-8-精氨酸加压素（DDAVP）

本药可提高血浆凝血因子Ⅷ活性和抗利尿作用，但对储存池的病人使用亦有效。DDAVP 0.2～0.3μg/kg皮下注射或溶于20ml生理盐水中缓慢静注，可使60%～70%的储存池病病人改善临床出血症状，出血时间缩短或恢复正常，但对BSS及GT病人常无效。

（四）严重出血

需输注血小板浓缩制剂，反复输注易产生抗小板抗体而失效，因此有条件者宜做ABO及HLA配型，给予去白细胞的同型血小板制剂，不易引起同种免疫。对于已产生抗血小板抗体的病人，可使用血浆交换以减少抗体后再输同型血小板制剂，有时可静脉给予丙种球蛋白亦有帮助。

（五）骨髓移植或基因治疗

严重的病儿如能找到合适的供体可进行异基因骨髓移植、脐血干细胞移植，一旦成功即可根治。基因治疗正在研究中，目前尚无成功的报道。

（张 鑫）

第十章　内分泌系统疾病

第一节　甲状腺功能减退症

先天性甲状腺功能减退引起的疾病称为克汀病或呆小病。甲状腺先天性缺陷称为散发性克汀病;因地方水土中缺乏碘称为地方性克汀病。年长儿发病者称为幼年型黏液性水肿,临床主要为体格,智能的发育障碍,如能早期诊断和治疗,可使小儿智力发育和生长发育达到正常。

本病在中医学中相当于"痴呆""五迟""五软""虚劳"等范畴内。

【病因病理】

（一）西医病因病理

散发性克汀病或呆小病,是由于先天因素使甲状腺激素分泌减少,以致生长发育减慢、智力迟钝的疾病,见于非甲状腺肿流行地区。其中90％为甲状腺发育不全或异位,其余为先天酶缺陷以致甲状腺激素合成不足,下丘脑-垂体性甲状腺功能减退及暂时性甲状腺功能减退。

1.甲状腺组织未发育、发育不良或异位。如母体接受放射^{131}I治疗后;自身免疫性疾病;胎内受有毒物质影响造成发育缺陷;胎儿早期TSH分泌减少,致使甲状腺发育不良;胚胎期甲状腺停留在舌根部或异位在喉头前、胸腔内或气管内,以舌根部异位甲状腺最多见。

2.母体孕期摄入致甲状腺肿的药物。如丙硫脲嘧啶、甲巯咪唑,碘化物等。

3.甲状腺素合成及功能障碍,呈家族性甲状腺肿,见于非甲状腺肿流行区。

（二）中医病因病机

本证多属先天胎禀不足,肝肾亏损,后天失养,气血虚弱,精血亏损,心肾发育不全,功能受损而致。本病病位在心肾脑髓,以补法为主,辅以饮食疗法。

【临床表现】

（一）症状与体征

主要特点有三:智力迟钝、生长发育迟缓及基础代谢率低下。

1.新生儿及婴儿期　胎动少,约20％宫内生存>42周,出生体常大于第90百分位,前囟大可达4cm×4cm,后囟可大于0.5cm×0.5cm,身长与头围可正常,胎便排出迟缓,经常便秘,嗜睡、吮奶差,生理黄疸延长,哭声低哑,腹胀,呆滞,体温不升,常在35℃以下,皮肤呈花斑状,舌大宽且厚,呼吸道有黏液性水肿可致鼻及分泌物增多,面容臃肿状,鼻根低平,眼距宽,额部皱纹多似老人状,皮肤湿凉,高血脂者面部可见白色皮脂腺疹,前后发际低,心率慢,脐凸出等。

由于母奶中含有甲状腺激素,因此可掩盖某些症状使之晚出现。

2.幼儿及儿童期　生长发育迟缓,智力低下,表情呆滞,安静,出牙,坐,站,走均落后于同龄儿。上/下身比例落后(正常出生时 1.7/1;5 岁时 1.3/1;10 岁时 1/1),说话晚,前囟闭合晚,纳呆,便秘,腹胀,怕冷,皮肤与手掌,足底发黄是由于胡萝卜素血症所致,但巩膜不黄,四肢伸侧及躯干可见毛囊角化。全身臃肿状,是为黏液性水肿,非指凹性,多在面部,眼睑,锁骨上凹,颈背,手背,腹部等处明显。毛发稀疏,粗,脆,无光泽,前发际低,眼距宽,眼睑裂小,鼻根低平,唇厚,舌大宽常伸出在唇间形成典型面容,某些可合并甲状腺肿,心脏可扩大,可有心包积液,多者可出现憋气,心率慢,血压低,脐疝,手足宽,厚,指趾短,手背皮肤多皱褶。某些面呈贫血貌。少数腓肠肌前臂肌肉呈假性肥大,似大力士状,肌肉活检未发现特殊的组织化学及超微结构改变,经甲状腺治疗后,约 10d 左右开始变软缩小。

(二)中医辨证

1.心肾不足　智力低下,反应迟钝,发育迟缓,头大,毛发稀疏,皮肤粗糙,手足尤甚,眼距增宽,眼球突出,鼻梁宽而平,伸舌流涎,舌体宽厚而大,脉沉无力。

2.脾肾阳虚　发病多在新生儿期或婴幼儿期,黄染不退,智力缺乏,反应迟钝,饥饿不知,听力障碍,畏寒肢冷,皮肤水肿,毛发脱落,腹胀便秘,舌淡胖大,苔白腻,脉沉细而缓。

3.肺肾俱虚　发育迟缓,形体消瘦,智力落后,喘咳不休,动则气短,声音嘶哑或喉鸣,舌淡少苔,脉沉细无力。

【实验室检查】

1.血清 T_4　正常值 45～130μg/L(4.5～13μg/dl)。新生儿期<60μg/L(6μg/dl)即为减低,应除外由于 TBG 减少而使血 T_4 降低者。在治疗过程应定期测定。

2.血清 T_3　正常值 0.8～2μg/L(80～200ng/dl),轻症甲状腺功能减退 T_3 往往正常,严重甲状腺功能减退血 T_3 才减低,对新生儿期患者诊断价值不大。

3.血清 TSH　正常值<10mU/L(10μU/ml),本病常>20mU/L(20μU/ml),如至 10～20mU/L(10～20μU/ml),表示甲状腺储备功能降低。如血 TSH, T_4 均低,为继发于下丘脑、垂体甲状腺功能减退,应做 TRH 兴奋试验以区别之,治疗甲状腺功能减退过程中应定期测 TSH 以调整剂量。

4.血清甲状腺球蛋白　如为阴性说明无甲状腺组织,或甲状腺球蛋白合成异常,如阴性而血 T_3, T_4 下降,TSH 上升说明有残余甲状腺组织。

5.吸 ^{131}I 率　甲状腺功能减退时 24h 吸 ^{131}I 率<0.12(正常应为 0.45),如<0.02 是先天无甲状腺。

6.其他　血糖降低,血胆固醇及三酰甘油增高,血 CPK 及 LDH 增高,基础代谢率低等。

【诊断与鉴别诊断】

1.诊断　根据临床表现,结合化验、X 线检查,必要时进行诊断性治疗用于确诊。

(1)散发性克汀病:

临床表现:新生儿期常有过期产,超重,生理性黄疸延长史,吮奶差,呛奶,少啼多睡,呆滞,哭声嘶哑,顽固性便秘,腹胀,低体温,循环差,易硬肿,心音迟钝,后囟开放;婴儿期除兼有新生儿期特点外,出现特殊面容,头大,面容臃肿贫血貌,眼距宽,鼻梁塌平,唇厚舌大常伸出口外,牙少,颈短,身材矮小,上部量大于下部量,脐疝,指(趾)粗短呈铲形,心音低钝,心率减慢,血压偏低,生长及语言发育均延迟,年长儿体格及智能发育障碍,生长迟缓,反应迟钝,智能落后,学习成绩差,皮肤呈黏液性水肿,逐渐加重;有的患儿可伴有神经性耳聋,假性肌肥大,或伴有性早熟。

实验室检查及其他检查:①甲状腺功能检查可见血清FT_3、FT_4浓度降低;血中TSH明显升高,常>20mU/L(原发者);甲状腺^{131}I摄取率明显降低(甲状腺缺如或发育不全者),甲状腺素合成障碍者常增高,TRH刺激试验:TRH基础值较正常人为高,注射TRH后进一步提高。②血胆固醇增高。③骨骼X线检查是早期诊断的重要方法之一,新生儿拍膝关节部位;1岁以上拍腕骨部位;可见骨龄落后,骨化中心出现钙化不全,呈斑点状或不规则图形;头颅片表现为蝶鞍发育不全。胸片可有心影增大。④甲状腺扫描帮助了解是否甲状腺缺如或移位。少数可有甲状腺肿大(合成激素酶缺乏)。⑤脑电图可有弥漫性异常。⑥心电图见心率慢,低电压,T波低平。⑦心脏扇形扫描或彩超可见少量心包积液。

(2)地方性克汀病:

临床表现:据不同类型表现各异。

神经型:表情淡漠,聋哑,斜视,痉挛性瘫痪,膝关节屈曲,膝反射亢进,病理反射阳性,身材矮小,智力呈中、重度减退,见于多结节型甲状腺肿,临床可没有明显的甲状腺功能减退表现。

黏液性水肿:有严重的甲状腺功能减退表现,可有典型的克汀病面容,便秘及黏液性水肿明显,生长发育迟缓,痴呆程度与甲状腺功能减退程度成正比。

混合型:大多数病人是神经型及黏液水肿型的混合型,兼有两型的临床表现

实验室及其他检查:①黏液性水肿型T_4降低,TSH增高,吸^{131}I率为碘饥饿,多峰值且晚。②X线检查见骨龄落后,颅骨脑回压迹增多,颅低短小,蝶鞍偶见增大。髋骨可见点彩样改变。③脑电图见频率偏低,节奏不整,大多有阵发性双侧同步θ波,可无a波。④其他多见听力测试及听觉诱发电位有异常,心电图可见T波平坦或倒置。

(3)儿童期甲状腺功能减退:

临床表现:①发病年龄越晚对生长发育的影响越轻。3岁以上发病者智力可正常,但仍可见面容臃肿,面色蜡黄,随病情发展可出现典型的甲状腺功能减退表现。

②原发疾病表现,如慢性淋巴性甲状腺炎可见弥漫性肿大的甲状腺,表面结节呈中等硬度,胱氨酸症可侵及甲状腺而致甲状腺功能减退,但伴有佝偻病表现。

实验室及其他检查:①血清T_4降低。②血TSH含量增高,如继发于小丘脑病变,TSH含量可降低或缺如。③TRH兴奋试验呈增强型或分泌高峰提前。下丘脑性甲状腺功能减退时反应迟缓。

2.鉴别诊断

(1)先天愚型:患儿表现智力发育落后,特殊面容,外眼上吊,舌外伸。查染色体21-三体改变,而T_4正常。

(2)脑发育不全:智力发育障碍,膝反射亢进,头颅CT可见阳性病灶,血T_4、TSH正常。

(3)黏多糖病:智力运动发育迟缓,鼻根部下陷,鼻孔向上,耳位低。尿黏多糖过筛试验阳性,血T_3、T_4、TSH正常。

（4）垂体性侏儒：患儿外观矮小，智力及体态正常，全身比例匀称，面容正常，皮肤细，很少黏液性水肿与便秘，血中生长激素减少，TSH低。

（5）软骨营养障碍：智力正常，全身不成比例，四肢粗短，上身长于下身，X线长骨象可见特征性骨干变短，于骺端扩大，边缘不规则，血 T_4 正常。

（6）肾性佝偻病：智力正常，有佝偻病体征，血钙低，血磷增高，X线长骨象有佝偻病改变，某些病例可有尿与肾功能改变。

【治疗】

（一）一般治疗

1.树立信心，坚持治疗，加强营养，注意补碘。

2.饮食中应富于热卡，蛋白质，维生素及矿物质如钙、铁等。严重患儿不能进食时，应保证热量（鼻饲法）。

3.贫血时用铁剂、维生素 B_{12} 及叶酸。

4.随着治疗好转时加强智能训练，使智力有所进步。

5.合并感染时，要积极控制感染。

（二）西医治疗

1.甲状腺片　每片40mg，用量应由量大开始，婴儿开始用5～10mg/d，儿童10～20mg/d，以后每隔1～2周增加5～10mg/d，直到临床症状消失而血清 T_3，T_4 正常。又无甲状腺功能亢进症状时。此时剂量作维持治疗量。以后根据血中 TSH 及 FT_4 水平加以调整（应使 FT_4 维持在正常上限）。每日维持量一般为 1 岁以下 20～40mg/d，1～3 岁 30～60mg/d，3～6 岁 60～80mg/d，6～9 岁 80～100mg/d。如服用过量可造成人为甲状腺功能亢进。此药可能引起心悸、腹泻、呕吐、多汗、发热等副作用，个别有过敏反应，也有出现急性肾上腺皮质功能衰竭者，可口服泼尼松 5～10mg，预防性治疗数日。

2.L-甲状腺素钠　$0.1\mu g$ 相当于甲状腺素片40mg。新生儿至 6 个月 25～50μg/d 或 6～10μg/kg，7～12 个月 50～75μg/d 或 6～8μg/kg，2 岁以上为 100～200μg/(m² · d) 或 4μg/kg。此药是治疗甲状腺功能减退最可靠、有效的药物。但使用过量可造成甲状腺功能亢进的症状，使用时要依据临床症状和甲状腺功能试验调整药量。

3.左旋三碘甲状腺原氨酸钠(L-T_3)　血浆半衰期短，起效快，25μg 相当于 L-T_4 100μg，3/d，口服。

4.维生素类　维生素(A,B,C,D)应长期按临床需要补充。

5.矿物质　钙片应长期服用以供生长发育用。贫血时加铁剂。

6.碘　脱碘酶缺陷者补碘后甲状腺肿可消失。

7.其他　对于地方性克汀病应以预防为主，孕母在妊娠最后 3～4 个月内应加服碘化钾（1％溶液 10～12 滴/d），可减少发病。

（三）中医治疗

1.心肾不足

治法：补益心肾，填精养髓。

方药：六味地黄丸合菖蒲丸加减。黄芪 10g，生地黄、熟地黄、党参各 8g，山萸肉 6g，茯苓、当归各 4g，川芎 3g，朱砂 2g，白术、石菖蒲、酸枣仁各 5g。

筋骨弱加杜仲,菟丝子各 4g;舌伸流涎者加柴胡 4g;黄连、栀子各 2g。

2.脾肾阳虚

治法:补肾壮阳,益气健脾。

方药:补天大造丸加减。紫河车、熟地黄各 8g,白术、鹿茸、黄芪各 6g,丹参、肉桂、附子各 4g,制大黄 2g,人参、酸枣仁、龟甲各 5g。

腹胀便秘加肉苁蓉、砂仁各 3g;毛发脱落加制何首乌、女贞子、旱莲草 4g。

3.肺肾俱虚

治法:补气益肺,温肾纳气。

方药:补肺汤合河车大造丸加减。百部、天冬、熟地黄、孩儿参、麦冬各 6g,枸杞子、阿胶、紫河车各 8g,茯苓、五味子各 5g。

气短加黄芪 6g,白术 5g;声音嘶哑加蝉蜕、桔梗各 5g。

(四)其他疗法

1.艾灸　语迟可艾灸心俞穴,每次 3 壮,1/d,行迟可艾灸足两踝,每次 3 壮,1/d。

2.耳针　取脾、肾、皮质下,留针 20min 左右,或用埋针治疗。

3.食疗　用新鲜猪脑或羊脑一具,洗净后加少量盐及调味品蒸煮后佐餐,可常食,具补脑作用,用于智力低下者。

【预防】

以预防为主,应由政府大力推行碘化食盐消灭地方性甲状腺肿,地方性克汀病亦随之消灭。孕妇妊娠末 3～4 个月可加服碘化钾(1%溶液 10～12 滴),或肌内注射碘油 1 次 2ml。多食含碘食物。对地方性克汀病应早期诊治,有甲状腺功能减退表现者应由生后 3 个月内开始补充甲状腺素片,原则同散发性克汀病。聋哑者应受专门训练(包括语言、智能等方面训练)。

(胡　英)

第二节　甲状腺功能亢进症

一、疾病概述

甲状腺功能亢进症,是由于多种原因使甲状腺激素分泌过多所致,常伴甲状腺肿大、突眼及基础代谢率增高等表现。儿童患者绝大多数为弥漫性,即 Grave's 病,是一种自身免疫性疾病,多见于学龄儿童,男女发病之比为 1∶4～5。

二、病历书写要点

(一)临床特点

1.症状与体征

(1)基础代谢率增高的表现:身高多略高于同龄儿,但有消瘦、多汗、怕热、低热等。食欲增加,大便次数增多但为稀便。心悸、睡脉快、心尖部可闻收缩期杂音,脉差大,可有高血压,心脏扩大及心律失常等。心力衰竭及房颤在小儿少见。尚有易激动、好动、兴奋感、失眠、多语、脾气急躁、手及舌出现细微且快速震颤等神经精神症状。肌肉乏力,但周期性瘫痪少见。性发育缓慢。

(2)眼部表现:突眼可为一侧或两侧,亦可无突眼(占 30%～50%)、睑裂增宽、不常瞬目,常作凝视状,上眼睑挛缩,眼向下看时上眼睑不能随眼球立即下落,上眼睑外翻困难,闭眼时睑缘颤动,辐辏力弱,眼向上看时,前额皮肤不能皱起,眼皮有色素沉着,可有眼肌麻痹等。突眼度多介于 16～20mm 之间。当突眼度大于 20mm,角膜暴露可引起角膜炎或角膜溃疡。

(3)甲状腺肿:可有不同程度的甲状腺肿。一般呈弥漫性对称性肿大,质软,可伴有杂音和震颤。

(4)局限性黏液性水肿:可见于部分患者。皮损属黏液性水肿,呈暗紫红色,皮肤粗、厚,继之出现广泛性片状或结节状突起,多见于小腿,胫前下段伸延至足背或膝,也可发生于面部、上肢及头皮。

2.症状加重及缓解因素

加重因素:治疗中随意减、停药。

缓解因素:"长期坚持用药,监测中调药,停药前评价"的三项基本原则。

3.并发症　拖延时间则可发生许多并发症,如甲状腺心脏病、甲状腺功能亢进性肌病等,如果此时再发生感染性疾病或遇到重大的刺激,则可发生甲状腺功能亢进危象,极易造成死亡。

(二)拟诊讨论策略

本病需与下列疾病鉴别(表 10-1)。

表 10-1　甲状腺功能亢进症的鉴别

误诊征象	疾病	病因或诱因	误诊征象特征	伴随症状与体征	相关检查
甲状腺肿大	单纯性甲状腺肿	缺碘是主要病因	患儿来自于甲状腺肿流行地区,甲状腺质地软,多无局部压迫表现	约 5%患儿由于甲状腺代偿功能不足,出现甲功减退	甲状腺本身无特殊病变,甲功正常
	慢性淋巴细胞性甲状腺炎	是一种自身免疫性疾病	发病缓慢,典型者甲状腺肿大且坚硬如橡皮状,表面可呈颗粒状、分叶或不规则状,多数无压痛	一般无自觉症状,少数引致甲状腺功能亢进,大多数终致甲低	TGAb 或 TMAb 阳性血沉增高γ-球蛋白明显增高甲状腺疾病的阳性家族史,甲状腺扫描显示放射性同位素不规则浓聚与稀疏
	甲状腺肿性克汀病	家族性酶缺陷所致	甲状腺轻度肿大	智力迟钝,生长发育迟缓,基础代谢率低下等甲低表现	血甲状腺素减低,TSH 增高等
	甲状腺囊肿、肿瘤	肿瘤组织本身或转移	局部可扪及肿块	可有甲状腺功能亢进表现	扫描及超声波诊断可协助明确肿块性质

误诊征象	疾病	病因或诱因	误诊征象特征	伴随症状与体征	相关检查
心悸	心肌炎	病毒侵犯心脏,引起心肌炎性病变	多有病毒感染的前驱症状,可有心悸、胸闷、心前区不适等表现	重者可有晕厥、抽搐、心功能不全的表现	有心电图改变,心肌酶异常,心脏扩大等异常;甲状腺功能检查无异常
肌无力	重症肌无力	神经肌肉接头间传递功能障碍	多侵犯眼外肌、咀嚼肌、吞咽肌、颈肌、四肢肌及呼吸肌	经休息后或抗胆碱酯酶药后,症状可减轻或消失,具有缓解与复发的倾向	皮下注射新斯的明每次 $0.02\sim0.04mg/kg$,肌力可恢复,T_4 正常

三、规范诊断

(一)诊断术语
本病简称甲亢。

(二)诊断标准
1.诊断标准　根据三大临床特征:基础代谢率增高、甲状腺肿大、突眼,结合实验室检查可确诊。

2.疗效判定　治愈:甲状腺肿明显缩小或消失,经 2 年随访观察无复发者。甲状腺摄[131]I 率及血 T_3、T_4、TSH 水平正常,T_3 抑制试验阳性(可抑制)。好转:甲状腺肿有所缩小,或无进一步发展,但仍需治疗。甲状腺摄[131]I 率,血清 T_3、T_4、TSH 水平基本正常,T_3 抑制试验阴性(不能抑制)。未愈:未达到好转标准。

四、医嘱处理

(一)接诊检查
1.血清 T_3、T_4 测定:总 T_4 增高,T_3 正常或增高,较正常值高 2～3 倍,TSH 降低。但在 T_3 型患者中,T_3 与 T_4 发生分离,T_3 增高而 T_4 正常。

2.基础代谢率(BMR):正常值 $-10\%\sim+15\%$,甲状腺功能亢进时 $>15\%$。一般 $>+15\%\sim+30\%$ 为轻度。$+30\%\sim+60\%$ 为中度。$+60\%$ 以上者为重度。对甲状腺功能亢进的诊断符合率为 $50\%\sim70\%$,若无测定设备时,可在患者清晨清醒、安静时测血压和心率,然后用公式计算基础代谢率;BMR(%)=脉搏/min+脉压差-111(Gale 法)。

(3)血清促甲状腺激素(TSH)测定:正常值 $0\sim4\mu mol/L$,甲状腺功能亢进者 TSH 值正常或降低。

(4)TRH 兴奋试验:静脉注射促甲状腺激素释放激素(TRH),(按 $7\mu g/kg$),注射前

15min，后 15min、30min、90min、120min 各测血 TSH，正常人 TSH 水平较注射前升高 3～5 倍，高峰出现在 30min，并且持续 2～3h。甲状腺功能亢进时，血清 T_3、T_4 浓度增高，反馈抑制垂体 TSH 释放，故在注射 TRH 后 TSH 分泌反应被抑制或者反应降低。

(5)甲状腺扫描：了解甲状腺大小、结节性质以除外肿瘤、囊肿等。

(6)甲状腺 B 超：作用同上，尤对囊肿诊断似更优于扫描。

(7)甲状腺抗体测定：测定抗甲状腺球蛋白抗体(TGAb)及抗甲状腺微粒体抗体(TMAb)以便明确是否为慢性淋巴细胞性甲状腺炎引致甲状腺功能亢进，可作为治疗参考。测定各种兴奋性或抑制性甲状腺抗体以观察治疗效果及有无复发的可能。

(8)吸 ^{131}I 试验 2～4h＞30％，或 24h＞50％考虑甲状腺功能亢进，目前已少用。

(二)规范处理

1.一般治疗　发病早期及病情较重时应卧床休息，使身心得到安宁，避免外来的刺激和压力，饮食应富有蛋白质、糖类及维生素等。

2.抗甲状腺药物治疗

(1)适应证：对病情轻，甲状腺轻-中度肿大，年龄较小者，此种治疗较好，儿童甲状腺功能亢进首选。

(2)常用药物：①甲巯咪唑(他巴唑)；②甲硫氧嘧啶；③丙硫氧嘧啶。

(3)剂量及疗程。①初治阶段。甲巯咪唑：1～2mg/(kg·d)，或甲硫氧嘧啶或丙硫氧嘧啶：6～7mg/(kg·d)，疗程：1～3 个月，平均每日基础代谢率下降 1％左右。②减药阶段。指标：临床症状明显减轻，心率减慢，食量减少，甲功恢复正常。药物剂量可减少原量 1/3 左右，每次递减，观察 2～4 周，经 1～3 个月后，病情仍稳定者可减至维持剂量。③维持阶段。指标：临床症状消失，血 T_3、T_4、FT_4、FT_3 正常，甲巯咪唑每日 2.5～5mg，甲硫氧嘧啶或丙硫氧嘧啶 25～50mg 维持，持续 1～2 年，青春期用药时间常延长。甲状腺素：如在治疗过程中甲状腺肿大增加，突眼加重，甲功减退，可加用甲状腺素治疗。

(4)注意事项：治疗期间定时监测血 T_3、TSH，随时调整剂量；查血常规，注意白细胞减少；并注意其他不良反应，如药疹、肝功能损害。

3.手术治疗　手术适应证：药物过敏，甲状腺肿瘤、白细胞＜3×10^9/L，甲状腺明显肿大且服药后缩小不明显者，服药后复发不愈者。术前准备：服用抗甲状腺药物 2～3 个月使甲状腺功能正常。术前服复方碘溶液 1～2 周防止术中出血，或用普萘洛尔 1～2mg/kg，每 6 小时一次，自术前 4 天服至术后 7 天。手术后甲低发生率为 50％，少数出现暂时性或永久性甲状旁腺功能减退。

4.新生儿甲亢治疗　轻者不必用药。症状明显的可用丙硫氧嘧啶 5～10mg，每 8 小时 1 次口服 1～2 周，重症加服普萘洛尔 2mg/(kg·d)，及对症治疗，必要时输液、加用抗生素及皮质激素等。

5.甲亢危象治疗　小儿极少见甲状腺功能亢进危象。诱因有：感染、劳累、手术前准备不充分、精神创伤等。可表现为高热、脉速、烦躁不安、大量出汗，吐泻，重症伴有休克。治疗应大量给予碘剂口服加静注，卢戈液 10～20 滴每 6 小时口服，NaI 0.25g 加入葡萄糖生理盐水内静点，用碘前 1 小时加服丙硫氧嘧啶(它能使 T_4 在周围组织内转化为 T_3 减少，故致危重情况较甲巯咪唑为优)100～150mg 每 6 小时服用。普萘洛尔每次 0.1～0.3mg/kd(最大量每次 5mg)静脉慢推。吸氧、退热、镇静、控制感染、静脉中加注氢化可的松,必要时洋地黄控制心力衰竭等。

(三)注意事项

在服药期间应注意以下几点:

1.不能食用含碘多的食物及药物,如海带、紫菜等。

2.不能食用含碘多的中药,如昆布、黄药子等。

3.不能食用有刺激性的食物,如酒类、花椒、大蒜、辣椒等。

4.不能食用可引起炎症加重的食物,如公鸡、公鸭、牛肉、羊肉、狗肉等。

5.不能食用可引起甲状腺肿大的食物,如包心菜、香菜、花生、马铃薯等。

6.不应做剧烈的运动,生活要有规律,避免情绪激动,忌烟酒。

7.要定时、定量地按疗程服药,不可看到病情好转就停药。

8.要预防感染,避免发生腹泻、感冒、扁桃体炎等疾病。

五、诊治进展

甲状腺 PVA 介入栓塞疗法,PVA 是聚烯乙醇微粒的简称,它是一种栓塞剂,是由生物惰性材料制成的,它能将微血管网填满、阻塞,使功能亢进的甲状腺组织缺血、坏死而丧失功能。即通过阻断亢进组织的营养来源而使它们活活"饿死",而不必担心栓塞之后会导致甲状腺整体被活活"饿死"。这与治疗肿瘤时用的介入栓塞法是一样的,即有选择地栓塞功能亢进的甲状腺组织血管,使其血供阻断,发生组织缺血,形成无菌性坏死,最后纤维化而达到治疗目的。方法:在 X 线机影像仪器监视下,用造影剂使动脉显像,通过股动脉插管,经血管通路到甲状腺上动脉或甲状腺下动脉,然后再通过导管注入栓塞剂。此法创伤小,操作简单,可避免手术引起的并发症,但价格昂贵,受到患者经济条件的限制,尚不能广泛应用。可用于:①反复发作内科治疗无效的患者;②药物过敏患者;③有生育要求的育龄妇女患者;④巨大甲状腺,用此法使之萎缩变小而有利于手术治疗。

（吕　静）

第三节　矮小症

【病因】

1.慢性系统性疾病(如消化吸收不良、哮喘、肝病、肾病等)。

2.内分泌异常(如甲状腺功能减低症、性早熟、生长激素缺乏症、先天性肾上腺皮质增生症等)。

3.体质性青春发育期延迟。

4.家族性矮身材。

5.中枢神经系统疾病(如颅面中线发育缺陷、脑积水、下丘脑垂体肿瘤等)。

6.染色体异常(Turner 综合征等)。

7.先天性疾病(宫内生长迟缓、甲状腺发育不良)。

8.骨骼发育障碍(维生素 D 缺乏症、软骨发育不良等)。

9.代谢性疾病(肾小管性酸中毒、黏多糖病、糖原贮积症等)。

10.精神心理障碍。

11.其他不明原因者。

【诊断】

详细询问病史及体格检查,包括出生时的胎龄、娩出方式、身长和体重、窒息抢救、哭声、吸吮、喂养、畸形等情况;询问母亲的妊娠及生产史,孕期健康情况,胎次,产次,自然流产史等;家族中父母及所有成员的身高情况,父母的青春发育史;患儿有无慢性疾病、受歧视虐待或环境中存在影响患儿精神心理的不良因素。身体的测量方法应标准,包括身高、体重、坐高、指距、头围、皮下脂肪(皮褶厚度)等。观察患儿发育是否匀称,头面部、躯干、四肢有无特殊。全身各器官尤其性器官及第二性征的检查。

【辅助检查】

血常规,尿常规,甲状腺功能,肝肾功能,血糖,血气电解质分析,胰岛素样生长因子-1(IGF-1),胰岛素样生长因子结合蛋白 3(IGFBP-3),骨龄照片,垂体 MRI(怀疑肿瘤时需强化),染色体核型分析,生长激素(GH)激发试验(包括精氨酸激发试验、胰岛素激发试验、可乐定激发试验、左旋多巴激发试验,必选 2 项,其中前两项必选 1 项)。例如,左旋多巴联合精氨酸激发试验,空腹时抽血查 GH,给予左旋多巴口服,剂量为 10mg/kg,最大量不超过 375mg,于第 30min、第 60min、第 90min 分别抽血查 GH,然后静脉滴注精氨酸(25% 精氨酸注射液 2ml/kg,最大量不超过 120ml,加入 1.5 倍的生理盐水,30min 静脉滴注完毕),于第 120min、第 150min、第 180min 分别抽血查 GH。

【鉴别诊断】

1.家族性矮身材　父母身高均矮,小儿身高常在第 3 百分位数左右,但其每年生长速率＞5cm,骨龄和年龄相称,智能和性发育正常。

2.体质性青春发育期延迟　多见于男孩。青春期开始发育的时间比正常儿童迟 3~5 年,青春期前生长缓慢,骨龄也相应落后,但身高与骨龄一致,青春期发育后其最终身高正常。父母一方往往有青春期发育延迟病史。

3.特发性矮身材(ISS)　病因不明,出生时身长和体重正常;生长速率稍慢或正常,一般每年生长速率＜5cm;两项 GH 激发试验的 GH 峰值≥0.47nmol/L(10ng/ml),IGF-1 的水平正常;骨龄正常或延迟。无明显的慢性器质性疾病(肝、肾、心、肺、内分泌代谢病和骨骼发育障碍),无心理和严重的情感障碍。

4.Turner 综合征　女孩身材矮小时应考虑此病。本病的临床特点为:身材矮小;第二性征不发育;具有特殊的躯体特征,如颈短、颈蹼、肘外翻、后发际低、乳距宽、色素痣多等,应进行染色体核型分析以鉴别。

5.先天性甲状腺功能减退症 该症除有生长发育落后、骨龄明显落后外,还有基础代谢率低、智能低下,血 FT_4 降低、TSH 升高可诊断。

6.生长激素缺乏症(GHD) 是由于腺垂体合成和分泌生长激素部分或完全缺乏,或由于 GH 分子结构异常、受体缺陷等所致的生长发育障碍性疾病。患儿出生时身长和体重均正常,1 岁以后出现生长速度减慢,身高落后比体重低下更为显著,身高年增长速率<5cm,智能发育正常。患儿头颅呈圆形,面容幼稚,脸圆胖,皮肤细腻,头发纤细,下颌和颏部发育不良,牙齿萌出延迟且排列不整齐。患儿虽生长落后,但身体各部比例匀称,与其实际年龄相符。骨骼发育落后,骨龄落后于实际年龄 2 岁以上,多数患儿青春期发育延迟。通过做生长激素药物刺激试验,才可确诊。

7.精神心理性矮身材 精神心理严重受挫可影响 GH-IGF-1 轴功能,本症可发生于学龄儿或年幼儿,患儿 IGF-1、促肾上腺皮质激素(ACTH)、皮质醇可低下,甲状腺激素尚正常,消除生活环境中的相关不利因素后可恢复正常发育。

8.宫内发育迟缓 出生体重低于同年龄、同性别平均体重的第 10 百分位以下或低于-2SD,常伴有 GH 分泌不足或异常。

9.骨骼发育障碍 各种骨、软骨发育不全等,均有特殊的面容和体态,可选择进行骨骼 X 线片检查以鉴别。

10.其他内分泌代谢病引起的生长落后 先天性肾上腺皮质增生症、性早熟、皮质醇增多症、黏多糖病、糖原贮积症、Prader-Willi 综合征等各有其特殊的临床表现,易于鉴别。

【治疗】

1.一般治疗

(1)护理:讲解疾病知识、生长激素激发试验的注意事项,教育病人家属注射基因重组人生长激素(rhGH)的方法,定期监测身高,教育测量身高的方法,保证充足的夜间睡眠。

(2)营养管理:由护士对患儿的营养状况进行初始评估,部分矮小症患儿有营养不良的风险,请营养科协诊,临床营养医师完成营养专业评估,与主管医师、病人、家属及其他与患儿饮食营养服务有关人员共同制订营养治疗方案,按照已制订的营养治疗方案对患儿进行营养治疗,同时进行与营养治疗相关的健康教育。若没有营养风险,教育患儿及家属均衡营养,保证蛋白质的供应,治疗过程中注意钙、微量元素的补充。

(3)心理治疗:矮小症患儿易出现焦虑、抑郁、自卑心理,向家属讲解疾病的知识,解除其思想顾虑,积极配合治疗、护理工作。

2.病因治疗 矮小症患儿的治疗措施取决于其病因,消除病因后身高增长可明显改善,如甲状腺功能减退症给予左甲状腺素替代治疗;慢性系统性疾病治疗原发病;精神心理性矮身材给予心理专科治疗,消除生活环境中的相关不利因素等。

3.药物治疗 美国 FDA 批准的 rhGH 治疗的适应证为生长激素缺乏症、特发性矮身材、Turner 综合征、宫内发育迟缓、Prader-Willi 综合征、慢性肾衰竭。治疗剂量为 0.1~0.15U/(kg·d),每周 0.23~0.35mg/kg,每晚临睡前皮下注射 1 次,每周 6~7 次的方案。疗程视需要而定,一般不宜短于 12 年,可持续至骨髓闭合为止。对青春期、Turner 综合征、宫内发育迟缓、特发性矮小症和某些部分性生长激素缺乏症患儿的应用剂量为 0.15~0.20U/(kg·d),每周 0.35～0.46mg/kg(生长激素 1mg＝3.0U)。应用 rhGH 治疗的不良反应较少,常见的有:①注射局部红肿。通常在数日内消失,可继续使用,现已明显减少。②抗体产生。少数患者注射后数月会产生抗体,但对促生长疗效无显著影响。③甲状腺功能减退。开始注射 2～3 个月后可能发生,须监测甲状腺功能,按需给予左甲状腺素治疗。④股骨头滑脱、坏死,罕见,可暂时停用 rhGH 并补充维生素 D 和钙剂治疗。⑤特发性良性颅内压增高,较少见,可暂停 rhGH 治疗,并加用小剂量脱水药(如氢氯噻嗪)降低颅内压。⑥糖代谢改变。在治疗过程中要监测血糖,尤其是有糖尿病家族史和肥胖患儿,若发生空腹血糖和胰岛素水平上升,停用 rhGH 数月后可恢复正常。⑦诱发肿瘤的可能性。对有家族性肿瘤发生遗传倾向或肿瘤继发性生长激素缺乏症病人需慎用 rhGH,治疗过程中要定期监测 IGF-1 水平,超过正常参考值＋2SD 应暂停使用。

4.其他治疗　充足的睡眠和营养、积极的运动有助于儿童的生长发育,强调早睡(晚上 10 时前进入熟睡状态)有利于生长激素的分泌和发挥作用。

【并发症及处理】

rhGH 治疗的并发症如下。

1.注射局部红肿　反应通常在数日内消失,可继续使用,现已明显减少。

2.抗体产生　少数病人注射后数月会产生抗体,但对促生长疗效无显著影响。

3.甲状腺功能减退　开始注射 2～3 个月后可能发生,须监测甲状腺功能,按需给予左甲状腺素治疗。

4.股骨头滑脱、坏死　罕见,可暂时停用 rhGH 并补充维生素 D 和钙剂治疗。

5.特发性良性颅内压增高　较少见,可暂停 rhGH 治疗,并加用小剂量脱水药(如氢氯噻嗪)降低颅内压。

6.糖代谢改变　在治疗过程中要监测血糖,尤其是有糖尿病家族史和肥胖患儿,若发生空腹血糖和胰岛素水平上升,停用 rhGH 数月后可恢复正常。

7.诱发肿瘤的可能性　对有家族性肿瘤发生遗传倾向或肿瘤继发性生长激素缺乏症病人需慎用 rhGH,治疗过程中要定期监测 IGF-1 水平,超过正常参考值＋2SD 应暂停使用。

(赵雪莲)

第四节　性早熟

【概述】

近 100 多年来全球儿童青春发育普遍提前,我国儿童的青春发育年龄也在不断提前。任何性发育特征初显年龄较正常儿童平均年龄提前 2 个标准差以上,即儿童性发育启动年龄显著提前者称为性早熟。性早熟的定义在不同国家或民族有差异,我国将女孩在 8 岁以前,男性在 9 岁以前出现第二性征,或者女孩在 10 岁之前出现月经,定义为性早熟。根据正常青春发育年龄不断提前的趋势,近年有些国家将女性性早熟定在 7.5 岁以前出现性腺增大和第二性征,或者在 9.5 岁之前出现月经定义为性早熟。本病女孩较多见。

性早熟可以分为促性腺激素依赖性,也称真性或中枢性性早熟,以及非促性腺激素依赖性,后者亦称周围性或假性性早熟。真性性早熟都是同性性早熟,并起源于下丘脑-垂体-性腺轴的活动。在假性性早熟中,出现部分第二性征,但未激活正常下丘脑-垂体-性腺轴之间的相互作用。在后一种情况下,其性征可以是同性的,也可以是异性的。

【流行病学】

正常人青春发育开始年龄因人而异,它受多种因素影响,如遗传因素、营养状况、健康状况以及社会经济条件等。①遗传:当营养状况及健康状况良好时,青春发育开始年龄很大程度上由遗传因素决定。②营养:女性中等肥胖者一般发育较早,重度肥胖者则偏迟。营养不良者有青春发育延迟倾向。③社会经济条件:随着社会经济水平的提高,青春发育有提前的趋势。

中枢性性早熟国外报道的发病率为0.6%。国内未见性早熟的流行病学资料。中枢性性早熟的发生率依性别而不同,男孩与女孩之比约23∶1。女孩中约80%的中枢性性早熟患儿为特发性性早熟。而男孩不到30%。

【病理生理和发病机制】

(一)下丘脑-垂体-性腺轴

人体从胎儿经青春期到完全的性成熟和生育这一成长过程中,下丘脑(促性腺激素释放激素,GnRH)-垂体(促性腺激素,Gn)-性腺(性激素)轴(HPG轴)的调控和激活也相应发生一系列变化。下丘脑-垂体-性腺轴主要受两种机制调控:一种为性激素依赖性负反馈调控机制,即一定浓度的性激素能抑制GnRH和Gn的分泌,主要在2～3岁以内发挥作用;一种为中枢神经系统内在的抑制机制,如肾上腺能药物可刺激GnRH释放,内源性脑啡肽可抑制GnRH释放的频率,阿片受体拮抗剂纳曲酮可完全抑制Gn的分泌,主要在3～10岁左右发挥作用。

胎儿12周开始,已有GnRH分泌,促进垂体分泌黄体生成素(LH)和促卵泡刺激素(FSH),胎儿20周时,GnRH分泌达高峰,随即促性腺激素和性激素分泌亦升高。此时,因胎盘大量分泌性激素和胎儿中枢神经系统已具备抑制功能,两种调控机制作用使活跃的下丘脑-垂体-性腺轴受到负反馈作用而被抑制。出生后,来自胎盘的性激素中断,负反馈作用减弱,故Gn和性激素分泌再度增加,并可能持续半年。

从婴儿期至青春前期阶段,中枢神经系统内在的抑制机制和性激素的负反馈作用使下丘脑-垂体-性腺轴保持抑制状态。青春期前,女孩的促卵泡刺激素(FSH)水平高于黄体生成素(LH),女孩的FSH/LH常大于男孩。无论男女,GnRH注入后LH均呈青春期前反应。青春发育开始前一年内仅可以见到FSH及LH的24小时分泌量的增加而非分泌频率的增加。

接近青春期时,中枢神经系统对下丘脑GnRH分泌的抑制作用去除,下丘脑对性激素负反馈的敏感阈逐步上调,即低水平的性激素不足以发挥抑制作用,从而使下丘脑GnRH冲动源激活。GnRH冲动源发生器位于下丘脑中央基底部,下丘脑中央基底部中含有具有转换器作用的GnRH神经元,GnRH神经元可将来自下丘脑的青春发动的神经信号转换为化学信号——GnRH,信号以脉冲式释放,GnRH脉冲式释放的频率和幅度调控垂体Gn的释放。随着GnRH分泌频率和幅度的增多,刺激垂体Gn分泌的频率和幅度也增加,随即性激素的分泌量亦增多。

GnRH由于分泌量极少,难于检测,但检测Gn的脉冲分泌能间接反映GnRH的脉冲释放情况。青春发育开始时首先可以见到 LH 夜间脉冲式释放的频度及幅度的增加和 LH 对 GnRH 注入后的反应增强,这种特性可持续至成人。青春发育期 FSH 升高早于 LH 约一年,且女孩的 FSH 升高(10～11 岁)先于男孩(11～12 岁),但 GnRH 注入后 FSH 的反应强度与青春期前比较无显著改变。故青春期 GnRH 脉冲式释放频率的增加使 LH/FSH 的比值增加,LH/FSH 的比值增加是青春期的特点。

(二)青春发育分期

95% 的正常女孩第二性征出现(如乳房增大)于 8～13 岁,95% 的正常男孩第二性征出现(如睾丸增大)于 9～13.5 岁,伴随正常青春期进展相继出现阴毛、月经和阴茎的增大等第二性征改变,按 Tanner 分期被分为 I～V 期。女孩从乳房增大到月经初潮平均历时 2～2.5 年。男孩从睾丸增大到遗精出现平均历时 3 年。女孩青春期生长加速在青春发育早期时发动,男孩青春期生长加速在青春中期时最明显。女孩平均长高约 25～27cm,男孩长高约 28～30cm。各种性征从开始出现至发育成熟一般需 2～4 年。性早熟儿童体格发育虽然发生巨大变化,但心理、认知能力和社会心理(社会适应)仍处在儿童期。

男、女两性性发育分期。伴随青春发育女性子宫卵巢的变化。不同年龄性别的血清 FSH/LH 的正常值及 LHRH 激发后值。不同年龄性别的血清 E_2/T 的正常值。中枢性性早熟儿童体内激素的改变类似于正常青春期开始时的改变。LH 脉冲式释放增加、LH 对 GnRH 注入后的反应增强以及血中性激素水平上升。

(三)儿童中枢性性早熟的发病机制

儿童中枢性性早熟的发病机制较复杂,与神经内分泌功能密切相关。下丘脑 GnRH 脉冲频率与幅度增加是人体进入青春发育的重要标志,由于某些原因可使下丘脑-垂体-性腺轴提前兴奋,GnRH 脉冲释放明显增强而致中枢性性早熟。此外,中枢神经系统的器质性病变也会直接扰乱 GnRH 脉冲发生器的调控机制而致病。除遗传因素以外,性早熟的发生还涉及环境(包括社会、经济及营养)等因素。此外,环境雌激素污染问题可能与此也相关,即一些非甾体类激素样物质影响相关激素受体的敏感性,由此干扰性腺功能。

根据性早熟的发病机制和病因,可将之分为中枢性性早熟和外周性性早熟:

1.中枢性性早熟(CPP)　亦称完全性或真性性早熟,是指由于下丘脑-垂体-性腺轴功能提前激活,导致性腺发育及功能成熟,与正常青春发育成熟机制完全一致,并可具有一定的生育能力。中枢性性早熟主要包括继发于中枢神经系统各种器质性病变和特发性性早熟两大类。特发性性早熟是指经检查未发现患儿提前启动青春发育器质性病因的性早熟。此类型以女孩居多(约占女孩 CPP 的 80%～90%),亦是 CPP 中最常见病因;继发性性早熟以男孩居多,约占男孩性早熟的 60%。

2.外周性性早熟　亦称部分性性早熟或假性性早熟,是非受控于下丘脑-垂体-性腺轴功能所致的性发育,有性激素水平的升高,并促使性征提前发育,但无生育能力;儿童性早熟的主要病因(表 10-2)。在中枢性性早熟中,女性患儿约 80%～90% 属于特发性性早熟,男性患儿则相反,仅占约 30%,多数为器质性病变所致的继发性性早熟,故对男孩中枢性性早熟尤应注意探查原发疾病。

表 10-2　常见性早熟的病因

中枢性性早熟	外周性性早熟
下丘脑垂体病变：错构瘤、视交叉胶质瘤、星型胶质细胞瘤、神经母细胞瘤及松果体瘤等，感染、外伤、头颅化疗及放疗等 先天畸形：脑积水、蛛网膜囊肿、中隔-视中隔发育不全及鞍上囊肿等 特发性 其他：原发性甲状腺功能减低症	肾上腺疾病：肾上腺皮质增生症、肾上腺瘤及肾上腺癌等 性腺肿瘤：卵巢颗粒细胞瘤、畸胎瘤、睾丸间质细胞瘤及自主功能性卵巢囊肿等 外源性含激素摄入（食物、药物及美容用品等） 其他：McCune-Albright 综合征及肝母细胞瘤等

【临床表现】

一般中枢性性早熟的临床特征与正常青春发育程序相似，但临床变异较大，症状发展快慢不一。

女孩首先表现为乳房发育，乳头增大，乳晕增大，大、小阴唇增大，色素沉着，阴道出现白色分泌物；阴道黏膜细胞出现雌激素依赖性改变，子宫及卵巢增大，可有成熟性排卵和月经。

男孩首先表现为睾丸增大（≥4ml 容积），阴囊皮肤皱褶增加，色素加深，阴茎增长增粗；阴毛、腋毛及胡须生长；声音变低沉；精子生成；肌肉容量增加，皮下脂肪减少。

此外，由于过早发育引起患儿生长加速，骨成熟加速，骨龄提前，可造成终身高低于靶身高，影响终身高。

下丘脑错构瘤是最常引起真性性早熟的脑部病变之一，这一先天畸形由异位的神经组织所构成，含有分泌 GnRH 的神经元，并在功能上如同一个附加的 GnRH 脉冲源。其次包括星形细胞瘤、室管膜瘤、视神经胶质瘤及神经纤维瘤Ⅰ型等。松果体部位的肿瘤中约有半数是生殖细胞瘤或星形细胞瘤，其余为由组织学类型不同的肿瘤。临床表现除性早熟外无其他体征。神经内分泌表现常在放射学上发现肿瘤前1~2年即出现。下丘脑的症状或体征，如尿崩症、渴感缺乏、高热、不正常的哭笑（痴笑样癫痫）、肥胖以及恶液质，均提示可能有颅内病变。视力及视野缺损的改变可能是视神经胶质瘤最早的临床表现，可有颅压增高、头痛及呕吐等神经系统症状和体征。

外周性性早熟临床表现有第二性征出现，但非青春期发动，一般无性腺增大，与下丘脑-垂体-性腺轴的活动无关，而与内源性或者外源性性激素水平升高有关。

【实验室检查】

1.内分泌激素检查　包括测定 FSH、LH、雌二醇、睾酮及 17-羟孕酮基础值。如果第二性征已达青春中期程度时，血清促黄体生成素（LH）基础值可作为初筛，如＞5.0IU/L，即可确定其性腺轴已发动，不必再进行促性腺激素释放激素激发试验。

2.促性腺激素释放激素（GnRH）兴奋试验　亦称 LHRH 兴奋试验，其原理是通过 GnRH 刺激垂体分泌 LH 和 FSH，从而评价垂体促性腺激素细胞储备功能，本试验对性腺轴功能已启动而促性腺激素基础值不升高者是重要的诊断手段，对鉴别中枢性与外周性性早熟具有重要意义。一般采用静脉内注射 LHRH（戈那瑞林），按 2.5μg/kg（最大剂量≤100μg），于注射

0min、30min、60min 时采血检测血清 LH 和 FSH。正常青春期或真性性早熟者,LH 峰值出现时间在 15～30 分钟。LH 峰值＞5.0IU/L 及 LH 峰/FSH 峰＞0.6 可认为其性腺轴功能已经启动。

3.骨龄测定　可拍摄左手和腕部 X 线正位片,骨龄超过实际年龄 1 岁以上可视为提前,发育越早,则骨龄超前越多。

4.B 超检查　子宫、卵巢及睾丸 B 超可观察子宫卵巢大小、卵巢内卵泡数目和大小、卵巢有无囊肿和肿瘤以及睾丸有无肿瘤等。

5.头颅 MRI 检查　对确诊中枢性性早熟的小年龄女孩和所有男孩应作头颅 MRI 检查,以排除颅内占位性病变。

【鉴别诊断】

1.单纯性乳房早发育　单纯性乳房早发育是女孩不完全性性早熟的特殊表现,起病年龄小,常＜2 岁,乳腺仅轻度发育,常呈现周期性变化,不伴生长加速和骨龄提前,血清 E₂ 和 FSH 的基础值常有轻度增高,GnRH 兴奋试验中 FSH 峰值增高,LH 不增高。乳房发育过早是良性的,但可能是真性或假性性早熟的第一特征,或可能由外源性雌激素所引起。由于本病小部分患者可逐步演变为真性性早熟,故应重视随访,观察女孩乳房早发育的发展过程,争取及时介入治疗。

2.单纯性阴毛早发育　单纯性阴毛早发育属不完全性性早熟的特殊类型,两性均可发病。好发于 6 岁左右,除阴毛外可伴有腋毛发育,但无其他副性征出现,无性腺发育,亦不发生男性化。部分患儿可有轻度生长加速和骨龄提前,常有家族史。可能与肾上腺功能早现以及过早分泌大量雄激素有关。

3.月经早潮　月经早潮为单独发生月经而无其他性早熟表现,大多数女孩仅为 1～3 次阴道出血,促性腺激素正常。可能由于卵巢活动引起 E₂ 分泌,卵巢 B 超有时可发现滤泡囊肿。

4.McCune-Albright 综合征　本症是由于 G 蛋白 α-亚基基因突变,刺激 cAMP 分泌增加,可激活多种内分泌激素受体,例如 FSH 及 LH 受体,有时包括 ACTH 及 TSH 受体。患儿除性早熟征象外,尚伴有皮肤咖啡色素斑和骨纤维发育不良,偶见卵巢囊肿。少数患儿可能同时伴有甲状腺功能亢进或 Cushing 综合征。

【治疗】

中枢性性早熟的治疗目的是:①控制或减缓第二性征发育,延迟性成熟过程;②抑制性激素引起的骨成熟,防止骨骺早闭而致成人期矮身材;③同步进行适当的心理和行为指导,从而达到保证儿童理想生长发育的目的。但是并非所有的中枢性性早熟都需要治疗。

本病治疗应依据病因而定,下丘脑错构瘤一般不需要神经外科的介入。对于神经系统的其他病变,治疗应取决于病变的性质和部位进行手术摘除,或化疗及放疗。无论病因如何,在导致中枢性性早熟的器质性脑部病变患儿中,应用 GnRH 类似物治疗与特发性性早熟患儿中的治疗同样有效。甲状腺功能减退者给予甲状腺激素补充治疗;先天性肾上腺皮质功能增生者采用皮质激素制剂治疗。

1.促性腺激素释放激素类似物(GnRHa)　此类药物是将 GnRH 分子结构中第 6 位甘氨酸换成 D-色氨酸(达菲林和达必佳)及 D-亮氨酸(抑那通)等的长效合成激素,其作用原理是利

用下丘脑激素类似物竞争性抑制自身分泌的 GnRH,减少垂体促性腺激素分泌。可按 $100\sim$
$120\mu g/kg$ 用药,每 4 周肌注一次。治疗后 LH 及 FSH 的分泌下降,E_2 水平相应方面下降,性
征退缩甚至恢复到青春期前水平,骨骼发育减慢,不良反应较少见。GnRHa 治疗的适应证女
孩要≤11.5 岁,男孩≤12.5 岁。对开始治疗时骨龄女孩>11.5 岁,男孩>13 岁应慎用,疗效较
差。对那些进展缓慢型的特发性性早熟进行密切随访的基础上进一步决定是否需要治疗。生
长潜能无明显受损者不需治疗。

2.达那唑　有抗孕激素和雌激素作用,其作用机制是反馈抑制下丘脑垂体促性腺激素分
泌,使体内雌激素水平下降。副作用有时见声音粗、毛发增多以及出现粉刺等,一般不作为首
选药物。甲羟孕酮(又称安宫黄体酮)由于副作用较大,已不再用于治疗性早熟。

(胡　英)

第五节　尿崩症

【概述】

尿崩症(DI)是一种以患儿完全或部分丧失尿浓缩功能的临床综合征,临床主要特征为烦
渴、多饮、多尿和排出低比重尿。造成尿崩症的病因很多,根据不同病因可将尿崩症分为三种
类型:①中枢性尿崩症;②肾性尿崩症;③精神性烦渴症。其中以中枢性尿崩症较多见。中枢
性尿崩症是由于垂体抗利尿激素(ADH)即精氨酸加压素(AVP)分泌不足或缺乏所引起。

【病因】

引起尿崩症的病因较多,一般分为原发性尿崩症、继发性尿崩症及遗传性尿崩症三种,临
床上按发病部位可分为中枢性尿崩症及肾原性尿崩症两大类。

1.中枢性尿崩症　中枢性尿崩症由 ADH 缺乏引起,下丘脑及垂体任何部位的病变均可
引起尿崩症,其中因下丘脑视上核与室旁核内神经元发育不良或退行性病变引起的最多见,在
以往报道中约占 50%。血浆 AVP 水平降低,导致尿渗透压降低,尿量增加。当合成 AVP 神
经元部分受损或仍有 10%～20% 分泌功能时,患儿可表现为部分性尿崩症。

中枢性尿崩症的病因大致可分为获得性、遗传性或特发性三种。

(1)获得性:通常是由不同类型的损伤或疾病而造成:如①肿瘤:由颅内肿瘤引起的患儿至
少占 30%,如颅咽管瘤、垂体瘤、松果体瘤、神经胶质细胞瘤及黄色瘤等。②损伤:新生儿期的
低氧血症、缺血缺氧性脑病均可在儿童期发生尿崩症。又如颅脑外伤、手术损伤及产伤等。
③感染:少数患儿可由脑炎、脑膜炎及寄生虫病等引起。④其他:全身性疾病(白血病、结核病
及组织细胞增生症等)、先天性脑畸形以及药物等。值得警惕的是有一些中枢性尿崩症实际上
是继发于颅内肿瘤,往往先有尿崩症,多年后才出现肿瘤症状,由肿瘤引起的尿崩症在小儿至
少约占 30%,患者需定期做头颅影像学检查。

(2)遗传性:遗传性(家族性)尿崩症较少见,仅占 1% 左右。目前了解的分子病理改变有
垂体加压素基因(AVP-NPⅡ)。人 AVP-NPⅡ基因定位于 20p13,基因全长 2.6kb,包含 3 个
外显子,由基因转录翻译编码形成 AVP。部分家族性单纯性尿崩症患者发现 AVP-NPⅡ基因

有突变,大多为基因点突变,且突变类型及位点具有一定的异质性,有的呈现常染色体显性遗传,也有常染色体隐性遗传。其他能引起尿崩症的致病基因有 HESX1、HPE1、SIX3 及 SHH 等。

(3)特发性:是儿童最常见的原发性尿崩症,即未发现原因的 ADH 缺乏。某些病例可能与中枢神经元的退行性变有关。大多为散发,发病较晚,无家族史,无 AVP-ⅣPⅡ基因突变。

2.肾性尿崩症　肾性尿崩症是一种遗传性疾病,为 X 伴性隐性遗传,少数为常染色体显性遗传。由于中枢分泌的 ADH 无生物活性,或 ADH 受体异常,ADH 不能与肾小管受体结合,或肾小管本身缺陷等所致远端肾小管对 ADH 的敏感性低下或抵抗而产生尿崩症。该型也可由于各种疾病如肾盂肾炎、肾小管酸中毒、肾小管坏死、肾脏移植与氮质血症等损害肾小管所致。

【病理生理】

由下丘脑视上核与室旁核内神经元细胞合成的 9 肽 ADH,以神经分泌颗粒的形式沿轴突向下移行,储存至神经、垂体,在特殊神经细胞和轴突中储存,并释放入血循环。正常人 ADH 在深夜和早晨分泌增加,午后较低。ADH 的循环半衰期为 5 分钟,通过肾小管膜和集合管的 V_2 受体对肾脏发挥作用,其主要生理功能是增加肾远曲小管和集合管上皮细胞对水的通透性,促进水的重吸收,使尿量减少,保留水分,使血浆渗透压相对稳定而维持于正常范围。位于下丘脑视上核和渴觉中枢附近的渗透压感受器同时控制着 AVP 的分泌和饮水行为。

ADH 的分泌主要受细胞外液的渗透压和血容量变化影响,正常人尿液渗透压在 50～1200mmol/L 之间,人体通过 ADH 的分泌保持血浆渗透压在 280～290mmol/L 之间。正常人在脱水时,血浆渗透压升高,血容量下降,前者刺激位于视上核的渗透压感受器,使 ADH 分泌增加,尿量减少,后者则引起下丘脑渴感中枢兴奋,饮水量增加,使血浆渗透压恢复到正常状态。反之,体内水分过多时,血浆渗透压下降,血容量增加,ADH 的分泌和口渴中枢的兴奋性均受到抑制,尿量增多,饮水停止,血浆渗透压恢复到正常。尿崩症者,由于 ADH 的分泌不足或肾小管对 ADH 不反应,水分不能再吸收,因而大量排尿,口渴,兴奋口渴中枢,大量饮水,使血浆渗透压基本上能保持在正常渗透压的高限,多数尿崩症病人血浆渗透压略高于正常人。对于口渴中枢不成熟的早产儿、新生儿及婴幼儿虽大量排尿,但不能多饮,则出现持续性高钠血症,造成高渗性脱水。

【临床表现】

尿崩症患者男性多于女性。自生后数月到少年时期任何年龄均可发病,多见于儿童期,年长儿多突然发病,也可渐进性。多尿或遗尿常是父母最早发现的症状。排尿次数及尿量增多,每日尿量多在 4L 以上,多者达 10L 以上(每天 300～400ml/kg 或每小时 400ml/m^2,或者每天 3000ml/m^2 以上)。晨尿尿色也可清淡如水。多饮在婴儿表现喜欢饮水甚于吃奶,儿童一般多喜饮冷水,即使在冬天也爱饮冷水,饮水量大致与尿量相等,如不饮水,烦渴难忍,但尿量不减少。儿童因能充分饮水,一般无其他症状,婴儿如不能适当饮水,常有烦躁、夜眠不安、发热、大便秘结、体重下降及皮肤干燥等高渗性脱水表现,严重者可发生惊厥昏迷。长期多饮多尿可导致生长障碍、肾盂积水及输尿管扩张,甚至出现肾功能不全。

颅内肿瘤引起继发性尿崩症,除尿崩症外可有颅压增高表现,如头痛、呕吐及视力障碍等。

肾性尿崩症多为男性,有家族史,发病年龄较早。

【实验室检查】

1.尿液检查 尿量多,尿色清淡无气味、尿比重低,一般为 1.001～1.005(约 50～200mmol/L),而尿常规、尿蛋白、尿糖及其他均为阴性。

2.血肾功能及电解质检查 尿崩症者血钠正常或稍高,血浆渗透压多正常或偏高。如有肾脏受累,可有不同程度的肾功能异常。

3.头颅 MRI 检查 了解下丘脑和垂体的形态改变,排除颅内肿瘤。一般尿崩症者其神经垂体高信号区消失,同时有侏儒症者可发现垂体容量变小。儿童颅内肿瘤常以尿崩症形式起病,故应对患儿进行长期随访。

4.尿崩症特殊实验检查

(1)禁水试验:主要用于鉴定尿崩症和精神性烦渴。于早晨 8 时开始,试验前先排尿,测体重、尿量、尿比重及尿渗透压,测血钠和血浆渗透压。于 1 小时内给饮水 20ml/kg,随后禁饮 6～8小时,每 1 小时收集一次尿,测尿量、尿比重及尿渗透压,共收集 6 次,试验结束时采血测血钠及血浆渗透压。本试验过程中必须严加观察,如果病人排尿甚多,虽然禁饮还不到 6 小时,而体重已较原来下降 5%,或血压明显下降,立即停止试验。

正常人禁水后不出现严重的脱水症状,血渗透压变化不大,尿量明显减少,尿比重超过 1.015,尿渗透压超过 800mmol/L,尿渗透压与血浆渗透压比率大于 2.5。完全性尿崩症病人尿量无明显减少,比重<1.010,尿渗透压<280mmol/L,血浆渗透压>300mmol/L,尿渗透压低于血渗透压。部分性尿崩症血浆渗透压最高值<300mmol/L;若尿比重最高达 1.015 以上,尿渗透压达 300mmol/L,或尿渗透压与血渗透压比率≥2,则提示 ADH 分泌量正常,为精神性烦渴。

(2)禁饮结合加压素试验:用于中枢性尿崩症与肾性尿崩症的鉴别。先禁水,每小时收集尿一次,测尿比重及渗透压。待连续 2 次尿渗透压差<30mmol/L 时,注射水溶性加压素 0.1U/kg,注射后每 1 小时测定尿比重或尿渗透压,连续 2～4 次。正常人注射加压素后,尿渗透压不能较禁饮后再升高,少数增高不超过 5%。有时还稍降低,中枢性尿崩症者禁饮后,尿渗透压不能显著升高,但在注射加压素后,尿渗透压升高,且超过血浆渗透压,尿量明显减少,比重达 1.015 以上,甚至 1.020,尿渗透压达 300mmol/L 以上;部分性中枢性尿崩症病人,禁饮后尿渗透压能够升高,可超过血浆渗透压,注射加压素后,尿渗透压可进一步升高;如用加压素后反应不良,尿量及比重、尿渗透压无明显变化,可诊断为肾性尿崩症。

【治疗】

对尿崩症者应积极寻找病因,观察是否存在垂体其他激素缺乏,在药物治疗前,要供给充足的水分,尤其是新生儿和小婴儿,避免脱水及高钠血症,如有脱水及高钠血症发生时应缓慢给水,以免造成脑水肿。肿瘤者应根据肿瘤的性质及部位决定外科手术或放疗方案。对精神性烦渴综合征者进行寻找导致多饮多尿的精神因素,以对症指导。

1.鞣酸加压素 为混悬液制剂,浓度每毫升含 5U,用前须稍加温,并摇匀后再行深部肌肉注射,开始剂量为 0.1～0.2ml,作用时间可维持 3～7 天,一般须待患儿多尿症状复现时才行第二次给药。用药期间应注意患儿的饮水量,以防止发生水中毒。

2.精氨酸加压素　0.1mg/片,口服后疗效可维持 8～12 小时,宜从小剂量每次 0.05mg 开始,2 次/天。小年龄儿可从更小量开始。副作用较小,少部分患者可出现头痛、恶心及胃不适等。

（柏燕东）

第六节　先天性肾上腺皮质增生症

【概述】

先天性肾上腺皮质增生症(CAH)是一组常染色体隐性遗传性疾病,因类固醇激素合成过程中某种酶的先天性缺陷,导致肾上腺皮质合成的皮质醇完全或部分受阻,皮质醇缺乏,对下丘脑,垂体的负反馈作用消除,促使下丘脑,垂体分泌的促肾上腺皮质激素释放激素(CRH)和促肾上腺皮质激素(ACTH)分泌增加,导致肾上腺皮质增生,有些酶的缺乏同时可导致盐皮质激素和性激素合成障碍。根据类固醇激素合成途径中发生缺陷的酶的不同,临床症状、体征和实验室检查结果也各不相同。临床主要特点为肾上腺皮质功能不全、水盐代谢失调以及性腺发育异常。

【流行病学】

CAH 是常染色体隐性遗传病,患者为纯合子,父母为杂合子,每生育一胎,1/4 的可能性为 CAH 纯合子患儿。21-羟化酶缺乏症是 CAH 中最常见的类型,约占 90%～95%。不同种族 CAH 的发病率有很大差别。根据新生儿筛查统计,全世界 21-羟化酶缺乏症发生率约为 1/10000～1/15000,北美 1/15000,欧洲国家为 1/14000～1/10000,日本为 1/21000,菲律宾 1/8437,台湾 1/11690,泰国 1/29281。美国的阿拉斯加州人,因纽特人的发生率在 1/700～1/300。21-羟化酶缺乏症杂合子发生率约 1/60。非典型 21-羟化酶缺乏症在白种人的发生率 1/500～1/1000;日本新生儿筛查统计,非典型者为 1/100000。犹太人中 CAH 发生率较高,达 1/21。

【病因机制和病理生理】

肾上腺由皮质和髓质两个功能不同的内分泌器官组成,皮质分泌肾上腺皮质激素,髓质分泌儿茶酚胺激素。肾上腺皮质又可分为 3 个区带:①球状带,位于肾上腺皮质最外层,占皮质的 5%～10%,主要合成和分泌盐皮质激素;②束状带,位于中间层,约占皮质的 75%,是储存胆固醇的重要场所,主要合成糖皮质激素,如皮质醇及少量去氧皮质酮(DOC)、脱氧皮质醇(S)和皮质酮(B);③网状带,位于肾上腺皮质最内层,主要合成肾上腺雄激素。诸类肾上腺皮质激素均为胆固醇的衍生物,其合成过程极为复杂,必须经过一系列的酶促反应加工而成。在诸多类固醇激素合成酶中,除 3β-羟类固醇脱氢酶(3β-HSD)外,均为细胞色素 P450 蛋白超家族成员。

在肾上腺皮质发育过程中有两个重要转录因子:类固醇生成因子-1(SF-1)和 DAX-1。SF-1 基因定位于染色体 9q33,参与类固醇合成过程中的一些酶的编码基因的转录调节,该因子的缺乏将导致肾上腺和性腺的发育不全。DAX-1 基因位于 Xq21,该基因的突变可造成先天性肾上腺发育不全和低促性腺素功能减退症。另外,DAX-1 还参与类固醇合成的调节。

在正常情况下,下丘脑分泌的 CRH 通过垂体分泌的 ACTH 能促进肾上腺皮质细胞增生、激素合成和分泌。当血中皮质醇达到一定浓度时,即通过负反馈机制使 CRH 和 ACTH 分泌减少。若在类固醇激素合成途径中任何一个酶发生缺陷时,都会使血中皮质醇浓度降低,负反馈作用消失,以致 ACTH 分泌增加,刺激肾上腺皮质增生;同时酶缺陷导致前体中间代谢产物增多,经旁路代谢可致雄激素产生过多。由于醛固酮合成和分泌在常见类型的 CAH 中亦大多同时受到影响,故常引起血浆肾素活性(PRA)增高。

CAH 主要包括 21-羟化酶缺乏症(21-OHD)、11β-羟化酶缺乏症(11β-OHD)、3β-羟类固醇脱氢酶(3β-HSD)缺乏症、17-α 羟化酶缺乏症(17α-OHD)以及类脂性肾上腺增生症(类固醇合成急性调节蛋白缺乏,StAR 基因缺陷)等类型。其中 21-OHD 是最常见的 CAH,约占 CAH 总数的 90% 以上,11β-OHD 次之,约占 5%～8%,再次为 3β-HSD 缺乏症,17α-OHD 和类脂性肾上腺增生症则十分罕见,约占 1%。

21-羟化酶基因定位于第 6 号染色体短臂(6p21.3),与 HLA 基因族紧密连锁。由 A1、A2 两个基因座构成,A1 基因(CYP21A1)是假基因,A2 基因(CYP21A2)是编码 21-OH 的功能基因,两者高度同源。CYP21A1 和 CYP21A2 各由 10 个外显子及 9 个内含子组成,基因全长为 3463bp。CYP21A2 基因突变是导致 21-OHD 的根本原因,包括基因缺失、转换和点突变等。

编码 11β-羟化酶的基因为 CYP1181,定位于第 8 号染色体长臂(8q21)。基因突变热点在外显子 2、6、7 和 8,至今已发现 20 种基因点突变。

17-羟化酶基因定位于第 10 号染色体长臂(10q24.3),包含 8 个外显子和 7 个内含子,基因全长 6.6kb。基因缺陷包括小片段缺失、重复及点突变,迄今未见大片段缺失报道。

3β-羟类固醇脱氢酶主要由 HSD382 基因编码表达,与 HSD381 同工酶基因的同源序列高达 93%,均定位于第 1 号染色体短臂(1p11-13),由 4 个外显子和 3 个内含子组成,基因全长约 7.8kb。目前已报道的基因缺陷不少于 17 种,主要包括移码突变、无义突变和错义突变。

【临床表现】

因 21-羟化酶缺乏症缺乏程度不同,可分为典型的单纯男性化型、失盐型和非典型(迟发型或轻型)三种。

1.典型的 21-羟化酶缺乏症的临床表现

(1)单纯男性化型:21-羟化酶缺乏症部分性缺乏,占 21-羟化酶缺乏症患者总数 25%。血醛固酮和皮质醇合成部分受阻,在反馈性 ACTH 分泌增加情况下,尚能维持醛固酮,皮质醇接近正常水平或低于正常。临床上无明显的失盐症状出现,主要的临床表现为雄激素增高的症状和体征。出生时外生殖器似正常,少数有轻度的阴茎增大,阴囊色素沉着。这些患儿随着年龄增大,往往 2 岁后出现明显的雄激素过多的体征,阴茎粗大,但由于雄激素增高并非促性腺激素分泌增加所致,故睾丸并无增大,这与真性性早熟完全不同,后者伴睾丸明显发育。女性可表现为阴蒂肥大,伴或不伴阴唇融合,严重者阴唇完全融合似阴囊,阴蒂肥大似阴茎,尿道开口于肥大的阴蒂下(似尿道下裂),外观似男性外生殖器但未能触及睾丸,而内生殖器仍为女性。无论男女 21-羟化酶缺乏症,由于雄激素异常增高,一般在 4～7 岁可明显出现胡须、阴毛及腋毛,有的甚至在婴儿期出现阴毛发育。此外,出现体臭、秃发及痤疮等。由于 ACTH 增高,在皮肤皱褶处有不同程度色素沉着。由于雄激素增高,患儿早期身高增长加速,超过同年龄、同性别正常小儿,身体强壮,似"小大力士",以后随着骨骺成熟提前,早闭,导致最终成人身高明显低于正常。

(2)失盐型:21-羟化酶完全缺乏,约占 21-羟化酶缺乏症患者总数的 75%。临床上除出现单纯男性化型的一系列临床表现外,还可因醛固酮严重缺乏导致失盐。患者多在生后 1～4 周出现失盐症状,又由于同时伴有皮质醇合成障碍,往往出现不同程度的肾上腺皮质功能不足表现,如呕吐、腹泻、脱水和严重的代谢性酸中毒,难以纠正的低血钠和高血钾症,如不及时诊治则导致血容量降低、血压下降及休克,循环功能衰竭。随着年龄增大,一般在 4 岁后,机体对失盐的耐受性有所增加,失盐现象逐渐改善。

因失盐型比单纯男性化型 CAH 更易引起注意,且能得到更早治疗。有调查发现,失盐型者男性成年最终身高约(156.8±6.6)cm,单纯男性化型者最终身高约(153.3±5.4)cm;约 1/3CAH 者最终成人身高均低于正常标准身高第 3 百分位数或明显低于其父母平均身高。一些未治疗的或治疗不当的男性患儿,由于增高的雄激素水平对下丘脑-垂体-性腺轴的成熟抑制,导致睾丸发育欠佳和成年后患无精子或少精子症;部分男性患者伴有真性性早熟。

(3)非典型型(迟发型或轻型):21-羟化酶缺乏症酶活性为正常人 20%～50%,皮质醇和醛固酮分泌影响轻微,临床表现各异,发病年龄不一,多在肾上腺功能初现年龄阶段出现症状。男女患者均有阴毛早现,腋毛也较早出现。男孩可有性早熟、生长加速及骨龄超前。女性患者出生时外生殖器正常,可表现为初潮延迟、原发性闭经、多毛症及不孕症等。但临床上许多男女患者都可没有任何症状。

2.11β-羟化酶缺乏症　临床可分为典型与非典型型。因 11β-OH 缺乏而导致 DOC 增加,可使部分患儿出现高血钠、低血钾、碱中毒及高血容量,导致高血压症状;又因皮质醇合成减少引起肾上腺雄激素水平增高,出现类似 21-羟化酶缺乏的高雄激素症状和体征。但一般女孩男性化体征较轻,男孩出生后外生殖器多正常,至儿童期方出现性早熟体征。非典型型临床表现差异较大,部分患儿可至青春发育期因多毛、痤疮和月经不规则而就诊,大多血压正常,男孩有时仅表现为生长加速和阴毛早现,临床较难与 21-羟化酶缺乏症的非典型患者区别。

3.3β-羟类固醇脱氢酶缺乏症　典型病例出生后即可出现失盐和肾上腺皮质功能不全的症状,如厌食、呕吐、脱水、低血钠、高血钾及酸中毒等,严重者因循环衰竭而死亡。男性可有不同程度的外生殖器发育不良,女性则出现不同程度男性化。非典型病例约占本症 10%～15%,出生时往往无异常,至青春发育期前后出现轻度雄激素增高体征,如女孩阴毛早现、多毛、痤疮、月经量少及多囊卵巢等。

4.17-羟化酶缺乏症　由于皮质醇和性激素合成受阻,而 DOC 和皮质酮分泌增多,导致临床发生低钾性碱中毒和高血压,女性青春期呈幼稚型性征和原发性闭经;男性则表现男性假两性畸形。

5.先天性类脂质性肾上腺增生症　以前曾认为先天性类脂质性肾上腺增生症是由于胆固醇向黄体酮转换过程中 20、22-碳链裂解酶(P450scc)缺乏所致,但近来研究发现该病并非由于 P450scc 基因突变所致,而是由于类固醇生成急性调控蛋白(StAR)基因突变所致。StAR 失活导致类固醇激素生成严重受阻,胆固醇堆积于肾上腺皮质细胞并对其产生毒性作用致病。

典型的临床表现有男性外生殖器完全女性化,皮肤色素沉着,血糖皮质激素、盐皮质激素、性激素及其代谢物水平明显降低,发病早期若不进行适当治疗将导致死亡。

【实验室检查】

1.血 17-OHP、ACTH 及睾酮水平测定　21-羟化酶缺乏症均增高,其中 17-OHP 可增高达正常的几十倍,是 21-羟化酶缺乏症较可靠的诊断依据。

2.血浆肾素、血管紧张素及醛固酮水平测定　失盐型者血醛固酮早期可升高以代偿失盐倾向,严重失代偿后,其水平下降;单纯男性化型者大多正常或轻度增高,但所有患儿其血浆肾素及血管紧张素均有不同程度增高。

3.血皮质醇测定　典型失盐型 CAH,皮质醇水平低于正常,单纯男性化型其水平可在正常范围或稍低于正常。

4.血电解质水平测定　21-羟化酶缺乏症患者出现低血钠、高血钾及代谢性酸中毒。

5.对于外生殖器两性难辨者,进一步可作染色体核型检查以明确遗传性别。

6.基因诊断　基因诊断是遗传病诊断最可靠的方法。可对 21-羟化酶缺乏症的致病基因 CYP21A2 或者其他相应致病基因进行 DNA 序列分析。CYP21A2 基因异常分三大类:基因缺失、基因转换及点突变。

【诊断及鉴别诊断】

各种类型 CAH 可导致性发育异常,首先要询问病史和通过全面的体格检查,确定生殖器的解剖结构,尿道口的开口部位,分辨阴囊或阴唇,睾丸是否位于腹股沟(如在该部位触及睾丸组织,则可确定患者的性别为男性)以及是否存在其他畸形。B 超检查可确定患者是否有子宫和卵巢。核型分析能确定患者的遗传性别,血 17-OHP、ACTH 及睾酮水平测定可提供类固醇激素代谢异常的诊断依据。儿童期患儿应与性早熟、真两性畸形、男(或女)性化肾上腺皮质肿瘤以及性腺肿瘤等相鉴别。

临床各种类型 CAH 的特征(表 10-3)。新生儿期失盐型患儿应与幽门狭窄及食道闭锁等症相鉴别;患者血清 17-羟孕酮水平升高,需要鉴别是否早产儿、低体重儿或者是否有感染等,并且需要复查随访。

表 10-3　各种类型 CAH 临床特征

酶缺乏	盐代谢	临床类型
21-羟化酶		
失盐型	失盐	男性假性性早熟,女性假两性畸形
单纯男性化型	正常	同上
11β-羟化酶	高血压	同上
17-羟化酶	高血压	男性假两性畸形,女性性幼稚
3β-羟类固醇脱氢酶	失盐	男、女性假两性畸形
类脂性肾上腺皮质增生	失盐	男性假两性畸形,女性性幼稚
18-羟化酶	失盐	男、女性发育正常

【治疗】

诊断一经明确应立即治疗,治疗药物剂量因人、因病情轻重而异。女性患者及失盐型男女患者应终生治疗。

1.糖皮质激素 首选氢化可的松(HC)或醋酸可的松治疗,按每日 10~20mg/m² 计算,总量一般分 2~3 次,每 8~12 小时服用 1 次。新生儿开始治疗剂量宜大些,以抑制 ACTH 分泌和纠正水、电解质紊乱。在应激情况下,如感染或手术,剂量需加倍(2~3 倍)。

糖皮质激素治疗剂量应该个体化。一般以患者获得正常的线性生长为有效治疗的标准。生长快于正常同龄者为治疗量不足,而生长慢于正常同龄者为治疗量过度。药物剂量过度时,体重亦增加明显。定期的体格检查可以监测性发育情况,定期手腕部位的 X 线片可以判断骨骼发育情况。用药剂量应根据生长速率、骨成熟度、17-OHP、睾酮以及 ACTH 等指标综合分析调整。

大多数治疗有效的女性患者,可在正常年龄出现初潮,当控制欠佳时,初潮延迟。单纯男性化型患者,有些男孩要到 3~7 岁才能明确诊断,他们的骨龄可比实际年龄提前 5 岁或更多,并且提前开始青春发育,启动下丘脑-垂体-性腺轴功能。对于这类真性性早熟,可以用促性腺激素释放激素类似物治疗,例如醋酸亮丙瑞林。

2.盐皮质激素 21-羟化酶缺乏症患儿无论是否失盐,其血浆肾素活性都很活跃,应用 9α-氟氢可的松(9α-fludro-cortisone)可协同糖皮质激素作用,使 ACTH 分泌进一步减少。一般口服 9α-氟氢可的松的剂量 0.05~0.1mg/d,失盐难纠正者可加大 9α-氟氢可的松至 0.2~0.3mg/d,每日饮食中加入 1~2g 盐。盐皮质激素使用过量时会出现心动过速和高血压。婴儿早期,应该定期复查血清电解质浓度。血浆肾素活性测定是检测疗效的有效手段。

3.急性肾上腺皮质功能衰竭处理 ①纠正脱水:轻、中度脱水,在最初 2 小时内静滴 5%~10%葡萄糖生理盐水 20~40ml/kg。②纠正低血钠:补钠量(mmol/L)按(135-测得值)×0.6×体重计算,初 8~12 小时给予总量的一半,余半量放入维持量中补给;可用 9α-氟氢可的松 0.05~0.1mg/d 口服。③纠正严重高血钾:按葡萄糖 0.5g/kg 加胰岛素 0.3U/kg 静滴。④补充 HC 100~200mg/(m² · d)或醋酸可的松 125~250mg/(m² · d),分 3 次口服,1 周后减量,3~4 周后减至维持量。

4.外科治疗 女性患者呈现明显男性化时,在药物控制前提下可行外阴矫治术,一般在 4~12个月可行外生殖器矫形手术。手术切除肥大部分,保留神经血管束。

【预防】

1.新生儿筛查 目前许多国家,包括上海地区已经开展了针对 21-羟化酶缺乏症的新生儿筛查。具体方法是新生儿生后 3 天,在脚跟部位采血数滴于滤纸片上,测定干血滤纸片中 17-羟孕酮的水平,同时还可测定干血中促甲状腺素和苯丙氨酸水平,进行先天性甲状腺功能减退症和苯丙酮尿症的新生儿筛查。干血滴纸片法作为初筛,如结果异常,需要招回,再次采血测定 17-羟孕酮,以及测定血电解质、ACTH 及睾酮等。新生儿筛查是早期诊断,目的是①预防危及生命的肾上腺皮质危象及盐皮质功能不足而导致的死亡;②预防女性患儿由于外生殖器男性化造成性别判断错误;③预防过多雄激素造成患儿日后身材矮小及心理生理发育等障碍。

2.产前诊断 患儿家庭再生育要进行遗传咨询。因 CAH 是常染色体隐性遗传病,每生育一胎就有 1/4 概率为 CAH 患者,因此,对家族中有本病先证者的孕妇要在妊娠中期抽取羊水或者早期取绒毛膜抽提 DNA,进行产前基因分析和诊断。

(包　华)

第七节　糖尿病

【概述】

糖尿病(DM)是一种常见的,慢性的代谢综合征,其基本的生化特点是高血糖,并由于胰岛素绝对或者相对缺乏而造成糖、脂肪及蛋白质代谢紊乱。儿童原发性糖尿病主要分为三大类:①1 型糖尿病,因胰岛 β 细胞破坏、胰岛素分泌绝对缺乏所造成,必须使用胰岛素治疗,故又称胰岛素依赖型糖尿病(IDDM),95% 儿童期糖尿病属此类型;②2 型糖尿病,肌肉、肝脏和脂肪组织的胰岛素抵抗为主,伴胰岛 B 细胞分泌胰岛素不足或相对缺乏,亦称非胰岛素依赖型糖尿病(NIDDM),在儿童期发病者较少,但由于我国近年来发生的儿童肥胖症明显增多,发病率有增加趋势;③其他特殊类型糖尿病:如青少年早发的 2 型糖尿病(MODY),包括 HNF-1α、葡萄糖激酶及 HNF-4α 等基因缺陷,这是一类常染色体显性的单基因遗传病,属非胰岛素依赖型糖尿病,儿童极为罕见。还有线粒体糖尿病等。本章主要叙述儿童期 1 型糖尿病。

【流行病学】

世界各国、各地区儿童糖尿病发病率不同。根据 WHO 对 1990~1994 年期间全球 15 岁以下儿童 1 型糖尿病调查作的回顾总结,发病率最高的地区为芬兰和意大利,这 2 个地区的发病率为 36/10 万。芬兰 1982~1992 年为 35.0/10 万,1996 年达 40/10 万。日本为 1.9/10 万(1985~1989),新加坡为 2.46/10 万(1992~1994),台湾为 1.5/10 万(1984~1989),香港为 2.0/10万。我国 22 个地区 15 岁以下儿童糖尿病平均发病率为 0.56/10 万,其中北京 0.90/10 万,上海 0.83/10 万(1989~1993)。我国发病率最高为武汉 4.6/10 万,最低为贵州遵义 0.12/10 万。随着社会经济的发展,儿童时期的糖尿病与成年人一样,有逐年升高趋势。

【病因机制和病理生理】

1.病因机制

(1)流行病学调查提示,糖尿病的发生与种族、地理环境、生活方式、饮食及感染等有关。儿童糖尿病各年龄均可发病,但以 5~7 岁和 10~13 岁两组年龄多见,婴幼儿糖尿病较少。患病率男女无性别差异。秋、冬季节相对高发。随着经济发展和生活方式的改变,儿童糖尿病亦有逐年增高趋势。

(2)自身免疫:环境因素有病毒感染:Coxsackie B 组病毒、EB 病毒及腮腺炎病毒等;牛乳蛋白:过早、过多地摄入牛乳制品,其中酪蛋白作为抗原,触发糖尿病发生。牛乳中牛胰岛素可能引起破坏人 β 细胞功能的免疫反应。自身抗原有谷氨酸脱羧酶(GAD)、胰岛素、胰岛抗原及胰岛细胞抗原,产生相应的自身抗体如 GAD 抗体、胰岛细胞抗体(ICA)和胰岛素自身抗体(IAA)等。

(3)遗传易感:遗传因素在 1 型糖尿病的发病过程中起着重要的作用。目前已知该病为多基因遗传病,有多个基因与糖尿病的遗传易感性有关。目前研究最多的是 1 型糖尿病与人类白细胞抗原(HLA)D 区的Ⅱ类抗原基因,后者位于第 6 号染色体短臂(6p21.3)。人群调查发现 1 型糖尿病的发病与 HLAⅡ类抗原 DR₃、DR₄ 有关,单卵双胎先后发生糖尿病的一致性为35%～50%,如同时有 HLA-DR₃/DR₄ 者发生糖尿病一致性为 70%。近年研究发现,HLA-DQα 链第 52 位精氨酸及 DQβ 链第 57 位非门冬氨酸等位基因为 1 型糖尿病易感性基因;HLA-DQα 链第 52 位非精氨酸及 DQβ 链第 57 位门冬氨酸等为糖尿病保护基因。因此 HLA-Ⅱ类分子 DR-DQα₁-DQβ₁ 的结构是影响 1 型糖尿病的易感性和保护性的主要因素。

2.病理生理　糖尿病患儿由于胰岛素分泌不足或缺如,使葡萄糖的利用(进入细胞)量减少,而增高的胰高血糖素、生长激素和皮质醇等却又促进肝糖原分解和葡萄糖异生,脂肪和蛋白质分解加速,造成血糖增高和细胞外液渗透压增高、细胞内液向细胞外转移。当血糖浓度超过肾阈值时,即产生糖尿。自尿液排出的葡萄糖量可达 200～300g/d,导致渗透性利尿,临床出现多尿症状,每日丢失大量的水分和电解质,因而造成严重的电解质失衡和慢性脱水。由于机体的代偿作用,患儿渴感增加,饮水增多;又因为组织不能利用葡萄糖,能量不足而产生饥饿感,引起多食。胰岛素不足和胰岛素拮抗激素,如胰高糖素、肾上腺素、皮质醇及生长激素的增高,促进了脂肪分解,血中脂肪酸增高,肌肉和胰岛素依赖性组织即利用这类游离脂肪酸供能以弥补细胞内葡萄糖不足,而过多的游离脂肪酸在进入肝脏后则在胰高糖素等生酮激素作用下加速氧化,导致乙酰乙酸、β-羟丁酸等酮体累积在各种体液中,形成酮症酸中毒。血渗透压升高、水和电解质紊乱以及酮症酸中毒等代谢失常的发生,最终都造成中枢神经系统的损伤,甚至导致意识障碍或昏迷。

【临床表现】

胰岛细胞破坏 90%左右可出现糖尿病临床症状。各年龄均可发病,小至新生儿糖尿病,但以 5～7 岁和 10～13 岁两组年龄多见,患病率男女无性别差异。

1 型糖尿病起病多数较急骤,几天内可突然表现明显多饮、多尿,每天饮水量和尿量可达3～5L,易饿多食,但体重下降,称为“三多一少”。部分患儿因感染、饮食不当或情绪波动诱发而起病。

婴幼儿多饮多尿不易发现,有相当多的病人常以急性酮症酸中毒为首发症状,表现为胃纳减退、恶心、呕吐、腹痛、关节肌肉疼痛、呼吸深快、呼气中带有酮味,神志萎靡、嗜睡、反应迟钝,严重者可出现昏迷。

学龄儿童亦有因夜间遗尿而就诊者。在病史较长的年长儿中,消瘦、精神不振及倦怠乏力等体质显著下降颇为突出。除消瘦外,一般无阳性体征发现。

【实验室检查】

1.血糖增高,空腹血糖≥7.0mmol/L,随机血糖≥11.1mmol/L。

2.糖化血红蛋白(HbA1c)　是血中葡萄糖与血红蛋白非酶性结合而产生,其寿命周期与红细胞相同,反映过去 3 个月的血糖平均水平。测定治疗前的糖化血红蛋白(HbA1c)以估计高血糖的持续时间,这有利于进行治疗前后的对照以判断疗效,正常人<6%,未治疗患者常大于正常的 2 倍以上。若糖尿病患者血糖控制水平<8.3mmol/L 时,HbA1c 常<7%,为最理想

的控制水平。若 HbA1c＞9％,发生糖尿病微血管并发症的危险性明显增加。

3.血电解质 酮症酸中毒时血电解质紊乱,应测血 Na、K、Cl、CO_2CP、血 pH 及血浆渗透压。

4.血脂 代谢紊乱期血清胆固醇及甘油三酯均明显增高。

5.尿液检测 尿糖增高及尿酮体阳性。

6.葡萄糖耐量试验(OGTT) 1 型糖尿病一般不需做 OGTT,仅用于无明显症状、尿糖偶尔阳性而血糖正常或稍增高的患儿。通常采用口服葡萄糖法。试验当日禁食,于清晨按 1.75g/kg口服葡萄糖(最大量不超过 75g),3～5 分钟内服完;在口服 0、120 分钟分别采血测血糖浓度。

7.抗体测定 检测抗体 GAD、IAA、IA2 和 ICA,主要用于 1 型糖尿病诊断和鉴别诊断。

【诊断和鉴别诊断】

(一)诊断

1 型糖尿病的诊断根据脱水、体重不增、多饮多尿、高血糖、糖尿和酮尿便能迅速判定。糖尿病诊断标准如下:

1.空腹血糖≥7.0mmol/L(≥126mg/dl)。

2.随机血糖≥11.1mmol/L(≥200mg/dl)。

3.OGTT2h 血糖≥11.1mmol/L(≥200mg/dl)。

凡符合上述任何一条即可诊断为糖尿病。儿童 1 型糖尿病一旦出现临床症状、尿糖阳性、空腹血糖达 7.0mmol/L 以上和随机血糖在 11.1mmol/L 以上,不需做糖耐量试验就能确诊。

若 OGTT 后 2h 血糖 7.8～11.1mmol/L,为糖耐量减低。空腹血糖 6.1～7.0mmol/L 为空腹血糖损害(IFG)。

糖耐量损害是指处于正常体内稳态葡萄糖与糖尿病之间的代谢阶段。空腹葡萄糖浓度超过正常值的上限,则当静脉给予葡萄糖时发生急性胰岛素分泌反应丧失以及发生微血管和大血管并发症的危险性进行性增大。许多存在糖耐量损害的个体,其日常生活中的血糖是正常的,而且糖化血红蛋白水平也可能正常或接近正常,仅当进行标准的口服葡萄糖耐量试验时才表现出高血糖。

(二)鉴别诊断

1.儿童 2 型糖尿病 胰岛素抵抗为主伴胰岛素相对分泌不足,或胰岛素分泌不足伴或不伴胰岛素抵抗,属多基因遗传,近年来发病率有增高趋势。肥胖、高胰岛素血症(黑棘皮病)及家族 2 型糖尿病史是导致儿童发生该型糖尿病的高危因素。约 1/3 患儿无临床症状,有时因肥胖就诊,给予糖耐量试验后才发现。一般无酮症酸中毒,但在应激情况下也会发生。血 C 肽水平正常或增高,各种自身抗体 ICA、IAA 及 GAD 均阴性。饮食控制、锻炼或口服降糖药治疗有效。

2.青少年型糖尿病(MODY) 为单基因遗传的常染色体显性遗传病,是一种特殊类型的非胰岛素依赖性糖尿病。临床特征是发病年龄小于 25 岁,有三代以上家族糖尿病史,起病后几年内不需要胰岛素治疗。至今发现 MODY 有 5 种类型及其相关基因。治疗同 2 型糖尿病。

3.肾性糖尿病 无糖尿病症状,多在体检或者做尿常规检查时发现,血糖正常,胰岛素分泌正常。也可见于范可尼综合征及近端肾小管功能障碍时。

4.假性高血糖　短期大量食入或者输入葡萄糖液,可使尿糖暂时阳性,血糖升高。另外,在应急状态时血糖也可一过性升高,需注意鉴别。

【治疗】

儿童糖尿病强调综合治疗,应加强对患者或者家庭的健康教育,使患儿能长期维持血糖接近正常水平,保证儿童获得正常的生活和活动。治疗目的是:①消除糖尿病症状;②避免或减少酮症酸中毒及低血糖产生;③维持儿童正常生长和性发育;④解除患儿心理障碍;⑤防止中晚期并发症出现。

1.胰岛素替代治疗

(1)胰岛素制剂和作用:目前所用的胰岛素主要为基因重组技术合成人胰岛素。从作用时间上分为短效、中效和长效三类。短、中效配合使用,每日 2 次注射方案在国内外均较普遍。各类制剂作用时间(表 10-4)。

表 10-4　胰岛素的种类和作用时间

胰岛素种类	开始作用时间(h)	作用最强时间(h)	维持时间(h)
短效(RI)	0.5	3～4	6～8
中效(NPH)	1.5～2	4～12	18～24
混合(短效＋中效)	0.5	2～8	18～24

(2)新诊患儿的初始治疗:开始胰岛素治疗应选用短效胰岛素(RI),初始剂量应根据患儿体重计算,每天 0.5～1.0U/kg,分 4 次于早、中、晚餐前 30 分钟皮下注射,临睡前再注射一次。每日胰岛素总量的分配:早餐前 30％～40％、中餐前 20％～30％、晚餐前 30％以及临睡前 10％。以后可过渡到短、中效胰岛素配合使用。

(3)胰岛素的调节:一般当饮食和运动量固定时血糖是调节胰岛素的根据。用 RI 时应根据每餐后及下一餐前的血糖调节次日该餐前的胰岛素剂量。每次增加或减少胰岛素的剂量不宜过大,以 1～2U 为宜。在非危重状态下每 2～3 天调整一次。

(4)胰岛素的注射方式有较多选择,如注射针、注射笔、无针喷射装置及胰岛素泵等,目前已经有较多青少年 1 型糖尿病患者采用胰岛素泵持续皮下输注胰岛素(CSII)疗法,用此法与传统的胰岛素注射方案比较,可以增加患者吃主餐和点心的时间灵活性,可以改善代谢,减少严重低血糖的危险。7～10 岁糖尿病儿使用 CSII 能够改善代谢,CSII 在低龄患儿也取得了好的疗效。但也有人认为仅在 39％的患者中显示代谢控制的改善。血糖控制的程度主要取决于患者遵循糖尿病自我监测的严格性,而与使用的胰岛素种类无关。大多数运用胰岛素泵治疗的患者都能减少低血糖频度和严重低血糖发作的疗效。CSII 不会发生体重异常增加。

(5)胰岛素治疗的并发症有低血糖,应及时加餐或饮含糖饮料。慢性胰岛素过量(Somogyi 反应)是指胰岛素(尤其是晚餐前中效胰岛素)慢性过量,凌晨 2～3 时易发生低血糖,低血糖又引发反调节激素分泌增高,清晨出现高血糖,即低-高血糖反应。如清晨尿糖阴性或弱阳性,而尿酮体阳性,则提示夜间低血糖,应检测早晨 2～3 时血糖,并减少晚餐前或睡前胰岛素用量。

2.营养管理　营养管理的目的是使血糖能控制在要求达到的范围内,既要保证儿童正常生长,又避免肥胖,营养师应定期进行营养评估和指导。患者的饮食应基于个人口味和嗜好,且必须与胰岛素治疗同步进行。

(1)需要量:应满足儿童年龄、生长发育和日常生活的需要。每日总热量 kcal(千卡)＝1000＋[年龄×70～100]。

(2)食物的成分:糖类 50％～55％,蛋白质 10％～15％及脂肪 30％。碳水化合物成分应主要来自淀粉类,高纤维成分的食品有利于促进血糖控制,使食物的消化和吸收时间延长,血糖水平上升较慢。要限制食用蔗糖及精制糖,包括碳酸饮料,防止糖类吸收过快引起血糖的大幅波动。脂肪摄入应减少动物源性的食物脂肪,增加不饱和脂肪的植物油,不饱和脂肪与饱和脂肪的比例约为 1.2∶1.0。蛋白质宜选动物蛋白,多吃瘦肉和鱼,限制摄入蛋黄数。

(3)热量分配:全日热量分三大餐和三次点心,早餐为总热量的 2/10,午餐和晚餐各 3/10,上午和下午的餐间点心各 0.5/10,睡前点心为 1/10。大龄儿童可省略上午点心,而把这部分的热量加在午餐里。应强调根据患者的生活方式制定食谱,注重现实可行,鼓励父母或家庭的积极配合,使患者有较好的依从性。

3.运动治疗　运动对糖尿病患儿至关重要,是儿童正常生长发育所必须的生活内容,不要限制糖尿病患儿参加任何形式的锻炼,包括竞技运动。如果运动不引起低血糖,则不必调节饮食和胰岛素,运动可使肌肉对葡萄糖利用增加,血糖的调节得以改善。糖尿病患儿应每天安排适当的运动,尤其在进行大运动量时应注意进食,防止发生低血糖。运动应在血糖控制良好后才开始,并坚持每天固定时间运动,有利于热量摄入量和胰岛素用量的调节。

4.糖尿病酮症酸中毒(DKA)　是由于胰岛素缺乏或胰岛素效能不足引起的代谢异常的最终后果,胰岛素效能不足是指应激时拮抗激素阻断胰岛素的作用。20％～40％的新病人以及老病人漏打胰岛素或未能控制并发症时可发生 DKA。临床症状取决于酮症酸中毒的程度,有大量酮尿、血离子间隙增加、HCO_3^- 和 pH 下降,血清渗透压增高提示高渗性脱水。DKA 是糖尿病最常见的死亡原因,大多是由于脑水肿的原因。治疗应该:

(1)纠正脱水、酸中毒及电解质紊乱:按中度脱水计算输液量(80～100ml/kg),再加继续丢失量后为 24 小时的总液量,开始先给生理盐水 20ml/kg,脱水严重时可再加入 20ml/kg,以后根据血钠决定给半张或 1/3 张不含糖的液体。前 8 小时输入总液量的 1/2,余量在后 16 小时输入。输入液体应遵循先快后慢,先浓后淡的原则进行。见排尿后即加入氯化钾 3～6mmol/kg。只有当血 pH＜7.2 时才用 SB 纠正酸中毒,HCO_3^- 的补充量＝(15－所测 HCO_3^-)×体重(kg)×0.6,通常先给计算量的一半,再测血 pH＞7.2 时则不再需碱性液。

(2)胰岛素应用:采用小剂量胰岛素持续静脉输入,儿童胰岛素用量为 0.1U/(kg·h),加入生理盐水中输入,要检测血糖,防止血糖下降过快。

(3)监测:每小时监测血糖一次,每 2～4 小时重复一次电解质、血糖、尿糖及血气分析,直至酸中毒纠正。血清渗透压下降过快有脑水肿的危险。

5.糖尿病的教育和监控　糖尿病的治疗不仅是使用和调整胰岛素,而且包括对患者及其家人的教育。由于糖尿病是慢性终生性疾病,因此对本病的管理和监控非常重要。应做到及时联络和定期随访。

(1)血糖测定：由于血糖是调节胰岛素用量的根据，故每天应常规四次测量血糖（三餐前及临睡前），每周测一次凌晨 2～3 时血糖。血糖应控制在餐前 4.4～6.7mmol/L（80～120mg/L）、餐后血糖<8.3～10mmol/L（150～180mg/L），每日平均血糖应<8.3mmol/L（150mg/L）为理想，微血管并发症的发生可以明显减少。

(2)糖化血红蛋白（HbAlc）测定：应每 3～4 个月检测一次。糖尿病患者 HbA1c<7％为控制理想，>9％控制不当，超过 11％则表示控制差。

(3)尿微量白蛋白排泄率测定：一般每年检测 1～2 次，以监测早期糖尿病肾病的发生。同时严密观察血压，若发生高血压应予治疗。

（包　华）

第十一章　风湿免疫系统疾病

第一节　过敏性紫癜

过敏性紫癜又称亨-舒综合征（HSP），是一种以小血管炎为主要病变的变态反应性疾病。临床特点为血小板不减少性紫癜，常伴关节肿痛、腹痛、便血、血尿和蛋白尿。多发生于2~8岁的儿童，男孩多于女孩；一年四季均有发病，以春秋二季居多。

一、临床表现

多为急性起病，各种症状可以不同组合，出现先后不一，首发症状以皮肤紫癜为主，少数病例以腹痛、关节炎或肾脏症状首先出现。起病前1~3周常有上呼吸道感染史，可伴有低热、食欲不振、乏力等全身症状。

1.皮肤紫癜

反复出现皮肤紫癜为本病特征，多见于下肢及臀部，对称分布，伸侧较多，分批出现，面部及躯干较少。初起呈紫红色斑丘疹，高出皮面，压之不褪色，数日后转为暗紫色，最终呈棕褐色而消退。少数重症患儿紫癜可融合成大疱伴出血性坏死。部分病例可伴有荨麻疹和血管神经性水肿。皮肤紫癜一般在4~6周后消退，部分患儿间隔数周、数月后又复发。

2.胃肠道症状

约见于2/3病例。由血管炎引起的肠壁水肿、出血、坏死或穿孔是产生肠道症状及严重并发症的主要原因。一般以阵发性剧烈腹痛为主，常位于脐周或下腹部疼痛，可伴呕吐，但呕血少见。部分患儿可有黑便或血便，偶见并发肠套叠、肠梗阻或肠穿孔者。

3.关节症状

约1/3病例可出现膝、踝、肘、腕等大关节肿痛，活动受限。关节腔有浆液性积液，但一般无出血，可在数日内消失，不留后遗症。

4.肾脏症状

30%~60%病例有肾脏受损临床表现。肾脏症状多发生于起病1个月内，亦可在病程更晚期，于其他症状消失后发生，少数则以肾炎作为首发症状。症状轻重不一，与肾外症状的严重度无一致性关系。多数患儿出现血尿、蛋白尿和管型尿,伴血压增高及浮肿,称为紫癜性肾炎;少数呈肾病综合征表现。虽然有些患儿的血尿、蛋血尿持续数月甚至数年,但大多数都能完全恢复,少数发展为慢性肾炎,最终死于慢性肾衰竭。

5.其他表现

偶可发生颅内出血,导致惊厥、瘫痪、昏迷、失语。出血倾向包括鼻出血、牙龈出血、咳血、睾丸出血等。偶可累及循环系统发生心肌炎和心包炎,累及呼吸系统发生喉头水肿、哮喘、肺出血等。

二、辅助检查

尚无特异性诊断试验,以下试验有助于了解病程和并发症。

1.周围血象

白细胞正常或增加,中性粒细胞和嗜酸性粒细胞可增高;除非严重出血,一般无贫血。血小板计数正常甚至升高,出血和凝血时间正常,血块退缩试验正常,部分患儿毛细血管脆性试验阳性。

2.尿常规

可有红细胞、蛋白、管型,重症有肉眼血尿。

3.大便隐血试验

阳性。

4.血沉

轻度增快;血清 IgA 升高,IgG 和 IgM 正常,亦可轻度升高;C_3、C_4 正常或升高;抗核抗体及类风湿因子阴性;重症血浆黏度增高。

5.腹部超声波检查

有利于早期诊断肠套叠,头颅 MRI 对有中枢神经系统症状患儿可予确诊,肾脏症状较重和迁延者可行肾穿刺以了解病情给予相应治疗。

三、诊断和鉴别诊断

典型病例诊断不难,若临床表现不典型,皮肤紫癜未出现时,容易误诊为其他疾病,需与特发性血小板减少性紫癜、风湿性关节炎、败血症、其他肾脏疾病和外科急腹症等鉴别。

四、治疗

1.一般治疗

卧床休息,积极寻找和去除致病因素,如控制感染、补充维生素。有荨麻疹或血管神经性水肿时,应用抗组胺药物和钙剂。腹痛时应用解痉剂,消化道出血时应禁食,可静脉滴注西咪替丁每日 20～40mg/kg,必要时输血。

2.糖皮质激素和免疫抑制剂

急性期对腹痛和关节痛可有效缓解,但不能预防肾脏损害的发生,亦不能影响预后。泼尼松每日 1～2mg/kg,分次口服,或用地塞米松、甲基泼尼松龙每日 5～10mg/kg 静脉滴注,症状缓解后即可停用。重症过敏性紫癜肾炎可加用免疫抑制剂如环磷酰胺、硫唑嘌呤或雷公藤多苷片。

3.抗凝治疗

(1)阻止血小板聚集和血栓形成:阿司匹林每日 3～5mg/kg,或每天 25～50mg,1/d 口服;双嘧达莫每日 3～5mg/kg,分次服用。

(2)肝素:每次 0.5～1mg/kg,首日 3 次,次日 2 次,以后每日 1 次,持续 7d。

(3)尿激酶:每天 1～3kU/kg 静脉滴注。

(4)其他:钙通道拮抗剂如硝苯地平每天 0.5～1.0mg/kg,分次服用,非甾体抗炎药如吲哚美辛每天 2～3mg/kg,分次服用,均有利于血管炎的恢复。中成药如贞芪扶正冲剂、复方丹参片、银杏叶片,口服 3～6 个月,可补肾益气和活血化淤。

五、预后

本病预后一般良好,除少数重症患儿可死于肠出血、肠套叠、肠坏死或神经系统损害外,大多痊愈。病程一般 1 周～2 个月,少数可长达数月或一年以上。肾脏病变常较迁延,可持续数月或数年,少数病例(1％)发展为持续性肾脏疾病,极个别病例(0.1％)发生肾功能不全。

(吴海燕)

第二节　风湿热

【概述】

风湿热是 A 组 β 溶血性链球菌感染后发生的一种免疫性炎性疾病,特征是累及心脏、关节、中枢神经系统、皮肤及皮下组织等各器官,其中以心脏的非化脓性炎症最为严重且常见。急性重症风湿热可导致患儿死亡,慢性反复发作可形成风湿性心瓣膜病。

目前风湿热仍然是全世界儿童和青少年后天性心脏病中最常见的病因之一,也是 40 岁内人群最常见的心血管病死因之一。从 20 世纪 50 年代至 80 年代,工业发达国家中风湿热的发病率明显下降,美国下降至 0.64/10 万,下降的原因多认为是风湿热的筛查和预防,青霉素或其他抗菌药物的应用之故,风湿源性菌株减少也可能有关系。但是 20 世纪 80 年代中期以来,西方发达国家出现风湿热新的局部地区性流行。在发展中国家,风湿热和风湿性心脏病仍是常见和严重的。我国各地发病情况不一样,1986～1990 年广东省心血管研究所调查风湿热发病率从 33.79/10 万下降至 22.30/10 万,风湿性心脏病患病率从 0.79％下降至 0.61‰,虽低于其他发展中国家,但仍明显高于西方发达国家;特别是农村和边远地区发病率仍高,且近年来风湿热发病率有回升趋势,值得重视。

本病学龄儿童多见,3 岁以下少见,好发年龄为 6～15 岁;一年四季均可发病,以冬季多见;无性别差异。

【病因和发病机制】

风湿热是 A 组 β 溶血性链球菌咽峡炎后的自身免疫性疾病,其他组链球菌和其他细菌均证明与风湿热无关。风湿热的发病机制与 A 组 β 溶血性链球菌的特殊结构成分和细胞外产物有关。

A 组 β 溶血性链球菌的抗原性很复杂,其荚膜由透明质酸组成,与人体关节、滑膜有共同抗原;其细胞壁外层蛋白质中 M 蛋白和 M 相关蛋白、中层多糖中 N-乙酰葡萄胺和鼠李糖均与人体心肌和瓣膜有共同抗原;其细胞膜的蛋白与人体心肌肌膜和丘脑下核、尾状核之间有共同抗原。这样链球菌感染后,肌体产生抗链球菌抗体,一方面可清除链球菌起保护作用,另一方面可与人体组织产生免疫交叉反应导致器官损害,链球菌抗原的分子模拟是风湿热发病的主要机制。链球菌抗原与抗链球菌抗体还可以形成循环免疫复合物在人体关节滑膜、心肌及心瓣膜等沉积后,激活补体成分产生炎性病变。

此外 A 组链球菌还可以产生多种外毒素和胞外酶,部分对人体组织如心肌和关节有毒性作用。

宿主的遗传易感染性或免疫应答性改变在风湿热发病机制中起一定作用。

【病理】

可分为以下几个期:

1.变性渗出期　受累部位如心脏、关节及皮肤等结缔组织变性和水肿,淋巴细胞和浆细胞浸润;心包膜纤维索性渗出,关节腔内浆液性渗出。本期持续约 1 个月。

2.增殖期　本期特点为 Aschoff 小体(风湿小体)的形成。Aschoff 小体为一位于血管周围的局灶性胶原纤维素样坏死,外周有淋巴细胞、浆细胞和巨大的多核细胞(风湿细胞)的浸润。风湿细胞呈圆形或椭圆形,含有丰富的嗜酸性胞浆,胞核有明显的核仁。Aschoff 小体广泛分布于肌肉及结缔组织,好发部位为心肌、心瓣膜、心外膜、关节处皮下组织和腱鞘,是诊断风湿热的病理依据,表示风湿活动。本期持续约 3～4 个月。

3.硬化期　Aschoff 小体中央变性和坏死物质被吸收,炎症细胞减少,纤维组织增生和疤痕形成;心瓣膜增厚形成疤痕,本期约持续 2～3 个月。

此外,大脑皮层、小脑及基底核可见散在非特异性细胞变性。

【临床表现】

风湿热临床表现轻重不一,取决于疾病侵犯部位和程度。风湿热仅发生于上呼吸道链球菌感染后,潜伏期 1 周至数周;发作活动期如不经治疗,一般不超过 6 个月;如不进行预防,可以反复周期性发作。风湿热多呈急性起病,亦可为隐匿性进程,风湿热临床表现主要为心脏炎、关节炎、舞蹈症、皮下小结和环形红斑;发热和关节炎是最常见的主诉,证明原有链球菌感染是必需的诊断条件;咽拭培养阳性或抗链球菌抗体阳性可证明有过链球菌感染。

(一)一般表现

发热、不适、疲倦、胃纳不佳、面色苍白、多汗和腹痛等,个别有胸膜炎和肺炎。

（二）心脏炎

急性风湿热最特征的表现是心脏炎，是唯一的持续性器官损害，初次发作时心肌、心内膜和心包膜均可累及，以心肌炎和心内膜炎最多见，亦可发生全心炎，发生率为40％～50％，一般起病1～2周内出现症状。

1.心肌炎　轻者可无症状，重者可伴不同程度的心力衰竭；安静时心动过速，与体温升高不成比例；心脏扩大，心尖搏动弥散；心音低钝，可见奔马律；心尖部可闻及轻度收缩期杂音，主动脉瓣区可闻及舒张中期杂音。X线检查有心脏扩大，心脏搏动减弱；ECG示P-R间期延长，伴有T波低平和ST段异常，或有心律失常。

2.心内膜炎　主要侵犯二尖瓣和/或主动脉瓣，造成关闭不全；二尖瓣关闭不全表现为心尖部2～3/6级吹风样全收缩期杂音，向腋下传导，有时可闻及二尖瓣相对狭窄所致舒张中期杂音；主动脉瓣关闭不全时胸骨左缘第三肋间可闻及舒张期叹气样杂音；急性期瓣膜损害多为充血性水肿，恢复期可渐消失；多次复发可造成心瓣膜永久性瘢痕形成，导致风湿性心瓣膜病。超声心动图检查能更敏感地发现临床听诊无异常的隐匿性心瓣膜炎。

3.心包炎　积液量很少时，临床上难以发现；典型症状为心前区疼痛，心底部听到心包摩擦音；积液量多时心前区搏动消失，心音遥远，有颈静脉怒张、肝肿大等心包填塞表现；X线检查心影向两侧扩大呈烧瓶形，ECG示低电压，早期ST段抬高，随后ST段回到等电位，并出现T波改变；超声心动图可确诊少量心包积液。临床上有心包炎表现者，提示心脏炎严重。

风湿性心脏炎初次发作约有5％～10％患儿发生充血性心力衰竭，再发时发生率更高。近期发生风湿热的病例如果伴有心力衰竭，提示有活动性心脏炎存在。

（三）关节炎

见于75％初次发作患儿，侵犯大关节，以膝、踝、肘和腕多见，表现为关节红肿热痛，活动受限，可同时侵犯数个关节，或从1个关节到另1个关节游走；关节炎最终消退不留畸形。

（四）舞蹈病

也称Sydenham舞蹈病，表现为全身或部分肌肉的无目的的不自主快速运动，如伸舌歪嘴、挤眉弄眼、耸肩缩颈、言语障碍、书写困难，细微动作不协调，在兴奋或注意力集中时加剧，入睡后即可消失，伴肌无力，情绪不稳定；占风湿热患儿10％，常在其他症状后约数月出现，如风湿热发作较轻，舞蹈病可能为首发症状。有自限性，平均病程3个月左右。

（五）皮肤症状

见于5％患儿：

1.环形红斑　较少见，环形或半环形边界明显的粉红色红斑，大小变化很大，中心苍白，出现在躯干和四肢近端，呈一过性，或时隐时现呈迁延性，可持续数周。

2.皮下结节　少见，常伴有严重心脏炎，呈坚硬无痛结节，与皮肤不粘连，直径0.1～1cm，出现于肘、膝、腕及踝等关节伸面，或枕部、前额头皮以及胸、腰椎脊突起的突起部位。

【实验室检查】

1.链球菌感染证据　咽拭培养可发现A组β溶血性链球菌；近年来开展的咽分泌物A组链球菌抗原的快速鉴定，敏感性与特异性均很高，阳性率达90％左右；测定血清抗链球菌抗体，链球菌感染1周后血清ASO滴度开始上升，2个月后逐渐下降，80％患儿ASO升高；同时测定抗脱氧核糖核酸酶 B(Anti-DNase B)、抗链球菌激酶(ASK)及抗透明质酸酶(AH)则阳性率可提高到 95%。

2.风湿热活动性指标 包括白细胞计数和中性粒细胞增高、血沉增快、C-反应蛋白阳性、$α_2$ 球蛋白增高以及黏蛋白增高等,但均为非特异性。

【诊断和鉴别诊断】

(一)诊断标准

风湿热的诊断有赖于临床表现和实验室检查的综合分析;1992 年修改的 Jones 诊断标准包括 3 个部分,在确定链球菌感染证据的前提下,有 2 项主要表现或 1 项主要表现伴 2 项次要表现即可作出诊断(表 11-1)。

表 11-1 风湿热的诊断标准

主要表现	次要表现	链球菌感染证据
心脏炎	发热	
多关节炎	关节痛	咽拭培养阳性或快速
舞蹈病	血沉增高	链球菌抗原试验阳性
环形红斑	CRP 阳性	抗链球菌抗体滴度升高
皮下小结	P-R 间期延长	

注:主要表现为关节炎者,关节痛不再作为次要表现;主要表现为心脏炎者,P-R 间期延长不再作为次要表现

(二)鉴别诊断

风湿热需与下列疾病进行鉴别:

1.幼年型类风湿性关节炎 常侵犯指趾小关节,关节炎无游走性特点。反复发作后遗留关节畸形,病程长者 X 线骨关节摄片可见关节面破坏、关节间隙变狭窄和邻近骨骼骨质疏松,很少侵犯心脏,心瓣膜病更少见。

2.急性白血病 除发热、骨关节疼痛外,有贫血、出血倾向、肝、脾及淋巴结肿大。周围血片可见幼稚白细胞,骨髓检查可予鉴别。

3.感染性心内膜炎 先天性心脏病或风湿心脏病合并感染性心内膜炎时,易与风湿性心脏病伴风湿活动相混淆,贫血、肝脾肿大、皮肤瘀斑或其他栓塞症状有助诊断,超声心动图可看到心瓣膜或心内膜有赘生物,血培养阳性可确诊。

【治疗】

1.休息 卧床休息的期限取决于心脏受累程度和心功能状态;急性期无心脏炎患儿卧床休息 2 周,随后逐渐恢复活动,4 周后达正常活动水平;心脏炎无心力衰竭患儿则卧床休息 4 周,8 周内逐渐恢复活动;心脏炎伴充血性心力衰竭患儿则卧床休息至少 8 周,在 4～6 个月内逐渐恢复正常活动量。

2.控制链球菌感染 应用大剂量青霉素静脉滴注,或肌肉注射 10～14 天;以彻底清除链球菌感染。青霉素过敏可改用其他有效抗生素如红霉素等。

3.抗风湿治疗 心脏炎时宜早期使用肾上腺皮质激素,泼尼松 2mg/(kg·d),最大量≤

60mg/d,分次口服,2～4周后减量,总疗程8～12周;无心脏炎患儿可用阿司匹林,80～100mg/(kg·d)最大量≤3g/d,分次服用,2周后逐渐减量,疗程4～8周。

4.对症治疗　有充血性心力衰竭时除低盐饮食及氧气吸入外可给予利尿剂、洋地黄制剂和血管扩张剂,并注意限制液体入量,纠正电解质紊乱;舞蹈病时可用苯巴比妥及安定等镇静剂。关节肿痛时应予制动。

【预防和预后】

风湿热预后主要取决于心脏炎的严重程度、首次发作是否得到正确治疗以及是否按期进行预防风湿热复发措施。严重心脏炎伴充血性心力衰竭患儿预后较差。

每3～4周肌肉注射苄星青霉素G(长效青霉素)120万单位,预防注射期限至少5年,最好持续至25岁。有风湿性心脏病者,宜作终生药物预防。对青霉素过敏者可改用红霉素类药物口服,每月6～7天,持续时间同前。有作者认为目前A组溶血性链球菌对红霉素耐药菌株增多,而对复方新诺明耐药率仅为3.4%,因此主张对青霉素过敏的风热湿热患者,二级预防应首选磺胺药。

风湿热或风湿性心脏病患儿,当拔牙或行其他手术时,术前及术后应用抗生素静脉注射,以预防感染性心内膜炎。

(吴海燕)

第三节　幼年特发性关节炎

幼年特发性关节炎(JIA)是一组不明原因,以慢性关节滑膜炎为主要特征,伴有机体各组织、器官不同程度损害的慢性、全身性疾病。JIA应归类于自身免疫性损伤为特征的"现代风湿性疾病"。

英国儿科医师George Frederick Still早在1897年就描述了儿童慢性关节炎的病例,他发现儿童关节炎除关节之外常伴有其他系统的临床表现,并首先想到儿童慢性关节炎是不同于成人类风湿关节炎的疾病。国际风湿病学会联盟(ILAR)儿科常委专家组于2001年8月在加拿大埃德蒙顿讨论决定:为了便于国际间协作观察研究,将16岁以下,不明原因、持续6周以上的关节肿胀、疼痛病症统一命名为JIA,并以此取代美国风湿病学会"幼年类风湿关节炎"(JRA)和欧洲风湿病学会"幼年慢性关节炎"(JCR)这两个传统病名。

JIA的病因与发病机制虽至今不明,但数年研究成果不断强化了学界普遍认识:JIA属一类与遗传特质、免疫紊乱以及环境因素高度关联的异质性疾病。

JIA的基础研究与临床研究相对滞后,国内至今没有一篇有关JIA的多中心、大样本、临床随机对照研究(RCT)学术报告,也罕见以国内资料为基础的Meta分析,流行病学资料更为匮乏。国外一些单位中心RCT资料中也常存在病例数少,观察时间较短等缺陷。

【流行病学】

国内缺乏JIA确切发病率资料,国外统计JIA各型总发病率约为1/15000。JIA在1岁以内相对罕见,此后各年龄组均可发生,但各种类型有其相对集中的发病年龄;类风湿因子(RF)

阳性多关节炎多发生于年长儿（≥8 岁），≥8 岁男孩的少关节炎可能是幼年强直性脊柱炎（JAS）早期表现。RF 阴性多关节炎和全身型可发生在任何年龄，但仍以幼年多见；抗核抗体（ANA）阳性少关节炎型多发生在 6 岁以内。各亚型间性别比例也不尽相同，多关节与少关节型 ANA 阳性患儿以女性居多，年长少关节型（或 JAS）以男孩为主，而全身型 JRA 患儿男女比例较为接近。

家族史与基因特征 JIA 发病有明显的家族聚集趋势，国内报告 JIA 有阳性家族史者占21.2%，国外一报告发现 313 个患者家庭一级亲属中都可以找到先证者并在基因多态性方面有某种关联。有关 JIA 基因多态性的研究结果是杂乱而粗浅的。

【病因与发病机制】

1.感染　报告约 35% JIA 病人关节液细胞中能分离出风疹病毒，部分全身型 JIA 病人有柯萨奇病毒或腺病毒感染的证据。研究者还发现相当多的 JIA 患儿有微小病毒 B_{19} 感染的线索。Hoffman 等人虽证实了 JIA 病人有支原体感染证据，但未能证实关节液中有支原体DNA 存在，因此认为支原体感染并非关节炎发生的直接原因。有人认为感染后某些抗体升高是感染后损伤的依据，感染仅是触发异常免疫反应的因素。有很多观察发现活动性关节炎与沙眼衣原体、耶尔森菌、沙门菌属、痢疾杆菌以及空肠弯曲菌感染诱发有关。有资料显示活动性关节炎病人血中或关节滑膜液中有被病菌激活的 T 细胞。

2.遗传因素　有很多资料证实主要组织相容性复合基因（MHC）特性决定了个体在一定条件下是否发生异常免疫反应及发生何种类型、何种程度的免疫损伤。因此，人们特别感兴趣是否有特异性 MHC 位点决定是否发生自身免疫性疾病。单卵双胎及同胞兄妹共患 JIA 的病例提示遗传基因可能发挥易患 JIA 的重要作用。但遗传研究并未取得单一基因型与 JIA 发病对应关系的结果。

3.免疫学因素　JIA 病人整体与局部的免疫反应异常已有很多研究证明。在 JIA 病程中不同时期可以测出不同的优势 T 细胞克隆以及调节性 $CD4^+CD25^+$ 阳性 T 细胞增殖异常。T 细胞与巨噬细胞被过度激活将产生大量的细胞因子，如白细胞介素（IL-1、6、8）、肿瘤坏死因子（TNF）以及粒-单细胞集落刺激因子（GM-CSF）等。IL-1 可诱导滑膜成纤维细胞及关节软骨细胞合成前列腺素 E_2 及各种蛋白酶，介导关节组织损伤。实验发现 IL-6 及 IL-8 浓度与类风湿关节炎活动呈正相关，IL-1 和 TNF 还可激发其他细胞因子的合成与分泌，并形成炎症因子的瀑布效应。自身抗体可能在部分 JIA 发病中发挥作用，合并慢性虹膜状体炎 JIA 病人 80% 可以测出 ANA，多关节型和少关节型病人也有 ANA 阳性结果，只有全身型病人极少 ANA 阳性。

综上所述，JIA 的发病机制可能为，具备一定遗传特质的个体在受到各种感染性微生物攻击时，异常激活了自身免疫细胞，通过直接作用或分泌细胞因子或自身抗体产生自身免疫损害或组织变性。某些细菌及病毒的一种特殊抗原成分作为超抗原，其结构与人类 MHC-Ⅱ抗原具有同源性，不需抗原提呈细胞加工处理即可直接与具有特殊可变区 β 链（Vβ）结构的 T 细胞受体（TCR）结合而激活 T 细胞。VβT 细胞在超抗原刺激下被过度活化，从而激发免疫细胞或细胞因子（如 TNF）引起的免疫损伤。

【病理】

JIA 病变组织的典型改变是滑膜组织以淋巴细胞及浆细胞浸润为特征的慢性炎症，JIA

各型之间以及与成人类风湿关节炎病理改变进行比较并未见显著差别。提示虽然诱因、病因及发病机制的异质性,但病理损害结果是殊途同归。早期病变为关节周围非特异性水肿、充血,纤维蛋白渗出,淋巴细胞和浆细胞浸润。反复发作后滑膜组织增厚呈绒毛状向关节腔突起,附着于软骨上并向软骨延伸形成血管翳,从而破坏关节软骨。中性粒细胞的蛋白酶类也在病变中发挥了溶解蛋白的作用。病变过程中淋巴样细胞在滑膜中聚集,局部大量聚集的活化T细胞,使炎性细胞因子大量增加(TNF等)。反复、连续的炎症侵蚀关节软骨,致关节面粘连融合,并被纤维性或骨性结缔组织所代替,导致关节僵直、变形。受累关节周围可以发生肌腱炎、肌炎、骨质疏松及骨膜炎。病变组织中淋巴结呈非特异性滤泡增生和分泌免疫球蛋白及类风湿因子的浆细胞增多。胸膜、心包膜及腹膜可见纤维性浆膜炎。皮疹部位毛细血管有炎症细胞浸润,眼部病变可见虹膜睫状体的肉芽肿样浸润。

【诊断标准与分型】

JIA诊断虽不复杂,但确诊耗时长(6周～6个月),确诊前要做大量的鉴别诊断工作。ILAR有关JIA诊断定义与美国JRA相比JIA将少关节型分为持续型和扩展型,增加了银屑病性关节炎,与附着点炎症相关关节炎和未分类关节炎等亚型;与JCA相比将少关节型分为持续型和扩展型,去掉强直性脊柱炎,增加了与附着点炎症相关关节炎和未分类关节炎等亚型。

通过近年各国医师临床实践,现全世界普遍采用2001年加拿大埃德蒙顿ILAR三次会议讨论制定的JIA诊断标准,引用如下:

ILAR加拿大埃德蒙顿2001年幼年特发性关节炎(JIA)诊断标准

(一)总定义

幼年特发性关节炎(JIA)是指16岁以下儿童的持续6周以上的不明原因关节肿胀,除外其他疾病称为幼年特发性关节炎。

(二)除外标准

以上总定义适用于所有类型的JIA。但每一型需要除外的原则如下:

a.银屑病或一级亲属患银屑病。

b.男孩6岁以上发病的关节炎,HLA-B27阳性。

c.强直性脊柱炎,肌腱附着点炎症,炎症性肠病性关节炎,Reiter综合征,急性前葡萄膜炎,或一级亲属患以上任意一种疾病。

d.类风湿因子IgM间隔3个月以上2次阳性。

e.患者有全身型JIA表现。

这些除外原则在下面具体条文中都会提到,并且将来有可能进行修改。

(三)分型

1.全身型幼年特发性关节炎(JIA)　一个或一个以上的关节炎,同时或之前发热至少2周以上,其中连续每天弛张发热时间至少3天以上,伴随以下一项或更多症状:

(1)短暂的、非固定的红斑样皮疹。

(2)全身淋巴结肿大。

(3)肝脾肿大。

(4)浆膜炎。

应除外下列情况：a,b,c,d。

2.少关节型幼年特发性关节炎(JIA)　发病最初 6 个月 1～4 个关节受累,有两个亚型。

(1)持续性少关节型 JIA,整个疾病过程中关节受累数≤4 个;

(2)扩展性关节型 JIA,病程 6 个月后关节受累数≥5 个。

应除外下列情况：a,b,c,d,e。

3.(类风湿因子阴性)多关节型幼年特发性关节炎　发病最初的 6 个月,5 个以上关节受累,类风湿因子阴性。

应除外下列情况：a,b,c,d,e。

4.(类风湿因子阳性)多关节型幼年特发性关节炎　发病最初 6 个月 5 个以上关节受累,并且在最初 6 个月中伴最少间隔 3 个月以上且 2 次以上的类风湿因子阳性。

应除外下列情况：a,b,c,e。

5.银屑病性幼年特发性关节炎　1 个或更多的关节炎合并银屑病,或关节炎合并以下最少任何 2 项：

(1)指(趾)炎。

(2)指甲凹陷或指甲脱离。

(3)家族史中一级亲属有银屑病。

应除外下列情况 b,c,d,e。

6.与附着点炎症相关的幼年特发性关节炎(ERA)　关节炎合并附着点炎症,或关节炎或附着点炎症,伴有下列情况中至少 2 项：

(1)有骶髂关节压痛和或炎症性腰骶部疼痛目前表现或病史。

(2)HLA-B27 阳性。

(3)6 岁以上发病的男性患儿。

(4)急性或症状性前葡萄膜炎。

(5)家族史中一级亲属有强直性脊柱炎,与附着点炎症相关的关节炎,炎症肠病性关节炎,Reiter 综合征,急性前葡萄膜炎。

应除外下列情况 a,d,e。

7.未分类的幼年特发性关节炎　不符合上述任何一项或符合上述两项以上类别的关节炎。

诠释：诠释用于对临床工作更好的应用。这包括年龄,关节炎的描述(大关节、小关节、对称、上肢或下肢为著以及受累关节),疾病的过程(关节的数目),ANA 阳性,急性或慢性葡萄膜炎,HLA 基因的相关性。ANA 作为一条诊断标准受到广泛关注,但是现在没有足够证据支持它。诠释不仅仅是 JIA 诊断标准的一部分,在将来其中一些新数据会改写诊断。

【临床表现】

1.全身型幼年特发性关节炎　约 20%JIA 病人表现此型,突出的关节外症状是本型特征。全身症状包括弛张热、皮疹、肝脾淋巴结肿大、心包炎、胸膜炎、腹痛、白细胞增多及贫血,偶尔还发生弥散性血管内凝血。发热是本型突出症状,每日 1～2 次体温升高,达 39～40℃,每天体温可降至正常或接近正常,发烧时呈重病容,热退后玩耍如常,病情呈戏剧性变化。发热可续数周,甚至数月。皮疹为另一特征,一般在高热时出现,热退后消失,常于夜间明显,次晨消退,不留痕迹。皮疹多呈淡红色斑点或环形红斑,见于身体任何部位包括手脚心。偶有瘙痒,可见抓痕。多数病人有轻微心包炎和胸膜炎。偶见大量心包积液,需要减压治疗。肝、脾、淋巴结肿大可很明显,类似恶性疾病。个别患儿除了发热、皮疹外无明显关节症状,此时只能疑诊本病,需要做大量鉴别诊断工作。全身症状可能复发,其间隔时间难以预测,但到青春期后再发者就较为罕见。本型致死者极少,预后取决于关节炎严重程度。

2.多关节型 JIA　近 35%～40% JIA 患儿在病初 6 个月内病变累及多个关节(≥5 个),即多关节型 JIA。几乎所有的关节均可受累,手足掌小关节、颈椎及髋关节受累也不少见。关节症状多表现为肿胀、疼痛、发热、触痛及活动障碍。指趾关节受累者,呈现典型梭形肿胀;累及颞颌关节表现为张口困难,幼儿可诉耳痛。病程长者,可影响局部发育出现小颌畸形;累及喉构(环状软骨及杓状软骨)可致声哑、喉喘鸣和饮食困难。部分患儿晨起关节活动障碍,但病变关节可不发红,即晨僵。关节腔内大量渗出以及骨膜炎症使关节症状非常突出。本型关节外表现轻微,疾病活动期可有低烧、全身不适、激惹、生长滞缓、轻度贫血及很少见的类风湿结节。本型预后与关节炎严重度、持续时间及关节破坏程度有关。活动性关节炎可持续数月、数年,也可在几乎完全缓解后再发。偶见个别幼儿颌关节炎后导致口腔活动障碍,面部不对称而需要外科手术纠正。本型分 RF 阴性和 RF 阳性两亚型,RF 阴性多关节型 JIA 见于任何年龄,RF 阳性型多关节炎多见于年长女孩,前者预后好于后者,RF 阳性型多关节炎易见虹膜睫状体炎和其他并发症。

3.少关节型 JIA　约 40% JIA 患儿在病初 6 个月内受累关节仅限于一个或很少几个(≤4 个),即少关节型 JIA。少关节型 JIA 病人通常发生大关节病变,呈不对称分布。就关节炎表现而言少关节型与多关节型并无差别,组织学改变均以滑膜炎症为基础。临床上少关节型可进一步分为二型:一型为持续少关节型,病程中受累关节始终≤4 个,二型为扩展型,病程 6 个月之后受累关节数超过 4 个。少关节型中年长男孩,以下肢大关节受累者要注意与幼年强直性脊柱炎、炎症性肠病和瑞特病(Reiter 病)等鉴别,注意检测 HLA-B27。少关节型 JIA 中年长女性、ANA 及 RF 阳性者要注意并发慢性虹膜睫状体炎。虹膜炎常隐匿起病,早期只有用裂隙灯检查才能诊断。病变可以累及单侧或双侧眼睛,若未及时控制病情将发生前房疤痕、继发性青光眼及白内障,导致严重视力障碍或失明。因此,应强调定期眼科随访。偶尔也见全身型与 RF 阳性多关节炎病人发生虹膜睫状体炎。

少关节型 JIA 病程差异较大,在几年的病程中关节症状时轻、时重,最终的结果也多种多样。少关节病变若不属于强直性脊柱炎、Reiter 病和炎症性肠病的早期表现,则很少伴有其他全身症状。

【其他重要特征】

除关节炎、发热及皮疹等基本临床症状外,JIA 应注意以下临床特征:

1.JIA 与成人类风湿性关节炎(RA)的差异　除类风湿因子(RF)阳性多关节炎型 JIA 与成人 RA 相似临床特征外,大部分 JIA 患儿临床表现与成人 RA 不符。晨僵在 JIA 患儿中虽常见,但并非诊断 JIA 的标准。多关节型 JIA 关节受累没有部位限制,任何关节,甚至颞颌关节,关节炎也无需对称。JIA 少关节型是唯一无成人相对应亚型。JIA 少关节型多侵犯下肢大关节,膝关节最常受累。约 1/3 患儿表现为对称性关节受累。

2.JIA 少关节型扩展　205 例少关节型 JIA 确诊 4.9 年后,40%患儿受累关节超过 4 个,18%超过 10 个。

3.关节外症状　JIA 关节外常见如发热、皮疹及肝脾淋巴结肿大等多系统症状,注意少数病人出现心脏、肝脏、肾脏及中枢神经系统损害的临床症状。

【实验室诊断与检查】

实验研究证明 JIA 患儿存在明显免疫功能紊乱。遗憾的是,众多实验研究结论得不到有效重复和多中心 RCT 的证实。这除了证明 JIA 异质性特征外,同时表明至今没有发现公认一致的 JIA 免疫发病确切机制。但某些免疫学指标检测可以帮助判断疾病活动性、鉴别诊断以及部分自身免疫性疾病的定性及分型。

(一)免疫实验室检测

1.类风湿因子(RF)　RF 系抗自身免疫球蛋白抗体,与成人型类风湿关节炎发病机制有密切关系,成人 IgM 型 RF 阳性检出率可达 80%。而在 JIA 总体阳性率不足 15%,主要出现在多关节型 JIA 之中,RF 阴性并不能除外诊断 JIA。

2.隐匿性 IgM 型类风湿因子(HIgM-RF)　有发现 HIgM-RF 在 JIA 中有较高的检出率(71.4%),其中多关节型阳性率为 80.0%,少关节型阳性率为 71.4%,全身型阳性率为 58.8%。各型患儿活动期 HIgM-RF 均值高于缓解期,并与病情活动性有关。遗憾的是此结果没有得到重复实验证实,也无多中心、大样本对照研究的相同结论。

3.抗核抗体(ANA)　ANA 检测不能确定或排除 JIA 诊断。256 例 JIA 患儿检测 ANA 阳性结果分析与发病年龄偏小、不对称性关节炎及虹膜睫状体炎的发生有关。

4.抗环瓜氨酸抗体(ACCP)　研究表明 109 名 JIA 患儿中只有 2 名 ACCP 为阳性,发生率不足 2%,远低于成年(63%)。因此,ACCP 难以作为 JIA 诊断的筛选手段。也有人发现 13%的多关节型 JRA 和 2%的其他类型 JRA 血清中 ACCP 抗体为阳性,健康对照仅 0.6%阳性,其中 RF 阳性多关节型 JIA 患儿中 57% ACCP 抗体为阳性。HLA-DR4 阳性多关节型患儿 ACCP 抗体阳性率高于 HLA-DR4 阴性的患儿。

5.抗核周因子抗体(APF)　Nesher G 检测 64 名 JIA 患儿(28 名多关节型,26 名少关节型,10 名全身型),结果多关节型中 APF10 名阳性,少关节型中 5 名阳性,全身型中 1 名阳性。因此建议将 APF 作为 JIA 诊断指标。

6.中性粒细胞胞浆抗体(ANCA)　Muderl 等人(1997 年)报告 JRA 病人血清中抗中性粒细胞胞浆抗体(ANCA)检测阳性率达 35%,其中多关节炎型 44%阳性,少关节炎型 36010 阳性,全身发病型仅 16%阳性。

7.抗 Sa 抗体　在 RA 中阳性率为 31.9%,在 SLE 为 4.3%,干燥综合征为 3%,在多发性心肌炎及皮肌炎中阳性率为 0,抗 Sa 抗体对 RA 诊断特异性为 98.6%。研究发现抗 Sa 抗体与 RF、RA3、SSA、SSB、RNP、Sm、Jo-1 及 Scl-70 等多种自身抗体无交叉反应性,Sa 抗体对 JIA 的诊断价值罕见报告。

（二）非免疫学实验室检查

JIA 患儿多有血沉加快（少关节型患者的血沉结果可以正常），外周血白细胞计数增多，C反应蛋白升高，轻度贫血等，这对 JIA 诊断无特异性，可在随访中提示 JIA 活动性。若原本升高的白细胞、粒细胞及血小板突然下降即提示并发巨噬细胞活化综合征（MAS）可能。

（三）影像学辅助检查

1.X 线检查　JIA 早期（病程 1 年左右）X 线仅显示软组织肿胀，关节周围骨质疏松，关节滑膜炎，关节附近呈现骨膜炎。晚期才能见到关节面软骨破坏、关节腔变窄、畸形、骨囊性变及骨质破坏等。其中，膝、手、踝及足关节最易受累。

2.磁共振成像（MRI）　MRI 能够全面评估关节的病变，包括滑膜、关节积液、软骨、骨、韧带、肌腱及腱鞘等改变，有望成为早期 JIA 诊断的敏感检测手段。30 例 JIA 早期患儿（症状≤1 年）均发现膝关节平均滑液厚度及髌上关节液体溢出量增加，37% 半月板增生不全（11/30），27% 骨骺骨髓异常（8/30），3 个膝关节有软骨轮廓不规则、裂隙及变薄，1 个关节腔有狭窄，无关节发生畸形。

3.超声学检查　超声技术能够安全、准确地显示关节渗出液、滑膜增厚、软骨浸润和变薄而辅助诊断 JIA。JIA 活动期膝关节明显积液，滑膜明显增厚。

（四）骨密度检测

JIA 患儿疾病初期和整个病程中均存在骨质丢失及骨密度降低，日后发生骨质疏松的风险显著增加。早期监测有利于 JIA 的诊断和早期干预。65 名 JRA 患儿随访至成年发现有43% 发生腰椎骨密度下降，53% 发生髋部骨密度下降。钙剂与维生素 D 可纠正全身骨密度降低。

（五）关节液分析

关节液分析不能确诊 JIA，但可以鉴别化脓性关节炎和结晶性关节炎（痛风在儿童少见），化脓性关节炎液外观呈混浊的绿、黄色，有大量的白细胞，以多形核细胞为主。

（六）滑膜组织活检

滑膜活检可除外慢性化脓性、结核性关节炎及其他少见病如类肉瘤病及滑膜肿瘤等疾病。

【药物治疗】

（一）非甾体抗炎药（NSAIDs）

目前公认 NSAIDs 不能延缓或防止关节损害，但能减轻炎症、疼痛及肿胀等症状。各种NSAIDs 间有效性无显著差异，选择主要根据用药频率、药物剂型、副作用及价格进行相应考虑。由于阿司匹林用药次数频繁（每天 3 次），要监测血水杨酸水平，易致肝损害或疑并发瑞氏综合征而不被推荐使用。各种 NSAIDs 药理机制及副作用基本相似，因此不能两种 NSAIDs联合使用。NSAIDs 在数天内就能逐步缓解症状，大多数对 NSAIDs 有效的病人在头 3 个月显示明显的症状改善。对初始 NSAIDs 治疗 3 周内无效的病人应改其他 NSAIDs 药物。目前还无法预测个体对某种 NSAIDs 是否有效。

国外以往采用萘普生 [10～15mg/（kg·d）分 2 次服用] 和甲苯吡咯酸 [20～30mg/（kg·d）分 3～4 次服用] 的报告较多，近年已开始应用有真正意义的选择性抑制环氧化酶 2（COX-2）的新药，因不抑制 COX-1，胃肠道不良反应明显减少，这类药物将来有可能取代其他药物。

以下是几种常用 NSAIDs 的临床循证医学证据评价：

1.布洛芬　92 例 JIA(所有类型)使用布洛芬 30～40mg/(kg·d)或阿司匹林 60～80mg/(kg·d)12 周,结果证明两组疗效相似,阿司匹林的副作用更大。84 例患儿应用布洛芬的不同剂量[30、40 及 50mg/(kg·d)]比较观察 24 周。三种剂量疗效相似。

2.美洛昔康与萘普生　萘普生为非选择性 COX 抑制剂,其疗效及副作用与布洛芬相近。美洛昔康系 COX-2 抑制剂。一组 2～16 岁,225 例少关节型和多关节型病例入选的多中心、随机、双盲,美洛昔康与萘普生对照临床研究结果为:分 3 个月和 12 个月两个观察时点;美洛昔康两种剂量:0.125mg/(kg·d)和 0.25mg/(kg·d),每天 1 次。萘普生 10mg/(kg·d),每天 2 次。182(81%)病人完成 12 个月的治疗。根据 ACR 儿科 30(美国风湿病学会儿科疗效评分)标准判断。结果为(3～12 个月):美洛昔康 0.125mg/(kg·d)组为 63%～77%,而美洛昔康 0.25mg/(kg·d)组为 58%～76%,萘普生组为 64%～74%。三组间疗效、副作用及异常实验室指标无显著差异。

3.罗非昔布　国外研究表明罗非昔布与萘普生两组临床疗效相似,且均有良好耐受。

4.塞来昔布　242 例 2～16 岁少关节和多关节型 JIA 多中心研究结果:塞来昔布 3mg/kg,bid;或 6mg/kg,bid;萘普生 7.5mg/kg,bid。观察 12 周。结果 2 组剂量的塞来昔布至少与萘普生组疗效相当,ACR 儿科 30 评分分别为 68.8%、80.5% 和 67.5%。其中 6mg/kg,bid 组疗效略佳。3 组副反应无明显著差别。

5.双氯芬酸(扶他林)　100 例 JIA 患儿分 3 组,分别服用双氯芬酸、paduden(成分布洛芬)和阿司匹林,随访临床和实验室改变。结果 12 周时,3 组疗效佳的百分比分别为 64%、59% 和 53%,疗效相当。前 2 组副作用比阿司匹林组少且轻。

(二)改变病情抗风湿药(DMARDs)

NSAIDs 不能延缓或阻止病情发展,临床常需联合 DMARDs 以稳定病情和减少远期致残率。EULAR 2009 年会上根据循证医学证据制定了 14 项类风湿关节炎治疗指南,其中大部分涉及 DMARDS(含生物和非生物制剂)的临床应用循证医学证据。

1.氨甲蝶呤(MTX)　MTX 用于 RA 的治疗已有多年历史,因疗效肯定、安全可靠和价格低廉而成为治疗 RA 的基石,以 MTX 为基础的 DMARDs 联合用药是公认的 RA 基本治疗方案,即使在生物制剂诞生的今天也未能削弱 MTX 在 RA 治疗中的地位。EULAR 指南上指出对活跃期成人 RA 患者治疗应首选氨甲蝶呤(MTX)。有力证据表明,观察期 6 个月,每周服用中剂量(10～15mg/m^2)是长期有效和安全的方案,比小剂量(5mg/m^2)和安慰剂疗效好。"ACR 儿科 30"三组疗效评价为 63%、32% 及 36%。美国一项研究发现 JIA 病人大剂量服用 MTX(>0.5mg/(kg·w)并不能增加疗效,潜在肝毒性和细胞毒作用反而增加。未同时接受 NSAIDs 而用大剂量 MTX 治疗者的活动性关节数反多于接受小剂量者($P=0.036$)。

食物可以降低 MTX 的生物利用度,空腹应用好,剂量较大(>12mg/m^2)宜采用肠道外给药,隔日给予叶酸(25%～50%MTX 量)减少呕心、口腔溃疡及肝酶异常,且不降低 MTX 的疗效。用药期间应定期查肝肾功能及血细胞检查。

EULAR 2009 年治疗推荐 4 指出在 MTX 禁忌或不耐受时,替代药物应首选柳氮磺胺吡啶(SSZ)及来氟米特。

2.柳氮磺胺吡啶(SSZ)　有观察证明 SSZ 治疗少关节型 JIA 及强直性脊柱关节病有效，但见效时间长。该药可长期服用，且不良反应不明显。个别人会出现轻度胃肠道反应、白细胞减少及皮疹等，少数人因出现严重腹泻而需停药。严重不良反应主要发生在全身发病型 JIA 病人，其机制不清。

与安慰剂对照研究表明，以 SSZ 50mg/(kg·d)治疗少关节炎型与多关节炎型 JIA 安全、有效，但约有 1/3 患儿不能耐受。初用剂量应每天 10mg/kg 开始，每隔 1 周增加剂量 10mg/kg，有效剂量一般为 30~50mg/(kg·d)，约 4 周见效，无不良反应者可用 3 个月或更长时间。

历时 24 周儿童 JIARCT 研究证实 SSZ 对多关节炎及少关节炎型 JIA 有效，明显减少其他 DMARDs 药物的应用，并维持长期的疗效。大样本报道(550 例应用 SSZ)与安慰剂组相比可见显效，副作用包括胃肠道反应、白细胞降低、肝损害、骨髓抑制以及可逆性男性不育等。有人认为该药不宜在全身型 JIA 中使用。

3.来氟米特　对来氟米特敏感的患儿多数在 2 年内维持疗效。国外报告来氟米特与 MTX 相比，治疗 16 周后应用 ACR 儿科 30 评价结果分别为 89% 和 68%，疗效、副作用与 MTX 相比均无明显差别。但来氟米特国内药物说明书提及"儿童安全性不明"问题应予告知。

4.其他 DMARDs　一些临床对照研究显示羟氯喹、金制剂及青霉胺，在治疗 JIA 时并无显著效果。羟氯喹常用于疾病的早期和轻微活动类风湿关节炎，常与其他 DMARDs 药物联合应用，成人应用报告多。总体而言，此类药物缺乏儿科领域深入研究及系统评价。

(三)免疫抑制剂

有人把部分免疫制剂也归类为 DMARDs，这里作另类介绍：

1.环孢素 A(CSA)　EULAR 2009 年治疗推荐 10 指出，严重难治成人 RA 患者或对生物制剂及前述传统 DMARD 有禁忌者，可联合或单用下述药物：硫唑嘌呤、环孢素及环磷酰胺。目前关于 CSA 在 JIA 多关节炎及少关节炎中的应用报告主要针对 MTX 耐药病例，认为有效，但缺少对照研究。CSA 可用于全身型 JIA，尤其是合并巨噬细胞活化综合征患儿。

2.环磷酰胺(CTX)　CTX 不常用在 JIA 关节型的治疗，偶有治疗难治性全身型 JIA 的报告。成人资料显示 CTX 治疗难治性 RA 有较好疗效，但缺少对照研究。

(四)糖皮质激素

EULAR 2009 指南推荐 6 指出，在初始治疗中糖皮质激素可短期与 DMARDs 联合，有益于诱导缓解。糖皮质激素治疗 RA 价值有争议，成人 RA 的"强化治疗"理念认为"应依据病情活动度制订个体化的早期联合治疗方案，此后密切随访，根据疗效及时调整用药，使患者的病情活动度能在最快时间内达临床缓解，防止关节破坏及关节外损伤"。早期短期应用激素能有效控制关节炎症、抑制自身免疫反应，具有非甾类抗炎药或 DMARDs 无法比拟的及时效应，特别是在关节外症状突出时。因此，近年国外不少研究均把糖皮质激素作为早期 RA 强化治疗的药物之一。但激素使用应慎重，尽可能选用小剂量和短疗程，注意补充钙剂和维生素 D 以防止骨质疏松。对病情严重或合并有关节外表现者，以较大剂量激素(如泼尼松 40~60mg/d)快速诱导炎症缓解，6 周内减到 7.5mg/d 以下，这可带来良好的益处/风险比。

（五）生物制剂

生物制剂已成为治疗 RA 的新里程碑,无论是缓解炎症还是阻滞骨侵蚀方面均有突出的表现,许多国家已将生物制剂列入 RA 的治疗指南中。目前,美国批准用于 RA 的生物制剂共有 5 种,包括 3 种抗 TNF-α 抗体:依那西普、英夫利昔单抗和阿达木单抗、一种作用于 T 细胞的阿巴昔普(CTLA-Ig 融合蛋白)及一种作用于 B 细胞的利妥昔单抗,其中,TNF-α 抑制剂研究最为深入。依那西普已批准应用于 2 岁以上儿童 JIA。

EULAR《2009 风湿病指南推荐》7、8 中将生物制剂临床适应证归纳如下:

(1)初始 DMARD 治疗未达控制目标,且有预后不良因素(RF/CCP 抗体阳性,早期骨糜烂,病情快速进展,病情高度活动)的患者可考虑加用一种生物制剂(无预后不良因素者可考虑换另一种 DMARD 并加用 MTX)。

(2)患者对 MTX 联合其他合成 DMARD 治疗反应不理想,可考虑使用生物制剂。

(3)TNF-α 抑制剂治疗失败者,应换另一种 TNF-α 抑制剂或阿巴西普及利妥昔等。

临床研究显示,在缓解症状和体征方面,TNF-α 抑制剂与 MTX 相似,而改善放射学进展方面,TNF-α 抑制剂更胜一筹,而二者联合治疗早期 RA 疗效优于各自单药治疗,对 MTX 反应欠佳的患者早期加用 TNF-α 抑制剂疗效较晚期用更好。

1.依那西普　依那西普是一种重组的人可溶性肿瘤坏死因子受体融合蛋白,能可逆性地与 TNFα 结合,竞争性抑制 TNFα 与 TNF 受体位点的结合。69 例对 MTX 治疗不能耐受或对 MTX 治疗反应差的 JIA 患者,给予依那西普(0.4mg/kg)每周 2 次皮下注射 3 个月后 51 例(74%)患者达到"ACR 儿科 30"改善标准。在第二阶段对这 51 例患者进行了随机双盲对照研究(RCT),治疗 4 个月后,接受安慰剂治疗的 26 例患者中,21 例复发,而接受依那西普治疗的 25 例患者中,仅有 7 例复发,复发率分别为 28% 比 81%(P=0.003)。治疗组复发间隔时间＞116 天,对照组为 28 天。复发后继续给予依那西普治疗与初始治疗时的疗效相当。

有报道称,对 MTX 治疗反应差的 4 岁以下 JIA 患者对依那西普治疗有效。且有良好安全耐受性。42 例患者完成 4 年,26 例完成了 8 年的观察治疗。安全性结果显示:16 例(23%)发生了 39 例次不良反应,总的不良反应发生率为 0.12/病年,且并没有随着治疗时间的延长而增加。感染发生率保持在较低水平,为 0.03/病年。仅 1 例患者在给予依那西普治疗 5 年后出现了严重感染。无患者发生结核、机会感染、恶性肿瘤、淋巴瘤、狼疮、脱髓鞘病变或死亡。完成 8 年治疗的患者均达到 ACR 儿科 70 改善。

依那西普与氨甲蝶呤(MTX)联合应用治疗难治性 JIA 观察 12 个月,联合 MTX 组 57% 有效,单用依那西普组为 48%,24 个月时为 67% vs. 42%(P<0.05)。完全缓解率(24 个月终点观察)为 29% vs. 14%(P<0.01)。非全身型 JIA 比全身型 JIA 疗效好,分别为 31% vs. 12.5%(P<0.01)。

2.英夫利昔单抗　英夫利昔单抗是人鼠嵌合的 TNF-α 单克隆抗体,它即可以结合可溶性又可结合膜型 TNFα。Lahdenne 等报道:24 例常规药物疗效差、持续 1 年以上的活动性多关节炎型 JIA 患者,在原有治疗的基础上,分别接受英夫利昔单抗(14 例)或依那西普(10 例)治疗,其中英夫利昔单抗(3~4mg/kg)于第 0、2、6 周静脉注射,后每 4~8 周静脉注射 1 次;依那西普(0.4mg/kg)每周皮下注射 2 次。评估时点为治疗后的 3、6、12 个月。结果发现:在各评估时点,依那西普治疗组达 ACR 儿科 50 改善的患者比例分别为 9/10、8/9 及 8/9;英夫利昔单抗治疗组达 ACR 儿科 50 改善的患者比例分别为 8/12、10/12 及 7/9;在第 12 个月时,两组达 ACR 儿科 70 改善的患者比例均为 67%。

英夫利昔单抗的副作用主要为输液反应、皮疹、头痛和过敏反应,高达 38% 的患儿有输液反应,导致 20% 患儿停止使用。大约 26% 输液反应发生在剂量 3mg/kg 时,6~10mg/kg 时发生率反而少,可能源于体内产生英夫利昔单抗抗体少。

3.阿达木单抗　阿达木单抗是一完全人源化的 TNF-α 单克隆抗体。美国 FDA 批准应用于 4 岁以上儿童。2008 年 Lovell 等报道:阿达木单抗治疗 171 例 4~17 岁活动性多关节炎型 JIA 患者,在第 48 周时,给予 MTX 与阿达木单抗联合治疗患者中,达 ACR 儿科 30、50、70、90 改善的患者比例均高于阿达木单抗联合安慰剂组,且疗效持续到治疗后 104 周。

使用英夫利昔和阿达木单抗后发生急性副反应并不常见且多为轻到中度,极少为严重反应。多数情况下,可以采用糖皮质激素、抗组胺药或减慢滴速等方法处理。

共有 14 例发生与阿达木单抗相关的毒副作用。主要为注射局部反应和感染,7 例严重感染,结核、机会感染、并发狼疮、脱髓鞘病变及恶性肿瘤均有报道,没有死亡病例。

(六)关节腔注射

近年来关节腔糖皮质激素局部注射治疗少关节炎型 JIA 和多关节炎型 JIA 有较多评价,一般认为对少关节型病人关节内局部用药有利于减轻关节炎症状,改善关节功能。

一项 Meta 分析表明关节腔糖皮质激素局部注射对膝关节有效,但对腕关节与安慰剂相比无明显差别。其原因是否与关节活动负重更多有关不得而知。

不同糖皮质激素注射疗效不同。己曲安奈德(TH)与曲安奈德(TA)比较研究发现,治疗 85 例患儿 130 关节,在 6 个月时前者 81.4% 有效,后者 53.3%,到 12 个月时分别为 60% 和 33.3%。该药使用 1 年内不宜超过 3 次,以免并发感染、皮下组织萎缩、色素减退及皮下钙化。

(七)自体干细胞移植

目前认为自体干细胞移植(ASCT)可作为传统药物和生物制剂治疗失败后的一种选择。

一项临床试验将 22 个难治性 JIA 实施 ASCT 后加强免疫抑制治疗,并随访平均 80 个月。ASCT 后,20 个可评价患者中,8 个达完全临床缓解,7 个部分缓解,5 个复发(一个发生在 ASCT 后 7 年)。随访中,2 个复发的病人重新运用免疫抑制剂死于感染。在 ASCT 后加强免疫抑制治疗使 22 个进展的难治的 JIA 病人中 15 个获得持续的缓解和明显的改善。然而此过程造成的长期、严重的细胞免疫抑制与感染、死亡率升高密切相关。一些病人甚至发生致命 MAS。有报告认为,采取减少 T 细胞深度去除,移植前更好地控制系统疾病,移植后抗病毒预防治疗,减慢激素的减量速度等措施后没有发生 ASCT 相关的死亡。

(八)理疗

理疗对保持关节活动及肌力强度是极为重要的。应尽早开始为保护关节活动及维持肌肉强度所设计的锻炼。有些简单方法如清晨热浴及中药热浴都可能减轻晨僵及病情。明智地选择锻炼方式或夹板固定等手段有利于防止发生或纠正关节残废。

(九)外科手术

偶尔需要骨科手术来治疗 JIA,如早期施行的滑膜切除术偶有成功报告,但在儿童病例中治疗价值极有限。对严重关节破坏和残废病人可用关节置换术,尤其是髋和膝关节置换术可以助其恢复正常功能,但手术时机应选在儿童生长发育成熟后才能进行。有些病人理疗无效后可采用肌肉松解术来减轻关节挛缩。

(十)眼科治疗

要与眼科医师一道联合治疗 JRA 病人虹膜睫状体炎,早期治疗十分重要,对 JIA 病人,尤其是少关节型病人应每季度作一次裂隙灯检查,局部使用皮质激素和阿托品可以有效控制眼都的炎症,无效时也可以采用全身用药或局部注射皮质激素。

【并发症】

(一)感染

感染既是 JIA 的诱因,也是最常见的并发症,尤其是在免疫抑制剂使用之后。

Aslan 在 70 例研究对象中(初发的 JIA26 例,复发 JIA20 例,健康对照 24 例),检查发现在初发 JIA 中,有 10 例(38.46%)伴发感染,其中支原体肺炎 4 例,衣原体肺炎及空肠弯曲菌感染各 1 例;而在复发 JIA 组中,8 例(40%)出现感染,包括沙门菌感染 1 例,EBV、支原体肺炎及空肠弯曲菌感染各 2 例,伯氏螺旋体感染 1 例;正常对照组中仅发现肠道沙门菌及空肠弯曲菌感染各 1 例。并发感染时仅用经典抗风湿治疗可能无反应。

(二)肿瘤

JIA 合并肿瘤与并发肿瘤的报告都有。

来自德国的报道对 JIA 病人使用生物制剂引发肿瘤的潜在风险提出警示,尤其是淋巴瘤。2001～2009 年间在德国 1200 名 JIA 使用依那西普病人中报道了有 5 名发生了肿瘤,发生肿瘤前都使用了细胞毒药物(如 MTX、来氟米特、硫唑嘌呤及环孢素 A),有 2 例在使用依那西普后又使用阿达木单抗及英夫利昔单抗。肿瘤发生于依那西普使用后 3 周～6 年内,5 例都同时使用了 MTX,其中 3 例到成人期才发生肿瘤。因此,应预先通知监护人或病人发生肿瘤的风险。

(三)巨噬细胞活化综合征(MAS)

大多数 MAS 发生于全身型 JIA,但英国作者报道首例 MAS 发生在活动性多关节型 JIA 病人。EBV 感染后导致巨噬细胞活化综合征(MAS)的报告提示 JIA 病人在 EBV 感染后可能存在免疫缺陷;2001 年法国报道 24 例 MAS(男 9 例,女 15 例),其中全身型 JIA18 例,多关节型 2 例,狼疮 2 例,另外 2 例为未定型关节炎。

(四)淀粉样变治疗

淀粉样变是 JIA 潜在的致死性并发症,欧洲及世界上其他一些国家统计大约有 6% 的 JIA 病人发生淀粉样变,国内极少报告。苯丁酸氮介可用于淀粉样变治疗。

(五)其他并发症

1.心脏并发症 218 例 JIA 心脏损害的回顾性分析发现:临床表现为心悸、气促各有 7 例,血乳酸脱氢酶(LDH)升高 99 例(46.9%);肌酸激酶同工酶 MB(CK-MB)升高 24 例(24.2%);发现心包炎 12 例(5.05%);心律失常有 69 例(31.65%)。55 例行 UCG 检查,出现心脏结构、心包或瓣膜病变 26 例(47.3%)。

2.肺部并发症　荷兰学者证实多关节型和全身型 JIA 患儿可以存在显著呼吸肌肌力损害。JIA 还可见反复胸膜炎、肺结节、间质性肺炎及毛细支气管闭塞等,肺功能检查见肺活量下降和偶有 CO_2 弥散异常和气道阻塞改变。

3.中枢神经系统并发症　对 213 例 JIA 进行回顾性分析发现其中 10 例出现神经系统表现。年龄 7～14 岁,其中 6 例 RF(+)多关节型,其余 4 例 RF(-)多关节炎型。这些患儿出现神经系统并发症的病程为 2 个月～7 年。

【病程与预后】

国内没有 JIA 致残率长期统计报告,JIA 儿童期死亡率低(0.9%～4.2%),大都能进入成年期。但很多病人(31%～55%)进入成年期后病情仍处于活动状态,需要继续治疗;关节功能残废和虹膜睫状体炎所致的视力障碍为主要严重后果。RF 阴性 JRA80%～90%患儿预后良好,尽管其中一部分患儿长期处于活动状态,但较少发生关节功能残废。约有半数以上 RF 阳性 JRA 多关节型病人要发生永久性关节破坏和残废。全身型 JRA 病人经长期随访(7～10年)也有 25%左右发生严重关节残废,虽然这些患儿 RF 均阴性。

(张　鑫)

第四节　幼年强直性脊柱炎

幼年强直性脊柱炎(JAS)是典型的脊柱关节病,中青年为发病高峰,但部分病例往往在儿童期以某种潜在的形式发病,因此幼年强直性脊柱炎(JAS)在病初常被误诊为幼年特发性关节炎(JIA)。以下肢大关节炎为主要表现者常误诊为 JIA 少关节型。典型的 JAS 会逐渐表现出腰、臀及骶部疼痛,肌腱附着处炎症,MRI 会较早发现骶髂关节炎。JAS 以年长儿居多,鉴于相当多的 JAS 病人伴有周围关节病变,因而也时常称为脊柱关节病综合征。

JAS 的周围关节病常呈不对称分布,足部关节也可受累,可以表现为一过性或反复发作的形式。骶髂关节炎是 JAS 的特征性病变,但它可能在周围关节病发生后很长时间才得到证实。国内第五届儿科免疫学术会议提出为了早期诊断 JAS,建议将 JRA 少关节Ⅱ型病例中的年长男孩,伴肌腱附着处炎症,HLA-B27 阳性,下肢关节炎为主,早期侵犯髋关节,有强直性脊柱炎家族史的患儿诊断为早期 JAS,一旦有骶髂关节炎证据时即可确诊 JAS。

【流行病学】

早在 1900 年就有强直性脊柱炎(AS)的描述,但直到 1973 年才有了 AS 的诊断标准(Moll 和 Wright 等)。在以下几个方面 JAS 不同于 JRA:即典型的骶髂关节炎,腰骶部病变,年长男孩占绝大多数,有家族史特征,RF 阴性,HLA-B27 阳性等。白种人中成年 AS 发病率为 1%～1.6%(Khan 1992),JAS 发病率明显低于成年人 AS,国内 JAS 准确的发病率与流行情况无统计资料。

【病因和发病机制】

JAS 有明显的遗传特征,经常发现同一家庭中有数人患病,HLA-B27 检出率很高(90%～

94％），但除 JAS 之外，瑞特病、银屑病性关节炎、炎症性肠病、反应性关节炎以及血清阴性肌腱病综合征都与 HLA-B27 高度相关。普通人群中 HLA-B27 阳性率仅 6％～8％（Khan，Linden 等 1990），推测 JAS 与 HLA-B27 高度关联，具有这种遗传背景的个体对某些环境因素容易发生异常反应而致病。感染可能就是一个重要的关键环境因素。JAS、瑞特病以及反应性关节炎相互间关系密切，可能有共同的感染因素在发病中起关键作用。有人认为克雷伯杆菌、志贺菌与 HLA-B27 抗原有相似的分子结构，可能是发生 AS 的重要原因。

【临床表现】

JAS 病初常为下背部、臀部、腹股沟及髋部等处反复发生疼痛，这些早期症状可能长期受到忽视而误诊，直到更多的特殊症状出现后才引起警觉。如果患儿以下肢大关节起病，表现类似于少关节炎Ⅱ型 JRA，应更加重视 JAS 早期病例的诊断。骶髂关节炎是明确诊断 JAS 的关键条件。JAS 早期可能发现因腰骶关节病变所致腰椎前突消失，限制了脊柱下部前弯（Schober 征阳性）。若有肋椎关节病变会使胸部扩张度减小。约一半的 JAS 病例早期都不能满足诊断标准，且有近一半的病人只有一次发作，约 18％的病人有较为漫长的病变过程，多数人能保留完好的关节功能。北京儿童医院观察 10 例女孩 JAS 有 40％以腰骶部关节起病，60％出现外周关节病变。早期诊断有利于治疗和预后，发现脊柱病变是早期诊断的核心。

大约 5％～10％JAS 患儿发生急性虹膜睫状体炎，北京儿童医院观察 10 例女孩 JAS 合并虹膜睫状体炎者占 30％。成人 AS 病人长期发作后可能发生主动脉炎或主动脉扩张，JAS 主动脉病变发生率低于成年人，偶尔有报告 JAS 出现主动脉瓣关闭不全。

【实验室检查】

JAS 无特殊检查项目，活动期可有轻度贫血，血沉加快，RF 和 ANA 均阴性。放射检查对发现骶髂关节炎十分重要，但遗憾的是在初期，甚至几年内拿不到骶髂关节病依据。放射影像改变的特征是骶髂关节面硬化、糜烂或关节间隙增宽，继而发展到关节间隙变窄和僵直。CT 和 MRI 扫描会比普通 X 光片更早发现骶髂关节炎，MRI 能更为敏感地发现慢性炎症。在 AS 晚期 X 线还可以发现韧带骨赘形成，关节突融合、形成"竹节样"脊柱。HLA-B27 阳性率同样可以高达 90％，也有报告称 JAS 病人 HLA 阳性率低于成人 AS。多数人认为 HIA-B27 阳性仍是早期鉴别诊断幼年类风湿性关节炎与 JAS 的重要线索。

【诊断标准】

国外通行"纽约诊断标准"，简介如下：

（一）临床标准

1.脊柱前弯受限（Schober 征阳性）或后伸，侧弯 3 个活动方向受限。

2.下腰背部疼痛持续 3 个月以上，休息不能缓解，活动后反有减轻。

3.胸部扩张受限，在第四肋间测量胸围，吸气时胸围增加≤2.5cm。

（二）X 线标准

1.双侧髋关节炎 2～4 级。

2.单侧髋关节炎 3～4 级。

确诊至少需要 X 线标准中一项加上临床标准中一项。

【治疗与预后】

JAS 治疗基本同 JRA，NSAID 可减轻疼痛和防止僵化，理疗可维持良好的体态、肌肉强度和关节功能。有些 JAS 病人对吲哚美辛治疗反应良好。有人报告柳氮磺胺吡啶治疗 JAS 有效，起效时间平均 5 个月，但缺乏严格对照研究。有严重关节炎者需要强化用药，如加用 MTX。糖皮质激素治疗 JAS 疗效不肯定，因 JAS 可在疗程中任何时候自行进入缓解，所以判断药效均要合理对照。近年来肿瘤坏死因子拮抗剂等生物制剂的使用能有效缓解临床和放射学症状，显著改善 JAS 的预后，但价格昂贵，长期使用并发肿瘤及感染的机会可能增加。若能保持良好站、坐、睡姿态(睡木板床)，JAS 总体预后是良好的。少部分病人进行性丧失脊柱活动性，一部分人因严重髋关节病变而需行全髋关节置换术。有人用 1-25 羟化维生素 D_3 治疗 18 例 JAS，发现该药可降低 CD4/CD8 比例，血清 IgG 下降，骨质疏松减轻。

(张 鑫)

第五节 反应性关节炎

【病因】

本病有两种起病形式:性传播型和肠道型。前者主要见于 20～40 岁男性，因衣原体或支原体感染泌尿生殖系统后发生。后者男、女发病率基本相等，肠道感染菌多为革兰阴性杆菌。

本病的发病与感染、遗传标记(HLA-B27)和免疫失调有关。滑膜的病理改变为非特异性炎症，韧带及关节囊附着点的炎症性病变是反应性关节炎病变活动的常见部位。

【临床表现】

1.全身症状 一般在感染后数周出现发热、体重减轻、疲乏等。热型为中高度热，有时可自行缓解。

2.关节炎 首发症状多见，典型的关节炎出现于尿道或肠道感染后 1～6 周，急性发病，多单关节非对称性发作，下肢为主，受累关节呈肿痛，皮温增高。肌腱端炎的典型表现是跟腱附着点炎。通常症状在 6 周内可自行恢复，但有复发倾向。除非反复发作多次，一般很少出现关节强直、畸形。

3.泌尿生殖道炎症 患儿通常有尿频、尿急、尿痛或阴道口瘙痒、阴道口出现分泌物等症状。

4.皮肤黏膜表现 足底和手掌可出现溢脓性皮肤角化和口腔浅表溃疡。

5.眼部症状 结膜炎通常症状较幼年特发性关节炎的轻，表现为双眼无菌性分泌物，一般 4 周内自行缓解，但容易复发。

6.心脏症状 一般表现为主动脉病变和传导异常，儿童少见。

【辅助检查】

1.血常规、尿常规、大便常规、红细胞沉降率 急性期可有白细胞总数增高，红细胞沉降率增快，C 反应蛋白升高。慢性患者可出现轻度正细胞性贫血。

2.病原学检查　有尿道炎症状者可做尿培养;有肠道症状时,大便培养对确定诱发疾病的微生物有帮助。抗"O"增高提示有链球菌感染诱发的可能。

3.HLA-B27检测　HLA-B27阳性与中轴关节病、心脏炎和眼虹膜炎相关,因此对本病的诊断有辅助价值。

4.类风湿因子和抗核抗体　通常为阴性。

5.放射学检查　并非诊断的必要条件,但对患者的评价非常重要。

6.眼科会诊　合并有眼部渗出时尽快请眼科医师协助治疗。

7.X线胸片、心电图　排除心、肺并发症。

【诊断标准】

反应性关节炎是一种与特定部位感染相关的脊柱关节炎,因此诊断时需注意寻找泌尿生殖道或肠道前驱感染的证据,同时具备脊柱关节病常见的临床表现。目前多沿用1996年Kingsley与Sieper提出的分类标准。

1.外周关节炎:下肢为主的非对称性少关节炎。

2.前驱感染的证据:①如果4周前有临床典型的腹泻或尿道炎,则实验室证据可有可无;②如果缺乏感染的临床证据,必须有感染的实验室证据。

3.排除引起单或少关节炎的其他原因,如其他脊柱关节病、感染性关节病、感染性关节炎、莱姆病及链球菌反应性关节炎。

4.HLA-B27阳性、反应性关节炎的关节外表现(如结膜炎、虹膜炎、皮肤病变、心脏病变与神经系统病变等)或典型脊柱关节病的临床表现不是反应性关节炎确诊必须具备的条件。

【鉴别诊断】

1.细菌性关节炎　多为单关节炎,急性起病,常伴高热、乏力等感染中毒症状,关节局部多有比较明显的红、肿、热、痛的炎症表现,滑液为重度炎性改变,白细胞计数常$>50×10^9$/L,中性粒细胞多在75%以上,滑液培养可以发现致病菌。

2.急性风湿热　患者发病较急,起病前2~3周多有链球菌感染史,临床上常有咽痛、发热和四肢大关节为主的游走性关节炎,关节肿痛消退后不遗留骨侵蚀和关节畸形,同时常伴皮肤环形红斑、心脏炎,检查外周血白细胞计数升高,ASO升高。

3.强直性脊柱炎　本病好发于青年男性,主要侵犯脊柱,但也可累及外周关节,在病程的某一阶段甚至可出现类似反应性关节炎的急性非对称性少关节炎,但患者常同时有典型的炎性下腰痛和X线片证实的骶髂关节炎。

4.幼年特发性关节炎　本病常为对称性的多关节受累,易出现关节破坏,HLA-B27常阴性,类风湿因子可阳性,6周内常无自愈倾向。

5.贝赫切特综合征　病变为血管炎,有反复口腔、生殖器溃疡伴眼炎,虽可有关节病、关节炎,但通常较轻。本病有较为特异的皮肤损害,如针刺反应、结节红斑等。

【治疗】

目前无特异性或根治性治疗方法,治疗目的在于控制和缓解疼痛,防止关节破坏,保护关节功能。

1.一般治疗　急性关节炎可卧床休息,但应避免固定关节夹板,以免引起纤维强直和肌肉萎缩。当急性炎症症状缓解后,应尽早开始关节功能锻炼。

2.药物治疗

(1)非甾体类抗炎药(NSAIDs):具体选用因人而异,可减轻关节肿胀和疼痛及增加活动范围。是早期或晚期患者症状治疗的首选。

(2)抗生素:仍有争议,对性获得性反应性关节炎,短期使用大环内酯类抗生素治疗并发的尿道感染,可能减少反应性关节炎病史的患者关节炎复发的风险,但对于已有的关节炎本身是否有益尚缺乏证据,不推荐长期应用抗生素治疗慢性反应性关节炎。

(3)糖皮质激素:口服治疗不能阻止本病的发展,还会因长期治疗带来不良反应。外用激素对溢脓性皮肤角化症有用。关节内注射皮质激素可暂时缓解膝关节和其他关节的肿胀。

(4)慢作用抗风湿药(DMARDs):当非甾体类抗炎药不能控制关节炎,关节症状持续3个月以上或存在关节破坏的证据时可加用,应用最广泛的是柳氮磺吡啶,重症不缓解的患者可试用甲氨蝶呤等免疫抑制药。

(5)生物制剂:肿瘤坏死因子拮抗药对反应性关节炎缺乏随机对照的研究验证其有效性和安全性,一些小样本的开放研究或病例报道表明其可能有效。

3.其他治疗　合并关节外脏器损伤时应根据实际情况请相应专科医师会诊,进行对症治疗。

（吕　静）

第六节　系统性红斑狼疮

一、疾病概述

系统性红斑狼疮(SLE)是一种涉及多系统和脏器的全身结缔组织炎症性疾病,可累及皮肤、浆膜、关节、肾及中枢神经系统等,并以自身免疫为特征,患儿体内存在多种自身抗体,免疫系统呈多方面缺陷,包括B细胞反应性增高、淋巴细胞活化缺陷、细胞因子产生等异常。发病数居小儿全身性结缔组织病中的第2位。以女性多见,男女之比为1∶4。5岁以前发病者少。具体病因不明,目前认为与遗传、病毒或细菌感染、物理因素、内分泌因素、精神因素等诸多因素有关。儿童期发病的SLE临床症状较成人严重,病情发展快,预后差。

二、病历书写要点

(一)临床特点

1.症状

(1)全身症状:发热、乏力、体重下降。

（2）皮肤症状：皮肤损害是儿童 SLE 最常见症状。全身各部位均可见到，这些患儿系统损害往往较轻微。具有多形性和多变性的特点。典型的盘状损害和蝶形红斑较少见，手足部尤其甲周多形红斑样损害亦颇具诊断特征性。其他常见非特征性皮肤损害有红斑、丘疹、复发性荨麻疹、结节、急性丹毒样或大疱样皮疹、结痂、脱发、光过敏、雷诺现象和出血性紫癜等。

（3）肌肉骨骼症状：常见关节炎或关节痛。可见于腕、肘、肩、膝、踝及手指关节。部分患儿有肌痛和肌无力，较成人少见。

（4）心脏症状：较少见，多呈亚临床表现，多出现在 SLE 活动期，在病程早期症状轻。可有气短、胸痛、活动耐力下降等，少数失代偿患儿可出现呼吸困难、发绀、心动过速、组织灌注不足和水钠潴留等充血性心力衰竭症状。

（5）血管炎表现：皮肤血管炎。

（6）肾脏症状：是儿童受损的主要靶器官，较成人更常见。除非肾病综合征、肾衰竭晚期，患儿很少陈述肾脏受累症状。

（7）神经和精神症状：①累及神经系统的发生率为 20％～45％。中枢神经系统的弥漫性脑功能障碍：意识障碍、定向障碍、智能减退、记忆力差、计算不能等；冲动、伤人、自伤、幻觉、妄想和木僵等；常见于病程早期，一般在糖皮质激素治疗开始时和（或）其后不久更明显。局灶性脑功能障碍：癫痫。周围神经系统损害：头痛。少数 SLE 患儿可并重症肌无力（MG）。②可表现为精神病、突发性人格改变、癫痫发作、舞蹈病、横贯性脊髓炎、周围性神经炎和假性脑瘤、情感障碍、器质性脑病综合征等。

（8）胸部和胸膜症状：常见，多数在病程中出现。病变累及胸膜、肺实质、气道、肺血管和呼吸肌等，有呼吸困难、咳嗽、咳痰、胸痛、气促等。出现肺部病变的 SLE 患儿往往预后不佳。

（9）胃肠道症状：无特异性，常见症状有食欲减退、恶心、呕吐、腹痛、腹泻、消化道出血、腹胀等。

（10）血液系统症状：可有出血、面色苍白、乏力等贫血症状。

2.体征

（1）消化系统：肝大、上腹压痛。

（2）口腔溃疡和黏膜糜烂：多数在硬腭、颊部黏膜处，也可发展至咽部、鼻部及喉部黏膜。口腔溃疡与 SLE 活动性相关。

（3）狼疮肺间质病变时肺部听诊湿啰音，胸腔积液时叩诊呈浊音，胸膜炎时听诊可闻及胸膜摩擦音。

（4）血液系统体征。①淋巴结病变：约 50％以上的 SLE 患儿伴淋巴结增大，多出现于 SLE 活动期，儿童较成人更多见。淋巴结增大以腋窝、颈部最多见，其次为腹股沟、肠系膜和气管、支气管区。②脾脏病变：部分患儿有脾大，其活动期更多见。③胸腺病变：SLE 患儿的胸腺常缩小，特别是糖皮质激素治疗后。胸腺激素分泌减少，活性降低。

（5）新出现的心脏杂音、奔马律、心动过速。

（6）关节表现：关节炎表现为非侵蚀性，主要表现为四肢大小关节肿胀、压痛、活动受限等，关节受累程度较轻，多呈游走性、一过性，极少出现手指关节畸形。

（7）眼部症状：不典型 SLE 患儿的眼部表现为视网膜病变、穿透性角膜炎、视盘病变。

(8)其他:部分患儿表现为腮腺炎、甲状腺功能减退症、溶血尿毒综合征等。个别患儿出现声带麻痹、坏死性血管炎引起喉水肿等。

3.症状加重及缓解因素

加重因素:环境(紫外线,寒冷)、感染、精神紧张或应激状态、过度劳累、感染、药物、光照等。

缓解因素:休息。

4.并发症

(1)横贯性脊髓炎(TM):是SLE少见而严重的中枢神经系统并发症。可发生于各段脊髓,而以胸段脊髓多见。常发生在狼疮活动和(或)减药过程中。

(2)感染:是SLE常见的并发症和主要的死亡原因之一。也是影响患者病情和预后的主要因素。感染的部位以呼吸道居首位,此外,泌尿道感染、皮肤软组织也较常见。

(3)肠血管炎,又称狼疮性缺血性肠病(LE):是SLE最严重的并发症之一。可为SLE的首发症状,临床症状多样,如腹痛、腹胀、恶心、呕吐、腹泻、胃肠道出血、急腹症(肠缺血,梗阻或穿孔)、腹水等,常伴狼疮活动,血清内皮细胞抗体明显升高。

(4)肺动脉高压和急性肺出血:是儿童SLE死亡的最主要原因之一。不明原因的突发性面色苍白和呼吸急促常提示肺出血,如不及时治疗可迅速死亡。亚临床受累也很普遍。

(5)中枢狼疮(NPSLE):是儿童SLE常见的一种严重并发症,发生率可达17%,主要表现有头痛、认知障碍、癫痫、焦虑等。确诊无特殊实验室检查标准。

(二)拟诊讨论策略

本病需与下列疾病鉴别(表11-2)。

表 11-2　系统性红斑狼疮的鉴别

误诊征象	疾病	病因或诱因	误诊征象特征	伴随症状与体征	相关检查
关节炎	幼年性类风湿关节炎	免疫遗传感染	多为持续性、对称性关节炎(≥6周),可累及小关节,多伴晨僵,病程长者有畸形,而SLE关节炎可为游走性或持续性,不伴畸形,大多持续时间较短	全身型可伴发热和皮疹,可有心肌受损和浆膜炎表现,同SLE,其他性型较少出现,本病较少累及肾脏,而SLE大多有肾脏受损	X线检查早期见软组织肿胀、关节周围骨质疏松,晚期可见关节骨破坏,RF可阳性,免疫球蛋白及补体正常或增高,SLE多补体下降本病外周血白细胞多增高,SLE多三系下降

误诊征象	疾病	病因或诱因	误诊征象特征	伴随症状与体征	相关检查
肾脏受累症状	各种类型的肾脏疾病	感染、免疫功能紊乱	水肿、高血压、血尿、蛋白尿	其他继发性肾病伴原发性疾病表现如过敏性紫癜、糖尿病、乙型肝炎和其他风湿性疾病等,原发性肾病则无以上疾病表现	原发性肾病综合征可有 IgG 下降 IgM 升高 紫癜肾可有 IgA 升高 乙肝肾补体常降低,可查到乙肝免疫复合物,肾脏穿刺见 HBV 抗原确诊 链感后肾炎可见补体降低,IgG 升高,抗链球菌溶血素"O"(ASO)阳性
皮肤紫癜	特发性血小板减少性紫癜	感染	出血点呈全身性分布,多为针尖大小,亦可见瘀斑	鼻出血、牙龈出血、消化道出血等出血症状,一般情况好,淋巴结无增大	血小板减少,多无红细胞及白细胞改变,出血严重者可见白细胞升高,血红蛋白减少 出血时间延长 血小板抗体可阳性 骨髓细胞学检查可见巨核细胞成熟障碍

三、规范诊断

(一)诊断术语

1.新生儿狼疮综合征　多见于患 SLE 的母亲所生育的新生婴儿,大多数患儿不出现临床症状。其皮疹特征为鳞屑状和环形红斑;先天性完全性心脏传导阻滞是最严重表现。除心脏损害外,临床表现是暂时的,不需治疗可自行消失。

2.狼疮危象　是指急性的危及生命的重症 SLE。包括急进性狼疮性肾炎、严重的中枢神经系统损害、严重的溶血性贫血、血小板减少性紫癜、粒细胞缺乏症、严重心脏损害、严重的狼疮性肺炎、严重的狼疮性肝炎、严重血管炎。

(二)诊断标准

1.诊断标准

(1)系统性红斑狼疮诊断标准[美国风湿协会(ARA)1982 年修订的 SLE 分类标准]

1)颊部红斑:遍及颊部或高出皮肤的固定性红斑,常不累及鼻唇沟部位。

2)盘状红斑:隆起的红斑上覆有角质性鳞屑和毛囊栓塞,旧病灶可有萎缩性瘢痕。

3)光过敏:日光照射引起皮肤过敏。

4)口腔溃疡:口腔或鼻咽部无痛性溃疡。

5)关节炎:非侵蚀性关节炎,累及 2 个或 2 个以上周围关节,关节肿痛或渗液。

6)浆膜炎。①胸膜炎:胸痛、胸膜摩擦音或胸膜渗液。②心包炎:心电图异常,心包摩擦音或心包渗液。

7)肾脏病变。①蛋白尿:大于 0.5g/L 或＞＋＋＋;②管型:可为红细胞、血红蛋白、颗粒管型或混合性管型。

8)神经系统异常。①抽搐:非药物或代谢紊乱,如尿毒症、酮症酸中毒或电解质紊乱所致。②精神病:非药物或代谢紊乱,如尿毒症、酮症酸中毒或电解质紊乱所致。

9)血液学异常:①溶血性贫血伴网织红细胞增多。②白细胞减少,少于 $4×10^9/L$。③淋巴细胞少于 $1.5×10^9/L$。④血小板减少,少于 $100×10^9/L$(除外药物影响)。

10)免疫学异常:①LE 细胞阳性。②抗 dsDNA 抗体阳性。③抗 Sm 抗体阳性。④持续 6 个月的抗梅毒血清试验假阳性。

11)抗核抗体:棉衣荧光抗核滴度异常,或相当于该法的其他试验滴度异常,排除了药物诱导的"狼疮综合征"。

上述 11 项满足 4 项或 4 项以上者可以确诊为 SLE。1997 年美国风湿学会提出去除 10)之④,以抗心磷脂抗体(IG 型或 IM 型)阳性或狼疮抗凝物阳性取代了梅毒血清假阳性。

(2)1987 年中华风湿学会修订的标准

1)蝶形红斑或盘状红斑。

2)光敏感。

3)口鼻腔黏膜溃疡。

4)非畸形关节炎或多关节痛。

5)胸膜炎或心包炎。

6)癫痫或精神症状。

7)蛋白尿或管型尿或血尿。

8)白细胞计数小于 $4×10^9/L$,或血小板计数小于 $100×10^9/L$,或有溶血性贫血。

9)免疫荧光抗核抗体阳性。

10)抗 dsDNA 抗体阳性或找到狼疮细胞。

11)抗 Sm 抗体阳性。

12)C_3 降低。

13)皮肤狼疮带试验阳性(非病损部位),或肾活检阳性。

符合 13 项中 4 项者可诊断。

2.疗效判定　采用美国 SLE 活动性指数(SLEDAI)对患者治疗前及治疗后第 6 周、第 12 周时进行评分,评价 SLE 活动度。

临床痊愈:治疗 3 个月内主症、次症消失,检验指标完全符合缓解条件;连续服药能保持缓解,检验指标趋于完全正常。显效:治疗 3 个月内 SLEDAI 下降≥2/3,检验指标基本符合缓解条件;连续服药病情稳定。有效:治疗 3 个月内 SLEDAI 下降≥1/3,检验指标有部分符合缓解条件。无效:治疗 3 个月内主症、次症虽有所改善而不稳定,SLEDAI 下降＜1/3,并见活动指征。

四、医嘱处理

(一)接诊检查

1.免疫学检查

(1)自身抗体检查阳性:①抗核抗体(ANA);②抗 dsDNA 抗体;③抗组蛋白抗体(AHA);④抗可提取性核抗原抗体(抗 ENA 抗体):包括抗 Sm 抗体、抗 nRNP 抗体、抗 SSA/Ro 和抗 SSB/La 抗体、抗 rRNP 抗体;⑤抗核小体抗体(AnuA);⑥抗磷脂抗体;⑦抗 C1q 抗体。

(2)补体:补体水平下降为 SLE 活动性指标之一。单补体成分 C_3、C_4 和总补体活性(CH)疾病活动期均可降低。

2.血脂 TG、TC、LDL-C 水平增高,HDL-C 水平在活动期降低。

3.血常规 以各系列血细胞减少为主,主要是二系以上血细胞减少。白细胞减少发生率约为 50%,病情活动时白细胞数多在 $(25\sim40)\times10^9/L$,主要为淋巴细胞减少,如排除药物骨髓抑制因素,可考虑病情活动;但如果小于 $15\times10^9/L$,还应考虑药物、感染等其他因素。多数患儿贫血为轻至中度,可能为多因素的,自身免疫性溶血性贫血对 SLE 有意义,需进一步查网织红细胞和 Coombs 试验。血小板减少有两种情况,一是仅在病情严重活动时出现的血小板减少,治疗缓解后好转;另一为慢性血小板减少,数目保持在 $50\times10^9/L$ 左右,血小板减少可作为疾病活动指标之一。

4.骨髓检查 大部分患者骨髓增生活跃,为增生性贫血骨髓象,巨核细胞增多或正常,部分伴有成熟障碍。可伴骨髓增生低下,但并骨髓纤维化者很少见。

5.尿液检查 蛋白尿最常见,其次为血尿和(或)透明管型尿。长期镜下血尿,常提示弥漫性肾小球肾炎病变在进展。另外,尿液蛋白电泳可能更有临床意义,清蛋白、尿转铁蛋白可作为 SLE 肾病早期诊断指标,比 24h 尿总蛋白测定更敏感和特异。尿 β_2-微球蛋白是测定近曲小管受损的敏感指标。肾功能评价主要根据血肌酐浓度判断。

6.血浆 D-二聚体 SLE 炎症活动、感染和临床疗效的评估的非特异性炎症指标。

7.超敏 C 反应蛋白(hs-CRP) 鉴别 SLE 患者狼疮活动与并发感染的良好指标。

8.病理学检查

(1)皮肤:皮肤狼疮带检查是诊断 SLE 的重要手段。表皮和真皮交界处直接免疫荧光法可发现免疫球蛋白(如 IgG、IgA、IgM)和补体(如 C_3、C_4、C1q)沉积,荧光显微镜下为一连续的、融合的、致密的、带状荧光染色型。LBT 特异性和临床意义与沉积蛋白成分有关,预示 SLE 可能性。C_4 价值最大。沉积蛋白成分越多特异性越高。沉积成分中 IgG、C_3、IgA 和疾病活动性相关。

(2)淋巴结:组织病理示弥漫性反应性增生,免疫病理示坏死性淋巴结炎,部分病人病理类似 KIKUCHI-FUJIMOTO 坏死性淋巴结炎,但 SLE 淋巴结坏死区及淋巴窦可有特征性苏木精小体。

(3)肾脏:可判断 SLE 疾病的严重程度,为指导治疗及预测疗效提供可靠依据,病变初期几乎 100%SLE 病人存在肾脏损害,应列为 SLE 的常规检查之一。SLE 肾脏病理几乎包括所有肾脏病理类型,特征性病理改变是光镜下系膜区有免疫沉积物,或伴内皮侧和(或)上皮侧沉积物,形成"白金耳"样改变;免疫荧光检查可见各种免疫球蛋白 IgG、IgM、IgA 及补体 C_3、C_4、C1q 沉积,即所谓的"满堂红"现象。肾小球病变具多样性,如襻坏死,苏木精小体形成,血栓形成。肾脏活检获得另一信息为肾脏病变活动性征象和慢性征象,活动性病理征象包括增生性病变、白细胞浸润、坏死、细胞性新月体、透明栓子、间质炎症,而慢性病理征象包括肾小球硬化、纤维性新月体、肾小管萎缩、间质纤维化。

9.影像学检查 对疑诊为 SLE 病人,初次就诊,尤其伴有发热时,应常规行胸部影像学检查。可发现浆膜炎及浆膜腔积液、肺实质病变或肺脏感染性病变。早期间质性肺炎 X 线片难以确定,需高分辨 CT 检查。头颅 CT 或头颅 MRI 检查可发现脑萎缩(由激素诱导或疾病本身导致)、基底核及脑室周围钙化、硬膜下积液及梗死灶、发现微小病灶、确定水肿。

10.其他方面

(1)脑脊液包括脑脊液常规、生物学、生化及免疫学(ANA、抗核糖体 P 抗体、补体)检查,可用于排除感染和其他疾病。仅 30% 狼疮脑病病人脑脊液白细胞增多和(或)蛋白含量升高。

(2)脑电图检查:能反映脑细胞功能变化。SLE 常伴有 EEG 异常,其程度与中枢神经系统损害或 SLE 活动相一致,但与临床神经、精神症状程度不一致。

脑脊液和 EEG 检查对狼疮性脑病早期诊断及与其他疾病的鉴别有较高诊断价值。

(3)单光子发射 CT:是发现大脑灌流异常较敏感的诊断方法。有时在狼疮性脑病早期就出现异常,应作为儿童 SLE 的常规早期实验室检查项目之一。

(二)规范处理

1.一般治疗 急性期卧床休息,加强营养,避免日光照射,及时控制感染,慎用药物。

2.肾上腺皮质激素及免疫治疗

(1)肾上腺皮质激素:是目前治疗本病的主要药物,适用于急性或暴发性病例,或者主要脏器如心、脑、肺、肾、浆膜受累时,发生自身免疫性溶血或血小板减少做出血倾向时,也应用糖皮质激素。用法有两种,一是小剂量,如 0.5mg/(kg·d),甚至再取其半量即可使病情缓解。二是大剂量,开始时即用 10～15mg/d 维持。减量中出现病情反跳,则应用减量前的剂量再加 5mg 予以维持。大剂量甲泼尼龙冲击治疗可应用于暴发性或顽固性狼疮肾炎和有中枢神经系统病变时,1000mg/d 静脉滴注,3d 后减半,而后再用泼尼松维持。

(2)免疫抑制药:主要适用于激素减量后病情复发或激素有效但需用量过大出现严重不良反应,以及狼疮肾炎,狼疮脑病等症单用激素难以控制的病例。如环磷酰胺 2～3mg/(kg·d),静注或口服,或 200mg 隔日使用。不良反应主要是骨髓抑制、性腺萎缩、致畸形、出血性膀胱炎、脱发等。

3.其他治疗

(1)非甾体类抗炎药:抑制前腺素合成,可作为发热、关节痛、肌痛的对症治疗。如吲哚美辛(消炎痛)对 SLE 的发热、胸膜、心包病变有良好效果。

(2)抗疟药:氯喹口服后主要聚集于皮肤,能抑制 DNA 与抗-DNA 抗体的结合,对皮疹、光敏感和关节症状有一定疗效,磷酸氯喹 250～500mg/d,长期服用因在体内积蓄,可引起视网膜退行性变。早期停药可复发,应定期检查眼底。

（3）血浆交换疗法：通过祛除病人血浆，达到祛除血浆中所含免疫复合物、自身抗体等，后输入正常血浆。效果显著，但难持久，且价格昂贵，适用于急重型病例。

4.中医中药治疗　SLE 属中医学"痹证、阴阳毒、蝴蝶斑"等范畴，由于病情比较复杂，至今没有统一的中医证型标准。2002 年国家药品监督管理局《中药新药治疗 SLE 的临床研究指导原则》将 SLE 分为热毒炽盛、阴虚内热、瘀热痹阻、风湿热痹、脾肾阳虚、气血两虚 6 型。中医认为肾阴亏虚乃发病之本，热毒、血瘀为标，滋阴、解毒、祛瘀法为其根本治法。即针对病理特点，在清热、化痰、祛瘀、补虚的基础上随症加减治疗。通过整体性调节免疫、抑制免疫反应来控制 SLE 病情的进一步发展。具有增强疗效、减少激素不良反应、预防感染、稳定病情、防止复发等优势。

（三）注意事项

1.饮食：宜进食优质蛋白、低脂肪、低糖、富含维生素的食物。注意补充含钾的食物，如香蕉、橘子等。少食或不食具有增强光敏感作用的食物，如芹菜、菠菜、无花果、蘑菇、香菇、木耳、油菜等。避免吃辛辣、烟熏食物。不宜饮酒及抽烟。

2.急性活动期间患儿必须卧床休息，减少外界不良刺激，缓解期间病情得到进一步控制后可进行恰当运动。注意劳逸结合，以不引起疼痛和疲劳为原则。少去公共场所，避免感冒。

3.避免日光直接照射，外出穿长衣裤，戴宽边帽或打伞，戴防光眼镜，必要时可外涂防晒药物。保持皮肤清洁，用温水洗浴，忌用碱性肥皂、化妆品或其他化学药品，冬季可选用中性护肤品。

4.定期复诊，用药个体化，不随便减量，造成病情反复，延误治疗。应避免使用易诱发或加重 SLE 的药物，如异烟肼、磺胺类药、胎盘、参类、蛤蚧、蜂皇浆等。尽量避免各种手术治疗，一般不进行接种疫苗，遵医嘱服用护胃药和补钙、补钾，预防消化性溃疡、骨质疏松症、低钾血症。

五、诊治进展

1.目前研究发现，CD4$^+$、CD25$^+$ T 细胞减少与 SLE 的活动有关。

2.目前发现人类位于第 1 对染色体中的 TNFSF4、rs10798269、位于第 16 对染色体的 ITGAM、位于第 8 对染色体的 BLK、位于第 11 对染色体的 KIAA1542、位于第 3 对染色体的 PXK 以及位于第 4 对染色体的 BANK1 基因可能参与了系统性红斑狼疮（SLE）的发生。

3.EB 病毒和 SLE 有很强的相关性。

4.最新研究发现大脑在狼疮疾病极早期，甚至于临床诊断前已经受累。

5.近年来的研究显示，干扰素标记可能成为 SLE 疾病活动性的生物学标记。抗染色质/核小体抗体和抗 C1q 抗体有希望成为 SLE 累及肾脏的新测量方法。B 细胞亚克隆（如 cD27hgh 浆细胞克隆）增加可能会成为监测 SLE 疾病活动性一个很有价值的生物学标志。用流式细胞仪同时测量 E-C4d 和 E-CR$_1$ 水平，对于 SLE 诊断的及时性和精确性都有重大的意义，可望成为狼疮的诊断标志物。

6.近年来随着分子生物学、免疫学等学科的发展，许多针对 SLE 发病机制中不同环节的特异性生物制剂不断出现。根据作用机制，这些生物制剂可分为以下 5 类：①针对 B 细胞的生物制剂,如抗 CD20 单抗(利妥昔单抗)、抗 CD22 单抗(依帕珠单抗)、BLyS 相关生物制剂等;②针对 T、B 细胞相互作用的生物制剂,如抗 CD40L、抗 CD11a 等;③细胞因子相关的生物制药,如抗 IL-10 单抗、抗 IL-6R 单抗、抗 TNF-α 抗体(英夫利昔)等;④与免疫耐受相关的生物制剂,如 LJP394(阿贝莫司)等;⑤其他如补体抑制药、T 细胞疫苗、抗 Toll 样受体等。

7.自体外周血造血干细胞移植治疗重建正常免疫细胞体系,可能成为治愈本病的有效方法。

(董琳琳)

第七节　混合性结缔组织病

【概述】

混合性结缔组织病(MCTD)是一种综合征,其特点为临床上具有系统性红斑狼疮、多发性肌炎及系统性硬化症等结缔组织病的临床表现,但又不符合其中任一种疾病的诊断,且在血清中有高效价抗核糖核蛋白(RNP)抗体的一种自身免疫性疾病。本病女性多见,约占 80%,发病率介于系统性红斑狼疮与多发性肌炎之间。目前许多学者认为,MCTD 只不过是某种风湿性疾病的中间过程或亚型。随访结果发现 MCTD 可发展成系统性红斑狼疮或硬皮病或其他风湿性疾病。因此,MCTD 可以认为是一种未分化的风湿性疾病。

【病因和发病机制】

病因尚不清楚。以下现象提示本病是一种免疫紊乱的疾病:①持续高滴度的抗 RNP 抗体;②高丙种球蛋白血症;③本病活动时期循环免疫复合物增高;④表皮与真皮交界处、肾小球基底膜、血管壁或肌纤维中有补体和 IgC、IgM 的沉积;⑤有抗淋巴细胞毒抗体;⑥肌肉、肺、肝、心、滑膜以及唾液腺等组织中均有淋巴细胞和浆细胞浸润。此外,遗传因素亦有关。有学者发现 MCTD 病人常有 HIA-DR4,或 B15 与 DR4 同时存在。日本学者发现,日本的 MCTD 患者与 HLA-DRB * 0401 有相关性。

MCTD 的基本病理改变为广泛的血管内膜或中等血管内膜增殖性损害。主动脉、冠状动脉、肺动脉和肾动脉等大中血管内膜增殖样改变所造成的血管腔狭窄可发生相应脏器的损伤。

【临床表现】

1.皮肤　几乎每个 MCTD 患者都有皮肤受累。大约 3/4 患者有硬皮病样皮肤改变。最常见手指呈腊肠样肿胀,但不伴明显硬化,肿胀不过腕,狼疮样皮疹,网状青斑,上眼睑有紫红斑。

2.雷诺现象　见于 85% 左右病人。半数病人病初即出现雷诺现象,有时为最早出现的症状。患儿对凉水及寒冷反应明显。少数重症患儿可发生指、趾端缺血性溃疡或坏死。

3.关节肌肉　多关节炎,非畸形性,约占 75%。近端肌肉痛、肌肉压痛,乏力。

4.肺　呼吸困难,肺弥散功能降低,少数伴胸膜炎,非间质纤维化,肺动脉高压。

5.食管　食管扩张、食管远端 2/3 蠕动减弱,可出现进食后发噎和吞咽困难。

6.心　可有心包炎、心肌炎及心律失常,心瓣膜病变如二尖瓣脱垂、主动脉瓣狭窄及关闭不全,心功能不全。

7.肾　28％病人有血尿、蛋白尿及管型尿,严重肾衰竭。

8.神经病变　约10％,最常见三叉神经痛,此外有多发性神经炎、无菌性脑膜炎及癫痫等。

9.其他　1/3患者发热、淋巴结肿大,少数肝脾大。

【实验室检查】

1.一般检查　轻到中度贫血,白细胞减少,血沉加快。

2.免疫学检查　高滴度抗核糖核蛋白(RNP)抗体,抗核抗体呈高滴度斑点型,免疫球蛋白增加,免疫复合物阳性。

3.肌酶活性增高　如肌酸磷酸激酶、乳酸脱氢酶及谷草转氨酶活性增高。

4.肌电图异常　炎性肌病表现。

【诊断与鉴别诊断】

(一)诊断标准(Sharp 标准)

1.主要标准　①肌炎(重度)。②肺部受累:CO_2 弥散功能＜70％;肺动脉高压;肺活检示增生性血管损伤。③雷诺现象或食管蠕动功能降低。④手肿胀或手指硬化。⑤抗 ENA 抗体≥1∶10000,抗 U_1RNP 抗体阳性及抗 Sm 抗体阴性。

2.次要标准　①脱发;②白细胞减少,＜$4×10^9$/L;③贫血:血红蛋白女性＜100g/L,男性＜120g/L;④胸膜炎;⑤心包炎;⑥关节炎;⑦三叉神经病变;⑧颊部红斑;⑨血小板减少,＜$100×10^9$/L;⑩肌炎(轻度);⑩手背肿胀。

3.判断标准　①确诊:4 项主要指标,抗 U_1RNP 抗体滴度≥1∶4000,抗 Sm 抗体阴性。②可能诊断:3 项主要指标,抗 Sm 阴性;2 项主要指标,2 项次要指标,抗 U_1RNP≥1∶1000。③可疑诊断:3 条主要指标,但抗 U_1RNP 抗体阴性;2 条主要指标,伴抗 U_1RNP≥1∶100;1 条主要指标和 3 条次要指标,伴抗 U_1RNP≥1∶100。

(二)鉴别诊断

1.重叠综合征　有明确 2 种或以上结缔组织病的重叠,因此与 MCTD 差别明显。

2.系统性红斑狼疮、多发性肌炎及系统性硬化症　MCTD 各具有 3 者中的某一些特征而又不能用某一种病解释 MCTD 所有表现。

【治疗】

1.轻症　可用非甾体类抗炎药,如布洛芬或萘普生治疗。

2.重症伴内脏损害　泼尼松 1～2mg/(kg·d),病情控制后逐渐减量至 5～10mg/d 左右维持。

3.严重内脏病变及糖皮质激素疗效差者　加用免疫抑制剂或细胞毒药物,如环磷酰胺 0.5～1.0g/m^2,每月 1 次,静滴。

4.雷诺征　硝苯地平 0.5～1mg/(kg·d)分次服用;复方丹参片等口服。

5.皮肤损害可加用抗疟药如氯喹治疗。

【预后】

多数经治疗后临床症状缓解,少数数年后成为明确的系统性硬化症或系统性红斑狼疮等,严重病例可因肺动脉高压、肾衰竭及心肌炎等死亡。

（柏燕东）

第八节　幼年型皮肌炎

【病因】

病因不明,以下两点高度支持其是一种自身免疫病:第一,伴发其他自身免疫性疾病;第二,循环自身抗体出现频率高。遗传因素对幼年型皮肌炎也很重要。幼年型皮肌炎可发生于感染、接种疫苗、药物过敏及晒伤后。

【临床表现】

1.全身症状　多数患儿常隐匿起病,开始仅表现为懒于起床和上楼梯,喜抱,随时间推移逐渐表现出皮疹,不断进展的肌无力或发热、体重减轻、关节痛等全身症状,有的甚至出现吞咽困难、声音沙哑、呼吸困难等症状。一部分患者可出现内脏血管炎,出现消化道黏膜溃疡、全身水肿、肺间质炎症等症状,20%～50%患儿出现脂肪营养不良,表现为进行性皮下脂肪消失或消瘦,伴有多毛、黑棘皮病、脂肪肝、胰岛素抵抗、高三酰甘油血症等。

2.关节肌肉症状　①对称性近端肌无力、疼痛和压痛是本病肌肉受累的特点;②进行性肌无力和肌炎,持续数天至数周;③持续性肌炎和皮疹,持续1～2年。

3.皮肤表现　面部特别是眼眶周围水肿性红斑,特别是上睑暗紫红色皮疹;眼睑毛细血管扩张;躯体上部"V"形区及肢体伸侧红斑伴非凹陷性水肿;Gottron征,为扁平或微微高出皮肤、光滑或略带鳞屑、边缘不整的皮疹,早期淡红色至紫红色,晚期可有皮肤萎缩、色素剥脱,常见于掌指关节、指间关节等易受摩擦的部位。

4.钙质沉着　是指软组织发生钙化,发生率为30%～70%,通常发生在疾病恢复期,起病6个月之后,是最严重的后遗症之一。通常发生在膝、肘、臀部易于外伤的部位,排出白色黏稠物时会留下永不消失的干疤。

【辅助检查】

1.血常规　一般无多大变化。

2.非特异性炎症指标　与病情活动度相关,2/3患儿有红细胞沉降率(ESR)增快,C反应蛋白增高。

3.血清酶谱　98%患儿出现血清酶谱升高,包括肌酸磷酸激酶(CK)、醛缩酶(ALD)、天冬氨酸转氨酶(AST)、丙氨酸转氨酶(ALT)、乳酸脱氢酶(LDH),其敏感性依次是CK、ALD、AST、ALT、LDH;疾病加重时,往往是CK先升高,5～6周或几个月后才出现肌无力症状;疾病好转时,3～4周CK才能降至正常,几周后才出现肌力改善。AST、LDH较CK延迟变化。

4.自身抗体　①肌炎相关性抗体:约3/4病例抗核抗体(ANA)阳性,不足1/2病例类风湿因子(RF)阳性;②肌炎特异性抗体(MSAs):包括抗氨基酰 tRNA 合成酶(ARS)抗体,抗信号合成颗粒(SRP)抗体和抗 Mi-2 抗体三大类。抗 Jo-1 抗体最常见,皮肌炎中阳性率 10%~30%;抗 SRP 抗体阳性率 4%~5%;抗 Mi-2 抗体阳性率 4%~20%。

5.肌电图 是敏感但非特异性指标。90%活动性患儿可出现肌电图异常,10%~15%患儿可无明显异常,约 50%可出现典型三联征改变:①时限短的小型多项运动电位;②纤颤电位,正弦波,多见于急性进展期或活动期,经过激素治疗后常消失;③插入性激惹和异常的高频放电。

6.肌肉病理 是诊断和鉴别诊断的重要依据。普通 HE 染色常表现为纤维大小不一、变性、坏死和再生,以及炎性细胞的浸润。免疫组化检测可见肌细胞表达 MHCⅠ分子,浸润的炎性细胞主要为 CD4$^+$T 淋巴细胞,肌内毛细血管密度减低,但剩余的毛细血管管腔明显扩张。肌纤维损伤和坏死通常涉及部分肌束而导致束周萎缩。束周萎缩是皮肌炎的特征性表现。

7.影像学检查 MRI 对软组织和肌肉内部结构的成像效果最好,能检测出早期和轻微病变或小范围的病变。

【诊断标准】

诊断标准(1975 年 BohanlPeter 建议):确诊,5+(1~4)任 3 条;拟诊,5+(1~4)任 2 条;可疑,5+(1~4)任 1 条。

1.对称性近端肌无力表现。

2.肌肉活检异常:肌纤维变性、坏死,细胞吞噬、再生、嗜碱变性,核膜变大,核仁明显,筋膜周围结构萎缩,纤维大小不一,伴炎性渗出。

3.血清肌酶升高。

4.肌电图示肌源性损害。

5.典型的皮肤损害:眶周皮炎,Gottron 征,关节、颈部和上半身出现的红斑性皮疹。

【鉴别诊断】

1.幼年型多发肌炎 近端和远端肢体均无力,无特异性皮疹,甲周毛细血管正常。慢性病程,且对激素反应不佳。

2.感染后肌炎 急性、一过性肌炎,非特异性肌病改变。

3.神经肌肉疾病和遗传性疾病 进行性及营养不良症是 X 连锁隐性遗传性疾病,常见于男孩,一般 5 岁左右出现下肢近端肌无力,伴明显的腓肠肌假性肥大,进行性加重或缓解的肌无力症状。无皮疹表现,化验 CK 明显升高,肌电图示典型肌源性损害,肌肉活检显示肌纤维肿胀、变性、萎缩、大小不等。

4.伴有其他结缔组织病的肌炎 有其他结缔组织病的相应特征,自身抗体、肌电图、肌活检等可鉴别。

【治疗】

1.一般治疗

(1)护理:适当的卧床休息很重要,在严重炎症期应避免剧烈活动,在急性炎症控制后应把肌肉强度锻炼加入练习计划中。如果患者有吞咽和发声困难,要特别注意勤吸痰,避免食管反流引起的吸入性肺炎;对那些可能发生吸入性肺炎的患者应采取预防措施,如睡觉时抬高头部等;避免阳光照射,暴露部位涂抹防晒膏;皮肤溃疡,要注意加强护理,以免感染。在恢复期,物理治疗的重点是最大限度地恢复正常功能和减少肌无力或肌萎缩所继发的肌肉挛缩,鼓励进行被动运动。

(2)营养管理:由护士对患者的营养状况进行初始评估,记录在《住院患者评估记录》中。总分≥3分,有营养不良的风险,需在24h内通知营养科医师会诊。

(3)心理治疗:甚为重要,增强他们的自信心。

2.药物治疗

(1)肾上腺皮质激素:糖皮质激素是治疗特发性炎性肌病的标准一线药,早期、足量给药是改善预后的唯一方法。①急性病例初次治疗,通常需要使用泼尼松的剂量为 $2mg/(kg \cdot d)$ 。如果临床症状有所改善或血清肌酶水平下降,可以减量到 $1mg/(kg \cdot d)$ 。随后,可根据临床症状改善的程度、肌力的分级和血清肌酶水平来逐渐减少每天激素用量及使用频率。只有当肌酶恢复正常或较为正常的水平,且激素减量期仍能维持着这种水平,患儿肌力有所改善时才能称之为控制满意。②大剂量激素冲击疗法。对伴有明显吞咽困难、心肌炎和血管炎的重症患者,或为迅速控制疾病活动性,减少泼尼松每日口服时间以减少其不良反应,均应采用大剂量甲泼尼龙冲击疗法,剂量为每次 $30mg/kg$(最大量1g)连续使用3d。必要时可重复数次。建议对长期使用激素者常规服用钙剂和维生素D,在饮食中钙含量不充分的情况下,应补充钙元素 $800mg/d$(1~5岁)、 $200mg/d$(6~10岁)或 $1500mg/d$(>11岁),维生素 D $400U/d$。

(2)免疫抑制药:①羟氯喹,一般剂量为 $5mg/(kg \cdot d)$,服药6周后可达到血浆稳态浓度,对视网膜可能有不良反应,治疗前及治疗后每3~6个月应进行一次眼科检查;②甲氨蝶呤,幼年皮肌炎首选的二线药物, $5~10mg/m^2$,每周1次,一般应用4~8周可起效;③环磷酰胺,对重度皮肌炎、病情反复、对 MTX 和羟氯喹治疗效果不佳,或并发间质性肺炎、消化道溃疡等严重危及生命者可采用 CTX 冲击疗法,每次 $8~10mg/kg$;④环孢素,一般 $2.5~7.5mg/(kg \cdot d)$,分2次口服,维持血药浓度在 $60~300ng/ml$;⑤硫唑嘌呤,主要用于激素减量过程的替代治疗, $1~4mg/(kg \cdot d)$,6~12个月起效,用药期间应定期检测血象,3~6个月检查肝功能,当病情控制较好及激素渐减量至最小维持量时,硫唑嘌呤也应该缓慢减量,若病情控制较好达1年以上时,硫唑嘌呤可停药。

(3)丙种球蛋白冲击治疗: $1g/(kg \cdot d)$,连续2d,每月为1个疗程,一般连用3~9个月。

(4)血浆置换疗法。

(5)造血干细胞移植:风险相对较高,价格昂贵,是一项有前途的治疗方法,但缺乏大样本临床对照研究及其远期疗效评价。

(6)生物制剂:目前生物制剂已有报道应用于幼年型皮肌炎,并获得疗效,但缺乏大样本的临床对照研究。目前应用的有①依那西普,每次 $0.4mg/kg$,每周2次;②英利西单抗;③阿达木单抗;④利妥昔单抗。

3.钙质沉着的治疗　目前尚缺乏经临床验证且疗效被普遍承认的治疗方法。

【并发症及处理】

1.内脏血管炎　可引起广泛的消化道黏膜溃疡,出现弥漫性腹痛、腹泻、呕血、便血、胰腺炎、肠穿孔和腹膜炎;也可发生胆囊、膀胱、睾丸等部位的血管炎;可致视网膜病变导致视力下降,可累及中枢和外周神经系统。可给予相关对症、支持治疗,必要时外科手术治疗。

2.脂肪营养不良　脂肪营养不良的分布可呈弥漫性或局限性、不对称性,进展缓慢。特征为进行性的皮下脂肪消失或消瘦,起病于面部,继之影响颈、肩、臂及躯干,常伴有多毛、黑棘皮病、阴蒂增大、脂肪肝、胰岛素抵抗、糖耐量异常和高三酰甘油血症。必要时给予降血糖、降血脂治疗。

3.心肺症状　心脏症状最常见的是心律失常,如心悸;虽然急性心包炎、一度房室传导阻滞、完全房室传导阻滞很罕见,但常导致死亡。患儿在发生呼吸肌无力时可出现明显的临床症状,但50%的患儿有肺部受累,而没有典型的临床症状,78%的患儿肺通气功能下降但无任何呼吸道主诉;患儿呼吸肌无力时易患肺部感染。此外,由于食管运动障碍、喉反射失调,常引起吸入性肺炎。可给予抗感染等治疗。

4.肾的病变　肾的病变很少见,蛋白尿、肾病综合征偶有报道。

(柏燕东)

第九节　渗出性多形性红斑

【病因】

本病属于变态反应性疾病,发生于过敏体质的患儿。病因尚未完全明确,目前对于此病病因的认识主要来自遗传、环境和感染等导致的自身免疫性疾病。已经肯定的致病因素有细菌、病毒(尤其是疱疹病毒)、支原体、某些药物(抗生素、抗癫痫药物)等。

【临床表现】

1.口腔黏膜　口腔黏膜的损害最为突出,剧烈疼痛,影响进食。可以单独或与皮肤病损同时或先后出现,可以发生在口腔黏膜的任何部位。

(1)唇部。为本病的好发部位,表现为口唇炎:唇黏膜局部充血、水肿,水疱形成,破溃后唇内黏膜形成溃疡面,渗出多,并有缓慢渗血,血痂层层加厚;形成紫黑色茧状血痂。致上下唇粘连。

(2)口腔内部。口腔内发病的一般多在颊黏膜。与唇部表现类似,其渗血现象由于涎液分泌、冲洗作用而易被忽略,在问诊中有的患者会诉涎液中曾有血丝的现象。

2.皮肤表现　皮疹可发生于全身各部位,主要以手、足背及四肢伸侧、颜面及颈部多见。初起皮疹为不规则圆形、鲜红斑疹,可略凸出皮肤表面,渐呈离心性扩大,中心色素变淡或呈现青紫,形成外圈鲜红、内圈次之,中央陈旧暗红色,类似靶环,称之为皮肤靶样红斑,为本病的皮肤病损特征。少部分表现为多样化非典型皮疹。

3.眼部　一般为双目急性炎症,结合膜充血、睑肿、内眦糜烂,分泌物多。表现为结膜炎或角膜炎。

【临床分型】

本病好发于儿童、青年女性;起病急骤,病前多有头痛不适、口干咽痛、倦怠等前驱症状;发作时关节酸痛及体温升高。根据皮肤黏膜损伤程度、全身症状轻重和内脏受累情况,将本病分为轻型和重型。

1.轻型　主要指发病于口腔黏膜或伴发皮肤病损者,而发热等全身症状较轻且非特异性。

2.重型　除全身症状较重外,同时伴广泛黏膜病变和内脏受损。

(1)全身情况:全身症状明显、较重,如体温升高,甚至达40℃,头痛,严重者高热、寒战,甚至可发生中毒性休克,急性心肌炎,心、肝、肾衰竭等。

(2)口腔黏膜:在轻型表现的基础上,黏膜损伤更严重,甚合并细菌感染,可见疱疹、出血、溃疡、灰白色假膜,脓性分泌物,难以刮除,剥脱后出血,渗出严重,进食困难。

(3)皮肤:皮肤呈现典型的靶样红斑,并重叠或融合成大片,红斑中心疱疹破溃、出血;严重者红斑中心皮肤坏死,呈紫黑色;继发细菌感染亦可红肿化脓。

(4)眼部:结膜炎或角膜炎,处理不当、不及时或合并细菌感染等可致角膜溃疡、全眼球炎,导致失明,影响视力。

(5)生殖器、消化道:均可出现充血、糜烂,渗出,剧烈疼痛;肠道症状可有腹泻,严重黏膜损伤时可出现大量肉眼血便。

(6)还可并发气管炎、支气管炎及肺炎,后期少数患者并发肺纤维化提示预后不良。

【辅助检查】

1.血常规、尿常规、大便常规

(1)血常规:白细胞总数常增高,中性粒细胞和嗜酸性细胞增高。

(2)尿分析:一过性蛋白尿。

(3)合并消化道出血时大便隐血阳性。

2.红细胞沉降率、C反应蛋白:急剧、异常增高。

3.脏器功能、电解质:重型患儿可出现重要脏器(心、肝、肾等)功能损伤;皮损面积广泛、渗出较多或消化道症状明显、进食困难者,易出现电解质紊乱及水、酸碱平衡失调。进行相关脏器功能血清学检测及血气分析、电解质检测,并随病情变化追踪复查,以及时采取处理措施。

4.血免疫球蛋白IgG、IgA、IgM、IgE明显增高,提示体液免疫紊乱。

5.病原学检查(如血培养、病毒、支原体、结核等),特别是疱疹病毒、柯萨奇病毒、麻疹病毒、支原体、衣原体、血培养等需要进行常规检查。

6.眼科会诊:合并有眼部渗出时尽快请眼科医师协助治疗。

7.血液(或痰液)及创面分泌物病原微生物培养及药敏试验(创面破溃疑有感染者)。

8.X线胸片、心电图:排除心、肺并发症。恢复期出现与原发病不相符的气促、气喘、发绀者必要时行胸部CT检查,排除肺纤维化病变。

9.血清过敏原测定:寻找吸入物和食物诱发因素。

【鉴别诊断】

渗出性多形性红斑的鉴别诊断见表11-3。

表 11-3　渗出性多形性红斑与其他疾病的鉴别

鉴别要点	渗出性多形性红斑	药物过敏性口炎	接触性口炎	贝赫切特综合征	重症水痘
病因	变应原或药物所致	遇变应原	遇变应原	不明,免疫异常或感染	疱疹病毒感染
发病情况	急性突发	遇变应原后有短暂潜伏期	接触致敏物有潜伏期	急性突发	急性突发
口腔黏膜	任何部位可出现充血、水疱、糜烂、渗出、渗血、涎中带血	任何部位可充血、水疱、糜烂	与致敏物接触部位充血、水肿、水疱、糜烂	反复出现溃疡	少见疱疹、溃疡
唇红部	因暴露于空气,糜烂、渗血而结痂	结黄褐痂	结黄褐痂	无固定表现	无固定表现
皮肤	靶样红斑	固定药疹或荨麻疹	斑贴试验阳性	针刺反应阳性或有结节性红斑、毛囊炎	早期出现向心性水疱疹,随后破溃、结痂
眼部	结膜炎等	无或有结膜炎	未接触过敏原的部位不受累	可有眼部各层次炎症	可有
会阴部	充血、糜烂	无或有充血、糜烂	同上	溃疡或糜烂	罕见
各器官病损出现的间隔时间	短时间内并发或略有先后	一般没有	一般不出现	间隔期长、数月、数年或间隔更长,因而容易疏忽	短时间内并发,或者略有先后

【治疗】

1.一般治疗　分析、追溯近期用药史、食物史及接触史,停服可疑致敏食物与药品等,如所用药物是属必需而不能停用者,应设法更换药物,并给营养性流质、软食等。消化道黏膜损伤严重、便血量大需暂时禁食和(或)进食困难、皮肤黏膜渗出严重者,静脉营养支持治疗。

2.对症治疗

(1)支持治疗:维持水、电解质、酸碱平衡,纠正低蛋白血症,补充能量。

(2)局部治疗及皮肤黏膜、眼部、口腔护理。

(3)抗过敏治疗:如氯苯那敏、氯雷他定、地氯雷他定、西替利嗪等口服。

(4)对症治疗的辅助用药,如抑酸保护胃黏膜药物、降血糖药物、降血压药物等。

3.对因治疗

(1)停用可疑药物,促进药物排泄。

(2)糖皮质激素:适用于重症病例,在应用抗生素控制感染的基础上应用静脉糖皮质激素治疗。可疑单纯疱疹病毒、EB 病毒感染诱发的慎用激素。

(3)大剂量静脉应用丙种球蛋白。

(4)抗生素：根据血液、创面或痰液中病原微生物培养及药敏结果选用，用药时间视病情而定。

4.预防

(1)不滥用药物，尤其是易引起过敏的磺胺类药、解热镇痛药等。

(2)询问药物过敏史，有过敏史者不用结构类似的药物。

(3)根据血清过敏原测定结果，让患者牢记过敏物。

(4)建立过敏药物卡，嘱患者就诊时交给医师作为用药参考。

【并发症及处理】

1.继发严重感染者(如败血症)，需反复多次行血液病原学检测及药敏试验，加用有效抗生素足疗程治疗。局部的感染灶要按外科原则及时有效处理。要掌握好原发病治疗及继发感染控制的平衡。

2.如出现肺部渗出、肺不张等肺部并发症，静脉需尽快给予大剂量激素冲击治疗，并联用有效的抗生素，局部给予雾化、拍背、理疗等治疗。

3.如出现眼部损害，应特别重视，视严重程度给予眼部冲洗、涂抗生素眼膏，必要时在其基础上使用激素滴眼等局部治疗或手术治疗。如静脉应用激素，需尽快给予大剂量冲击治疗。

4.伴有肝、肾、心、脑、胃肠道、血液系统等多器官严重损害，需进行相应保护脏器的对症治疗。

5.由于患者处于高敏状态，可能发生的药物再次致敏会导致病情的反复。

(赵雪莲)

第十节　贝赫切特综合征

【病因】

病因尚未完全明确，目前对于此病病因的认识主要来自遗传、环境和感染等导致的自身免疫性疾病。

【临床表现】

1.口腔溃疡　几乎 100％患者均有复发性、痛性口腔溃疡(阿弗他溃疡)，多数患者为首发症状。溃疡可以发生在口腔的任何部位，可为单发，也可成批出现，圆形或椭圆形，边缘清楚，深浅不一，底部有黄色覆盖物，周围为一边缘清晰的红晕，1～2 周自行消退而不留瘢痕。复发性口腔溃疡是诊断本病最基本的必备症状。

2.生殖器溃疡　约 75％患者出现生殖器溃疡，病变与口腔溃疡基本相似，但出现次数少。溃疡深大，疼痛剧，愈合慢。受累部位为外阴、阴道、肛周、宫颈、阴囊和阴茎等处。有患者可因溃疡深而致大出血。

3.眼炎　约50%患者有眼炎,双眼各组织均可累及。表现为视物模糊、视力减退、眼球充血、疼痛、畏光流泪、异物感、头痛等,致残率可达25%,是本病致残的主要原因。最常见的眼部病变为葡萄膜炎,可伴有或不伴有前房积脓,后葡萄膜炎和视网膜炎可影响视力。

4.皮肤病变　皮损发生率高,可达80%～98%。表现多种多样,有结节性红斑、脓疱疹、丘疹、痤疮样皮疹等。同一患者可有一种以上的皮损。特别有诊断价值的皮肤体征是结节红斑样皮损和对微小创伤(针刺)后的炎症反应。

5.神经系统损害　又称神经贝赫切特综合征,可有多部位受累,发病率为5%～50%,少数(5%)可为首发症状。中枢神经系统受累较多见,可有头痛、Horner综合征、假性延髓性麻痹、癫痫、无菌性脑膜炎、视盘水肿、偏瘫、失语、截瘫、感觉障碍、精神异常等。周围神经受累较少,表现为四肢麻木无力、周围型感觉障碍等。神经系统损害患者多数预后不佳,脑干和脊髓病损是本病致残及死亡的主要原因之一。

6.消化道损害　又称肠贝赫切特综合征,发病率为10%～50%。从口腔到肛门的全消化道均可受累,溃疡可为单发或多发。严重者可有溃疡穿孔,甚至可因大出血等并发症而死亡。

7.血管损害　本病的基本病变为血管炎,全身大小血管均可累及,10%～20%患者合并大、中血管炎,是致死致残的主要原因。动脉壁的弹性纤维破坏及动脉管壁内膜纤维增生,造成动脉狭窄、扩张或产生动脉瘤,临床出现相应表现。静脉系统受累较动脉系统多见。25%左右的患者发生表浅或深部的血栓性静脉炎及静脉血栓形成,造成狭窄与栓塞。

8.肺部损害　肺部损害发生率较低,但大多病情严重。肺动脉瘤体破裂时可形成肺血管-支气管瘘,致肺内出血;肺静脉血栓形成可致肺梗死;肺受累时患者有咳嗽、咯血、胸痛、呼吸困难等。大量咯血可致死亡。

9.其他　50%左右的患者有关节症状,表现为局限性、非对称性关节炎。HLA-B27阳性患者可有骶髂关节受累,出现与强直性脊柱炎相似表现。肾、心脏损害较少见。附睾炎发生率不高,但较具特异性。妊娠可使多数患者病情加重,可有胎儿宫内发育迟缓,产后病情大多加重。

【辅助检查】

1.血常规:在疾病活动期,白细胞数可轻度增高。活动期可有红细胞沉降率增快、C反应蛋白升高。

2.红细胞沉降率、C反应蛋白常升高。

3.针刺反应试验:用20号无菌针头在前臂屈面中部斜行刺入约0.5cm,沿纵向稍做捻转后退出,24～48h局部出现直径＞2mm的毛囊炎样小红点或脓疱疹样改变为阳性。此试验特异性较高,且与疾病活动性相关,阳性率60%～78%。静脉穿刺或皮肤创伤后出现的类似皮损具有同等价值。

4.免疫球蛋白IgG、IgA、IgM于疾病活动期可增高,IgE在全身型中通常明显增高。部分患者冷球蛋白阳性。

5.病原学检查,特别是疱疹病毒、柯萨奇病毒、麻疹病毒、支原体、衣原体等需要进行检测。

6.HLA-B5阳性率较高,与眼、消化道病变相关。

7.X线胸片、肺部CT:肺X线片可表现为单侧或双侧大小不一的弥漫性渗出或圆形结节状阴影,肺梗死时 X 线片可表现为肺门周围的密度增高的模糊影。高分辨率 CT 或肺血管造影、核素肺通气灌注扫描等均有助于肺部病变诊断。排除心、肺并发症。

8.头颅 MRI:急性期 MRI 的检查敏感性高达 96.5%,可以发现在脑干、脑室旁白质和基底节处的增高信号。慢性期 MRI 检查时应注意与多发性硬化病相鉴别。

9.脑脊液检测:神经贝赫切特综合征常有脑脊液压力增高,白细胞数轻度升高。

10.其他检查:胃肠钡剂造影及内镜、血管造影、彩色多普勒检查有助诊断病变部位及范围。

【诊断标准】

本病诊断主要根据临床症状,应注意详尽的病史采集及典型的临床表现。目前较多采用国际贝赫切特综合征研究组于 1989 年制定的诊断标准(表 11-4)。

表 11-4　贝赫切特综合征国际诊断(分类)标准

临床表现	定义
反复口腔溃疡	由医师观察到或患者诉说有阿弗他溃疡。1 年内反复发作至少 3 次
加以下任何 2 项	
反复外阴溃疡	由医师观察到或患者诉说外阴部有阿弗他溃疡或瘢痕
眼病变	前葡萄膜炎和(或)后葡萄膜炎、裂隙灯检查时玻璃体内有细胞出现或由眼科医师观察到视网膜血管炎
皮肤病变	由医师观察到或患者诉说的结节性红斑、假性毛囊炎或丘疹性脓疱;或未服用糖皮质激素的非青春期患者出现痤疮样结节
针刺试验阳性	试验后 24～48h 由医师看结果

有反复口腔溃疡并有其他 4 项中 2 项以上者,诊断为本病。上述表现需除外其他疾病。其他与本病密切相关并有利于诊断的症状有关节痛或关节炎、皮下栓塞性静脉炎、深部静脉栓塞、动脉栓塞和(或)动脉瘤、中枢神经病变、消化道溃疡、附睾炎和家族史。应用标准时注意,并非所有贝赫切特综合征患者均能满足上述标准,国际贝赫切特综合征研究组的标准不能替代具体患者的临床诊断。

【鉴别诊断】

1.类风湿关节炎　为多发性对称性指掌等小关节炎,其特征是伴有"晨僵"和手指纺锤形肿胀,后期出现关节畸形,临床上反复溃疡少见。X 线片示关节面破坏,关节间隙变窄。

2.瑞特综合征　可有眼、生殖器及皮肤病变,但可根据口腔溃疡(少见)、可有骶髂关节炎、针刺反应阴性等鉴别。

3.Stevens-Johnson 综合征　有黏膜、眼、皮肤损害,但起病急、高热、全身情况严重、皮肤损害严重、黏膜损害广泛而严重,产生大片糜烂、坏死、眼部损害严重。

【治疗】

治疗的目的在于控制现有症状,防治重要脏器损害,减缓疾病进展。治疗方案依临床表现不同而采取不同的方案。

1.一般治疗

(1)护理:急性活动期应卧床休息。发作间歇期应注意预防复发,如控制口、咽部感染,避免进食刺激性食物,伴感染者可行相应的治疗。

(2)局部治疗:口腔溃疡可局部用糖皮质激素膏、冰硼散、锡类散等,生殖器溃疡用1:5000高锰酸钾清洗后加用抗生素软膏;眼部损害需眼科医师协助治疗,眼结膜炎、角膜炎可应用糖皮质激素眼膏或滴眼液,眼色素膜炎须应用散瞳药以防止炎症后粘连,重症眼炎者可在球结膜下注射糖皮质激素。

2.药物治疗

(1)非甾体抗炎药(NSAIDs):具有消炎、镇痛作用,对缓解发热、皮肤结节红斑、生殖器溃疡疼痛及关节炎症状有一定疗效。

(2)秋水仙碱:可抑制中性粒细胞趋化,对关节病变、结节红斑、口腔和生殖器溃疡、眼色素膜炎均有一定的治疗作用,常用剂量为0.5mg,每日2~3次。应注意肝肾损害、粒细胞减少等不良反应。

(3)沙利度胺:用于治疗口腔、生殖器溃疡及皮肤病变。单次剂量为25~50mg,每日3次。因可导致胎儿畸形,妊娠妇女禁用。另外,该药有引起神经轴索变性的不良反应。

(4)氨苯砜:有抑菌及免疫抑制作用,抑制中性粒细胞趋化。用于治疗口腔、生殖器溃疡,假性毛囊炎,结节红斑。常用剂量为100mg。不良反应有血红蛋白降低、肝损害、消化道反应等。

(5)糖皮质激素:根据脏器受累及病情的严重程度酌情使用,突然停药易导致疾病复发。重症患者如严重眼炎、中枢神经系统病变、严重血管炎患者可静脉应用大剂量甲泼尼龙冲击,1000mg/d,3~5d为1个疗程,与免疫抑制药联合效果更好。

(6)免疫抑制药:重要脏器损害时应选用此类药,常与糖皮质激素联用。此类药物不良反应较大,用药期间应注意严密监测。①硫唑嘌呤(AZA):是贝赫切特综合征多系统病变的主要用药,可抑制口腔溃疡、眼部病变、关节炎和深静脉血栓,改善疾病的预后。②甲氨蝶呤(MTX):用于治疗神经系统、皮肤黏膜等病变,可长期小剂量服用。③环磷酰胺(CYC):在急性中枢神经系统损害或肺血管炎、眼炎时,与泼尼松联合使用。④环孢素A(CsA):对秋水仙碱或其他免疫抑制药疗效不佳的眼贝赫切特综合征效果较好。因其神经毒性可导致中枢神经系统的病变,一般不用于贝赫切特综合征合并中枢神经系统损害的患者。⑤柳氮磺吡啶:可用于肠贝赫切特综合征或关节炎患者。⑥苯丁酸氮芥:由于不良反应较大,目前应用较少。可用于治疗视网膜、中枢神经系统及血管病变。持续使用数月直至病情稳定后减量维持。眼损害应考虑用药2~3年或以上,以免复发。

(7)生物制剂:常用的有干扰素α-2a、肿瘤坏死因子(TNF)-α拮抗药等,可用于DMARDs抵抗的贝赫切特综合征患者的皮肤黏膜病变、葡萄膜炎和视网膜炎、关节炎、胃肠道损伤以及中枢神经系统受累等。

3.手术治疗　一般不主张手术治疗,动脉瘤具有破裂风险者可考虑手术治疗。

【并发症及处理】

1.眼病　任何贝赫切特综合征炎症性眼病的治疗均需全身应用糖皮质激素和早期应用硫

唑嘌呤。严重眼病视力和(或)有视网膜病变者建议应用糖皮质激素、硫唑嘌呤联合环孢素 A 或生物制剂治疗。需警惕糖皮质激素导致继发的白内障、青光眼等。

2.大血管病变　目前尚无充分对照研究的证据指导贝赫切特综合征大血管病变的治疗。急性深静脉血栓推荐使用糖皮质激素联合免疫抑制药,如硫唑嘌呤、环磷酰胺、环孢素 A。周围动脉瘤有破裂风险者,可采用手术联合免疫抑制药治疗。肺动脉瘤手术病死率较高,主要用免疫抑制药治疗,紧急情况可试行动脉瘤栓塞术。

3.胃肠道病变　除急症需手术外,应首先使用糖皮质激素、柳氮磺吡啶、硫唑嘌呤。难治性病例可选用 TNF-α 拮抗药或沙利度胺。必要时行回肠结肠部分切除术,但术后复发率和二次手术率高。硫唑嘌呤可用于术后的维持治疗以减少二次手术率。

4.神经系统病变　脑实质损害可使用糖皮质激素、甲氨蝶呤、硫唑嘌呤、环磷酰胺、α 干扰素和 TNF-α 拮抗药。急性期需大剂量糖皮质激素冲击(常用静脉甲泼尼龙 1000mg/d,冲击 3~7 次)后口服糖皮质激素维持治疗 2~3 个月。联合应用免疫抑制药可防止复发和减缓疾病进展。

5.黏膜皮肤病变　可进行专科局部治疗。难治性皮肤黏膜病变使用硫唑嘌呤、沙利度胺、生物制剂。本病一般呈慢性,缓解与复发可持续数周或数年,甚至长达数十年。在病程中可发生失明、腔静脉阻塞及瘫痪等。本病由于中枢神经系统、心血管系统、胃肠道受累偶有致死。

(王洪伟)

第十一节　抗磷脂抗体综合征

【病因】

总的来说,儿童 APS 的病因尚未被完全阐明。但有学者认为儿童 APS 的发病机制与成年人患者基本相同,同样与抗磷脂抗体有关。抗磷脂抗体被发现与 APS 的典型临床特点(静脉血栓及反复自发性流产)相关开始于 20 世纪 60 年代早期。后来的研究逐渐发现抗磷脂抗体包括乳酸、抗心磷脂抗体结合的真正的自身抗原。

【临床表现】

1.原发性 APS　儿童原发性 APS 患者非常少见,常见临床表现是血液系统累及,包括血小板减少及血栓形成等。下肢深部静脉血栓(DVT)是儿童原发性 APS 最常见的静脉血栓。肺部血栓形成也很多见,并可引起肺动脉高压。表浅静脉及上肢静脉的血栓形成相对少见。

2.继发性 APS(SAPS)　儿童 APS 常表现为继发于某种自身免疫性疾病,表现为 SAPS,远比单独发病的原发性 APS 常见。SLE(系统性红斑狼疮)是 APL 阳性率最高的疾病,也是最容易出现 SAPS 的疾病。除此之外,APS 还可以继发于幼年特发性关节炎(JIA)、血液系统疾病、感染及其他一些疾病(如风湿热及儿童胰岛素依赖型糖尿病等)。

3.特殊情况

(1)新生儿 APS:女性 APS 患者所生的新生儿,在出生后第 1 个月中血栓形成的风险约是其他任何儿童期的 40 倍。另外,早产的新生儿的抗凝血酶Ⅲ水平较低,也更容易形成血栓。

（2）重症 APS：也称灾难性 APS(CAPS)，指的是在数天或 1 周内有至少 3 个不同的器官、系统累及，在组织病理学上有大血管或小血管的多处栓塞。约 25％的患者会出现弥散性血管内凝血（DIC），病死率约为 50％。死亡最常见的原因是多器官功能衰竭。

（3）不典型 APS：指的是儿童 APS 中少数不常见的表现，包括获得性低凝血酶原血—狼疮抗凝物综合征与水痘后暴发性紫癜或血栓形成。

【辅助检查】

1.抗磷脂抗体的检查

（1）狼疮抗凝物：狼疮抗凝物(LA)是一种作用于凝血酶原复合物以及 Tenase 复合体的免疫球蛋白，为非特异性的抑制剂，此类抗体能阻断在凝血过程中起重要作用的磷脂表层，降低血浆的凝血能力并延长凝血时间。

（2）抗心磷脂抗体：抗心磷脂抗体(ACL)是目前最常检测的 APL，其检测方法是以心磷脂为抗原检测抗磷脂抗体的间接酶联免疫吸附法。

（3）抗 β_2GP1 抗体：β_2GP1 是一种血浆蛋白，在诊断 APS 中，比 ACL 特异性更高。

2.其他实验室检查　APS 患者应该常规行抗核抗体、抗 dsDNA 抗体及血常规、尿常规、红细胞沉降率等检查。

3.影像学检查及其他　B 超可以发现形成的血栓。动脉造影、静脉造影、磁共振检查可以发现血管闭塞及梗死。超声心动图可显示心内膜病变。

【诊断】

根据临床表现和辅助检查便可确诊。

【鉴别诊断】

1.血栓形成

（1）凝血相关因子缺乏或异常的疾病：如蛋白 C 缺乏症、蛋白 S 缺乏症、抗凝血酶Ⅲ缺乏症等。这类疾病以静脉血栓形成多见，通常在 45 岁前曾有过血栓形成史，有家族血栓病史。

（2）形成血液高凝状态的疾病：肾病综合征易发生血栓形成、栓塞并发症。真红细胞增多症也易发生血栓形成和栓塞。

（3）其他：血管炎、贝赫切特综合征等亦可出现血栓形成。

2.病态妊娠　如习惯性自发流产（胎龄小于 10 周）、胎死宫中（胎龄大于 10 周）、子宫异常引发流产等。

【治疗】

1.一般治疗

（1）护理：除急性发作期需暂时性卧床休息外，应鼓励并指导患者对受累肢体进行被动和主动活动，从事能耐受的体育锻炼。

（2）疼痛、营养管理：由护士对患者的疼痛、营养状况进行初始评估，记录在《住院患者评估记录》中。如存在风险，需在 24h 内通知相关科室会诊。

2.药物治疗

（1）APL 阳性的无症状患者的治疗：目前认为 APL 阳性的无症状患者临床上可以不治疗

或选择用小剂量阿司匹林进行预防性治疗。

（2）血栓的治疗：①急性期，应积极溶栓治疗。②预防血栓的再形成。APS血栓有复发倾向，因此对于血栓后的APS患者倾向于认为应该终身抗凝治疗。③血小板减少的治疗。方案应个体化，在治疗原发病的基础上，血小板＞50×10^9/L的轻度血小板减少而不合并血栓的患者可以观察疾病转归；对有血栓而血小板＜100×10^9/L的患者要谨慎抗凝治疗；血小板＜50×10^9/L的患者一般暂不用抗凝治疗，在应用糖皮质激素的同时可大剂量静脉丙种球蛋白注射（400mg/kg），待血小板上升后再进行抗凝治疗。④恶性抗磷脂综合征的治疗。除了抗凝治疗外，联合激素、环磷酰胺（CTX）、血浆置换和大剂量丙种球蛋白治疗以降低或去除抗体，可提高患者的生存率。

【并发症及处理】

1.肢体功能丧失或肢体坏疽　请康复科和（或）外科医师会诊，进行康复或手术干预。

2.心脏并发症　二尖瓣狭窄和反流，赘生物形成，瓣膜小叶增厚，冠状动脉阻塞造成心肌梗死、心功能不全等，请心脏中心会诊，保护心功能或手术干预。

3.肾的并发症　肾动脉血栓导致的肾梗死、肾性高血压、尿常规异常等，请肾内科医师会诊，必要时进行透析治疗。

4.恶性抗磷脂综合征的治疗　除了抗凝治疗外，联合激素、环磷酰胺（CTX）、血浆置换和大剂量丙种球蛋白治疗以降低或去除抗体，可提高患者的生存率。

（吴海燕）

第十二节　川崎病

一、疾病概述

川崎病（KD）又称皮肤黏膜淋巴结综合征（MCLS），是一种以全身血管炎为主要病理的急性发热性出疹性小儿疾病。好发于5岁以内，婴幼儿多见。主要表现为急性发热、皮肤黏膜病损和淋巴结增大。我国近年来该病发病率明显增高。病程呈自限性。

二、病历书写要点

（一）临床特点

1.症状

（1）发热，呈稽留热或弛张热，持续1～2周。

（2）其他伴随症状：咳嗽、咳痰、胸痛、气急；恶心、呕吐、腹泻、腹胀、腹痛、便秘、食欲减退、心悸、头痛、反应迟钝、抽搐、婴儿易激惹，可有极度的烦躁；下肢疼痛；少尿、水肿或脓尿、血尿等。

2.体征

(1)心血管体征:少见,表现为心脏杂音,心动过速,脉搏加速、奔马律、心音低钝、心律不齐、心脏扩大。

(2)皮肤黏膜表现:躯干部多形性荨麻疹样、红斑或猩红热样皮疹,无水疱或结痂。杨梅舌,口唇干燥潮红、皲裂、口腔及咽部黏膜弥漫性发红而无溃疡及假膜形成。扁桃体渗出;卡介苗接种部位红斑或硬肿。

(3)病初有明显的颈部淋巴结非化脓性的一过性肿大,大多在单侧出现。

(4)四肢末端病初呈实性肿胀和恢复期指端膜状脱皮,肛周脱皮,此为本病特征。

(5)双眼球结膜充血,无脓性分泌物和流泪。

(6)关节肿胀。

3.并发症

(1)心血管并发症:平均发病率为 13%～20%,主要累及的部位是冠状动脉,表现为冠状动脉炎、冠状动脉扩张、冠状动脉瘤、冠状动脉栓塞等,导致心绞痛及心肌梗死。其中以冠状动脉瘤的形成最常见,一旦冠状动脉瘤不慎破裂会引发猝死。其他心血管病变还包括心肌炎、充血性心力衰竭、心包炎、心包积液、心律失常和瓣膜性心脏病,瓣膜病变发生于 1%～2% 未经治疗的病例,大多累及二尖瓣及主动脉瓣。此外还有传导系统病变。

(2)肺部并发症:肺动脉炎、间质性肺炎改变。一般无显著咳嗽。肺部湿啰音少见,多为一过性或局限性分布,主要继发于肺部血管炎。

(3)神经系统损害:表现为脑炎和(或)脑膜炎及急性偏瘫两个类型,前者主要有头痛、呕吐、抽搐、躁动、谵语、幻觉、摸空;精神委靡、嗜睡、呼吸频率慢或有暂停,脑膜刺激征和(或)锥体束征阳性。偏瘫型表现偏侧抽动、偏瘫、语言不流利;运动性失语、偏侧锥体束征阳性。亦有并发左侧周围性面瘫和并发肢体不全瘫痪的报道。但于 2～3 个月完全康复,为自限性疾病。

(4)消化系统损害:①累及消化系统血管,导致麻痹性肠梗阻和转运功能障碍、吸收功能不全。②肝损害,表现为肝大,肝功能异常,黄疸少见。一般不需特殊处理,随病情恢复可在较短时期内恢复正常,预后良好。③胆囊积液多出现于亚急性期,大多自然痊愈。

(5)关节炎或关节痛:发生于急性期或亚急性期,大小关节均可受累,随病情好转而痊愈。

(6)肢体坏疽:严重缺血导致,是一种罕见而又严重的并发症。发病年龄较小,非亚洲患者的平均发病年龄<7 岁。绝大多数患儿伴随严重的冠状动脉异常,可有巨大冠状动脉瘤(内腔直径≥8mm)。一些患儿同时有周围动脉瘤(尤其是腋动脉)。绝大多数患儿指(趾)端自动断离,或需截肢。目前尚无满意治疗方法。

(7)葡萄膜炎:在裂隙灯下可观察到轻度急性虹膜睫状体炎或前葡萄膜炎。

(8)巨噬细胞活化综合征(MAS):少见。病情凶险变化急剧。

(二)拟诊讨论策略

本病需与以下疾病相鉴别(表 11-5)。

表 11-5　川崎病的鉴别

误诊征象	疾病	病因或诱因	误诊征象特征	伴随症状与体征	相关检查
发热皮疹	传染性单核细胞增多症	EB 病毒	皮疹以斑丘疹为主,还可出现麻疹、大疱疹、瘀斑及猩红热样皮疹	咽喉痛,扁桃体肿大,有粗糙灰色渗出物覆盖颈后及肱骨上髁淋巴结增大肝脾大眼睑及眼眶周围水肿	白细胞总数增高,以淋巴细胞为主,异淋达10%以上血清门冬氨酸氨基转移酶(AST)及乳酸脱氢酶(LDH)活力轻度增高血清嗜异性凝结试验阳性 EB 病毒特异性抗原、抗体可为阳性病毒的分离与鉴定
	猩红热	A 族溶血性链球菌	在全身弥漫性充血潮红的基础上,有均匀密集的红色细小皮疹广泛分布,呈鸡皮样,触之似砂纸感,用手按压可消退,去压后红疹又出现	咽痛,咽及扁桃体充血、肿大,扁桃体上可有脓性分泌物草莓舌口周苍白圈、帕氏线疹退后糠秕样脱皮青霉素治疗有效	白细胞总数明显增高,以中性粒细胞为主咽拭子或伤口细菌培养有 A 族溶血性链球菌生长血中可检出链球菌溶血素"O"抗体

三、规范诊断

1.诊断标准

(1)发热:至少持续 1 周,长者可达 2～3 周,高热 40℃以上。患儿烦躁或嗜睡。

(2)两眼球结膜充血:于发热 3～4d 后出现,至热退方消失。

(3)口腔病变:口唇干燥、潮红、皲裂,舌乳头增大呈杨梅舌,口腔及咽峡黏膜充血,扁桃体肿大并可有渗出。

(4)手足病变:发病早期手足呈广泛坚实性肿胀,掌跖潮红;指趾呈梭形肿胀,恢复期时在指趾端和甲端交界处呈薄片或膜状脱皮。

(5)皮疹呈多形性红斑:躯干部为多,无水疱及痂皮形成。

(6)颈部淋巴结增大:直径达 1.5～4.5cm 大小。坚硬,有触痛,不红肿,热退时消退。

以上 6 条表现中具 5 项,可诊断;如超声心动图或冠状动脉造影查出冠状动脉瘤或扩张,则有上述 6 条中 4 条,亦可诊断。

不完全 KD 的诊断:不完全性 KD 也称之为不典型 KD。临床特征较典型 KD 要少,但其实验室诊断指标却与典型 KD 患儿表现一致,而并非其临床特征不典型。

不完全 KD 诊断(2004):①不明原因发热＞5d,伴其他诊断标准 5 项中的 2 项或 3 项;②婴儿(＞6 个月)除发热,仅有其他标准中的 1 项或 2 项者,应该进行心脏彩超检查及评价 ESR 及 CRP。不完全 KD 诊断的参考项目:①卡介苗接种处再现红斑(8 个月内);②早期肛周脱屑;③血小板显著增多(7d 后);④CRP、ESR 明显增加;⑤超声心动图示冠状动脉增加壁辉度。

2.疗效标准　痊愈:临床症状消失,实验室检查结果恢复正常;好转:临床症状减轻或消失,但超声心动图检查示冠状动脉瘤或扩张未完全恢复;无效:临床症状及实验室检查结果无改善或加重。

四、医嘱处理

(一)接诊检查

1.血常规:急性期白细胞总数及粒细胞百分数增高,核左移。过半数病人可见轻度正细胞性贫血,发病第 1 周血小板计数通常正常,在 2～3 周时增多,甚至超过 1000×10^9/L。

2.血沉明显增快,第 1 小时可达 100mm 以上。抗链球菌溶血素“O”滴度正常。C 反应蛋白增高。血液呈高凝状态。D-二聚体测定水平升高。

3.血清蛋白电泳显示球蛋白升高,尤以 α_2 球蛋白增多显著。白蛋白减少。在急性期血清 IgG、IgA、IgE 水平升高,血清补体正常或稍高。抗心磷脂抗体(ACA)水平升高。血尿素氮可增高。

4.尿沉渣可见白细胞增多和(或)蛋白尿。可有红细胞,约 1/3 的病人在第 1 周时出现无菌性脓尿,可间歇出现。

5.心电图:可见多种改变,以 ST 段和 T 波异常多见,也可显示 P-R、Q-R 间期延长,异常 Q 波及心律失常。窦性心动过速,窦性心律不齐,低电压,此外还有传导阻滞和心脏房室扩大。

6.二维超声心动图:适用于心脏检查及长期随访。在半数病中可发现各种心血管病变如心包积液、左室扩大、二尖瓣关闭不全及冠状动脉扩张或形成动脉瘤。目前对不完全 KD 强调超声心血管病变而不强调一定要发热和持续≥5d。超声对冠状动脉扩张的诊断标准。①轻度扩张:内径≤4.0mm;②中度扩张:内径＞4.0～7.0mm;③重度扩张:内径≥8.0mm(即巨大动脉瘤);④某一节段内径超过相邻节段内径的 1.5 倍。但超声有一定的局限性:①KD 早期(3～6d)超声可不出现改变,2～3 周检出率最高,因而失去了 IVIG 治疗的最佳时点;②KD 仅有 1/3 患儿有冠状动脉病变。

7.胸片示支气管炎、支气管肺炎表现,可有心影增大。

(二)规范处理

1.急性期治疗

(1)丙种球蛋白:早期应用可降低冠状动脉瘤的发生率,应尽可能早应用,最好在病程 5d 后 10d 以内应用,400mg/(kg・d)×5d 或 1g/(kg・d)×2d。近年来临床上多采用剂量为 2g/kg、输注时间＞10h 的单剂给药方法。但对于在病程 10d 后诊断的患者,若仍有炎症反应的症状和体征,仍然应该使用。

(2)阿司匹林:阿司匹林为首选药物,可预防冠状动脉栓塞,还可缩短热程和控制症状。30~50mg/(kg·d),分 3 次口服,热退后减量至 3~5mg/(kg·d),直到症状消失,血小板数恢复正常停药。疗程至少持续 2 个月,同时可加用维生素 E20~30mg/(kg·d)和双嘧达莫 3~5mg/(kg·d),若有冠状动脉病变者,阿司匹林 3~5mg/(kg·d)维持,直至冠状动脉内径恢复正常。

(3)皮质激素:一向认为肾上腺皮质激素有较强的抗炎作用,可缓解症状,但以后发现皮质激素易致血栓形成,并妨碍冠状动脉病变修复,促进动脉瘤形成,故不宜单用泼尼松等皮质激素治疗。对并发严重心肌炎伴心功能不全或对 IVIG 治疗不反应且病情难以控制者。或持续高热重症病例,可联合应用泼尼松和阿司匹林治疗。

2.恢复期的治疗

(1)抗凝治疗:恢复期病例用阿司匹林每日 3~5mg/kg,1 次服用,至血沉、血小板恢复正常,如无冠状动脉异常,一般在发病后 6~8 周停药。对遗留冠状动脉病变的慢性期病人,需长期服用抗凝药物并密切随访。有小的单发冠状动脉瘤病人,应长期服用阿司匹林 3~5mg/(kg·d),直到动脉瘤消退。对阿司匹林不耐受者,可用双嘧达莫每日 3~6mg/kg,分 2~3 次服。

(2)溶栓治疗:对心肌梗死及血栓形成的病人采用静脉或导管经皮穿刺冠状动脉内给药,促使冠脉再通,心肌再灌注。静脉溶栓 1h 内输入尿激酶 20000U/kg,继之以每小时 3000~4000U/kg 输入。冠状动脉给药 1h 内输入尿激酶 1000U/kg。也可用链激酶,静脉溶栓 1h 内输入链激酶 10000U/kg,半小时后可再用 1 次。以上药物快速溶解纤维蛋白,效果较好,无不良反应。

3.IVIG 无反应现象　是指 KD 患者在发病 3~9d 内使用 IVIG 治疗后发热(>38℃)持续 36h 以上,或 2 周内发热及 CRP 等指标未改善,同时排除其他病原体感染。

(1)IVIG 追加治疗:许多学者认为,对于 IVIG 耐药患者可追加使用 IVIG2g/kg。对于不反应患者的治疗,目前还没有统一的方案,但此时临床实践中可以考虑试用第 3 剂,通常也是 1~2g/kg 治疗。

(2)肾上腺皮质激素:目前比较公认的激素治疗方案是甲泼尼龙 30mg/(kg·d)×(1~3)d,每次静脉输注时间为 2~3h。使用激素治疗会引起冠脉的一过性扩张,因此主张在使用激素治疗时,密切监测冠脉的改变,以便及早发现异常和避免冠脉的进一步损伤。

(3)环孢素、乌司他丁、英夫利昔单抗也可用于 IVIG 无反应的追加治疗,但有效性和安全性还需要进一步研究。此外,血浆置换在 IVIG 无反应治疗中已取得了明显疗效。

4.中医中药治疗　多数中医学者认为本病应归属“温病”范畴,以卫气营血辨证施治。其中辨证较为一致的证型是卫气同病型、气营两燔型、热恋阴伤型和气阴两伤型 4 型。这 4 种证型分别有医家采用以下的治法:①卫气同病型:治宜清热解毒,疏风解表,以银翘散为代表方;若高热烦渴明显者可合用白虎汤加减。②气营两燔型:宜清气凉营,解毒化斑,方用清营汤、清温败毒饮或犀角地黄汤加减。③热恋阴伤型:宜清涤余热,养阴生津,以竹叶石膏汤为代表方。④气阴两伤型:宜益气养阴生津,方用生脉散或沙参麦冬汤加减。在发热期,中药应以清热解毒法治疗为主,并配合应用活血化瘀药。在恢复期,中药应侧重滋阴清热。

（三）注意事项

1.KD 的随访:分别于发病 1 个月、2 个月、3 个月、6 个月、1 年及发病后 5 年内每年(中等大小冠状动脉瘤者每半年)各随访复查 1 次,检查内容包括心脏超声、心电图、血小板,必要时复查血沉。根据病情进行心肌灌注同位素检查和选择性冠状动脉造影。冠状动脉巨大的动脉瘤、冠状动脉狭窄性病变及心肌缺血病变者出院后在药物治疗期间每月定期随访复查 1 次,病情稳定后可改为每 3 个月随访 1 次。一直延伸至病情稳定以后。

2.警惕阿司匹林导致的胃出血。

3.运动:对于无冠状动脉瘤者、一过性冠状动脉扩张病变不必要限制运动。冠状动脉轻度扩张随访期内适当限制强体力活动。中等大小冠状动脉瘤禁止进行剧烈运动。冠状动脉巨大的动脉瘤禁止任何运动。

4.>8.0mm 的巨大动脉瘤少有消退,2 年内约 1/4 发生心肌梗死,近 1/2 发生狭窄或闭塞,是儿童时期缺血性心脏病的主要原因。

五、诊治进展

1.冠状动脉成形术:近年应用气囊导管对冠状动脉狭窄病例进行扩张,已获成功。

2.外科治疗:冠状动脉搭桥术的适应证为:①左主干高度闭塞;②多支高度闭塞;③左前降支近高度闭塞。对严重二尖瓣关闭不全病例,内科治疗无效,可行瓣膜成形术或瓣膜置换术。

3.川崎病的现代假设是由某种普遍存在的感染微生物引起了川崎病,而对某种具有遗传因素的个体触发了临床显性疾病,尤其在亚洲。其病因仍不明确,但临床及流行病学的特征强烈提示感染。国外学者研究发现细菌超抗原参与了本病的发病,如金黄色葡萄球菌肠毒素 A(SEA)或链球菌肠毒素 B(SEB)等。并在该病患儿血清中分离培养出了产毒菌;也有研究者在川崎病患儿血清中测出了具有反转录酶活性的病毒样颗粒、细小病毒 B,并在川崎病患儿冠状损害的心肌和血管组织中检出 EB 病毒。

4.近年来有研究认为,1g/kg 单剂疗法和 2g/kg 单剂疗法相比,在临床效果上差异无显著意义,但是在经济学上,却有明显差异。

（吴海燕）

第十三节　皮肤黏膜淋巴结综合征

皮肤黏膜淋巴结综合征又称川崎病,是一种以全身血管炎性病变为主要病理的急性发热性出疹性疾病。本病好发于 5 岁以内,无明显季节性,一般为自限性。绝大多数患儿经积极治疗可以康复,有些患儿的心血管症状可持续数月至数年。部分患儿可侵犯冠状动脉,或形成冠状动脉瘤,死亡原因多为心肌炎、动脉瘤破裂及心肌梗死。心肌梗死是本病主要死因。

本病症状甚似丹痧,根据急性发热伴有皮疹等特点,当归属温病范畴。

(一)西医

【诊断要点】

1.症状及体征

(1)发热:为最早出现的症状,持续5~11天或更久(2周至1个月),体温常达38~40℃或以上,呈稽留热或弛张热,抗生素治疗无效。

(2)皮疹:最常见为遍布全身的荨麻疹样皮疹,或为深红麻疹斑丘疹、猩红热样皮疹,无水疱或结痂。分布于躯干、四肢或腹股沟处,无疱疹及结痂,皮疹1周左右消退,不留色素沉着。

(3)肢端变化:手足皮肤广泛硬性水肿、指、趾关节呈梭形肿胀,并有疼痛和强直,手掌、脚底出现弥漫性红斑,热退后在指、趾端和甲床交界外出现膜样脱屑或脱甲。

(4)黏膜表现:双眼球结膜充血,口咽黏膜呈弥漫性充血,唇红干裂,出血结痂,舌乳头突起呈杨梅舌。

(5)触诊淋巴结肿大:急性非化脓性颈淋巴结肿大常于发热3天内出现,前颈部最明显,常为单侧,质硬,不发热,枕后或耳后淋巴结亦可受累,呈一过性,肿大的淋巴结直径在1.5cm或以上,有触痛,数天后自愈。

(6)合并症:重症患儿可合并冠状动脉病变、胆囊积液、关节炎、无菌性脑脊髓膜炎、面神经瘫痪、听力丧失及高热惊厥等并发症,偶见肺栓塞、虹膜睫状体炎等。

2.检查　周围血象、心电图和其他相关实验室检查可进一步明确诊断。

(1)血常规:周围血象呈轻度贫血,白细胞总数增高,且以中性占优势。血小板在第2~3周迅速增高,血液呈高凝状态。血清蛋白电泳显示球蛋白升高,尤以 α_2 球蛋白显著。

(2)心电图检查:可见多种改变,如ST段、T波异常及心律失常等;超声心动图在50%患者中可发现各种心血管病变,如心包积液、左心室扩大、二尖瓣关闭不全及冠状动脉扩张等。

(3)其他实验室检查:血沉明显增快;C反应蛋白阳性;抗O滴度正常。

【治疗原则】

1.一般治疗　积极防治各种感染性疾病,补充足够水分,保持口腔清洁,适度卧床休息。

2.药物治疗　主要是对症与支持疗法。

(1)阿司匹林:为治疗川崎病首选药。急性期应用大剂量,每日30~100mg/kg,分为每6小时服一次,连用2周或热退至少3~4天后减量至3~5mg/(kg·d),单剂顿服,至血小板、血沉恢复正常,6~8周后停药。早期口服可控制急性炎症,减轻冠状动脉病变。持续用药到症状消失,血沉正常,共1~3个月,若有冠状动脉瘤形成,则需延长用药时间并加用维生素E,或与双嘧达莫(潘生丁)联合长期使用,双嘧达莫(潘生丁)用量为每日4~8mg/kg,分2~3次口服。

(2)丙种球蛋白:可封闭血液中单核细胞、血小板或血管内皮细胞表面的Fc受体,从而阻断了血管表面的免疫反应。早期(病程10天内)应用丙种球蛋白大剂量静脉滴注可明显减少冠状动脉病变的发生。1岁以内的男婴,C反应蛋白强阳性,早期血小板数 $<20\times10^9$/L具有发生冠状动脉瘤的高危因素,尤宜使用。可用丙种球蛋白2g/kg,单次静脉滴注,给药浓度

2.5%,点滴速度 5～6ml/(kg·h),于 8～10 小时内滴完。

(3)其他:有心肌损害者给予 ATP、辅酶 A 等;抗生素仅用于控制继发感染;一般禁用肾上腺皮质激素。

【治疗方案】

1.推荐方案　急性期大剂量使用阿司匹林,每日 30～100mg/kg,每 6 小时服一次,连用 2 周或热退至少 3～4 天后减量至 3～5mg/(kg·d),单剂顿服,至血小板、血沉恢复正常,6～8 周后停药。配合丙种球蛋白 2g/kg 单次用药。

2.可选方案　阿司匹林每日 50～100mg/kg,分 3～4 次服,连服 14 天,以后减至每日 5mg/kg,顿服,直至血沉、血小板恢复正常后,一般在发病后 6～8 周停药。若冠状动脉瘤形成,则需延长用药时间并联合维生素 E,或与双嘧达莫(潘生丁)长期使用。丙种球蛋白 400mg/kg,每天 1 次连用 3～5 天。

3.局部用药　有发热、舌红、苔薄黄、脉数等证,用葱白 10g,豆豉 6g,共捣如泥敷两手心 4 小时。有壮热不退、口渴烦躁、舌红苔黄糙等证,用鸡蛋清 2 个,白蜂蜜 30ml,酌加大黄末 6g,调敷胸口 3 小时。

临床经验:急性期每日静脉滴注丙种球蛋白 1000mg/kg,2～4 小时输入,连续 2 天;同时加口服阿司匹林 50～100mg/(kg·d),分 3～4 次,连续 4 天,以后减至 5mg/(kg·d),顿服。恢复期用抗凝治疗,阿司匹林每日 3～5mg/kg,单剂顿服,至血沉、血小板恢复正常。如无冠状动脉异常,一般在发病后 6～8 周停药。此后 6 个月、1 年复查超声心动图。对遗留冠状动脉慢性期患者,需长期服用抗凝药物并密切随访。对阿司匹林不耐受者,可用双嘧达莫每日 3～6mg/kg,分 2～3 次服。如超声心动图、临床资料或运动试验提示心肌缺血,应做冠状动脉造影。

(二)中医

【病因病机】

本病主要是感受温热邪毒,从口鼻而入,初犯肺卫,蕴于肌腠,内侵入气及营扰血而传变。其病以侵犯营血为甚,病变脏腑以肺胃为主,可累及心肝肾诸脏。

1.卫气同病　外感温热邪毒,上受而犯于肺卫,蕴于肌腠,卫表不宣,酿生发热。迅速入里,化热化火,阳热亢盛,炽于气分,内入肺胃,肺咽不利,咽红咳嗽,掌跖潮红,或有泄泻,皮疹显现。

2.气营两燔　气分淫热,熏灼营血,气营两燔,热炽三焦,动血耗血。气分热盛,则高热烦渴;营分热炽,则发斑出疹;热灼血分,则血液凝滞;热炼痰凝,臀核阻络肿痛;热邪久羁,损气耗伤阴津。

3.气阴两伤　病之后期,邪势衰退,而正气亦伤。本病邪热炽盛,故阴津耗伤尤甚。肺阴伤,则咽干唇裂,指(趾)端皮肤脱皮;胃阴伤,则口渴喜饮,舌红苔少;气虚血脉瘀滞,故疲乏少力,或见心悸胸闷。

【辨证论治】

本病以卫气营血辨证为纲。临床治疗,总以清热解毒,活血化瘀为主。本病易于形成淤血,早期即应注意活血化瘀,但不可用破瘀之品,以免耗血动血。温毒之邪多从火化,最易伤阴,因此在治疗中应分阶段滋养胃津,顾护心阴,不可辛散太过。

1.卫气同病证

(1)主症:起病急骤,发热较高,不恶寒或微恶风,口渴喜饮,轻咳无痰,目赤咽红,掌跖潮红,或见硬肿,胃纳减退,可有吐泻,颈部瘰核,舌边尖红,舌苔薄或黄,脉浮数。

(2)治法:辛凉解表,清热解毒。

(3)处方:银翘白虎汤加减。5剂,每日1剂,分2次煎服。组成:金银花6g,连翘6g,石膏(先煎)6g,知母3g,粳米5g,牛蒡子3g,薄荷3g,芦根5g,桔梗3g,甘草2g,黄芩3g。加减:热盛而咽痛较甚者加板蓝根3g,射干3g,玄参3g等以加强清热解毒利咽之效。

2.气营两燔证

(1)主症:壮热不已,汗出不畅,烦躁不宁或嗜睡,斑疹隐隐,咽峡焮红,喉核肿痛,颈部瘰核,坚硬触痛,表面不红,掌跖指端潮红,舌质红绛,草莓舌,指纹紫或脉细数,或可见面色苍白,乏力,嘴唇青紫,胸闷,剑突下痛,指纹青紫,脉数或结代。

(2)治法:清气凉营,解毒化瘀。

(3)处方:清瘟败毒饮加减。5剂,每日1剂,分2次煎服。组成:犀角(代,先煎)6g,生地黄9g,连翘9g,牡丹皮6g,赤芍6g,生石膏(先煎)6g,知母3g,黄芩6g,栀子5g,玄参6g,甘草3g。加减:大便秘结加用生大黄6g泻下救阴;热重伤阴酌加麦冬6g,鲜石斛6g,鲜竹叶3g,鲜生地黄5g甘寒清热,护阴生津;颈部瘰核明显加用夏枯草6g,紫花地丁5g清热软坚化瘀;若见口唇青紫,面色苍白,乏力,脉结代等症时,可与生脉散加丹参、红花配合应用。

3.气阴两伤证

(1)主症:身热渐退,倦怠乏力,动辄汗出,咽干唇裂,口渴喜饮,指(趾)端蜕皮,或潮红脱屑,心悸,纳少,舌红苔少,脉细弱不整。

(2)治法:益气养阴,清解余热。

(3)处方:沙参麦冬汤加减。5剂,每日1剂,分2次煎服。组成:沙参9g,麦冬9g,玉竹3g,天花粉6g,生地黄6g,玄参6g,太子参6g,白术6g,扁豆5g。加减:纳呆加焦山楂5g,焦神曲5g开胃消食;低热不退加地骨皮5g,银柴胡5g,鲜生地黄3g清解虚热;大便秘结加瓜蒌仁5g,火麻仁5g清肠润燥;心悸、脉律不整加用牡丹皮3g,丹参6g,黄芪6g益气活血化瘀。

【中成药处方】

1.化毒丹或清热化毒丸 口服,每次1丸,2~3次/d;功效:清热解毒。主治:用于卫气同病。

2.水牛角解毒片 口服,每次3~4片,3次/d;功效,清气凉营,解毒化瘀。主治:用于气营两燔证。

3.生脉饮口服液 口服,每次5~10ml,3次/d。功效:益气养阴,用于气阴两伤。

4.丹参滴丸 口服,每次1~3粒,3次/d。功效:活血化瘀。主治:用于本病见血瘀证。复方丹参片、复方丹参注射液,可辨证论治与煎剂配合使用用于血瘀证、血小板增多者。

(三)中西医结合

【思路】

西医治疗主要是对症与支持疗法,以减轻血管炎症和对抗血小板凝集。早期口服阿司匹林可控制急性炎症,减轻冠状动脉病变。早期应用丙种球蛋白大剂量静脉滴注可明显减少冠状动脉病变的发生。本病中医属"温病"范畴,以卫气营血为主要辨证方法。证型以邪热郁于营分为主,常见营卫合邪、气营两燔,热伤营阴等证。同时本病易于形成淤血,进而阻塞脉络,可有多种并发症出现,故治以清热解毒,活血化瘀为主。中西医结合治疗能有效减轻症状,控制病情,缩短病程,并能有效减少冠状动脉损害,减少并发症和死亡率。故中西结合疗法为临床常用治疗之法。

1.西药控制急性炎症减轻冠脉病变,中(成)药清热凉营化瘀解毒 阿司匹林合丙种球蛋白以减轻血管炎症,对抗血小板凝集以减轻症状,缩短病程。并可联用水牛角解毒片、复方丹参片等清热解毒化瘀,服用清瘟败毒饮或清营汤等中药汤剂以清气凉营,化瘀解毒。

2.西药抗炎抗凝控制症状,中药益气养阴清热生津 阿司匹林足量足疗程后停药,继之每日服用沙参麦冬汤以治疗气阴两伤,以助于本病后期恢复。

【处方】

1.处方一 急性期大剂量使用阿司匹林,每日 30～100mg/kg,每 6 小时服一次,连用 2 周。配合丙种球蛋白2g/kg单次用药。同时应用汤剂清瘟败毒饮或清营汤7剂,每日1剂,分2次煎服。并可加用水牛角解毒片和复方丹参片以增强解毒化瘀的功效。

2.处方二 阿司匹林每日50～100mg/kg,分3～4次服,连服14天,以后减至每日5mg/kg,顿服,直至血沉、血小板恢复正常后。配合丙种球蛋白400mg/kg,每天1次,连用3～5天。中药煎剂沙参麦冬汤、竹叶石膏汤或生脉散加减7剂,每日1剂,分2次煎服以益气养阴,清热生津。

(四)注意事项

1.合理喂养,适当户外活动,增强体质。

2.积极防治各种感染性疾病。

3.饮食宜清淡新鲜,补充足够水分;保持口腔清洁;适度卧床休息。

4.密切观察病情变化,特别是并发症的出现。

5.心肌梗死是本病主要死因,在本病亚急性期和恢复期,为避免因冠状动脉瘤而发生心肌梗死,应每3～6个月追踪观察一次,2年后应每半年复查一次,有冠状动脉扩张(CAD)者需长期随访,每半年至少做一次超声心动图检查,直至冠状动脉扩张消失为止。

(胡 英)

第十二章　神经肌肉疾病

第一节　化脓性脑膜炎

化脓性脑膜炎以下简称化脑,是由化脓菌引起的脑膜炎症。本病常为败血症的一部分或继发于败血症,但也可作为一种局部感染而存在。主要发生在儿童时期,是常见的危害生命的感染性疾病之一,迄今仍具有较高的死亡率与致残率。早期诊断以及及时合理的抗生素治疗决定患儿的预后。

【流行病学】

1.发病率　其发病率与年龄、社会经济状况、地理分布和免疫接种状况有关。近年来由于抗生素的广泛使用,本病的发病率已有所下降。发达国家的发病率现为 4/10 万～5/10 万,而发展中国家仍高达 40/10 万～50/10 万。不同病原脑膜炎的发病随着免疫接种的实施而改变。随着新生儿加强监护技术的应用和生存率的提高,由院内感染引起的新生儿败血症和化脓性脑膜炎逐渐增多,成为其发病的主要原因。

2.病原学　在发达国家,新生儿化脑的主要病原菌仍是 B 群链球菌(GBS),其次为革兰阴性肠杆菌。在发展中国家,虽然革兰阴性肠杆菌及金黄色葡萄球菌仍是主要致病菌,但 GBS 脑膜炎的发病率也在逐渐增加。院内感染的细菌主要有克雷伯杆菌、沙门杆菌、肠杆菌、绿脓杆菌、黄质菌以及沙雷菌等。2006 年在复旦大学附属儿童医院进行的化脑病原学流行病学研究,最后提出肺炎链球菌、B 型流感嗜血杆菌及脑膜炎奈瑟菌仍是上海地区化脑儿童的主要病原菌。

3.发病的高危因素　①有明显感染病灶,如脐炎、肺炎、肠炎、皮肤脓疱病以及中耳炎等;②围产因素如早产儿、新生儿窒息、羊水早破或污染、母亲有产时感染或发热等;③解剖异常:解剖异常及脑脊液鼻漏等。

【发病机制和病理】

新生儿以及低龄儿童的免疫功能尚不成熟,血脑屏障通透性大,补体浓度低,中性多形核粒细胞吞噬及趋化功能差,血液循环相对旺盛,病原菌极易通过血脑屏障。大多数脑膜炎病例是由血行播散引起。也可由脑脊膜膨出、神经管缺损、先天性窦道、胎儿头皮采血标本穿透伤或因胎内心电图监测致邻近播散所引起。另外少数是由病原菌直接侵入脑膜引起,如肺炎链球菌脑膜炎。

新近研究表明,细菌侵入脑脊液增殖、扩散和降解,释放毒素(G^-菌)或磷壁酸质(G^+菌),这些物质刺激炎性反应,激活星形胶质细胞、毛细血管内皮细胞和室管膜细胞,释放细胞因子如 TNF-α、IL-1β 以及血小板活化因子(PAF)等,引起多形核粒细胞黏附至毛细血管内皮细胞,释放氧化物质损伤内皮细胞,使毛细血管通透性增加,血脑屏障通透性增大,最终发生脑水肿、颅内压增高以及脑血流减慢等。

细菌进入脑膜。蛛网膜、软脑膜普遍受累,充血、水肿等炎性渗出。在脑组织表面和底部有脓性液体。同时可见血管炎、脑室内膜炎及脑实质炎症。因炎症后粘连,阻塞脑室孔,产生脑积水。炎症侵犯视神经、面神经及听神经,可致失明、面瘫和耳聋。

【临床表现】

一般在发热等感染症状的同时,出现神经系统受累征象时要警惕细菌性脑膜炎的可能。注意不同年龄不典型的临床表现:

新生儿化脓性脑膜炎临床表现常不典型,尤其是早产儿,一般表现包括面色苍白、反应欠佳、少哭少动、拒乳或吮乳减少、呕吐和发热或体温不升等。特殊表现有:①神志改变:烦躁易激惹、惊跳、突然尖叫和嗜睡、神萎等;②颅内压增高:前囟紧张、饱满或隆起、骨缝分离,由于新生儿颈肌发育很差,颈项强直较少见;③惊厥:表现不典型,可仅见双眼凝视、斜视、眼球上翻及眼睑抽动,面肌小抽如吸吮状,也可阵发性青紫及呼吸暂停,一侧或局部肢体抽动;④败血症的表现如黄疸、肝大、腹胀及休克等。

婴儿出现①尖叫、烦躁、激惹、嗜睡及昏睡;②惊厥;③前囟紧张、饱满或隆起;④皮肤出现紫癜。2 岁以上小儿出现①发热、头痛;②惊厥、意识改变;③脑膜刺激征或神经局灶症状,均应考虑化脑的可能。

【辅助检查】

(一)周围血象

白细胞计数和中性粒细胞升高,严重病例白细胞降低到 $4×10^9/L$ 以下,血小板计数减少。测定血清 C 反应蛋白,有条件进行血清降钙素原测定,协助诊断。

(二)血培养和病灶分泌物的培养

血培养阳性率可达 45%～85%,尤其是早发型败血症和疾病早期未用过抗生素治疗者较高,尿培养、皮肤或病灶分泌物的培养有时也可阳性。

(三)脑脊液检查

临床怀疑化脑,没有临床禁忌,应及早作腰椎穿刺取脑脊液检查;临床征象提示颅内压升高明显或腰穿导致脑疝可能、生命体征不稳定者,诊断性腰穿推迟。

1.常规 外观混浊或毛玻璃样,也可血性,少数可清晰;白细胞计数婴儿$>20×10^6/L$,儿童$>10×10^6/L$,多形核细胞所占百分值$>60\%$;压力新生儿$>0.69～1.96kPa$($70～200mmH_2O$),儿童潘氏实验常阳性。

2.生化 蛋白$>1.5g/L$,若$>6g/L$,则脑积水的发生率高;葡萄糖$<1.1～2.2mmol/L$.或低于当时血糖的 50%;氯化物$<100mmol/L$;乳酸脱氢酶(LDH)$>1000U/L$,其中 LDH_4、LDH_5 升高,LDH_1、LDH_2 降低。

3.涂片及培养 大肠埃希菌和 GBS 涂片易找到细菌,阳性率分别可达 61%～78% 和

85%,培养阳性有助于确诊。

4.免疫学检测 用已知抗体检测相应抗原,如乳胶凝集(LA)试验、对流免疫电泳(CIE),以及免疫荧光技术的应用等。

5.聚合酶链反应(PCR) 最近有报道表明 PCR 可为新生儿化脓性脑膜炎提供较为精确的病原菌诊断依据。

(四)颅骨透照、头颅 B 超和 CT 的检查

可以帮助诊断脑室炎、硬脑膜下积液、脑脓肿,以及脑积水等。

(五)放射性核素脑扫描

对多发性脑脓肿有价值。

(六)磁共振(MRI)

对多房性及多发性小脓肿价值较大。

【诊断】

根据上述临床表现及辅助检查。

【并发症】

1.硬脑膜下积液 治疗过程中脑脊液检查好转,而体温持续不退,临床症状不消失;病情好转后又出现高热、抽搐及呕吐。前囟饱满或隆起;硬脑膜下穿刺有黄色液体>1ml;颅骨透照及头颅 CT 有助诊断。

2.脑室炎 年龄愈小、化脑的诊断和治疗愈延误者则发病率愈高。临床可有以下表现:化脓性脑膜炎患儿经常规治疗后,疗效和化验结果不见好转;病情危重,频繁惊厥,出现呼吸衰竭或脑疝;脑脊液培养出少见细菌(大肠杆菌、流感杆菌,以及变形杆菌等);颅内压增高,已排除硬脑膜下积液及化脓性脑膜炎复发者。确诊必须行脑室穿刺术取脑脊液检查。

3.脑性低血钠 由于炎症累及下丘脑和神经垂体(垂体后叶),可发生抗利尿激素不适当分泌,临床出现低钠血症及血浆渗透压降低,可使脑水肿加重而产生低钠性惊厥和意识障碍加重,甚至昏迷。

4.脑积水 炎性渗出物阻碍脑脊液循环,可导致交通与非交通性脑积水,头颅 CT 扫描可以证实。

5.脑脓肿 中毒症状与颅高压征象明显、神经系统局灶定位体征出现,神经影像学检查帮助诊断。

6.其他 脑神经受累可产生耳聋、失明。脑实质病变可致继发性癫痫及智力发育障碍。

【治疗】

(一)使用抗生素

遵循以下原则使用抗生素:尽早规则、静脉使用大剂量抗生素。对不同病原菌所致的脑膜炎采取不同足量疗程的抗生素治疗。致病菌不明 10~14 天;革兰阴性杆菌及金黄色葡萄球菌脑膜炎的疗程 21~28 天,而革兰阳性菌的脑膜炎的疗程至少 2 周。

1.病原菌尚未明确的脑膜炎 采用经验性用药;过去常用氨苄西林[300mg/(kg·d)]加氨基糖苷类,由于后者的有效血浓度与中毒浓度比较接近,又不易进入脑脊液,且有耳和肾毒

性。根据目前国内检出病原(肺炎链球菌、脑膜炎双球菌及流感杆菌为主),首选头孢三嗪或头孢噻肟,头孢三嗪[100mg/(kg·d),分2次],具有广谱、高效、半衰期长、对革兰阴性杆菌作用效果好以及使用方便等优点,已成为治疗婴幼儿化脓性脑膜炎的常用药物,但其可与胆红素竞争白蛋白,有增加核黄疸的危险,在新生儿黄疸时少用。对其过敏者,用美罗培南替代治疗。

2.病原菌明确的脑膜炎　可参照药敏试验结合临床选用敏感的抗生素。GBS首选氨苄西林或青霉素;葡萄球菌可选新青霉素Ⅱ或万古霉素;耐氨苄西林的G⁻菌可选第三代头孢菌素,如头孢噻肟或头孢三嗪;绿脓杆菌首选头孢他定,次选头孢哌酮钠;厌氧菌可选甲硝唑和青霉素。

3.硬脑膜下积液　明确硬脑膜下积液时,应进行硬脑膜下穿刺放液,每次不超过15ml,穿刺无效时可考虑手术治疗。

4.脑室膜炎　因新生动物实验表明病菌从脉络丛进入侧脑室再扩散至蛛网膜下腔。由于脑脊液循环由上至下单向流动,鞘内注射药物不易到达脑室,故现多不再用鞘内给药,可放保留导管于侧脑室注入抗生素。较多的国内外报道显示脑室内给药可提高治愈率,减少后遗症,每次可用庆大霉素或阿米卡星1~5mg,氨苄西林10~50mg。

(二)降颅压

颅内压明显增高时可用呋塞米每次1mg/kg静推,20%甘露醇每次0.5~1g/kg快速静脉滴注,两者可交替应用,但不主张多用,因多次使用易使脑脊液黏稠,增加炎症后的粘连。

(三)肾上腺皮质激素的应用

近来有研究表明,当应用抗生素治疗化脑时细菌大量溶解可刺激机体产生更多的炎性介质,而加用地塞米松治疗可抑制上述炎性介质的产生,从而减轻炎症,减少细菌性脑膜炎的后遗症和病死率。一般选用地塞米松每次0.1~0.2mg/kg,首剂最好在开始抗生素治疗前15~20分钟应用,以后每6~8小时1次,维持2~4天。建议①流感嗜血杆菌脑膜炎推荐使用;②大于6周龄的肺炎链球菌脑膜炎患儿,权衡利弊再考虑使用;③由其他病菌引起的脑膜炎,不建议常规使用高剂量地塞米松;④部分治疗后脑膜炎,耐β内酰胺酶的肺炎链球菌脑膜炎以及小于6周龄的化脑均不宜使用糖皮质激素治疗。

(四)支持疗法

1.维持水、电解质平衡　不能进食时静脉补液,早期严格控制输液量(一般可用70%的维持量),因病初常因抗利尿激素分泌过多引起液体潴留而导致稀释性低钠血症,且常伴有脑水肿。

2.新鲜血或血浆　每次10ml/kg,根据重症病情可少量多次应用。

3.丙种球蛋白　有资料表明静脉输注丙种球蛋白在治疗化脓性脑膜炎有一定疗效,推荐的剂量为500mg/(kg·d),共3~5天。可能的作用机制如下:①提高血清和呼吸道IgG水平;②激活补体系统;③加强吞噬功能和Fc介导的黏附作用;④对细菌感染引起的免疫缺陷状态有调节作用;⑤通过调理及抗原物异性抗体,增强患儿对细菌的免疫反应。静脉输注丙种球蛋白的不良反应有皮肤潮红、恶心、呕吐、头痛以及呼吸短促等过敏反应,通常发生在输液早期,而且与静注速度有关。

【预后】

随着抗生素及支持治疗手段的不断发展,发达国家的化脑患儿存活率有了明显改善,总死亡率低于 10%,脑膜炎球菌脑膜炎低于 5%,但是持续性后遗症的发生率仍没有明显下降,约 10%到大于 30%。在许多发展中国家,化脑的发病率、病死率及后遗症发生率都居高不下,每年在发展中国家有 400000 儿童发生 Hib 脑膜炎,其中近 30%患儿死亡,另有 30%遗留了严重的功能障碍。

(柏燕东)

第二节 病毒性脑炎

【病因】

许多病毒都可以引起脑炎,常见的病毒有疱疹病毒(如单纯疱疹病毒Ⅰ型、Ⅱ型,巨细胞病毒,EB 病毒等)、肠道病毒(如 EV、EV71、柯萨奇病毒、艾柯病毒等)、流行性乙型脑炎病毒、腺病毒、呼吸道合胞病毒、流行性腮腺炎病毒、麻疹病毒、流行性感冒病毒等。

【临床表现】

1.症状

(1)前驱症状:主要为呼吸道和消化道症状。特殊病毒感染时可有特殊症状,如单纯疱疹病毒感染时皮肤黏膜有疱疹;流行性腮腺炎病毒感染时有腮腺肿大;肠道病毒感染时皮肤(手、足、肛周或躯体其他部位)有皮疹,口腔黏膜有溃疡等。

(2)常见症状:发热、头痛、呕吐、惊厥、疲倦、嗜睡、昏迷等,部分患者表现出幻听、幻视、躁狂等精神症状以及性格行为异常、情绪异常等。

2.体征

(1)生命体征:病毒性脑炎引起颅内压增高时,可导致生命体征不平稳,如呼吸次数及呼吸节律等异常、心动过缓或心动过速等,血压升高或血压偏低等,体温异常波动、肢端循环不良如 CRT 及足背动脉波动异常等。

(2)神经系统阳性体征:颅内压增高时婴儿期前囟隆起和(或)头颅骨缝分离、头围增大。出现不同程度的意识障碍。年长儿可发现高级认知功能损害的体征,如语言障碍、记忆力障碍、计算力障碍、注意力障碍、逻辑思维能力障碍等。脑神经受损的体征(尤其注意瞳孔不等大、双侧不对称、对光反应迟钝甚至消失、视盘水肿、鼻唇沟不对称、伸舌向一侧歪斜,出现吞咽困难和构音障碍时判断是真性延髓性麻痹还是假性延髓性麻痹),肢体瘫痪,感觉障碍,深反射活跃或亢进,浅反射减弱或消失,脑膜刺激征阳性,病理征阳性,小脑受累时出现共济失调体征,锥体外系受累时出现肌张力增高、运动减少或者肌张力降低、运动过多等。病情严重时可出现昏迷,甚至死亡。

【辅助检查】

1.脑脊液 脑脊液压力一般会增高。外观清亮,白细胞数目正常或轻度增高,最高时一般不超过 $300×10^6/L$,分类以淋巴细胞为主,部分患者病程早期以中性粒细胞为主。蛋白质正常或轻度增高,糖和氯化物正常。脑脊液涂片和培养无异常。

2.病毒学检查　目前基本有 3 种方法:①病毒的分离和培养;②用 PCR 等检测病毒基因;③血清学和(或)病毒抗体检测,一般要求恢复期血清的抗体效价比急性期血清抗体效价升高 4 倍才有意义。

3.影像学检查　头颅 MRI 或 CT。可发现患者病变的部位、范围、性质等。

4.神经电生理检查　脑电图、脑干听觉诱发电位和经颅多普勒。病毒性脑炎时脑电图主要表现为高波幅侵波,呈弥漫性或局灶性分布,部分患者可有尖波、棘波、尖慢波或棘-慢波等癫痫样放电。

5.神经心理评估　对于存在高级认知功能障碍的患者,则可选择相应的神经心理评估量表予以评估,如 H-R 成套神经心理测验、韦氏智力测验、Gesell 测验等。

【诊断标准】

通过综合分析流行病学、病史、主要症状及神经系统阳性体征,结合重要的辅助检查资料后最后予以诊断。

1.临床上有疑似病毒感染所致脑实质受损征象(临床症状和体征)。

2.脑脊液检查为非细菌性或其他特殊病原体改变,脑脊液中查找不到细菌、结核杆菌、真菌、寄生虫等感染的证据。

3.脑电图呈现弥漫性或局灶性异常,头颅 CT、MRI 等检查除外占位性病变,单纯疱疹病毒性脑炎和某些局灶性脑炎例外。

4.血清病毒抗体滴度进行性升高,恢复期比急性期升高 4 倍以上。

5.脑脊液查找到病毒抗原、特异性抗体。

6.脑组织发现病毒。

目前一般认为只要具备 1～3 项可作为临床诊断依据。

【鉴别诊断】

1.与中枢神经系统感染性疾病鉴别

(1)化脓性脑膜炎:不正规治疗后的化脓性脑膜或未彻底治愈的化脓性脑膜,其脑脊液表现可能会与病毒性脑炎相似。但结合病史、诊治经过、脑脊液病原学结果可以鉴别。

(2)结核性脑膜炎:当结核性脑膜炎急性起病时,容易与病毒性脑炎混淆。但结合患儿未接受卡介苗接种,有结核病患者接触史,有结核病中毒症状,身体其他部位有结核灶,PPD 试验结果异常,脑脊液中糖和氯化物降低、蛋白升高,脑脊液抗酸杆菌涂片阳性可予以鉴别。

(3)真菌性脑膜炎:真菌性脑炎一般为慢性起病,病程长,颅内压增高症状和体征明显,有剧烈头痛,脑脊液墨汁染色涂片可发现真菌。

(4)其他:注意与脑脓肿、寄生虫脑炎、支原体脑炎、衣原体脑炎等鉴别。

2.与中枢神经系统非感染性疾病鉴别　注意与中毒性脑病、脑肿瘤、急性播散性脑炎等鉴别。

【治疗】

1.一般治疗

(1)护理:对于昏迷卧床的患者,要定时翻身、拍背、吸痰,防止吸入性肺炎和压疮的发生。

对于有惊厥发作的患者,将患者扶至床上,来不及就顺势使其躺倒,防止意识突然丧失而跌伤,迅速移开周围硬物、锐器,减少发作时对身体的伤害;将缠有纱布的压舌板放在患者上、下磨牙之间,以免咬伤舌头;使患者平卧,松开衣领,头转向一侧,以利于呼吸道分泌物及呕吐物排出,防止误吸入气管引起呛咳及窒息。

(2)营养管理:由护士对患者的营养状况进行初始评估,记录在《住院患者评估记录》中。总分≥3分,有营养不良的风险,需在24h内通知营养科医师会诊,根据会诊意见采取相应的措施,防止营养不良;总分<3分,每周重新评估其营养状况,病情加重应及时重新评估。

(3)疼痛管理:由护士对患者的发热伴头痛等疼痛情况进行初始评估,记录在《住院患者评估记录》和《疼痛评估及处理记录单》中。评估结果应及时报告医师,疼痛评分在4分以上的,应在th内报告医师。未进行药物治疗及物理治疗的患者,疼痛评分为0分,每72小时评估1次并记录;疼痛评分1～3分,每24小时评估1次并记录;疼痛评分4～6分,至少每8小时评估1次并记录;疼痛评分≥6分,至少每小时再评估1次并记录。对有疼痛主诉的患者随时评估。

2.对症治疗

(1)维持生命体征稳定:当患者存在呼吸衰竭、呼吸节律异常或呼吸困难时要给予氧疗,必要时给予机械通气、呼吸机辅助通气等高级技术生命支持。存在循环障碍时要及时纠正。

(2)控制高热:可给予物理降温或化学药物降温。

(3)控制惊厥:根据病情可选择使用地西泮、苯巴比妥等。

(4)保证热量供给、维持水、电解质平衡:当患儿意识障碍或延髓性麻痹,存在吞咽困难、进食障碍;存在颅内压增高,使用脱水疗法时,要注意动态观察患者的水、电解质情况,通过液体疗法维持水、电解质平衡,保证内环境稳定。如果病情需要,及时给予鼻饲喂养和静脉营养,保证热量供给。

(5)控制颅内压增高:由脑实质炎性病变、脑水肿引起的颅内压增高可酌情使用甘露醇、呋塞米、白蛋白等药物,通过渗透疗法达到缓解颅内压增高、防止脑疝形成的目的。

(6)肾上腺皮质激素:除外禁忌证后,危重急性期使用可抑制炎症反应,减轻脑水肿,降低颅内压。

(7)其他治疗:当患儿存在尿潴留时可留置导尿管,注意会阴部清洁。对于昏迷患者,急性期及恢复期要定期翻身、拍背防止吸入性肺炎、压疮。酌情活动下肢,防止深静脉血栓形成、关节挛缩畸形和骨质疏松等。

3.病因治疗　对于单纯疱疹病毒性脑炎,可给予阿昔洛韦,每次10mg/kg,每8小时1次,疗程为1～2周。对于其他病毒性脑炎,可根据病情,选择使用更昔洛韦、利巴韦林、静脉注射用免疫球蛋白等。

【并发症及处理】

1.治疗原发病,对因治疗。

2.并发惊厥持续状态,处理同癫痫持续状态的处理。

(柏燕东)

第三节   脑脓肿

脑脓肿是中枢神经系统局灶性化脓感染相对常见的类型之一,特别是社会经济状况欠佳的人群,仍然是一个严重问题。脑脓肿在任何年龄均可发病,以青壮年最常见。脑脓肿中 1/4 发生于儿童,发病高峰为 4～7 岁。新生儿革兰阴性菌和 B 组溶血性链球菌脑膜炎伴发脑脓肿较多见,婴幼儿脑脓肿相对少见。在某些高危群体发病率明显增加,如先天性心脏病、免疫缺陷或邻近感染者。随着影像诊断技术的进步,临床对这类局灶感染的认识越来越深入。本病治疗虽很困难,但经过及时而恰当的治疗,仍可能获得较好的预后。而诊断或治疗不当会导致严重的不良后果,甚至死亡。

【病因】

大多数微生物(如细菌、真菌或寄生虫)均可引起中枢神经系统局灶性化脓性感染。引起脑脓肿的最常见的细菌是链球菌、葡萄球菌、肠道细菌和厌氧菌。多数脑脓肿为混合性感染。链球菌和革兰阴性细菌,例如枸橼酸杆菌、沙门菌、沙雷菌属、变形杆菌、肠菌属和脆弱类杆菌属等,是引起新生儿脑脓肿的常见细菌。新生儿 B 组溶血性链球菌和枸橼酸杆菌脑膜炎时伴发脑脓肿的可能性非常高,故对于治疗不顺利的病例一定要常规进行 CT、MRI 或 B 超检查,以除外脑脓肿。在慢性中耳炎或粒细胞缺乏症的患者,绿脓杆菌感染的发病率增加。

在先天性或获得性中性粒细胞缺陷、骨髓移植术后或 HIV 感染的患者,脑脓肿的发生率明显增加,大多数由真菌引起。常见的真菌是念珠菌和曲霉菌;隐球菌通常引起脑膜炎,但也可引起脑脓肿。芽生菌、组织脑浆菌和球孢子菌等也偶可引起脑脓肿。其他可引起脑脓肿的致病微生物包括溶组织阿米巴、棘阿米巴、血吸虫、并殖吸虫和弓形体。各种蠕虫蚴体,如粪性圆线虫、旋毛虫以及豚囊虫等也偶可移行至中枢神经系统引起脑脓肿。

不同部位和类型的脑脓肿病原体有所不同。额叶脑脓肿常见病原是微需氧葡萄球菌、厌氧菌和肠杆菌。头颅创伤引起的脑脓肿常见的病原是金黄色葡萄球菌和链球菌。中耳乳突炎并发的颞叶脑脓肿,以及隐源性脑内小脓肿(直径在 1～1.5cm 以下,常见于顶叶),常见病原包括厌氧菌、需氧链球菌和肠杆菌。先天性青紫型心脏病、心内膜炎、化脓性血栓性静脉炎、败血症以及骨髓炎等血行播散引起的脑脓肿大多沿大脑中动脉分布,致病菌包括微需氧链球菌、厌氧菌及金黄色葡萄球菌等。

【发病机制】

脑脓肿的形成按其机制,可分为血行播散、邻近感染灶蔓延和隐源性感染几类。

1.血行播散   是儿童脑脓肿的常见原因。心、肺及皮肤等部位的感染灶均可通过血循环波及脑部。青紫型先天性心脏病常伴血液浓缩,易发生血栓或脓栓,是小儿血源性脑脓肿的最常见诱因,尤以法洛四联症引起的多见。感染性心内膜炎患儿也易于发生血源性脑脓肿。慢性化脓性肺部疾病,如肺脓肿、脓胸和支气管扩张症也是重要的诱因。菌血症的严重程度和持续时间是是否发生脑脓肿的重要因素。脑脓肿可作为外周化脓性感染(如骨髓炎、牙齿、皮肤及消化道等)引起的菌血症或败血症的转移灶出现。隐源性脑脓肿找不到原发感染灶,实际上也多属于血源性。

2.邻近组织感染灶的直接蔓延　邻近感染灶(常见如中耳、鼻窦、眼眶和头面皮肤)的蔓延是脑脓肿的第二个常见诱因。中耳、乳突炎和鼻窦感染是邻近蔓延的最常见感染部位,以耳源性脑脓肿尤为多见。大多数病例的邻近感染蔓延是通过早已存在的解剖通道蔓延,但也可通过血栓性静脉炎或骨髓炎扩散。细菌性脑膜炎患者在发生严重的组织损伤时也可能导致脑脓肿的形成。脑部手术或脑室内引流偶可并发脑脓肿。头颅穿通伤,因骨碎片或异物进入脑部可引起局部感染。

3.隐源性感染　实质上是血源性脑脓肿的隐匿型,原发感染灶不明显,机体抵抗力弱时,脑实质内隐伏的细菌逐渐发展为脑脓肿。

成人脑脓肿以邻近组织感染灶的直接蔓延为主,尤以耳源性最多见,约占 2/3。继发于慢性化脓性中耳炎及乳突炎。脓肿多见于额叶前部或底部。血源性脑脓肿约占脑脓肿的 1/4。多由于身体其他部位感染,细菌栓子经动脉血行播散到脑内而形成脑脓肿。脑脓肿多分布于大脑中动脉供应区、额叶及顶叶,有的为多发性小脓肿。外伤也是成人脑脓肿常见原因。多继发于开放性脑损伤。

脑脓肿的发生过程大致可分三期:①急性脑炎期:感染波及脑部引起局灶性化脓性脑炎,局部脑组织出现水肿、坏死或软化灶;②化脓期:炎性坏死和软化灶逐渐扩大、融合,形成较大的脓肿,脓腔外周形成不规则肉芽组织,伴大量中性粒细胞浸润,脓肿周围脑组织重度水肿;③包膜形成期:病变逐渐局限形成包膜,一般在病程 1～2 周即可初步形成,3～8 周形成较完整。在婴幼儿由于对感染的局限能力差,脓肿常较大而缺乏完整的包膜。脑脓肿如破入脑室则形成化脓性脑室炎,引起病情突然恶化,高热、昏迷,甚至死亡。

【临床表现】

脑脓肿临床症状受许多因素影响。脓肿的部位不同可出现不同的症状和体征。通常额叶或顶叶脓肿可长时间无症状,只有在脓肿增大产生明显占位效应或波及关键脑功能区(如感觉及运动皮质)时才会出现症状和体征。致病菌的致病力和宿主机体的免疫状态也可影响脑脓肿临床表现的急缓和轻重。脑脓肿的临床表现主要包括感染中毒表现、颅内压增高症候和局灶体征。在急性脑炎期主要表现为感染中毒症状,常见高热、头痛、呕吐、烦躁、易激惹和惊厥发作。如并发脑膜炎则症状尤著,并有典型脑膜刺激征。化脓期和包膜形成期主要表现为颅内压增高症候或局灶体征,体温正常或有低热。常见剧烈或持续性头痛、喷射性呕吐、意识障碍、血压升高、心率增快、视乳头水肿、头围增大或前囟膨隆以及局灶性惊厥发作等。局灶体征与脓肿部位有密切关系。额叶脓肿常见情感异常、淡漠或性格改变、失语;额顶叶脓肿可有对侧偏瘫或感觉障碍,局灶性惊厥发作常见;小脑脓肿可见共济失调、眼球震颤、眩晕以及肌张力低下等。

脑内小脓肿,即直径在 1～1.5cm 以下的脑脓肿,常见于顶叶,临床表现大多轻微。多数病例以局灶性感觉或运动性癫痫发作起病,个别可有颅内压增高表现,局灶性体征少见。

【辅助检查】

1.常规检查　血常规检查对中枢神经系统局灶性化脓性感染的诊断通常无特殊意义。大约 50%的脑脓肿患儿外周血白细胞轻度增多,伴发脑膜炎的患者白细胞明显增高(>20×

$10^9/L$),可有核左移(杆状核超过 7%)。C 反应蛋白对于鉴别颅内化脓性疾病(如脑脓肿)和非感染性疾病(如肿瘤)有一定的价值。C 反应蛋白升高较白细胞增多或血沉加快对颅内脓肿的提示更敏感,但无特异性。血培养阳性率较低(约 10%),但如阳性则对诊断有特异性意义。

2.脑脊液检查　稳定期脑脓肿脑脊液多无明显异常,可有蛋白轻度升高,白细胞稍高或正常,糖轻度降低,压力多数升高。在病程早期,特别是并发脑膜炎症明显者,脑脊液可有显著异常。由于脑脓肿大多并发颅内压增高,腰椎穿刺引起的并发症明显增加;因此不应将腰椎穿刺列为脑脓肿的常规检查。如临床怀疑脑脓肿,应首先行神经影像学检查确诊。在除外颅内压增高之前,禁忌腰椎穿刺。脑脊液培养阳性率不高,在同时存在脑膜炎或脑脓肿破溃至蛛网膜下腔时培养的阳性率增高。

3.神经影像学检查　CT 和 MRI 是诊断脑脓肿的首选检查。可使病变早期诊断,准确定位,并直接用于指导治疗。随着 CT 和 MRI 的应用,脑脓肿的死亡率下降了 90%。一般脑脓肿的典型 CT 表现是:①脓腔呈圆形或类圆形低密度区;②脓肿壁可呈等密度或稍高密度环状影,增强扫描呈环状强化,壁厚一般 5～6mm;③脓肿周围脑组织水肿,呈广泛低密度区,多表现为不规则指状或树叶状;④脓肿较大者见占位效应。脓肿直径一般为 2～5cm。值得注意的是尽管上述表现可高度怀疑脑脓肿,但其他病变(如肿瘤、肉芽肿,吸收中的血肿或梗死)也可有类似的 CT 表现。此外,CT 异常一般在出现临床症状后数天表现,病初 CT 正常并不能排除脑脓肿,对高度怀疑者应复查。

MRI 比 CT 更敏感,更特异,病变可更早被检出,有些 CT 检测不到的微小病灶 MRI 亦可清晰显示,并可准确地鉴别脑脊液和脓液,可协助判断脓肿破裂。因此 MRI 被认为是鉴别颅内化脓性感染的首选诊断性检查。此外,MRI 对随诊治疗效果也能提供帮助,获得脑脓肿治疗是否有效的 CT 信息需 1 年时间,而 MRI 的变化在 2 个月内即可确定。

【诊断与鉴别诊断】

如患儿有外周化脓性病灶,特别是中耳炎、乳突炎、皮肤感染或败血症,或有青紫型先天性心脏病或感染性心内膜炎,或有开放性颅脑损伤等病史,一旦出现中枢神经系统症候,即应考虑脑脓肿的可能性,及时进行 CT 或 MRI 检查可明确诊断。隐源性脑脓肿由于缺少上述外周感染史,临床诊断较为困难,确诊仍依赖神经影像学检查。

脑内小脓肿多表现为局灶性癫痫发作,因此对于原因不明的局灶性癫痫患儿,应常规进行增强 CT 扫描,有条件者行 MRI 检查,以排除脑内小脓肿的可能性。脑内小脓肿的诊断要点是:①隐匿起病,多无明确感染史;②无明显感染中毒症状;③以局灶性癫痫发作为首发及主要症状,常无明显局灶体征;④脑脊液化验多属正常,或仅有压力或蛋白轻度升高;⑤CT 平扫脓腔显示不清,脓腔与周围脑水肿界限模糊,表现为 2～5cm 大小的不规则低密度区,CT 值 5～27H。增强扫描后呈团块状强化,少数呈环状,强化影直径<1.5cm,多数居于低密度区周边;⑥多数位于幕上近皮层区,以顶叶最为多见,大多为单发。

需要与脑脓肿鉴别的疾病很多,包括感染性和非感染性两类疾病。许多颅内感染性疾病的临床和实验室表现与脑脓肿相似,例如脑膜炎、脑炎(大多由病毒引起)、脑外脓肿、(如硬膜下或硬膜外脓肿)以及颅内静脉窦感染。颅骨骨髓炎的症状和体征也可与脑脓肿相似。结核性脑膜炎、结核瘤或结核性脓肿。中枢神经系统内多发性结核瘤可无症状,也可仅表现为局灶性癫痫发作,与脑内小脓肿相似。偶见结核瘤液化形成脓肿,此时很难与脑脓肿鉴别。单发或多发团块状病变的另一病因是脑囊虫病,酷似脑脓肿或小脓肿,应予鉴别。应与脑脓肿鉴别的非感染性疾病包括脑血管意外、静脉窦血栓以及中枢神经系统肿瘤等。

【治疗】

脑脓肿的治疗包括内科或外科疗法,确诊后应尽快决定治疗方案。多数病例需行内、外科联合的治疗方法。

1.内科治疗　单纯内科治疗的适应证包括:①病情稳定,无严重颅压增高的体征;②脓肿大小在 2～3cm 以内;③病程在 2 周以内,CT 或 MRI 检查提示脓肿包膜尚未形成;④多发性脓肿;⑤有手术禁忌证,如脓肿深在或位于危险区,或患儿身体状况不适合手术等。

内科治疗系指以抗生素应用为核心,包括对症治疗、支持治疗和病情监护等措施在内的综合性疗法。治疗原则与其他类型的中枢神经系统感染相同,以下重点介绍抗生素的应用。

治疗脑脓肿的抗生素选择主要依据可能的致病菌及其对所采用的抗生素是否敏感,以及抗生素在感染部位是否能达到有效浓度等因素。既往青霉素(或氨苄西林)加氯霉素或甲硝唑常用于治疗与青紫型先天性心脏病、中耳炎及鼻窦炎有关的脑脓肿。近年临床经验表明,头孢三嗪或头孢噻肟加甲硝唑可能是治疗与中耳炎、乳突炎、鼻窦炎或青紫型先天性心脏病有关的脑脓肿的最好的经验性联合用药。如果怀疑葡萄球菌(如头颅穿透伤、脑室腹膜分流术以及瓣膜修复术并发心内膜炎引起的脑脓肿),主张选用万古霉素加第三代头孢菌素(也可用甲硝唑)。对于证实有绿脓杆菌感染或有免疫功能缺陷的患者,建议使用头孢噻甲羧肟加万古霉素作为初始的经验治疗。如果原发病是脑膜炎,由于抗青霉素的肺炎球菌的增多,一般使用万古霉素加头孢三嗪治疗。在新生儿,由于肺炎球菌感染很少见,建议首选头孢三嗪加氨苄西林。

抗生素治疗的疗程个体差异很大。如为单发性脓肿,经外科完全切除或引流效果较好,大多数病例经 3～4 周治疗即可。如果临床和放射学检查示病情改善较慢,建议全身应用抗生素至少 4～6 周。

2.外科治疗　对不符合上述单纯内科治疗标准的患者应进行外科治疗以取得尽可能好的结果。外科治疗常用两种方法:脑立体定向穿刺抽脓或脓肿切除。在 CT 引导下穿刺抽脓一般安全、准确、快速且有效,并发症和死亡率低。引流脓液病原学检查可快速明确致病菌并进行药敏试验,从而避免经验选用抗生素的潜在危险。缺点是某些病例需要反复吸脓,这样会造成更多的组织损伤和出血。手术切除脑脓肿的适应证如下:①真菌或蠕虫脓肿,病人对药物治疗无效;②后颅窝脓肿;③多腔性脓肿;④穿刺吸脓效果不佳。

虽然脑脓肿最经典的治疗是单纯的抗生素治疗或外科手术切除,但临床有很多选择,应根据脓肿的部位、大小、分期、囊壁厚度及全身情况等综合考虑,确定最适宜的治疗方案。在外科治疗方面,多数专家认为手术切除治疗较穿刺和引流术的平均死亡率和并发症(尤其是继发性癫痫)明显降低。对于一般状况良好,能安全地度过脑脓肿的脑炎期、化脓期和包膜形成早期者,主张行显微外科切除术,包括那些位于功能区和多发的脑脓肿患儿。综合评价,定位准确,选择适当的手术入路,精细操作,能安全、完全的切除病灶,达到治愈的目的。

【预后】

由于早期诊断和治疗水平的提高,儿童脑脓肿的死亡率由既往的 30% 下降至 5%～15%。

大约 2/3 的脑脓肿患者可完全恢复而不留后遗症,存活者中 10%～30% 并发癫痫发作。其他神经后遗症包括偏瘫、脑神经麻痹(5%～10%)、脑积水、智力或行为异常等。

(赵雪莲)

第四节　吉兰-巴雷综合征

【病因】

尚未充分阐明,国内外学者均认为是以周围神经为主要目标的自身免疫性疾病,即由免疫介导的迟发性超敏反应致病。1/2～2/3 患者于发病前 4 周内存在上呼吸道或胃肠道感染等前驱疾病。最常见为感染巨细胞病毒、EB 病毒,以及水痘病毒、麻疹病毒、腮腺炎病毒、肝炎病毒、流感病毒和肠道病毒等。近年,有关本病与空肠弯曲菌关系的报道较多,我国是 GBS 发病前空肠弯曲菌感染的高发国家,GBS 的发病率较高。人类免疫缺陷病毒(HIV)感染也可能作为前驱疾病。病毒或空肠弯曲菌感染,或是其他因素的损伤,使髓鞘中原处于封闭状态的抗原成分裸露,导致脱髓鞘性自身性免疫反应发生。本病的基本病理改变仍是急性节段性髓鞘脱失。典型组织病理学改变是周围神经根与神经干的急性、多灶性、节段性髓鞘脱失,伴有血管(主要是小静脉)周围及神经束内淋巴细胞和巨噬细胞浸润。严重病例可见继发性轴索变性及断裂。预后一般良好。

【临床表现】

1.前驱感染　55%～72.5% 的患者于发病前 4 周内有一种或多种前驱感染。

2.临床特征

(1)运动障碍:多数患儿首发症状是双下肢无力,然后呈进展性上行性麻痹,少数患儿呈下行性麻痹。也有患儿首发症状是四肢同时出现无力。麻痹呈对称性,一般是远端重于近端,少数患儿可表现近端重于远端。受累部位可见肌萎缩,手(足)肌尤其明显。腱反射和腹壁反射减弱或消失。

(2)脑神经麻痹:病情严重者常有运动脑神经麻痹。常见第Ⅸ、Ⅹ、Ⅻ等脑神经受累。患儿表现语音低,吞咽困难或进食呛咳,颜面无表情。少数重症患儿全部脑神经均可受累,表现为面具脸。

(3)呼吸肌麻痹:本病重症患儿常伴有呼吸肌麻痹(表 12-1),严重时可成为致死的原因。

表 12-1　呼吸肌麻痹分度

	Ⅰ度	Ⅱ度	Ⅲ度
语音弱小	轻	中	重
咳嗽无力	轻	中	重
呼吸困难	无或轻	中	重
矛盾呼吸	无	深吸气时	平静呼吸时
X 线胸部透视所见	轻	无	严重或无运动

（4）感觉障碍：感觉障碍不如运动障碍明显。主要是主观感觉障碍，如肢痛、肢麻等。年长儿可能有手套、袜套或根性感觉障碍。神经干部位可有压痛，多数患儿于抬腿时诉疼痛。

（5）自主神经功能障碍：主要有心血管功能障碍、消化功能紊乱、括约肌障碍、出汗异常、瞳孔改变。

【辅助检查】

1.脑脊液　发病后 1 周内做脑脊液检查，多数患者可能正常，第 2 周后，大多数患者脑脊液蛋白升高，而细胞数正常或接近正常，即蛋白-细胞分离现象，是本病的特征表现，于发病后第 3 周最明显。

2.肌电图　早期肢体远端的运动神经传导速度可正常，但此时 F 波的潜伏期已延长，随着病情的发展多数患者的运动神经传导速度明显减慢（<60%～70%），波幅可正常。

3.心电图　部分患者可有窦性心动过速，T 波低平甚至倒置。

4.其他检查　有条件者可做抗神经节苷脂抗体、粪便培养空肠弯曲菌以及抗空肠弯曲杆菌，巨细胞病毒、EB 病毒等的抗体检查。

【临床分型】

1.急性炎症性脱髓鞘性多神经病（AIDP）　是 GBS 的经典型，是最常见的类型，占 85%～90%。

2.急性运动轴索型神经病（AMAN）　是 GBS 中纯运动神经类型。与 AIDP 的鉴别在于主要为运动神经受累，电生理检查提示轴突损害，与前驱空肠弯曲菌相关。临床特征和恢复与 AIDP 相似，但更多患者因呼吸衰竭需要辅助通气。

3.急性运动感觉性轴索神经病（AMSAN）　症状与 AMAN 相似，但感觉症状更多，病程更长。病理改变主要为运动和感觉纤维的轴突病变，儿童此型少见。

4.Miller-Fisher 综合征　特点为眼肌麻痹、共济失调、腱反射消失三联症，可伴有面神经麻痹，如伴有肢体肌力减低，也极轻微。可有躯干及肢体感觉异常。脑脊液和电生理变化与 AIDP 一致。

5.全自主神经功能不全　特点为四肢无汗，皮肤干燥，直立性低血压，便秘，瞳孔不等大，瞳孔反射消失，唾液及泪液分泌障碍，无张力性膀胱等。脑脊液可有蛋白-细胞分离现象。

6.多发性脑神经炎　患者急性双侧性多发性脑神经受累，严重周围感觉丧失。典型的患者出现双侧性面肌无力，吞咽困难，发音困难，动眼神经可不受累。本型患者较其他患者年幼。本型与前驱巨细胞病毒感染相关。电生理和脑脊液变化同 AIDP 一致，脑部 MRI 可见多处脑神经强化，此型患者常需要通气支持，多数恢复完全。

【鉴别诊断】

1.脊髓灰质炎病毒或其他肠道病毒引起的急性软瘫　初期常有发热，热退后出现肌肉无力，瘫痪为非对称性且无感觉障碍，以及病初脑脊液细胞数增加等均可与本病鉴别。做大便病毒分离，可确认致病原。

2.脊髓病变　主要需与急性横贯性脊髓炎或脊髓压迫症鉴别。根据截瘫或四肢瘫表现、锥体束征阳性、存在感觉障碍平面和早期大小便功能障碍等，与 GBS 鉴别应不难。MRI 将有助于鉴别和确立脊髓压迫的原因。

【治疗】

1.一般治疗

(1)护理:严密观察脑神经症状,特别第Ⅸ、Ⅹ对脑神经,如有声音嘶哑、吞咽呛咳、呼吸困难、出汗、烦躁、脉数、呼吸浅促、三凹征,应即时报告医师,施行气管插管、气管切开术送PICU。每日使用消毒液擦地,合并感染者,采取隔离措施;床上铺海绵垫;随意饮食,保证充足;预防便秘,必要时使用液状石蜡、肥皂水灌肠;每日做皮肤清洁,预防压疮,双下肢瘫痪者,踝部放小棉垫保持肢体功能;面神经瘫、眼睑下垂患儿要做好眼部护理,防止暴露性眼炎发生。高热患儿做好降温护理,加强冰敷。

(2)营养管理:由护士对患者的营养状况进行初始评估,记录在《住院患者评估记录》中。总分≥3分,有营养不良的风险,需在24h内通知营养科医师会诊,根据会诊意见采取营养风险防治措施;总分<3分,每周重新评估其营养状况,病情加重应及时重新评估。

(3)疼痛管理:由护士对患者的发热伴头痛等疼痛情况进行初始评估,记录在《住院患者评估记录》和《疼痛评估及处理记录单》中。评估结果应及时报告医师,疼痛评分在4分以上的,应在1h内报告医师。未进行药物治疗及物理治疗的患者,疼痛评分为0分,每72小时评估1次并记录;疼痛评分1~3分,每24小时评估1次并记录;疼痛评分4~6分,至少每8小时评估1次并记录;疼痛评分≥6分,至少每小时再评估1次并记录。对有疼痛主诉的患者随时评估。

(4)心理治疗:甚为重要,鼓励患儿参加正常活动和上学,以增强他们的自信心。

2.药物治疗

(1)静脉注射大剂量免疫球蛋白(IVIG),剂量为1~2g/kg,单剂或分3~5d应用。

(2)血浆置换疗法:有条件的医院可试用血浆置换疗法。血浆置换为6次,每隔1天进行一次,每次1~1.5个血浆容量。自静脉注射免疫球蛋白在临床广泛应用治疗本病以来,本疗法已少用。

(3)肾上腺皮质激素:最初3d以甲泼尼龙20mg/(kg·d),静脉滴注,此后改为泼尼松1~2mg/(kg·d)口服。

(4)B族维生素:维生素B_1、维生素B_6、维生素B_{12}口服;神经营养药静脉滴注2周。

(5)皮质激素应用者常规口服氯化钾、钙剂。

(6)抗感染:预防呼吸道感染和压疮的发生。

3.康复和物理治疗　应早期进行,针刺、推拿均可改善神经功能,促进恢复。

4.预防　注意个人清洁、卫生,洗手,避免生食等减少空肠弯曲杆菌等感染,从而避免发病。

(吴海燕)

第五节　小儿头痛

一、概述

头痛是临床上最常见的症状之一,系颅内外对痛觉敏感的组织受刺激而致头颅上半部疼痛。小儿头痛多于学龄期前后发生,但婴幼儿也可发病。因婴儿不会说话,即使幼儿也不能准确表达,故小儿头痛的实际发病年龄与发病率难以断定。据估计在 7～15 岁儿童中,40％～80％曾经发生过头痛,18％～34％的患儿在 6 岁以前发病,但器质性病变仅占 5％以下。

【头痛的病理生理】

并不是头部的所有结构都会引起疼痛,头部的痛敏结构是有限的。对疼痛刺激敏感的组织有:①颅内结构:包括颅底动脉及其分支、硬脑膜、蛛网膜和软脑膜内的动脉,颅内静脉窦及其分支静脉,颅底硬脑膜,颅神经如三叉神经、面神经、舌咽及迷走神经等,以及颈 1～3 脊神经的分支。与此相反,其他颅内结构如颅骨、软脑膜、脑实质、脑室、室管膜、脉络丛、软脑膜静脉和颅内小血管等,它们没有或很少有感觉神经纤维分布,对疼痛刺激皆不敏感。②颅外结构:包括头皮、皮下组织、帽状腱膜和骨膜,头颈部的肌肉、血管和末梢神经等。

上述各种疼痛敏感组织发生以下病理生理改变时,即可出现各种形式和不同部位的头痛。①大脑基底动脉环及其主要分支的牵引;②颅内与颅外血管的扩张或痉挛;③血管和颅内、外结构的炎症;④头皮与颈部肌肉持久的收缩;⑤颅内压的改变或鼻窦、眼眶、中耳及牙齿髓腔内压力的改变;⑥对含有痛觉纤维的神经直接的压迫与牵引。

【头痛的分类】

根据发病的缓急可分为急性头痛(病程在 2 周内)、亚急性头痛(病程在 3 个月内)和慢性头痛(病程大于 3 个月)。根据头痛的严重程度可分为轻度头痛、中度头痛和重度头痛。根据病因可分为原发性头痛(如偏头痛和紧张性头痛等)和继发性头痛(如因感染及外伤等所致的头痛)。

国际头痛学会(IHS)2004 年公布了第 2 版"国际头痛疾病分类"(ICHD-2)(表 12-2),将头痛分为偏头痛、紧张型头痛、丛集性头痛和慢性发作性偏侧头痛等 14 类,每类头痛均有明确的诊断标准。总体上看 IHS 分类较切合实际,层次分明,可操作性较强,已在临床上广泛采用。在儿科,最常见的头痛是 IHS 分类中的Ⅰ和Ⅱ两大类,即偏头痛和紧张型头痛。

【头痛的病因】

引起小儿头痛的病因很多,一般可归纳为以下三大方面。

(一)颅内疾病

1.颅内感染性疾病　各种脑炎和脑膜炎等。

2.颅内占位性病变　颅内肿瘤、脑脓肿、结核瘤及肉芽肿等。

3.颅内高压症　脑积水、脑水肿及良性颅内高压症等。

4.颅内低压症　脑脊液漏、腰穿后及脑积水分流术后等。

5.脑血管病变　颅内动静脉畸形、颅内出血、蛛网膜下腔出血、颅内静脉窦血栓形成、各种脑动脉炎和静脉窦炎等。

6.颅脑外伤。

7.发作性头痛　偏头痛,以及癫痫发作前后头痛等。

表 12-2　2004 年头痛的国际分类法(ICHD-2)

第一部分　原发性头痛

（一）偏头痛

1.没有先兆的偏头痛

2.有先兆的偏头痛(典型先兆的偏头痛、有典型先兆的非偏头痛、有典型先兆无偏头痛、基底动脉型偏头痛、家族性偏瘫型偏头痛以及散发性偏瘫型偏头痛)

3.可能为偏头痛先驱的儿童周期性综合征(腹型偏头痛、周期性呕吐以及儿童良性发作性眩晕)

4.视网膜型偏头痛

5.偏头痛合并症(慢性偏头痛、偏头痛持续状态、无梗死的持续性先兆、偏头痛性脑梗死以及偏头痛诱发的癫痫)

6.可能偏头痛(可能的无先兆性偏头痛、可能的先兆性偏头痛,以及可能的慢性偏头痛)

（二）紧张型头痛

1.发作性紧张型头痛

2.慢性紧张型头痛

3,不符合上述标准的紧张型头痛

（三）丛集性头痛及其他三叉神经自主性头痛

（四）其他原发性头痛

第二部分　继发性头痛

（五）归因于头和(或)颈部外伤的头痛

（六）归因于颅或颈部血管疾病的头痛

1.急性缺血性脑血管病

2.颅内出血

3.蛛网膜下腔出血

4.未破裂的血管畸形

5.动脉炎

6.颈动脉或椎动脉痛

7.静脉血栓形成

8.动脉性高血压

9.与其他血管性疾患有关的头痛

（七）归因于非血管性颅脑疾病的头痛

1.高颅压(良性颅内压增高及高压性脑积水)

2.低颅压(腰穿后头痛及脑脊液瘘头痛)

3.颅内感染

4.颅内结节病和其他非感染性炎症性疾病与椎管(鞘内)注射有关的头痛(直接作用及化学性脑炎)

5.颅内新生物

6.与其他颅内疾患有关的头痛

（八）归因于某些物质或其戒断的头痛

（九）归因于感染的头痛

1.病毒感染

2.细菌性感染

3.其他感染引起的头痛

（十）归因于代谢性疾病的头痛

1.缺氧(高原性头痛、缺氧性头痛以及睡眠窒息引起的头痛)

2.高二氧化碳(高碳酸血症)

3.混合性缺氧与高碳酸血症

4.低血糖

5.透析

6.其他代谢异常引起的头痛

（十一）归因于头颅、颈部、眼、鼻、副鼻窦、牙齿、口腔或

其他面部或颅结构有关的头痛或面部疼痛

（十二）归因于精神疾患的头痛

第三部分　颅神经痛、中枢性或原发性面部痛或其他头痛

（十三）颅神经痛和中枢性疾病有关的面部痛(眼肌麻痹型偏头痛)

（十四）其他头痛

（二）颅外疾病

1.眼源性头痛 屈光不正、先天性青光眼、眶内占位性病变（如肿瘤、脓肿、血肿和肉芽肿）等。

2.鼻源性头痛 急慢性鼻炎、鼻窦炎以及鼻咽癌等。

3.耳源性头痛 急慢性中耳炎、乳突炎及乳突脓肿等。

4.齿源性头痛 龋齿、牙周炎、齿槽脓肿以及颞颌关节炎等。

5.颈源性头痛 颈肌损伤、炎症，颈椎炎症、脓肿、肿瘤、骨折及脱臼等。

6.头皮及颅骨病变 头皮炎症，颅骨骨髓炎、骨折，枕大神经痛，三叉神经痛等。

（三）全身疾病

1.急性感染性疾病 呼吸道感染（如上呼吸道感染、流感及肺炎）、伤寒及败血症等。

2.慢性全身性疾病 结核病、结缔组织病、内分泌疾病（如甲状腺功能亢进）以及代谢性疾病（如尿毒症）等。

3.心血管疾病 高血压、高血压脑病、主动脉缩窄及法洛四联症等。

4.血液系统疾病 贫血及白血病等。

5.急慢性中毒 铅中毒、一氧化碳中毒及农药中毒等。

6.急慢性缺氧 肺性脑病及高山缺氧综合征等。

7.其他 紧张性头痛、癔症性头痛以及精神病初期等。

【头痛的诊断】

头痛的诊断过程，包括区别是否真性头痛，头痛的严重程度，头痛的性质（器质性、功能性和心因性）及头痛的原因。主要方法是详细采集病史，全面的内科及神经科体检，针对性的辅助检查。应遵循以下原则：①详细询问患儿的头痛家族史、平素的心境和睡眠情况。②头痛发病的急缓，发作的部位、性质、程度、时间、频率、缓解及加重的因素；注意婴幼儿常不能诉述头痛而仅有烦躁、哭吵的表现。③先兆症状及伴发症状等。④详细进行体格检查，并根据个体情况选择合适的辅助检查，如颅脑 CT 或 MRI 检查、鼻窦摄片以及腰椎穿刺脑脊液检查等。

【头痛的治疗】

主要包括：①减轻或终止头痛发作的症状；②预防头痛的复发；③力争对头痛进行病因治疗。

二、偏头痛

偏头痛是一种反复发作的神经血管性头痛，多在单侧，每次发作性质与过程相似，间歇期正常。可伴发恶心、呕吐、视觉改变以及对光和声音的过度敏感等症状。

【流行病学】

在小儿神经门诊初诊病人中，22%的患儿以头痛为主诉，其中约 1/2 为小儿偏头痛。关于偏头痛的流行病学调查，由于调查的年龄范围、诊断标准及调查方式不同，调查结果往往存在差异。偏头痛可见于任何年龄的儿童，特别是青春期前后的女孩。小儿偏头痛发病年龄多为

6～10 岁,平均 7.5 岁;但 6 岁以前发病也不少见,文献报告有 5 个月起病者。一般来讲,在 6～12 岁儿童中,偏头痛的患病率为 2%～5%;此后随年龄增加而逐渐增多,14 岁左右患病率约为 10%;成人患病率为 10%～30%。在所有儿童中,偏头痛的发病率为 3%～7%。青春期前男女发病率相等或男略多于女,青春期后女孩发病率明显高于男孩。

【病因与发病机制】

偏头痛真正的病因与发病机制尚未明确,提出了许多学说,但偏头痛发作时颅内、外血管舒缩障碍已被证实。目前认为偏头痛是在遗传素质基础上形成的局部颅内外血管对神经,体液调节机制的阵发性异常反应。紧张、恐惧、激动、睡眠不足、气候变化、噪声、闪光刺激以及某些特殊食物的摄入(如奶酪和巧克力)等因素,均可诱发偏头痛发作。

(一)遗传因素

现认为偏头痛与遗传有关,其阳性家族史为 50%～80%。双亲都患偏头痛的,其子女患偏头痛的约占 70%;单亲患偏头痛的,子女的患病机会约 50%;单卵双胎共同发生率为 50%以上。这些都表明遗传因素在偏头痛发生中的重要作用,为多基因遗传。但基底动脉型偏头痛和家族性偏瘫型偏头痛例外,呈常染色体显性遗传。家族性偏瘫型偏头痛的致病基因可能定位于 19p13.1-13.2。Ducros 等于 1997 年将家族性偏瘫型偏头痛的致病基因定位于 1q21-23,提示该病具有遗传异质性。

(二)血管源学说

认为偏头痛的先兆症状与颅内血管的收缩有关,随后由于颅内、外血管的扩张,血管周围组织产生血管活性多肽,导致无菌性炎症而诱发头痛。20 世纪 90 年代 Olsen 进一步发展了血管源学说,提出有先兆和没有先兆的偏头痛是血管痉挛程度不同的同一疾病。

(三)神经源学说

认为偏头痛时神经功能变化是首要的,血流量的变化是继发的。

1.神经递质假说　5-HT 在偏头痛的发病中具有重要作用,它可使血管壁产生无菌性炎症或通过受体使脑血管收缩导致局部脑血流下降引起头痛。β-内啡肽、甲硫脑啡肽、P 物质、儿茶酚胺、组织胺、血管活性肽和前列环素等神经递质,亦与偏头痛的发生有关。

2.扩散性抑制假说　是指各种因素刺激大脑皮层后出现的由刺激部位向周围组织呈波浪式扩展的皮层电活动抑制。这种抑制以波的形式非常缓慢地通过皮质区,皮层扩散性抑制伴有明显的大脑血流减少(持续 2～6 个小时)。此假说可以充分解释偏头痛发作的神经功能障碍,但不能成功地解释头痛。

(四)三叉神经血管反射学说

是指三叉神经传入纤维末梢释放 P 物质及其他神经递质,传出神经作用于颅内外血管,引起头痛和血管扩张。偏头痛作为一种不稳定的三叉神经-血管反射,伴有疼痛控制通路中的节段性缺陷,使得从三叉神经脊核来的过量冲动发放以及对三叉丘脑束或皮质延髓束来的过量传入冲动发生应答,最终引起脑干与颅内血管发生相互作用。

(五)其他学说

有关偏头痛发病机制尚有低镁学说、高钾诱导血管痉挛学说、自主神经功能紊乱学说及大脑细胞电流紊乱学说等。

【临床表现】

小儿偏头痛的临床表现与成人基本相似,但与成人比较又有许多不同之处,小儿偏头痛发作时的症状不如成人鲜明,但胃肠道症状非常突出。小儿偏头痛的临床特点是:①发作持续时间短,但发作次数较频;②双侧头痛多见,偏侧头痛相对少见;③视觉症状及头痛为搏动性较少见;④胃肠道症状突出,常伴有恶心、呕吐及腹痛;⑤有家族遗传史者多见;⑥伴夜尿、夜惊、夜游症及晕车晕船者多见。

(一)有先兆的偏头痛

旧称经典型偏头痛,多数患儿先兆先于头痛发作,少数与头痛同时发作,偶尔在头痛后发作,个别病例只有先兆而没有偏头痛发作。先兆以视觉症状最常见,如眼前出现不同形状的闪烁暗点、"冒金星"、城垛样闪光、视物模糊不清、偏盲以及黑蒙等,亦可出现视幻觉和视物变形或变色,持续数分钟至数小时。头痛发作往往开始于一侧额颞部、眶上或眶后,偶尔出现在顶部或枕部,呈搏动性(跳痛)或胀痛,可扩展到半侧头部或全头部,亦有左右交替发作者。头痛时有伴随症状,如恶心、呕吐、腹痛及面色苍白等。头痛持续时间长短不一,短时数小时或更短,长时1~2天,一般持续2~3小时。发作后入睡,醒后头痛消失。头痛可每日发作一次,或数周、数月至数年发作一次。

(二)没有先兆的偏头痛

旧称普通型偏头痛,最常见,是青春期前儿童最常见的头痛发作形式。头痛前没有明确的先兆,但常有一些非特异的症状,如嗜睡、疲劳、周身不适以及食欲减退等。常为双侧额或颞部疼痛,大约一半患儿头痛性质为搏动性,头痛程度比经典型偏头痛轻,持续时间0.5~2小时。70%有恶心、呕吐或腹痛等胃肠道症状。

(三)特殊类型的偏头痛

1.偏瘫型偏头痛 头痛开始或头痛不久出现头痛对侧肢体瘫痪,可伴有瘫痪肢体麻木,持续时间长时可致瘫痪肢体抽搐。偏瘫一般较轻,持续数小时至1~2日,重者可达数日,一般均能完全恢复。可分两类:家族性多呈常染色体显性遗传;散发性可表现为经典型、普通型和偏瘫型偏头痛的交替发作。

2.基底动脉型偏头痛 多见于儿童(女孩多于男孩)或年轻女性。有明确的起源于双侧枕叶或脑干的先兆症状,视觉症状如闪光、暗点、视物模糊及黑蒙等,脑干症状如眩晕、复视、眼球震颤、耳鸣、构音障碍、共济失调、双侧肢体麻木及无力等,甚至可出现短暂的意识丧失。先兆症状多持续数分钟或数十分钟,而后出现枕部搏动性疼痛,常伴恶心和呕吐,发作持续数小时。有时头痛也可先出现或与诸多神经症状同时发生。

3.眼肌瘫痪型偏头痛 多在12岁以前发病,有时见于婴幼儿。眼眶部疼痛伴有动眼神经完全性或不全性麻痹,部分病例同时累及滑车和展神经,出现眼球运动障碍。眼肌瘫痪可在头痛前或后或同时发生,以上眼睑下垂最常见,重者眼外肌全部瘫痪,伴瞳孔散大,眼球固定,光反应消失。疼痛可持续数小时,眼肌瘫痪可持续数日至数周。

4.可能为偏头痛先驱或与偏头痛有关的周期性综合征 即过去所称的偏头痛等位症,是指临床出现短暂性神经功能障碍而当时头痛只是次要症状,甚至不出现头痛的一组综合征。特点是周期性发作,与偏头痛发作有相似的间歇期及相同的诱发因素,应用治疗偏头痛的药物有效。主要包括良性阵发性眩晕、周期性呕吐(再发性呕吐)、腹型偏头痛、儿童交替性偏瘫以及阵发性斜颈等。

【诊断】

关于偏头痛的诊断,目前还没有一个客观的生物学指标,主要根据临床症状及阳性家族史加以诊断。至于辅助检查对偏头痛的诊断是不必要的,其价值在于排除非偏头痛疾病。

2004年IHS制定了没有先兆的偏头痛诊断标准是至少有5次发作符合下列条件:①小儿头痛发作持续1~72小时;②头痛至少具有下列4项中的2项特点:a.单侧头痛,b.搏动性头痛,c.中度或重度头痛,影响日常生活,d.日常体力活动(如上楼梯)时头痛加重;③头痛时至少有下列2项中的1项表现:a.恶心和(或)呕吐,b.畏光及畏声;④病史、体检及各项检查未发现全身或中枢神经系统器质性疾病,如有其他疾病需有证据说明与头痛发作无关。

有先兆的偏头痛诊断标准是:a.符合以下b~d特点的发作≥2次。b.能完全可逆的视觉、感觉或言语症状,但无运动障碍。c.至少符合以下两条:①至少1种先兆症状逐渐发展时间≥5分钟和(或)不同先兆症状接连出现≥5分钟;②先兆症状持续时间5~60分钟;③视觉症状和(或)感觉症状。d.不归因于其他疾患。此外,病史、体检及各项检查应未发现全身或中枢神经系统器质性疾病,如果有其他疾病需有证据说明与头痛发作无关。

HIS制定的偏头痛诊断标准过于繁琐及严格,不便于临床工作时应用。并且此诊断标准是面对整个人群的,由于小儿偏头痛的症状主诉、发作方式与成人不尽相同(比如小儿的发作时间较短,单侧性和畏声在小儿较少见),故有不少针对儿童的修改性意见。比较认同的有以下几点:①发作头痛时伴有腹痛、恶心或呕吐;②偏侧头痛;③头痛性质呈跳动或搏动性、刺痛性;④经短暂时间后能完全缓解;⑤有视觉、感觉或运动性先兆;⑥在一级亲属中有一个或更多成员有头痛史。头痛特征如具有以上几项中之三项以上,则较支持偏头痛的诊断。

迄今尚无一致公认的偏头痛诊断标准,但以下几点受到普遍的赞同:①反复发作性的头痛,间歇期完全正常,排除其他器质性疾病引起的头痛;②具备以下6条中的3条:a.头痛发作时伴有恶心、呕吐,头痛时或不头痛时有发作性腹痛;b.偏侧头痛;c.搏动性头痛;d.短期休息或睡眠后缓解;e.有视觉异常等先兆;f.有偏头痛家族史。这比较符合Prensky提出的小儿偏头痛诊断标准。

【治疗】

治疗的目的是减轻或终止头痛发作,缓解伴发的症状,预防头痛的复发。分为发作期治疗和预防性治疗。

(一)发作期治疗

宜在光线较暗的房间内静卧休息,一般患儿若能入睡,醒后头痛可自行缓解。通常应早期给予止痛及镇静药物,轻-中度头痛选用解热镇痛剂,中-重度头痛选用麦角胺制剂或曲普坦类药物。伴恶心、呕吐者可用甲氧氯普胺或氯丙嗪;伴眩晕或头晕者可用地芬尼多或东莨菪碱等治疗。

1.解热镇痛剂　常用对乙酰氨基酚每次10~15mg/kg、阿司匹林每次10~15mg/kg、布洛芬每次5~10mg/kg以及奈普生每次5~10mg/kg等,在头痛早期服用有效。

2.麦角胺制剂　如麦角胺及双氢麦角胺等,对颅外动脉有收缩作用。常用的复方片剂为麦角胺咖啡因(每片含麦角胺 1mg 和咖啡因 100mg),学龄儿童用量每次 1 片,对终止头痛发作有效。但必须在先兆一出现或头痛刚出现时(发作早期)服用,否则无效。

3.曲普坦类药物　如舒马曲坦,是一种选择性 5-羟色胺受体激动剂,具有高度选择性地收缩颈动脉作用,为治疗偏头痛急性发作有效而昂贵的药物。但其在小儿偏头痛中的应用经验有限。

(二)预防性治疗

偏头痛的预防第一步就是要消除或减少发作的诱发因素,如避免情绪紧张、劳累、睡眠不足、声及光刺激,不进食含奶酪食物等。仍有头痛发作者可酌情给予下列药物治疗。

1.β受体阻断剂　常用普萘洛尔,剂量为 2mg/(kg·d),分 3 次口服。为防止低血压及心率减慢副作用发生,应从小量 0.5～1mg/(kg·d)开始,缓慢加量直至可以耐受。疗程一般 6～12 个月,病情控制后缓慢渐停,以免发生症状反跳现象。有哮喘病史者禁用。

2.组胺受体阻断剂　常用赛庚啶,剂量为 0.2～0.4mg/(kg·d),疗程 6～12 个月或更长。

3.5-羟色胺受体阻断剂　常用苯噻啶,兼有组胺受体拮抗作用。剂量为每次 0.5～1mg,每日 2～3 次。青光眼者禁用。

4.钙通道阻滞剂　常用氟桂利嗪,剂量为每晚睡前服 2.5～5mg,一般疗程 2～3 个月。

5.其他药物　丙戊酸,卡马西平,托吡酯,可乐定,苯乙肼,阿米替林等。

【预后】

偏头痛病程较长,但预后良好。据对确诊的 73 例偏头痛儿童 30 年观察随访,在发病开始 6 年内缓解率为 62%,在 30 岁时缓解率降为 40%(部分人再发),但大多数发作程度轻,频度较儿童期少,30%病人自始至终头痛。近年有报道小儿偏头痛发作过程中有时并发脑梗死,被称为偏头痛脑卒中,其机制不明,可能与血小板聚集后的微血栓形成有关。

三、紧张性头痛

又称紧张型头痛(TTH)或肌收缩性头痛,是由于头颈部肌肉的痉挛收缩而引起的疼痛,属于心身性疾病,预后良好。目前这类头痛是小儿非器质性头痛中较常见的类型,其终身患病率为 37%～78%。紧张性头痛的发病率比偏头痛高 7 倍,儿童及青少年因为学习压力大以及生活节奏加快,发病率有所上升。

【病因与发病机制】

尚未完全明了。可能与多种因素有关,如肌肉或肌筋膜结构收缩或缺血,细胞内、外钾离子转运障碍,中枢神经系统内单胺能系统慢性或间断性功能障碍等;亦与情绪紧张、应激、抑郁及焦虑所致的持久性颈肩部肌肉痉挛和血管收缩引起的牵涉痛有关。

【临床表现】

头痛表现为胀痛、紧箍感或重压感等,位于双侧枕颈部、额颞部或全头部,呈轻-中度发作性或持续性疼痛。疼痛部位肌肉可有触痛或压痛点。头痛发作经常与面临考试或焦虑情绪相关,日重夜轻或时重时轻,可持续数日至数周不等。不伴有恶心、呕吐、畏光或畏声等症状。然而,由于患儿对头痛症状描述的困难,临床实践中有时难以将本病与偏头痛区别开来,两者还可能发生在同一个患儿身上。

【诊断】

详细而准确的病史和体检是诊断紧张性头痛的基础,但必须排除其他原因引起的头痛。诊断过程中,应尽可能找出引起患儿紧张性头痛发作的精神因素,这些患儿常存在学习压力或缺少自信心。

紧张性头痛分为发作性与慢性两种。2004 年 HIS 制定了发作性紧张性头痛的诊断标准为:①经历下列②～④的发作至少 10 次。②头痛持续 30 分钟～7 天。③有下列头痛特点至少 2 项:a.重压或紧箍性质;b.轻至中度程度;c.双侧性;d.不因日常的体育活动而加重。④符合下列 2 项:a.无恶心或呕吐;b.无畏光或畏声。2004 年头痛国际分类法(ICHD-2)增加了不频繁和频繁的 TTH 两种新分类,每月发作少于 1 天(或每年少于 12 次)者称为不频繁的发作性 TTH;连续 3 个月内,每月发作多于 1 天但少于 15 天(或 1 年多于 12 天,少于 180 天)者称为频繁的发作性 TTH;平均每月有≥15 天(≥180 天/年)仍称为慢性紧张型头痛。

【治疗】

对于紧张性头痛最好的治疗方法是向患儿解释其病情,非常实际地让患儿试着调节自己的精神状况。祛除相关精神因素,是缓解头痛发作的关键措施。心理行为治疗中的松弛训练,通过放松头颈部紧张的肌肉,以达到减轻或终止头痛之目的。

根据患儿的个体情况可给予适当的药物治疗,针对头痛发作可用解热镇痛剂如对乙酰氨基酚等,有焦虑或抑郁症状者可用百忧解等,失眠者可用艾司唑仑等。

(耿瑞花)

第六节　重症肌无力

重症肌无力(MG)包括三种综合征即新生儿 MG、先天性 MG 及儿童 MG,其中新生儿及儿童 MG 是一种发生在神经-肌肉接头处,乙酰胆碱受体(AChR)抗体介导、细胞免疫依赖的获得性自身免疫性疾病。临床特征为骨骼肌活动后容易疲劳,休息或使用胆碱酯酶抑制剂可以缓解。肌无力通常表现为晨轻晚重,波动性明显。2/3 病例累及眼外肌,常为早期症状,10% 长期局限于眼肌,颜面肌、咽喉肌、躯干肌和肢体肌均可受累。

【流行病学】

国外流行病学调查显示 MG 年发病率为 7.4/10 万。本病可见于任何年龄,既往认为有两个高峰年龄,第一个高峰年龄为 20～40 岁,女性多见;第二个高峰年龄在 40～60 岁,以男性多见,多合并胸腺瘤。但近些年我国文献报道,患者发病年龄同期以儿童期多见,占 MG56.4%,且发病年龄提前,多在 1～5 岁发病。我国尚无流行病学研究报道,但从国内多个成组病例资料以及我院的资料显示,儿童 MG 小年龄患病比例较高。女性患者所生新生儿,其中约 10% 经过胎盘转运获得烟碱型乙酰胆碱受体抗体,可暂时出现肌无力症状。少数有家族史。

【病因与发病机制】

20世纪70年代由于烟碱型乙酰胆碱受体(nAChR)能够从电鱼放电器官中得到并纯化，可成功地产生实验性MG的模型，以及同位素标记的蛇毒α-神经毒素放射免疫分析的应用，MG的发病机制研究已经取得突破性的进展；MG其发病机制与遗传因素、致病性自身抗体、细胞因子、补体参与及胸腺肌细胞等复杂因素有关。

1.重症肌无力是横纹肌突触后膜nAChR自身免疫性疾病　神经肌肉接头是通过接受乙酰胆碱(ACh)及烟碱等兴奋性递质传递与肌膜受体结合，导致离子通道开放，Na^+内流，肌膜去极化，产生终板电位，肌丝滑行，因而引起肌肉收缩。已知nChR是造成MG自体免疫应答高度特异性的抗原。nAChR位于神经肌肉接头部的突触后膜中。实验证明MG患者胸腺上皮细胞内含肌原纤维，与骨骼肌存在共同抗原(nAChR)。该抗原致敏T细胞，产生抗nAChR的抗体(nAChRab)。该抗体对骨骼肌nAChR产生交差免疫应答，使受体被阻滞；并加速AChR的降解，通过激活补体，使肌膜受到损害。电镜检查显示突触后膜IgG和C_3沉积。用辣根酶标记蛇毒神经毒素电镜检测运动终板超微结构显示：MG病理损害的特征是骨骼肌突触后膜皱襞表面面积减少，nAChR活性降低，因此出现肌无力症状。

2.重症肌无力是T细胞依赖的自身免疫疾病　体液免疫大量研究资料阐明nAChR作为MC的靶子遭到损害，是由nAChRab介导的；而nAChRab对nAChR免疫应答是T细胞依赖性的。T细胞在MG自身免疫应答中起着关键作用。nAChRab的产生必须有nAChR特异性$CD4^+$T细胞的参与。nAChR特异$CD4^+$T细胞先通过其受体(TCR)对nAChR特异性位点的识别，然后由T辅助细胞(Th)将nAChR主要免疫原区特异性抗体提供给B细胞，促使B细胞分泌高致病性的nAChRab。Th细胞通过分泌细胞因子来实现对nAChRab分泌的调节。

3.遗传基因和病毒感染　众所周知，重症肌无力是自身免疫应答异常，但启动自身免疫的病因尚未完全弄清。目前认为MG发病与人类白血病抗原(HLA)有关，其相关性与人种及地域有关，且存在性别差异。HLA-Ⅱ类抗原(包括D区的DP、DQ及DR等基因产物)在发生自体免疫过程中起重要作用。DQ比DR等位基因对自体免疫疾病更具敏感性。采用PCR-RFLP技术检测发现我国非胸腺瘤MG与HIA-DQA1*0301基因显著相关。此外还发现与DQB_1*0303及DPD1*1910基因相关显著，说明MG发病与多基因遗传有关。

MG的发病除了与遗传基因有关外，还包括外在环境影响，如本病常因病毒感染而诱发或使病情加重。

胸腺为免疫中枢。不论是胸腺淋巴细胞(特别是T细胞)，还是上皮细胞(特别是肌样细胞，含有nAChR特异性抗原)，遭到免疫攻击，打破免疫耐受性，引起针对nAChR的自身免疫应答，因此使MG发病。

【临床表现】

临床上本病有不同的类型。

(一)新生儿一过性重症肌无力

仅见于母亲患MC所生的新生儿。患儿出生后数小时～3天内出现肌无力，表现哭声低弱，吞咽及呼吸困难，患儿血中nAChR-Ab可增高，一般半个月后病情可缓解；重症者也可以死于呼吸衰竭。

(二)先天性肌无力综合征

出生后以对称、持续存在、不完全眼外肌无力为特点,血清中无 nAChR-Ab。本病与常染色体遗传有关,同胞中可有此病,但其母亲未患 MG。病程一般较长,少数患儿可自行缓解。

(三)少年时重症肌无力

为后天获得性肌无力,可以查到血清中 nAChR-Ab。国外病例大多在 10 岁以后发病,以全身型为主,而国内资料与香港及日本报道发病多在幼儿时期(2～3 岁),眼肌型为主。此为儿童 MG 最常见的类型,现重点叙述如下。

1.**临床特点** 本病起病隐袭,也有急起爆发者。肌无力通常晨轻晚重,亦可多变,后期可处于不全瘫痪状态。眼外肌最常受累,常为早期症状,亦可局限于眼肌。睁眼无力、上眼睑下垂以及眼球运动受限,出现斜视和复视,甚或眼球固定不动。眼内肌一般不受影响,瞳孔反射多正常。称为眼肌型重症无力。

面肌、舌肌、咀嚼肌及咽喉肌亦易受累。闭眼不全,额纹及鼻唇沟变浅。咀嚼无力,吞咽困难,舌运动不自如,无肌束颤动。软腭肌无力,发音呈鼻音。谈话片刻后音调低沉或声嘶。称为延髓型(或球型)重症肌无力。

颈肌、躯干及四肢肌也可患病,尤其以肢体近端无力明显,表现抬头困难,用手托头。胸闷气短,洗脸及穿衣乏累,行走困难,不能久行。有的只表现两下肢无力。腱反射存在,无感觉障碍。称全身型重症肌无力。

本病主要累及骨骼肌,也可有心肌损害,但多无明显主诉,而文献报道 MG 患者尸检 25%～50% 有心肌损害。重症肌无力伴有其他疾病,如胸腺瘤,其次为甲状腺功能亢进,并少数伴类风湿关节炎、多发性肌炎、红斑狼疮以及自身溶血性贫血等。

2.**MG 分型** 为标明 MG 肌无力分布部位、程度及病程,一般还采用 Ossemen 改良法分为以下类型:

Ⅰ型(眼肌型):病变仅眼外肌受累,临床多见,更多见于儿童。

Ⅱ型(全身型):ⅡA 型表现眼、面和肢体肌无力;ⅡB 型全身无力并有咽喉肌无力,又称球麻痹型。

Ⅲ型(爆发型):突发全身无力,极易发生肌无力危象。

Ⅳ型(迁缓型):病程反复 2 年以上,常由Ⅰ型或Ⅱ型发展而来。

Ⅴ型(肌萎缩型):少数病人有肌萎缩。

本病病程迁延,其间可缓解、复发或恶化。感冒、腹泻、激动、疲劳、月经、分娩或手术等常使病情加重,甚至出现危象,危及生命。

3.**MG 危象** 是指肌无力突然加重,特别是呼吸肌(包括膈肌及肋间肌)及咽喉肌严重无力,导致呼吸困难。多在重型基础上诱发,感染是危象发生的最常见的诱发因素,伴有胸腺瘤者易发生危象。危象可分为三种①肌无力危象:为疾病本身肌无力加重所致,此时胆碱酯酶抑制剂往往剂量不足,加大药量或静脉注射腾喜龙后肌力好转。常由感冒诱发,也可发生于应用神经-肌肉阻滞作用的药剂(如链霉素)、大剂量皮质类固醇、胸腺放射治疗或手术后。②胆碱能危象:是由于胆碱酯酶抑制剂过量,使 ACh 免于水解,在突触积聚过多,表现胆碱能毒性反应:肌无力加重,肌束颤动(烟碱样反应,终板膜过度除极化);瞳孔缩小(于自然光线下直径小于2mm),出汗,唾液增多(毒素碱样反应);头痛,精神紧张(中枢神经反应)。注射腾喜龙无力症状不见好转,反而加重。③反拗性危象:对胆碱酯酶抑制剂暂时失效,加大药量无济予事。儿科无此危象的报告。

【诊断】

(一)确定是否重症肌无力

主要根据病史,典型的临床表现即受累骨骼肌活动后疲劳无力,明显具有时间上与程度上的波动性。受累肌群可分成眼外肌、颜面肌、咽喉肌、颈肌、躯干肌和肢体肌等,经休息或用胆碱酯酶抑制剂可以缓解;且无神经系统其他体征。此外可进行下列之一检查阳性而确诊。

1.疲劳实验阳性 受累肌群连续运动后症状明显加重即为肌疲劳现象。对肌无力程度较轻、检查配合的年长儿童可选择疲劳试验。成人MG患者强调定量疲劳实验,即选择不同的受累肌群,让其持续用力收缩,测量出现病态疲劳现象所需的时间及疲劳程度,并且制定有专项的评定量表。但儿童MG以年幼儿童发病为主,检查依从性差,尚缺少年龄相关的儿童专项定量疲劳实验量表。

2.药物实验阳性 甲基硫酸新斯的明实验:0.03~0.04mg/kg,肌注,比较注射前后半小时各受累肌群的肌力的变化,肌力明显改善者有助于MG的诊断;腾喜龙试验:腾喜龙0.2mg/kg,以注射用水稀释至1ml,静脉注射,症状迅速缓解则为阳性,持续10分钟左右又恢复原状。对疲劳实验改善不明显者、肌无力程度较重病例以及疲劳实验不合作的年幼儿童选择药物试验。

3.肌电图 神经低频重复电刺激示复合肌肉动作电位波幅衰减10%以上为阳性;单纤维肌电图检查显示颤抖增宽,是目前敏感性及准确性最高的电生理检测手段。前者阴性不能排除MG,后者在国内,特别是儿童尚未广泛开展。

4.血清AChRab的检测 AChRab检测是MG诊断重要的参考依据,若阳性者有助于诊断,阴性者不能排除MG。眼肌型及儿童MG病例AChRab多阴性。

(二)明确是否合并胸腺瘤

成人病例约75%胸腺增生,15%MG合并胸腺瘤;某院资料4%胸腺瘤,42%胸腺增生。肿瘤常位于前上纵隔,除表现肌无力,一般无占位病变的症状和体征,易漏诊。胸腺瘤多见于40岁以后男性患者,肌无力症状较重,对胆碱酯酶抑制剂疗效不佳,易发生危象。侧位或正位X光胸片偶可发现异常,纵隔CT扫描可直接显示肿瘤部位、大小、形状以及与邻近器官的关系。免疫学检查:CAEab(又称胸腺瘤相关抗体)对MG患者提示胸腺瘤具有重要价值。MG合并胸腺瘤CAEab阳性率高达80%~90%。诊断尚需结合临床和CT纵隔扫描,综合分析。

(三)明确有无其他并存症

MG作为自身免疫疾病中一种"姐妹病",可伴有以下夹杂症:如甲状腺功能亢进,类风湿关节炎,系统性红斑狼疮,溶血性贫血,多发性肌炎或多发性硬化等。有相关疾病的病史、症状和体征,可以查出相应的免疫生化检验异常。

(四)鉴别诊断

MG急性肌无力应与其他急性瘫痪疾病鉴别:包括①周期性瘫痪。常在夜间发病,醒来时发现四肢无力,发病时血钾低,心电图出现U波,每次发病持续数日,补钾治疗有效。②急性炎症性脱髓鞘多发神经根病。病初有发热或腹泻,除肢体瘫痪外,尚有神经根牵拉痛,脑脊液有蛋白-细胞分离现象。③脊髓炎。有发热及脊髓损害的三大症状和体征(包括上运动神经元型瘫痪、横截型感觉障碍及排尿障碍)。

慢性肌无力需要和以下疾病鉴别:包括①动眼神经麻痹。麻痹侧除上睑下垂外,还可见瞳孔散大,眼球向上、下及内收运动受限,见于神经炎或颅内动脉瘤。②多发性肌炎。四肢近端肌无力,肌痛,肌酶升高,肌活体组织检查有炎症细胞浸润。③肌营养不良。缓慢进行性肢体无力,肌萎缩,儿童患者翼状肩胛,腓肠肌假肥大,血肌酶升高,有家族史。④线粒体肌病。骨骼肌极度不能耐受疲劳,症状复杂多样,血乳酸升高,肌活体组织检查可见不整红边纤维,电镜示异常线粒体。⑤糖原累积病。其中尤其以Ⅱ型患者,酸性麦芽糖酶缺乏引起肢带肌无力,可出现呼吸肌麻痹,易误诊,肌活体组织检查 PAS 染色可见糖原积累,有家族史。⑥癌性肌无力,主要多见于年老患者小细胞肺癌,肢体无力,活动后缓解,高频反复电刺激神经肌电图示肌电位递增。⑦运动神经元病。早期仅表现舌及肢体肌无力,体征不明显,鉴别不易,若出现肌萎缩、肌纤维颤动或锥体束征则鉴别不难。

【治疗】

(一)胆碱酯酶抑制剂(AchEI)

可选用溴化新斯的明,剂量每次 0.5mg/kg 日服 3～4 次;吡啶新斯的明,剂量每次 2mg/kg,日服 4 次;溴化吡啶新斯的明,每次剂量 7mg/kg,日服 3 次。总之,胆碱酯酶抑制剂作为一种有效的对症、辅助治疗药物,不宜长期单独应用。用药因人、因时而异,从小剂量开始给药,逐步加量,以能够维持患者进食和起居活动为宜。长期依赖,滥用胆碱酯酶抑制剂,有碍AchR 修复,须避免此类药物的弊端。

辅助药物如氯化钾和麻黄碱等可加强新斯的明的作用。忌用对神经-肌肉传递阻滞的药物,如各种氨基糖苷类的抗生素、奎宁、奎宁丁、普鲁卡因胺、普萘洛尔、氯丙嗪以及各种肌肉松弛剂。

(二)免疫抑制剂

1.皮质类固醇　为最常用的免疫治疗药物,无论是眼肌型还是全身型都可选用泼尼松,1～1.5mg/(kg·d)。采用剂量渐加或渐减法。或病初使用甲泼尼龙冲击疗法,儿童 20mg/(kg·d),静脉滴注,连用 3～5 天,起效快,适用重症或危象患者,用药方便,甚至可取代血浆交换疗法。但有一过性高血糖、高血压、继发感染及胃出血等不良反应,值得重视。病情缓解后逐渐减量改为泼尼松小剂量,隔日晨服,维持至少 1 年以上。大剂量类固醇可使病情加重,多发生在用药 1 周内,可促发危象。发生机制是直接阻抑 AchR 离子通道。因此应作好呼吸抢救准备。

2.其他免疫抑制剂　可选用环磷酰胺、硫唑嘌呤或环孢素,对难治病例、发生危象病例以及胸腺切除术后疗效不佳者有效。需注意血象和肝、肾功能的变化。

(三)放射治疗

至今胸腺放射治疗还是对 MG 一种确实有效的治疗方法。被称作是"非手术的手术治疗"。适用于:①MG 药物疗效不明显者,最好于发病 2～3 年内及早放射治疗;②巨大或多个胸腺瘤,无法手术或作为术前准备治疗;③恶性肿瘤术后追加放射治疗。

（四）胸腺切除

胸腺切除仍然是 MG 的基本疗法。适用于：①全身型 MG，药物疗效不佳，宜尽早手术。发病 3～5 年内中年女性患者手术疗效甚佳。②伴有胸腺瘤的各型 MG 患者，疗效虽较差，应尽可能手术切除病灶。③儿童眼肌型患者，手术虽有效，是否值得手术仍有争议。做好围术期的处理，防治危象，是降低死亡率的关键。手术后继续用泼尼松 1 年。

（五）血浆交换及血浆净化治疗

能迅速清除血浆中 AChRab 及免疫复合物等，用于抢救危象。可使症状迅速缓解，但作用短暂，必须接上后续治疗。由于价格昂贵，目前尚未推广应用。

（六）丙种球蛋白

用大剂量丙种球蛋，0.4g/(kg·d)，静脉滴注，连用 5 天。治疗病情严重全身型 MC 患者，迅速扭转危象，或用于手术前准备，安全有效。用后需及时加用其他治疗。

（七）危象的处理

儿科病例危象发生率 2.2%，病死率 0.8%。一旦发生危象，呼吸肌瘫痪，应立即进行气管插管或气管切开，应用人工呼吸器辅助呼吸，同时明确何种危象，进行对症处理。在危象处理过程中保持气道护理的无菌操作、雾化吸入、保持呼吸道通畅、防止肺部感染及肺不张等并发症是抢救成功的关键。

【预后】

本病的预后，一些病例在发病后数月或数年后自行缓解；一些儿童期病例可持续到成人时期；眼肌型在青春前发病者预后较青春后发病者好；少数儿童病例病程迁延，其间可缓解、复发或恶化；多数病例经免疫抑制剂、胸腺切除及胸腺放疗等治疗可能得以治愈。

（吕　静）

第七节　　急性横贯性脊髓炎

【病因】

本病是免疫介导性疾病，多数病例发病前有前驱感染或全身性疾病史，是通过分子相似性以及超抗原等机制导致急性横贯性脊髓炎的病理破坏。分子相似性是指多种病原包含与脊髓相似的抗原决定簇，从而导致机体产生针对脊髓的交叉免疫反应。另外，微生物的超抗原可激活大量淋巴细胞，从而导致免疫介导的组织破坏。体液免疫紊乱也是脊髓炎的发病机制之一。

【临床表现】

1.呈急性起病。

2.临床表现与病变的部位、范围及程度有关。其症状及轻重不一。

3.前驱症状：发病前 4 周内可有上呼吸道感染、消化道感染症状或发疹性疾病史。外伤、劳累、受凉等为发病诱因，约 50% 患者有前驱症状，与神经系统症状出现的时间间隔通常为 5～10d。病变部位神经根痛，肢体麻木无力和病变节段束带感；亦有患者无任何其他症状，而突然发生瘫痪。

4.主要临床表现:主要表现受累平面以下运动障碍、感觉缺失和膀胱、直肠括约肌功能障碍及自主神经功能障碍。以胸段脊髓炎最为常见,颈髓、腰髓次之。症状与体征为双侧性(不必完全对称)。

(1)运动障碍:急性起病,迅速进展,早期为脊髓休克期,出现肢体瘫痪、肌张力减低、腱反射消失、病理反射阴性。一般持续2~4周则进入恢复期,肌张力逐渐增高,腱反射活跃,出现病理反射。肢体肌力的恢复常始于下肢远端,然后逐步上移。脊髓休克期的长短取决于脊髓损害严重程度和有无发生肺部感染、泌尿系感染、压疮等并发症。脊髓严重损伤时,常导致屈肌张力增高。某些病例长期处于肌张力低下状态,提示预后不良。

(2)感觉障碍:病变节段以下所有感觉丧失,在感觉缺失平面的上缘可有感觉过敏或束带感;轻症患者感觉平面可不明显。随病情恢复感觉平面逐步下降,但较运动功能的恢复慢且差。

(3)自主神经功能障碍:出现括约肌功能障碍表现,如排尿、排便异常。病变平面以下少汗或无汗,皮肤脱屑及水肿、趾甲松脆和角化过度等。病变平面以上可有发作性出汗过度、皮肤潮红、反射性心动过缓等,称为自主神经反射异常。

【辅助检查】

1.脑脊液检查　脑脊液压力正常,感染后急性横贯性脊髓炎可有髓鞘碱性蛋白升高。50%以上脑脊液异常,细胞数和蛋白质含量正常或轻度增高,以淋巴细胞为主,糖、氯化物正常。

2.神经电生理检查　根据功能科室条件酌情开展。

(1)下肢体感觉诱发电位(SEP):波幅可明显减低。

(2)运动诱发电位(MEP):MEP异常,可作为判断疗效和预后的指标。

(3)肌电图:可正常或呈失神经改变。

3.影像学检查　脊柱X线片示正常。MRI表现变异性较大,常无特殊性,若脊髓严重肿胀,MRI显示病变部位脊髓增粗,病变节段髓内多发片状或较弥散的T_2高信号,强度不均,晚期可见局限性脊髓软化或萎缩。

【鉴别诊断】

1.视神经脊髓炎　为多发性硬化的一种特殊类型,除有脊髓炎的症状外,还有视力下降或视觉诱发电位异常,视神经病变可出现在脊髓症状之前、同时或之后。

2.脊髓血管病

(1)缺血性:脊髓前动脉闭塞综合征容易和急性横贯性脊髓炎相混淆,病变水平相应部位出现根痛、短时间内出现截瘫、痛温觉缺失、大小便障碍,但深感觉保留。

(2)出血性:脊髓出血少见,多由外伤或脊髓血管畸形引起,起病急骤伴有剧烈悲痛,肢体瘫痪和大小便潴留。脑脊液可血性,MRI检查有助于诊断。

3.脊髓占位　起病隐匿缓慢,可出现运动、感觉障碍及括约肌障碍。但双侧多不对称,相应脊髓部位CT、MRI可帮助诊断鉴别。

4.吉兰-巴雷综合征　肢体呈弛缓性瘫痪,末梢型感觉障碍,可伴脑神经损害,括约肌功能障碍少见,即使出现一般也在急性期数天至 1 周恢复,起病 1 周后脑脊液检查有典型蛋白细胞分离现象。

【治疗】

急性横贯性脊髓炎应早期诊断,早期治疗,防止并发症;精心护理,早期康复训练对预后十分重要。

1.一般治疗　充分营养供给,保持水、电解质平衡,纠正酸碱代谢紊乱,高颈段脊髓炎有呼吸困难者应及时吸氧,保持呼吸道通畅,选用有效抗生素来控制感染,必要时气管切开进行人工辅助呼吸。排尿障碍者应保留无菌导尿管,当膀胱功能恢复时不再导尿,以防止膀胱痉挛,容积缩小。保持皮肤清洁,按时翻身、拍背、吸痰,易受压部位加用气垫或软垫以防发生压疮。

2.药物治疗

(1)皮质类固醇激素:目前仍有争议,且无统一的用药方法。急性期可采用大剂量甲泼尼龙短程冲击疗法,20mg/kg 静脉滴注,每日 1 次,连用 3～5d,后改用泼尼松口服,按 1～1.5mg/kg维持 2 周逐渐减量停药。总疗程 1～2 个月。

(2)大剂量免疫球蛋白:按 400mg/kg 给予,每日 1 次,连用 3～5d 为 1 个疗程。

(3)B 族维生素:有助于神经功能的恢复。常用维生素 B_1 和维生素 B_6、维生素 B_{12},肌内注射或口服。

(4)神经营养药:神经生长因子、神经节苷脂等。

(5)抗生素:根据病原学检查和药敏试验结果确定是否选用抗生素,及时治疗呼吸道和泌尿系统感染。

3.康复治疗　早期应将瘫痪肢体保持功能位,防止肢体、关节痉挛和关节挛缩,促使肌力恢复,并进行被动、主动锻炼和局部肢体按摩。

4.预后　取决于急性横贯性脊髓炎的损害程度、病变范围及并发症情况。如无严重并发症,多于 3～6 个月基本恢复,生活自理。完全性截瘫 6 个月后肌电图仍为失神经改变、MRI显示髓内广泛信号改变、病变范围累及脊髓节段多且弥散者预后不良。合并泌尿系统感染、压疮、肺部感染常影响恢复,遗留后遗症。急性上升性脊髓炎和高颈段脊髓炎预后差,短期内可死于呼吸循环衰竭。

【并发症及处理】

1.控制感染,治疗原发病。

2.并发惊厥持续状态处理同癫痫持续状态。

(吕　静)

第八节　小儿惊厥

惊厥是小儿时期常见的症状,小儿惊厥的发生率是成人的 10～15 倍,是儿科重要的急症。其发生是由于大脑神经元的异常放电引起。临床上多表现为突然意识丧失,全身骨骼肌群阵挛性或强直性或局限性抽搐,一般经数秒至数分钟后缓解,若惊厥时间超过 30 分钟或频繁惊厥中间无清醒者,称之为惊厥持续状态。50%惊厥持续状态发生于3岁以内,特别在第一年内最常见。惊厥性癫痫持续所致的惊厥性脑损伤与癫痫发生为4%～40%。

【病因】

(一)有热惊厥(感染性惊厥)

感染性惊厥多数伴有发热,但严重感染以及某些寄生虫脑病可以不伴发热。感染性病因又分为颅内感染与颅外感染。

1.颅内感染　各种病原如细菌、病毒、隐球菌、原虫和寄生虫等所致的脑膜炎、脑炎。惊厥反复发作,年龄越小,越易发生惊厥。常有发热与感染伴随症状、颅内压增高或脑实质受损症状。细菌性脑膜炎、病毒性脑膜炎及病毒性脑炎常急性起病;结核性脑膜炎多亚急性起病,但婴幼儿时期可急性起病,进展迅速,颅神经常常受累;隐球菌脑膜炎慢性起病,头痛明显并逐渐加重;脑寄生虫病特别是脑囊虫病往往以反复惊厥为主要表现。体格检查可发现脑膜刺激征及锥体束征阳性。脑脊液及脑电图等检查异常帮助诊断,特别是脑脊液检查、病原学检测、免疫学及分子生物学检查帮助明确可能的病原。

2.颅外感染

(1)热性惊厥:为小儿惊厥最常见的原因,其发生率约4%～8%。热性惊厥是指婴幼儿时期发热38℃以上的惊厥,而无中枢神经系统感染、水及电解质紊乱等异常病因所致者。好发年龄为4个月～3岁,复发年龄不超过5～6岁;惊厥发作在体温骤升24小时内,发作次数为1次;表现为全身性抽搐,持续时间在10～15分钟内;可伴有呼吸道或消化道等急性感染,热性惊厥也可发生在预防接种后。神经系统无异常体征,脑脊液检查无异常,脑电图2周内恢复正常,精神运动发育史正常,多有家族病史。以上典型发作又称之为单纯性热性惊厥。部分高热惊厥临床呈不典型发作表现,称之为复杂性高热惊厥:24小时内反复多次发作;发作惊厥持续时间超过15分钟以上;发作呈局限性,或左右明显不对称。清醒后可能有神经系统异常体征。惊厥停止7～10日后脑电图明显异常。某一患儿具有复杂性高热惊厥发作的次数越多,今后转为无热惊厥及癫痫的危险性愈大。

自贡会议明确指出凡发生以下疾病中的发热惊厥均不要诊断为高热惊厥:①中枢神经系统感染;②中枢神经系统疾病(颅脑外伤、出血、占位性病变、脑水肿和癫痫发作);③严重的全身性代谢紊乱,如缺氧、水和电解质紊乱、内分泌紊乱、低血糖、低血钙、低血镁、维生素缺乏及中毒等;④明显的遗传性疾病、出生缺陷、神经皮肤综合征(如结节性硬化)、先天性代谢异常(如苯丙酮尿症)及神经结节苷脂病;⑤新生儿期惊厥。

(2)中毒性脑病:颅外感染所致中毒性脑病常见于重症肺炎、中毒性菌痢以及败血症等急性感染过程中出现类似脑炎的表现,但并非病原体直接侵入脑组织。惊厥的发生为脑缺氧、缺血、水肿或细菌毒素直接作用等多因素所致。这种惊厥的特点是能找到原发病症,且发生在原发病的极期,惊厥发生次数多,持续时间长,常有意识障碍,脑脊液检查基本正常。

(二)无热惊厥(非感染性惊厥)

1.颅内疾病　小儿时期原发性癫痫最为多见。其他还有颅内出血(产伤、窒息、外伤或维生素缺乏史),颅脑损伤(外伤史),脑血管畸形,颅内肿瘤,脑发育异常(脑积水、颅脑畸形),神经皮肤综合征,脑炎后遗症及脑水肿等。

2.颅外疾病

(1)代谢异常:如低血钙、低血糖、低血镁、低血钠、高血钠、维生素 B_1 和维生素 B_6 缺乏症,均是引起代谢紊乱的病因并有原发疾病表现。

(2)遗传代谢病:如苯丙酮尿症、半乳糖血症、肝豆状核变性以及黏多糖病等,较为少见。多有不同疾病的临床特征。

(3)中毒性因素:如药物中毒(中枢兴奋药、氨茶碱、抗组胺类药物、山道年、异烟肼、阿司匹林、安乃近及氯丙嗪)、植物中毒(发芽马铃薯、白果、核仁、蓖麻子及地瓜子等)、农药中毒(有机磷农药如 1605、1509、敌敌畏、敌百虫、乐果、666 及 DDT 等)、杀鼠药及有害气体中毒等。接触毒物史及血液毒物鉴定可明确诊断。

(4)其他:全身性疾病如高血压脑病、阿-斯综合征和尿毒症等,抗癫痫药物撤退,预防接种如百白破三联疫苗等均可发生惊厥。

【临床表现】

小儿惊厥多表现为全身性发作,患儿意识丧失,全身骨骼肌不自主、持续地强直收缩,或有节律的阵挛性收缩;也可表现为部分性发作,神志清楚或意识丧失,局限于单个肢体、单侧肢体半身性惊厥,有时半身性惊厥后产生暂时性肢体瘫痪,称为 Todd 麻痹。小婴儿,特别是新生儿惊厥表现不典型,可表现为阵发性眨眼、眼球转动、斜视、凝视或上翻,面肌抽动似咀嚼、吸吮动作,口角抽动,也可以表现为阵发性面部发红、发绀或呼吸暂停而无明显的抽搐。

【诊断】

惊厥是一个症状,通过仔细的病史资料、全面的体格检查以及必要的实验室检查,以尽快明确惊厥的病因是感染性或非感染性,原发病在颅内还是在颅外。

1.病史　有无发热及感染伴随症状,了解惊厥的特点,惊厥发作是全身性还是局限性、惊厥持续时间、有否意识障碍以及大小便失禁,有否误服毒物或药物史。出生时有否窒息抢救史或新生儿期疾病史。既往有否类似发作史。家族中有否惊厥患者。联系发病年龄及发病季节综合考虑。①新生儿时期惊厥发作常见于缺血缺氧性脑病、颅内出血、颅脑畸形、低血糖、低血钙、低血镁、低血钠、高血钠、化脓性脑膜炎、破伤风以及高胆红素血症等;②婴儿时期惊厥常见于低血钙、化脓性脑膜炎、热性惊厥(4 个月后)、中毒性脑病、低血糖及头部跌伤等;③幼儿及年长儿惊厥常见于癫痫、颅内感染、中毒性脑病及头部外伤等。

2.体格检查　惊厥发生时注意生命体征 T、R、HR、BP、意识状态以及神经系统异常体征、头围测量。检查有否颅内压增高征(前囟是否紧张与饱满,颅缝是否增宽)、脑膜刺激征和阳性神经征,以及全身详细的体格检查,如皮肤有无瘀点、瘀斑,肝、脾是否肿大。有否牛奶咖啡斑、皮肤脱失斑或面部血管瘤;有否毛发或头部畸形;并观察患儿发育进程是否迟缓以帮助明确病因。

3.实验室检查　①血、尿、粪三大常规,有助于中毒性菌痢及尿路感染等感染性疾病诊断;②血生化检查,如钙、磷、钠、钾、肝、肾功能帮助了解有否代谢异常,所有惊厥病例均检查血糖,了解有否低血糖;③选择血、尿、粪及脑脊液等标本培养明确感染病原;④毒物及抗癫痫药物浓度测定;⑤疑颅内病变,选择腰椎穿刺、眼底检查、头颅 B 超及脑电图等检查。神经影像学检查的指征为局灶性发作、异常神经系统体征以及怀疑颅内病变时;疑外伤颅内出血时,首选头颅CT;疑颅内肿瘤、颞叶病变、脑干及小脑病变和陈旧性出血时,首选MRI。

【治疗】

(一)一般治疗

保持气道通畅,及时清除咽喉部分泌物;头部侧向一侧,避免呕吐物及分泌物吸入呼吸道;吸氧以减少缺氧性脑损伤发生;退热,应用物理降温或药物降温;保持安静,避免过多的刺激。要注意安全,以免外伤。

(二)止痉药物

首选静脉或肌注途径:

1.地西泮(安定) 为惊厥首选用药,1～3分钟起效,每次0.2～0.5mg/kg(最大剂量10mg),静脉推注,注入速度为1～1.5mg/min,作用时间5～15分钟,必要时每15～30分钟可重复使用2～3次。过量可致呼吸抑制及低血压;勿肌注,因吸收慢,难以迅速止惊。

2.氯羟安定(劳拉西泮) 与蛋白结合含量仅为安定的1/6,入脑量随之增大,止惊作用显著加强。因外周组织摄取少,2～3分钟起效,止惊作用可维持12～24小时。首量0.05～0.1mg/kg,静脉注射,注速1mg/min(每次极量4mg),必要时可15分钟后重复一次。降低血压及抑制呼吸的不良反应比地西泮小而轻,为惊厥持续状态首选药。国内尚未广泛临床应用。

3.氯硝西泮 亦为惊厥持续状态首选用药,起效快,作用比安定强5～10倍,维持时间长达24～48小时。剂量为每次0.03～0.1mg/kg,每次极量10mg,用原液或生理盐水稀释静脉推注,也可肌注。12～24小时可重复。呼吸抑制发生较少,但有支气管分泌物增多和血压下降等不良反应。

4.苯巴比妥(鲁米那) 脂溶性低,半衰期长,起效慢,静注15～20分钟开始见效,作用时间24～72小时。多在地西泮用药后,首次剂量10mg/kg,若首选止惊用药时,应尽快饱和用药,即首次剂量15～20mg/kg,在12小时后给维持量每日4～5mg/kg,静脉(注速为每分钟0.5～1mg/kg)或肌肉注射。较易出现呼吸抑制和心血管系统异常,尤其是在合用安定时。新生儿惊厥常常首选苯巴比妥,起效较快,疗效可靠,不良反应也较少。

5.苯妥英钠 为惊厥持续状态的常见药,可单用,或一开始就与安定合用,或作为安定奏效后的维持用药,或继用于安定无效后,效果均好。宜用于部分性发作惊厥持续状态或脑外伤惊厥持续状态。对婴儿安全性也较大。负荷量15～20mg/kg(注速每分钟0.5～1.0mg/kg),10～30分钟起效,2～3小时后方能止惊,必要时,2～3小时后可重复一次,作用维持12～24小时,12小时后给维持量每日5mg/kg,静脉注射,应密切注意心率、心律及血压,最好用药同时进行心电监护。Fosphenytoin为新的水溶性苯妥英钠药物,在体内转化成苯妥英钠,两药剂量可换算(1.5mg Fosphenytoin＝1mg phenytoin),血压及心血管不良反应相近,但局部注射的反应如静脉炎和软组织损伤在应用Fosphenytoin时较少见。

6.丙戊酸 目前常用为丙戊酸钠。对各种惊厥发作均有效,脂溶性高,迅速入脑,首剂10～15mg/kg,静脉推注,以后每小时0.6～1mg/kg滴注,可维持24小时,注意肝功能随访。

7.灌肠药物 当静脉用药及肌注无效或无条件注射时选用直肠保留灌肠:5%副醛每次0.3～0.4ml/kg;10%水合氯醛每次0.3～0.6ml/kg;其他脂溶性药物如地西泮和氯硝西泮、丙戊酸钠糖均可使用。

8.严重惊厥不止者考虑其他药物或全身麻醉药物①咪唑安定静注每次 0.05～0.2mg/kg,1.5～5.0 分钟起效,作用持续 2～6 小时,不良反应同安定;②硫喷妥钠每次 10～20mg/kg,配制成 1.25%～2.5%溶液,先按 5mg/kg 静脉缓注、余者静脉滴速为 2mg/min,惊厥控制后递减滴速,应用时需严密监制呼吸、脉搏、瞳孔、意识水平及血压等生命体征;③异丙酚负荷量为 3mg/kg,维持量为每分钟 100μg/kg,近年来治疗难治性惊厥获得成功;④对难治性惊厥持续状态,还可持续静脉滴注苯巴比妥 0.5～3mg/(kg·h),或地西泮 2mg/(kg·h),或咪唑安定,开始 0.15mg/kg,然后 0.5～1μg/(kg·min)。

(三)惊厥持续状态的处理

惊厥持续状态的预后不仅取决于不同的病因、年龄及惊厥状态本身的过程,还取决于可能出现的危及生命的病理生理改变,故治疗除有效选择抗惊厥药物治疗外,还强调综合性治疗措施:①20%甘露醇每次 0.5～1g/kg 静脉推注,每 4～6 小时 1 次;或复方甘油 10～15ml/kg 静滴,每日 2 次,纠正脑水肿。②25%葡萄糖 1～2g/kg,静脉推注或 10%葡萄糖静推,纠正低血糖,保证氧和葡萄糖的充分供应,是治疗惊厥持续状态成功的基础。③5%$NaHCO_3$ 5ml/kg,纠正酸中毒。④防止多系统损害:如心肌损害、肾衰竭、急性肺水肿及肺部感染。⑤常规给予抗癫痫药物治疗 2 年以上。

(四)病因治疗

尽快找出病因,采取相应的治疗,参考相应章节。积极治疗颅内感染;纠正代谢失常;对复杂性热性惊厥可预防性用药,每日口服苯巴比妥 3mg/kg,或口服丙戊酸钠每日 20～40mg/kg,疗程数月至 1～2 年,以免复发;对于癫痫患者强调规范用药。

(张秀芳)

第九节　癫痫

癫痫是脑细胞群异常的过度放电而引起的阵发性的、突然的暂时性脑功能紊乱。由于脑内异常放电的部位和范围不同,临床也相应出现不同的症状;发作范围或为部分性或为全身性;发作形式可为一过性的意识障碍,运动性抽搐,感觉异常,自主神经紊乱或为精神行为异常。

癫痫病名中西一致,《诸病源候论》指出:"痫者盖小儿病也。其发之状,或口眼相引,而目睛上摇,或手足掣纵,或背脊强直,头项反折。"小儿癫痫的患病率为 3%～6%。

(一)西医

【诊断要点】

1.病史　仔细询问有无产前、产后窒息、缺氧、产伤史,有无脑部外伤、感染、中毒史,有无多次惊厥发作史,有无发作性疾病和遗传特征的家族史。可以找到病因的属继发性癫痫,找不到病因的属原发性癫痫。

2.症状体征　临床发作类型:

(1)强直-阵挛发作(大发作):发作初起时突然意识丧失,全身肌肉强直收缩,眼睁大,眼球上翻,瞳孔散大,对光反射消失,呼吸暂停,角弓反张,继而出现震颤,随后进入阵挛期,表现为全身反复、连续、短促的屈曲性痉挛,持续约 30 秒,可伴尿失禁,而后有一段意识混沌时期或嗜睡,再转入清醒状态。发作后感到疲乏、头痛,有时呕吐或全身肌肉疼痛。

(2)失神小发作:突然发生短暂的意识丧失,正在进行的活动停止,固定于某一体位,语言中断,两眼茫然凝视,偶尔两眼上翻,持续数秒钟,没有肌肉抽搐,不跌倒。发作前无先兆,发作后不嗜睡,继续原来的动作。发作频率多少不等,每日数次或数十次。

(3)肌阵挛性发作:表现为某个肌肉或肌群突然快速有力地收缩,引起面、躯干或肢体抽动。多为单一的,动作幅度大小不等,表现形式各异。可以是全身或某个肢体抽搐一下,上肢抽动可将手中持物甩出,头部抽动表现为用力地点一下头或缩颈,站立时发作常猛烈地摔倒在地,易造成撞伤。

(4)婴儿痉挛症:多在 1 岁以内发病。发作时头及躯体前屈,上肢前伸或屈曲内收,下肢屈曲至腹部,握拳,两眼斜视或上翻。每一次抽搐很短暂,为 1~2 秒,经数秒钟的缓解,又再一次抽搐,从而形成一连串的发作。病后智力及运动发育显著落后。

(5)失张力性发作:表现为突然发生的一过性肌张力丧失,不能维持姿势,如在站立时可突然低头,上臂下垂,屈膝,跌倒,同时伴意识丧失。发作持续 1~3 秒,意识很快恢复,立即站立起来。有时连续发作数次。

(6)局限性运动性发作:表现为身体某一部分节律性抽动,如一侧上肢或一侧面肌抽动,也可先从某一局部开始,然后按照皮层运动区对肌肉神经支配的顺序扩展,如从一侧口角开始,依次扩展到手、臂、下肢。发作间期可能较长,意识不丧失。较长时间发作后,抽搐部位可有暂时性麻痹。

(7)局限性感觉性发作:发作时躯体感觉异常或特殊感觉(如视、听、嗅、味)异常,此型小儿罕见。

(8)局限性自主神经性发作:发作以自主神经症状为主,临床表现多种多样,但每个患儿的各次发作症状类似。可为内脏感觉(运动)异常,如腹痛、恶心、饥饿感、渴感、尿意、便意、呕吐、肠鸣、腹泻、呃逆、流涎等。也可为发作性头痛、头晕、耳鸣、眼花等,或为心血管、呼吸、体温调节异常。其中以头痛发作为主的又称头痛型癫痫,以腹痛发作为主的又称腹型癫痫,以呕吐发作为主的可表现为"再发性呕吐"。

(9)复杂部分性发作:发作时有精神意识改变,如感觉、情绪、行为、记忆、观念等障碍,意识处于朦胧状态,伴有自动症,为一系列无目的、不恰当而离奇的重复刻板运动,如咀嚼、眨眼、搓手、摸索、自言自语、漫游、狂跑等。发作后不能回忆。

发射性癫痫:是由于某种特异刺激而诱发的癫痫。如光、图形、色调等刺激引起的称视觉诱发性癫痫,在阅读、书写或讲话时出现的称语言诱发性癫痫,此外还有声源性癫痫及由于触觉、温度觉、深层位置感觉等刺激而诱发的癫痫。

癫痫持续状态:是持续性脑节律紊乱引起的长时间反复发作,持续 30 分钟以上。开始有短暂的强直期,然后为长时间反复的全身阵挛发作,发作间期意识不恢复。常见原因为长期服用抗癫痫药而突然停药、高热惊厥、缺氧、缺血、颅内感染、电解质紊乱等。

3.检查

(1)脑电图:癫痫患儿75%～79%有脑电图异常。但脑电图正常也不能排除癫痫。每例都要做脑电图。发作间期的异常放电可以确定癫痫发作的性质。发作间期的描记应包括清醒和睡眠的图形。脑电图和录像同时在屏幕上显示可供直接判断发作类型、放电起源部位及其扩散情况。

(2)影像学检查:包括CT、磁共振成像(MRI)、阳电子发射横层扫描(PET)和单光子发射断层扫描(SPECT)。结合脑电图分析有助于发现病因和病灶。

(3)脑脊液检查:癫痫持续状态,怀疑发病与颅内感染或出血有关时,应做脑脊液检查。

【治疗原则】

应整体治疗和综合治疗,以保证患儿的生活质量。发现和避免诱因(情绪、饮食、劳累、睡眠及声光刺激)。寻找病因,顽固性癫痫的手术治疗。抗癫痫药物治疗原则:①尽量早期治疗。②根据发作类型选药。③治疗先由一种药物开始。④从小量开始,及时调整药量。⑤服药要有规律。⑥疗程要长,停药过程要慢。一般主张发作停止以后继续服药2～4年,然后经过1～2年的减药过程。⑦注意药物不良反应。

【治疗方案】

1.推荐方案

(1)各型癫痫药物的选择:①大发作:在苯巴比妥(鲁米那)和苯妥英钠之间选一种,但苯妥英钠不良反应较大,不适用于婴幼儿。②失神小发作:首选乙琥胺。地西泮及丙戊酸钠的疗效也较好。有些病例单独应用苯巴比妥也有较好的控制作用。苯妥英钠有加重失神的倾向,应慎用。③复杂部分性发作:卡马西平(酰胺咪嗪)对此型疗效比较突出,可为首选。也可选用苯巴比妥、扑米酮(扑痫酮)或苯妥英钠。④肌阵挛及失张力性发作:首选硝西泮(硝基安定)或氯硝西泮(氯硝安定),自小量开始,无不良反应时,每4～5天加量1次,直到发作停止。必要时与苯巴比妥合用。⑤局限性运动性发作:选用药物与大发作相同。⑥婴儿痉挛症:首选皮质激素(促皮质素、肾上腺皮质类固醇)和氯硝西泮或硝西泮。⑦局限性自主神经性发作:首选苯妥英钠,或苯巴比妥、扑米酮。⑧混合型发作:需联合应用两种或更多药物。

(2)癫痫持续状态的治疗:①控制惊厥发作。地西泮:每次0.3～0.5mg/kg,幼儿每次不超过5mg,婴儿每次不超过2mg,缓慢静脉注射,每分钟不超过1mg,1～3分钟生效。苯巴比妥:用其钠盐每次5～10mg/kg,肌内注射。因注入后20～60分钟才能在脑内达到药物浓度高峰,宜在地西泮控制发作后作长效药使用。副醛:每次0.2ml/kg,每次不超过5ml,肌内注射。疗效好,较安全。但本药由呼吸道排出,有刺激性,小婴儿及有肺炎时慎用。此外,本药与塑料管可发生反应,产生毒性物质,故不宜用一次性注射器。硫喷妥钠:将0.25g用10ml注射用水稀释,按0.5mg/(kg·min)速度静脉缓慢注射,直至发作停止,剩余药液不再注入。最大剂量每次不超过5mg/kg。②维持正常生命功能,严密观察呼吸、循环、血压、体温,预防和控制并发症,及时处理脑水肿、酸中毒、呼吸循环衰竭和高热。③积极寻找原因,控制原发病。④对于所有癫痫持续状态的患儿,不论原来有无癫痫发作史,在本次癫痫控制后,都应口服抗癫痫药。在原发病消退以前,用量可稍大,数日后改维持量用1至数月,可避免近期内复发。

2.可选方案 外科治疗:手术指征是药物治疗无效,脑的局限病灶、发作频繁影响神经发育。手术方法是切除病灶或切断传播癫痫放电的神经纤维。

临床经验：

1.可与以下疾病鉴别

（1）晕厥：是一过性脑缺氧所致的暂时性意识障碍。学龄儿童多见。其发作性及反复性特征与癫痫相似。但发作前常有明显诱因，伴苍白、心悸、冷汗等自主神经症状及视物模糊、黑蒙等，发作时肌张力多低下。脑电图正常。

（2）偏头痛：是脑血管舒缩功能异常所致的功能性头痛。其发作性特点与癫痫相似，少数患者可伴有脑电图异常。但发作时间一般较长，大多为半小时以上，入睡后缓解，睡眠中很少发作。发作期脑电图无特异性改变或仅有散在痫样放电。服镇痛药可缓解症状。

2.癫痫的诊断主要依据发作时的症状和脑电图检查。由于癫痫具有发作性特点，对其症状的了解主要依靠询问病史。应尽可能详细地了解患儿发作的主要特征，如诱因、先兆、意识状况、主要症状、发作持续时间、发作后状态等。脑电图检查应包括清醒、睡眠记录，并进行进度换气、闪光刺激等诱发试验以提高阳性率。

3.诊断癫痫要尽可能明确两个问题，即发作类型和病因。发作类型的诊断主要依靠询问或观察发作时的临床表现及脑电图特征，如发作时意识不丧失则可肯定为部分性发作，反之则很可能为全身性发作；发作后出现一过性单侧或单个肢体无力，则考虑为部分性发作。病因诊断则依靠发作类型的判断、详细的病史、体检及必要的辅助检查。病因诊断应贯穿于癫痫病患儿的初诊及随诊的全过程中。选择合适的辅助检查，尽可能及时、准确地明确病因。以利于治疗和预后判断。

（二）中医

【病因病机】

先天因素常因胎元不实，元阴不足，或孕期失养，胎中受惊，致气血逆乱，后天因素包括颅脑损伤，积瘀伤络；时疫温毒，凌心犯脑；虫症入血，寄居脑窍；厥脱窒息，药物毒物，损伤脑窍；脑瘤内生，脑窍畸形，痰浊阻滞；惊恐伤肝、气逆动食伤脾，气机失调及各种原因造成的素体心脾肝肾亏损。

本病病位在脑窍，涉及心、肝、脾、肾四脏；性质为邪实正虚，邪实者，积痰为主，瘀血、逆气、郁火为之助虐；正虚者，因反复发作，致心、肝、脾、肾内亏、气血耗散，痰浊内生隐伏。发作期风痰上涌，瘀血停滞，邪阻心窍，内乱神明，外闭经络，故一时发作。因痰有聚散、气有逆顺、风有动静，故时发时止。休止期脏腑气阴亏虚，痰浊内生。久发不愈，脏腑愈虚，痰结愈深；痰浊不除，反复发作，乃成痼疾。

【辨证论治】

应分发作期与休止期辨证。

1.发作期

（1）痰痫

主症：突然抽搐，神志昏迷，可有跌仆，痰涎壅盛，喉间痰鸣，口吐白沫，发作后困倦多睡，舌苔厚腻，脉弦滑。

治法：涤痰开窍。

处方:涤痰汤。7剂,1剂/d,分2次煎服。组成:姜半夏、陈皮、茯苓、胆南星、石菖蒲、枳实、竹茹、郁金、天竺黄、全蝎、僵蚕。加减:失神者,加琥珀;胸闷不适者加全瓜蒌、薤白。

(2)风痫

主症:先有肢体强直,继而剧烈抽搐,昏仆倒地,不省人事,面色发青,牙关紧闭,口吐涎沫,或伴心烦易怒,多动不安,舌苔白腻,脉弦滑。

治法:熄风定痫。

处方:定痫丸。7剂,1剂/d,分2次煎服。组成:天麻、全蝎、川贝母、白僵蚕、丹参、钩藤、牡蛎、珍珠母、石菖蒲、远志。加减:颜面抽搐者加菊花、川芎、白芷;下肢抽动者,加白芍、木瓜、牛膝;烦躁不安者加栀子、黄连、竹叶;全身抽动者,加蜈蚣、白芍、甘草。

(3)惊痫

主症:病前受惊,常为诱因。恐怖惊叫,吐舌急啼,呼之不应,动作失主,两目上视,肢体抽动,面色乍红乍白,苔薄白,脉弦滑,指纹青。

治法:镇惊安神。

处方:镇惊丸。7剂,1剂/d,分2次煎服。组成:茯苓、麦冬、远志、石菖蒲、酸枣仁、珍珠母、胆南星、天竺黄、磁石、甘草。加减:口干欲饮,舌红少津,形体消瘦者,加生地黄、龟甲。

(4)瘀血痫

主症:多见于外伤或产伤史者,或颅内肿瘤,虫居脑窍。发作时头晕目眩,单侧或四肢抽搐,或口眼相引,肌肉抽动,或有肢体麻木,疼痛,剧烈头痛,恶心,呕吐,舌有瘀斑,脉细涩,指纹沉滞。

治法:活血化瘀,通窍定惊。

处方:通窍活血汤。7剂,1剂/d,分2次煎服。组成:丹参、川芎、桃仁、红花、当归、乳香、赤芍、全蝎、地龙、白僵蚕。加减:肌肤枯燥色紫者,加参三七、阿胶、丹参、五灵脂;大便秘结者,加麻仁、芦荟;血瘀伤阴者,加生地黄、白芍。

2.休止期

(1)脾虚痰盛

主症:面色无华,时感头晕,神疲乏力,胸闷痰多,食欲不振,大便溏薄,舌淡,苔白腻,脉濡滑。

治法:健脾助运。

处方:六君子汤。7剂,1剂/d,分2次煎服。组成:太子参、白术、茯苓、半夏、陈皮、扁豆、山药、远志、石菖蒲。加减:痰多者加胆南星、全瓜蒌;便溏者,加苍术、薏苡仁。

(2)肝肾阴虚

主症:面色晦暗,精神委靡,头晕目眩,两目干涩,耳轮不泽,健忘失眠,记忆减退,腰膝酸软,大便干燥,舌红,苔少,脉细数。

治法:滋补肝肾,填精补髓。

处方:大补元煎。7剂,1剂/d,分2次煎服。组成:熟地黄、山药、山茱萸、杜仲、枸杞子、当归、人参、龟甲胶、炙甘草。加减:心烦不安者,加竹叶、灯心草;大便干燥者,加何首乌、火麻仁。

【中成药处方】

1.紫金锭(即玉枢丹) 每次半片(0.25g),2 次/d。用于癫痫痰多者。组成:雄黄 3g,五倍子 90g,山慈菇 60g,红芽大戟 45g,千金子 30g,朱砂 15g,麝香 9g。功效:解毒辟秽,化痰开窍。

2.定痫丸 5g/次,3 次/d,疗程为 3 个月。组成:天麻 10g,川贝母 9g,法半夏 8g,茯苓10g,茯神 9g,胆南星 8g,石菖蒲 6g,全蝎(去尾)3.5g,僵蚕 6g,琥珀粉 1.5g,灯心草 2g,陈皮5g,远志(去心)6g,丹参 15g,麦冬 12g,朱砂粉(水飞)2g,竹沥(1 杯),姜汁(1 杯),用于癫痫。功效:涤痰熄风。

【其他疗法】

1.针灸疗法

(1)体针:下肢瘫痪,取环跳、髀关、伏兔、足三里;上肢瘫痪,取肩髃、曲池、外关、合谷;腰部软瘫,取肾俞、腰阳关;肘部拘急,取手三里、支正;足内翻,取绝骨,或昆仑,或承山外 1 寸;足外翻,取三阴交、太溪(或血海)、承山内 1 寸;足下垂,取解溪、商丘、丘墟;剪刀步态,取风市、阳陵泉、绝骨;智力低下,取百会、风池、四神聪。每日 1 次,1 个月为一疗程。

(2)耳穴:用王不留行子压于耳穴。取耳前交感、神门、脑干、皮质下、心、肝、肾、肾上腺、小肠、胃;耳背脊髓、上背、中背、下背。上肢软瘫加肩、肘、腕;下肢软瘫加髋、膝、踝关节。每次只贴一侧耳郭。隔日 1 次,1 个月为一疗程,每日按压 2~3 次,以患儿能忍受为度。

2.推拿疗法 患儿俯卧,沿脊椎方向从至阳到命门的督脉诸穴顺序点按,加力叩打;按、揉脊柱旁开一寸半的足太阳膀胱经诸俞穴。有补肾健脾、强筋壮骨的作用。

(三)中西医结合

【思路】

1.癫痫的治疗以中西医联合用药为佳。因本病疗程较长,西药服用日久,易影响肝肾功能,加用中药可协同西药控制病情,减轻西药不良反应,使治疗过程更为安全、稳妥。西医治疗主要据发作类型不同选用相应的抗癫痫药,如苯巴比妥、卡马西平、丙戊酸钠、硝西泮等。中药一般以豁痰息风,镇惊安神为主要治则。常用药有石菖蒲、远志、胆南星、天竺黄、半夏、钩藤、菊花、僵蚕、全蝎、茯苓等。此外,为保护肝肾功能,中药可加用郁金、当归、桑寄生、栀子等。西药减量时,则应重用钩藤、僵蚕、石菖蒲等熄风镇惊之品,以协同控制病情。

2.目前对癫痫持续状态仍以西药抢救为主。主要措施包括氧气吸入,给予止痉药物。用20%甘露醇和(或)地塞米松降颅压,维持水、电解质平衡等。近年来有人用中药石菖蒲提取物α-细辛醚,治疗癫痫持续状态,取得较好效果,且无西药镇静药对呼吸中枢抑制之弊端。有待进一步探讨。

3.对西药耐药及耐受能力差者,可以中药治疗为主。此时中药服药时间宜相对固定。一般 6~8 小时 1 次。用药疗程宜长,可参照西医抗癫痫药用药疗程。通常治疗初期可予汤剂,治标为主,以豁痰定痫为其原则,常选用半夏、陈皮、胆南星、钩藤、僵蚕、石菖蒲、远志之类。待病情控制后,可酌情改用散剂、丸剂。此期应注意加用健脾益肾之品,如黄芪、党参、枸杞子、紫河车粉之类,以图补虚断痫。

【处方】

1.处方一 癫痫Ⅰ号片,平素口服片剂,发作期则同时服汤药宁痫汤,3 个月为 1 个疗程,一般服用 2～3 个疗程。加服少量抗癫痫药。

癫痫 I 号片组成：生川乌、生半夏、生南星、生白附子、白芍、黑大豆、姜汁等，制成片剂，每片含生药 0.3g。

宁痫汤组成：桂枝、石菖蒲、姜半夏、胆南星、僵蚕、茯苓、黄芩、枳壳、木香、甘草。

2.处方二　顺气豁痰方，水煎服。1 剂/d，7 岁以下者用量酌减。3～6 个月后改为散剂，加服少量抗癫痫药。

顺气豁痰方组成：石菖蒲 10g，青果、半夏、胆南星各 9g，青礞石 15g，陈皮、枳壳、神曲各 6g，川芎 3g，沉香 2g。顺气豁痰，开窍醒神。用于痰浊迷窍。

（四）注意事项

1.癫痫的治疗应强调整体治疗和综合治疗的原则。要尽量发现和去除诱因，保证患儿的正常活动，帮助患儿及家长正确认识癫痫，使能主动配合治疗。

2.本病一旦诊断，就应尽早用药，特别是发作频繁或有过癫痫持续状态者更应如此，以避免发生惊厥性脑损伤。

3.根据发作类型选药，尽可能单药治疗。因联合用药常发生药物相互作用而影响疗效或增加不良反应。大多数患儿单药治疗即可获得满意疗效，又可最大限度地避免不良反应。

4.注意药物不良反应。由于大多数抗癫痫药具有抑制性、血象和肝功能异常等不良反应。故治疗开始时应先投以较小剂量、使患儿逐渐适应后再循序渐进地调整至治疗剂量，并应定期监测血象及肝功能。发现异常应暂缓增加剂量、给予对症治疗。不良反应严重或过敏者应换药或停药。

5.服药剂量及间隔要有规律。疗程要够，一般服至发作终止后 2～4 年。停药过程要慢，一般需缓慢减量，减停药物过程一般为半年至一年。

6.外科治疗因系有创性治疗，应严格掌握适应证。手术指征是：①规律药物治疗无效，局限性癫痫病灶，且切除后对患儿大脑重要功能无明显影响；②发作频繁，严重影响患儿正常生活及神经系统发育。

（胡　英）

第十节　　脑性瘫痪

脑性瘫痪是指出生前到出生后 1 个月各种原因所致的非进行性脑损伤。症状在婴儿期内出现，主要表现为中枢运动障碍及姿势异常，并伴智力低下、癫痫、行为异常或感觉知觉障碍。

本病属于小儿"五迟""五软"范畴，中医学认为本病的发生乃因先天胎禀不足，胎中受邪致产后肾元亏虚，风痰阻络而出现瘫痪、痴呆等症。

（一）西医

【诊断要点】

1.病史　出生前胚胎期脑发育畸形、母妊娠期因各种因素影响胎儿大脑发育、早产儿、过期产等；出生时脑缺氧、脑出血；产后新生儿高胆红素血症产生核黄疸及各种感染、外伤、血管意外、重症窒息等可致脑瘫。

2.症状

(1)痉挛型:最为常见,约占脑性瘫痪的 2/3,病变在锥体束,多为双侧性。早期表现为握持反射增强,肌肉张力增高,下肢内收肌尤为明显,双大腿外展困难,膝部屈曲不易伸直,腓肠肌收缩占优势以致跟腱挛缩。轻症病例仅下肢轻瘫,步态不稳,重者垂直抱起时两下肢伸直,内收并内旋,双腿交叉呈剪刀样,足跟悬空,足尖着地。按瘫痪部位的不同可分为四肢瘫痪、偏瘫(半侧肢体受累)、截瘫(下肢受累)、单瘫。

(2)锥体外系型:主要病变在锥体外系,常由核黄疸引起。表现为不自主、无规则和无目的的运动,常于睡眠时症状消失。儿童时期出现手足徐动和舞蹈样动作。

(3)共济失调型:较少见。表现为小脑受损症状,如眼球震颤,步态不稳,肌张力降低,腱反射不亢进。指鼻及指指试验阳性。

(4)混合型:以上二型或三型混合存在,提示病变广泛。以痉挛型和锥体外系型混合常见。

3.体征

(1)痉挛型:腱反射亢进。2 岁以后巴氏征阳性有助于诊断。

(2)锥体外系型:婴儿时期肌张力较低,儿童时期出现手足徐动和舞蹈样动作。

(3)共济失调型:较少见。可见肌张力降低,腱反射不亢进。指鼻及指指试验阳性。

4.检查

(1)头颅CT:可见大脑皮质萎缩,脑回变窄,脑沟增宽。

(2)脑电图如有癫痫样放电支持合并癫痫的诊断。

【治疗原则】

1.早期发现和早期治疗。

2.促进正常运动发育,抑制异常运动和姿势。

3.采取综合治疗手段:除针对运动障碍外,应同时控制其癫痫发作,以阻止脑损伤的加重。对同时存在的语言障碍、关节脱位、听力障碍等也需同时治疗。

4.医师指导和家庭训练相结合。

【治疗方案】

1.推荐方案

(1)功能训练:①体能运动训练:Vojta 和 Bobath,国内还采用上田法。②技能训练:训练上肢和手的精细运动。③语言训练:包括听力、发音、语言和咀嚼吞咽功能的协同纠正。

(2)矫形器应用:功能训练中,配合使用一些器具或辅助器械,有帮助矫正异常姿势,抑制异常反射的功效。

(3)手术治疗:主要用于痉挛型,目的是矫正畸形,恢复或改善肌力与肌张力的平衡。

(4)其他:如高压氧、水疗、电疗等,对功能训练起辅助作用。

2.可选方案 有癫痫者给予抗癫痫药,肌肉僵直、挛缩者给予减低肌张力药,手足徐动可试用小量苯海索,每次 0.5~1mg,每日 2 次,口服。谷氨酸、氨酪酸可长期服用,可促进运动与智力功能。

临床经验：

1.本病应当与以下疾病相鉴别。正常小儿的一过性运动发育落后：个别小儿运动发育如坐或走等暂时未达同龄正常水平，但这种落后只是暂时的，过一段时间后可达到正常水平。除一过性运动发育落后外，无其他异常表现，肌张力正常。

（1）进行性中枢性瘫痪：如遗传性痉挛性截瘫、脑白质营养不良、颅内及脊椎肿瘤等，这些疾病所致的中枢性瘫痪应和痉挛型脑瘫鉴别。由于此类疾病所致的瘫痪有进行性加重的特点，结合各自的临床特征，不难鉴别。

（2）锥体外系变性病：如苍白球黑质变性、震颤麻痹综合征等，应与手足徐动型或其他类型的以锥体外系症状为主的脑性瘫痪鉴别。但此类疾病起病一般较晚、病程呈进行性发展等特征与脑性瘫痪明显不同。

2.由于脑瘫患儿发现症状时，脑损伤的时间已经较久，故一般已无法进行病因治疗。对患儿进行治疗的主要目的是纠正运动障碍和姿势异常、尽可能恢复正常功能。促进正常运动和发育，提高患儿的生活质量。

3.早发现、早治疗是提高疗效的关键。如诊断较晚，则受累肢体多已遗留明显畸形，脑的代偿能力也有所下降，治疗效果多不理想。

4.对本症的治疗要有耐心和信心，要持之以恒。由于治疗开始时的病程大多已达数月甚至更久，矫治不可能迅速见效，不要因疗效欠佳而丧失信心。长期坚持，多能获得较好的疗效。

（二）中医

【病因病机】

中医学认为主要原因为先天因素，"脑为髓之海"，脑髓充实，方能职司神明。脾胃为气血生化之源，肝肾乃阴精储藏之所。胎儿在母体内因各种原因气血失于充养，可致髓海不足。或母病及子，先天不足，肾精无以生髓充脑。此外，血瘀、痰凝、脑络阻滞，均可致脑髓不满，失其所用。故脑性瘫痪主要病位在肝、脾、肾三脏。肝主筋，肝血不足，筋失所养，则筋强不柔、肢体强硬，张而不弛；脾主肉，脾气不足，肉失所养，则肌肉萎弱、肢体软瘫；肾主骨，肾精不足，则骨槁肢削、强直变形。故本病大多属虚证，若血瘀痰阻、脑窍闭塞，亦可见实证。

【辨证论治】

应辨明轻重虚实。轻者以肝脾病变为主，表现为筋脉强急，肌肉僵硬或缓纵，重者病在肝肾及心，表现为强直枯削，常伴智能障碍；二者成因为脑髓失充，皆为虚证，以补为主。若痰瘀阻滞者为实，表现为神志迷蒙，精明失用，治宜涤痰通络。

1.肝脾不足证

（1）主症：多卧少动，颈强不柔，抱起时两腿伸直、内旋，动作发育延迟，步态不稳，动作笨拙，多为硬瘫，即肢体张力增强，少数肢体弛缓不收，智力基本正常，面黄形瘦，舌淡，苔薄，脉细无力；指纹淡。

（2）治法：补益气血，柔肝健脾。

（3）处方：十全大补汤加减。7剂，每日1剂，分2次煎服。组成：黄芪、党参、茯苓、黄精、白术、白芍、川芎、当归、鸡血藤、桂枝、熟地黄。加减：食欲欠佳者，去黄精、当归、熟地黄、鸡血藤，加陈皮、焦山楂、鸡内金；多汗易感者，加防风、牡蛎；目涩不明者，加枸杞子、菊花、桑椹；肢体震颤者,加天麻、钩藤、白僵蚕;烦躁多啼者.加磁石、龙齿、琥珀。

2.肝肾亏虚证

(1)主症:肢体强硬,肌肉萎弱,手足震颤,步态不稳,动作不协调。常伴智能迟缓,有的合并癫痫,失语,或有失明失聪。少数患儿时作惊厥,角弓反张,四肢抽搐,舌淡,苔薄白,脉细软;指纹沉细。

(2)治法:滋养肝肾,填补阴精。

(3)处方:补肾地黄丸加减。7剂,每日1剂,分2次煎服。组成:熟地黄、茯苓、枸杞子、山茱萸、山药、菟丝子、杜仲、牡丹皮、牛膝、白芍、续断等。加减:精乏髓枯,加鹿角胶、龟甲胶;肌肉僵瘦者,加黄芪、党参、当归;伴有惊厥者,加全蝎、白僵蚕、乌梢蛇;失明者,加桑椹子;失听者,加磁石、女贞子;失语者,加远志、郁金、石菖蒲。

【中成药处方】

1.河车大造丸 1/3丸,口服,3次/d。组成:紫河车、熟地黄、天冬、麦冬、杜仲(盐炒)、牛膝(盐炒)、黄柏(盐炒)、龟甲(制)。功效:滋阴清热,补肾益肺,补养元气。

2.参茸固本丸 1/3丸,口服,3次/d。组成:人参、鹿茸、天冬、麦冬、生地黄、熟地黄。功效:生精添髓,壮筋健骨,大补气血,固本培元。

【其他疗法】

1.针灸疗法

(1)体针:下肢瘫痪,取环跳、髀关、伏兔、足三里;上肢瘫痪,取肩髃、曲池、外关、合谷;腰部软瘫,取肾俞、腰阳关;肘部拘急,取手三里,支正;足内翻,取绝骨或昆仑;足外翻,取三阴交、太溪(或血海);足下垂,取解溪、商丘、丘墟;剪刀步态,取风市、阳陵泉、绝骨;智力低下,取百会、风池、四神聪。每日1次,1个月为一疗程。

(2)耳穴:用王不留行子压于耳穴。取耳前交感、神门、脑干、皮质下、心、肝、肾、肾上腺、小肠、胃;耳背脊髓、上背、中背、下背。上肢软瘫加肩、肘、腕;下肢软瘫加髋、膝、踝关节。每次只贴一侧耳郭。隔日1次,1个月为一疗程,每日按压2～3次,以患儿能忍受为度。

2.推拿疗法 患儿俯卧,沿脊椎方向从至阳到命门的督脉诸穴顺序点按,加力叩打;按、揉脊柱旁开1.5寸的足太阳膀胱经诸腧穴。有补肾健脾、强筋壮骨的作用。

(三)中西医结合

【思路】

1.脑性瘫痪的治疗是一个长期、综合的过程,目前倾向以中西医结合的方法共同应用于临床。中医辨证应属肝肾阴亏,水不涵木,宗筋不利,治以大定风珠加减。常用药有龟甲、鳖甲、牡蛎、生地黄、玄参、白芍、阿胶等。若见有手足徐动,中医属血虚肝旺,治以天王补心丹加减。常用药为生地黄、党参、丹参、当归、茯苓、远志、五味子、珍珠母等。智力低下明显者,西药可用谷氨酸。γ-氨酪酸等促进组织代谢的药物,中药则应在辨证基础上加用远志、石菖蒲、郁金、紫河车粉等药,以醒脑益髓。

2.针刺和推拿是综合治疗的重要手段之一,对防止肌肉萎缩及促进瘫痪肌肉的功能恢复十分有益。因本病属慢性病,肌肉瘦弱失用,针感多较迟钝,故治疗宜多取穴,行针灸及推拿手法宜相对较重。临床尚可采用脑活素等药做穴位注射,以改善肌肉功能,促进疾病康复。

【处方】

1.处方一　五迟方,水煎每日 1 剂,分 2 次服,配合西药对症用药。

五迟方组成:鹿角 6g,枸杞子、熟地黄、茯苓各 10g,当归、白芍、山药、菟丝子各 10g,怀牛膝 6g。

2.处方二　西药采用低分子右旋糖酐、山莨菪碱、脑活素等静脉滴注,γ-氨酪酸、维生素类药口服,中医采用针刺疗法,包括头针和体针。头针,囟门未闭者用四神聪,余者按头针标准化方案选双侧顶旁 1 线及顶颞前斜线的上 1/5,以 45°快速进针,刺入帽状腱膜下,接治疗仪中等连续波,以患者能耐受为度,四神聪不通电。每次 30 分钟,每日 1 次。体针,先取肾俞、太溪,不留针,再取足三里、太冲、三阴交,行补法,留针 30 分钟。

3.处方三　西药给予口服谷氨酸、谷维素、维生素 B_6 等及对症用药。中医予以穴位注射、耳针、体针等方法。穴位注射取穴大椎、心俞、肾俞、阳陵泉、胆俞、脾俞、肝俞、命门,用 3% 或 5% 的当归注射液,每穴注射 0.5~1ml,每日 1 次。10~20 次为一疗程。休息 2~3 周后可重复进行,耳针取穴心点、脑点、皮质下、神门等。另可根据功能障碍和具体症状,配合体针改善病情,调整脑功能十分有益。

(四)注意事项

1.脑性瘫痪的诊断主要依据:①发病年龄早;②静止性病程;③主要表现为中枢性运动障碍和姿势异常。

2.对于临床表现不典型的小婴儿患者,不要急于做出诊断,应定期随访。以明确其是否真正的运动障碍。否则有可能将正常的一过性运动发育落后误诊为脑性瘫痪。另一方面,如病史相体征典型,则应尽早明确诊断,以利早期干预。

3.智力低下和癫痫是脑性瘫痪的常见合并症,但并非必须出现。三者是相互独立的疾病,不要将前二者视为后者诊断的必要条件。

4.脑性瘫痪的诊断缺乏特异性指标。其临床表现及某些阳性的辅助检查结果完全可能见于其他神经系统疾病。诊断时应先排除其他疾病,特别是神经系统进行性疾病,以免贻误诊断或治疗。

（胡　英）

第十一节　昏迷

昏迷是高度的意识障碍,是指处于对外界刺激无反应状态,而且不能被唤醒去认识自己或周围环境。具有下列特点:①觉醒过程障碍,以疼痛刺激或言语不能唤醒,没有意识活动;②意识内容障碍,没有正常的思维、知觉、情绪、行为、记忆、注意、理解及其他智能活动;③丧失已经掌握了的运用文字与言语的能力以及运用工具的能力;④不能认识自己,也不能认识周围的人物与环境。

一、昏迷的分类

昏迷的分类是依其意识障碍的程度,将昏迷分为浅昏迷、中度昏迷、深昏迷、过度昏迷和醒状昏迷五类。

1.浅昏迷　浅昏迷或称半昏迷,患者对外界的一般刺激无反应,但对强烈的痛觉刺激有反应。生理反射如咳嗽、吞咽、角膜及瞳孔对光反射仍存在。生命体征(呼吸、脉搏、血压等)无明显的异常改变。

2.中度昏迷　中度昏迷对疼痛、声音、光线等刺激均无反应,对强烈疼痛刺激的防御反射和生理反射(咳嗽、吞咽、角膜、瞳孔对光反射等)均减弱。生命体征出现轻度的异常改变,如血压波动、呼吸及脉搏欠规律等。直肠膀胱功能亦出现不同程度的功能障碍。

3.深昏迷　深昏迷对各种刺激包括强烈疼痛刺激的防御反射和所有的生理反射均消失。生命体征出现明显的异常改变,如血压下降、呼吸不规则,全身肌张力低下、松弛,大小便失禁或出现去脑强直状态。

4.过度昏迷　过度昏迷或称脑死亡,多是由深昏迷发展而来。全身肌张力低下,肌肉松弛,瞳孔散大,眼球固定,完全依靠人工呼吸及药物维持生命。

5.醒状昏迷　指意识内容丧失而觉醒状态存在的一类特殊类型的意识障碍。临床表现双眼睑开闭自如,双眼球及肢体均可有无目的的活动,不能说话,对外界各种刺激均无反应。大脑皮质下的多数功能和自主神经功能保存或病损后已恢复,临床常称此为假性昏迷。

患者呈睁眼昏迷或称觉醒昏迷,即患者能睁、闭双眼或凝视、无目的眼球活动,其表现貌似清醒。因双侧大脑皮质广泛性病损,故意识内容丧失(呼之不应、缺乏表情,思维、记忆、语言、情感等均出现障碍),但是由于中脑及脑桥上行网状激活系统未被损及,所以患者仍保持有觉醒与睡眠的周期规律。又因丘脑功能尚好,患者偶尔出现无意识自发性强笑或哭叫及痛、温觉刺激的原始反应。咀嚼和吞咽也是无意识动作。瞳孔对光反射、角膜反射、掌颌反射均较活跃,双侧巴彬斯基征阳性、吸吮反射及强握反射。患者双上肢呈屈曲状,双下肢强直性伸直,四肢肌张力增高,深反射亢进。

二、昏迷诊断程序及病因判断

当临床医师接诊昏迷患者后,在病情允许的情况下,可按以下程序操作,若病情紧急危重不可拘泥此程序。依其症状的具体情况重点询问和检查。

(一)询问病史

向患儿亲属或直接接触的人员询问:昏迷发生的急缓和持续时间的长短;昏迷前有无发热、偏瘫或瘫痪、抽搐和高血压等;既往有无类似发作或表现,以及心、脑、肝、肺、肾疾病史;有无颅脑外伤、剧毒药、有机磷农药接触史及吸毒史等。

(二)体格检查

1.一般检查　包括患儿外观情况,如皮肤颜色有无发绀、黄疸、皮疹和水泡等;体位是否强直状、痉挛状或抽搐发作；呼吸气味有无酒精味、烂苹果味、恶臭味或尿素味等。

2.内科系统检查　对各系统均要认真细致地进行检查，切忌只作某专科检查而忽视其他系统检查。

3.神经系统检查　对昏迷患儿重点检查项目。

(1)瞳孔检查：首先对比两眼瞳孔是否等大，如不等大，应结合临床和其他检查确定何侧为病变侧；瞳孔对光反应、会聚反射。仔细观察瞳孔的变化非常重要，特别是对怀疑颅内压增高或已有颅内压增高的昏迷患儿，尤应警惕脑疝的发生。

(2)眼底检查：通过窥视视网膜血管的情况可以间接了解颅内血管的改变；视神经盘的异常变化可知道颅内压增高的情况；视网膜出血或渗出、视网膜囊虫结节。结核结节等均有助于病因的判断。

(3)脑神经检查：除以上有关的颅神经检查外，由于患儿处于昏迷状态不能配合，仅能进行重点的颅神经检查，如眼睑闭合情况，双侧额纹、鼻唇沟是否对称，口角有无偏斜；瞳孔对光反应、面部痛觉的反应；咽反射、角膜反射等。

(4)肢体运动检查：肌张力的改变，一般颅脑急骤病损致昏迷时，肢体的肌张力初期均较低或呈软瘫状，此为锥体系休克状态，经一段时间，如病情缓解或稳定后肌张力逐渐增高，深反射亢进和踝、髌阵挛及病理反射阳性。与此同时可有肌力的异常改变，即偏瘫或四肢瘫等。扑翼震颤多见于肝昏迷。

(5)深浅感觉检查：由于患者昏迷只能进行感觉检查，其中主要是痛觉的检查，即当给予强疼痛刺激后是否有防御动作表现。借此亦可了解肢体瘫痪情况。

(6)脑膜刺激征：主要包括颈项强直、克匿格征、布鲁金斯基征阳性属脑膜刺激征。多见于颅内脑膜感染、蛛网膜下腔出血等。

(三)实验室检查

在询问病史及发病过程和体格检查的基础上，为了明确昏迷的病因，可进行一些必要的辅助检查。以下所列各项根据患者的病情和具体设备条件进行。

1.血液检查　包括血常规、电解质、血生化、血气分析、血流变学、血糖、尿素氮、血氨以及细菌培养等项检查。

2.脑脊液检查　若患者颅内压高或怀疑有颅内压高时尽量不做腰椎穿刺检查脑脊液，如必须做，应取慎重态度，由有经验的医师用细穿刺针操作，放脑脊液要缓慢，防止发生脑疝，留取脑脊液不宜过多，一般取 2～3ml 即可。脑脊液检查内容包括常规、生化、免疫球蛋白和细菌检查等。

3.主要脏器功能检查　包括脑、心、肾、肝、肺脏功能检查。脑电图、心电图、血清尿素氮、血氨、肌酐测定、CO_2 结合力、氧分压、血清总胆红素(TBIL)、丙氨酸氨基转移酶测定、白蛋白与球蛋白的比值等。

(四)颅脑影像学检查

影像学检查对颅脑疾病定位和定性均有很大的帮助。但是如果患者病情危重，不便于搬动或设备条件不具备，不要依赖某些特殊影像学检查，依现有的条件给予适当的处理。颅脑影像学检查包括：头颅正侧位 X 线平片，颅脑超声、数学减影脑血管造影(DAS)、颅脑 CT 与磁共振成像(MRI)等。

三、诊断

原发性颅内疾病所致昏迷的主要特点：①有神经定位体征；②肌张力与腱反射增高和/或姿态异常；③有病理反射；④有颅内高压症。全身性疾病引起的昏迷则多见：①无神经定位体征，偶或有多种多样难以定位的体征；②肌张力与腱反射减弱；③无颅内高压症或急性颅内高压症。通常根据病史、伴发症状、体征等可初步做出昏迷程度的评定和原发病的诊断。

四、昏迷的预后与脑死亡

小儿原发性昏迷以颅内压显著升高最为严重，继发性昏迷以脑缺氧及心血管循环中断过久所致之缺血性脑病多见。最简单的是以昏迷、呼吸中断、脑干反射消失作为脑死亡的三项基本指标。美国 Rowland 提出的指标是：①深度昏迷，外界刺激时缺乏任何言语性及目的性动作；②缺乏自发性呼吸达 30s 以上；③无脑干反射，角膜、瞳孔、呕吐、眼脑或眼前庭反射；④除外药物、低温或代谢原因所致之昏迷；⑤有关诊断与治疗的措施全都实行完毕；⑥上述表现发生后，继续观察 6～24h。近年来有学者提出听觉诱发电位即脑干听觉电位（AEP）消失作为判断"脑死亡"的实验指标之一。目前判断脑血循环停止最敏感和实用的方法是放射性核素扫描，若能测量颅内压（ICP、脑室内压）和平均动脉压（MAP）数值，可按 CPR（脑灌注压）＝MAP－ICP 这一公式，间接判断脑血循环是否中断，简单可行。

五、治疗

1.病因治疗　去除病因，制止病变的继续发展，通常是一切疾病治疗的根本。昏迷也不例外。不论是颅内疾患或是全身性疾病所致者，都应针对原发病进行治疗。

2.过度换气和高压氧疗法　①控制性过度换气疗法；②高压氧疗法。

3.低温疗法　该疗法可降低脑细胞的耗氧量及代谢率，提高对缺氧的耐受性。并且可降低脑血流量、减轻脑水肿、降低颅内压。此外，还有保护中枢神经系统的作用，即可防止或减轻脑损害后的反应性高热，使颅内出血者停止出血，还可延长高渗脱水剂的作用时间。主要采用头部降温（冰槽、冰帽或冰袋等）。在达不到要求时可加用体表和体内降温，以增强效果。

4.降低颅内压消除脑水肿的治疗　脑水肿是昏迷的重要病理基础，其后出现的颅内高压和脑疝形成，常为致死的原因。故消除脑水肿、降低颅内压是脑功能复苏的一个重要措施。概括起来，消除脑水肿、降低颅内压的方法，主要是减少脑容积、颅内血容量和脑脊液容量，以解除或最大限度地减轻脑损害，恢复其正常功能。

5.脑保护剂　近年来已发现巴比妥类、苯妥英钠、甘露醇、肾上腺皮质激素、依托咪酯、富马酸尼唑苯酮等对动物缺氧、缺血的脑细胞和脑水肿有保护作用，有些已用于临床并取得一定疗效。

巴比妥类最先用于临床，其主要作用为：①收缩脑血管，减少脑血容量（CBV）；②降低脑组织代谢率;③清除自由基,维护神经元膜的完整性以及与膜相连的酶;④抑制辅酶 Q 的释放,减少自由基的形成,从而防止脑缺氧病变的发生;⑤保持内皮细胞膜的完整,防止血管内血栓形成;⑥大剂量时可使血压下降,然而巴比妥诱导的昏迷,在临床上很难与脑水肿症状本身相鉴别,且易致低血压,若血压<7.98kPa(60mmHg)时,可减低 CPR 而加重脑水肿,且效果也不可靠。故只有在其他疗法难以控制颅内高压症时,才考虑使用大剂量,而且必须在充分监护下实行。

6.促进脑代谢和苏醒剂的应用　临床上主要用促进脑细胞代谢、改善脑功能的药物,称神经代谢调节剂或脑代谢活化剂。现主张早期应用。包括脑活素、胞磷胆碱、吡拉西坦、细胞色素 C、ATP、辅酶 A、左旋多巴、乙胺硫脲(克脑迷)、氯酯醒及其他如肌苷、谷氨酸、γ-氨酪酸及B 族维生素等药物。脑活素为无蛋白质的标准化器官特异性氨基酸混合物的水溶液,其中含有 85%游离氨基酸和 15%分子量在 1 万以下的低分子肽。具有:①透过血脑屏障,直接进入脑细胞中,作用于蛋白质并影响其呼吸链;②具有抗缺氧的能力;③使紊乱的葡萄糖转运工作正常化;④含有神经递质、肽类激素及辅酶的前体物;⑤激活腺苷酸环化酶及催化其他激素系统;⑥改善记忆。由于其不良反应小且耐受良好,被广泛用于治疗急、慢性脑功能紊乱及其后遗症。剂量与用法依年龄、体重及病情而定,儿童通常用 5ml 加入适量的生理盐水或 5%~10%葡萄糖液中静脉滴注,10d 为 1 个疗程。也可与低分子右旋糖酐、强心或循环系统药物合用。可反复用几个疗程。2ml 也可用于肌内注射。肾功能严重障碍者禁用,过敏体质者慎用。

7.其他对症治疗　昏迷时可能发生多种并发症,诸如水电解质紊乱、酸中毒、惊厥、椎体外系症状、循环障碍及呼吸衰竭等,均应及时做出相应治疗。

（张秀芳）

第十二节　急性感染性多发性神经根炎

急性感染性多发性神经根炎又称为 Guillain-Barre 综合征(GBS),是由空肠弯曲菌或病毒感染等诱发免疫功能紊乱而导致的神经根脱髓鞘病变。本病夏秋季多见,好发年龄为<10 岁儿童,以 4~6 岁儿童最多。

一、临床表现

病前 1~3 周往往有前驱感染史。绝大多数病例为急性起病,1~2 周内病情发展至高峰。主要表现如下。

1.运动障碍

常从下肢开始,然后向上发展。麻痹大多为对称性,远端重于近端,受累肢体腱反射减弱或消失并伴有肌肉萎缩。

2.感觉障碍

多不严重,一般只在发病初期时出现,主要为主观感觉障碍如痛、麻、痒等。

3.颅神经障碍

常为多种颅神经同时受累,也可见某一颅神经单独受累。

4.植物神经障碍

患儿常有出汗过多、皮肤潮红或发凉等表现,有时有心律不齐、心率增快、血压不稳或膀胱功能障碍等植物神经症状。

5.呼吸肌麻痹

呼吸肌麻痹可分为三度:①Ⅰ度:语音减弱,咳嗽力弱,无呼吸困难,呼吸频率稍快,胸廓上部运动有代偿性增强,哭闹或深呼吸时有矛盾呼吸,X线透视呼吸肌运动减弱;②Ⅱ度:语音低,咳嗽明显无力,轻度呼吸困难,呼吸肌运动减弱,稍深吸气可见腹膈矛盾呼吸,X线透视呼吸肌运动明显减弱;③Ⅲ度:语音低,咳嗽明显无力或不能咳嗽,重度呼吸困难,呼吸肌运动明显减弱,平静呼吸时可见腹膈矛盾呼吸,X线透视呼吸肌运动明显减弱,深吸气时膈肌下降小于1个肋间隙。

二、诊断

1.诊断依据

(1)发病前1~3周内有上呼吸道感染、肠道感染、不明原因发热、水痘、腮腺炎、疟疾、手术、外伤、淋雨受凉等。

(2)有对称性弛缓性瘫痪,多先影响下肢,可向上扩展,可引起呼吸肌和部分脑神经瘫痪,肌力明显下降,腱反射消失。患儿意识清楚,可有轻度对称性主观感觉障碍。

(3)脑脊液蛋白含量随病程逐渐增高,脑脊液细胞数正常,呈蛋白细胞分离现象,糖正常,涂片查细菌、细菌培养阴性。

(4)血清抗空肠弯曲菌 IgM 抗体阳性和抗 GM_1(单涎酸四己糖酰神经节苷脂)IgG 抗体增高。

(5)肌电图检查有运动神经传导速度减慢和肌肉动作电位下降或升高。

(6)排除脊髓灰质炎、急性脊髓炎等有弛缓性瘫痪的其他疾病。

具有上述第(1)~(3)、(6)项,伴或不伴第(5)项,可临床诊断为本病,如同时具有第(4)项可确诊本病。

2.鉴别诊断

(1)脊髓灰质炎:为无感觉障碍的弛缓性瘫痪。肢体近端较远端为重,与急性感染性多发性神经根炎鉴别的要点为不对称和多灶性的软瘫,早期脑脊液细胞数增多,血清学检查有脊髓灰质炎病毒特异性抗体 IgM。脑脊液、大便中可检出脊髓灰质炎病毒或其抗原。

(2)急性脊髓炎:最常发生在胸段脊髓,病变水平以下肢体运动和感觉均有障碍,病变水平以上运动感觉功能不受影响。起病前常有严重背部疼痛向四周放射,以后很快进展成弛缓性瘫痪,脊髓休克期后出现上运动神经元性瘫痪。有括约肌失控,可有尿潴留、大便失禁等表现。

(3)肉毒杆菌食物中毒:小婴儿进食受污染的蜂蜜、豆腐乳、豆瓣酱可发病,发病时意识清楚,但神经症状突出,有头痛、眼睑下垂、复视、瞳孔散大、吞咽困难、肌肉麻痹、影响呼吸肌时可有呼吸困难,无感觉障碍,脑脊液正常。

(4)脊髓肿瘤:开始为神经根性疼痛,以后有不对称性上运动神经元性瘫痪,可有感觉障碍及括约肌功能障碍,脑脊液蛋白升高。脊髓 MRI 可明确诊断。

(5)低血钾性周期性麻痹:弛缓性瘫痪,肢体近端重于远端,病程短,无感觉障碍,脑脊液正常,血钾降低,补钾后症状消失。

三、治疗

加强生命体征监护、精心护理,根据情况应用糖皮质激素和(或)免疫调剂剂治疗,必要时可进行机械通气,防治并发症。

1.一般治疗

保持呼吸道通畅,瘫痪者应定期翻身拍背吸痰,对痰液黏稠行气管切开者可向气管内注入生理盐水 10～20ml 稀释痰液,防止坠积性肺炎或压疮;保障足量水分、热量和电解质供应;吞咽困难者用鼻饲,以防吸入性肺炎;尽早对瘫痪肌群康复训练,保持肢体功能位,防止肌肉萎缩,促进恢复。应用抗生素防治感染。

2.药物治疗

(1)免疫调节剂治疗:大剂量丙种球蛋白缩短病程,并可抑制急性期患者病情进展,应尽早使用。通常 400mg/(kg·d),静脉滴注,连用 5d,也有按 2g/kg 一次负荷剂量静脉滴注者,有效者 24～48h 内可见病情不再进展,绝大多数患儿于数日至数周内康复,部分患儿易复发,重复以上疗程仍有效,以后每 2～4 周单剂免疫球蛋白静脉滴注 1/d。不良反应有药物疹、药物热等。但也有无效者。其总疗效与血浆置换相当。

胸腺素,轻者 3～6mg,重者 6～10mg,静脉滴注 1 次。1～2 周后改为肌内注射,每次 3～6mg,每日或隔日 1 次,1 月内停药。应用前需作皮试。

(2)糖皮质激素治疗:目前多数认为肾上腺皮质激素对本病治疗无效。

(3)自主神经功能障碍治疗:目前无特效治疗方法。持续高血压者可口服普萘洛尔,或小剂量苯巴比妥,或氨酰心安每日 1～2mg/kg 口服。心律失常时,若为室上性心律失常可应用毛花苷内,若为室性心律失常时可用利多卡因,剂量见"心律失常"一节等。

(4)营养神经药物:恢复期可应用神经生长因子、胞二磷胆碱、弥可保、1,6-二磷酸果糖、辅酶 Q、维生素 B_1、维生素 B_6、维生素 B_{12} 及 ATP 等药物,促进恢复病变神经功能。

3.其他治疗

(1)血浆置换疗法:可清除血浆中髓鞘性抗体、抗原-抗体复合物、炎症化学介质及补体等。早期用可缩短病程,减少并发症。由于需专用设备且价格昂贵,仅用于重症患者。每次更换血浆量 40～55ml/kg,1/d,连续 4d,以后次数视病情而定。

(2)呼吸肌麻痹治疗:当出现呼吸肌麻痹时可行气管插管或气管切开,给予呼吸机辅助呼吸治疗。

适应证:①Ⅲ度呼吸肌麻痹者;②Ⅱ度呼吸肌麻痹伴Ⅸ、Ⅹ颅神经麻痹致咽喉分泌物堆积者;③Ⅱ度呼吸肌麻痹伴肺炎、肺不张者;④暴发型,发病在 24～48h 内呼吸肌麻痹进入Ⅱ度呼吸肌麻痹者。

气管插管或切开后应用人工呼吸器的患儿一般采用间歇正压呼吸,无肺部炎症者气道压力 $10\sim15cmH_2O$,有肺炎、肺不张者压力$<30cmH_2O$。随着病情好转,平静呼吸时矛盾呼吸基本消失,肺部症状基本改善,可逐渐停用人工呼吸机。

拔管适应证:①患者有能力将痰液咳出,呼吸肌明显恢复,深吸气时无矛盾呼吸,肺部无并发症;②吞咽功能恢复;③血气正常;④观察 $1\sim2d$ 后无异常者可考虑拔管。

(3)康复治疗

恢复期治疗应进行肢体功能锻炼和针灸治疗,及时进行主动或被动功能锻炼,力争将后遗症减低到最低程度,尽可能完全恢复病变神经功能。

(张秀芳)

第十三节　暴发型流行性脑脊髓膜炎

暴发型流行性脑脊髓膜炎是小儿时期常见的危重症之一。临床具有起病急、病势凶猛、病情严重、治疗难度大,病死率高的特点。

一、临床表现

1.暴发型休克型

起病急骤,高热,寒颤,严重者体温不升,伴头痛、呕吐,短期内出现广泛皮肤黏膜瘀点或瘀斑,且迅速扩大融合成大片,伴中央坏死。随后出现面色苍白、四肢末端厥冷、唇指端发绀、皮肤呈花斑状,脉搏细数甚至触不到,血压测不到等周围循环衰竭症状。可伴有呼吸急促,少尿或无尿,甚至昏迷。易并发 DIC。但脑膜刺激征大多缺如,脑脊液大多澄清,细胞数正常或轻度升高。血培养脑膜炎双球菌多为阳性。

2.暴发型脑膜脑炎型

主要以脑膜及脑实质严重损害为特征。常于 $1\sim2d$ 出现严重中枢神经系统症状。患者有高热、头痛、呕吐,意识障碍加深,并迅速进入昏迷状态。可有反复惊厥,锥体束征阳性。也可有血压升高,心率减慢,瞳孔忽大忽小或一大一小。严重者可发生脑疝,常见的是枕骨大孔疝,表现为昏迷加深,瞳孔散大,肌张力增高,上肢多呈内旋,下肢呈伸直强直,并迅速出现呼吸衰竭,表现为呼吸速率和节律异常,可有抽泣样呼吸或呼吸暂停等异常呼吸。也可有天幕裂孔疝,表现为昏迷,同侧瞳孔散大及对光反射消失,眼球固定或外展,对侧肢体瘫痪。均可因呼吸衰竭而死亡。脑脊液中可检出细菌,预后不良。

3.混合型

兼有休克和脑膜脑炎症征,死亡率高。

二、诊断

暴发型流脑可根据流行地区、发病季节、临床症状和体征作出初步诊断。实验室有助于确诊。

1.病史

在冬春发病季节或有流脑接触史。临床出现高热、呕吐、惊厥及迅速发生的循环衰竭及（或）呼吸衰竭，应疑及暴发型流脑。

2.体征

瘀点或淤斑具有重要诊断价值，故查体时除注意脑膜刺激征和全身器官功能外，对皮肤黏膜淤点或淤斑必须作细致的全身检查。

3.实验室检查

(1)血象：白细胞显著增高，分类以中性粒细胞为主。

(2)瘀点涂片：在患儿淤点处酒精消毒后，以消毒针刺破淤点表面，挤出血液以玻片压成涂片，干燥后作革兰染色，找到病原菌可以确诊。近年来有学者作瘀点培养，阳性率亦较高。

(3)脑脊液检查：脑脊液压力增高，外观米汤样浑浊；细胞数增高，中性粒细胞为主；蛋白增高；糖量降低。脑脊液细菌培养和涂片检查阳性，有助于确诊。

(4)新鲜皮肤病损直接涂片：免疫荧光试验可早期测定患者血清或脑脊液中的抗原，阳性率较细菌培养高。

三、分型抢救

暴发型流脑病情凶险，抢救必须分秒必争。本病以往病死率高达 $50\%\sim70\%$，近年来国内采用分型抢救，综合治疗，病死率显著下降。

1.休克型

主要治疗措施是积极改善微循环，控制感染，抗休克及防治 DIC，早期应用肝素。

(1)抗体克治疗：暴发型流脑早期即可出现循环衰竭，应及时扩容，纠正酸中毒，解除微血管痉挛，保证脏器血液供应。

(2)血管活性药物应用：莨菪类药物具有调节微血管自律运动，解除微血管痉挛，降低周围血管阻力，增加回心血量和心输出量的作用，有利于改善组织灌流，使血压回升，纠正休克。在扩容纠酸的同时应用山莨菪碱和东莨菪碱静脉推注。山莨菪碱，早期每次 1mg/kg，晚期每次 2mg/kg，10～15min 给药 1 次。东莨菪碱，早期每次 0.03～0.05mg/kg，晚期每次 0.05～0.1mg/kg。血压稳定后 6～8h 停药。其他血管活性药物如多巴胺、多巴酚丁胺等也可以选择使用。根据国内各地经验，暴发型流脑、感染性休克，经解痉、输液、纠酸治疗后，病情不见改善，可用去甲肾上腺素 1mg 加于 10%葡萄糖液 100ml，静脉滴注，每分钟 8～12 滴，有助于提高血压，维持心脑血液供应。

(3)扩容与纠酸：快速输液选用低分子右旋糖酐或血浆，疏通微循环，降低周围血管阻力，提高血浆胶体渗透压,恢复组织灌注,剂量为 $10\sim20ml/kg$,$1/2\sim1h$ 内静脉快速输入,补充有效循环量,同时以 5％碳酸氢钠 $3\sim5ml/kg$ 纠正酸中毒。继续输液时,患儿病情变化复杂,液体张力视病情而定,并发脑水肿者,应及时加用脱水剂。酸中毒未纠正者,以血气分析结果为依据,继续使用 5％碳酸氢钠。并发心功能不全者,应给多巴酚丁胺、西地兰、地高辛等正性肌力药。液体总量约为 $30\sim60ml/kg$,在 $8\sim12h$ 内滴完。此期若休克纠正不理想,应注意 DIC 并发症。休克纠正后(面色红、四肢转暖、脉搏有力、血压回升),维持输液阶段的输液量为 $50\sim80ml/kg$,以含钾维持液为主,每日总量于 24h 内均匀滴入,维持生理需要。

合理的液体疗法非常重要。在输液过程中,血液动力学监护、中心静脉压(正常值 $6\sim8cmH_2O$)和肺动脉楔压(正常值 $8\sim12cmH_2O$)的测定能准确指导输液。中心静脉压和肺动脉楔压低于正常,提示血容量不足,应继续输液。中心静脉压超过 $12cmH_2O$ 时,说明输液过多,应限制或停止输液。

(4)其他措施包括:①保护心脏:休克过程中应随时注意心泵功能,预防心力衰竭,一般主张早用强心剂,快速输液后给西地兰($0.02\sim0.04mg/kg$)或地高辛,有利于改善微循环及增加心输出量;②激素的应用:大剂量激素具有阻断 α 受体、扩张血管、降低血管阻力、增加心排出量的作用,并能稳定溶酶体膜,防止心肌抑制因子的生成,维持细胞正常钠、钾泵功能,常用氢化可的松 $20\sim40mg/(kg\cdot d)$,地塞米松 $0.5\sim1mg/(kg\cdot d)$,休克控制后停用;③氧疗暴发型流脑重症休克患儿,均有低氧血症,早期给氧提高血氧分压及血氧饱和度有助于解除微血管痉挛,改善组织缺氧缺血。

(5)抗菌疗法:暴发型流脑败血症必须积极控制感染。首选青霉素 $200\sim400kU/(kg\cdot d)$,或氨苄西林 $100\sim200mg/(kg\cdot d)$ 与氯霉素合用,疗效较好。氯霉素有一定毒性,用量 $40\sim50mg/(kg\cdot d)$,疗程不宜超过 $3\sim7d$,并密切观察血象变化。此外,磺胺嘧啶 $100\sim150mg/(kg\cdot d)$,TMP $8\sim12mg/(kg\cdot d)$ 等均可配合使用。但磺胺嘧啶能引起结晶尿、血尿,用药期间须注意尿的改变,以免损害肾脏,口服时需加等量碳酸氢钠。病情严重患儿应及时选用抗菌谱广、抗菌活力强的第 3 代头孢菌素,首选头孢曲松钠,成年人和 12 岁以上儿童 $2\sim4g/(kg\cdot d)$,分 $1\sim2$ 次静滴,<12 岁儿童每天 $75\sim100mg/kg$,静脉滴注。

(6)弥散性血管内凝血(DIC):暴发型流脑败血症休克进展迅速,代谢性酸中毒加重微循环障碍及组织缺血缺氧,血管内皮细胞受损,血小板和红细胞聚集,破坏,促使 DIC 的发生。暴发型流脑出现 DIC 较早,并发率较高。临床表现发绀加重,血压急剧骤降,瘀点迅速蔓延,瘀斑成片,提示出现 DIC,应作相应凝血机制检查,如血小板 $<80\times10^9/L$,凝血酶原时间较正常 $>5s$ 以上,纤维蛋白原 $\leqslant160mg/dl$,鱼精蛋白副凝试验阳性即可确诊,应及时抗凝治疗。肝素对凝血各个环节均有抑制作用,早期高凝阶段疗效最佳。肝素剂量每次 $50\sim100U$,加 10％葡萄糖或低分子右旋糖酐 20ml,20min 内缓慢静脉注射,$4\sim6h$ 给药 1 次。低凝阶段加用 6-氨基己酸(每次 100mg/kg)及新鲜血治疗,效果较好。抗凝时若应用肝素过量,可引起出血加重,试管法凝血时间超过 30min,可给予鱼精蛋白中和,剂量每次 $0.5\sim1mg/kg$。

2.脑膜脑炎型

治疗的重点是在应用莨菪类药物,改善脑微循环障碍的同时,早期发现颅内压增高症状,及时应用脱水剂、降低颅内压、减轻脑水肿、防止脑疝和呼衰的发生。

（1）脱水疗法：脱水剂首选 20％甘露醇，该药作用快、无反跳。早期剂量每次 0.25～1g/kg，晚期颅内压增高并脑疝者则每次 1～2g/kg，于 30min 内静脉注射，4～6h 可重复使用，直至颅内压增高症状好转，逐渐减量或延长给药时间逐渐停药。两次脱水剂之间给利尿剂，呋塞米或利尿酸钠每次 0.5～1mg/kg，静脉滴注或肌注，可加强脱水作用。

（2）液体疗法：输液时应按又脱又补，脱补结合的原则进行，全日输液总量应适当控制使患儿保持轻度脱水状态，密切监护水电解质及酸碱平衡紊乱。酸中毒加重脑水肿，必须及时纠正。

（3）其他措施包括：①应用山莨菪碱或东莨菪碱改善脑微循环障碍，其剂量与休克型相同，必要时可 5～10min 给药 1 次，配合氧疗提高血氧含量，对缓解脑微血管痉挛有良好作用；②肾上腺皮质激素具有抗炎、减低脑毛细血管通透性、减轻脑水肿作用，应同时应用；③惊厥或反复惊厥者易产生脑缺血，缺氧常导致呼吸衰竭，必须立即控制，可用地西泮、硫喷妥钠、苯妥英钠及苯巴比妥，也可采用亚冬眠疗法；④脑疝形成伴呼吸衰竭者，应及时气管插管或气管切开，人工呼吸机辅助呼吸。

3.混合型

暴发型流脑主要死于休克及在休克基础上发生的混合型病例。治疗时应按休克和颅内压增高症状出现的先后，综合分析，抓住主要矛盾，采取综合措施。在应用山莨菪碱解痉药的基础上，如休克明显，则尽快补充血容量，纠正酸中毒，采取快补慢脱的液体疗法。如脑水肿症状突出，应采用脱水疗法控制液量，以快脱慢补方法为宜。如休克与脑水肿二者均较严重，输液以快脱快补为主。本型病情复杂，循环衰竭与颅内压增高现象在治疗中反复出现，常需数次脱补结合治疗，才能转危为安。

四、监护及对症处理

1.密切观察病情

暴发型流脑病情变化快，要求医护人员熟练掌握病情发展规律，善于观察面色、神志、血压、脉搏、呼吸节律和瞳孔改变的微细变化，做到正确、迅速诊断治疗，以提高治愈率。

2.对症处理

凡高热、烦躁者，应及时对症治疗。昏迷患儿应置于侧卧位并及时吸出口腔与气道分泌物，注意眼及口腔卫生，勤翻身预防压疮。尿潴留可以按摩法或放置导尿管排尿。抢救过程中保持静脉通畅。有大片瘀斑者，需加强皮肤护理，防止破溃感染。肝素抗凝治疗时，应准备鱼精蛋白，以便在出血时中和肝素。急性期给予补充静脉高营养液或输血、血浆，保证营养。

3.加强护理

病室应安静、空气新鲜。治疗应集中进行，保证患儿休息。恢复期宜供给高营养、易消化的流质或半流质饮食。

（张秀芳）

第十四节　进行性肌营养不良

进行性肌营养不良是一组遗传性骨骼肌变性疾病,临床表现为进行性肌无力和肌萎缩,最终完全丧失运动功能。肌营养不良主要分为 8 大类:假肥大型、Emery-DreiFuss 型、肢带型、面肩肱型、远端型、强直型、眼咽型和先天性肌营养不良。近年来随着分子生物学研究的不断深入,其中不少类型的基因已经定位,基因产物已经分离,进行基因诊断、基因携带者检出以及产前诊断已成为可能。尽管肌营养不良的研究有了很大的进展,但至今本病的主要治疗方法仍是支持和对症治疗,尚无提高患者肌力或者延缓肌无力进展的有效药物。

一、假肥大型肌营养不良

假肥大型肌营养不良包括 DMD 和 BMD 两型,是 X-染色体隐性遗传的等位基因病。患者绝大多数是男性,在男婴中的发病率约为 1/3500～1/30000 活男婴。

【发病机制】

应用分子生物学方法已将 DMD 的基因定位于 X 染色体 Xp21.1～Xp21.3,致病基因为 dystrophin 基因,它是至今发现的最大的人类基因,约 2000kb 以上,含有 79 个外显子编码,1 个 14kb 的转录区。研究表明 60%～70% 的 DMD 是由于基因缺失或重复突变所致。

基因缺失呈非随机性分布,主要发生在基因的中央区(80%),少数发生在 5′端(20%)。大的基因缺失常常开始于基因的 5′端,基因缺失造成开放的读码框的破坏,导致 DMD 表现。BMD 患者,缺失基因保持了翻译读码框,并能产生一个具有一半功能、长度缩短的蛋白质。"读码框"假说解释了 92% 的 DMD/BMD 患者不同的临床类型。

Dystrophin 是 dystrophin 糖蛋白复合物(DGC)的一部分,DGC 是膜相关蛋白的综合体,跨越肌纤维膜,连接细胞内的细胞骨架和细胞外的基质。Duchenne 肌营养不良患者,由于 dystrophin 的缺失导致 DGC 成分的减少,虽能正常合成但不能正确地装配和整合至肌纤维膜上。由此推测由于 DGC 的受损,引发一系列连锁反应,导致 DMD 的肌细胞坏死。Dystrophin 的缺乏使肌纤维膜下的细胞骨架和细胞外基质的联系受到破坏,造成肌纤维膜不稳定,膜撕裂,肌细胞坏死。

【病理改变】

各型有不同病理改变,在实验室检查中分别叙述。

【临床表现】

1.骨骼肌　DMD 患者儿童期发病,一般在 4～6 岁时走路易跌,奔跑困难,逐渐出现走路和上楼困难,下蹲站起困难。神经系统检查可见四肢肌力低下,肌肉萎缩,腱反射减弱。由于骨盆带肌肉无力而呈典型的鸭步,肩带肌肉萎缩无力形成翼状肩或游离肩,腹肌和髂腰肌的萎缩无力形成特征性的 Gowers 征。绝大多数患儿有腓肠肌假性肥大,少部分可见舌肌或三角肌假性肥大。

2.心脏　大多数 DMD 患者无心血管症状,只有在疾病晚期和反复感染的应激情况下才出现心力衰竭和心律失常,很少有明显的充血性心力衰竭。

3.胃肠道　胃肠道的平滑肌也可受累。急性胃扩张可导致死亡,死于此症的患者尸检显示胃的纵行肌外层有退行性改变。部分患者可有严重便秘。

4.神经系统　DMD 和 BMD 患者可有中枢神经系统功能障碍,尤其是智能迟缓,患者平均 IQ 在正常值的 1 个标准差以下。智能迟缓的神经病理机制目前尚未明确,是否由于 dystrophin 蛋白在肌肉和中枢神经系统都有表达有关、尚未肯定。有研究报道患者癫痫的发病率增高,尤其是 BMD 型。DMD 患者易出现情感/行为问题、认知功能下降及学习困难。

5.其他　Larson 等提出能行走的 DMD 患者的腰椎骨密度轻度降低,而不能行走的则明显降低。资料显示 44% 的患儿可出现骨折,44% 尚能行走的患儿骨折后,就不能再行走。

疾病的自然病程可以鉴别 DMD 和 BMD。BMD 的临床与 DMD 相似,但发病年龄稍晚,进展缓慢,病情较轻,预后较好,存活时间较长。

【诊断】

(一)典型的临床表现和特殊的遗传方式

是诊断的基础,但实验室检查是确定本病诊断的依据。

(二)实验室检查

1.血清生化检查肌酸磷酸激酶(CK)　明显升高,达 15000～20000IU/L,甚至更高。血清 CK 升高可出现于出生时,疾病后期略有降低。

2.肌电图　为肌源性改变,病变肌肉呈低电位,波形持续时间缩短,而多相波增高。

3.肌肉活体组织检查　特征性的病理改变有散在的退行性变和坏死肌纤维。随着时间的延长,出现肌内膜结缔组织增加以及肌纤维的丧失,脂肪组织的替代。

4.基因诊断　DMD 基因定位于 Xp21.1 或 21.3,基因编码的蛋白质为 dystrophin。对 DMD 的基因检测技术包括 DNA 印记法杂交、限制性片段长度多态性的连锁分析及缺失热点外显子的聚合酶链反应(PCR),进行 DMD 的基因诊断,但 DMD 基因庞大,自发突变率高,因此对于点突变型 DMD 的诊断尚缺乏系统的研究。

【治疗】

1.药物治疗　常用的药物有:维生素 E、肌苷、三磷酸腺苷以及中药等。利用肾上腺皮质激素和联苯双酯等可降低血清酶水平。有人用别嘌呤醇治疗本病,患者的临床症状有所好转,血清 CK 下降。有人提出早期给予乳酸钠,可增强患者的肌力。此外,用钙拮抗药维拉帕米治疗也有一定效果。但上述治疗只能延缓病情的发展,并不能根本治愈疾病。

2.支持治疗　为保持肌肉功能及预防挛缩,进行适度运动甚为重要,不宜久卧床上。对症治疗包括肌肉、关节被动运动和按摩,注意并防止并发症。

3.外科治疗　DMD 患者常发展为进行性脊柱侧弯,常需行脊柱后融合术。

4.基因治疗　DMD 基因治疗从质粒直接注射到应用不同类型的载体组装的 DMD 基因转染,在动物实验中取得了成功,在动物骨骼肌中 dystrophin 进行表达。加拿大学者开展了对 DMD 患者骨骼肌注射同种异体正常肌前体细胞的研究,并确认了供体来源的 dystrophin

表达。在寻找合适载体方面也进行了广泛研究,目前仍然在寻找最合适的载体,提高表达效率,克服免疫排斥反应,离临床应用尚有很大距离。

【预后】

DMD 预后不良,随着疾病的进展,出现关节挛缩,功能受限(尤其是踝、髋关节),脊柱侧弯较多见,一般在 12 岁左右发展为需依靠轮椅生活。大多于 20 岁左右因并发呼吸衰竭或心力衰竭而死亡。BMD 则预后良好,病程较长,通常可活至中年。

二、面肩肱型肌营养不良

面肩肱型肌营养不良(FSHD)是常染色体显性遗传病,发病率约为 1:20000。

【发病机制】

Wijmenga 等首先证实,FSHD 基因定位于 4 号染色体上,进一步的研究还表明定位于 4q35。1992 年,研究发现经 EcoR1 酶切后的片段中,用特异性探针(p13E-11)可检测到一个比正常人群短的 DNA 片段。这个短片段全长小于 35kb,而正常人群全长为 35～300kb。约 85%～95%临床诊断为 FSHD 患者(无论是家族性还是散发性),都证实有短片段存在。许多研究表明,4q35 区的缺失越大(形成的短片段越小),临床表现越严重。一般而言,散发性患者往往比家族性患者发病更早,短片段更短。虽然 4q35 短片段与 FSHD 的关系已明确,但精确的基因定位或这种缺陷影响的基因还未明确,缺失与疾病的确切关系至今未明。位置变异效应假说认为,此区域的串联重复序列缺失可能影响邻近基因(包括 FSHD 基因)的表达。一些 FSHD 患者在缺失位点邻近区域有重组现象,支持了以上假说。因此目前研究已转向确立 4 号染色体上邻近 FSHD 区域的基因及其特性。另外,一些 FSHD 的家族患者与 4 号染色体无关,这说明其具有遗传异质性。

【临床表现】

本病患者肌无力主要累及面肌及肩胛肌群。婴儿期至成年期的任何年龄阶段都可出现临床症状,常在 20～40 岁左右,婴儿期患者是这类疾病中最严重的一型。该病进展缓慢,许多患者在相当长的时间内可保持相对稳定。

面肌主要累及眼轮匝肌和口轮匝肌,常为非对称性,患者出现奇怪的扭曲笑容,口角处出现凹陷,无法撅嘴,面部表情抑郁、平淡。当要求患者吹口哨时,嘴唇常特征性地呈横向或水平位。患者不能完全闭紧眼睛,眼睑很容易睁开。受累的肩胛带肌肉包括背阔肌、斜方肌、菱形肌以及前锯肌。静止时,患者表现为斜肩姿势、肩膀前转和肩胛骨上升。前臂上移或外展时,肩胛骨常常向前外向转动。患者常常表现活动障碍,尤其是那些需应用肩胛肌肉的活动,如爬树、挥动高尔夫球棒以及投掷垒球等。约有 1/3 的患者无症状,仅能依据体格检查进行诊断。

腹壁肌肉在疾病早期即可受累,但往往到疾病晚期才引起注意。典型的表现是腹壁下部肌肉严重受累,引起腹部突出。90%的患者可出现 Beevor 征(患者在仰卧时屈曲颈部,脐部可向上,偶尔也会向下移动),它可作为可疑患者的一个早期表现,因为其他肌肉性疾病很少出现这种表现。大腿远端前群肌常常受累最早、最严重。典型的主诉包括行走时足部拖地,或明显的足下垂,导致频繁的摔倒或者行走不稳。少数情况下,患者可出现较严重的骨盆肢带肌无力,从而影响髋部屈肌和外展肌,造成早期相对较重的步态不稳。患者延髓肌、咽肌、眼外肌和呼吸肌一般不受累,吞咽功能不受影响。

患者通常没有明显肌肉外受累表现,但大量研究证实高频性耳聋以及视网膜血管异常在FSHD人群中的发病率正逐渐上升,但常无临床意义。许多研究发现 FSHD 患者有发生房性心律紊乱的倾向。

【诊断】

(一)典型的临床表现和家族史。

(二)实验室检查

主要实验室指标如下:

1.血清CK 约 75% 患者血清 CK 升高,但常常为中度升高。

2.肌电图 大多数患者临床受累的肌肉出现明显的多相低振幅短时相的动作单位电位。

3.肌肉活体组织检查 肌肉活体组织检查对于疑似 FSHD,尤其是家族史不确切的患者至关重要。常显示不同程度的改变,包括纤维直径的不同,出现角形纤维,典型的特征有中央核纤维、坏死纤维、再生纤维和肥大纤维,单核炎症细胞浸润,明显的脂肪浸润和结缔组织增殖等。

4.基因诊断 基因检测不失为一种有用的诊断手段。FSHD 的基因定位于 4q35,4q35 基因缺失具有较高的敏感性和特异性,通过检测可疑患者 4q35 短片段,基本可以作出诊断。尤其是那些散发型患者或临床表现不典型的患者。

【治疗】

目前尚无特殊的治疗,支持治疗是主要治疗手段。由于受累的肌肉不同,患者容易出现肩部、背部、腹部及腿部疼痛,通过保守治疗包括非甾体类抗炎药、适当的运动锻炼以及理疗可以缓解一些不适主诉。定做的塑料踝-足矫正器,可以减轻足下垂,并可明显稳定步态。伴有明显腹部或者下背部疼痛或者两者兼有的患者,可以使用定做的腰背紧身胸衣或腹带,为无力的腹部肌肉群提供支撑。

目前尚无药物可改善 FSHD 患者的肌力或延缓疾病的进展。曾有学者使用泼尼松治疗 8例 FSHD 患者,但结果显示并无多大益处。

【预后】

肌无力发展呈下降型,首先累及面部肌肉,然后下移至肩胛肌及肱肌,最后影响骨盆肢带肌,对患者的寿命无明显影响。

三、肢带型肌营养不良

最初的肢带型肌营养不良(LGMD)的分型由 Walton 及 Nattrass 于 1954 年确定。随着分子生物学的进展,LGMD 有了新的分类,主要分为两类:LGMD1 为常染色体显性遗传,LGMD2 为常染色体隐性遗传。

【临床表现】

所有类型患者都表现为肢带肌无力,而面肌、眼外肌及咽肌不受累。肌无力的程度个体差异很大。腓肠肌肥大是常染色体隐性遗传型的 LGMD 常见的表现。据报道 Calpain-3 缺乏患者(LGMD2A)有腓肠肌挛缩,造成足趾行走。在某些家系中,受累者可有近端肌群或远端肌群受累的表现。

患者智能往往正常。LGMD1B 可合并心肌病,62.5% 患者在 50 岁左右出现心脏传导系统紊乱,并造成心动过缓及晕厥,需要安装心脏起搏器,也可发生猝死。

【诊断】

(一)临床表现

肌无力与阳性家族史。

(二)实验室检查

1.血清 CK　血清 CK 可增高,常染色体隐性遗传型 LGMD 患者比显性遗传型增高更明显,但由于有重叠现象,因此不可能依靠 CK 水平作出诊断。

2.肌电图及肌肉活体组织检查　肌电图示肌源性损伤,肌肉活体组织检查为非特异性肌源性改变。

3.其他检查　如通过组织染色,以抗体检测肌聚糖复合物的成分,但缺乏特异性。

4.基因诊断　LGMDs 或为常染色体显性遗传(LGMD1A、1B 和 1C),或为常染色体隐性遗传(LGMD2A~H)。对 α-肌聚糖缺陷型研究较为深入,已确认了近 40 种不同的 α-肌聚糖基因突变,大多数定位于细胞外区域,特别是在 3 号外显子,发现了 12 种不同的基因突变,Arg77Cys 最为多见。在 β-肌聚糖缺陷型中,大多数被确认的基因突变发生于细胞外的外显子 3 和 4。γ-肌聚糖缺陷型中确定的基因突变则较少,而 δ-肌聚糖缺陷型只有 2 种基因突变,也位于细胞外。

【治疗】

各种维持功能的治疗措施均对 LGMD 患者有利,伸展训练可减轻挛缩,支架及脊柱侧弯手术均可适用,指征同 DMD 患者。行走困难者可以使用轮椅,在有些伴有危及生命的心肌病患者中,需安装心脏起搏器,甚至心脏移植以挽救生命。

基因治疗 LGMD 的方法很多,与 dystrophin 缺陷相比,本病基因治疗有潜在的优势,例如在肌聚糖病中,基因较小且较易转入载体,重组腺病毒载体(rAAV)系统由于其能在非分裂细胞中有效地、长期地表达,因此具有很大的优势。同时,rAAV 对宿主免疫系统无显著刺激。

【预后】

患者寿命不受影响。

四、先天性肌营养不良

目前有 3 种类型的基因缺陷已确立,它们是 Laminin-α₂ 链缺乏、α₇ 缺乏和 Fukuyama 肌营养不良。近年对 Lanumn-α₂ 链缺乏型 CMD、Fukuyama CMD、Walker-Warburg 综合征以及肌-眼-脑病研究较多。

1.Lanunin-α₂ 链缺乏型 CMD 此型是常染色体隐性遗传病。其基因定位于 6q22-23,称为 LAMA2 基因,在某些患者中已证实有该基因的特殊突变(点突变及小缺失)。

本病常于出生后或生后数周出现症状,表现为肌张力低下,运动发育迟缓,关节挛缩,少数患者可出现先天性髋脱位。可有面肌无力,而其他脑神经支配的肌群可以不受累。有些患者可有轻度的外周神经病变,表现为轻度感觉丧失,或者反射减弱。几乎一半患者出现严重的功能障碍,终身不能独立行走。

本病的另一个特征是脑白质髓鞘形成不足。有些患者除了有脑白质改变外,尚有皮质发育不良和小多脑回等病变。大多数患者无智能受损,只有少数患者出现癫痫或智能迟缓。

患者血清 CK 变化很大,病程早期 CK 水平趋于升高,可达正常值的 6~7 倍;病程晚期,血清 CK 逐渐下降,趋于正常。肌肉活体组织检查显示非特异性表现,为肌肉纤维数量改变、坏死,肌内膜、结缔组织和脂肪组织增生,通过免疫染色确定可对 Laminin-α₂ 链缺乏作特异性诊断。头颅 MRI 可见髓鞘形成不足。

2.Fukuyama 先天性肌营养不良(FCMD) 该病主要存在于日本,发病率为 7/10 万~12/10 万。FCMD 为常染色体隐性遗传,研究证实其基因定位于 9q31-33。引起 FCMD 的特异基因 Fukutin,为一个插入的逆转换成分。DNA 序列分析 3′-端非翻译区,长度为 3kb 衔接的重复序列。该基因 2 个独立的点突变已证实与 FCMD 的发病有关。

FCMD 的主要临床特征是严重中枢神经系统缺陷,眼部异常和肌肉病变。患者常于出生 6 个月出现症状,一般所能达到的最大运动功能是坐位移行,大多数 FCMD 患者无法独自行走,20 岁左右死亡。所有患者均有严重的智能迟缓,IQ 在 30~50 分,常发生惊厥。FCMD 的眼部病变相对轻微,包括中到高度近视,视网膜色素上皮斑点化及不同程度视神经萎缩。

患者血清 CK 增高;肌肉活体组织检查显示非特异性表现;头颅 MRI 显示大脑、小脑小多脑回改变,同时可有脑积水和髓鞘发育不全。

3.Walker-Warburg 综合征 本征为一组肌肉、眼和脑联合发育缺陷的疾病,至今基因缺陷尚未明确。

患者自出生后不久即表现肌无力及肌张力低下,呼吸困难。眼部畸形多样,角膜、虹膜、视网膜及视神经均可受累。严重智力迟缓及癫痫。患者终身不能行走,多于生后数月内死亡。血清 CK 增高;肌肉病理学检查非特异性肌纤维变性坏死,肌纤维膜和肌束膜增生;头部 MRI 显示脑回发育不良,脑室扩大,白质密度降低,小脑发育不良。

4.Santavuori 肌营养不良(肌-眼-脑病) 本病属常染色体隐性遗传病,多见于芬兰人。临床表现为肌张力低下,运动发育迟缓,但最终能站立和行走,约于 5 岁左右出现关节挛缩。严重智能发育迟缓。高度近视,视网膜发育不良,视力进行性减退。多于 6~16 岁死亡。血清 CK 增高;肌肉病理学检查示肌原性改变;脑组织形态学改变为小多脑回和脑回增厚。

(张秀芳)

第十五节　肝豆状核变性

　　肝豆状核变性是一种常染色体隐性遗传病。1912 年 Kinner Wilson 首次对本病的临床表现及病理解剖作了全面的描述,因而本病又称 Wilson 病(WD)。13 号染色体编码的铜转运 P 型 ATP 酶的缺乏或功能异常引起的铜代谢障碍,使铜在肝脏内逐渐蓄积,当铜超过了肝脏储存能力,随之铜释放入血,引起溶血及组织中铜的沉积,造成组织、器官中毒和功能异常。WD 儿童期的表现主要包括慢性肝炎、无症状性肝硬化或急性肝衰竭;青年期的表现以神经精神症状为主,包括肌张力障碍、震颤、性格改变及认知障碍。WD 的实验室诊断依据包括血清铜蓝蛋白和血铜氧化酶的降低、24 小时尿铜增加、肝铜含量增加以及 K-F 环阳性等。WD 的治疗包括螯合剂(青霉胺及曲恩汀)、锌剂、低铜饮食以及肝脏移植。随着 WD 的分子基因机制的不断阐明,基因治疗将是最彻底的治疗手段。

【流行病学】

　　WD 是一影响所有人种的常染色体隐性遗传性疾病,发病率约 1/30000,基因携带率约为 1/90,种族与地区差别不大,而近亲结婚者患病率明显增高。

【发病机制】

　　1985 年 Frydman 等将 WD 基因定位于 13q,Farrer 又将其定位于 13q14.3。1993 年 WD 基因被克隆,并显示能够编码大量阳离子转运 P 型 ATP 酶系列。

　　铜是人体重要的微量元素之一,通过胃肠道吸收和胆汁排出得以保持平衡。铜通过胃肠道吸收,并迅速在门脉系统中出现,与白蛋白及氨基酸结合。放射性铜研究表明,新吸收的单剂量铜可被肝脏迅速清除,在 24 小时内 10% 的铜以铜蓝蛋白的形式出现在血浆中。动力学研究表明,肝脏在调节铜转运至其他组织如骨骼肌和脑的过程中起关键作用,但其中的机制尚未明确。尽管已明确铜的沉积是由于肝细胞内的铜释放入血,而导致基底神经节特异性受损的机制至今未明。

　　肝脏是维持铜在体内平衡的核心器官,有强大的储存和分泌铜的能力。肝细胞是肝脏中吸收和蓄积铜的部位,并监测血浆中的铜,根据细胞内铜的浓度来调节铜分泌入胆汁。这种调节是通过铜转运 P 型 ATP 酶来完成的,ATP 酶在肝细胞中大量合成,并局限于滑面内质网。当肝细胞内的铜含量增加,ATP 酶便从滑面内质网移入小管膜附近的囊状腔隙。随着铜在囊状腔隙的蓄积,胞浆中铜的下降导致 ATP 酶的重新分布,重又进入滑面内质网,并将铜分泌入胆汁。这个独特的翻译后调控机制,为维持细胞内铜的自身稳定及保证多余的铜能够迅速排出提供了一个快速反应系统。

　　血浆铜蓝蛋白是一种单链糖蛋白,在体内含量较多,结合了血浆中 95% 以上的铜。它由肝细胞合成并分泌,是全蛋白,可与 6 个原子的铜结合,并将铜转运,最终排入胆汁。在 WD 患者中,由于铜进入腔隙的转运过程受损导致血浆铜蓝蛋白的下降。

　　WD 的发病及原发缺陷尚未阐明,曾有多种假说:①胃肠道铜吸收增多;②铜蓝蛋白合成障碍;③细胞内异常蛋白存在;④胆道排铜障碍;⑤溶酶体缺陷;⑥控制基因异常。有学者认为由于 WD 基因突变导致铜蓝蛋白的缺失或功能异常,最终引起肝细胞内铜自身稳定的破坏,大量铜蓄积于肝脏内,当达到一定程度后肝细胞受损,铜进入血中,造成溶血及组织中铜的蓄积,导致各组织器官的中毒,功能受损,出现各种临床症状。但尚有不能解释的地方:遗传性低铜蓝蛋白血症及部分 WD 患者的亲属长期血清铜蓝蛋白处于低水平,但无 WD 临床症状。国内学者的研究认为溶酶体在本病的发生、发展中占重要位置,并提示铜在细胞内分布形式与细胞病变密切相关。溶酶体无法容纳的过剩的铜经血液循环沉积在脑基底节、大脑、小脑、小脑齿状核、角膜后弹力层、近端肾小管及皮肤。

【病理】

神经病理检查显示铜在基底节区(尤其是尾状核及豆状核)广泛沉着,神经元丧失,基底神经节和皮质脱髓鞘变,伴有广泛的神经胶质细胞增生。肝损伤的所有阶段都可发生,伴有脂肪变性、铜颗粒、轻微炎症、Kupffer 细胞增大、结缔组织增生和淋巴细胞浸润。电镜下可见线粒体形状、大小不一,基质密度增加,内、外层膜分离和嵴间距增宽改变。在肝细胞中多囊泡状的圆形颗粒被认为是 WD 的特征性的改变,通过 X 线吸收分析,显示铜含量的增加。

【临床表现】

WD 的临床表现各异,大多数 WD 患者在疾病早期有神经精神症状或肝病的表现。在儿童,患者一旦出现不明原因的肝功能异常,临床医生需高度警惕是否有 WD 的可能。

1.肝脏损害　肝功能异常是儿童期 WD 最常见的表现,平均发病年龄在 10~13 岁。肝损伤可发生在神经系统症状出现前 10 年或更长时间。肝脏症状可表现为无症状仅血清转氨酶轻度增高,也可表现为急性肝炎、慢性肝炎以及肝硬化等。在特殊情况下,首发症状可为急性肝功能衰竭伴大量铜突然释放入血,引起溶血性贫血。突发这种急性肝脏变性的患者常提示存在病毒性疾病或有外界因素促使铜负荷过重使肝脏受损加剧。无论首发症状如何,几乎所有患者都有不同程度的肝硬化,这反映了机体对临床症状出现前的肝铜蓄积的一个应答。肝细胞癌变在 WD 中较为罕见。

2.神经系统损害　中枢神经系统损害仅次于肝脏,以基底神经节受损为主。大年龄儿童肝损不明显,主要以精神神经症状为主,但比例较成人少。早期症状主要为面部表情减少、震颤、肌张力障碍、吞咽困难、构音障碍、流涎以及舞蹈样动作。晚期有持久性、全身性扭转痉挛,病程进展较成年型明显加快。早期出现症状的患者中可通过 MRI 检测到脑结构的改变和铜的沉积,随着螯合剂的治疗可发生可逆性改变。

精神症状可单独发生或者与其他症状伴随出现。精神症状包括行为异常、人格改变、抑郁和认知障碍等精神分裂症状。随病情进展出现皮层下型特征的痴呆,精神迟钝和惰性,记忆力损害,注意力不集中均很显著。由于这些症状由铜沉积于中枢神经系统所致,因此我们必须对所有疑为 WD 的患者进行检查,早期诊断、早期治疗,从而使病情快速、全面恢复。

3.其他　除了常见的肝脏和神经系统表现外,任何器官铜的过量沉积,均可导致该脏器功能障碍。临床表现包括范可尼综合征伴氨基酸尿、肾结石、糖尿、蛋白尿、继发性骨质密度减低、角膜色素环(K-F 环)、心律失常、关节炎、横纹肌溶解、溶血性贫血、血小板减少、皮肤变黑、甲状腺功能减低、甲状旁腺功能减退和继发性闭经。随着螯合剂的早期应用,这些症状有可逆性的可能。

【诊断】

(一)临床表现

任何患者如仅出现血清转氨酶升高、原因不明的慢性肝炎,出现锥体外系症状,Coombs 试验阴性的溶血性贫血、肾小管功能不全、血尿或蛋白尿、代谢性骨病,或无法解释的精神症状包括突然行为改变等都应想到 WD 的诊断。本病患者肝损害和神经系统均非特异性,角膜 K-F 环为 WD 特异性体征,但早期缺乏完整的环。铜在脑内蓄积到一定程度出现症状时,在角膜上也有沉积。大多数有神经系统症状的儿童有 K-F 环,但以肝损为表现的儿童可以无 K-F 环。另外,K-F 环也见于其他肝病患儿,因此没有 K-F 环不能排除 WD,仅依靠 K-F 环不能确诊 WD。

(二)实验室检查

以下实验室检查可明确 WD 的诊断。

1.血清铜蓝蛋白及铜氧化酶 患者血清铜蓝蛋白降低或铜氧化酶活力下降。大多数患者血清铜蓝蛋白均低于 200mg/L(免疫扩散法)。血清铜蓝蛋白为一急性期蛋白的反应,因此 5% 的患者由于感染或炎症时,血清铜蓝蛋白可在正常范围内。另外在严重肝病、营养不良、肾病及 6 个月以内婴儿,其值可降低。

患者血清铜氧化酶低于 0.2 光密度。

2.血清铜和 24 小时尿铜 患者血清总铜量降低、24 小时尿铜排泄量增多。一般血清总铜量低于正常人的 $1/2$,24h 尿铜$>1.6\mu mol/24h$。但需排除肝脏阻塞性疾病。对可疑病例可用青霉胺,在治疗前后测 24h 尿铜作诊断性治疗,如口服青霉胺后 24h 尿铜增加至 $1000\mu g$ 即可诊断。

3.肝铜测定 测定肝铜需行肝活体组织检查,如肝铜含量$>250\mu g/g$ 干重,具有诊断意义。即使在无症状患者中肝铜含量通常也可升高。肝活体组织检查对临床症状不典型、其他检查不能确诊、症状出现前的患者,以及对 WD 患者家族成员的筛查有诊断意义。铜的沉积主要在门静脉区及纤维隔处,因此在进行诊断及治疗后随访时,要考虑铜分布的显著差异。另外,其他疾病也可导致肝铜含量增高,如慢性活动性肝炎、胆汁淤积性肝硬化及任何原因所致的长时间的肝外胆管阻塞的病人,但血浆铜蓝蛋白正常或增加可与 WD 相鉴别。

4.影像学检查 MRI 对 WD 的诊断优于 CT,测定 T_1 及 T_2 迟缓时间能反映 WD 治疗结果,判断症状改善或变化。MRI 改变呈双侧对称一致类型。异常信号多呈长 T_1、长 T_2 且分布广泛,对称出现。T_2 加权像低信号为本病较具特殊性的改变,其主要改变位于壳核及尾状核,其次为脑萎缩及皮质下白质损害,病变还见于顶盖、大脑导水管周围灰质、红核和小脑深部齿状核,且分布与某些神经体征有很好的相关性。

5.基因诊断 随着分子生物学的发展,基因诊断成为本病最可靠、最有前途的诊断方法。

20 世纪 80 年代应用探针确定 WD 的基因位点在 13 号染色体长臂 13q14-q21,此后经连锁分析,认为本病的基因位点 D13S13 远端 0.4cM,D13S59 近端 1.2cM 处,并提出 13q14.3 区的 D13S31 远端 0.4cM 和 D13S59 间长约 2cM 的 DNA 区是筛选 WD 后选基因的最佳片段处。

WD 基因的产物(ATP7B)是一种含有 1411 个氨基酸的铜转运 P 型 ATP 酶(即 WD 蛋

白）。WD 蛋白有 3 个功能区：第一区为金属离子结合区；第二区为功能区，WD 基因突变常涉及此区；第三区为跨膜区。

WD 患者的 DNA 分析显示也能有 500 多种突变形式，且大多数患者为复杂的杂合子，可能同时携带 2 种不同的突变形式，使 DNA 研究更为复杂。另外，WD 存在高度异质性，排除了大多数患者在 DNA 水平进行诊断的可能，但是在不同的人群中对常见的突变形式进行分析仍不失为一诊断手段。如 D73S296 在中国人群中是较理想的多态性标记，有一定的临床应用价值。①间接基因诊断：在有先证者的情况下，可采用多态标记连锁分析对家系中其他成员进行间接基因诊断。目前限制性片段长度多态性连锁分析（RFLP）已用于 WD 诊断、症状前诊断、产前诊断和携带者的检测。因此对常规检查不能确诊的患者可采用 RFLP，达到早期诊断的目的。保证 RFLP 准确有效的前提是家族中先有 WD 患者，家系中能提供组织标本成员的数量。②直接基因诊断：对临床可疑但家系中无先证者的患者，可直接监测 ATP7B 基因突变。本病的基因位于 13q14.3，我国 Wilson 病患者的 ATP7B 基因突变有 3 个突变热点，即 R778L、P992L 及 T935M，占所有突变的 60% 左右。

综上所述，结合家族史、临床表现及上述实验诊断方法可较准确地诊断 WD。

【治疗】

治疗的目的是重新维持肝内铜的自身稳定，降低组织内铜的含量，并解除铜的毒性作用。

（一）螯合剂

青霉胺可通过与铜螯合促进 WD 患儿尿铜排泄增加，并预防铜在症状前患者体内的蓄积。青霉胺治疗的试验性口服剂量开始一般为 15～25mg/（kg·d），如果能够耐受逐渐增大剂量至 40mg/（kg·d），每日分 4 次，饭前 2 小时口服，大多数患者在服药后 4 个月症状消失。但是由于螯合剂治疗后可引起体内铜的再分布，肝铜入脑，累及基底神经节，从而加重神经系统症状。因此，有报道 20% 有明显神经系统症状的 WD 患儿接受青霉胺治疗后反而神经系统症状加重。

一旦取得持续的临床症状改善，体内铜含量降低到一定程度（血清游离铜含量<10mg/dl，尿铜排泄<80mg/d），则给予常规治疗剂量的一半终身维持治疗。坚持服药至关重要，因为据报道突然停用青霉胺的患者会导致病情急剧恶化。

在应用青霉胺治疗的过程中，需定期监测尿常规和血常规，因为过敏反应如发热、皮疹、淋巴结病以及血恶液质等不良反应较为常见。此外，20%～25% 的 WD 患者服用青霉胺后可出现严重的不良反应如 SLE 和肾病综合征。一旦发生上述青霉胺诱发的自身免疫性病症，需立即停药，并改用曲恩汀（化学名为二盐酸三甲烯羟化四甲胺）。曲恩汀也是一种络合剂，可促进铜的排出，有时可作为伴有神经系统症状的 WD 患者的一线药物，对各型患者均有效，一般剂量为 40～50mg/（kg·d）。曲恩汀的不良反应小，主要毒性是骨髓抑制、肾毒性、皮肤黏膜病变及缺铁性贫血。某些患者应用后出现血浆铁浓度下降。

使用青霉胺同时加用维生素 B_6，可避免维生素 B_6 缺乏引起的癫痫发作，服用时加用左旋多巴疗效更好。

其他排铜药物：二巯基丙醇（因副作用大已少用）、二巯基丁二酸钠、二巯基丁二酸胶囊以及二巯基丙磺酸钠等重金属离子螯合剂。二巯基丙磺酸钠推荐用于有轻、中、重度肝损害和神经精神症状患者。

(二)锌剂

用于 WD 起始治疗和维持治疗,也用于不能耐受青霉胺患者的替代治疗和螯合剂治疗导致锌缺乏的补充治疗。锌剂的作用机制是使 WD 患者肠道内金属硫因(MT)合成增加,MT 对铜有高度亲和力,肠道内 MT 增加,阻止铜吸收入血。同时肠道上皮细胞更新加剧,细胞脱落,铜由粪便排出,逐渐形成一个慢性铜负平衡。锌剂安全有效、低毒,但起效慢。锌剂用法:$5\sim7.5\text{mg}/(\text{kg}\cdot\text{d})$,餐前 1 小时服用,与青霉胺间隔至少 1 小时。

(三)低铜饮食

在治疗初期,饮食中铜的含量应少于 1mg/d,之后随着症状的控制可以增加至 $1.0\sim1.5\text{mg/d}$。含铜量低的食物有精白米面、萝卜、藕、芹菜、小白菜、瘦猪肉、瘦鸡、瘦鸭、牛奶以及马铃薯等,牛奶不仅含铜量低,长期服用尚有轻度排铜作用。相反,铜含量高的食物有肥猪肉、动物内脏和小牛肉等肉类;蟹、虾、鱼和贝类等,黄豆、青豆和扁豆等豆类;花生、芝麻和胡桃等坚果类;蘑菇、牡蛎、蜈蚣以及全蝎等。这些含铜量高的食物应禁止食用。

(四)肝移植

患有进行肝衰竭、螯合剂治疗无效或由暴发性肝炎引起的急性肝衰竭患者,可考虑肝脏移植。肝脏移植可以在 6 个月内使铜的自身稳定达到正常水平,并能持续改善临床症状,包括神经和精神性疾病。由于肝细胞增殖能力有限,很难长时间维持其功能,同时存在的免疫排斥反应,尚需进一步研究。

(五)基因治疗

随着 WD 基因研究的进一步深入,基因治疗将为 WD 病的治疗开拓新的领域。然而,想通过此方法有效治疗 WD 病,尚需对基因产物的特征有更多的了解,尚需有更有效的方法将基因导入所有肝细胞内。

中华医学会神经病学分会帕金森病及运动障碍学组及中华医学会神经病学分会神经遗传病学组肝豆状核变性的诊断与治疗指南(2008 年):

1.推荐症状前患者的治疗以及治疗有效患者的维持治疗,可用络合剂和锌剂。

2.药物治疗的监测:开始用药后应检查肝肾功能、24 小时尿铜以及血尿常规等,前 3 个月每月复查一次,病情稳定后 3 个月检查一次。每 3~6 个月检查一次肝脾 B 超。

3.除严重肢体痉挛、畸形、严重构音障碍的脑型患者及对青霉胺过敏的患者慎用或不用外,其他类型患者均适用青霉胺。由于青霉胺疗效肯定、药源充足、价格低廉以及使用方便,目前在我国仍作为治疗本病的主要药物。

4.对症治疗:①静止性且幅度较小的震颤首选苯海索 1mg,每日 2 次,如症状缓解不明显,可加用复方多巴类制剂。意向性震颤且粗大震颤首选氯硝西泮 0.5mg,每日 1 次或 2 次。逐渐加量,不超过 2mg。②肌张力障碍,可选用苯海索。③舞蹈样动作和手足徐动症可选用地西泮,也可选用小量氟哌啶醇合用苯海索。扭转痉挛、强直或痉挛性斜颈为主者,除上述药物外,还可选用氯硝西泮或巴氯芬 5mg,每日 2 次开始,逐渐加至 10~20mg,每日 3 次。④精神症状可选用奋乃静或利培酮。合并严重肌张力增高者可选用氯氮平或奥氮平。⑤绝大多数患者需要长期护肝治疗。⑥白细胞和血小板减少:给予升白细胞药物,仍不能纠正时应减用或停用青霉胺,改用其他驱铜药物。如仍无效,可施行脾切除术。⑦暴发性肝功能衰竭:迅速清除体内沉积的铜(血液透析以及新鲜冰冻血浆进行血浆置换),尽快给予肝脏移植手术。

【预后】

早期治疗或病前患者可长期存活。

(张秀芳)

第十六节　颅内压增高症

一、正常颅内压

颅腔容纳着脑组织、血液和脑脊液。在颅缝闭合前,颅腔的容积随头围的增大而增加,在颅缝闭合以后,颅腔的容积是固定不变的。所谓颅压或脑压是指颅腔内容物对颅壁产生的压力。儿童的颅腔容积随年龄的增长而不同,成人的颅腔容积均为 1400～1500mL。血容量约占颅腔容积的 2%～11%,在正常状态下脑脊液的总量因年龄而异,在婴儿其总量为 40～60mL,在幼儿脑脊液总量为 60～100ml,在年长儿童为 80～120mL,在正常成人为 110～200mL,平均为 150mL,而在老年人因大脑皮质萎缩,其总量亦有所增加。脑脊液约有 3/4 位于蛛网膜下腔,而仅有 1/4 位于脑室系统中,具体分布如下:两侧脑室各为 10～15mL,第Ⅲ、Ⅳ脑室共 5～10ml,颅内蛛网膜下腔(包括各脑池)共为 25～30mL,脊髓蛛网膜下腔约 75mL。当一种或几种颅内容物的体积异常增加时,为了保持颅内压平衡,压缩性大的脑脊液或血液就要减少其在颅内的容量,这种代偿容积占颅腔容积的 8%～10%,当颅腔内容物异常增加超过此缓冲体积时,则引起颅内压增高的一系列病征。

由于颅内的脑脊液介于颅腔壁和脑组织之间,脑脊液的静水压就代表颅内压力。通常借助腰椎穿刺间接测得此压力,即在脑脊液循环通常的情况下,病儿取侧卧位,经腰椎穿刺所测得的脑脊液压力。成人和 14 岁以上少年的颅内压上限值为 2.0kPa(0.7～1.8kPa),儿童为 0.4～1.0kPa,婴幼儿为 0.2～0.8kPa,新生儿为 0.10～0.14kPa。低于或高于此值视为异常。儿童颅内压力超过 1.1kPa,14 岁以上和成人超过 2.0kPa,称为颅内压增高。后者颅内压增高诊断标准如下:2.0～2.6kPa 为轻度颅内压增高,2.7～5.3kPa 为中度颅内压增高,5.3kPa 以上为重度颅内压增高。颅内压可依靠监护装置测得,也可利用腰穿间接测定。头颅 X 线摄片所表现的颅质变薄、脑回压迹增加及蝶鞍骨质稀疏等也是颅内压增高的证据之一。

二、颅内压监测

利用一定的装置,对颅内压力进行持续的测量,可提供病程中颅内压力变动的直接情况,用于指导治疗,观察疗效和估计预后。国内于 1978 年首次实验报道,这种监测系统包括脑室监测、蛛网膜下腔监测、硬脑膜下监测及硬脑膜外监测等多种方法。其中脑室内监测被认为是一种较好的方法,操作简捷,能同时取脑脊液作化验检查,还可作脑室引流降低颅内压。近年来研究表明,引流出脑室内的脑脊液、降低压力后,可促使脑实质水肿区的细胞外液渗入到脑室,故持续的脑室引流对于降低颅内压力甚为有效。一般认为脑室内压在 $0.01\sim1.47kPa$ 为正常,$1.57\sim1.96kPa$ 为轻度增高,$2.06\sim3.92kPa$ 为中度增高,超过 $3.92kPa$ 为重度增高。脑室引流须密闭式,要特别注意预防感染。

三、颅内压增高的病因诊断

通过正确而详细地询问病史和体格检查,可以确定颅内压增高。为诊断致病原因,可选择施行腰椎穿刺、脑脊液化验、头颅摄片、脑血管造影、脑室造影、气脑造影及静脉窦造影等。还有超声波探测、脑电图检查、同位素扫描、CT 和 MRI 检查等。

(一)脑脊液量增加或循环障碍

1.脑脊液生成过多　发生于急性或慢性维生素 A 过多或缺乏症,如婴幼儿脑室脉络丛乳头状瘤或增生,以及各种类型的脑膜炎,尤其是脑蛛网膜的炎症,脑脊液生成过多可致颅内压增高。

2.脑脊液吸收障碍　见于外伤后出血引起红细胞阻塞蛛网膜颗粒,外伤或炎症等病变引起颅内静脉窦血栓形成等。

3.脑脊液循环通路受阻　脑脊液循环通路的发育异常,如导水管畸形,引起婴幼儿梗阻性脑积水;颅底凹陷症或小脑扁桃体下疝畸形,可因压迫或形成蛛网膜粘连而导致脑积水;外伤、炎症和脑寄生虫引起颅底和脑池内血块或炎症物质沉积以及蛛网膜粘连;颅内占位病变,如脑脓肿、颅内血肿、脑肿瘤或脑寄生虫等直接压迫脑脊液通路。

(二)颅内血容量增加

当呼吸道梗阻或呼吸中枢衰竭时,二氧化碳蓄积引起碳酸血症,可导致脑血管扩张,丘脑下部、蝶鞍区及脑干附近的手术,因刺激植物神经中枢或血管运动中枢,也可引起急性脑血管扩张。脑血管扩张,血容量急剧增加,发生颅内压增高。严重的肺水肿及右心功能不全,使脑静脉压升高,导致颅内压增高。

(三)脑组织体积增加

脑水肿是颅内压增高的主要原因之一。脑水肿的病因如下:

1.颅内血肿、脑挫裂伤、脑脓肿、脑肿瘤及脑血管病变者,均可促使脑毛细血管通透性增加,造成大量水分潴留在以白质为主的细胞间隙,形成所谓血管源型脑水肿。

2.脑缺血、缺氧和中毒,可形成细胞毒型脑水肿。此时脑细胞代谢功能发生障碍,钠离子和水分潴留在神经和胶质细胞内。

3.交通性和阻塞性脑积水以及某些良性颅内压增高的病儿,由于脑脊液分泌、吸收功能失调,以及脑脊液循环障碍,造成脑室周围神经白质肿胀或脑脊液渗出,此情况多见于急性脑积水患儿。

(四)颅内占位性病变

如脑肿瘤、颅内血肿、脑脓肿及脑寄生虫病等发展到一定程度,不仅病变本身占据颅内空间,还可引起周围脑组织水肿,脑脊液循环通路及血液循环障碍,导致颅内压增高。

四、颅内压增高的临床表现

（一）头痛

具有头痛症状的约占颅内压增高者的90%，由于颅内压增高导致硬脑膜、血管及神经等组织被挤压、牵拉或直接刺激所致。头痛常是颅内压增高唯一的早期症状，随着病情发展而逐渐加重。但当患儿双目失明后头痛常减轻或消失。头痛的特点是夜间或清晨加剧，咳嗽用力时亦加重。严重时伴有恶心和呕吐。夜间头痛加重的原因与睡眠时颅内静脉瘀血和气体交换量减少有关，小儿可因颅内压增高发生颅缝分离，头痛多不严重。颅内肿瘤的头痛部位常有规律性，幕上肿瘤的早期，头痛的部位常与肿瘤的位置一致；而在疾病发展导致颅内压明显增高时，头痛虽然仍以额颞部为重，但部位常较弥散，无定位意义。幕下肿瘤的疼痛主要位于枕项部，常伴有强迫头位。

（二）呕吐

呕吐也是颅内压增高的主要症状之一。一般于清晨较严重，常在剧烈头痛时发生。呕吐是小儿患者颅内压增高初期最常见症状。呕吐是由于颅内高压刺激第四脑室底部的呕吐中枢，也可能为后颅窝肿瘤直接或间接压迫呕吐中枢或迷走神经所致。

（三）视乳头水肿

视乳头水肿的早期表现为视网膜静脉瘀血，乳头筛板消失，继而发生乳头周围渗出、水肿，出血及乳突隆起；晚期则出现继发性视神经乳头萎缩。视乳头水肿颅内压增高的重要客观征象，但无视乳突水肿并不能排除颅内压增高，视乳头水肿的早期及以后相当长一段时期内可不影响视力。但若出现阵发性黑朦后，则视力将迅速下降。一旦出现失明，尽管解除原发性疾病，视力也难以恢复。

五、颅内压增高的处理原则

（一）非手术处理

1.脱水疗法　为降低颅内压最方便而有效的方法，常用静脉滴注20%甘露醇、50%高渗糖、口服10%甘油或氨苯喋啶等。20%甘露醇每次0.5～1g/kg，每日2～4次。如同速尿一起应用，效果更好。

2.保持呼吸道通畅　吸氧或含二氧化碳的混合气体。

3.限制液体入量或减慢输液速度　参考尿量的多少，急性期时，水分按生理需要量的75%，钠盐按生理需要量的50%补给，以预防和减轻脑水肿的发生。

4.肾上腺皮质激素　常用地塞米松或氢化可的松，一般应用5～7天。

5.其他　如服用苯巴比妥，纠正水、电解质紊乱和酸碱失衡及冬眠低温疗法等。

（二）手术处理

1.病因治疗　如清除颅内血肿，切除颅内肿瘤及脓肿，控制颅内感染，剥离蛛网膜粘连及切除蛛网膜囊肿等。

2.减压手术　包括常用的去骨瓣减压术,颞肌下减压术等,利用减压术可缓解颅内压增高。

3.分流术　对于脑积水施行分流术,可暂时或永久解除颅内压增高,常用的方法有脑池-枕大池分流术、脑室-腹腔分流术、脑室-心房分流术、脊髓蛛网膜下腔-腹腔或肾脂肪囊分流术。

4.脑室持续引流术　可暂时降低颅内压,减小血性脑脊液的刺激作用,可用于手术前或手术后。

（顾　涛）

第十七节　脑水肿

一、脑水肿的概念

脑水肿是脑实质蓄积过多液体,导致脑体积和重量的增加。根据水肿累及的范围分为局限性脑水肿和弥散性脑水肿。按病理形态又分为脑水肿和脑肿胀两类。前者为血脑屏障破坏,液体呈游离,蓄聚在细胞外、血管周围,又称为细胞外水肿,脑切面上湿润而软、多在白质内。脑肿胀为液体呈结合状态,过多蓄聚在细胞内,又称为细胞内水肿。目前随着临床和实验研究的进展,又将脑水肿分为血管源性、细胞毒性、渗压性、间质性水肿4类。

（一）血管源性脑水肿

多见于脑瘤、外伤及炎症等,由病灶区扩张而来。特点为以白质内为主,主要有星形细胞的改变、血脑屏障破坏,血管通透性增加,水、钠及氯离子含量均增加等。

（二）细胞毒性脑水肿

多为各种原因引起的脑缺氧和中毒等所致,特点为液体过多蓄积在细胞内,血脑屏障相对完好,无血管损伤,蛋白、钠及氯离子含量不增加。

（三）渗压性脑水肿

为细胞外液低渗透压引起,如急性水中毒、低钠血糖症及糖尿病酸中毒的治疗过程中血浆渗透压急剧降低所致。特点为液体过多蓄积在胶质细胞内,灰质白质均有水肿,血脑屏障正常。

（四）间质性脑水肿

多见于阻塞性脑积水,又称脑积水性脑水肿,特点为因颅内压增高,脑脊液溢出脑室,挤入脑室周围白质中,白质中液体静水压增高,水和钠离子增加,蛋白及类脂含量减少。但白质萎缩,体积变小,脑功能损伤轻微为其特征。

脑水肿发生的时间一般在脑损伤后(脑挫裂伤、脑内血肿及脑手术后)3～4天达高峰,1～2周后消退;个别可在数小时后发生,持续时间可达数周之久。

二、脑水肿的发病机制

脑水肿的发病机制多随类型而异。近年来许多学者从血脑屏障改变、脑微循环障碍、脑细胞代谢障碍及颅内静脉压力升高等方面进行研究,寻找出它们相互之间的关系。

三、脑水肿的诊断

诊断脑水肿,CT 比较迅速和准确,可显示脑水肿区域呈低密度区,对局限性脑水肿易同原发病灶(如脑瘤、血肿等)相区别,还可显示脑萎缩的程度和脑室扩大的程度,动态观察可了解病灶周围水肿的扩散和消退的过程。因此对指导治疗有重大的参考价值。

四、脑水肿的治疗原则

(一)保守治疗

1.去除病因　根据脑水肿发生的原因,针对病因彻底治疗是脑水肿治疗的一项根本的治疗措施。

2.抗脑水肿治疗　如脱水疗法、肾上腺皮质激素应用、吸氧疗法、低温疗法、改善脑循环和促进脑细胞代谢的药物疗法等。

另外,限制液体摄入量和避免大量快速输液,在脑水肿最初几天,应保持轻度的脱水状态,使摄入量少于排出量。小儿按每公斤体重每天 30~60mL 计算。输液的速度控制在每分钟 10~15 滴。

(二)外科治疗

1.手术切除原发病灶。

2.腰椎穿刺引流术　常用,简便易行,特别是脑手术后应作为治疗脑水肿的首要措施,但未经手术者有一定的危险性,可能诱发脑疝,故应慎重。一般须经重复穿刺,每次放出液量 5~10ml,放液后再测脑压应不低于放液前的一半。腰穿次数应根据脑脊液变清亮,2 次测压力正常为止。对脑挫裂伤和蛛网膜下腔出血(排除血肿者),重复腰穿次数和放液量与脑部手术相同。对良性颅内压增高,引流脑脊液有直接降低颅内压力的作用,每次放液 5~15mL,使颅压力低于 1.1kPa 为止,每 3 日 1 次,直到 2 次测压力低于 1.1kPa 为止。

3.脑室穿刺引流术　适用于脑肿瘤,特别是后颅窝肿瘤等占位性病变引起的脑水肿、颅内压增高症、各种原因所致的脑疝,婴幼儿脑积水,脑手术后及脊膜膨出修补术并发急性脑水肿等。通常在脑部手术前选择额前部椎孔(或钻孔)为穿刺点,婴幼儿前囟未闭合者则可直接穿刺。

4.减压手术　常见的脑减压手术有去大骨瓣减压术、骨窗减压术、颞肌下减压术及枕肌下减压术等,硬脑膜均不缝合予以敞开,称为外减压术。若手术中已清除病灶,脑组织仍从刀口处膨出,单凭外减压性手术达不到充分减压的目的,而需要切除额极、颞极或切除已侵犯或受损的脑组织,即内减压术。外减压术或内减压术或两者联合实施,是防治脑水肿的一项重要措施。

5.脑脊液分流术　是治疗婴幼儿脑积水的一项重要措施,也是防治脑肿瘤(特别是脑室肿瘤及后颅窝肿瘤)引起颅内压增高、脑水肿的一种主要方法。主要有脑室-枕大池、脑室-脊髓蛛网膜下腔、脑室-腹腔、脑室-心房及脑室-肾囊及输尿管等术式。

(顾　涛)

第十三章　心理行为障碍性疾病

第一节　儿童孤独症

【病因】

具体病因未明,研究发现可能与遗传及环境因素有关。

【临床表现】

1.社会交往障碍　患儿在社会交往方面存在质的缺陷。在婴儿期,患儿回避目光接触,对声音缺乏兴趣和反应,不愿与人贴近。在幼儿期,患儿仍回避目光,呼之不应,对父母无依恋表现,缺乏与人玩耍的兴趣,不能与同龄儿童建立伙伴关系,不会与他人分享快乐或寻求安慰。学龄期后,随着年龄增长,病情有所改善,但仍明显缺乏主动与人交往的兴趣和行为,对社交常情缺乏理解,对他人情绪缺乏反应,不能根据社交场合调整自己的行为。成年后,患儿仍缺乏交往的兴趣和社交的技能。

2.交流障碍

(1)非言语交流障碍:患儿常以哭或尖叫表示他们的不舒适或需要。稍大的患儿可能会拉着大人手走向他想要的东西,缺乏相应的面部表情或表情漠然,很少用动作来表达自己的意愿。

(2)言语交流障碍:患儿言语方面存在明显障碍,包括①语言理解力不同程度受损;②言语发育迟缓或不发育;③言语形式及内容异常;④言语运用能力受损。

3.兴趣狭窄及刻板重复的行为方式　患儿对一般儿童所喜爱的玩具和游戏缺乏兴趣,而对一些通常不作为玩具的物品却特别感兴趣,患儿行为方式也常很刻板,并常会出现刻板重复的动作和奇特怪异的行为。

4.其他症状　约3/4该症患儿存在精神发育迟缓。1/4~1/3患儿合并癫痫。部分患儿在智力低下的同时可出现"学究性白痴样才能",如在音乐、计算、推算日期、机械记忆和背诵等方面呈现超常表现。

【辅助检查】

1.影像学检查:头颅 CT 或 MRI 协助发现有无大脑发育异常。

2.甲状腺功能检查、遗传代谢病筛查除外遗传代谢病。

3.心理测量专业人员对患儿进行心理评估、智力测试等。

【诊断标准】

孤独症的诊断标准主要涉及 3 个诊断系统,包括 ICD-10、DSM-Ⅳ-TR 及 CCMD-Ⅲ。

【鉴别诊断】

1.Rett 综合征　仅见于女孩,通常起病于出生后 7～24 个月,起病前发育正常,起病后头颅发育减慢,已获得的言语能力、社会交往能力等迅速丧失,智力严重缺陷,已获得的手的目的性运动技能也丧失,并出现手部的刻板动作。常伴过度呼吸、步态不稳、躯干运动共济失调、脊柱侧弯、癫痫发作。病程进展较快,预后较差。

2.童年瓦解性精神障碍(Heller 综合征)　该障碍大多起病于 2～3 岁,起病前发育完全正常,起病后智力迅速倒退,其他各种已获得的能力也迅速衰退,甚至丧失。

3.儿童精神分裂症　该症主要起病于青春前期和青春期,病前发育多正常,起病后逐渐出现幻觉、思维障碍、情感淡漠或不协调、意志活动缺乏、行为怪异等精神分裂症症状,从而有助于鉴别。

4.精神发育迟滞　该障碍患儿无社会交往的质的缺陷,言语水平虽不足但与其智力水平相一致,无明显兴趣狭窄和刻板重复行为。

【治疗】

孤独症目前尚无有效的药物,治疗原则如下。

1.早发现,早治疗。治疗年龄越早,改善程度越明显。

2.促进家庭参与,让父母也成为治疗的合作者或参与者。医师(发育儿科医师、小儿神经医师、心理医师、精神科医师、儿童保健医师等)、患儿父母及老师和社会(政府及民间团体)应共同参与到治疗儿童孤独症患者的过程,形成一个综合治疗团队。

3.坚持以非药物治疗为主,药物治疗为辅,两者相互促进的综合化治疗培训方案。

4.治疗方案应个体化、结构化和系统化;治疗、训练的同时要注意患儿的躯体健康,预防其他疾病。

国内外孤独症干预的方法众多,主要有以下的干预措施。

1.以促进人际关系为基础的疗法:包括地板时光疗法、人际关系发展干预疗法。

2.以技巧发展为基础的干预疗法:包括应用行为分析疗法(ABA),图片交换交流系统等。

3.孤独症以及相关障碍儿童治疗教育课程(TEACCH)。

4.其他疗法:包括感觉统合训练、听觉统合训练、音乐疗法、沙盘疗法、膳食疗法等。

5.药物治疗:仍缺乏特异性药物治疗,尤其针对孤独症的核心证候社交或交流缺少有效的药物,目前的药物治疗主要针对症状的控制,如哌甲酯治疗注意缺陷多动行为,利培酮治疗攻击及自伤行为等。

在教育或训练过程中应该坚持 3 个原则:①对孩子行为宽容和理解;②异常行为的矫正;③特别能力的发现、培养和转化。

(赵雪莲)

第二节　注意缺陷障碍

【病因】

ADHD病因和发病机制尚未明了,多认为该病是生物-心理-社会因素共同作用所致的一种综合征。

【临床表现】

1.过度活动　表现为与年龄不相符的活动水平过高,多有不分场合、无明确目的性的特点。易兴奋、手足多动、格外活泼、小动作多、难以静坐等。

2.注意障碍　是ADHD的核心缺陷,表现为注意力不集中,有意注意涣散、选择注意短暂,无法集中精力专注或顺利完成一件事。有时答非所问,甚至听而不闻、视而不见,丢三落四。

3.冲动行为　行为冲动或冒险,不顾后果,缺乏耐心,难于遵守日常制度或规则,甚至伤及自己和他人。

4.学习困难　因注意缺陷和多动导致信息不能有效输入,从而导致学习困难。表现为视、听辨别能力低下,手眼协调困难,精细动作差,短时记忆困难,最终成绩落后。

5.社交问题　约50%以上的ADHD儿童有社交问题,表现为不受同龄小朋友欢迎,感到孤独,在学校没有什么朋友。

6.其他　ADHD儿童大多无神经系统异常,但也有一部分ADHD儿童存在知觉活动障碍。一部分ADHD儿童会出现诸如手指精细协调运动障碍,翻掌、对指运动不灵活,扣纽扣、系鞋带动作笨拙等"神经系统软体征"。

7.共患病　约50%以上的ADHD儿童同时患有另外一种精神障碍,如对立-违抗性障碍、品行障碍、抽动障碍、抑郁障碍及焦虑障碍等。对立-违抗性障碍是ADHD最常见的共患病,共患抑郁障碍预示预后不良。

【诊断】

1.采集病史　由与孩子关系密切的家长和教师提供一个正确、完整的病史。

2.一般的体格检查、神经系统及精神检查

3.神经心理评定

(1)智力测验:常用中国修订的韦氏学龄前儿童智力量表(WIPPS-CR)和韦氏学龄儿童智力量表(WISC-CR)。

(2)注意测定:常用持续性操作测验(CPT)。

(3)问卷及量表:目前常用Conners父母问卷(PSQ)、教师用量表(TRS)和学习困难筛查量表(PRS)及Achenbach儿童行为量表(CBCL)。

(4)其他测验:包括Stroop测验,H-R成套神经心理测验、广泛成就测验(WRAT)和伊利诺斯语言发育测验(ITPA)等。

4.诊断标准　ICD-10、CCMD-3 和 DSM-Ⅳ 关于 ADHD 的诊断标准基本一致,DSM-Ⅳ 中有关的诊断标准如下。

(1)满足以下"①"或"②"。

①注意分散:以下症状≥6 条,持续 6 个月以上且达到与发展水平不相适应和不一致的程度。a.常在作业、工作或其他活动中不注意细节问题或经常犯一些粗心大意的错误;b.在工作或游戏中难以保持注意集中;c.别人和他说话时常似听非听;d.常不能按别人的指示完成作业、家务或工作(不是由于违抗行为或未能理解所致);e.常难以组织工作和学习;f.常逃避、讨厌或不愿做要求保持注意集中的工作(如学校作业或家庭作业);g.常丢失学习和活动要用的物品(如玩具、学校指定的作业、铅笔、书本或工具);h.常易受外界刺激而分散注意力;i.日常生活中容易忘事。

②多动(或冲动):以下症状≥6 条,持续 6 个月以上且达到与发展水平不相适应和不一致的程度。a.常手或足动个不停或在座位上不停扭动;b.在教室或其他要求保持坐位的环境中常离开座位;c.常在不恰当的情况下乱跑或乱爬(成年人或青少年仅限于主观感觉坐立不安);d.常难以安静地玩耍或从事闲暇活动;e.经常忙个不停或常像"装上了发动机"似的不停地动;f.经常说话过多;g.常别人问话未完就抢着回答;h.经常难以安静等待或按顺序排队;i.常打断或干扰别人的活动(如插话或干扰别人的游戏)。

(2)7 岁前就有一些造成损害的多动(或冲动)或注意分散症状。

(3)一些症状造成的损害出现在 2 种或 2 种以上的环境中(如在学校、工作单位和家里)。

(4)必须有明确的社会功能、学习功能或职业功能损害的临床证据。

(5)排除广泛性发育障碍、精神分裂症或其他精神障碍的可能,排除诸如心境障碍、焦虑障碍、分裂性障碍或人格障碍等其他精神障碍。

ADHD 可分为 ADHD 混合型、以注意缺陷为主型和以多动(或冲动)为主型。

【鉴别诊断】

1.正常儿童多动　多发于 3～6 岁男孩,也表现为好动和注意集中时间短暂。但其多动常因外界无关刺激过多、疲劳、注意力缺乏训练、没有规律的生活习惯等。多动常在环境允许的场合,且多有目的性。

2.适应障碍　因严重生活应激事件,如父母离异、亲人生病或死亡、家庭的搬迁、转校等,可造成孩子适应障碍,亦可表现为多动、注意力不集中,但其病程常在 6 个月以内,且常发生在 6 岁以后。

3.品行障碍　表现出明显的违反与年龄相应的社会规范或道德标准的行为,损害个人或公共利益,有较强攻击性行为特征。单纯品行障碍儿童无注意缺陷、多动等表现。

4.精神发育迟缓　精神发育迟缓患儿常伴有多动、注意力不集中,但多有语言、运动发育迟缓,智力测验有助于鉴别。

5.孤独症谱系障碍　多数孤独症和 Asperger 综合征患儿存在多动、注意力不集中,尤其 Asperser 综合征。但孤独症谱系障碍常以社交障碍、沟通障碍和刻板行为为特征。

【治疗】

主要依不同年龄段进行 ADHD 的治疗。对学龄前儿童(4～5 岁),首选行为干预;对小学生(6~11岁)及青少年(12~18岁),使用美国食品药品监督管理局(FDA)批准治疗 ADHD 药物和(或)父母和(或)教师的行为干预。

1.药物治疗

(1)中枢兴奋药:能够减少 ADHD 儿童多动、冲动性和攻击行为,并改善注意缺陷。

①哌甲酯:又名利他林,是最常用的中枢兴奋药。常用剂量为 0.1~0.6mg/kg。对学龄儿童通常开始剂量为每次 5~10mg,每天 1~2 次,多在早晨或午饭后给药,如治疗 1 周后仍不见效,可每次增加 5mg,每日总剂量不超过 30mg。因其半衰期较短,故常需每日服用 2 次。目前已有缓释剂型,每日只需服用 1 次。服药期间应定期测量身高和体重。不是所有诊断 ADHD 的儿童均需服用兴奋药;使用兴奋药不是根据 ADHD 的诊断,而是根据是否存在对兴奋药有效的症状,如不安宁、注意力不集中、与伙伴关系不良、学习成绩差等。服用兴奋药的疗程,应根据疗效,如疗效满意,维持 3 个月以上后可有意减量或停服观察;<6 岁儿童,可先通过行为矫正和其他训练方法,除非症状非常严重才考虑使用兴奋药;对青少年和成年人应视病情轻重程度和学习、适应及工作能力而定;应改正那种 ADHD 儿童随年龄增长自然消失,坚决拒绝服用兴奋药以免"损伤脑细胞"的看法。

②匹莫林:可在哌甲酯效果不佳的情况下使用,有效率为 65%~70%。每天服用 1 次即可,但起效较慢(1 周左右)。该药可用于伴发癫痫的患儿,但不会诱发癫痫发作。不良反应轻微,但对肝的毒性反应较明显,用药期间应监测肝功能。从每日 37.5mg 开始,观察 1 周,疗效不显著时,每天增加 10mg,最大剂量以每日 80mg 为宜。

(2)特异性去甲肾上腺素再摄取抑制药:盐酸托莫西汀治疗小儿多动症的准确机制尚不清楚,口服剂量为每天 0.5~1.2mg/kg。禁忌证为闭角型青光眼和正在服用或在 14d 内服用过单胺氧化酶抑制药如苯乙肼等的病人及对其过敏者。需警惕肝损害。

(3)三环类抗抑郁药:丙米嗪对伴有焦虑和抑郁的 ADHD 儿童比较适宜。

(4)α 受体拮抗药:一般使用可乐定。适用于同时合并抽动症的 ADHD 患儿。用药期间应注意监测血压。

(5)其他:近年来有报道使用利培酮治疗 ADHD 儿童,尤其是伴有抽动障碍者,取得一定疗效。

2.非药物治疗

(1)行为矫正:一般采用奖罚结合的原则,此类训练必须有家庭、学校和专业机构的共同参与,才能取得较好的效果和较持久的疗效。

(2)认知行为训练:运用认知行为技术,训练 ADHD 儿童的自我控制、自我指导、多加思考和提高解决问题的能力。

(3)其他:包括疏泻疗法、父母和教师的咨询、社交技能训练、躯体训练项目、脑电生物反馈、饮食限制等。

(胡　英)

第三节　抽动障碍

【概述】

（一）抽动与抽动障碍的定义

1.抽动　抽动(tic)一词是从法语 Tique 演变而来,原意为扁虱,用扁虱去叮咬牛马时出现的急促的皮肌收缩,用于表达原发性三叉神经痛时所伴随的面肌痉挛。抽动是一个形象的概念,并不是一个疾病的名称,有许多神经和精神病学者如 Meige 和 Feindel 等(1903),很早就开始研究"抽动",但迄今仍很难相当完善、肯定和清楚地阐明"抽动"这一现象的本质。"抽动"这一现象在西欧等国十分多见,并被重视。国内在 20 世纪 70 年代后也日益重视这方面的研究,并发现"抽动"病人并不少。Boncour(1910)估计儿童抽动的发病率为 23.6%。Lapouse 等(1964)报道纽约的 Buffalo 区内,6～12 岁的儿童有 12%患过抽动。Pringle 等(1966)报道在 7岁以前的儿童中,有抽动病史者约为 5%。

抽动被认为是固定或游走性的身体任何部位肌群出现不自主、无目的、重复和快速的收缩动作。与其他运动障碍不同,抽动是在运动功能正常的背景下发生的,且非持久地存在。抽动可以发生于身体某一部位的某一组肌肉,也可同时或先后出现在多个部位的多组肌肉;可以是连续性的天天出现,也可间断性发作。每一次抽动动作均急速完成,可重复出现,其表现十分类似。抽动有时可带有阵挛性,但无强直。其累及范围和频率因人而异,可以有急速挤眉、瞬目、撅嘴、转颈及耸肩等,也可以有躯干的急速抖动或扭转,喉部的抽动出现如清喉时发出"哼"音、其他怪声或秽语。抽动具有多变性的特点,即抽动并不固定在一个部位,如运动性抽动的分布通常起始于头面部肌肉,可出现眨眼、摇头及扮鬼脸等动作;随着病情进展,抽动逐渐累及身体各部位,分布的模式不同,也无一定规律性。当情绪紧张、焦虑时,抽动频率增加、强度增大;而当注意力集中、意志控制时,抽动可减少或短时间消失。有时可假扮抽动为"自然"动作,显得"若无其事"的样子。

2.抽动障碍　抽动障碍(TD)首先由 Itard(1825)和 Gilles de la Tourette(1885)描述,20世纪 60 年代以前一直视为原因不明、罕见的可自愈性疾病。然而,近 40 多年来,抽动障碍的认识发生了戏剧性变化,特别是 20 世纪 90 年代以来,普遍认为抽动障碍非常多见,是一种于儿童和青少年时期起病、由遗传缺陷和不良环境因素所致的神经精神发育障碍,具有复杂异质性。不仅表现有抽动,还有较多的行为和精神症状。抽动症状可以时轻时重,呈波浪式进展,间或静止一段时间;新的抽动症状可以代替旧的抽动症状,或在原有抽动症状的基础上出现新的抽动症状。所有形式的抽动都可因应激、焦虑、疲劳、兴奋以及感冒发热而加重,都可因放松、全身心投入某事而减轻,睡眠时可消失。抽动障碍伴发的注意缺陷多动障碍(ADHD)、强迫障碍(OCD)、睡眠障碍(SD)、情绪障碍(ED)以及其他心理行为问题,增加了病情的严重性和复杂性,也给治疗带来一定的难度。

3.更新观念　我国医学界对此病认识仍很混乱,把这些儿童的表现当成"坏毛病"、"沙眼"、"结膜炎",以及"咽炎"等现象极为普遍;即使能识别者也常因持有"可自愈性"的观点而延误治疗。据调查,治疗延误或诊疗混乱者占 75%,诊断延误时间平均为 3 年。不但延误了治疗,还给儿童心身带来严重伤害。所以,更新观念是当务之急。

(1)抽动障碍并不少见:抽动障碍实际上是儿童青少年中较为常见的一种心理行为障碍,包括短暂性抽动障碍、慢性抽动障碍和 Tourette 综合征三种类型。目前报道:约 5%～20%的学龄儿童曾有短暂性抽动障碍病史,慢性抽动障碍在儿童少年期的患病率为 1%～2%,TS 的患病率为 0.1%～0.5%。抽动障碍男孩更多见。据北京安定医院儿科门诊统计,1997 年共有抽动障碍患儿 556 人次就诊,其中初诊 101 人,占全年儿科门诊总数的 25.5%,较 10 年前的 8.4%增加 3 倍,已成为儿童精神科和儿科的一种较常见病。

(2)自愈倾向较低:多年来,许多医生认为抽动障碍是一种可自愈性疾病,不必采用特殊治疗。然而,事实并非如此,许多病人症状迁延,治疗困难,甚至导致为终身疾患。一项由 22 个国家参加的 3500 名 TS 病人的综合研究中,在接受治疗的情况下,19.4%病人 16 岁以后仍然症状明显,没有自愈性的报道。据分析,自愈性的概念主要是以偏概全所致。许多人将暂时性抽动障碍(病程不超过一年)与慢性抽动障碍和 TS 混为一谈,所以得出错误结论。因此,掌握最新诊断和分类标准至关重要。

(3)精神症状突出:抽动障碍症状从轻到重,复杂多变,不只表现为抽动,而有多种情绪和行为问题。常导致自身心理困扰并影响他人的日常生活和学习。据调查,慢性抽动障碍和 TS 中,60%合并多动症、59%合并强迫症、15%有品行障碍、23%学习困难、20%心境障碍、18%伴有焦虑、14%有自伤、20%社会技能有问题、25%有睡眠问题,以及 37%脾气控制困难。因此,抽动障碍患者虽然多去小儿内科或神经科,但无论是国际疾病分类,还是中国疾病分类均将抽动障碍划分在精神科。

(4)难治性病例增多:难治性抽动障碍是近些年来精神科临床逐渐形成的新概念,用于描述经过常规药物(硫必利、氟哌啶醇及安定类药物)治疗效果不好,病程迁延不愈的抽动障碍病人。在 2000 年,安定医院门诊抽动障碍病例中,难治性占 68%,多是到处诊治无效而转诊者,其特点是症状严重和多肌群抽动,合并精神症状者多(其中多动占 64%、行为问题占 54%、脾气控制问题占 52%、强迫占 31%、睡眠障碍 22%,以及情绪障碍占 20%)。难治性病例多与诊断和治疗延误有关(占 75%),诊断延误时间平均为 3 年。所以,抽动障碍应早期诊断,早期治疗。

(二)抽动的分类

抽动通常被分为运动抽动和发声抽动。运动抽动是指头面部、颈肩、躯干及四肢肌肉的不自主、突发、快速收缩运动。发声抽动实际上是累及呼吸肌、咽肌、喉肌、口腔肌和鼻肌的抽动,这些部位的肌肉收缩通过鼻、口腔和咽喉的气流产生发声。

运动抽动或发声抽动均可分为简单和复杂两类,但有时简单与复杂抽动之间的界限是不易分清的。简单运动抽动是指突然、迅速、孤立和无意义的运动,如眨眼、摇头、点头、皱额、鼻子抽动、撅嘴、张口、歪颈、耸肩、腹肌抽动、臂动、手动、腿动或脚动等。复杂运动抽动是指突然、似有目的性、协调和复杂的运动,如"做鬼脸"、拍手、挥舞上臂、弯腰、扭动躯干、眼球转动、嗅、下蹲、跺脚、蹦、跳、扔、敲打、打自己、修饰发髻、走路转圈或突然停下来、重复触摸物品或身体某一部位等。简单发声抽动是指抽动累及发声器官,表现为频频发出不自主的、无意义的、单调的声音,如"喔、噢、啊、嗯……"等,或吸鼻声、犬吠声、清嗓子声、咳嗽声、咕噜声、吐唾沫、尖叫声、喊叫声、吹口哨声、吸吮声、动物叫声以及鸟叫声等。复杂发声抽动是由有意义的单词、词组或句子组成,表现为与环境不相适宜的不自主发出音节、单字、词组、短语、短句、唠叨、秽语、重复言语和模仿言语等。其中秽语是指说脏话或无故骂人,重复言语是重复自己的发声或词句,模仿言语是重复所听到的别人的词或短句。

(三)抽动障碍的分类

1.按临床特征和病程分类　抽动障碍是起病于儿童或青少年时期,以不自主的、反复的、快速的一个或多个部位运动抽动和/或发声抽动为主要特征的一组复杂的、慢性神经精神综合征。根据抽动障碍临床症状和病程长短的不同,分为短暂性抽动障碍(TTD)、慢性抽动障碍(CTD)和 Tourette 综合征(TS)三种类型。这是人为的分类,三者之间具有连续性,属同一类疾病,只是病情轻重和病程长短不同而已,可以认为三者为同一疾病的不同临床表型。短暂性抽动障碍可以向慢性抽动障碍转化,而慢性抽动障碍也可以向 TS 转化。至于不能归于上述三种类型的抽动障碍,被认为是属于其他尚未界定的抽动障碍,如成年期发病的抽动障碍(迟发性抽动障碍)。

将抽动障碍分为短暂性抽动障碍、慢性抽动障碍和 TS 三种类型,这种分类已被国内外大多数学者所公认。短暂性抽动障碍,又称为暂时性抽动障碍、一过性抽动障碍或习惯性痉挛,是抽动障碍中最多见的一种类型,也是最轻的一型;是指表现有一种或多种运动抽动和(或)发声抽动,可以仅有运动抽动或发声抽动,也可以二者相继出现,病程在一年之内。在短暂性抽动障碍中,抽动可能仅局限于某一部位肌群收缩,即仅累及一组肌肉的简单抽动,表现为一种短暂、孤立的急跳状运动,或一种简单、无意义、不连续的发声,诸如眨眼、摇头、嗅鼻及清喉声等,这种反复地单一抽动只是在他人看起来有点别扭,自己觉得有点不自然,往往把这种仅局限于某一组肌肉的简单抽动称为习惯性抽动。慢性抽动障碍,又称为慢性运动或发声抽动障碍,是指仅表现有运动抽动或发声抽动,二者不兼有,病程在一年以上;抽动形式可以是简单抽动或复杂抽动,抽动部位可以是单一的也可以是多种的。短暂性抽动障碍迁延不愈,病程超过1年,则转变为慢性抽动障碍。TS 又称为 Gilles de la Tourette 综合征、图雷特病、多发性抽动症、发声与多种运动联合抽动障碍以及妥瑞症等;至于过去国内常称谓的抽动秽语综合征这一病名欠妥,源于秽语的发生率还不足 1/3,秽语症状并非诊断本病所必须具备的条件,而且秽语本身带有很大贬义,建议弃用。TS 是抽动障碍中病情相对较重的一型,可由慢性抽动障碍转变而来,指既表现有运动抽动,也兼有发声抽动,但运动抽动和发声抽动不一定同时出现,病程在一年以上。

这三种类型抽动障碍的区别主要在症状的构成和持续时间。症状构成的不同在于:短暂性抽动障碍可以仅有运动抽动或发声抽动,也可以二者兼有;慢性抽动障碍则要求只有一种或多种运动抽动,或只有一种或多种发声抽动,二者不兼有;TS 必须有一种或多种运动抽动,兼有一种或多种发声抽动,但二者不一定同时出现。持续时间的不同在于:短暂性抽动障碍的病程在一年之内,而慢性抽动障碍和 TS 的病程在一年以上。

孙圣刚等提出,从临床实践的角度上来看,上述三种类型抽动障碍之间有时是不易分清的,这种人为的分类不是很切合实际,例如在时间概念上,短暂性抽动障碍的抽动要求至少持续 2 周以上,但连续期不超过 1 年,而慢性抽动障碍和 TS 则规定病程超过 1 年,但在临床实践中这种病人往往在发病 2～3 个月内被家属觉察异常而送到医院诊治,极少超过 1 年者,并且药物治疗后疗效显著,势必给分型带来困难。他们建议将抽动障碍分为以下两型:

(1)简单抽动症(或习惯性痉挛):诊断标准为①以少年儿童最常见,但可持续到成年;②有不自主的、快速、重复无目的单一运动,以反复眨眼、努嘴或头颈部其他肌肉抽动最常见;③抽动能受意志短暂克制,入睡后消失,神经系统检查无阳性体征。

(2)TS:诊断标准根据 Shapiro(日本)的标准加以修改。

1)诊断必需条件为①起病在 21 岁以前;②有 2 组或 2 组以上的肌肉抽动和发声抽动;③症状呈慢性经过,至少持续 2 个月以上,但可有波动,可由新症状替代旧症状,或在原有症状上增加新症状;④需排除风湿性舞蹈症.肝豆状核变性、癫痫肌阵挛性发作及其他锥体外系疾病。

2)有助诊断的条件为①伴有秽语或模仿语言等复杂性发声抽动;②伴有强迫动作及猥亵等行为问题;③对抗多巴胺活动过度的药物有明显疗效。

2.按生理性和病理性分类

(1)生理性抽动障碍:如矫揉造作。

(2)病理性抽动障碍

1)原发性:散发性包括①短暂性运动抽动或发声抽动(病程少于 1 年);②慢性运动抽动或发声抽动(病程超过 1 年);③成年期起病(晚发的)抽动障碍;④TS。遗传性包括①TS;②亨廷顿舞蹈病;③原发性肌张力不全;④神经棘红细胞病。

2)继发性:抽动障碍可继发于以下各种原因。

a.感染性:如脑炎、风湿性舞蹈病、神经梅毒及克.雅病。

b.药物性:某些药物可诱发或加重抽动,如中枢兴奋剂(哌甲酯、匹莫林、安非他明和可卡因)、抗精神病药、抗抑郁药、抗组胺药、抗胆碱药、阿片制剂、抗癫痫药(卡马西平、苯巴比妥和苯妥英钠)以及左旋多巴等。

c.中毒性:如一氧化碳中毒。

d.发育性:如见于染色体异常、先天性代谢缺陷、精神发育迟滞以及 Asperger 综合征。

e.其他:见于脑卒中、精神分裂症、神经皮肤综合征以及颅脑外伤等。

3.按病因分类

(1)原发性抽动障碍:包括小儿急性短暂性抽动,慢性抽动障碍,TS,成人起病的抽动障碍,老年抽动障碍等。

(2)继发性抽动障碍:是与各种神经疾病相关联,分为以下几种类型。

1)遗传性:包括染色体异常(如唐氏综合征,脆性 X 综合征及其他染色体病),亨廷顿舞蹈病,肌张力障碍(如 Meige 综合征),Hyperekplexias 等。

2)发育性:包括 Rett 综合征,静止性脑病(如缺氧等),全面发育延迟等。

3)变性性:包括神经棘红细胞病,进行性核上性麻痹等。

4)精神性:包括精神分裂症,OCD 等。

5)中毒-代谢性:包括一氧化碳中毒,低血糖等。

6)药物性:包括精神抑制药(致迟发性抽动),兴奋剂,抗惊厥药,左旋多巴等。

7)感染性:包括风湿性舞蹈病,脑炎,脑炎后帕金森综合征,克-雅病,Rubella综合征等。

8)习惯性身体动作:包括吸吮手指,咬指甲,擦眼睛,触摸耳朵,挖鼻孔,触摸外生殖器等。

9)刻板动作:包括点头或击头,摇动身体,手臂抽动等。

4.Kurlan分类　Kurlan等于1995年按病因将抽动障碍分为以下两型。

(1)原发性抽动障碍:包括TS、慢性复杂运动抽动障碍、慢性复杂发声抽动障碍、慢性单纯运动抽动障碍、慢性单纯发声抽动障碍以及短暂性抽动障碍。

(2)继发性抽动障碍:很多神经科疾病如亨廷顿舞蹈病、神经棘红细胞病、扭转痉挛、染色体异常和其他遗传性疾病等都可引起抽动,这些情况属于继发性抽动障碍。与原发性抽动障碍不同的是,这些继发性抽动障碍伴发其他运动障碍,如舞蹈和肌张力障碍等。此外,获得性抽动障碍包括药物性(左旋多巴、抗精神病药物以及抗惊厥药)、外伤引发的抽动障碍,脑炎、风湿性舞蹈病以及皮质纹状体脊髓变性等感染性疾病,发育异常,精神发育异常,孤独症,卒中(中风),累及基底神经节的变性病(如帕金森病和进行性核上性麻痹),中毒(如一氧化碳中毒)。

5.Weingarten分类　Weingarten于1968年按病因、疾病范围和严重程度将抽动障碍分为以下四型。

(1)无器质性病因的抽动障碍:2岁儿童就可起病,6~12岁明显增多,以后随年龄增长而发病率减少。故就年龄来看,本组抽动在10岁以内的发病率最高。在30岁以前,全部抽动障碍的3/4左右都属于无器质性病因的抽动障碍。在40岁以后,本组抽动障碍则占全部抽动障碍病人总数的1/2左右。尽管本组抽动无病因可寻,但遗传因素、环境因素、精神因素和产时外伤对本组抽动障碍的产生有一定影响。本组抽动常累及面部和颈部,使得病人有种不愉快的感觉。在面部的抽动可有眼部抽动(瞬目抽动)、耳朵抽动、鼻部抽动、唇抽动、舌抽动以及喉头抽动等形式,大多较轻,呈单一性,病人不一定就医。颈部和胸部的抽动可有扭转样发作。肩、臂、手的抽动常与面部抽动合并发生,但也有单独发生,呈现上臂突然一个甩动。下肢抽动十分少见,偶尔病人发作时的表现为行走中突然跳一下。喉部的发声抽动表现为喉中有"哼、噢"等声音。内脏的抽动相当罕见,有食管和呼吸道的抽动。本组病人的预后不一,绝大多数预后良好,短时间(1年)内痊愈,但也有病人间隔数年或数十年后再发,再发的严重程度也不一样。

(2)TS:系抽动障碍分类中病情相对较重的一型。

(3)由锥体外系器质性疾病等原因引起的继发性抽动障碍。

1)纹状体性抽动:由各种原因的纹状体损害造成。如脑炎后(如昏睡性脑炎)、神经棘红细胞病、脑血管病、颅脑外伤、脑肿瘤、脑软化灶、中毒性损害(一氧化碳中毒和锰中毒)以及神经梅毒等造成纹状体损害时均可出现抽动样运动障碍。

2)斜颈:一般认为斜颈为锥体外系疾病,但功能性反射性抽动导致颈部肌肉一侧的抽动,也可产生斜颈。

3)药物性原因:大剂量、长时间应用精神抑制药可引起抽动样多动,以口周为多见。吩噻嗪治疗精神病时的副作用可为抽动样多动。左旋多巴及卡马西平等药物都可引起抽动样多动。

4)头颈部疾患所致的继发性抽动障碍:该型包括反射性抽动、偏侧面肌痉挛和面轻瘫后抽动,与功能性抽动障碍的区别在于它们只累及面神经支配的肌群,而不影响颈、肩和肢体的肌群。该型多见于成人,女性多于男性。抽动成丛集性发作,每一次发作持续时间不等(半秒钟到 1min),总共持续数秒钟到数分钟。通常在睡眠时抽动也不消失,甚至在麻醉的情况下抽动也不消失,且抽动难以通过主观意志来控制。多数学者认为这种抽动事实上是对周围面神经损害的一种反射或反应。治疗上,传统的神经安定类药物无效,可局部注射肉毒杆菌毒素。

6.Robertson 分类　1988 年 Robertson 等提出,从临床的角度可将抽动障碍分为以下三类。

(1)单纯性抽动障碍:临床上主要表现为或几乎表现为运动或发声抽动者。

(2)全面发展的抽动障碍:除多发性抽动障碍外,可有秽语、模仿或应声性发声或回文现象(即语句既顺着说又倒着说)。

(3)抽动障碍附加症(TD$^+$):指除有抽动障碍外,还伴有 ADHD、强迫-冲动症状(Ocs)/强迫-冲动行为(OCB)或自伤行为等共患病症;抽动障碍伴有抑郁、焦虑、性格改变、社会和学校生活适应困难,甚至有反社会行为者,也可列入此类。

【流行病学】

下面叙述的抽动障碍是按国内外大多数学者公认的短暂性抽动障碍、慢性抽动障碍和 TS 三种类型予以界定,尚不包括继发性抽动障碍。抽动障碍可以在各种不同的种族、社会阶层和文化背景中发病,近年来发病有明显增多的趋势,其原因尚不明确,可能与对本病的认识提高,加上环境因素及心理因素的影响有关。

抽动障碍在男性的发病明显多于女性,男女之比为 3:1～5:1。抽动障碍在伴发行为问题方面的表现也随性别而不同,在男性病人中更多的是伴有 ADHD,而在女性病人中更多的是伴有 OCD。这种性别差异,可能是缘于中枢神经系统在早期发育过程中受性激素的影响所致。

短暂性抽动障碍的患病率约为 1%～7%,慢性抽动障碍的患病率约为 1%～2%。TS 的年发病率约为 0.5/10 万～1/10 万;TS 的患病率由于诊断标准不同,加上调查对象、方法、年龄范围以及地区的差异等因素,文献报告的调查结果差异较大,在 0.05%～3% 之间,大多数学者倾向于 TS 的患病率为 0.1%～0.5%。

【病因与发病机制】

抽动障碍的病因和发病机制尚未明了,其中以 TS 的研究最多。其病因复杂,与遗传因素、神经生理、神经生化、心理因素及环境因素等诸多方面有关,可能是多种因素在发育过程中相互作用的结果。抽动障碍发病的三个主要危险因素是男性、年纪轻和抽动障碍家庭史。基底神经节、额叶皮层和边缘系统是抽动障碍的主要病变部位。

(一)遗传因素

抽动障碍具有明显遗传倾向,已从家系调查、双生子研究、分离分析、连锁分析以及基因组印迹等方面,对本病的遗传学问题进行了比较多的研究工作。但迄今有关本病的致病基因尚无明确结论。

1.家族易感性研究　大量家系调查表明,抽动障碍先证者的亲属表现有抽动障碍病史,在本病的家族成员中,抽动障碍的发生率约为 $40\% \sim 50\%$,这提供了本病与遗传有关的证据。单卵双生子抽动障碍的一致性(一对孪生个体出现某一相同遗传性状)显著高于双卵双生子抽动障碍的一致性,表明抽动障碍主要由遗传因素决定。但非遗传因素对于抽动障碍的发病也发挥一定的作用,出生前和出生后不良环境因素可以影响本病的表达。

2.遗传方式研究　多数学者认为抽动障碍存在多种遗传方式。利用分离分析研究表明,抽动障碍的遗传方式倾向于常染色体显性遗传伴不完全外显率,且外显率存在性别差异,男性高于女性,在男性约为 0.99,在女性约为 0.6。也有多基因遗传或双系遗传(即兼有父系和母系的遗传)的报道,没有常染色体隐性遗传或 X 连锁遗传的证据。事实上,关于抽动障碍的遗传方式尚不明确,目前有学者提出抽动障碍为混合性遗传模式,认为存在牵涉到基因的遗传素质使得个体易患病,而其他因素(如感染及围生期因素等)决定基因表达程度以及基因的数量,进而决定抽动障碍的严重性。此外,在一些家庭中,TS、其他类型的抽动障碍及强迫症间存在的一定联系,因此,提示 TS、其他类型的抽动障碍以及强迫症可能为共同的遗传易患病性(易感性)的不同表达。

基因组印迹是指来自不同亲源的染色体及片段基因的表型不同。Lichter 等于 1995 年回顾检查了 25 例母系传递和 25 例父系传递的抽动障碍病人,两组之间的差异有显著意义,母系传递者有比较多的复杂运动性抽动和比较频繁的非干涉仪式动作,而父系传递者有比较多的发声性抽动、在发声性抽动与运动性抽动之间有比较长的起病间隔和较多的多动。在假定的抽动障碍基因方面,减数分裂事件或宫内环境影响能够解释基因组印迹所致父母起源效应的差异表达。

3.候选基因研究　关于抽动障碍的基因定位尚未最后确定,可能在 2p、4q34-35、7q31、8q、11q23、13q31、17q25 以及 18q22.1,存在遗传异质性;13q31.1 染色体上的 SLITRK1 基因突变可能为本病的易感基因,但尚未发现本病的致病基因。已被证实与抽动障碍有关的候选基因为数不多,主要包括单胺氧化酶 A 基因、多巴胺 D_1 受体基因以及色氨酸 2,3-二氧化酶(抽动障碍 O_2)基因等。

今后有关抽动障碍的分子遗传学研究热点将是基因定位或基因表达的研究,采用遗传连锁与关联方法来寻找本病的致病基因是今后一段时期内研究的主要方向,包括检查抽动障碍基因产物,基因表达的调控以及与其他系统的相互作用等。随着搜寻相关联 DNA 标记的进展,在抽动障碍致病基因定位以前,现在应该开始着手收集非遗传因素资料。在抽动障碍基因定位以后,利用分子生物学技术不仅能够进行基因诊断,而且还可能从危险人群中检出携带者。

(二)神经生化因素

抽动障碍与神经生化因素之间的关系非常复杂,且尚无最后定论。患儿可能存在以下异常:①多巴胺活动过度或受体超敏;②苍白球等部位谷氨酸水平增高;③去甲肾上腺素功能失调;④5-羟色胺水平降低;⑤乙酰胆碱不足,活性降低;⑥γ-氨基丁酸抑制功能降低;⑦基底神经节和下丘脑强啡肽功能障碍;⑧其他:如性激素等。目前,最受关注的是兴奋性氨基酸,如谷氨酸和多巴胺系统间相互作用的异常。

1.中枢神经递质失衡　大多数学者认为抽动障碍存在中枢神经递质失衡,多种中枢神经递质的异常在本病的发病过程中起着重要作用。基底神经节和相关结构中的各种神经递质的相互作用是非常复杂的,抽动障碍的发病主要是与多巴胺(DA)、5-羟色胺(5-HT)和去甲肾上腺素(NE)等单胺类递质异常有关。最早发现 DA 与抽动障碍的发病有一定的关系,倾向于认为本病存在基底神经节纹状体的神经突触多巴胺活动过度及多巴胺受体超敏感(指突触后多巴胺受体数目增加或亲和力增加)。一般来讲,DA、5-HT 和 NE 共同参与机体平衡系统的调节,抽动障碍患儿由于遗传缺陷导致了多巴胺突触后受体系统的超敏感,代偿性的突触前多巴胺释放降低,当这种代偿不足以维持多巴胺能系统平衡,5-HT 和 NE 能系统将参与调节以维持平衡,这时患儿可能不会表现抽动障碍症状或症状轻微,但可能出现 5-HT 和 NE 失调所致的疾患如焦虑症、抑郁症以及强迫症等。当遗传、发育或环境因素的影响,5-HT 和 NE 不能发挥其代偿性功能或代偿不足时,将出现较为明显的抽动障碍症状。至于脑内 γ-氨基丁酸(GABA)的抑制功能降低、乙酰胆碱(Ach)活性降低以及兴奋性氨基酸的“兴奋毒作用”等,也可能与抽动障碍的发病有一定的关系。

2.其他神经生化改变

(1)阿片肽:与 DA 神经元有相互作用的阿片肽集中在基底神经节内,阿片肽对于运动控制可能有重要影响,其在抽动障碍的病理生理中发挥着重要作用。Gillman 等于 1985 年提出抽动障碍患儿存在内源性阿片肽功能低下。目前关于脑啡肽、内啡肽和强啡肽的研究表明,它们与中枢神经系统的 DA、5-HT 及 GABA 能系统存在着密切的关系,且阿片肽的改变可能引起上述系统的功能异常,导致抽动障碍的发生。

(2)催乳素:抽动障碍在下丘脑垂体轴上存在多巴胺能超敏感产生因子(如催乳素等),抽动障碍纹状体多巴胺受体超敏感可能通过多巴胺能超敏感产生因子功能释放的改变而介导。从多巴胺能超敏感产生因子的角度来看,抽动障碍的催乳素分泌应有较高水平。我们曾采用放射免疫方法对 39 例抽动障碍患儿的血浆催乳素水平进行了测定,结果发现患儿血浆催乳素含量有升高,提示催乳素可能参与了抽动障碍的发病过程。抽动障碍本身有血催乳素水平升高,服用精神抑制药物后血催乳素水平也出现升高,这种现象似乎不是一种简单的因果关系,需要用较复杂的神经内分泌原理来解释。

(3)性激素:在人类那些具有基本生殖功能的脑区可能位于基底神经节和边缘系统,这些脑区的发育是在性激素的控制之下,其发育异常可能与抽动障碍发病有关。抽动障碍病人的某些含性内容的不自主抽动,如触摸、摩擦、舔、吸吮、嗅、骨盆挺伸、喉鸣、喊叫、喘气声、秽语和猥亵行为等,可能是生殖行为的不恰当表现,是过去被压抑的性和攻击性冲动以一种伪装的形式表达出来,即用肌肉活动来表达对情欲的幼稚希望。各种类固醇激素在抽动障碍症状表达中均可能起一定的作用,其中以雄激素的影响最为突出。

(4)环磷腺苷:环磷腺苷(cAMP)作为 DA、5-HT、NE 或组织胺等神经递质的第二信使,对中枢神经活动起着重要的调节作用。cAMP 在抽动障碍的一些脑区,如额、颞及枕区浓度明显降低,提示与本病发病有关的多种神经递质的功能改变可能是第二信使异常所致。

(三)病理因素

1.脑器质性因素　约 50%～60% 的抽动障碍患儿存在非特异脑电图异常;少数患儿存在头颅 CT/MRI 的异常,如脑萎缩;部分患儿存在左侧基底节缩小及胼胝体减小,提示患儿可能存在皮质-纹状体-丘脑-皮质通路的异常和脑的侧化异常;PET 研究提示患儿存在双侧基底节、额叶皮质以及颞叶的代谢过度。

2.围生期异常　在母孕期或分娩期出现的某些围生异常因素,如母孕期情绪不良或患某些疾病,早产、过期产及出生时窒息等,均可能导致脑发育障碍,影响抽动障碍病情的严重性,被认为是导致抽动障碍发病的重要危险因素。

3.免疫病理损害　近年来,有研究报道认为大约 20%～35%的抽动障碍发病与感染后自身免疫病理损害有关,其中约 10%是与 A 组 B 溶血性链球菌感染有关,这被认为是一种触发因素。当抽动突然加重或药物治疗无反应时,应该检查抽动障碍病人有无 A 组 β 溶血性链球菌感染存在。链球菌、病毒、螺旋体和支原体等多种病原体可以通过直接攻击或交叉免疫反应引起相应的神经结构(如皮质-纹状体-丘脑-皮质环路)损害而导致抽动障碍。链球菌感染相关的儿童自身免疫性神经精神障碍(PANDAS)可能与抗神经元抗体介导的中枢神经功能紊乱有关,被认为是抽动障碍的一个独特亚型。

4.精神因素　应激可诱发有遗传易感性的个体发生抽动障碍。早期研究认为抽动障碍是个人愿望被压抑和反抗心理的表现,有些病人遇到伤感的生活事件可突然出现抽动症状,几乎所有的病人精神有压力时抽动症状都会加重,有些用心理疗法可以使抽动症状缓解,因而比较强调精神因素在本病发病过程中的作用。现认为惊吓、情绪激动、忧伤、看惊险恐怖电视或刺激性强的动画片致精神过度紧张等精神因素,都可能与抽动障碍发病有关。近年来的调查发现抽动障碍与过严家教有关。我国现行的家庭结构以独生子女居多,在早期教育过程中,家长对儿童过于严厉和苛刻,上学后又给儿童增加过重的学习负担,过多地限制他们的活动,家长对孩子的期望值过高,加上学校对学生的要求过严,致使外界压力与患儿心理承受能力产生偏差可能导致发病,这种偏离常态的管制式教育可能是抽动障碍的致病因素之一。

5.其他因素　长期或大剂量地应用中枢兴奋剂(如利他林)、抗精神病药(如氯氮平)、左旋多巴、卡马西平及氨茶碱等,均可能诱发抽动障碍或使抽动症状加重。

【临床表现】

(一)起病年龄

抽动障碍的起病年龄为 1～21 岁,平均起病年龄为 6～7 岁。男性明显多于女性,至少要多 3 倍以上。大多数抽动障碍起病于 2～15 岁,学龄前期和学龄期儿童为发病高峰人群。90%在 10 岁以前起病,以 5～9 岁最为多见。

(二)首发症状

抽动障碍的首发症状表现为运动抽动或发声抽动,可先后出现或同时出现。通常以眼部、面部或头部的抽动作为首发症状,如眨眼、歪嘴动作或摇头等,尔后逐步向颈、肩、肢体或躯干发展,可从简单运动抽动发展为复杂运动抽动。以眼部抽动作为首发症状者占 38%～59%,眨眼是抽动障碍最常见的首发症状。发声抽动作为抽动障碍首发症状占 12%～37%,通常由清嗓子、干咳、嗅鼻、犬吠声或尖叫等发声组成,秽语仅占 1.4%～6%。

(三)抽动

抽动障碍的抽动症状通常从面部开始,逐渐发展到头、颈及肩部肌肉,而后波及躯干及上、下肢。不同肌群受累频率有一个从面上部到足下降的顺序,即抽动通常是从面上部(眨眼等)

开始,接下来是面下部(歪嘴等)及颈、肩部抽动,然后是躯干及下肢抽动。呈现这种规律的原因被认为缘于面部负责表达各种内心感情的表情活动,且面部肌肉本身的运动又有种种互异的变化。抽动表现形式多样化,可以有各种各样的运动或发声抽动。随着时间的推移,可出现种种复杂的、形态奇特的复杂抽动动作。抽动形式可以改变,可以从一种形式转变为另一种形式。抽动症状的频度和强度在病程中呈现出波动性特征,新的抽动症状可以代替旧的抽动症状,或在原有抽动症状的基础上又出现新的抽动症状,抽动症状往往起伏波动,时好时坏,可以暂时或长期自然缓解,也可以因某些诱因而使抽动症状加重或减轻。有些患儿对自己所表现出的抽动症状深为苦恼,为避免别人的耻笑或家长的指责,有时当出现抽动或发声后,迅速做一另外的动作企图掩饰,结果反而又出现一些复杂的动作。

1.运动抽动　运动抽动根据涉及肌群范围、特征性及严重性分为简单运动抽动和复杂运动抽动。简单运动抽动为突然发生的、短暂、重复无目的动作,以面部抽动多见,表现为眨眼、斜眼、皱眉、扬眉、张口、伸舌、撅嘴、歪嘴、舔嘴唇以及皱鼻等;头颈肩部抽动表现为点头、仰头、摇头、转头、斜颈及耸肩等;上肢抽动表现为搓手、握拳、甩手、举臂、伸展或内旋手臂等;下肢抽动表现为踢腿、伸腿、抖腿、踮脚、蹬足、伸膝、屈膝、伸髋及屈髋等;躯干抽动表现为挺胸、收腹及扭腰等。复杂运动抽动为慢的、似有目的的行为动作,缘予某些肌群不自主抽动(简单运动性抽动)与主观掩饰之间交织的结果。如扮"鬼脸"、旋扭手指、用拳击胸、四肢甩动、刺戳动作、下颌触膝、踩脚、踢腿、蹲下、靠膝、跪姿以及走路转圈等。

2.发声抽动　分为简单发声抽动和复杂发声抽动。前者常表现为反复发出似动物的叫声、哼声及清嗓声等;后者常表现为反复发出似有意义的语词声,包括秽语、模仿言语及重复言语。

3.感觉抽动　许多抽动障碍病人于运动性或发声性抽动之前自诉身体局部有不适感,包括压迫感、痒感、痛感、热感、冷感或其他异样不适感,这种于运动性或发声性抽动之前出现的身体局部不适感称为感觉抽动,被看作是先兆症状。抽动障碍病人常通过产生运动或发声抽动以试图对不适感获得缓解,为了缓解受累躯体部位的不适感出现运动抽动,为了缓解咽喉部不适感出现发声抽动。大约40%~55%的抽动障碍于运动或发声抽动之前表现有感觉抽动症状。

4.加重抽动的因素　对抽动障碍患儿来讲,有多种因素可诱发抽动加重或复发,其中以紧张、焦虑、情绪低落、生气、惊吓、过度兴奋以及过度疲劳等比较常见。人多的环境中、有人注意或被他人提醒时,抽动明显加重。此外,受到批评、指责、睡眠不足、疼痛刺激以及突然停药等因素也都可以使抽动症状加重。伴发躯体感染性疾病,如感冒发热时,抽动症状也会出现加重。当然,抽动也可能自发地加重或减轻。

5.减轻抽动的因素　有多种因素可以诱发抽动障碍症状减轻,其中以注意力集中、放松、情绪好、极度兴奋和酗酒等比较常见。抽动障碍患儿完全专心于某一行为上时,抽动常会暂时消失,例如弹钢琴、玩电脑游戏、观看感兴趣的录像或电视节目时。抽动障碍患儿在学校或在诊室里的抽动比在家里要少。病人生活的变化也可能影响抽动,如假期抽动减轻;还有一些病人抽动症状呈现季节性波动。用意志控制可在短时间内暂停发作。部分病例可有周期性缓解,短者一周左右,长者达数月之久。既往认为抽动在睡眠时消失,近年来的研究表明睡眠时有部分病人抽动症状不消失,只是不同程度的减轻而已,这可能与睡眠时 GABA 代谢水平改变有关。

(四)神经心理障碍

抽动障碍患儿的神经心理存在某些缺陷,其认知模式和神经心理功能具有某些特征。本病的神经心理发育有延迟,其存在的行为和认知障碍提示神经系统功能受累已超出基底神经节范围。

1.个性特点 个性通常是指个体对于客观现实比较稳定的情绪及与之相适应的习惯和行为方式。抽动障碍患儿具有内向化个性特征,常表现出不合群和沉默少语。在神经质维度层面,抽动障碍患儿的情绪不稳定,易激惹,较易产生焦虑及抑郁,自控能力差。在精神质维度层面,抽动障碍患儿比较孤僻、古怪及麻烦,过分敏感多疑,性情较暴躁,适应外界环境能力差,喜欢攻击和干奇特的事情,不顾危险,易冲动。抽动障碍患儿还可能表现出敌视心理倾向,社会适应能力低下,可能出现癔症性变态人格或偏执性人格。

2.智力特点 绝大多数抽动障碍患儿的智力水平在正常范围,仅个别患儿智力处于边缘状态或低于正常水平。但其智力结构中的记忆/不分心因子存在一定的缺陷,而言语理解因子和知觉组织因子无明显缺陷。韦氏儿童智力量表测验发现,抽动障碍患儿语言智商与操作智商差值≥15 分的发生率为 22%～55%(这种差异在正常抽样人群中约占 10%),提示有左右大脑半球功能发育不平衡,可能存在右侧大脑半球或双侧大脑半球功能障碍。

3.记忆缺陷 记忆是人脑对过去经验的反映,是信息的输入、加工、储存和提取的过程。记忆模式通常分为长时记忆、短时记忆和瞬时记忆。韦氏儿童记忆量表测验发现,抽动障碍患儿总的记忆功能正常,但记忆模式中的瞬时记忆和短时记忆可能存在一定的缺陷,而长时记忆无明显缺陷。抽动障碍对记忆的影响主要表现在相对复杂的记忆功能方面,而相对简单的记忆功能则不受影响。

4.注意缺陷 注意是心理活动对一定事物的指向与集中。注意本身不是一个独立的心理过程,而是伴随感知、记忆和思维等心理过程的一种心理状态,在高级有意注意中大脑额叶起着决定作用。抽动障碍患儿存在注意缺陷,尤其在比较复杂的任务方面,可能与额叶—纹状体神经网络异常相关联。抽动障碍患儿注意缺陷不仅与其本身的注意系统损害有关,在很大程度上也与伴发的 ADHD 有关。

5.感知觉缺陷 知觉是人脑对直接作用于感觉器官的事物整体的反映,它是对感觉获得的原材料加以整合、组织并细化加工的过程,包含了在大脑皮层上的复杂加工,可谓是一个认知的过程。一般来讲,抽动障碍患儿在总的认知水平上没有明显缺陷,只是在某些特殊认知功能区存在缺陷,主要问题是在视觉运动区和视觉图解区。抽动障碍患儿在空间技能、运动技能和图解技能等方面存在缺陷,说明患儿右侧大脑半球功能障碍的程度比左侧要重。抽动障碍患儿还存在视觉运动整合问题,被认为是原发性皮层损害或基底节神经生理功能失调的继发性结果。

6.药物的影响 在分析抽动障碍患儿的神经心理缺陷时要考虑药物的影响因素,氟哌啶醇等药物可能作为一个混杂变量影响病人的认知功能。大多数研究认为氟哌啶醇或硫必利等药物对抽动障碍患儿的智力、个性和行为等神经心理功能均无明显影响,但可能产生注意力不集中和轻微记忆障碍副作用。

(五)共患病

共患病是指两种或两种以上的疾病同时存在。抽动障碍的共患病包括 ADHD、OCD、学习困难、睡眠障碍、情绪障碍、自伤行为和猥亵行为等。半数以上的抽动障碍伴有一种或一种以上的心理行为障碍,共患病发生率为 50%~60%。抽动障碍＋ADHD 发生率为 35%~90%,抽动障碍＋OCD 发生率为 30%~60%,抽动障碍＋学习困难发生率为 25%~50%,抽动障碍＋睡眠障碍发生率为 10%~40%,抽动障碍＋情绪障碍发生率为 20%~25%,抽动障碍＋自伤行为发生率为 15%~50%,以及抽动障碍＋猥亵行为发生率为 20%~25%。抽动障碍执行功能受损往往是由于共患病(如 ADHD＋OCD)的结果,而其本身执行功能受损是十分有限的。这些共患病通常是抽动障碍病人功能损害的来源,增加了疾病的复杂性和严重性,可以影响患儿的学习、社会适应能力、个性及心理品质的健康发展,同时也给治疗和管理增添较多困难。有时运动抽动和发声抽动已好转或缓解,而伴随的共患病却十分严重,甚至成为临床主要矛盾。因此,对于长期治疗不愈的抽动障碍患儿应关注共患病的存在,需要采用针对性的综合治疗措施加以干预。

(六)病情严重程度的评估

抽动障碍的病情有轻重之分,国外学者将其病情按轻重程度分为三级:Ⅰ级指抽动轻微,不影响学习与生活,无需治疗;Ⅱ级指抽动严重,需要治疗;Ⅲ级指抽动严重并影响患者学习与生活。此外,抽动障碍的共患病越多,则病情越严重。临床上对于抽动障碍病情严重程度的判定主要是通过抽动严重程度量表来进行定量评估,不仅要对症状进行评估,还要评估抽动的性质、病程、当时的功能状况,以及对社交、家庭、学习的影响程度。对抽动障碍严重程度进行评估时,评估者的身份是多样的,有自我评定、父母评定、老师评定和医生评定等。评估者对同一病人的评估结果是有差异的,通常是在轻至中度的相关。

抽动严重程度量表中的内容必须包括病史资料和临床观察到的情况,旨在对抽动障碍的病情严重程度进行客观的量化评定,用于病情严重程度分析和疗效判定,但不能用于判断预后。临床常用抽动严重程度量表有以下几种:耶鲁综合抽动严重程度量表(YGTSS),Hopkins抽动量表(HMVTS),综合抽动评定量表(GTRS),TS 问卷调查表(TSQ),TS 严重程度量表(TSSS),TS 综合量表(TSGS),TS 联合评定量表(TSURS)等。其中 YGTSS 由美国耶鲁大学儿童研究中心研制,内容分 3 部分,第一部分是关于运动性和发声性抽动的问诊条目,系运动性或发声性抽动的主要部位和方式;第二部分是运动性抽动和发声性抽动分别在数量、频度、强度、复杂性和对正常行为干扰 5 个维度上的严重程度评定表(分别作 0~5 级评分,最高50 分);第三部分是总体损害总分(作 0~5 级评分,最高 50 分),最后得出该量表总分。YGTSS 可按<25 分属轻度、25~50 分属中度和>50 分属重度,来进行抽动障碍患儿抽动严重程度的判定。

抽动障碍通常伴有较多的行为障碍,如 ADHD、OCD 和 ED 等共患病,从而使本病的病情变得复杂和严重。采用非抽动量表如 ADHD 评定量表和 OCD 评定量表等,用于行为障碍的判定,这是抽动障碍病情严重程度评估的一部分。

【诊断】

（一）目前诊断存在的问题

抽动障碍的诊断目前仍以临床现象学诊断为主。因此,除了常规躯体、神经系统和必要的辅助检查排除其他疾病外,详细的精神检查是必须的。这可以正确诊断抽动障碍和伴随的精神症状,有利于采取正确的治疗措施。然而,许多医生并没有重视这一点。国际研究有采用脑部功能磁共振(fMRI)和正电子扫描(PET)为辅助诊断,并引用基因诊断技术的趋势。

根据抽动病程的长短与病情的轻重,人为地将抽动障碍分为短暂性抽动障碍、慢性抽动障碍和 TS 三种类型,它们三者之间具有连续性,其中 TS 是病程在一年以上的运动性和发声性抽动兼有的较重病例。由于抽动障碍的病因和发病机制迄今尚未明确,而各种检查包括神经系统软体征、脑电图(EEC)、诱发电位(EPs)、神经影像学检查(CT,MRI,SPECT,PET)、实验室检查和神经心理测验等,虽属客观指标,但这些检查仅在部分抽动障碍病人中发现有非特异性异常,只能作为诊断的辅助依据,目前尚未找到一种特异性的诊断手段来诊断本病。头颅 CT 或 MRI 等检查对抽动障碍的价值不在于诊断,而在于排除其他脑器质性病变。至于功能性磁共振成像(fMRI)、单光子发射计算机断层扫描(SPECT)、正电子发射扫描(PET)和经颅磁刺激等检查,能够用于抽动障碍脑功能研究。在抽动障碍诊断方面,主要依据病人的临床表现(病史和临床症状)来进行诊断,国内外学者均采用临床描述性诊断方法来对抽动障碍进行诊断,并且必须排除风湿性舞蹈病、肝豆状核变性、癫痫肌阵挛性发作、药源性不自主抽动及其他锥体外系疾病。

抽动障碍的诊断通常被延误多年,多数病人在症状出现几年以后才被诊断。有文献报道抽动障碍从发病到正确诊断之间平均推迟 5～11.7 年。造成延误诊断的原因,主要有以下三个方面:①医生对此病不熟悉,以致常被多种多样的症状所迷惑。将喉肌抽动而致的干咳误诊为慢性咽炎、气管炎;将眨眼、皱眉诊为眼结膜炎;动鼻诊为慢性鼻炎等。②家长对此病的不认同。很少因为不停眨眼、耸肩而就诊者,多认为是不良习惯。③病人对症状有一定抑制能力,当轻症患儿有意掩盖其抽动症状时,使家长及医生不易察觉。

（二）诊断标准

1.短暂性抽动障碍

(1)国际疾病分类第 10 版关于暂时性抽动障碍的诊断标准:

1)起病于儿童或青少年早期,以 4～5 岁儿童最常见。

2)有复发性、不自主、重复、快速、无目的的单一或多部位运动抽动,或发声抽动,以眨眼、扮鬼脸或头部抽动较常见。

3)抽动能受意志克制短暂时间(数分钟至数小时),入睡后消失,检查未能发现神经系统障碍。

4)抽动一天出现多次,几乎天天如此,至少持续 2 周,但病程不超过 1 年。

5)排除风湿性舞蹈病、肝豆状核变性、癫痫肌阵挛发作、药源性不自主抽动和其他锥体外系病变。

(2)关于暂时性抽动障碍的诊断标准:

1)一种或多种运动和/或发声抽动。

2)抽动一天发作多次,几乎每天发作持续时间至少 4 周,但不超过 1 年。

3)既往无慢性抽动障碍或 TS 病史。

4)18 岁以前起病。

5)抽动障碍症状不是直接由某些药物(如兴奋剂)或内科疾病(如亨廷顿舞蹈病或病毒感染后脑炎)所致。

(3)关于短暂性抽动障碍的诊断标准:

1)有单个或多个运动性抽动或发声抽动,常表现为眨眼、扮鬼脸或头部抽动等简单抽动。

2)抽动天天发生,1 天多次,至少已持续 2 周,但不超过 12 个月。某些患儿的抽动只有单次发作,另一些可在数月内交替发作。

3)18 岁前起病,以 4～7 岁儿童最常见。

4)不是由于 TS、小舞蹈病、药物或神经系统其他疾病所致。

2.慢性抽动障碍

(1)关于慢性抽动障碍的诊断标准:

1)有反复性、不自主、重复、快速、无目的的抽动,任何一次抽动不超过三组肌肉。

2)在病程中曾有运动抽动或发声抽动,但两者不同时存在。

3)在数周或数月内,抽动的强度不改变。

4)抽动症状能受意志克制数分钟至数小时。

5)病程至少持续 1 年以上。

6)21 岁以前起病。

7)排除慢性锥体外系病变、癫痫肌阵挛发作、面肌痉挛和精神病装相等。

(2)DSM-Ⅳ-TR 关于慢性抽动障碍的诊断标准:

1)一种或多种运动或发声抽动,但在病程中不同时出现。

2)抽动每天发作多次,可每天发作或有间歇,但间歇期持续不超过 3 个月,病程超过 1 年。

3)18 岁以前起病。

4)抽动障碍症状不是由某些药物(如兴奋剂)或内科疾病(如亨廷顿舞蹈病或病毒感染后脑炎)所致。

(3)CCMD-3 关于慢性抽动障碍的诊断标准:

1)不自主运动抽动或发声,可以不同时存在,常 1 天发生多次,可每天或间断出现。

2)在 1 年中没有持续 2 个月以上的缓解期。

3)18 岁前起病,至少已持续 1 年。

4)不是由于 TS、小舞蹈病、药物或神经系统其他疾病所致。

3.TS　通常推荐 TS"必须诊断标准",包括:21 岁以前发病,多发性不自主的运动抽动,一种或多种发声抽动,有一加重或减轻的病程,新的症状逐渐代替旧的症状,抽动缺乏其他医学解释和病程超过 1 年。发声抽动对 TS 的诊断是必须的,但需要强调的是,本病的诊断标准中秽语不是必须的,因为秽语只发生在不到 1/3 病例中。通常来讲,凡病人具有 2 个或 2 个以上运动抽动,加上 1 个或 1 个以上发声抽动,病程超过 1 年者,即可诊断为 TS。其中对 TS 的诊断有 1 年病程限定,这是人为规定的。目前国内外多数学者倾向于采用 DSM-Ⅳ-TR 中有关

TS 的诊断标准作为本病的诊断标准。其实,DSM-Ⅳ-TR 诊断标准与 ICD-10 和 CCMD-3 中所提到的诊断标准是类同的。目前我国学者多倾向于采用 CCMD-3 或 DSM-Ⅳ-TR 中的诊断标准作为 TS 诊断标准。

(1)ICD-10 关于 TS 的诊断标准:

1)起病于 21 岁以前,大多数在 2～15 岁之间。

2)有复发性、不自主、重复的、快速的、无目的的抽动,影响多组肌肉。

3)多种运动抽动和一种或多种发声抽动同时出现于某些时候,但不一定必须同时存在。

4)抽动症状能受意志克制数分钟至数小时。

5)抽动症状的强度在数周或数月内有变化。

6)抽动一天发作多次,几乎天天如此;病程超过 1 年以上,且在同一年之中症状缓解不超过 2 个月以上。

7)排除风湿性舞蹈病、肝豆状核变性、癫痫肌阵挛发作、药源性不自主抽动和其他锥体外系病变。

(2)DSM-IV-TR 关于 TS 的诊断标准:

1)在病程中具有多种运动抽动及一种或多种发声抽动,而不必在同一时间出现。

2)抽动可每天发作多次(通常为丛集性)或间歇发作,但间歇时间不超过 3 个月,抽动病程在 1 年以上。

3)抽动的部位、次数、频率、强度和复杂性随时间而变化。

4)18 岁以前起病。

5)抽动障碍症状不是直接由某些药物(如兴奋剂)或内科疾病(如亨廷顿舞蹈病或病毒感染后脑炎)所致。

(3)CCMD-3 关于 TS 的诊断标准:TS 是以进行性发展的多部位运动和发声抽动为特征的抽动障碍,部分患儿伴有模仿言语、模仿动作,或强迫、攻击、情绪障碍,及注意缺陷等行为障碍,起病于童年。

1)症状标准:表现为多种运动抽动和一种或多种发声抽动,多为复杂性抽动,二者多同时出现。抽动可在短时间内受意志控制,在应激下加剧,睡眠时消失。

2)严重标准:日常生活和社会功能明显受损,患儿感到十分痛苦和烦恼。

3)病程标准:18 岁前起病,症状可延续至成年,抽动几乎天天发生,1 天多次,至少已持续 1 年以上,或间断发生,且 1 年中症状缓解不超过 2 个月。

4)排除标准:不能用其他疾病来解释不自主抽动和发声。

此外,难治性 TS 是近些年来小儿神经/精神科临床逐渐形成的新概念,用于描述经过常规药物(氟哌啶醇及硫必利等)治疗效果不好,病程迁延不愈的 TS 病人。难治性 Tourette 综合征的诊断标准:①符合 ICD-10 中 TS 的诊断标准,排除风湿性舞蹈病、肝豆状核变性、习惯性痉挛和癫痫;②YGTSS 得分≥50;③经氟哌啶醇或/和硫必利足量治疗 1 年以上无效。

【治疗】

抽动障碍治疗前应确定治疗的目标症状,即对病人日常生活影响最大的症状。抽动常常是治疗的目标症状,然而有时有些病人的目标症状是强迫观念和行为、ADHD 症状等。迄今为止,有关抽动障碍的治疗方法未见有突破性进展,治疗原则仍然是药物治疗和心理治疗并重。

(一)药物治疗

对于影响到日常生活、学习或社交活动的重症抽动障碍患儿,单纯心理行为治疗效果不佳时,需要加用药物治疗,包括多巴胺受体阻滞剂、选择性单胺能拮抗剂、α受体激动剂,以及其他药物等。抽动障碍的药物治疗要有一定的疗程,适宜的剂量,不宜过早更换药物。当使用单一药物仅能使抽动障碍部分症状改善时,或其有复杂的伴随症状,可考虑联合用药。

1.多巴胺受体阻滞剂

(1)氟哌啶醇:多巴胺受体阻滞剂是最有效的控制抽动药物,氟哌啶醇通常作为首选药,有效率为 $70\%\sim80\%$ 。开始剂量为 $0.5\sim1mg$,每晚睡前顿服;以后每隔 $4\sim7$ 天增加剂量 $0.25\sim0.5mg$,儿童常用治疗量为 $2\sim8mg/d$,分 $2\sim3$ 次口服。通常加服等量的安坦(苯海索),以防止氟哌啶醇可能引起的药源性锥体外系反应。常见副作用为嗜睡、乏力、头昏、便秘、心动过速、排尿困难以及锥体外系反应(如急性肌张力障碍、静坐不能和帕金森病样震颤等)。有 $20\%\sim30\%$ 的抽动障碍病例可能因不能耐受该药副作用而中止治疗。

(2)哌迷清:其疗效与氟哌啶醇相当,有效率为 $60\%\sim70\%$ 。起始剂量一般为 $0.5\sim1mg$,于夜晚睡前一次口服,儿童每日剂量范围为 $1\sim6mg$,分 $2\sim3$ 次服用。副作用包括镇静、体重增加、抑郁、静坐不能、帕金森症状以及急性肌张力障碍等。另外,应特别注意心脏副作用,可引起心电图改变,包括 T 波倒置、诱发 U 波出现以及 Q-T 间期延长致心率减慢。

(3)硫必利:可作为抗抽动的首选药物之一,起始剂量为每次 $50mg$,每日 $2\sim3$ 次口服;治疗剂量一般在 $150mg/d$ 以上时出现症状改善,并随剂量增加疗效也渐显著,以 $300\sim450mg/d$ 为适宜治疗量,分 $2\sim3$ 次口服,最大剂量为 $600mg/d$ 。其单独应用,或者与其他药物(如氟哌啶醇、丙咪嗪、氯硝西泮、肌苷或普萘洛尔等)合用,均能显示出良好的疗效。副作用少而轻,可有头昏、乏力、嗜睡以及胃肠道反应等。

(4)舒必利:起始剂量为 $50mg$,每日 $2\sim3$ 次口服;一般治疗量为 $200\sim400mg/d$ 。副作用较小,以镇静和轻度锥体外系副反应较常见。偶见心脏副作用,幼儿禁用。

(5)其他药物:如匹莫齐酮、丁苯喹嗪、四氢小檗碱、甲氧氯普胺、氟奋乃静和三氟拉嗪、硝苯地平、维拉帕米和氟桂利嗪等,均有阻断多巴胺受体作用,具有一定的抗抽动作用。

2.选择性单胺能拮抗剂

(1)利培酮:初始剂量为 $0.25\sim0.5mg$,每天分 2 次服用;每 $3\sim7$ 天可增加 $0.25\sim0.5mg$,最终用量为 $1\sim6mg/d$ 。儿童使用利培酮尚需谨慎选择。常见不良反应为失眠、焦虑、易激惹、头痛和体重增加等。也可出现运动迟缓、肌张力增高、震颤、流涎、静坐不能和急性肌张力障碍等锥体外系副反应。

(2)其他药物:奥氮平、舍吲哚、齐拉西酮和喹硫平等,对控制抽动及其相关的行为问题(如OCD)是有效的,且较少引起锥体外系副反应。

3.中枢性α受体激动剂

(1)可乐定:又称可乐宁或氯压定,为 α_2 肾上腺素能受体激动剂,可使约 $30\%\sim40\%$ 的患儿症状得到明显改善。该药尚可治疗注意缺陷多动障碍,因此,特别适用于伴有注意缺陷多动障碍的抽动障碍患儿。口服起始剂量为 0.025～0.05mg/d,通常每 5～7 天增加 0.05mg,学龄儿童治疗剂量为 0.15～0.25mg/d,分 2～3 次服用。对口服制剂耐受性差者,可使用可乐定贴片治疗。该药不良反应较小,部分患儿出现过度镇静,少数患儿出现头昏、头痛、乏力、口干及易激惹,偶见体位性低血压。长期大量服用停用时宜渐停药,以免引起血压急剧增高。极少数病例心电图可出现 P-R 间期延长。在用药过程中应注意监测脉搏、血压和心电图。

(2)胍法辛:又称胍法新或氯苯乙胍,比较适合用于抽动障碍＋ADHD 的治疗。口服起始剂量为每晚睡前 0.5mg,约每 3～4 天增加 0.5mg,每日剂量范围为 0.5～3mg,分 2～3 次口服。该药对心脏及血压无影响,常见副作用有轻度镇静、疲劳和头痛等。

4.选择性 5-羟色胺再摄取抑制剂　为新型抗抑郁药物,如氟西汀、帕罗西汀、舍曲林以及氟伏沙明等,有抗抽动作用;与利培酮合用可产生协同作用。还可用于抽动障碍＋OCD 的治疗。

5.其他药物

(1)氯硝西泮:起始剂量为每日 10～20μg/kg,分 2～3 次服用,一般用量为 1～2mg/d,最高剂量为 100～150μg/kg。较大儿童开始每日 0.5～1mg,分 2～3 次服用,最高剂量为 4～6mg/d。常见副作用为嗜睡、头昏、乏力及眩晕,严重者可产生共济失调和行为紊乱。

(2)丙戊酸钠:其抗抽动作用可能与提高脑内 GABA 水平有关,推荐剂量为 15～30mg/(kg·d)。丙戊酸钠合并小剂量氟哌啶醇治疗难治性 TS 疗效较好。

(3)肌苷:于多巴胺能轴突末梢部位起类似氟哌啶醇的多巴胺受体拮抗作用,可作为治疗抽动障碍较为常用的辅助药物。用量 0.6～1.2g/d,分 2～3 次口服。通常与硫必利或氟哌啶醇联用,也可与 γ-氨基丁酸联用。无任何毒副作用。

(4)其他:如阿立哌唑、托吡酯、A 型肉毒杆菌毒素、司来吉兰、纳曲酮、五氟利多、丙咪嗪、四苯嗪、碳酸锂、普萘洛尔、东莨菪碱、毒扁豆碱以及转移因子等,这些药物均有报道用于治疗抽动障碍有一定的疗效,但其疗效和应用价值尚需更多的临床研究加以验证,应慎用。

对于难治性抽动障碍病例,近年来除应用抗精神病药以外,尼古丁、男性激素受体药物如氟他胺及乙酰胆碱受体药物如美卡拉明均有使用的报道。

6.抗抽动药物的治疗问题

(1)首选药物:对于轻症或中等严重程度的抽动障碍病人,可选用可乐定和硫必利等;对于重症病人可选用哌迷清、氟哌啶醇、硫必利、阿立哌唑、利培酮以及托吡酯等。从小剂量开始,然后缓慢增加剂量至疗效最佳而副作用最小为止。

(2)抗抽动药物的联用:当使用单一药物仅部分症状获得改善时,或抽动障碍伴有相关行为障碍时,可考虑联合用药。对重症病人单一用药往往疗效不佳,只有采用联合用药才能有效地控制症状。

(3)维持治疗:目的在于巩固疗效和减少复发。维持治疗的时间通常在半年至一年,甚至更长时间,早期停药多导致症状复发。维持治疗量是以达到保持病情稳定的最低有效量为原则,一般为治疗量的 1/2～2/3。

(4)停药:一般来讲,若儿童对药物反应良好,症状得到充分控制,且副作用较小,则考虑治疗一年或一年半后在减量的基础上逐渐停药。若症状再发或加重,则恢复用药或加大剂量。

（二）心理治疗

对抽动障碍除药物治疗外，还必须进行心理治疗，这是抽动障碍综合治疗的重要环节，是防止疾病的复发和减少并发症的主要手段。对于本病的治疗在开始时主要是支持指导及对患儿家庭、学校等有关人员的教育，药物治疗绝不可代替这些工作。其中对于具有良好社会适应能力的轻症抽动障碍患儿，只需要进行心理治疗即可，主要是予以心理调适，进行心理疏导。

1.认知支持疗法　患儿常因挤眉弄眼等抽动症状而深感自卑，他们不愿出头露面，社交退缩。越紧张自卑，症状越严重，症状越严重就越紧张自卑，患儿在这种恶性循环中感到痛苦而不能自拔。如果此时父母还唠叨、过分限制、没完没了地指责，犹如雪上加霜。所以，最好的办法就是打破恶性循环，通过在心理医生指导下，父母与儿童一起分析病情，逐渐增强克服疾病的信心，消除自卑感。事实证明这是促进疾病康复，避免对儿童心理发展受到影响的有效方法。可见治疗的目的不是直接消除抽动症状，主要是支持和帮助病人消除心理困扰，减少焦虑和抑郁情绪，适应现实环境。认知支持疗法往往需要医生、家庭和学校三方面充分合作，才能取得较好的效果，其中主要是对患儿及其家长进行心理支持和指导。医务人员应帮助患儿及其家长正确认识本病，特别是要让家长知晓患儿所出现的症状是疾病本身的病态表现，而不是患儿调皮或有意所为。同时要将疾病的性质和可能的转归向家属进行解释，让家长了解到抽动对患儿的精神活动和身体健康并无明显影响，也不会因为抽动而使患儿变傻，更不会发展为精神病，以达到解除患儿家长一些不必要的思想顾虑。家长对患儿既要关心又不能表现过于焦虑，不要带患儿反复求医就诊，不要过分注意与提醒患儿出现的抽动症状，更不要整天唠叨或责骂患儿所出现的这些异常动作，以免造成患儿的病情加重。要给患儿创造轻松愉快的环境，合理安排好患儿的日常生活，鼓励和引导患儿参加各种有兴趣的游戏和活动以转移其注意力，避免过度兴奋激动和紧张疲劳，减轻学习压力和负担。对于学龄儿童，要和学校老师和同学作好沟通工作，应向患儿的带教老师讲解有关的医学知识，使老师能够理解患儿所出现的一些异常动作是病态，而不是故意捣乱；并通过老师教育其他同学，不要取笑或歧视患儿。

2.心理转移疗法　临床观察发现，抽动障碍的症状在紧张着急时加重，放松时减轻，睡眠时可消失。因此，当儿童抽动发作时，不要强制其控制，最好采用转移法，如发现患儿抽动明显时，可让他帮你把报纸递过来或做些轻松些的事。这样通过减轻由抽动带来的紧张、焦虑和自卑感，通过肢体的有目的活动而逐渐减轻和缓解抽动症状。

3.行为疗法　包括正性强化法、消极练习法、集结练习法、自我监督法、放松训练和习惯逆转训练等。对同一个病人可以联合使用一种以上的方法。

（1）正性强化法：要求家长帮助患儿用意念去克制自己的抽动行为，只要患儿的抽动行为有一点减轻，就及时给予适当的表扬和鼓励，以强化患儿逐渐消除抽动症状。

（2）消极练习法：是根据多次重复一个动作后可引起积累性抑制的理论。可令病人在指定的时间里（15～30分钟），有意识地重复做某一种抽动动作，随着时间进展，病人逐渐感到疲劳，抽动频率减少，症状减轻。

（3）集结练习法：是故意让抽动动作进行一段时间，然后再休息一段时间。抽动动作的快速重复可导致"反应性的抑制"和抽动动作的减少。

（4）自我监督法：是鼓励病人通过自我监督以达到减少或控制抽动症状。令病人每天在指定的时间内将自己的不自主运动详细记录下来,如抽动的次数、频率与环境有无关系等。通过一段时间的记录,可增强病人对抽动的意识,并努力去克服。此法适用于较大儿童或成人。

(5)放松训练:最常应用的放松训练方法是渐进性放松,它是教会病人如何以系统的方式去轮换地紧张、放松每一肌群。其核心是通过各种固定的训练程序,反复练习,以达到全身放松。让抽动障碍病人学会放松和呼吸调节,把紧张的肌肉松弛下来,可使抽动症状减轻,对改善焦虑情绪也有作用。

(6)习惯逆转训练:对减轻或缓解抽动症状是有效的,被认为是最有效的行为治疗方法之一。其主要特点是应用一种与抽动相反的或不一致的对抗反应,从而控制抽动,即利用对抗反应来阻止抽动。

(三)共患病的治疗

1.伴发 ADHD 的治疗

(1)可乐定:具有抗抽动和改善注意力作用,首选该药用于抽动障碍＋ADHD 患儿。

(2)三环类抗抑郁剂:常用地昔帕明(又称去甲丙咪嗪),起始剂量为 12.5～25mg/d,每 1～2 周可增加 12.5～25mg,平均治疗量为 50mg/d,分 1～2 次口服。该药副作用较小,可有口干、便秘,偶见视物模糊及心血管系统的改变(如心动过速,血压轻度升高,心电图 P-R 间期和 Q-T 间期延长等)。

(3)中枢兴奋剂:中枢兴奋剂如利他林等所存在的加重或诱发抽动的危险性,给抽动障碍伴发 ADHD 的治疗带来一定的矛盾和困难。并非不可将利他林作为抽动障碍伴发 ADHD 的治疗选择,当患儿的生活质量受到影响时,在应用多巴胺受体阻滞剂控制抽动的同时,可以合用小剂量的中枢兴奋剂治疗。所谓小剂量中枢兴奋剂(如利他林)是指常规用量的 1/4～1/2,如可每天晨饭后服用利他林 5mg,疗程 1～3 个月,力求最大限度地控制 ADHD 症状,同时对抽动症状的影响控制在最低程度。国外报道,对于抽动障碍伴发注意障碍与多动症状较重者,可考虑选用氟哌啶醇合并利他林治疗。

(4)其他药物:如胍法辛、苯炔胺、舍曲林和氯硝西泮等药物,均可用于抽动障碍伴发 ADHD 的治疗。

2.伴发 OCD 的治疗

(1)5-羟色胺再摄取抑制剂:临床上对于抽动障碍伴发 OCD 者,大多采用氟哌啶醇或硫必利合用氯丙咪嗪治疗。氯丙咪嗪口服起始量为 6.25～12.5mg,每日 1～2 次;以后每 3～5 日增加 6.25～12.5mg,全日治疗量为 100～150mg,分 2～3 次口服。氯丙咪嗪的副作用为口干、眩晕、视力模糊、便秘、排尿困难、血压升高、心动过速和心电图改变等。其他如氟西汀、氟伏沙明、舍曲林或氯米帕明等,与氟哌啶醇或哌迷清联合用药治疗也有效。

(2)其他药物:对抽动障碍伴发 OCD 的治疗,还有应用利培酮、氯硝西泮、锂盐以及 L-色氨酸治疗有效的报道。

3.伴发学习困难的治疗　仅有抽动障碍伴发学习困难,而无其他心理行为障碍者,随着抽动症状的控制,学习困难可能逐渐好转。在抗抽动治疗的同时,可辅以教育训练,而无特效药物治疗。但学习困难是由于其他心理行为障碍所致者,应治疗原发病因,否则不易奏效。

4.伴发睡眠障碍的治疗　仅进行抗抽动治疗即可。但当睡眠障碍发作频繁、剧烈,造成儿童或家长的伤害,可以应用苯二氮䓬类药(如安定、艾司唑仑、硝西泮和氯硝西泮等)或三环类抗抑郁药(如丙咪嗪和氯丙咪嗪等)。

5.伴发情绪障碍的治疗 可采用三环类抗抑郁剂去甲丙咪嗪(地昔帕明)治疗。同时辅以心理行为治疗。

6.伴发自伤行为的治疗 应用氟西汀治疗可减少自伤行为,其机制尚不明确。也有报道应用阿片受体拮抗剂如纳洛酮或纳曲酮治疗自伤行为有效。

(四)其他疗法

中药和针刺治疗对抽动障碍也有一定的疗效。还有免疫治疗、深部脑刺激和手术治疗等方法被尝试用于抽动障碍的治疗。

食物添加剂等可促使这类儿童行为问题的发生,包括活动过度和学习困难。含咖啡因的饮料可加重抽动症状。为此,对这些儿童的食物应避免应用食物添加剂、色素、咖啡因和水杨酸等。还应避免过度兴奋、紧张、劳累以及感冒发热等,以防止诱发或加重抽动障碍。

(五)疗效评定标准

比较治疗前后症状的改善程度,可对抽动障碍的疗效进行评定。通常应用的抽动严重程度量表如 YGTSS、Hopkins 抽动量表、TS 严重程度量表以及 TS 综合量表等,能够对抽动障碍病人治疗前后抽动严重程度进行客观的量化评定,用于其疗效评定。但目前尚无统一的抽动障碍疗效评定标准,关于抗抽动药的疗效评定标准是以用药后发作频率与用药前相比减少 50% 以上为治疗有效。临床常用的疗效评定标准有以下几种。

1.以发作频率减少程度作为观察指标 于抽动障碍病人治疗前后均在同一环境连续录像录音 1 小时,根据录像录音分别记录症状发作出现的次数,进行治疗前后的对比,这种评定的客观性比较强。也可以将病人治疗前后有关症状发作情况记录在相应的观察表上,然后计算治疗前后发作频率减少程度,这种评定方法的准确性比较差,可能还带有一定的主观性。疗效评定标准为:①显效:发作次数减少 75% 以上;②有效:发作次数减少 50%~75%;③无效:发作次数减少<50%;④恶化:发作次数增加。

2.以进步率作为观察指标 将抽动障碍患儿治疗前后运动性或发声性抽动的发作频度予以评分,计算进步率后评定疗效。发作频度分级为:0 分——发作基本消失;1 分——1 天内发作 5~20 次;2 分——平均每半小时~1 小时内有 1 次抽动或发声;3 分——平均每 15 分钟有抽动或发声;4 分——平均每分钟有抽动或发声。进步率=[(治疗前分数-治疗后分数)/治疗前分数]×100%。其实,这也是用于了解治疗前后抽动发作频率减少的程度。疗效分级为:①显效:进步率在 50% 以上;②有效:进步率在 25%~49%;③效差:进步率在 25% 以下;④无效:无进步或有恶化。

3.以症状改善程度作为观察指标 近年来应用较多的是采用抽动严重程度量表(如 YGTSS 等)来对抽动障碍病人治疗前后的疗效进行评定,这种评定相对比较全面和客观。评定结果不仅可以反映治疗前后抽动发作频率减少的程度,而且还能够反映出抽动严重程度的减轻情况、对学习和生活及社交活动影响的改善情况,有部分量表还能够了解相关行为问题(如强迫症状)的改善情况。以治疗前后量表评分的减分率作为疗效评定标准,减分率=[(治疗前量表评分-治疗后量表评分)/治疗前量表评分]×100%。具体疗效判定为:①临床缓解:

减分率≥80％；②显著进步：减分率≥50％且＜80％；③进步：减分率≥30％且＜50％；④无效：减分率＜30％。以减分率≥50％作为有效率判定标准。此外，也可以 YGTSS 总分判断疗效标准：0 分且症状消失为痊愈，≤5 分为显著好转，≤10 分为好转，则有效率为痊愈率＋显著好转率＋好转率。

【预后】

抽动障碍的预后相对良好，大多数患儿在长大成人后病情向好的方向发展。其中短暂性抽动障碍预后良好，患儿症状在短期内逐渐减轻或消失；慢性抽动障碍的预后也相对较好，虽症状迁延，但对患儿社会功能影响较小；TS 的预后较差，对患儿社会功能影响较大，需较长时间服药治疗才能控制症状，但停药后症状易加重或复发，大部分患儿到少年后期症状逐渐好转，有些发病年龄较早的抽动障碍患儿预后较差，可导致行为问题和人格缺陷，需特别注意加强教育和心理指导，甚至影响终生。

有研究资料表明，于儿童期起病的抽动障碍，经积极治疗在青春期过后约 40％～50％的病人抽动症状缓解，25％～30％的病人抽动症状明显减轻，剩下 25％～30％的病人抽动症状迁延到成年。一直持续至成年的这部分病人抽动症状通常不会比儿童时期更糟，多数病人随着年龄增长会愈来愈懂得如何去掩饰或修饰他们的症状。也有文献报道 1/3 的抽动障碍患儿在成年期抽动症状缓解，1/3 患儿在成年期抽动症状减轻，1/3 患儿抽动症状迁延至成年或终生，可因抽动症状或伴发的心理行为障碍而影响病人的生活质量。抽动障碍患儿的预后与是否合并共患病、是否有精神或神经病家族史以及抽动严重程度等危险因素有关。在成年抽动障碍患者的社会心理功能方面，表现有发声抽动症状的患者比表现有运动抽动症状的患者影响更大。

（王洪伟）

第四节　精神发育迟滞

【病因】

因当前医学水平所限，原因不明精神发育迟滞仍占有相当比重。精神发育迟滞按病因的作用时间可分为三类。

1.出生前因素　遗传因素（染色体病、单基因遗传病或多基因遗传病）及母孕-胎儿期的有害因素（感染、毒性物质及药物中毒、母孕期吸烟与饮酒、物理性损伤因素如接触放射线、母孕期患严重疾病、孕母年龄、营养不良或不均、胎盘功能低下、情绪或心理因素等）。

2.产时或围生期因素　缺氧史、窒息史、产伤颅内出血史等。

3.出生后因素　脑炎、脑膜炎、中毒性脑病、惊厥后脑损伤、新生儿高胆红素血症、严重颅脑外伤、中毒、脑缺氧如溺水、内分泌及代谢障碍（甲状腺功能减退症等）、心理社会因素（如父母爱剥夺、缺乏学习机会或教育环境剥夺等）。

【临床表现】

1.根据智商(IQ)分类　根据 IQ 水平(不论何种病因),精神发育迟滞可分为 5 级:①边缘智力,IQ 70～85;②轻度精神发育迟滞,IQ 50～69;③中度精神发育迟滞,IQ 35～49;④重度精神发育迟滞,IQ 20～34;⑤极重度精神发育迟滞,IQ<20。

2.精神发育迟滞伴随躯体体征及神经系统症状　精神发育迟滞病儿除有智力低下和社会适应不良外,中度、重度、极重度者常伴有躯体异常表现或体征:①生长发育迟缓或体格发育落后;②面部异常特征;③皮肤和毛发异常;④头颅骨形态异常;⑤身体异常气味;⑥运动发育落后或肢体运动障碍;⑦先天性畸形;⑧感觉器官障碍;⑨语言发育延迟或障碍(应除外听力障碍);⑩癫痫及学习困难(需与其他原因引起的学习困难区别)。

3.精神发育迟滞的主要心理特征

(1)性格:常表现出某种极端性,过度内向,孤僻,沉默不语或外向,活动过多、易兴奋和激惹。

(2)感知觉:感觉器官的感受能力弱,对环境、情景的认识和理解困难,难于把握整体情景和氛围,出现适应不良。

(3)记忆:记忆缺陷是精神发育迟滞儿童的主要缺陷之一。表现为记忆范围狭窄且容量小,记忆内容不全。有意记忆和无意记忆能力弱。记忆的联想功能方面也薄弱。

(4)思维:思维发展落后、肤浅和迟缓,思维固定、固执和缺乏积极性。概念理解困难,概括能力差。不善于区分事物的现象和本质及其关系。

(5)非智力因素:表现为心理需求水平低、活动动机层次低、目的不明确、兴趣爱好狭窄或无、情感淡漠、意志薄弱等。

(6)情感:表现为情绪、情感发生晚、分化发展迟。对情绪、情感的调节、控制能力薄弱。

(7)其他:还常有歪嘴、咬手指、焦虑、恐惧、好攻击、异食癖等表现。

【诊断要点】

精神发育迟滞的诊断包括以下 3 个方面:①智商(IQ)低下,IQ<70,低于人群均值 2 个标准差(不包括边缘智力);②社会适应行为存在缺陷,低于社会所要求的标准;③智力低下和社会适应行为缺陷起病于 18 岁前(发育年龄内)。

由于造成精神发育迟滞的原因很多,所以对其诊断应综合病史(应详细询问生长发育史、现病史、过去史、母亲妊娠史、分娩史、疾病史、家族史等)、体格检查、神经心理测量(智力及行为评价等)、实验室检查、神经电生理检查、神经影像学检查等作出诊断。

【体格检查】

1.一般检查　一般常规体格检查,包括身高、体重、头围、面容、皮肤、毛发、气味、体态、掌指纹、肝脾等情况,有助于先天性遗传代谢性疾病的诊断。

2.神经系统及感觉器官检查　注意病儿姿势、不自主运动、瘫痪及共济失调;肌张力、肌力、反射运动能力检查;婴幼儿原始反射检查;年长儿需做神经软体征检查;视力、听力情况。

【辅助检查】

实验室检查及特殊检查主要用于病因诊断,常用方法如下。

1.染色体检查:有助于发现先天性遗传性疾病。

2.生化测定(如血糖、有机酸、氨基酸测定)、内分泌学检查和遗传代谢性疾病检查。

3.神经影像学检查:头颅 X 线,B 超、CT、MRI 检查。

4.神经电生理学检查:脑电图、脑干听觉诱发电位(BAEP)、视觉诱发电位(VEP)等。

5.运动功能测评:有运动障碍者,需做运动功能测评。

6.其他:怀疑宫内 TORCH 感染者,做母亲及病儿 TORCH 感染常规检查。血液微量元素测定,排除如锌、铁等微量元素缺乏引起的精神发育迟滞。

【神经心理测量】

神经心理测量主要包括发育商,智商及社会适应能力,精神、行为评估等。

1.发育商　常用的有 Gesell 发育量表,适合出生 4 周至 3 岁的婴幼儿;Bayley 婴儿发育量表,适合 1～42 个月的婴幼儿。

2.智商　常用《韦氏智力量表》系列,包括《韦氏学龄前和学龄初期智力量表》,适合 4～6.5 岁的小儿;《韦氏儿童智力量表》适合 6～16 岁儿童。

3.社会适应能力　主要采用两种量表,《儿童适应行为评定量表》适合 3～12 岁儿童。《婴儿初中学生社会生活能力量表》适合 6 个月至 15 岁的儿童。

4.精神、行为　根据不同情况选择评估方法及工具,如对伴有 ADHD 者,做注意力评估和测试、Conners 父母问卷及教师量表、Achenbach 儿童行为量表等。

【鉴别诊断】

1.暂时性精神发育迟滞　因营养不良、慢性疾病后、服用镇静药物、不良的心理社会环境等因素可导致精神发育暂时性落后。纠正了致病因素后,精神发育可正常。也常见于早产儿及低出生体重儿。

2.注意缺陷多动障碍　因注意力低下、多动、自控力差,导致学习成绩差、适应社会能力差等,可误诊为精神发育迟滞,但检查智力在正常范围。

3.儿童精神分裂症　本病对智力无明显影响,大多并无真正智力低下。主要是精神活动的异常。临床主要表现为感知觉障碍(幻想、幻觉常见),思维、情感障碍,性格异常等。但可有学习成绩差、对周围环境接触及适应不良而导致学习困难,易误认为是精神发育迟滞。

【治疗】

一般而言,精神发育迟滞在婴幼儿期采用病因治疗和早期干预治疗的效果较好,而 3 岁后的治疗极为困难。常采用以下临床治疗和康复治疗方法。

1.病因治疗　一些遗传和内分泌疾病所致的精神发育迟滞可采用替代方法或饮食控制疗法,以减轻症状和阻止进一步病情恶化,如苯丙酮尿症、半乳糖血症等。

2.教育康复和训练　不仅涉及家属和医疗部门,还涉及教育、社会福利部门。教育对 3 岁后的儿童尤为重要,是治疗精神发育迟滞的重要环节和主要方法。学前教育一般患儿在幼儿园和家庭中进行,教育的重点放在运动、感觉技能以及吃、穿、大小便等日常生活能力的训练等方面。学龄期的教育康复主要在特殊学校里实施。

3.药物治疗和对症治疗　因患儿常可伴有精神症状和异常行为,故需应用适当的药物进行对症处理(只是短时间对症措施,不可长期应用)。对惊厥或癫痫者可用丙戊酸钠、卡马西平、托吡酯、苯妥英钠等抗癫痫药治疗;对兴奋不安、烦躁易激动者可给予地西泮、氟哌啶醇等治疗;对明显兴奋、幻觉、妄想者可用抗精神病药,如奋乃静、氯丙嗪等。

4.基因治疗　对于单基因遗传代谢病,国外已开展基因治疗的研究。

5.康复治疗及目标　见表 13-1。

表 13-1　精神发育迟滞的程度分型和康复目标

型别	IQ	接受教育能力	适应能力
轻度	69~50	可教育	经教育可独立生活
中度	49~35	可训练	简单技能,半独立生活
重度	34~20	难以训练	自理有限,需监护
极重度	<20	需全面照顾	不能自理,需监护

6.早期干预治疗　精神发育迟滞可以被早期发现,早期干预治疗和教育效果明显。

早期干预开展的方法,按进行的环境分为:①家庭方式,由训练人员到家中指导家长如何训练患儿,再由家长来训练孩子;②训练中心方式,即患儿到幼儿园或特殊训练中心接受训练,训练中心的教师为主要训练者;③家庭、训练中心两者结合的方式,其兼有上述两种方式的优点,较实用、易行。

(吴海燕)

参 考 文 献

1.王晓青,高静云,郝立成.新生儿科诊疗手册.北京:化学工业出版社,2013

2.洪庆成,王薇.实用儿科新诊疗.上海:上海交通大学出版社,2011

3.李伟伟,王力宁.儿科中西医结合诊疗手册.北京:化学工业出版社,2015

4.严超英.儿科查房实录.北京:人民军医出版社,2011

5.姜红.儿科程序诊疗手册.北京:化学工业出版社,2010

6.王一彪,王纪文.儿科常见病诊疗思维.北京:人民军医出版社,2008

7.蔡维艳.儿科疾病临床诊疗学.北京:世界图书出版公司,2013

8.王欲琦,史胜平,梁红.儿科疾病诊疗常规.北京:军事医学科学出版社,2008

9.夏慧敏,龚四堂.儿科常见疾病临床诊疗路径.北京:人民卫生出版社,2014

10.文飞球.儿科临床诊疗误区.长沙:湖南科技出版社,2015

11.封志纯.儿科重症医学理论与诊疗技术.北京:北京大学医学出版社,2011

12.金玉莲.基层儿科医师诊疗大全.安徽:安徽科学技术出版社,2013

13.江忠,宫琦.简明儿科常见疾病诊疗及护理.上海:同济大学出版社,2014

14.刘杰波,贾系群,王翠花.儿科疾病诊疗手册.上海:上海第二军医大学出版社,2009

15.杨一江,刘凤昌,井卫.儿科疾病诊疗流程.北京:科学技术文献出版社,2007

16.马融.中医临床诊疗指南释义儿科疾病分册.北京:中国中医药出版社,2015

17.罗嫚丽,严慧,张淑敏.儿科危急重症.北京:化学工业出版社,2013

18.朱宗涵,申昆玲,任晓旭.儿科疾病临床诊疗规范教程.北京:北京大学医学出版社,2010

19.刘小红,段涟.儿科手册.北京:科学出版社,2008

20.程力平,张群威,杨亚东.实用儿科疾病诊疗手册.西安:西安大学出版社,2014

21.薛征.儿科疾病.北京:科学出版社,2011

22.王川平.儿科疾病用药手册.北京:人民军医出版社,2011

23.童笑梅,汤亚南.儿科疾病临床概览.北京:北京大学医学出版社,2012

24.黄力毅,李卓.儿科疾病防治.北京:人民卫生出版社,2015

25.马燕兰,曾伟.儿科疾病护理指南.北京:人民军医出版社,2014

26.黄星原,夏光.儿科疾病并发症鉴别诊断与治疗.北京:科技文献出版社,2009

27.庄思齐.儿科疾病临床诊断与治疗方案.北京:科技文献出版社,2012

28.李亚伟.儿科疾病诊断技术.西安:第四军医大学出版社,2012

29.萧旗坚.临床路径在儿科疾病诊疗中的应用效果研究.中国当代医药,2012,20:55-56